国家卫生和计划生育委员会“十二五”规划教材
全国高等医药教材建设研究会“十二五”规划教材
全国高等学校临床药学专业第二轮规划教材
供临床药学专业用

临床药物治疗学各论

（上　册）

主　　审　蔡映云
主　　编　张幸国　胡丽娜
副 主 编　梅　丹　孙国平
　　　　　　万朝敏　熊利泽
编写秘书　羊红玉

人民卫生出版社

图书在版编目（CIP）数据

临床药物治疗学各论. 上册/张幸国,胡丽娜主编. —北京：人民卫生出版社,2015

ISBN 978-7-117-20604-4

Ⅰ.①临… Ⅱ.①张…②胡… Ⅲ.①药物疗法-医学院校-教材 Ⅳ.①R453

中国版本图书馆 CIP 数据核字(2015)第 077041 号

临床药物治疗学各论

上册

主　　编：张幸国　胡丽娜
出版发行：人民卫生出版社（中继线 010-59780011）
地　　址：北京市朝阳区潘家园南里 19 号
邮　　编：100021
E - mail：pmph @ pmph. com
购书热线：010-59787592　010-59787584　010-65264830
印　　刷：北京盛通数码印刷有限公司
经　　销：新华书店
开　　本：787 × 1092　1/16　　**印张**：45
字　　数：1095 千字
版　　次：2015 年 6 月第 1 版　2024 年 12 月第 1 版第 9 次印刷
标准书号：ISBN 978-7-117-20604-4/R · 20605
定　　价：78. 00 元

编　者

（以姓氏笔画为序）

卜书红（上海交通大学医学院附属新华医院）
万朝敏（四川大学华西第二医院）
王志启（北京大学人民医院）
王国俊（泸州医学院附属医院）
方　芸（南京大学医学院附属鼓楼医院）
方平飞（中南大学湘雅二医院）
邓　颖（哈尔滨医科大学附属第二医院）
史国兵（沈阳军区总医院）
兰　轲（四川大学华西药学院）
吕迁洲（复旦大学附属中山医院）
朱　曼（解放军总医院）
刘世霆（南方医科大学南方医院）
刘景丰（福建医科大学孟超肝胆医院）
孙国平（安徽医科大学第一附属医院）
杨　勇（四川省人民医院）
杨　艳（遵义医学院）
杨长青（中国药科大学）
吴云明（徐州医学院）
张亚同（北京医院）
张秀华（温州医科大学附属第一医院）
张幸国（浙江大学医学院附属第一医院）
张晓坚（郑州大学第一附属医院）
陈万生（上海长征医院）
范鲁雁（安徽医科大学第三附属医院）
赵青威（浙江大学医学院附属第一医院）
胡丽娜（重庆医科大学）
贾继东（首都医科大学附属北京友谊医院）
夏培元（第三军医大学第一附属医院）
殷跃辉（重庆医科大学附属第二医院）
高东雁（大连医科大学）
梅　丹（北京协和医院）
曹亚军（石河子大学药学院）
蔡映云（复旦大学附属中山医院）
熊利泽（西京医院）
（第四军医大学）

国家卫生和计划生育委员会“十二五”规划教材
全国高等医药教材建设研究会“十二五”规划教材
全国高等学校临床药学专业第二轮规划教材

出版说明

随着医药卫生体制改革不断深化，临床药学快速发展，教育教学理念、人才培养模式等正在发生着深刻的变化。为使教材建设跟上教学改革发展步伐，更好地满足当前临床药学专业的教学需求，在广泛调研的基础上，全国高等医药教材建设研究会、人民卫生出版社于2013年5月全面启动了全国高等学校临床药学专业第二轮规划教材的论证、修订与出版工作。

全国高等学校临床药学专业第二轮规划教材充分借鉴国际临床药学教育教学的发展模式，积极吸取近年来全国高等学校临床药学专业取得的教学成果，进一步完善临床药学专业教材体系和教材内容，紧密结合临床药学实践经验，形成了本轮教材的编写特色，具体如下：

（一）切合培养目标需求，突出临床药学专业特色

本套教材作为普通高等学校临床药学专业规划教材，既要确保学生掌握基本理论、基本知识和基本技能，满足本科教学的基本要求，同时又要突出专业特色，紧紧围绕临床药学专业培养目标，以药学、医学及相关社会科学知识为基础，充分整合医药学知识，实现临床知识与药学知识的有机融合，创建具有鲜明临床药学专业特色的教材体系，更好地服务于我国临床药学课程体系，以培养能够正确开展合理用药及药物治疗评估、从事临床药学及相关工作、融药学与医学为一体的综合性和应用型临床药学人才。

（二）注重理论联系实践，实现学校教育与药学临床实践有机衔接

本套教材强调理论联系实践，基础联系临床，特别注重对学生临床药学实践技能的培养。尤其是专业核心课程的编写，如本轮新编的教材《临床药物治疗学各论》，由内、外、妇、儿等临床课程与药物治疗学课程内容整合而成，将临床知识与药物治疗学知识有机融合，同时与国家卫生和计划生育委员会临床药师培训基地的专科要求紧密对接，充分吸收临床药师继续教育工作的宝贵经验，实现学校教育与药学临床实践的有机衔接，为学生在毕业后接受继续教育和规范化培训奠定良好基础。

（三）引入案例与问题的编写形式，强化理论知识与药学临床实践的联系

本套教材特别强调对药学临床实践案例的运用，使教材编写更贴近药学临床实践，将理论知识与岗位实践有机结合。在编写形式上，既有实际案例或问题导入相关知识点的介绍，使得理论知识的介绍不再是空泛的、抽象的阐述，更具针对性、实践性；也有在介绍理论知识后用典型案例进行实证，使学生对于理论内容的理解不再停留在凭空想象，而是源于实践。案例或问题的引入不仅仅是从编写形式上丰富教材的内容，更重要的是进一步加强临床药学教材理论与实践的有机融合。

（四）优化编写团队，搭建院校师资携手临床专家的编写平台

临床药学专业本科教育课程，尤其是专业核心课程的讲授，多采用学校教师与临床一线专家联合授课的形式。因此，本套教材在编写队伍的组建上，不但从全国各高等学校遴选了具有丰富教学经验的一线优秀教师作为编写的骨干力量，同时还吸纳了一大批来自医院的具有丰富实践经验的临床药师和医师参与教材的编写和审定，保障了一线工作岗位上实践技能和实际案例作为教材的内容，确保教材内容贴近临床药学实践。

（五）探索教材数字化转型，适应教学改革与发展需求

本套教材为更好地满足广大师生对教学内容数字化的需求，积极探索教材数字化转型，部分教材配套有网络在线增值服务。网络在线增值服务采用文本、演示文稿、图片、视频等多种形式，收录了无法在教材中体现的授课讲解、拓展知识、实际案例、自测习题、实验实训、操作视频等内容，为广大师生更加便捷、高效的教学提供更加丰富的资源。

本轮规划教材主要涵盖了临床药学专业的核心课程，修订和新编主干教材共计15种（详见全国高等学校临床药学专业第二轮规划教材目录）。其中，《临床药物化学》更名为《药物化学》，内科学基础、外科学总论等临床课程不再单独编写教材，而是将相应内容整合到临床药物治疗学中，按照《临床药物治疗学总论》、《临床药物治疗学各论》进行编写。全套教材将于2014年7月起，由人民卫生出版社陆续出版发行。临床药学专业其他教材与医学、药学类专业教材共用。

本套教材的编写，得到了第二届全国高等学校临床药学专业教材评审委员会专家的热心指导和全国各有关院校与企事业单位骨干教师和一线专家的大力支持和积极参与，在此对有关单位和个人表示衷心的感谢！更期待通过各校的教学使用获得更多的宝贵意见，以便及时更正和修订完善。

全国高等医药教材建设研究会
人民卫生出版社
2014年6月

全国高等学校临床药学专业第二轮规划教材
（国家卫生和计划生育委员会“十二五”规划教材）

目 录

序号	教材名称	主编	单位
1	基础化学（第2版）★	李铁福	沈阳药科大学
		张乐华	哈尔滨医科大学
2	临床药学导论（第2版）★	蒋学华	四川大学华西药学院
3	临床药学英语（第2版）	朱　珠	北京协和医院
3-1	临床药学英语学习辅导	朱　珠	北京协和医院
		张进华	福建医科大学附属协和医院
4	诊断学（第2版）★	李学奇	哈尔滨医科大学附属第四医院
5	药物化学（第2版）★	宫　平	沈阳药科大学
6	药剂学（第2版）	王建新	复旦大学药学院
		杨　帆	广东药学院
7	药物经济学	孙利华	沈阳药科大学
8	药物信息学★	赵荣生	北京大学第三医院
9	中医中药学基础	王　秋	中国药科大学
10	生物药剂学	高　申	第二军医大学
		程　刚	沈阳药科大学
11	临床药物代谢动力学（第2版）	刘克辛	大连医科大学
12	临床药理学（第2版）	魏敏杰	中国医科大学
		杜智敏	哈尔滨医科大学
13	药学服务与沟通技能	闫素英	首都医科大学宣武医院
14	临床药物治疗学总论★	李　俊	安徽医科大学
15	临床药物治疗学各论（上、下册）★	张幸国	浙江大学医学院附属第一医院
		胡丽娜	重庆医科大学附属第二医院

说明：本轮规划教材除表中所列修订、新编教材外，还包括了与临床医学、药学专业共用的教材，其中与临床医学专业共用的教材有《病理学》、《病理生理学》、《医学遗传学》、《医学伦理学》；与药学专业共用的教

材有《高等数学》、《物理学》、《有机化学》、《分析化学》、《生物化学》、《药学分子生物学》、《微生物与免疫学》、《人体解剖生理学》、《药理学》、《药事管理学》、《药物毒理学》、《药物分析》。

★为教材有网络增值服务。

第二届全国高等学校临床药学专业教材评审委员会

成员名单

主任委员 杨宝峰 哈尔滨医科大学
吴永佩 中国医院协会药事管理专业委员会

副主任委员 颜 青 中国医院协会药事管理专业委员会
蔡映云 复旦大学附属中山医院
李 俊 安徽医科大学
蒋学华 四川大学华西药学院
朱 珠 北京协和医院

委 员（以姓氏笔画为序）
丁建平 首都医科大学宣武医院
于世英 华中科技大学同济医学院附属同济医院
于 锋 中国药科大学
万朝敏 四川大学华西第二医院
王长连 福建医科大学附属第一医院
王建六 北京大学人民医院
王建华 新疆医科大学第一附属医院
卢晓阳 浙江大学医学院附属第一医院
田成功 南京医科大学附属鼓楼医院
史录文 北京大学药学院
印晓星 徐州医学院
吕迁洲 复旦大学附属中山医院
刘克辛 大连医科大学
许建华 福建医科大学
孙建平 哈尔滨医科大学
劳海燕 广东省人民医院
李勤耕 重庆医科大学
杨 帆 广东药学院
杨静玉 沈阳药科大学
张毕奎 中南大学湘雅二医院
郑 波 北京大学第一医院

胡　欣　北京医院
徐群为　南京医科大学
高　申　第二军医大学
梅　丹　北京协和医院
崔一民　北京大学第一医院
韩　英　第四军医大学附属西京医院
甄健存　北京积水潭医院
蔡卫民　复旦大学药学院
魏敏杰　中国医科大学

序

由全国高等医药教材建设研究会组织、人民卫生出版社出版的全国高等学校临床药学专业规划教材——《临床药物治疗学各论》的编写工作在主审和包括主编在内的34位专家的辛勤努力下圆满完成了。这本新的教材适应了我国医疗卫生体制改革新形势和社会发展急需加大高级医疗卫生人才培养力度的新要求，旨在培养一批能够正确评估药物治疗结果，科学指导临床用药，融药学与医学为一体的综合性、应用型临床药学人才。

现代科技进步和医疗卫生事业进步促使医学和药学专业人才向各自的专业化方向发展，这也是优化医、药专业技术，强调专业化技术服务的结果，目的是形成"临床用药合作、互补、干预机制"，促进合理用药，提高医疗质量，是先进医疗管理理念的体现。一支完善的医疗团队需要医学与药学、医师与药师的紧密合作，临床药学专业和临床药师职业，典型地反映了医药结合的模式，这也是现代医疗卫生发展的必然趋势，是医疗机构实施以患者为中心服务思想的需要。实践证明，临床药学是实现医药联姻的纽带。早在2007年人民卫生出版社就出版发行了国内第一套临床药学规划教材，对当时尚处于起步阶段的临床药学本科教育，该教材的出版不仅满足了当时的教学需求，也一定在程度上推动了临床药学学科发展。2013年人民卫生出版社全面启动了第二轮临床药学专业规划教材，经过前期的广泛调研和科学论证，重新构建了符合现代教学需求的教材体系，确定了教材品种和修订思路，新增一系列与药师临床实践密切相关的课程教材，《临床药物治疗学各论》就是其中最核心的教材之一。区别于其他同类教材，此次出版的《临床药物治疗学各论》教材，充分体现了临床药学学科基础、医学、药学知识的有机融合，突出临床药学的应用性、实践性等专业特色，吸纳了当前临床医学和基础研究的前沿内容，以及临床药物治疗学研究领域的最新进展，保证了教材先进性。例如，随着基因组医学的飞速发展和药物治疗模式的转变，我注意到，新版教材的编写，在一定程度上紧密关注了人类基因组计划带来的新的医学基础理论和概念，个体化药物治疗的最新进展在教材中得到了精确和适度反映，能帮助学生更全面地了解临床药物治疗的最新动态，也可为临床应用提供有效参考。同时本教材紧跟临床实际，增加临床多发病、高发病的治疗药物介绍，使教材与临床需要相适应，从而保证了教材的实用性。

本教材主审蔡映云教授、主编张幸国教授和胡丽娜教授以及各个章节的作者都是来自全国各高等医药院校及医疗机构的知名临床药学专家、临床医学专家及临床药学教学专家，他们长期工作在临床药学实践和教学的第一线，严于治学，积累了丰富的临床实践和教学经验，也具有很丰富的教材编写经验，这些都为本教材编写质量的可靠性、信息准确性以及教材的可执教性和学生的可接受性提供了保证。我相信，在教育、卫生系统的通力合作下，在广大临床药学教育工作者的大力支持和参与下，包括本教材在内的第二轮临床药学专业规划教材的修订出版对推动医药教育综合改革，提高临床药学人才培养质量必将产生积极的推动作用。

中国工程院院士 郑树森

2015 年 4 月

前　言

随着医院药学的工作重点逐渐转向以患者为中心的药学服务，临床药物治疗学作为一门研究药物预防、治疗疾病的理论和方法的综合学科，在临床药学教学和实践中的地位日益凸显。

本教材紧密围绕临床药学专业培养目标，并与临床实践充分衔接，力求反映临床药物治疗学的学科特点、工作重心及发展趋势，突出权威性、实用性和先进性。

《临床药物治疗学各论》分上、下两册，共24章。上册以内科系统疾病药物治疗为主，下册以外科系统疾病药物治疗为主。在充分借鉴国内外经典临床药物治疗学著作的基础上，以各系统疾病为纲，结合临床药学教学及实践需求，简要概述各系统疾病特点、一般治疗原则、常用药物分类及其作用机制，并重点阐述该系统常见疾病的具体药物治疗，并在药物治疗方案设计的基础上增加"药物治疗管理"、"案例分析"，重点强调在各种疾病状态下临床药学工作者如何实现以患者为中心的合理用药。

本教材具有如下特点：

1. 突出临床药学专业特点，以药物治疗方案和治疗管理为内容主体，关注不同疾病的治疗策略、药物选择、疗效评价及治疗风险防范等，将医学知识和药学知识有机融合。

2. 充分吸收临床药物治疗学发展的最新动态，纳入各专科最新权威诊疗指南，并引进相关基因、受体测定及治疗药物监测等药物治疗方案设计辅助手段，以体现教材内容的先进性和创新性。

3. 注重临床药物治疗学基本理论教学与临床实践教学的互动，突出临床思维在疾病药物治疗过程中的运用，并提供临床药物治疗经典案例供临床药学专业学生学习，促进学以致用。

4. 本教材在各章节后附思考题，用于帮助学生在课后进行学习讨论，并配备直观、生动、形象的网络增值服务，既可辅助课堂教学，又可作为学生自我学习的参考，提高学生的思辨能力和主动获取知识的能力。

本教材编写分工如下：第一章由贾继东、卜书红编写，第二章由张秀华编写，第三章由殷跃辉、刘世霆、郑萍编写，第四章由杨勇、杨长青编写，第五章由陈万生、赵青威、伊佳编写，第六章由史国兵、樊蓉编写，第七章由方芸、计成、张亚同编写，第八章由张幸国、羊红玉、吴佳莹编写，第九章由吕迁洲、陈璋璋编写，第十章由张晓坚、兰轲、赵咏梅编写，第十一章由方平飞、原海燕、刘艺平编写，第十二章由夏培元编写，第十三章由杨艳编写，第十四章由孙国平编写,第十五章由胡盈莹、黄德福、罗顺峰编写,第十六章由邓颖编写,第十七章由梅丹、范鲁雁、秦侃编写,第十八章由熊利泽编写,第十九章由万朝敏、吴云明编写,第二十章由胡丽娜、王志启编写,第二十一章由朱曼编写,第二十二章由王国俊编写,第二十三章由曹亚军编写,第二十四章由高东雁编写。全书由蔡映云教授主审。

本书主要供普通高等院校临床药学专业教学使用,还可作为医疗机构临床药学工作者、各专科临床医师开展药物治疗工作的重要参考工具书。

本书的编写得到了各编委所在单位、人民卫生出版社的大力支持,充分吸纳了众多同行专家的宝贵意见,引用了诸多权威文献资料,在此一并致以诚挚谢意。限于编者水平,内容疏漏甚至错误在所难免,希望读者提出宝贵意见,以便再版时补充修订,更臻完善。

编　者

2015 年 5 月

目 录

上 册

第一章 感染性疾病 …… 1
第一节 总论 …… 1
一、感染性疾病概述 …… 1
二、感染性疾病的诊断和感染严重程度的评估 …… 8
三、病原微生物分类 …… 11
四、微生物学检测和药敏试验 …… 16
五、常见的耐药菌及治疗策略 …… 21
六、感染性疾病的治疗原则 …… 26
七、常用抗菌药物的特点与临床应用 …… 29
八、抗菌药物在特殊人群中的应用 …… 36
第二节 常见感染性疾病的药物治疗 …… 39
一、呼吸系统感染 …… 39
二、消化系统感染 …… 47
三、泌尿系统感染 …… 53
四、中枢神经系统感染 …… 58
五、感染性心内膜炎 …… 66
六、腹腔感染 …… 75
七、皮肤及软组织感染 …… 80
八、脓毒症 …… 86
九、病毒性肝炎 …… 92
十、围手术期抗菌药物预防使用 …… 97

第二章 寄生虫病 …… 101
第一节 总论 …… 101
一、寄生虫病的概念 …… 101
二、寄生虫病的特点 …… 101
三、寄生虫病的一般治疗原则 …… 102
第二节 常见寄生虫病的药物治疗 …… 102
一、疟疾 …… 102
二、阿米巴病 …… 111

三、肺吸虫病 …… 117
四、血吸虫病 …… 124

第三章　心血管系统疾病 …… 133
第一节　总论 …… 133
一、心血管系统疾病概述 …… 133
二、治疗心血管疾病的常用药物 …… 133
第二节　常见心血管疾病的药物治疗 …… 135
一、原发性高血压 …… 135
二、心力衰竭 …… 148
三、冠状动脉粥样硬化性心脏病 …… 160

第四章　呼吸系统疾病 …… 195
第一节　总论 …… 195
一、呼吸系统疾病概述 …… 195
二、治疗呼吸系统疾病的常用药物 …… 195
第二节　常见呼吸系统疾病的药物治疗 …… 200
一、急性上呼吸道感染 …… 200
二、支气管哮喘 …… 206
三、慢性阻塞性肺病 …… 222
四、肺结核 …… 236
五、慢性咳嗽 …… 241

第五章　消化系统疾病 …… 251
第一节　总论 …… 251
一、消化系统疾病概述 …… 251
二、消化系统疾病的一般治疗原则 …… 252
三、治疗消化系统疾病的常用药物 …… 252
第二节　常见消化系统疾病的药物治疗 …… 254
一、消化性溃疡 …… 254
二、胃食管反流病 …… 266
三、炎症性肠病 …… 274
四、门静脉高压症 …… 286
五、肠易激综合征 …… 292

第六章　血液系统疾病 …… 299
第一节　总论 …… 299
一、血液系统疾病概述 …… 299
二、治疗血液系统疾病的常用药物 …… 299

第二节　常见血液系统疾病的药物治疗 …… 306
一、缺铁性贫血 …… 306
二、巨幼细胞贫血 …… 311
三、再生障碍性贫血 …… 314
四、慢性病性贫血 …… 319
五、药源性溶血性贫血 …… 322
六、白细胞减少症和粒细胞缺乏症 …… 325
七、特发性血小板减少性紫癜 …… 329
八、血栓性血小板减少性紫癜 …… 334
九、药源性血小板减少症 …… 337
十、弥散性血管内凝血 …… 343

第七章　内分泌系统疾病 …… 349
第一节　总论 …… 349
一、内分泌系统疾病概述 …… 349
二、内分泌系统疾病的一般治疗原则 …… 350
第二节　常见内分泌系统疾病的药物治疗 …… 350
一、垂体瘤 …… 350
二、甲状腺疾病 …… 359
三、慢性肾上腺皮质功能减退症 …… 379

第八章　代谢性疾病 …… 391
第一节　总论 …… 391
一、代谢性疾病概述 …… 391
二、代谢性疾病的一般治疗原则 …… 391
第二节　常见代谢性疾病的药物治疗 …… 394
一、糖尿病 …… 394
二、痛风 …… 415
三、高脂蛋白血症 …… 424
四、骨质疏松症 …… 441

第九章　泌尿系统疾病 …… 451
第一节　总论 …… 451
一、泌尿系统疾病概述 …… 451
二、泌尿系统疾病的一般治疗原则 …… 451
第二节　常见泌尿系统疾病的药物治疗 …… 453
一、肾病综合征 …… 453
二、慢性肾小球肾炎 …… 466
三、慢性肾衰竭 …… 472

四、前列腺增生 …… 487

第十章　神经系统疾病 …… 493

第一节　总论 …… 493

一、神经系统疾病概述 …… 493

二、神经系统疾病的一般治疗原则 …… 500

第二节　常见神经系统疾病的药物治疗 …… 500

一、脑血管疾病 …… 500

二、癫痫 …… 525

三、帕金森病 …… 541

四、阿尔茨海默病 …… 551

第十一章　精神障碍 …… 559

第一节　总论 …… 559

一、精神障碍概述 …… 559

二、精神障碍的一般治疗原则 …… 559

三、治疗精神障碍的常用药物 …… 559

四、精神药物使用管理 …… 560

第二节　常见精神障碍的药物治疗 …… 561

一、精神分裂症 …… 561

二、心境障碍 …… 574

三、焦虑障碍 …… 597

四、器质性精神障碍 …… 605

五、睡眠障碍 …… 609

第十二章　风湿性疾病 …… 615

第一节　总论 …… 615

一、风湿性疾病概述 …… 615

二、风湿性疾病的治疗原则及常用药物 …… 617

第二节　常见风湿性疾病的药物治疗 …… 621

一、系统性红斑狼疮 …… 621

二、类风湿关节炎 …… 635

三、系统性硬化症 …… 646

四、强直性脊柱炎 …… 654

附录 …… 662

附录 1　处方常用拉丁文缩写 …… 662

附录 2　麻醉药品和精神药品品种目录 …… 664

附录 3　按体表面积计算小儿药物用量 …… 675

附录 4　实验室检查项目及临床意义 …… 676

药名索引 …… 685

疾病名索引 …… 692

第一章 感染性疾病

第一节 总 论

一、感染性疾病概述

（一）感染及感染的表现

1. 感染的概念 感染(infection)是以微生物为主的病原生物侵入人体(宿主)内定植、增殖,以及引起宿主组织器官炎症等某种损害的病理状态。由病原体感染引起的疾病称为感染性疾病(infectious diseases),包括可传播的疾病和非传播的疾病,前者称为传染病(communicable diseases)。传染病可在人群中传播并造成流行,是感染病的一部分。

引起感染的病原体在500种以上,包括各种致病的或条件致病的病原微生物(如病毒、衣原体、支原体、立克次体、螺旋体、细菌、真菌等)和寄生虫(如原虫、蠕虫等)。近年来病原体的范围有所扩展,已涉及比微生物更为简单的病原体(如朊粒)以及比寄生虫更为复杂的病原体(如疥虫)。病原体可来自宿主体外,也可来自宿主体内。由宿主体外病原体引起的感染称为传染,主要指病原体通过一定的方式从一个宿主个体到另一个宿主个体的感染。感染是一种复杂的自然界生物学现象,发生感染需要具备病原体、宿主和环境三个因素。在漫长的生物进化过程中,病原体与宿主形成了相互依存、相互斗争的关系。有些微生物、寄生虫与人体宿主之间达到了互相适应、互不损害对方的共生状态(commensalism),如肠道中的大肠埃希菌和某些真菌。但是,这种平衡是相对的,当某些因素导致宿主的免疫功能受损(如应用大剂量糖皮质激素或抗肿瘤药物、放射治疗及艾滋病等),或大量应用抗菌药物引起的菌群失调症(dysbacteriosis),或机械损伤使病原体离开其固有的寄生部位而到达其他寄生部位(如大肠埃希菌进入泌尿道或呼吸道),平衡就不复存在而引起宿主损伤,这种情况称为机会性感染(opportunistic infection)。此时共生菌成为了致病菌,称为条件致病菌(conditional pathogen)。在病原体与宿主的相互斗争过程中,宿主逐步形成了特异的免疫防御机制。

临床上可碰到多种形式的感染情况。人体初次感染某种病原体称为首发感染(primary infection)。人体在被某种病原体感染的基础上再次被同一种病原体感染称为重复感染(re-infection),较常见于疟疾、血吸虫病和钩虫病等。人体同时被两种或两种以上的病原体感染称为混合感染(co-infection),这种情况临床上较为少见。人体在某种病原体感染的基础上再被另外的病原体感染称为重叠感染(superinfection),这种情况临床上较为多见,如慢性乙型肝炎病毒感染重叠戊型肝炎病毒感染。在重叠感染中,发生于原发感染后的其他病原体感染称为继发性感染(secondary infection),如病毒性肝炎继发细菌、真菌感染。此外,住院患者在医院内(住院 48 或 72 小时后)获得的感染称为医院获得性感染(hospital acquired infection),即医院感染(nosocomial infection)。医院感染的来源有很多种,如医院内通过患者或医护人员直接或间接传播引起的交叉感染(cross infection)、患者自己体内正常菌群引发的自身感染或内源性感染(endogenous infection)以及诊疗过程中或因医疗器械消毒不严而造成的医源性感染(iatrogenic infection)等。医院感染包括住院期间发生的感染和在医院内获得但在出院后发生的感染。入院前已开始或入院时已存在的感染称为社区获得性感染(community acquired infection),它是指在医院外罹患的感染,包括具有明确潜伏期而在入院后平均潜伏期内发病的感染。

2. 感染过程的各种表现　病原体通过各种途径进入人体后就开始了感染的过程。在一定的环境条件影响下,根据人体防御功能的强弱和病原体数量及毒力的强弱,感染过程可以出现临床症状轻重程度不一的五种表现,即感染谱(infection spectrum)。这些表现可以移行或转化,呈现动态变化。

(1)清除病原体(elimination of pathogen):病原体进入人体后,首先可被机体防御第一线的非特异性免疫屏障如皮肤和黏膜的屏障作用、胃酸的杀菌作用、正常体液的溶菌作用、组织内细胞的吞噬作用等清除。这些所谓人体的非特异性免疫,是人类在长期的进化过程中不断与病原生物斗争而逐渐形成的,并可遗传给后代。同时,亦可由事先存在于体内的特异性体液免疫与细胞免疫物质(特异性免疫球蛋白与细胞因子)将相应的病原体清除。特异性免疫功能(specific immunization)可通过疫苗接种或自然感染而获得主动免疫(active immunity),也可通过胎盘屏障从母体获得或注射免疫球蛋白而获得被动免疫(passive immunity)。

(2)隐性感染:隐性感染(covert infection)又称亚临床感染(sub-clinical infection),是指病原体侵入人体后,仅诱导机体产生特异性免疫应答,而不引起或只引起轻微的组织损伤,因而在临床上不显出任何症状、体征甚至生化改变,只能通过免疫学检查才能发现。在大多数病毒性传染病中,隐性感染是最常见的表现,其数量常远远超过显性感染(10倍以上)。隐性感染过程结束以后,大多数人获得不同程度的特异性免疫,病原体被清除。少数人可转变为病原携带状态,病原体持续存在于体内,成为无症状携带者(asymptomatic carrier),如伤寒沙门菌、志贺杆菌和乙型肝炎病毒感染等。

(3)显性感染:显性感染(overt infection)又称临床感染(clinical infection),是指病原体侵入人体后,不但诱导机体发生免疫应答,而且通过病原体本身的作用或机体的变态反应导致组织损伤,引起病理改变和临床表现。在大多数感染病中,显性感染只占全部受感染者的小部分。在同一种传染病,由于病原体的致病力与人体抗病能力的差异,显性过程又可呈现轻、重型,以及急、慢性等各种类型。显性感染过程结束后,病原体可被清除,感染者可获得持久性免疫,如麻疹、甲型肝炎和伤寒等,不易再受感染。但另有一些传染病病后的免疫力并不牢固,可以再受感染而发病,如细菌性痢疾、阿米巴痢疾等。小部分显性感染者亦可成为慢性病原携带者。

(4)病原携带状态:病原携带状态(carrier state)是指病原体侵入人体后,可以停留在入侵部位或侵入较远的脏器继续生长、繁殖,而人体不出现任何的疾病状态,但能携带并排出病原体,成为传染病流行的传染源。按病原体的种类不同,病原携带者可分为带病毒者、带菌者或带虫者等。所有的病原携带者都有一个共同的特点,即无明显的临床症状而携带病原体。但并非所有的传染病都有慢性病原携带者,如恙虫病、甲型病毒性肝炎、登革热和流行性感冒等的慢性病原携带者极为罕见。

(5)潜伏性感染:潜伏性感染(latent infection)又称潜在性感染。病原体感染人体后,寄生于某些部位,由于机体免疫功能足以将病原体局限化而不引起显性感染,但又不足以将病原体清除时,病原体便可长期潜伏,待机体免疫功能下降时,则可引起显性感染。常见的潜伏性感染有单纯疱疹病毒、水痘病毒、疟原虫和结核杆菌感染等。潜伏性感染期间,病原体一般不排出体外，这是与病原携带状态的不同之处。潜伏性感染并不是在每种传染病中都存在。

除清除病原体外，上述感染的其他四种表现形式在不同的传染病中各有侧重。一般来说，隐性感染最常见，病原携带状态次之，显性感染所占的比重最低，但一旦出现，则容易识别。而且，上述感染的五种表现形式不是一成不变的，在一定条件下可相互转变。

（二）感染的发病机制

1. 感染过程中病原体的作用　病原体侵入人体后能否引起疾病，取决于病原体的致病能力（pathogenicity）和机体的免疫功能这两个方面的因素。致病能力包括以下几个方面：

（1）侵袭力：侵袭力（invasiveness）是指病原体侵入机体并在机体内生长、繁殖的能力。有些病原体可直接侵入人体，如钩端螺旋体、钩虫丝状蚴和血吸虫尾蚴等。有些病原体则需经消化道或呼吸道进入人体，先黏附于肠或支气管黏膜表面，再进一步侵入组织细胞，产生毒素，引起病变，如志贺菌、结核分枝杆菌等。病毒性病原体常通过与细胞表面的受体结合再进入细胞内。有些病原体的侵袭力较弱，需经伤口进入人体，如破伤风杆菌、狂犬病病毒等。

（2）毒力：毒力（virulence）由毒素和其他毒力因子组成。毒素包括外毒素（exotoxin）与内毒素（endotoxin），前者以白喉杆菌、破伤风杆菌和肠毒素为代表，后者以革兰阴性杆菌的脂多糖为代表。外毒素通过与靶细胞的受体结合，进入细胞内而起作用。内毒素则通过激活单核吞噬细胞、释放细胞因子而起作用。其他毒力因子有穿透能力（钩虫丝状蚴）、侵袭能力（志贺菌）、溶组织能力（溶组织内阿米巴）等。许多细菌都能分泌抑制其他细菌生长的细菌素（bacteriocin），以利于本身生长、繁殖。

（3）数量：在同一种感染性疾病中，病原体入侵的数量（quantity）一般与致病能力成正比。然而，在不同的感染性疾病中，能引起疾病的最低病原体数量可有较大差异，如伤寒需要10万个菌体，而细菌性痢疾仅为10个菌体。

（4）变异性（variability）：病原体可因环境、药物或遗传等因素而发生变异。一般来说，在人工培养多次传代的环境下，可使病原体的致病力减弱，如用于结核病预防的卡介苗（Bacillus Calmette-Guérin，BCG）；在宿主之间反复传播可使致病力增强，如肺鼠疫（pneumonic plague）。病原体的抗原变异可逃逸机体的特异性免疫作用而继续引起疾病或使疾病慢性化（如流行性感冒病毒、丙型肝炎病毒和HIV等）。

2. 组织损伤的发生机制　组织损伤及功能受损是疾病发生的基础。在感染病中，导致组织损伤的发生方式有下列三种：

（1）直接损伤（direct damage）：病原体借助其机械运动及所分泌的酶可直接破坏组织（如溶组织内阿米巴滋养体），或通过细胞病变而使细胞溶解（如脊髓灰质炎病毒），或通过诱发炎症过程而引起组织坏死（如鼠疫）。

（2）毒素作用（action of the toxin）：有些病原体能分泌毒力很强的外毒素，可选择性损害靶器官（如肉毒杆菌的神经毒素）或引起功能紊乱（如霍乱肠毒素）。革兰阴性杆菌裂解后产生的内毒素则可激活单核吞噬细胞分泌 TNF-α 和其他细胞因子，导致发热、休克及弥散性血管内凝血（disseminated intravascular coagulation，DIC）等现象。

（3）免疫机制（immunity mechanism）：许多传染病的发病机制与免疫应答有关。有些传染病能抑制细胞免疫（如麻疹）或直接破坏 T 细胞（如艾滋病），更多的病原体则通过变态反应而导致组织损伤，其中以Ⅲ型（免疫复合物）反应（如肾综合征出血热）及Ⅳ型（细胞介导）反应（如结核病及血吸虫病）最为常见。

3. 感染过程中免疫应答的作用　机体的免疫应答对感染过程的表现和转归起着重要的作用。免疫应答可分为有利于机体抵抗病原体的保护性免疫应答和促进病理改变的变态反应两大类。保护性免疫应答又分为非特异性免疫（nonspecific immunity）应答和特异性免疫（specific immunity）应答两类，都有可能引起机体保护和病理损伤。变态反应都是特异性免疫应答。

（1）非特异性免疫：非特异性免疫是机体对侵入的病原体的一种清除机制，有种族间差异，具有稳定性，可遗传给子代。它不牵涉对抗原的识别和二次免疫应答的增强，主要表现为以下三个方面的功能。

1）天然屏障（natural barrier）：包括外部屏障，即皮肤、黏膜及其分泌物，如溶菌酶、气管黏膜上的纤毛等；以及内部屏障，如血脑屏障和胎盘屏障等。

2）吞噬作用（phagocytosis）：单核吞噬细胞系统包括血液中的游走大单核细胞，肝、脾、淋巴结、骨髓中固有的吞噬细胞和各种粒细胞（尤其是中性粒细胞）。它们都具有非特异性吞噬功能，可清除机体内的病原体。

3）体液因子（humoral factors）：包括存在于体液中的补体、溶菌酶（lysozyme）、纤连蛋白（fibronectin）、各种细胞因子（cytokines）和细胞激素样肽类物质等。细胞因子主要是由单核吞噬细胞和淋巴细胞被激活后释放的一类有生物活性的肽类物质。这些体液因子能直接或通过免疫调节作用而清除病原体。与非特异性免疫应答有关的细胞因子有白细胞介素（interleukin）、肿瘤坏死因子-α（tumor necrosis factor-α，TNF-α）、γ干扰素（interferon-γ，IFN-γ）、粒细胞-巨噬细胞集落刺激因子（granulocyte-macrophage colony stimulating factor，GM-CSF）等。

（2）特异性免疫：特异性免疫是指由于对抗原特异性识别而产生的免疫。由于不同病原体所具有的抗原绝大多数是不相同的，故特异性免疫通常只针对一种病原体。感染后免疫都是特异性免疫，而且是主动免疫，通过细胞免疫（cell-mediated immunity）和体液免疫（humoral immunity）的相互作用而产生免疫应答，分别由T淋巴细胞与B淋巴细胞介导。

1）细胞免疫：致敏T细胞与相应抗原再次相遇时，通过细胞毒性淋巴因子来杀伤病原体及其所寄生的细胞。对细胞内寄生病原体的清除作用，细胞免疫起重要作用。T细胞还具有调节体液免疫的功能。

2）体液免疫：致敏B细胞受抗原刺激后，即转化为浆细胞并产生能与相应抗原结合的抗体，即免疫球蛋白（immunoglobulin，Ig）。不同的抗原可诱发不同的免疫应答，因而抗体又可分为抗毒素、抗菌性抗体、中和抗体及调理素（opsonin）等，可促进细胞吞噬功能、清除病原体。抗体主要作用于细胞外的微生物。在化学结构上Ig可分为5类，即IgG、IgA、IgM、IgD和IgE，各具不同的功能。在感染过程中IgM首先出现，但持续时间不长，是近期感染的标志。IgG随后出现，并持续较长时期。IgA主要是呼吸道和消化道黏膜上的局部抗体。IgE则主要作用于入侵的原虫和蠕虫。

（三）感染性疾病的流行病学

感染性疾病的流行过程就是感染病在人群中发生、发展和转归的过程。流行过程的发生需要有三个基本条件，包括传染源、传播途径和人群易感性。这三个环节必须同时存在，若切断任何一个环节,流行即告终止。流行过程本身又受社会因素和自然因素的影响。

20 世纪 70 年代以来,相继出现一些新的病原体,如人免疫缺陷病毒(HIV)、SARS 相关冠状病毒(SARS-CoV)、甲型 H1N1 流感病毒、H7N9 型禽流感病毒等,分别引起艾滋病、传染性非典型肺炎、甲型 H1N1 流感、H7N9 型禽流感病毒等“新发突发传染病”;一些已经被控制的传染病如性病、登革热、结核病等,由于种种原因又在局部地区流行,即所谓的“再现传染病”。广谱抗菌药物的滥用诱发葡萄球菌、肺炎链球菌等病原菌发生耐药基因突变,引起难治性耐药菌株感染。

1. 流行过程的基本条件

(1)传染源:传染源(source of infection)是指病原体已在体内生存、繁殖并能将其排出体外的人和动物。传染源包括下列四个方面:

1)患者:是大多数传染病重要的传染源。不同病期的患者其传染强度可有不同,一般情况下,以发病早期的传染性最大。慢性感染患者可长期排出病原体,可成为长期传染源。

2)隐性感染者:在某些传染病中如流行性脑脊髓膜炎、脊髓灰质炎等,隐性感染者在病原体被清除前是重要的传染源。

3)病原携带者:慢性病原携带者无明显的临床症状而长期排出病原体,在某些传染病中如伤寒、细菌性痢疾等有重要的流行病学意义。

4)受感染动物:以啮齿动物最为常见,其次是家畜、家禽。这些以动物为传染源传播的疾病称为动物源性传染病。有些动物本身发病,如鼠疫、狂犬病、布鲁菌病等;有些动物不发病,表现为病原携带状态,如地方性斑疹伤寒、恙虫病、流行性乙型脑炎等。以野生动物为传染源传播的疾病称为自然疫源性传染病,如鼠疫、钩端螺旋体病、肾综合征出血热、森林脑炎等。由于动物传染源受地理、气候等自然因素的影响较大,动物源性传染病常存在于一些特定的地区,并具有严格的季节性。

(2)传播途径:病原体离开传染源到达另一个易感者的途径称为传播途径(route of transmission)。

1)呼吸道传播:病原体存在于空气中的飞沫或气溶胶(aerosol state)中,易感者吸入时获得感染,如麻疹、白喉、结核病、禽流感和严重急性呼吸综合征等。

2)消化道传播:病原体污染食物、水源或食具,易感者于进食时获得感染,如伤寒、细菌性痢疾和霍乱等。

3)接触传播:易感者与被病原体污染的水或土壤接触时获得感染,如钩端螺旋体病、血吸虫病和钩虫病等。伤口被污染,有可能患破伤风。日常生活的密切接触也有可能获得感染,如麻疹、白喉、流行性感冒等。不洁性接触(包括同性恋、多个性伴侣的异性恋及商业性行为)可传播 HIV、HBV、HCV、梅毒螺旋体、淋病奈瑟菌等。

4)虫媒传播:被病原体感染的吸血节肢动物,如按蚊、人虱、鼠蚤、白蛉、硬蜱和恙螨等,于叮咬时把病原体传给易感者,可分别引起疟疾、流行性斑疹伤寒、地方性斑疹伤寒、黑热病、莱姆病和恙虫病等。根据节肢动物的生活习性,往往有严格的季节性,有些病例还与感染者的职业及地区相关。

5)血液、体液传播:病原体存在于携带者或患者的血液或体液中,通过应用血制品、分娩或性交等传播,如疟疾、乙型病毒性肝炎、丙型病毒性肝炎和艾滋病等。

上述途径传播统称为水平传播(horizontal transmission),母婴传播属于垂直传播(vertical

transmission)。婴儿出生前已从母亲或父亲获得的感染称为先天性感染(congenital infection),如梅毒、弓形虫病。

(3)人群易感性(susceptibility of the crowd):对某种传染病缺乏特异性免疫力的人称为易感者(susceptible person),他们都对该病原体具有易感性。当易感者在某一特定人群中的比例达到一定水平,若又有传染源和合适的传播途径时,则很容易发生该传染病流行。某些病后免疫力很巩固的传染病(如麻疹、水痘、乙型脑炎)经过一次流行之后,需待几年当易感者比例再次上升至一定水平时才会发生另一次流行,这种现象称为传染病流行的周期性(periodicity)。在普遍推行人工主动免疫的情况下,可把某种传染病的易感者水平始终保持很低,从而阻止其流行周期性的发生。有些传染病还有可能通过全民长期坚持接种疫苗而被消灭,如天花、脊髓灰质炎、乙型脑炎和麻疹等。

2. 影响流行过程的因素

(1)自然因素:自然环境中的各种因素包括地理、气象和生态等对传染病流行过程的发生和发展都有重要影响。寄生虫病和由虫媒传播的传染病对自然条件的依赖性尤为明显。传染病的地区性和季节性与自然因素(natural factors)有密切关系,如我国北方有黑热病地方性流行区、南方有血吸虫病地方性流行区、疟疾的夏秋季发病率较高等都与自然因素有关。自然因素可直接影响病原体在外环境中的生存能力,如钩虫病少见于干旱地区。自然因素也可通过降低机体的非特异性免疫力而促进流行过程的发展,如寒冷可减弱呼吸道抵抗力、炎热可减少胃酸的分泌等。某些自然生态环境为传染病在野生动物之间的传播创造了良好条件,如鼠疫、恙虫病和钩端螺旋体病等,人类进入这些地区时亦可受感染,称为自然疫源性传染病或人畜共患病(zoonosis)。

(2)社会因素:社会因素(social factors)包括社会制度、经济状况、生活条件和文化水平等,对传染病流行过程有决定性的影响。新中国成立后,社会制度使人们的生活条件、文化水平不断提高,施行计划免疫已使许多传染病的发病率明显下降或接近被消灭。由于改革开放、市场化经济政策的实施,在国民经济日益提高的同时,因人口流动、生活方式、饮食习惯的改变和环境污染等,有可能使某些传染病的发病率升高,如结核病、艾滋病、血吸虫病和疟疾等,这应引起我们的重视。

(四)感染性疾病的临床特点

1. 病程发展的阶段性　急性传染病的发生、发展和转归通常分为以下四个阶段。

(1)潜伏期(incubation period):从病原体侵入人体至开始出现临床症状为止的时期称为潜伏期。每一个传染病的潜伏期都有一个范围,并呈常态分布,这是检疫工作观察、留验接触者的重要依据。潜伏期相当于病原体在体内定位、繁殖和转移、引起组织损伤和功能改变导致临床症状出现之前的整个过程,其长短不一,随病原体的种类、数量、毒力与人体免疫力的强弱而定,短的仅数小时(如细菌性食物中毒),大多数在数天内(如白喉、猩红热、细菌性痢疾等),有的可延至数月(如狂犬病),甚或数年以上(如麻风、艾滋病)。潜伏期的长短通常与病原体的感染量成反比。如果主要由毒素引起病理生理改变,则与毒素产生和播散所需的时间有关。如细菌性食物中毒,毒素在食物中已预先存在,则潜伏期可短至数十分钟。狂犬病的潜伏期取决于狂犬病毒进入人体的部位(伤口),离中枢神经系统越近则潜伏期越短。

(2)前驱期(prodromal period):从起病至症状明显开始的时期称为前驱期。在前驱期中的临床表现通常是非特异性的,如头痛、发热、疲乏、食欲下降和肌肉酸痛等,与病原体繁殖产生的毒性物质有关,为许多感染病所共有,一般持续 1 ~3 天。起病急骤者可无前驱期。

(3)症状明显期(period of apparent manifestation):急性传染病患者渡过前驱期后,某些传染病如麻疹、水痘患者往往转入症状明显期。在此期间该传染病所特有的症状和体征都通常获得充分的表现,如具有特征性的皮疹、黄疸、肝脾大和脑膜刺激征等。然而,在某些传染病如脊髓灰质炎、乙型脑炎等,大部分患者可随即进入恢复期,临床上称为顿挫型(abortive type),仅少部分患者进入症状明显期。

(4)恢复期(convalescent period):当机体的免疫力增长至一定程度,体内病理生理过程基本终止,患者的症状及体征基本消失,临床上称为恢复期。在此期间,体内可能还有残余的病理改变(如伤寒)或生化改变(如病毒性肝炎),病原体尚未能被完全清除(如霍乱、痢疾),但食欲和体力均逐渐恢复,血清中的抗体效价亦逐渐上升至最高水平。

2. 常见的症状与体征

(1)发热(fever):大多数感染性疾病都可引起发热,如流行性感冒、恙虫病、结核病和疟疾等。

1)发热程度:临床上可在口腔舌下、腋下或直肠探测体温,其中口腔和直肠需探测 3 分钟、腋下需探测 10 分钟。以口腔温度为标准,发热的程度可分为:①低热:体温为 37.5 ~38℃;②中度发热:体温为 38 ~39℃;③高热:体温为 39 ~41℃;④超高热:体温在 41℃以上。

2)发热过程可分为以下三个阶段:①体温上升期(effervescence):是指患者在病程中体温上升的时期。若体温逐渐升高,患者可出现畏寒,可见于伤寒、细菌性痢疾等;若体温急剧上升并超过 39℃,则常伴寒战,可见于疟疾、登革热等。②高温持续期(fastigium):是指体温上升至一定高度,然后持续数天至数周。③体温下降期(defervescence):是指升高的体温缓慢或快速下降的时期。有些传染病如伤寒、结核病等多需经数天后才能降至正常水平;有些传染病如疟疾、脓毒症等则可于数十分钟内降至正常水平,同时常伴有大量出汗。

3)热型及其意义:热型是传染病的重要特征之一,具有鉴别诊断意义。较常见的有以下五种热型:①稽留热(sustained fever):体温升高超过 39℃且 24 小时内相差不超过 1℃,可见于伤寒、斑疹伤寒等极期。②弛张热(remittent fever):24 小时内体温高低相差超过 1℃,但最低点未达正常水平,可见于脓毒症、伤寒(缓解期)、肾综合征出血热等。③间歇热(intermittent fever):24 小时内体温波动于高热与正常体温之下,可见于疟疾、脓毒症等。④回归热(relapsing fever):是指高热持续数天后自行消退,但数天后又再出现高热,可见于回归热、布鲁菌病等。若在病程中多次重复出现并持续数月之久时,称为波状热(undulant fever)。⑤不规则热(irregular fever):是指发热患者的体温曲线无一定规律的热型,可见于流行性感冒、脓毒症等。

(2)发疹(eruption):发疹时可出现皮疹(rash),分为外疹(exanthema)和内疹(enanthema,黏膜疹)两大类。出疹时间、部位和先后次序对诊断和鉴别诊断有重要的参考价值。水痘的皮疹主要分布于躯干;麻疹的皮疹先出现于耳后、面部,然后向躯干、四肢蔓延,同时有黏膜斑(科氏斑,Koplik spot)。

皮疹的形态可分为四大类:

1)斑丘疹(maculopapule):斑丘疹是指斑疹与丘疹同时存在,可见于麻疹、登革热、风疹、伤寒、猩红热及科萨奇病毒感染等传染病。斑疹(macule)呈红色,不凸出皮肤,可见于斑疹伤寒、猩红热等。丘疹(papule)呈红色,凸出皮肤,可见于麻疹、恙虫病和传染性单核细胞增多症等。玫瑰疹(rose spot)属于丘疹,呈粉红色,可见于伤寒、沙门菌感染等。

2)出血疹:亦称瘀点(petechia),多见于肾综合征出血热、登革热和流行性脑脊髓膜炎等传染病。

3)疱疹(vesicle):多见于水痘、单纯疱疹和带状疱疹等病毒性传染病,亦可见于立克次体痘及金黄色葡萄球菌脓毒症等。若疱疹液呈脓性则称为脓疱疹(pustule)。

4)荨麻疹(urticaria):可见于病毒性肝炎、蠕虫蚴移行症和丝虫病等。

(3)毒血症状(toxemic symptoms):病原体的各种代谢产物包括细菌毒素在内,可引起除发热以外的多种症状,如疲乏,全身不适,畏食,头痛,肌肉、关节和骨骼疼痛等;严重者可有意识障碍、谵妄、脑膜刺激征、中毒性脑病、呼吸衰竭及休克等表现;有时还可引起肝、肾损害,表现为肝、肾功能的改变。

(4)单核吞噬细胞系统反应(reaction of mononuclear phagocyte system):在病原体及其代谢产物的作用下,单核吞噬细胞系统可出现充血、增生等反应,临床上表现为肝、脾和淋巴结肿大。

3. 临床类型　根据传染病临床过程的长短可分为急性(acute)、亚急性(subacute)和慢性(chronic);按病情轻重可分为轻型(mild form)、典型(typical form,也称中型或普通型)、重型(severe form)和暴发型(fulminant form)。

二、感染性疾病的诊断和感染严重程度的评估

(一)感染性疾病的诊断

感染病的诊断与其他疾病的诊断基本相似,特殊性在其有相应的病原体。及早作出正确诊断,有利于疾病的有效治疗与预防控制。

1. 临床资料和流行病学资料　全面而准确的临床资料来源于详尽的病史询问和全面细致的体格检查。发病的诱因和起病的方式对感染病的诊断有重要的参考价值,必须加以注意。热型及伴随症状,如腹泻、头痛和黄疸等都要从鉴别诊断的角度来加以描述。进行体格检查时不要忽略有重要诊断意义的体征,如麻疹的口腔黏膜斑,百日咳的痉挛性咳嗽,白喉的假膜,伤寒的玫瑰疹,脊髓灰质炎的肢体弛缓性瘫痪,霍乱的无痛性腹泻、米泔水样便,破伤风的严重肌强直、张口困难、牙关紧闭、角弓反张和苦笑面容等。

流行病学资料包括发病地区、发病季节、既往感染病史、预防接种史,还包括年龄、籍贯、职业、流行地区旅居史等,结合临床资料的归纳分析,有助于建立诊断。

2. 一般实验室检查　一般实验室检查(ordinary laboratory examination)对早期诊断有很大帮助。

血液常规检查中以白细胞计数和分类的用途最广。白细胞总数显著增多常见于化脓性细菌感染,如流行性脑脊髓膜炎、脓毒症和猩红热等。革兰阴性杆菌感染时白细胞总数往往升高不明显甚至减少,例如布鲁菌病、伤寒及副伤寒等。病毒性感染时白细胞总数通常减少或正常,如流行性感冒、登革热和病毒性肝炎等,但肾综合征出血热、流行性乙型脑炎患者的白细胞总数往往增加。原虫感染时患者的白细胞总数也常减少,如疟疾、黑热病等。中性粒细胞百分率常随白细胞总数的增减而增减,但在某些传染病中却有所不同,如肾综合征出血热患者在白细胞总数增加的同时,可见中性粒细胞百分率的减少而淋巴细胞百分率增加,并

有异型淋巴细胞出现。如发现中性粒细胞百分率增加甚至出现幼稚细胞而白细胞总数不高，常提示严重感染。传染性单核细胞增多症患者的淋巴细胞增多并有异型淋巴细胞出现。蠕虫感染患者的嗜酸性粒细胞通常增多，如钩虫、血吸虫和并殖吸虫感染等。嗜酸性粒细胞减少则常见于伤寒、流行性脑脊髓膜炎等患者。

尿常规检查有助于钩端螺旋体病和肾综合征出血热的诊断，患者尿内常有蛋白、白细胞、红细胞，肾综合征出血热患者的尿内有时还可见到膜状物。粪便常规检查有助于肠道细菌与原虫感染的诊断，如黏液脓血便常出现在细菌性痢疾患者、果浆样便可见于肠阿米巴病患者。

血液生化检查有助于病毒性肝炎、肾综合征出血热等的诊断。

此外，C 反应蛋白（CRP）作为急性时相蛋白，在感染早期就显著升高，是细菌感染性疾病早期诊断快捷敏感的优选指标，但对感染缺乏特异性，因为在急性排异反应及手术等均可引起 CRP 的升高。降钙素原（PCT）在细菌感染引起全身反应时显著增高，且其增高程度与感染的严重程度呈正相关。IL-6 和 TNF-α 是潜在菌血症和病死率等较好的预测指标，是细菌感染的早期敏感指标。尤其是 IL-6，它也是脓毒症、严重腹腔感染、全身炎症反应综合征（SIRS）等疾病预后的重要指标，在疾病的发生、发展中发挥重要作用，并对制订治疗方案具有重要的参考意义。

3. 病原学检查（etiologic examination）　由实验技术直接或间接获得病原体，对感染病的诊断具有特殊的意义，因为病原体的检出或被分离培养可直接确定诊断，而免疫学检查亦可提供重要根据。

（1）直接检查病原体：许多感染病可通过显微镜或肉眼检出病原体而明确诊断，如从痰标本中检出细菌或真菌；从血液或骨髓涂片中检出疟原虫、利什曼原虫、微丝蚴及回归热螺旋体等；从粪便涂片中检出各种寄生虫卵及阿米巴原虫等；从脑脊液墨汁涂片中检出新型隐球菌等。可用肉眼观察粪便中的绦虫节片和从粪便孵出的血吸虫毛蚴等。病毒性传染病难以直接检出病原体，但在皮肤病灶中检出多核巨细胞及核内包涵体时，可作为水痘带状疱疹病毒感染的辅助诊断。

（2）分离培养病原体：细菌、螺旋体和真菌通常可用人工培养基分离培养，如伤寒沙门菌、志贺菌、霍乱弧菌、钩端螺旋体和新型隐球菌等。立克次体则需经动物接种或细胞培养才能分离出来，如斑疹伤寒、恙虫病等。病毒分离一般需用细胞培养，如登革热、脊髓灰质炎等。用以分离病原体的检材可采用血液、尿、粪、脑脊液、痰、骨髓和皮疹吸出液等。标本的采集应注意无菌操作，尽量于病程的早期阶段及抗病原体药物应用之前进行，尽可能采集病变部位明显的材料，例如细菌性痢疾患者取其有脓血或黏液的粪便、肺结核患者取其干酪样痰液等。怀疑脓毒症时，应在体温上升过程中有明显的畏寒、寒战时采血，以提高阳性检出率。疟原虫的最佳检测时间应在体温的高峰期或稍后一点时间。与此同时，应注意标本的正确保存与运送，标本采集后要尽快送检，要在标本送检单上注明标本来源和检验目的，使实验室能正确选用相应的培养基和适宜的培养环境。

（3）检测特异性抗原：病原体特异性抗原的检测可较快地提供病原体存在的证据，其诊断意义往往较抗体检测更为可靠。常用于检测血清或体液中特异性抗原的免疫学检查方法有凝集试验（agglutination test）、酶联免疫吸附试验（enzyme-linked immunosorbent assay, ELISA）、酶免疫测定（enzyme immunoassay, EIA）、荧光抗体技术（fluorescent antibody technique,FAT)、放射免疫测定(radioimmunoassay,RIA)和流式细胞检测(flow cytometry,FCM)等。

(4)检测特异性核酸:可用分子生物学(molecular biology)检测方法,如用放射性核素或生物素标记的探针作DNA印迹法(Southern blot)或RNA印迹法(Northern blot),或用聚合酶链反应(polymerase chain reaction,PCR)或逆转录-聚合酶链反应(reverse transcriptase-polymerase chain reaction,RT-PCR)检测病原体的核酸。必要时还可作原位聚合酶链反应(in-situ PCR)和基因芯片技术(gene chip technique)等检查。

(5)特异性抗体检测(detection of specific antibody):又称血清学检查(serological test)。在传染病早期,特异性抗体在血清中往往尚未出现或滴度很低,而在恢复期或病程后期则抗体滴度有显著升高,故在急性期及恢复期双份血清检测其抗体由阴性转为阳性或滴度升高4倍以上时有重要的诊断意义。特异性IgM型抗体的检出有助于现存或近期感染的诊断,特异性IgG型抗体的检出还可以评价个人及群体的免疫状态。蛋白印迹法(Western blot)的特异性和灵敏度都较高,较常用于艾滋病的确定性诊断。

4. 影像学检查及其他检查 影像学检查有助于感染部位的确认。影像学检查包括超声检查(ultrasonography)、磁共振成像(magnetic resonance imaging,MRI)、计算机断层扫描(computerized tomography,CT)和数字减影血管造影(digital subtraction angiography,DSA)。其他检查还包括支气管镜检查(bronchoscopy)、胃镜检查(gastroscopy)和结肠镜检查(colonoscopy)等内镜检查(endoscopy),也包括活体组织检查(biopsy)等。近年来,各种系统生物学技术包括基因组学(genomics)、蛋白质组学(proteomics)和代谢组学(metabonomics)的主要技术如色谱-质谱联用等方法已开始应用于感染性疾病的研究工作,并使感染性疾病的病原体检测逐步向高通量、自动化的方向发展。

(二)感染严重程度的评估

感染患者的严重程度是选用抗感染药物的重要参考依据之一,因此,每位感染患者在决定抗菌治疗方案时,在评估病原体和耐药性的同时需评估患者感染的严重程度。由致病性微生物在机体内生长繁殖,引起某一脏器或全身感染且因感染而致该脏器或全身多脏器功能衰竭的感染为重症感染。重症感染的常见病种包括中枢神经系统感染如化脓性脑膜炎、脑膜脑炎等;呼吸系统感染如肺炎、胸腔感染、纵隔炎等;心血管系统感染主要是感染性心内膜炎;消化系统感染主要包括化脓性胆管炎、坏死性胰腺炎、弥漫性腹膜炎、急性胃肠炎合并休克时;血液系统和全身性感染如脓毒症(sepsis)、感染性休克(septic shock);软组织感染或多发性脓肿(脑、肺、肝、胸腔、腹腔等)并发器官功能衰竭或微循环障碍。

以脓毒症为例,2012年《国际严重脓毒症及脓毒性休克诊疗指南》将感染患者的病情轻重分为脓毒症(sepsis)、重症脓毒症(severe sepsis)和脓毒性休克(sepsis shock)。

1. 脓毒症 明确或可疑感染的基础上加上以下几点:①全身情况:发热(>38.3℃)或低体温(<36℃);心率增快(>90次/分)或>年龄正常值之上2个标准差;呼吸增快;意识改变;明显水肿或液体正平衡>20ml/kg,持续时间超过24小时;高血糖症(血糖>140mg/dl或>7.7mmol/L)而无糖尿病病史。②炎症指标:白细胞增多($>12\times10^9$/L)或白细胞减少($<4\times10^9$/L)或白细胞正常但不成熟细胞>10%;血浆C反应蛋白>正常值2个标准差;血浆前降钙素原>正常值2个标准差。③血流动力学指标:低血压(收缩压<90mmHg,平均动脉压<70mmHg,或成人收缩压下降>40mmHg,或低于年龄正常值之下2个标准差)。④器官功能障碍指标：氧合指数（PaO_2/FiO_2）<300；急性少尿[尽管足量的液体复苏，尿量<0.5ml/(kg·h)仍持续至少2小时]；血肌酐增加>0.5mg/dl或44.2μmol/L；凝血功能异常（国际标准化比值>1.5或活化部分凝血活酶时间>60秒）；肠麻痹，肠鸣音消失；血小板减少症（血小板计数<100×10^9/L）；高胆红素血症（血浆总胆红素>4mg/dl或70μmol/L）。⑤组织灌注指标：高乳酸血症（>1mmol/L）；毛细血管再充盈时间延长或皮肤出现花斑。

2. 重症脓毒症　脓毒血症引起组织灌注不足或器官功能障碍；脓毒血症引起低血压；血乳酸值大于正常上限；尽管足够的液体复苏，尿量<0.5ml/(kg·h)仍持续超过2小时；由肺部感染引起的急性肺损伤，氧合指数（PaO_2/FiO_2）<200；肺部感染以外引起的急性肺损伤，氧合指数（PaO_2/FiO_2）<250；血肌酐>2.0mg/dl(176.8μmol/L)；胆红素>2mg/dl或34.2μmol/L；血小板计数<100×10^9/L；凝血功能障碍（国际标准化比值>1.5）。

3. 脓毒性休克　重症脓毒症液体复苏不能改善的持续低血压。

对于各系统感染的严重程度以相应系统的功能损失严重程度来进行评估。如急性生理功能和慢性健康状况评分系统Ⅱ（APACHEⅡ）是一类评定各类危重患者病情严重程度及预测预后的客观体系；SIRS是因感染或非感染病因作用于机体而引起的机体失控的自我持续放大和自我破坏的全身性炎症反应，也可作为疾病严重程度的评价指标。

三、病原微生物分类

能引起人类感染性疾病的病原微生物有病毒、细菌、真菌、螺旋体、立克次体、衣原体、支原体和寄生虫，以病毒和细菌最为常见，了解相关病原微生物的分类有助于感染性疾病的诊断和治疗。

（一）病毒的分类

国际病毒分类学委员会（International Committee on Taxonomy of Viruses，ICTV）在1966年建立起了病毒分类的通用系统和统一命名法则，分类依据主要是病毒的形态学特征、理化性质、蛋白质特征、抗原性、致病性和寄生性等。2012年ICTV发表了第九次报告，将所有病毒分成6目、87科、9亚科、349属和2284种。目前临床上发现有500多种病毒可对人类致病，常见的感染人类的病毒有：

1. DNA病毒　痘病毒科（*Poxviridae*）、疱疹病毒科（*Herpesviridae*）、腺病毒科（*Adenoviridae*）、乳头瘤状病毒科（*Papovaviridae*）、多瘤病毒科（*Polyomaviridae*）、细小病毒科（*Parvoviridae*）。

2. 逆转录病毒　嗜肝DNA病毒科（*Hepadnaviridae*）、逆转录病毒科（*Retroviridae*）。

3. 双链RNA病毒　呼肠孤病毒科（*Reoviridae*）。

4. 单负链RNA病毒　副黏病毒科（*Paramyxoviridae*）、丝状病毒科（*Filoviridae*）、弹状病毒科（*Rhabdoviridae*）、博尔纳病毒科（*Bornaviridae*）、正黏病毒科（*Orthomyxoviridae*）、布尼亚病毒科（*Bunyaviridae*）、沙粒病毒科（*Arenaviridae*）。

5. 单正链RNA病毒　披膜病毒科（*Togaviridae*）、黄病毒科（*Flaviviridae*）、冠状病毒科（*Coronaviridae*）、杯状病毒科（*Caliciviridae*）、小RNA病毒科（*Picornaviridae*）、星状病毒科（*Astroviridae*）。

临床上也有习惯沿用传统分类法，按病毒对宿主或宿主某一器官的“嗜性”，结合流行病学特点如传播途径、侵袭部位、临床特征等而分群，如呼吸道病毒、肠道病毒、皮肤及黏膜的出疹性病毒、虫媒病毒、神经病毒等。

（二）细菌的分类

细菌分类是以特征相似性或以系统发育相关性为基础，对细菌进行分群归类，主要有表型分类法和遗传学分类法。

1. 表型分类法　以细菌的染色特点、形态结构、培养特性、生化反应、抗原性等表型特征作为分类依据。20世纪60年代后发展起来的数值分类法，运用计算机技术将细菌的这些特性按相似度进行分类。这种方法使用方便，是目前临床上鉴定细菌的主要依据，但有一定的主观性，对生化反应不典型的细菌容易造成鉴定分类错误。

2. 遗传学分类法　以细菌的核酸、蛋白质等组成的同源程度进行分类，常用的有DNA G+C mol%含量测定、DNA相似度测定、rRNA同源性分析。这种分类方法有利于了解细菌的进化和原始亲缘关系，对细菌分类和鉴定较为稳定可靠。

与医学有关的细菌往往根据革兰染色特点、菌体形态及对氧的耐受性而分类，见表1-1。

表1-1　常见细菌的分类

类	科	属	种(举例)
螺旋体	螺旋体科(*Spirochaetaceae*)	密螺旋体属(*Treponema*)	苍白螺旋体(梅毒螺旋体)
		疏螺旋体属(*Borrelia*)	伯氏疏螺旋体、回归热螺旋体
	钩端螺旋体科(*Leptospiraceae*)	钩端螺旋体属(*Leptospira*)	钩端螺旋体
支原体	支原体科(*Mycoplasmataceae*)	支原体属(*Mycoplasma*)	肺炎支原体、人型支原体
		脲原体属(*Ureaplasma*)	解脲脲原体
衣原体	衣原体科(*Chlamydiaceae*)	衣原体属(*Chlamydia*)	沙眼衣原体、肺炎衣原体
立克次体	立克次体科(*Rickettsiaceae*)	立克次体属(*Rickettsia*)	普氏立克次体、斑疹伤寒立克次体
需氧或微需氧有动力弯曲螺旋形革兰阴性杆菌	弯曲菌科(*Campylobacteraceae*)	弓形菌属(*Arcobacter*)	嗜低温弓形菌
		弯曲菌属(*Campylobacter*)	胎儿弯曲菌、空肠弯曲菌、大肠弯曲菌
	螺杆菌科(*Helicobacteraceae*)	螺杆菌属(*Helicobacter*)	幽门螺杆菌
需氧革兰阴性杆菌和球菌	假单胞菌科(*Pseudomonadaceae*)	假单胞菌属(*Pseudomonas*)	铜绿假单胞菌、荧光假单胞菌
	莫拉菌科(*Moraxellaceae*)	不动杆菌属(*Acinetobacter*)	鲍曼不动杆菌、洛非不动杆菌、溶血不动杆菌

续表

类	科	属	种(举例)
需氧革兰阴性杆菌和球菌	莫拉菌科(*Moraxellaceae*)	莫拉菌属(*Moraxella*)	腔隙莫拉菌、卡他莫拉菌
	产碱杆菌科(*Alcaligenaceae*)	产碱杆菌属(*Alcaligenes*)	粪产碱杆菌
		无色杆菌属(*Achromobacter*)	木糖氧化无色杆菌脱硝亚种
		鲍特菌属(*Bordetella*)	百日咳鲍特菌
	伯克霍尔德菌科(*Burkholderiaceae*)	伯克霍尔德菌属(*Burkholderia*)	洋葱伯克霍尔德菌
		罗尔斯顿菌属(*Ralstonia*)	皮氏罗尔斯顿菌
	黄单胞菌科(*Xanthomonadaceae*)	窄食单胞菌属(*Stenotrophomonas*)	嗜麦芽窄食单胞菌
	丛毛单胞菌科(*Comamonadaceae*)	丛毛单胞菌属(*Comamonas*)	睾酮丛毛单胞菌
	军团菌科(*Legionellaceae*)	军团菌属(*Legionella*)	嗜肺军团菌
	黄杆菌科(*Flavobacteriaceae*)	金黄杆菌属(*Chryseobacterium*)	产吲哚金黄杆菌属
		伊丽莎白菌属(*Elizabethkingia*)	脑膜败血伊丽莎白菌属
	布鲁菌科(*Brucellaceae*)	苍白杆菌属(*Ochrobactrum*)	人苍白杆菌
		布鲁菌属(*Brucella*)	羊布鲁菌
	弗朗西丝科(*Francisellaceae*)	弗朗西丝属(*Francisella*)	土拉热弗朗西丝菌
	奈瑟菌科(*Neisseriaceae*)	奈瑟菌属(*Neisseria*)	脑膜炎奈瑟球菌、淋球奈瑟菌
兼性厌氧革兰阴性杆菌	肠杆菌科(*Enterobacteriaceae*)	埃希菌属(*Escherichia*)	大肠埃希菌
		爱德华菌属(*Edwardsiella*)	迟钝爱德华菌
		枸橼(柠檬)酸杆菌属(*Citrobacter*)	弗劳地枸橼酸杆菌、异型枸橼酸杆菌
		沙门菌属(*Salmonella*)	伤寒沙门菌、甲型副伤寒沙门菌、丙型副伤寒沙门菌
		志贺菌属(*Shigella*)	痢疾志贺菌、福氏志贺菌、鲍氏志贺菌、宋内志贺菌

续表

类	科	属	种(举例)
兼性厌氧革兰阴性杆菌	肠杆菌科(*Enterobacteriaceae*)	克雷伯菌属(*Klebsiella*)	肺炎克雷伯菌、产酸克雷伯菌
		肠杆菌属(*Enterobacter*)	阴沟肠杆菌、产气肠杆菌
		哈夫尼亚菌属(*Hafnia*)	蜂窝哈夫尼亚菌
		沙雷菌属(*Serratia*)	黏质沙雷菌
		变形杆菌属(*Proteus*)	普通变形杆菌、奇异变形杆菌
		普罗威登斯菌属(*Providencia*)	产碱普罗威登斯菌、雷氏普鲁威登斯菌
		摩根菌属(*Morganella*)	摩氏摩根菌
		耶尔森菌属(*Yersinia*)	鼠疫耶尔森菌
		邻单胞菌属(*Plesiomonas*)	类志贺邻单胞菌
	弧菌科(Vibrionaceae)	弧菌属(*Vibrio*)	霍乱弧菌、副溶血弧菌
	气单胞菌科(*Aeromonadaceae*)	气单胞菌属(*Aeromonas*)	嗜水气单胞菌、豚鼠气单胞菌
	巴斯德菌科(*Pasteurellaceae*)	嗜血杆菌属(*Haemophilus*)	流感嗜血杆菌、副流感嗜血杆菌
		巴斯德菌属(*Pasteurella*)	多杀巴斯德菌、溶血巴斯德菌
		放线杆菌属(*Actinobacillus*)	李氏放线杆菌
	奈瑟菌科(*Neisseriaceae*)	艾肯菌属(*Eikenella*)	侵蚀艾肯菌
		金氏杆菌属(*Kingella*)	金氏金氏杆菌
		色杆菌属(*Chromobacterium*)	紫色色杆菌
	心杆菌科(*Cardiobacteriaceae*)	心杆菌属(*Cardiobacterium*)	人心杆菌
		艾肯菌属(*Eikenella*)	侵蚀艾肯菌
需氧或兼性厌氧革兰阳性球菌	微球菌科(*Micrococcaceae*)	微球菌属(*Micrococcus*)	藤黄微球菌
	葡萄球菌科(*Staphylococcaceae*)	葡萄球菌属(*Staphylococcus*)	黄色葡萄球菌、表皮葡萄球菌、溶血葡萄球菌
	链球菌科(*Streptococcaceae*)	链球菌属(*Streptococcus*)	化脓性链球菌(A群)、无乳链球菌(B群)、肺炎链球菌

续表

类	科	属	种(举例)
需氧或兼性厌氧革兰阳性球菌	肠球菌科(*Enterococcaceae*)	肠球菌属(*Enterococcus*)	粪肠球菌、屎肠球菌
厌氧革兰阳性球菌	消化球菌科(*Peptococcaceae*)	消化球菌属(*Peptococcus*)	黑色消化球菌
	消化链球菌科(*Peptostreptococcaceae*)	消化链球菌属(*Peptostreptococcus*)	厌氧消化链球菌
厌氧革兰阴性球菌	韦荣球菌科(*Veillonellaceae*)	韦荣球菌属(*Veillonella*)	小韦荣球菌
需氧革兰阳性杆菌	芽孢杆菌科(*Bacillaceae*)	芽孢杆菌属(*Bacillus*)	炭疽芽孢杆菌、蜡样芽孢杆菌
	棒状杆菌科(*Corynebacteriaceae*)	棒状杆菌属(*Corynebacterium*)	白喉棒状杆菌、类白喉棒状杆菌
	李斯特菌科(*Listeriaceae*)	李斯特菌属(*Listeria*)	产单核李斯特菌
	丹毒丝菌科(*Erysipelothrixaceae*)	丹毒丝菌属(*Erysipelothrix*)	猪红斑丹毒丝菌
	放线菌科(*Actinomycetaceae*)	隐秘杆菌属(*Arcanobacterium*)	化脓隐秘杆菌、溶血隐秘杆菌
	双歧杆菌科(*Bifidobacteraceae*)	加德纳菌属(*Gardnerella*)	阴道加德纳菌
	分枝杆菌科(*Mycobacteriaceae*)	分枝杆菌属(*Mycobacterium*)	结核分枝杆菌、麻风分枝杆菌、非结核分枝杆菌
	诺卡菌科(*Nocardiaceae*)	诺卡菌属(*Nocardia*)	星形诺卡菌、巴西诺卡菌
厌氧革兰阳性杆菌	乳杆菌科(*Lactobacillaceae*)	乳杆菌属(*Lactobacillus*)	链状乳杆菌
	丙酸杆菌科(*Propionibacteriaceae*)	丙酸杆菌属(*Propionibacterium*)	痤疮丙酸杆菌
	放线菌科(*Actinomycetaceae*)	放线菌属(*Actinomyces*)	衣氏放线菌、牛放线菌
	双歧杆菌科(*Bifidobacteriaceae*)	双歧杆菌属(*Bifidobacterium*)	双歧杆菌
	梭菌科(*Clostridiaceae*)	梭菌属(*Clostridium*)	破伤风梭菌、产气荚膜梭菌、肉毒梭菌、艰难梭菌

续表

类	科	属	种(举例)
厌氧革兰阴性杆菌	拟杆菌科(*Bacteroidaceae*)	拟杆菌属(*Bacteroides*)	脆弱拟杆菌
	普雷沃菌科(*Prevotellaceae*)	普雷沃菌属(*Prevotella*)	产黑色素普雷沃菌
	梭杆菌科(*Fusobacteriaceae*)	梭杆菌属(*Fusobacteria*)	具核梭杆菌

(三)真菌的分类

真菌种类繁多,有5万多种,对人类有致病性的真菌仅150余种,目前还没有一个被世界公认统一的分类系统。

真菌依营养体形态分为单细胞真菌(酵母和酵母样真菌)和多细胞真菌(丝状菌)两类;还有一类为双相型真菌,在含有动物蛋白的培养基上37℃培养时为酵母菌型,在25℃普通培养基上呈丝状菌,两种形态在不同的环境条件下可以互相转换。

临床上常根据真菌的感染部位分为浅部感染性真菌和深部感染性真菌。浅部感染性真菌主要有毛癣菌属(*Trychophyton*)、表皮癣菌属(*Epidermophyton*)、小孢子菌属(*Microsporum*)、马拉色菌属(*Malassezia*)、着色霉属(*Fonsecaea*)、枝孢瓶霉属(*Cladophialophora*)、瓶霉属(*Phialophora*)和申克孢子丝菌(*Sporotrichum schenckii*)等;深部感染性真菌主要有念珠菌属(*Candida*)、隐球菌属(*Cryptococcus*)、组织胞浆菌属(*Histoplasma*)、曲霉属(*Aspergillus*)、根霉属(*Rhizopus*)、犁头霉属(*Absidia*)、毛霉属(*Mucor*)、根毛霉属(*Rhizomucor*)、镰刀菌属(*Fusarium*)、毛孢子菌属(*Trichosporon*)、马内菲青霉(*Penicillium marneffei*)和耶氏肺孢子菌(*Pneumocystis jirovecii*)等。

四、微生物学检测和药敏试验

感染性疾病的早期诊断和给予有效的抗感染治疗是影响疾病预后的关键因素。临床微生物学检验在感染性疾病的诊断和治疗中具有非常重要的价值。准确的微生物学检测有助于感染性疾病病原菌的诊断,有助于临床医师选择合适的抗感染药物,有助于医院感染的控制,防止医院感染的暴发流行,同时长期的耐药性监测还有利于发现本地区、本医院抗菌药物的耐药特点及耐药趋势,对临床经验性使用抗菌药物有重要的指导意义。

(一)重要微生物标本的采集和运送

准确的微生物学检验始自于标本的正确采集,各种标本的采集、运送和处理在一定程度上比病原微生物鉴定更为重要,但该问题的重要性常被临床忽视。微生物检测标本的采集通常由临床医师或护士来完成,医师与护士应当知晓各种标本的采集和运送方法。

为了准确检出病原微生物,采集标本时应注意以下几点原则:①根据病情选择合适的标本,深部组织尤其是外科手术标本、血液骨髓等无菌体液是优先考虑的标本。②采集时间最好是病程的早期、急性期或症状典型期,尽量在抗菌药物使用前采集标本。③标本采集时应严格执行无菌操作,减少或避免机体正常菌群及其他杂菌污染;样品应置于密闭、防渗漏的无菌容器中运送,必要时置于运送培养基中。④采集足够量的标本,每份标本都应标记患者姓名、送检号码、材料来源、具体部位、日期时间以及相关临床信息和采集者签名。⑤标本采集后应在2小时内送至实验室,如不能及时送检,标本应置于一定环境中按要求保存。

临床重要标本的采集方法介绍如下:

1. 血液和骨髓

(1)采血时间:在抗菌药物治疗之前,最好在患者寒战或发热初期采血。

(2)采血部位:采集外周静脉血,只有在怀疑导管相关性血流感染时才可以在导管内采血,还须同时送检外周静脉血,并注明采集部位和采集时间。多次血培养阴性,仍发热不退或全身感染症状明显但不能明确感染来源时,可考虑采取骨髓标本1ml。

(3)皮肤消毒:通常采用70%乙醇消毒穿刺部位,再用1% ~2%碘酊或10%碘伏,然后用70%乙醇脱碘。对碘过敏患者,用70%乙醇消毒60秒。碘酊、二氧化氯、葡萄糖酸氯己定(CHG)的消毒效果优于聚维酮碘,但2个月以下的婴儿不推荐使用CHG。碘酊和CHG需要30秒达到消毒效果,聚维酮碘需要1.5 ~2分钟。

(4)采血量:采血量是影响血培养检出率的最重要因素,对于成人患者,每套采集20 ~30ml血液,分注于需氧瓶和厌氧瓶中,自动化血培养仪厂家要求8 ~10ml/瓶,最少不低于5ml。婴幼儿不超过血容量的1%,通常婴儿1 ~2ml、幼儿2 ~3ml、幼童3 ~5ml。

(5)血培养瓶的选择:每套血培养包括需氧瓶和厌氧瓶,可提高阳性培养率,缩短阳性报警时间。但怀疑酵母菌感染者或儿童患者可仅使用两个需氧瓶。采血注入厌氧瓶时,注意勿将注射器内的空气注入瓶内,否则会破坏瓶内的无氧状态。对于已接受抗菌药物治疗的患者,应使用含树脂或药用炭的培养瓶以提高检出率。

(6)采血套数:对怀疑血流感染的患者应至少从不同部位采集2套,以提高阳性培养率。除新生儿外不建议进行单套血培养,成人应禁止单瓶血送检。

(7)采血间隔时间:①急性发热应在10分钟内自不同部位采取2套血培养。②非急性疾病可于24小时内自不同部位采集2 ~3套血,每次相隔至少3小时。③怀疑急性感染性心内膜炎时于1 ~2小时内自3个部位采集3套血培养;亚急性感染性心内膜炎时于24小时内自不同部位采3套血培养(间隔不小于15分钟),若培养24小时阴性,应再采3套。④不明原因的发热应在不同部位采血2套,如果培养24 ~48小时后结果为阴性,再从不同部位采取2套血培养。⑤儿童患者应尽早采血进行血培养。

(8)运送要求:血培养瓶接种后轻轻颠倒混匀以防止血液凝固,立即送检,室温放置不要超过2小时,切勿放冰箱冷藏。

(9)导管相关性血流感染:①拔除导管:通过静脉穿刺获得两套外周血培养,无菌操作拔去导管并置无菌容器内送检(Maki半定量法培养,菌落计数>15CFU有意义)。②导管不能拔除:从外周静脉至少采集1套血培养,同时从导管口或VAP隔膜无菌采集1套血培养,两者采集时间应接近,并做好标记。

2. 呼吸道标本

(1)上呼吸道标本包括鼻前庭、鼻咽、喉、口腔及鼻窦来源的标本。通常用拭子获取鼻前庭、咽、喉部位的分泌物作为标本送检。对于口腔溃疡,先用一个拭子拭去溃疡或创面浅表分泌物,再用第二个拭子采集溃疡边缘或底部的标本。鼻窦标本采集通常经穿刺或抽吸鼻窦内的分泌物或液体获得。

(2)下呼吸道标本包括痰、支气管肺泡灌洗液、支气管保护性毛刷、肺穿刺组织或手术取出的肺组织等。痰标本最易采集但常被口咽部菌群污染,采样前患者应用清水漱口,取深部咳出的痰,以晨痰为佳;咳痰困难者可采用诱导痰或吸出痰。标本应立即送检,室温保存不超过2小时。

3. 尿液

(1)自然排尿法:尽可能留取晨尿或在膀胱内停留4小时以上的尿液。清洁外阴及尿道口周围,留取中段尿,置于无菌容器或尿液运送杯中,不少于1ml。标本应在1小时内送检,室温保存不超过2小时。

(2)膀胱穿刺法:由耻骨上经皮肤穿刺入膀胱获取膀胱内的尿液。此方法主要用于婴儿、中段尿检查结果难以确定及怀疑厌氧菌所致感染者。

(3)导管尿:不鼓励对留置导管的尿液进行培养,如果需要,应在更换新导管后从采集口留取标本送检;或用70%乙醇消毒导管,用针筒抽取5~10ml尿液。导管尖培养没有临床意义。

4. 脑脊液 采用腰椎穿刺术采集脑脊液标本,置于3~4个无菌试管中。通常第一管不用于细菌学检查,以避免皮肤细菌污染。标本采集后应在常温下立即送检,培养脑膜炎奈瑟菌、流感嗜血杆菌等苛养菌时,应将标本置于35℃保温送检或进行床旁接种。用于常规细菌检测的脑脊液量≥1ml,抗酸杆菌≥5ml,真菌≥2ml。

5. 伤口、脓液和组织

(1)开放性伤口:用无菌盐水或70%乙醇擦去表面渗出物,用拭子采集深部伤口或溃疡基底部的分泌物,或剪取深部病损边缘的组织。由于烧伤创面病原菌分布的不均一性,要从多个不同部位取标本。

(2)封闭的脓肿:用注射器抽取脓液,同时送需氧及厌氧培养。

(3)引流液:引流液标本常来源于胸腔、腹腔或胆道手术后的置管引流患者。对于无感染征象的清洁外科手术后的引流液一般不做细菌培养。收集于袋内的引流液也不宜用于细菌培养。需要注意的是不要将引流液注入血培养瓶内进行培养,不要做引流管的细菌培养。

(4)组织:来自身体不同部位的组织可以经注射器穿刺或手术活检获得。若穿刺所得的组织条小,可放入1.5ml无菌离心管中,活检组织的体积最好在3mm×4mm以上。标本应保持湿润并在30分钟内送到实验室,不可冷藏。需要进行厌氧菌培养的组织应置厌氧菌运送培养基内运送。

6. 粪便 将自然排出的新鲜粪便标本约2g收集于清洁、干燥的容器中,1小时内运送到实验室,如需培养志贺菌应30分钟内送检,或置于Cary-Blair保存运送系统中24小时内送检。除婴儿患者外,不推荐用拭子做腹泻病原菌培养。

(二)病原微生物检测

临床微生物检验的主要任务就是从标本中检测出可疑或确定的病原菌,其常用方法包括显微镜直接检查、分离培养鉴定、免疫学诊断、分子生物学技术。

1. 显微镜直接检查 取感染患者的标本直接涂片,经染色或不染色,在显微镜下观察病原体形态、大小、染色特性、排列方式与运动形式等,对快速诊断或提示某些感染具有重要价值。其检测结果不受治疗的影响,有助于培养结果为阴性患者的诊断,根据镜检结果,有助于选择进一步检测的技术和方法,还可用于评估标本的合格性,提高病原学诊断结果的准确性。

常用的染色方法有革兰染色、抗酸染色和墨汁染色。常用的显微镜是光学显微镜、荧光显微镜,电子显微镜不常规应用于临床,但对病毒感染有确诊价值。

2. 分离培养鉴定 采用人工培养基或活的宿主细胞分离培养微生物仍是病原菌诊断

的金标准。根据临床要求、送检标本的性质和培养目的，选择合适的培养基和培养条件。多数细菌、真菌可经体外人工培养，但也有少数细菌如麻风分枝杆菌体外不能培养，病毒、立克次体和衣原体等需要活细胞才能进行分离培养，包括动物接种、鸡胚培养和细胞培养。自动化培养仪如自动化血培养系统、结核分枝杆菌培养仪已在医院广泛应用。

目前细菌鉴定还主要依赖表型的鉴定，商品化的半自动化、自动化鉴定系统已在各医院广泛应用，基质辅助激光解析电离飞行时间质谱（matrix-assisted laser desorption/ionization time of flight mass spectrometry，MALDI-TOF-MS）在不少医院也有应用，使细菌鉴定更加准确、快速。

3. 免疫学诊断　免疫学技术主要根据抗原抗体特异性结合反应，用已知抗原或抗体检测微生物特异性抗体或抗原。常用的方法有凝集反应、免疫荧光技术、酶免疫技术、免疫印迹技术。

4. 分子生物学技术　DNA 探针、PCR、基因芯片等分子生物学技术已广泛应用于感染性疾病的病原体检测、耐药性分析、病毒定量检测等，极大地提高了感染性疾病的诊断效率，特别是在检测不能培养或生长缓慢的微生物、高传染性微生物方面比传统方法具有明显的优势。

（三）药敏试验

抗菌药物敏感性试验（antimicrobial susceptibility test，AST）简称药敏试验，是测定抗菌药物在体外抑制细菌生长的能力，其目的是预测抗菌药物的临床治疗效果，协助临床选择合适的抗菌药物；监测常见病原菌耐药性的变迁，为临床经验用药提供依据；也可用于评价新抗菌药物的抗菌谱和抗菌活性；对细菌耐药谱进行分析有助于某些菌种的鉴定。

1. 药敏试验方法

（1）稀释法：其原理是将抗菌药物用相应的培养基对倍稀释成系列浓度后，接种一定浓度的待测菌，定量测定该抗菌药物抑制测试菌生长所需的最低抑菌浓度（minimal inhibitory concentration，MIC）。包括肉汤稀释法和琼脂稀释法，肉汤稀释法又可分为微量肉汤稀释法和宏量肉汤稀释法。稀释法是药敏试验的金标准，但费时费力，不宜在常规实验室开展。

（2）纸片扩散法：又称改良 Kirby-Bauer 法（K-B 法）。其原理是将含有定量抗菌药物的纸片贴在已接种试验细菌的琼脂平板上，纸片所含的药物吸收琼脂中的水分溶解后不断向纸片周围扩散形成递减的梯度浓度，在纸片周围抑菌浓度范围内测试菌的生长被抑制，从而形成无菌生长的透明圈即为抑菌圈。抑菌圈的大小反映了测试菌对抗菌药物的敏感程度，并与该药对测试菌的 *MIC* 呈负相关，即抑菌圈越大，相对应的 *MIC* 越小。

纸片扩散法操作简便，适用于常规实验室开展，但不是所有的细菌都能采用纸片扩散法，其主要用于对营养要求不高且生长速度较快的非苛养菌，如肠杆菌科细菌、葡萄球菌、肠球菌、链球菌、非发酵菌以及部分苛养菌。

（3）抗生素浓度梯度法（E 试验法）：E 试验法是一种结合稀释法和扩散法原理测定待测菌对抗菌药物敏感度的定量技术。E 试条为 5mm×50mm 的长条，一面固定有浓度梯度递减的抗菌药物，另一面有读数和判别的刻度。当试条放在接种有细菌的琼脂平板上孵育过夜后，围绕试条可见椭圆形抑菌环，环的边缘与试条交点的刻度即为抗菌药物对该细菌的最低抑菌浓度。

E 试验法操作同纸片扩散法，还能用于营养要求高、生长缓慢或需特殊培养条件的病原菌,测定结果与稀释法的符合率较高,但试条价格较高。

(4)自动化仪器法:各种半自动化、自动化微生物分析仪均可进行药敏试验自动分析。

(5)联合药敏试验:常用棋盘稀释法,将两种测试药物按不同浓度组合,分别测定两种药物混合后对测试菌的 *MIC* 和单独药物时的 *MIC*,计算部分抑菌指数(fractional inhibitory concentration,FIC)。FIC = A 药联合时的 *MIC*/A 药单独 *MIC* + B 药联合时的 *MIC*/B 药单独 *MIC*。如 FIC≤0.5 为协同作用,0.5~1 为相加作用,1~2 为无关作用,>2 为拮抗作用。

2. 药敏试验中抗菌药物的选择　药敏试验中抗菌药物的选择应遵循相关的指南,并与医院感染科、药事管理和药物治疗委员会及感染控制委员会的专家共同讨论决定。国内主要参照美国临床与实验室标准化研究所(Clinical and Laboratory Standards Institute,CLSI)制定的 M100 文件,将测试药物根据细菌不同种属分为 4 组:A 组为首选试验并常规报告抗菌药物;B 组为首选试验选择性报告抗菌药物;C 组为替代或补充试验选择性报告抗菌药物,可在以下情况下进行试验:医院潜在局部或广泛流行对一种或数种首选药物(特别是同类,如 β-内酰胺类或氨基糖苷类)耐药的菌株,或治疗少见菌的感染,为了流行病学调查目的向感染控制组报告;U 组为只用于泌尿系统感染的抗菌药物。

3. 药敏试验结果报告和解释　一般情况下只报告药敏试验过的药物,但如果一种药物的药敏试验结果可以推测另外一种或一类药物的结果则可以例外。药敏试验结果除报告抑菌圈直径或 *MIC* 外,还需根据 CLSI 提供的解释标准(折点)报告敏感、中介或耐药。

(1)敏感(S):指菌株能被抗菌药物按推荐剂量给药后在感染部位通常所能达到的浓度抑制。

(2)中介(I):指抗菌药物的 *MIC* 接近血液和组织中通常可达到的浓度,疗效低于敏感菌株。还表示药物在生理浓集的部位具有临床效力(如尿液中的喹诺酮类和 β-内酰胺类)或者可以用高于常规剂量的药物进行治疗(如 β-内酰胺类)。另外,中介还作为缓冲区,以防止微小的、未受控制的技术因素导致较大的错误结果,特别是对那些药物毒性范围窄的药物。

(3)耐药(R):指菌株不被常规剂量用药通常可达到的浓度所抑制,和(或)证明 *MIC* 或抑菌圈直径落在某些特定的微生物耐药机制范围内(如 β-内酰胺酶),在治疗研究中表现抗菌药物对菌株的临床疗效不可靠。

4. 重要耐药菌的检测

(1)耐甲氧西林葡萄球菌:检测 *mecA* 基因或 *mecA* 基因所表达的蛋白(PBP2a)是检测葡萄球菌对甲氧西林耐药最准确的方法。若葡萄球菌携带 *mecA* 基因或产 PBP2a,则需报告甲氧西林耐药;若 *mecA* 基因阴性或不产 PBP2a,则一般为甲氧西林敏感菌株。但有极少数情况苯唑西林的 *MIC*≥4μg/ml,则仍需报告甲氧西林耐药。实验室常用头孢西丁纸片扩散法、苯唑西林微量肉汤稀释法、苯唑西林琼脂筛选法检测耐甲氧西林的葡萄球菌,头孢西丁微量肉汤稀释法仅适用于金黄色葡萄球菌和路邓葡萄球菌,CLSI 已不推荐苯唑西林纸片扩散法。

(2)克林霉素诱导耐药葡萄球菌:常规药敏试验显示红霉素耐药而克林霉素敏感的葡萄球菌需检测克林霉素诱导耐药,检测方法有纸片扩散法("D"试验)和微量肉汤稀释法。"D"试验是将克林霉素纸片(2μg/片)和红霉素纸片(15μg/片)贴在相邻的位置,纸片边缘相距 12mm,其余按纸片扩散法操作。靠近红霉素纸片一侧的克林霉素的抑菌圈出现"截平"现象,整个抑菌圈的形状如字母"D",则为克林霉素诱导耐药,应报告克林霉素耐药;若无"截平"现象,应按真实的抑菌圈直径报告结果。对红霉素耐药而克林霉素中介或敏感的肺炎链球菌和β-溶血链球菌也需要检测克林霉素诱导耐药。

(3)高水平氨基糖苷类耐药和万古霉素耐药肠球菌:当肠球菌对庆大霉素的 *MIC*≥500mg/L、链霉素≥2000mg/L,即表现为对高水平氨基糖苷类耐药,系细菌产生质粒介导的氨基糖苷类钝化酶所致,此种耐药使青霉素或糖肽类与氨基糖苷类的协同作用消失。检测方法有琼脂稀释法、微量肉汤稀释法和纸片扩散法。万古霉素耐药肠球菌(VRE)推荐使用含6μg/ml万古霉素的脑心浸出液琼脂(BHI)筛选法,纸片扩散法显示万古霉素为中介的菌株均需测定 *MIC*。

(4)超广谱β-内酰胺酶(ESBLs):根据超广谱β-内酰胺酶活性能被克拉维酸抑制的特性设计了多种 ESBLs 检测方法,常用的方法有纸片扩散法、微量肉汤稀释法及E试验法。

(5)产碳青霉烯酶肠杆菌科细菌:CLSI 推荐改良 Hodge 试验来检测肠杆菌科细菌中的碳青霉烯酶,该方法对确证产 KPC 型碳青霉烯酶菌株具有非常高的敏感性(>90%)和特异性(>90%),但检测其他类型的碳青霉烯酶则敏感性和特异性不一。金属型碳青霉烯酶根据酶活性能被 EDTA 抑制的特点,可采用 EDTA 纸片协同法和E试验法来检测。

五、常见的耐药菌及治疗策略

(一)耐药菌的定义及常见种类

随着抗菌药物的广泛使用,细菌也发生了变化。它们在抗菌药物的选择性压力下首先发生突变,从敏感菌群中被选择出来,在治疗过程中,这些选择出来的耐药细菌就表现出耐药,这就是抗菌药物的附加损害,也就是说在抗菌药物治疗的同时病原菌发生了耐药变化,而且这些耐药变化的细菌导致在机体内的定植和感染。根据国内主要的细菌分布及耐药情况,有以下各类耐药细菌的定义标准:

1. 多重耐药细菌(multi-drug resistant bacteria,MDR) 多重耐药细菌指细菌对3类或3类以上的常用抗菌药物耐药。

2. 广泛耐药细菌(extensively drug resistant bacteria,XDR) 广泛耐药细菌指细菌对常用的抗菌药物几乎全部耐药,革兰阴性杆菌仅对多黏菌素(colistin)和替加环素(tigecycline)敏感,革兰阳性球菌仅对糖肽类和利奈唑胺(linezolid)敏感。

3. 泛耐药细菌(pandrug-resistant bacteria,PDR) 泛耐药细菌指对所有分类的常用抗菌药物全部耐药,革兰阴性杆菌对包括多黏菌素和替加环素在内的全部抗菌药物耐药,革兰阳性球菌对包括糖肽类和利奈唑胺在内的全部抗菌药物耐药。

根据国内外流行病学调查结果,临床常见的耐药菌种类包括:

(1)耐青霉素肺炎链球菌(penicillin resistant *Streptococcus pneumonia*,PRSP)。

(2)耐甲氧西林葡萄球菌(methicillin resistance *Staphylococcus*,MRS),如耐甲氧西林金黄色葡萄球菌(methicillin-resistant *Staphylococcus aureus*,MRSA)。

(3)耐万古霉素肠球菌(vancomycin resistant *Enterococcus*,VRE)。

(4)产超广谱β-内酰胺酶(extended spectrum beta-lactamases,ESBLs)肠杆菌科细菌。

(5)产头孢菌素酶(AmpC)肠杆菌科细菌。

(6)产碳青霉烯酶(carbapenemases)肠杆菌科细菌(包括产 NDM-1 细菌等)。

(7)铜绿假单胞菌。

(8)不动杆菌属,如鲍曼不动杆菌等。

(9)嗜麦芽窄食单胞菌。

(二)常见耐药菌的流行病学及耐药机制

1. 耐青霉素肺炎链球菌　对青霉素不敏感和对大环内酯类药物高度耐药是肺炎链球菌的主要耐药问题。2009 年原国家卫生部全国细菌耐药监测网(Ministry of Health Antibacterial Resistant Investigation Net, Mohnarin)报告,肺炎链球菌按照颅内感染折点判定,对青霉素的耐药率为 73.7%;按照非颅内感染折点判断,对青霉素的耐药率为 19.6%。对红霉素(erythromycin)和克林霉素(Clindamycin)的耐药率分别为 88.5% 和 81.8%,比 2008 年均有所增加。对左氧氟沙星(levofloxacin)的耐药率则明显降低至不足 10%,对莫西沙星(moxifloxacin)的耐药率仅 2%。2010 年中国细菌耐药监测网(CHINET)监测结果显示,儿童株中 PRSP 的检出率为 13.8%,明显高于成人株的 4.4%。抗菌药物敏感性试验结果显示儿童株和成人株对红霉素和克林霉素的耐药率均很高。

PRSP 耐青霉素基因位于染色体上,主要通过转化方式获得,转化过程受操纵子 comCDE 的调节,环境因素可诱导细菌产生感受态而发生转化。我国以 *erm* 介导为主,*erm* 基因常位于转座子上,有利于耐药性的传播,可携带其他耐药基因。PRSP 因为是 PBP 改变所致,或多或少可能涉及头孢菌素类等药物,还可存在其他靶位改变、主动外排及生物被膜作用,通常对青霉素类、四环素、大环内酯类、氯霉素、克林霉素、磺胺类及利福平等多重耐药。PRSP 的高耐药率在某种程度上与 β-内酰胺类、大环内酯类等药物的不合理应用有关。

2. 耐甲氧西林葡萄球菌　耐甲氧西林葡萄球菌包括耐甲氧西林金黄色葡萄球菌(MRSA)、耐甲氧西林表皮葡萄球菌(MRSE)和耐甲氧西林溶血葡萄球菌(MRSH)。Mohnarin 的 2011 年度全国细菌耐药监测显示,耐甲氧西林金黄色葡萄球菌(MRSA)、耐甲氧西林表皮葡萄球菌(MRSE)和耐甲氧西林溶血葡萄球菌(MRSH)的检出率分别为 50.5%、82.6% 和 87.3%,其中 MRSA 是目前临床治疗的最为棘手的问题之一。不同医院的 MRSA 检出率差异较大。抗菌药物敏感性试验结果显示,MRSA 对 β-内酰胺类、大环内酯类和氨基糖苷类等抗菌药物的耐药率均显著高于甲氧西林敏感金黄色葡萄球菌(MSSA)。目前国内未发现对万古霉素(vancomycin)、替考拉宁(teicoplanin)和利奈唑胺耐药的菌株,但近年万古霉素对金黄色葡萄球菌的最低抑菌浓度(*MIC*)有上升趋势,糖肽类抗菌药物中介的异质性耐药金黄色葡萄球菌(GISA)的检出率也逐年增加。2002 年,美国学者发现首例耐万古霉素金黄色葡萄球菌(VRSA)后,VRSA 在世界范围内不断有报道。此外,社区获得性 MRSA(CA-MRSA)的播散也成为了一个全球性问题,其所引起的危害不容忽视。

MRSA 对甲氧西林低水平耐药可由于质粒介导产生的 BLA,来自 DNA 的转导、转化或其他类型 DNA 插入;少数由于 PBP 过量表达与甲氧西林的亲和力下降所致。对甲氧西林高水平耐药主要由染色体介导,结构基因 *mecA* 编码 PBP2a 是金黄色葡萄球菌耐甲氧西林的主要分子基础。

3. 耐万古霉素肠球菌　自 1988 年在英国首次分离耐万古霉素肠球菌(VRE)以来,相继在美国、德国等多国发现 VRE。肠球菌属所致的感染率持续升高,屎肠球菌的耐药率远远高于粪肠球菌。2009 年 Mohnarin 报告,对万古霉素耐药的粪肠球菌、屎肠球菌的比例分别为 1.1% 和 4.1%;与 2008 年的 1.7% 和 3.1% 相比,屎肠球菌对万古霉素的耐药率略有增加。2009 年对替考拉宁耐药的粪肠球菌、屎肠球菌的检出率分别为 0.8% 和 2.7%,与 2008

年相似。VRE 在很多国家的发生率已经很高,肠球菌在美国所造成的医院感染中,VRE 占 30%。我国的 VRE 以 *vanA* 基因型的屎肠球菌为主,与国外相同,且其检出率有逐渐升高的趋势,需引起重视。2010 年中国 CHINET 监测结果显示,粪肠球菌和屎肠球菌中仍有少数对万古霉素、替考拉宁的耐药株,并首次发现个别利奈唑胺中介菌株。VRE 的耐药性由多种基因引起,目前已知有 3 种,即 *vanA*、*vanB* 和 *vanC*。含 *vanA* 的肠球菌对万古霉素、替考拉宁高度耐药;含 *van*B 的肠球菌对万古霉素中等水平耐药,但对替考拉宁敏感;含 *vanC* 的肠球菌对万古霉素低水平耐药,对替考拉宁敏感。*vanA*、*vanB* 为诱导型基因,第三代头孢菌素(如头孢他啶)、氨基糖苷类、万古霉素可诱导产生该耐药基因,常见于粪肠球菌和屎肠球菌。

4. 产 ESBLs 肠杆菌科细菌　ESBLs 主要由肠杆菌科细菌产生。2009 年 Mohnarin 报告,ESBLs 分离量居前 3 位的肠杆菌科细菌为大肠埃希菌、肺炎克雷伯菌和阴沟肠杆菌。大肠埃希菌和克雷伯杆菌属细菌 ESBLs 产生株的分离率分别为 65% 和 40% 以上。2010 年 CHINET 监测结果显示大肠埃希菌和克雷伯杆菌属细菌 ESBLs 的检出率分别为 56.2% 和 43.6%。肠杆菌属细菌对 3 种碳青霉烯类抗菌药物的耐药率最低,不同菌种的耐药率大多在 10% 以下,碳青霉烯类抗菌药物仍然是对肠杆菌科细菌最具抗菌活性的药物。

ESBLs 是由质粒介导的,包括 TEM 类、SHV 类和其他。TEM 类和 SHV 类分别是由广谱 β-内酰胺酶 TEM-1、TEM-2、SHV-1 基因突变产生,现已发现 TEM-3 至 TEM-68、SHV-2 至 SHV-12 等 70 多种 ESBLs。ESBL 除可水解青霉素类和第一、第二代头孢菌素,还可水解第三代头孢菌素及单环 β-内酰胺类抗菌药物如氨曲南,但对头霉素类和碳青霉烯类无影响。携带 ESBLs 的质粒上可同时携带有对氨基糖苷类和喹诺酮类多种药物耐药的基因,故产 ESBLs 细菌可同时表现出对这两类药物的耐药。

5. 产 AmpC 酶肠杆菌科细菌　AmpC β-内酰胺酶是染色体介导的头孢菌素酶,酶作用底物是头孢菌素类。根据能否被 β-内酰胺类抗菌药物诱导分为诱导酶和非诱导酶。头孢孟多、头孢西丁、亚胺培南是强 AmpC β-内酰胺酶诱导剂。产 AmpC β-内酰胺酶菌对第三代头孢菌素 + 酶抑制剂、头霉素类耐药,对碳青霉烯类及第四代头孢菌素敏感,对非 β-内酰胺类药物如环丙沙星、阿米卡星、奈替米星等需根据药敏试验结果确定。阴沟肠杆菌是最常见的产诱导 AmpC β-内酰胺酶的细菌,2002 年的一项流行病学调查显示,阴沟肠杆菌产 AmpC 酶的检出率约为 29.2%。此外,少数大肠埃希菌和肺炎克雷伯菌也可产非诱导性 AmpC β-内酰胺酶。

6. 产碳青霉烯酶肠杆菌科细菌　碳青霉烯类抗菌药物在临床上大量应用,导致大肠埃希菌和克雷伯杆菌等肠杆菌科细菌碳青霉烯酶如 KPC 家族、产 I 型新德里金属细菌 β-内酰胺酶(New Delhi metallo β-lactamase-1,NDM-1)等不断产生。近年来,肺炎克雷伯杆菌中泛耐药菌株显著增多,且出现了泛耐阴沟肠杆菌和大肠埃希菌株。KPC 型碳青霉烯酶可导致细菌对所有 β-内酰胺类药物及多黏菌素耐药。2001 年美国首先在肺炎克雷伯菌中发现 KPC-1。2003 年在分离来自马里兰医学中心的肺炎克雷伯菌中发现 KPC-2,此后各地相继有相关报道。在美国甚至出现了对碳青霉烯类抗菌药耐药的肺炎克雷伯菌流行,中国大陆也出现了因产 KPC-2 型碳青霉烯酶造成碳青霉烯类抗菌药敏感性下降的肺炎克雷伯菌局部流行,临床对此应加以警惕。

近来国际上陆续报道 NDM-1 泛耐药肠杆菌科细菌,引起社会广泛关注。最早报道的产 NDM-1 细菌为肺炎克雷伯菌,于 2008 年在 1 例印度裔瑞典患者中发现。此类菌可产生水解

β-内酰胺类抗菌药物的酶，对青霉素类、头孢菌素类和碳青霉烯类药物广泛耐药。印度、巴基斯坦等地的流行病学调查显示，产 NDM-1 肠杆菌科细菌占所监测细菌的 1.2% ~13%，主要为大肠埃希菌和肺炎克雷伯菌。自从 2010 年 NDM-1 阳性菌株播散后，全球不断有感染病例报道。NDM-1 细菌的传播已成为一个潜在的、重要的全球健康威胁。

7. 铜绿假单胞菌 2009 年 Mohnarin 报告，在非发酵革兰阴性杆菌中，铜绿假单胞菌的分离率居首位，其次为鲍曼不动杆菌。除多黏菌素（敏感率为 95.6%）外，铜绿假单胞菌对各种抗菌药物的敏感率在 48% ~78%，其中敏感率高于 70% 的有阿米卡星、美罗培南、哌拉西林钠-他唑巴坦钠和妥布霉素。铜绿假单胞菌株对亚胺培南不敏感，对绝大多数亚胺培南类药物的敏感率都在 45% 以下，明显低于亚胺培南敏感菌株。2010 年中国 CHINET 监测结果显示，铜绿假单胞菌对所测试药物的敏感率和耐药率与 2009 年相似，对亚胺培南、美罗培南的耐药率分别为 30.8% 和 25.8%，泛耐药铜绿假单胞菌的分离率为 1.7%。

铜绿假单胞菌的耐药机制包括低亲和力的 PBP、产生多种 β-内酰胺酶、细菌外膜通透性屏障和细菌主动外排系统。主动外排系统是铜绿假单胞菌多重耐药的主要机制。铜绿假单胞菌对亚胺培南耐药的主要原因是铜绿假单胞菌上的特异的外膜通道蛋白 oprD 丢失，而使亚胺培南无法进入菌体，从而对亚胺培南耐药。

8. 不动杆菌属 鲍曼不动杆菌已成为医院感染和机会感染的主要不动杆菌属病原菌，多重耐药甚至泛耐药的不动杆菌日趋增多。2009 年 Mohnarin 报告鲍曼不动杆菌占非发酵革兰阴性杆菌的比例明显提高，由 2008 年的 29.3% 上升到 2009 年的 36.3%。2010 年 CHINET 监测结果显示，5523 株不动杆菌属中 89.6% 为鲍曼不动杆菌。2009 年 Mohnarin 抗菌药物敏感性试验结果显示，除多黏菌素和米诺环素外，鲍曼不动杆菌对其他被测药物的敏感率均低于 55%；对碳青霉烯类的耐药率约 47%；对头孢哌酮钠-舒巴坦钠的耐药率为 28.9%，但同时有 26.1% 中介，其对两药耐药率的增长相对其他药物更为明显。TEST 2004 ~2009 年的监测结果显示，全球鲍曼不动杆菌的耐药率显著升高。2009 年在中东国家对鲍曼不动杆菌耐药率最高的是头孢曲松钠（83.6%），其次为哌拉西林钠-他唑巴坦钠（82.6%）。在非洲和欧洲其耐药率也显著升高。值得注意的是，2010 年中国 CHINET 监测结果显示，鲍曼不动杆菌除了对头孢哌酮钠-舒巴坦钠的耐药率为 30.7% 外，对其他所测试药物的耐药率均在 50% 以上。2010 年 CHINET 报道鲍曼不动杆菌泛耐药菌株为 21.4%，明显增加。

鲍曼不动杆菌的耐药机制包括：①产生灭活酶：如产生 β-内酰胺酶，包括碳青霉烯水解酶、苯唑西林水解酶以及产生氨基糖苷类钝化酶等；②靶位改变：鲍曼不动杆菌对喹诺酮类的耐药常见于喹诺酮耐药决定区域（QRDR）的 *grrA* 和 *parC* 基因发生突变后编码 DNA 螺旋酶或拓扑异构酶结构改变所致；③膜通透性改变：鲍曼不动杆菌 22kD 和 33kD 外膜蛋白的减少，见于产 OxA-24 酶的耐碳青霉烯类菌株；④第 1 个报道的鲍曼不动杆菌的 RND 外排系统为 AdeABC，其表达受双组分调节系 adeSR 的调节。

9. 嗜麦芽窄食单胞菌 嗜麦芽窄食单胞菌对碳青霉烯类药物天然耐药，且对其他多种抗菌药物呈现多重耐药，是临床治疗的难题之一。2009 年 Mohnarin 报告，嗜麦芽窄食单胞菌的分离率为 10.8%，嗜麦芽窄食单胞菌对米诺环素、复方磺胺甲噁唑及左氧氟沙星的敏感率高于 80%。2010 年中国 CHINET 监测结果相似，嗜麦芽窄食单胞菌对磺胺甲噁唑-甲氧苄啶、米诺环素及左氧氟沙星的敏感率均在 80% 以上。

嗜麦芽窄食单胞菌具有复杂的耐药机制，外膜通透性低，对多种抗菌药物不易渗透，可产生多种β-内酰胺酶，如青霉素酶，头孢菌素L2酶以及金属锌酶，因此对β-内酰胺类、氨基糖苷类、喹诺酮类抗菌药物耐药，同时对碳青霉烯类抗菌药物也耐药。由于嗜麦芽窄食单胞菌的耐药性较强，一旦发现该菌感染，应及时根据药敏试验报告选择合理的药物。

（三）常见耐药菌的治疗策略

依据中国《国家抗微生物治疗指南》推荐，临床常见耐药菌的治疗策略如表1-2所示。

表1-2　临床常见耐药菌及其治疗策略

菌种	首选	次选	备注
甲氧西林耐药金黄色葡萄球菌（MRSA）、甲氧西林耐药凝固酶阴性葡萄球菌（MRSCoN）	万古霉素或去甲万古霉素	利奈唑胺、替考拉宁、达托霉素、磺胺甲噁唑-甲氧苄啶	替加环素对MRSA具有抗菌活性，特殊情况下（如多种细菌混合感染）可以使用替加环素
青霉素耐药或中介的肺炎链球菌（PRSP/PISP）	左氧氟沙星、莫西沙星或万古霉素、去甲万古霉素		非脑膜炎感染者可用第三、第四代头孢菌素，利奈唑胺；脑膜感染者推荐美罗培南+（万古霉素或去甲万古霉素），头孢曲松+（万古霉素或去甲万古霉素）
万古霉素耐药的粪肠球菌（VRE）	利奈唑胺、青霉素或氨苄西林（体外实验敏感）；呋喃妥因、磷霉素（仅限于泌尿道感染）		达托霉素、替加环素体外实验敏感
万古霉素耐药的屎肠球菌（VRE）	利奈唑胺、呋喃妥因、磷霉素（仅限于泌尿道感染）		达托霉素、替加环素体外实验敏感，替考拉宁对*vanB*表型菌株可能有效，氯霉素对某些菌血症病例有效
产ESBL肠杆菌科细菌	哌拉西林-他唑巴坦、头孢哌酮-舒巴坦、厄他培南	头孢美唑、头孢米诺、头孢西丁	亚胺培南-西司他丁、美罗培南、帕尼培南/倍他米隆治疗有效；体外敏感的环丙沙星、头孢他啶、头孢吡肟可能有效
产AmpC酶肠杆菌科细菌	头孢吡肟、头孢噻利	厄他培南	亚胺培南-西司他丁、美罗培南、替加环素、帕尼培南-倍他米隆治疗有效
产碳青霉烯酶肠杆菌科细菌（包括产NDM-1细菌等）	黏菌素、多黏菌素B、替加环素		可选择相对敏感药物联合用药
铜绿假单胞菌	头孢他啶、哌拉西林、哌拉西林-他唑巴坦、头孢哌酮-舒巴坦、亚胺培南-西司他丁、美罗培南、帕尼培南-倍他米隆、环丙沙星	对泛耐药的菌株可选多黏菌素B	β-内酰胺类抗菌药物治疗期间可能出现耐药。严重感染用抗假单胞菌β-内酰胺类+（环丙沙星或阿米卡星），重症感染推荐联合用药治疗，但联合治疗的价值有争议。对泌尿道感染通常单一药物有效

续表

菌种	首选	次选	备注
嗜麦芽窄食单胞菌	磺胺甲噁唑-甲氧苄啶、替卡西林-克拉维酸	头孢哌酮-舒巴坦、左氧氟沙星、莫西沙星、环丙沙星	(头孢他啶或替卡西林-克拉维酸)+磺胺甲噁唑-甲氧苄啶或环丙沙星)
碳青霉烯类耐药的鲍曼不动杆菌	黏菌素、多黏菌素 B、替加环素、头孢哌酮-舒巴坦+米诺环素		替加环素体外有抗菌活性,MIC_{90} 为 2μg/ml;19 例应用头孢哌酮-舒巴坦联合米诺环素治疗,临床总有效率为 68.4%,细菌清除率为 42.1%

六、感染性疾病的治疗原则

(一)诊断为细菌性感染者方有指征应用抗菌药物

根据患者的症状、体征及血、尿常规等实验室检查结果,初步诊断为细菌性感染者以及经病原检查确诊为细菌性感染者方有指征应用抗菌药物;由真菌、结核分枝杆菌、非结核分枝杆菌、支原体、衣原体、螺旋体、立克次体及部分原虫等病原微生物所致的感染亦有指征应用抗菌药物。缺乏细菌及上述病原微生物感染的证据,诊断不能成立者,以及病毒性感染者,均无指征应用抗菌药物。

(二)尽早查明感染病原,根据病原种类及细菌药物敏感试验结果选用抗菌药物

抗菌药物品种的选用原则上应根据病原菌种类及病原菌对抗菌药物敏感或耐药,即细菌药物敏感试验的结果而定。因此有条件的医疗机构,住院患者必须在开始抗菌治疗前先留取相应标本,立即送细菌培养,以尽早明确病原菌和药敏试验结果;门诊患者可以根据病情需要开展药物敏感试验工作。

危重患者在未获知病原菌及药敏试验结果前,可根据患者的发病情况、发病场所、原发病灶、基础疾病等推断最可能的病原菌,并结合当地的细菌耐药状况先给予抗菌药物经验治疗,获知细菌培养及药敏试验结果后,对疗效不佳的患者调整给药方案进行目标性治疗。

(三)按照药物的抗菌作用特点及其体内过程特点选择用药

各种抗菌药物的药效学(抗菌谱和抗菌活性)和人体药动学(吸收、分布、代谢和排出过程)特点不同,因此各有不同的临床适应证。临床医师应根据各种抗菌药物的上述特点,结合临床适应证正确选用抗菌药物。

依据抗菌药物对细菌的作用方式和药动学(PK)/药效学(PD)特性,即其抗菌活性与血药浓度或作用时间的相关性,抗菌药物分为浓度依赖性、时间依赖性且半衰期较短、时间依赖性且抗菌活性持续时间较长者(如抗菌药物后效应,PAE)三种,此种分类为不同药物的给药方案提供重要依据。浓度依赖性及时间依赖性抗菌药物的特点及应用参见表 1-3。

表1-3　抗菌药物分类及作用特点

<table>
<tr><th colspan="3">抗菌药物分类</th><th>作用特点</th><th>应用举例</th></tr>
<tr><td>浓度依赖性</td><td colspan="2">氨基糖苷类、氟喹诺酮类、酮内酯类、两性霉素 B、甲硝唑</td><td>①抗菌活性随药物浓度的升高而增强，当 C_{max} 大于致病菌 MIC 的 8~10 倍时，抑菌活性最强
②有较显著的 PAE
③血药浓度低于 MIC 时对致病菌仍有一定的抑菌作用</td><td>氨基糖苷类日剂量 1 次使用与传统方案相比，疗效不变或有所加强，而某些耳、肾毒性显著减少</td></tr>
<tr><td rowspan="2">时间依赖性</td><td>半衰期较短</td><td>青霉素、头孢菌素、氨曲南、林可胺类（如克林霉素）</td><td rowspan="2">①药物浓度超过对致病菌的 MIC 以后，其抑菌作用不随浓度的升高而有显著的增强，而与药物浓度超过 MIC 的时间密切相关。一般 24 小时的时间应维持在 50%~60%
②仅有一定的 PAE 或没有 PAE
③低于 MIC 的药物浓度一般无显著的抑菌作用</td><td>① $t_{1/2}$ >2 小时的 β-内酰胺类（头孢替坦、头孢尼西）给药 1~2 次，可使 $t>MIC$ 达 12~24 小时
② $t_{1/2}$ 介于 1~2 小时的 β-内酰胺类（头孢唑林、头孢他啶、氨曲南）每日给药 2~3 次，即可使大部分给药间隔时间中的药物浓度高于 MIC
③其他头孢菌素和大多数青霉素的 $t_{1/2}$ 为 30~60 分钟，推荐每日超过 3 次给药</td></tr>
<tr><td>半衰期较长</td><td>大环内酯类、碳青霉烯类、糖肽类（如万古霉素）、唑类抗真菌药物</td><td>亚胺培南及美罗培南对繁殖期及静止期细菌均有强大的杀菌活性，又显示较长的 PAE，所以该类药物可适当延长给药间隔</td></tr>
</table>

注：① C_{max}：最大药物浓度；② $t_{1/2}$：半衰期；③ *MIC*：药物最小抑菌浓度；④PAE：抗菌药物后效应；⑤ $t>MIC$：指给药后血药浓度大于 *MIC* 的时间；⑥酮内酯：第三代大环内酯类抗菌药物，对耐大环内酯类的肺炎链球菌和金黄色葡萄球菌、粪肠球菌、流感嗜血杆菌等均有较高效价的抗菌活性，代表药物泰利霉素等。

（四）综合患者病情、病原菌种类及抗菌药物特点制订抗菌药物治疗方案

根据病原菌、感染部位、感染严重程度和患者的生理、病理情况制订抗菌药物治疗方案，包括抗菌药物的选用品种、剂量、给药次数、给药途径、疗程及联合用药等。在制订治疗方案时应遵循下列原则：

1. 品种选择　根据患者年龄（老人、儿童）、生理状况（妊娠期、哺乳期）、病原菌种类及药敏试验结果选用抗菌药物。

2. 给药剂量　按各种抗菌药物的治疗剂量范围给药。治疗重症感染（如脓毒症、感染性心内膜炎等）和抗菌药物不易达到的部位的感染（如中枢神经系统感染等），抗菌药物剂量宜较大（治疗剂量范围高限）；而治疗单纯性下尿路感染时，由于多数药物的尿药浓度远高于血药浓度，则可应用较小剂量（治疗剂量范围低限）。此外，还应根据患者的肝肾功能、年龄及体重大小选择有效的抗菌药物剂量。

3. 给药途径

（1）轻症感染可接受口服给药者，应选用口服吸收完全的抗菌药物，不必采用静脉或肌内注射给药。重症感染、全身性感染患者初始治疗应予静脉给药，以确保药效；病情好转能

口服时应及早转为口服给药。

(2)宜尽量避免抗菌药物的局部应用。皮肤黏膜局部应用抗菌药物后很少被吸收,在感染部位不能达到有效浓度,反易引起过敏反应或导致耐药菌产生,因此治疗全身性感染或脏器感染时应避免局部应用抗菌药物。抗菌药物的局部应用只限于少数情况,例如全身给药后在感染部位难以达到治疗浓度时可加用局部给药作为辅助治疗。此情况见于治疗中枢神经系统感染时某些药物可同时鞘内给药;包裹性厚壁脓肿脓腔内注入抗菌药物以及眼科感染的局部用药等。某些皮肤表层及口腔、阴道等黏膜表面的感染可采用抗菌药物局部应用或外用,但应避免将主要供全身应用的品种作局部用药。局部用药宜采用刺激性小、不易吸收、不易导致耐药性和不易致过敏反应的杀菌药物。青霉素类、头孢菌素类等易产生过敏反应的药物不可局部应用。氨基糖苷类等耳毒性药物不可局部用于滴耳。

4. 给药频率 为保证药物在体内能最大限度地发挥药效,杀灭感染灶病原菌,应根据药动学和药效学相结合的原则给药。青霉素类、头孢菌素类和其他β-内酰胺类、红霉素、克林霉素等消除半衰期短的时间依赖性抗菌药物应一日多次给药;氟喹诺酮类、氨基糖苷类等浓度依赖性抗菌药物可一日给药一次(重症感染者例外)。

5. 抗菌药物的联合应用要有明确指征 单一药物可有效治疗的感染不需联合用药,仅在下列情况时有指征联合用药:

(1)病原菌尚未查明的严重感染,包括免疫缺陷者的严重感染。

(2)单一抗菌药物不能控制的需氧菌及厌氧菌混合感染、2种或2种以上病原菌感染。

(3)单一抗菌药物不能有效控制的感染性心内膜炎或脓毒症等重症感染。

(4)需长程治疗,但病原菌易对某些抗菌药物产生耐药性的感染,如结核病、深部真菌病。

(5)由于药物的协同抗菌作用,联合用药时应将毒性大的抗菌药物剂量减少,如两性霉素B与氟胞嘧啶联合治疗隐球菌脑膜炎时,前者的剂量可适当减少,从而减少其毒性反应。联合用药时宜选用具有协同或相加抗菌作用的药物联合,如青霉素类、头孢菌素类等其他β-内酰胺类与氨基糖苷类联合,两性霉素B与氟胞嘧啶联合。联合用药通常采用2种药物联合,3种及3种以上药物联合仅适用于个别情况,如结核病的治疗。此外必须注意联合用药后药物不良反应将增多。

(五)依据感染部位、感染程度及病原学种类选择抗菌药物疗程,必要时进行降阶梯或替代/序贯治疗

1. 抗菌药物疗程 感染性疾病的抗菌药物疗程因感染不同而异,一般宜用至体温正常、症状消退后72~96小时,特殊情况需妥善处理。但是脓毒症、感染性心内膜炎、化脓性脑膜炎、伤寒、布鲁菌病、骨髓炎、溶血性链球菌咽炎和扁桃体炎、深部真菌病、结核病等需较长的疗程方能彻底治愈,并防止复发。

2. 降阶梯治疗 降阶梯治疗是指针对急、危重症患者严重细菌感染而经验性应用广谱抗菌药物的一种用药策略,该法主张起始治疗即应用足够广谱的抗菌药物,以覆盖所有可能的致病菌,一般分起始治疗和降级换药两个阶段。第一阶段应从抗菌药物、病原菌、宿主免疫系统三个方面考虑,注意致病菌变迁及时选用强有力的广谱抗菌药或联合用药,第一阶段的药物治疗一般在使用48~72小时后参考病原学培养结果和治疗反应进行调整,改广谱联合治疗为相对窄谱的抗菌药物治疗。

降阶梯治疗中起始治疗的代表药物有碳青霉烯类中的亚胺培南-西司他丁、美罗培南、帕尼培南-倍他米隆和比阿培南等，此类药物对β-内酰胺酶高度稳定，但易引起菌群失调诱发二重感染，并可诱导铜绿假单胞菌耐药。

3. 替代/序贯治疗　是指在感染的早期阶段采用静脉（或肌内注射）方式给药，疗程为2～3天，待临床症状基本稳定或改善后改为性质基本相同的口服药继续治疗。序贯治疗要求同一药物有静脉和口服两种剂型，其优势在于可缩短静脉用药时间，减少静脉炎及细菌耐药性的产生。替代治疗与序贯治疗类似，但静脉与口服药物不是同种药，要求其抗菌谱相似。由静脉转换为口服给药的标准为：①经静脉给药后病情好转或稳定，白细胞计数和分类计数恢复正常；②口服能耐受；③无心力衰竭和休克等不稳定期的并发症；④无明确的高危因素；⑤无明确的特殊耐药细菌感染，如MRSA等。

七、常用抗菌药物的特点与临床应用

抗菌药物是临床上应用非常广泛的一大类药物，在药物结构、作用强度、作用机制、药代药效及临床应用方面各有其不同的特征。每一类别的药物既具有共性，又具有各自的特性。临床用药不能只满足于遵循药物说明书的适应证去用药，而应从每一类药物最突出的、其他品种不能比拟的特点出发，优选抗菌药物品种，提高疗效。本节阐述抗菌药物常见品种的主要特点和临床应用。

（一）青霉素类

青霉素类是进入临床应用最早的一类抗菌药物，具有高效、低毒、价廉的特点。该类药物具有β-内酰胺环，在酸性和碱性溶液中均易失活，宜选用中性溶媒。

1. 药物特点　天然青霉素类抗菌谱窄，主要用于不产β-内酰胺酶的革兰阳性菌包括葡萄球菌、链球菌属、芽孢杆菌等所致的感染。青霉素钠或钾盐的血药浓度高，可用于较重的感染，如肺炎、心内膜炎、白喉、破伤风、钩体病等。普鲁卡因青霉素的血药浓度低，用于轻、中度感染。苄星青霉素的血药浓度极低，常用于预防感染：预防引起风湿热复发的溶血性链球菌咽喉部感染以及预防心脏瓣膜病或瓣膜手术者因呼吸道、消化道、泌尿道手术与操作所致的感染性心内膜炎。青霉素V耐胃酸，可口服，但抗菌作用弱于青霉素，适用于敏感革兰阳性菌引起的轻度感染。

耐酶青霉素（氟氯西林、双氯西林）的抗菌谱与青霉素相仿，但对青霉素酶稳定，主要用于产酶葡萄球菌所致的各种感染，如肺炎、皮肤软组织感染等。耐酶青霉素对链球菌、肺炎链球菌、表皮葡萄球菌的抗菌作用弱于青霉素，一般不用于这些细菌所致的感染。

氨基青霉素的抗菌谱较青霉素广，对革兰阳性球菌的作用与青霉素相仿。对于流感嗜血杆菌、大肠埃希菌、沙门菌属、奇异变形杆菌、志贺菌属等革兰阴性杆菌亦具良好的抗菌活性。在胆汁中浓度高，易透过血脑屏障，在脑脊液中可达有效水平。主要用于上述革兰阴性杆菌、肠球菌所致的各种感染，包括中枢神经系统感染。主要品种中氨苄西林为肠球菌感染的首选用药；阿莫西林的口服生物利用度和血药浓度较同剂量的氨苄西林高，因此口服用药优选阿莫西林。

广谱青霉素（哌拉西林、阿洛西林、美洛西林）的抗菌谱较氨基青霉素更广，抗菌作用也增强。除对部分肠杆菌科细菌外，对铜绿假单胞菌亦有良好的抗菌作用，适用于肠杆菌科细菌和铜绿假单胞菌所致的呼吸道感染、尿路感染、胆道感染、腹腔感染、皮肤软组织感染等。

典型品种哌拉西林在青霉素类中抗铜绿假单胞菌效果较好，其与酶抑制剂组成复方制剂，临床效果更好，亦可作为革兰阴性杆菌引起的中枢神经系统感染的选用药物。

2. 临床用药注意事项

(1)青霉素类所致的变态反应在各种药物中最常见，故使用青霉素类前3～7天内未用过青霉素类的患者必须做皮试。使用中一旦发生过敏性休克，应立即注射肾上腺素，并给予吸氧、升压药物、肾上腺皮质激素等抗休克治疗。

(2)大剂量静脉给药时速度不宜过快，以免使药物在脑脊液中浓度过高，而引起"青霉素脑病"，特别对老年人、新生儿、肾功能不全者更应注意。

(3)青霉素类属时间依赖性抗菌药物，半衰期短，日剂量应分次给药，可使血药浓度超过致病菌最低抑菌浓度(*MIC*)的时间延长，增强其杀菌效能。临床用药存在给药时间间隔太长的问题。

(4)青霉素类属繁殖期杀菌剂，必要时可与静止期杀菌剂如氨基糖苷类联合，以获协同作用，增强抗菌疗效。由于青霉素在体内和体外均能使氨基糖苷类药物的活性丧失，因此两类药物不可同瓶滴注。

(5)β-内酰胺类与抑菌剂大环内酯类药物联合使用已不属不合理用药范畴。联合使用可扩大抗菌谱，且大环内酯类药物可破坏如铜绿假单胞菌的生物膜，使β-内酰胺类易达到增效目的。

(二)头孢菌素类

头孢菌素是目前临床上使用最广泛的一类抗菌药物，不仅具有青霉素优良的药理特性：属繁殖期杀菌剂，可用于严重感染和免疫缺陷患者感染，毒性低，安全性好，一般可用于小儿、老人和孕妇；而且大多数头孢菌素对青霉素酶、β-内酰胺酶稳定，过敏发生率低于青霉素类，严重过敏反应较少，其抗菌谱对于常见的致病菌覆盖广，是临床实用价值很高的一类抗菌药物。各代头孢菌素的抗菌谱各有侧重点(表1-4)，临床使用须注意区分。

表1-4 各代头孢菌素的抗菌谱比较

	抗革兰阳性菌	抗革兰阴性菌
第一代	+++	+
第二代	++	++
第三代	+	+++
第四代	++	++++

注：+～++++表示抗菌作用相比较由一般、较强、强至很强

1. 药物特点 第一代头孢菌素主要作用于需氧革兰阳性球菌，仅对少数革兰阴性杆菌有一定的抗菌活性。头孢唑林是较优的品种，其抗菌作用强，对酶稳定，血药浓度高，常用于预防手术切口感染。头孢拉定的抗菌作用稍弱，但肾毒性较低，不含钠，较适用于老年人、新生儿、浮肿患者、心功能不全者、高血压患者敏感菌所致的轻症病例，且有口服制剂，便于序贯治疗。头孢硫脒是对肠球菌有效的头孢菌素。

第二代头孢菌素对革兰阳性球菌的活性较第一代头孢菌素略差，对革兰阴性杆菌的活性增强。头孢呋辛是第二代头孢菌素中应用较好的品种，其对肠杆菌科细菌的抗菌作用良

好,对β-内酰胺酶非常稳定,肾毒性小,能顺利透过血脑屏障,既有注射又有口服制剂,可进行序贯治疗。头孢呋辛注射剂除治疗性使用外,也可用于围术期切口感染的预防。

第三代头孢菌素的主要特点是对各种革兰阴性杆菌如肠杆菌科细菌的作用突出,毒性低,对一般的β-内酰胺酶稳定,但过多使用可诱导细菌产生超广谱β-内酰胺酶,临床使用应予注意。头孢曲松除具较强的抗革兰阴性菌作用外,还对青霉素耐药肺炎链球菌有效,透过血脑屏障的药物浓度居头孢菌素首位,其半衰期长达8小时,可一天一次给药,经肝肾双通道排泄,较适用于肝胆系统与中枢神经系统细菌感染,肝、肾功能不全者使用也较为安全。在第三代头孢菌素中,头孢他啶对铜绿假单胞菌的作用最强,对不动杆菌属具有一定的抗菌活性,用于免疫缺陷者感染常显示一定疗效,对革兰阳性菌的作用在第三代头孢菌素中最弱。头孢哌酮对铜绿假单胞菌的作用仅次于头孢他啶,大部分药物经胆汁排泄,较适用于肝胆系统感染及肾功能不全者感染,对β-内酰胺酶不稳定,与舒巴坦形成的复方制剂(头孢哌酮-舒巴坦)临床应用更为广泛。

第四代头孢菌素对革兰阴性菌的作用优于第三代头孢菌素,对超广谱β-内酰胺酶稳定,与酶的亲和力低,对细菌细胞膜的穿透力更强。主要品种有头孢吡肟,用于各种严重的革兰阴性菌感染,对产AmpC酶细菌感染亦有效。

2. 临床用药注意事项

(1)头孢菌素与青霉素类存在一定的交叉过敏反应,对青霉素过敏的患者应慎用头孢菌素;发生过青霉素严重过敏的,或对任一种头孢菌素类抗菌药物有过敏史的患者禁用头孢菌素。

(2)第一代头孢菌素如头孢唑林具有一定的肾毒性,临床使用应尽量避免与其他有肾毒性的药物如呋塞米、氨基糖苷类、万古霉素等合用。

(3)具甲基硫基四氮唑侧链的头孢菌素类如头孢孟多、头孢甲肟、头孢哌酮、拉氧头孢等可出现低凝血酶原血症和双硫仑反应。低凝血酶原血症和出血反应可加用维生素K防治;为避免双硫仑反应,患者在应用上述抗菌药物期间和用药前后1周不宜饮酒。

(三)非典型β-内酰胺类

主要包括碳青霉烯类、头霉素类、氧头孢烯类、β-内酰胺酶抑制剂和单环类。

1. 碳青霉烯类　碳青霉烯类临床应用较多的有亚胺培南、美罗培南、比阿培南等。该类药物抗菌谱很广,对各种革兰阳性、革兰阴性菌(包括铜绿假单胞菌)和多数厌氧菌具强大的抗菌活性,但最大的特点为在于耐酶,对包括超广谱β-内酰胺酶在内的钝化酶极为稳定,适用于多重耐药或产酶菌包括产ESBLs的菌株引起的严重革兰阴性菌感染、混合感染和免疫缺陷感染。亚胺培南具一定的肾毒性,需与等量的脱氢肽酶抑制剂西司他丁制成复方制剂,以减少肾毒性和增加血药浓度。亚胺培南可引起中枢神经系统毒性反应,多发生于具有癫痫病等中枢神经系统疾病患者、肾功能不全者和老年人群,临床应予注意。美罗培南、比阿培南对革兰阳性菌的作用稍弱于亚胺培南,对革兰阴性菌的作用稍优,对脱氢肽酶稳定,不需与酶抑制剂合用,且中枢毒性的发生率比亚胺培南低,更适用于老年人、小儿的严重感染,可用于治疗中枢神经系统细菌感染。

该类药物临床应用的注意事项如下:

(1)应严格掌握碳青霉烯类的适应证,主要用于多重耐药但对本类药物敏感的需氧革兰阴性杆菌严重感染及其混合感染。对于革兰阳性菌、一般的肠杆菌科细菌和厌氧菌,虽然碳青霉烯类显示良好的抗菌作用,但完全可以选用其他同样有效而价格便宜的品种,以避免滥用,减缓细菌耐药性的产生。

(2)碳青霉烯类与青霉素存在一定的交叉过敏反应,与头孢菌素类似。

(3)本类产品为超光谱抗菌药物,长期应用时易引起真菌感染的出现,亦可引起抗菌药物腹泻。

(4)碳青霉烯类药物如亚胺培南、美罗培南可降低丙戊酸的血药浓度,增加癫痫发作的风险,应尽量避免合用。若临床确实需要合用,监测丙戊酸的血药浓度。

2. 头霉素类和氧头孢烯类　头霉素类和氧头孢烯类分别具有与第二代和第三代头孢菌素类似的分子结构和抗菌谱,氧头孢烯类对肠杆菌科细菌的作用更强。这两类对包括脆弱类杆菌在内的各种厌氧菌均具良好的抗菌活性,氧头孢烯类的作用更优,该特点不同于头孢菌素。对细菌产的β-内酰胺酶包括对部分超广谱β-内酰胺酶(ESBL)很稳定,稳定性优于大多数的头孢菌素,因此可用于产酶菌、耐药菌感染。

头霉素类的主要品种头孢西丁对需氧菌的抗菌谱与第二代头孢菌素类似,对包括脆弱类杆菌在内的各种厌氧菌具良好的抗菌活性,适用于妇产科、口腔科等革兰需氧阴性菌与厌氧菌的混合感染,有些国家列入腹部手术预防用药指南。但该药有较强的耐药酶诱导作用,临床应予注意。

氧头孢烯类主要有拉氧头孢和氟氧头孢,对需氧菌的抗菌谱与第三代头孢菌素类似,对β-内酰胺酶稳定,且对各种厌氧菌具一定的活性,主要用于革兰需氧阴性菌与厌氧菌的混合感染。拉氧头孢可影响凝血功能导致出血,临床使用应注意。

3. β-内酰胺酶抑制剂　β-内酰胺酶抑制剂与青霉素或头孢菌素合用可保护β-内酰胺类抗菌药物不被酶破坏,扩大抗菌谱和抗菌活性。主要品种有舒巴坦(sulbactam)、克拉维酸(clavulanic acid)和他唑巴坦(tazobactam)。对酶的抑制作用强度依次为他唑巴坦>舒巴坦>克拉维酸,舒巴坦与他唑巴坦可透入脑脊液中。各种酶抑制剂的组织分布和药动学特点与配伍的β-内酰胺类相似,有利于发挥协同抗菌作用。但是克拉维酸难以透过血脑屏障,故含克拉维酸的复合制不宜用于中枢神经系统感染。舒巴坦本身对不动杆菌具有活性,含舒巴坦的复合制剂可用于不动杆菌感染。

常见的含β-内酰胺酶抑制剂的复合制剂中,阿莫西林-克拉维酸与氨苄西林-舒巴坦的抗菌谱类似,适用于产β-内酰胺酶的葡萄球菌、肠杆菌科细菌、流感杆菌和卡他莫拉菌所致的感染。头孢哌酮-舒巴坦的抗菌谱更广,在氨苄西林-舒巴坦抗菌谱的基础上,对多数非发酵革兰阴性菌和产ESBLs革兰阴性杆菌具有良好的作用。哌拉西林-他唑巴坦对各种革兰阴性杆菌的作用良好,对肠球菌和脆弱类杆菌的抗菌作用强,更适合于包括腹腔感染和盆腔感染在内的多种严重感染和混合感染。

4. 单环类　主要品种为氨曲南,对革兰阴性菌具强大的抗菌作用,尤其是对肠杆菌科细菌和铜绿假单胞菌,但革兰阳性菌和厌氧菌对其耐药。安全性较好,与青霉素、头孢菌素不发生交叉过敏反应,适用于革兰阴性菌感染(不产ESBLs菌株),当合并革兰阳性菌或厌氧菌感染时,需与克林霉素等抗菌药联合应用。

(四)氨基糖苷类

氨基糖苷类药物通过抑制细菌蛋白合成而起作用,为静止期杀菌剂,对革兰阴性菌具有广谱抗菌作用(包括铜绿假单胞菌),对革兰阳性菌有效,与繁殖期杀菌剂如β-内酰胺类联合常呈协同作用。

常用药物庆大霉素可被细菌所产的乙酰转移酶、磷酸转移酶和核苷转移酶等氨基糖苷类钝化酶破坏,后开发的阿米卡星的抗菌谱与庆大霉素相似,特点是对许多肠道革兰阴性菌和铜绿假单胞菌所产的氨基糖苷类钝化酶相当稳定,故对耐庆大霉素菌株所致的感染有效。新品种异帕米星的抗菌谱与阿米卡星相似,除铜绿假单胞菌外的大多数革兰阴性菌对异帕米星更敏感。对氨基糖苷类钝化酶的稳定性优于阿米卡星,其耳、肾毒性比阿米卡星稍低,主要用于革兰阴性杆菌严重感染。

该类药物的临床应用注意事项如下:

(1)该类药物为浓度依赖性抗菌药物,对某些致病菌具有抗菌药物后效应(PAE),故一般每日剂量可一次给药,其疗效提高,而不良反应并不增加。

(2)该类药物有明显的耳、肾毒性,临床应用应注意其用量和疗程,须加强患者耳、肾功能的监测。该类药物亦具有神经肌肉阻滞的不良反应,使用时不可静脉推注,不可与具相似作用的肌松药、全麻药和林可霉素合用,以防呼吸抑制等不良反应后果。

(3)孕妇、哺乳期患者、新生儿、婴幼儿及老年患者应尽量避免使用本类药物,临床有明确的指征需应用时应进行血药浓度监测。

(五)大环内酯类

大环内酯类药物通过抑制蛋白质合成而起作用,为快速抑菌剂,高浓度时为杀菌剂。对革兰阳性球菌的渗透作用比对革兰阴性菌强100倍,可进入细胞内发挥抗菌作用,这是β-内酰胺类和氨基糖苷类所不及的。但本类药物不能透过血脑屏障,主要用于革兰阳性菌和非典型病原体(衣原体、支原体、军团菌)所致的感染。

红霉素为大环内酯类抗菌药物的代表药物,抗菌谱较窄,对金黄色葡萄球菌、表皮葡萄球菌、各组链球菌和革兰阳性杆菌的作用强,对某些革兰阴性球菌如脑膜炎球菌、淋球菌等也有较好的抗菌作用。新大环内酯类药物如阿奇霉素与克拉霉素对流感杆菌、卡他莫拉菌、淋球菌的作用明显比传统的大环内酯类药物强,对厌氧球菌、脆弱类杆菌以及支原体、衣原体、包柔螺旋体等细胞内病原非典型病原体的作用也明显增强,故更适宜于治疗呼吸道感染。新大环内酯类如克拉霉素和阿奇霉素等不易被胃酸破坏,故口服吸收好,组织内浓度多明显高于血药浓度,且因其消除半减期较长,每日服药次数少,已广泛应用于临床。

该类药物的临床应用注意事项如下:

(1)本类药物为肝药酶抑制剂,按照与CYP3A4的亲和力的作用强弱:红霉素>罗红霉素、克拉霉素>阿奇霉素,与CYP3A4结合弱者较少引起不良反应。临床应用时,经CYP3A4代谢且治疗窗窄的药物(如地高辛、他克莫司、他汀类、茶碱和华法林等)与本类药物合用时应加强药物治疗监测。

(2)本类药物具一定的肝毒性,应用时应加以监测。肝功能损害的患者如有应用时,需适当减量并定期复查肝功能。

(六)林可霉素类

林可霉素类的抗菌作用与大环内酯类有相似之处,通过抑制蛋白质合成而起作用,抗菌谱窄,主要对革兰阳性菌和厌氧菌有良好的抗菌作用,革兰阴性杆菌对其耐药。

常用药物克林霉素临床上主要用于各种厌氧菌或金黄色葡萄球菌等革兰阳性菌引起的各种感染或混合感染,如吸入性肺炎、盆腔、腹腔感染、压疮所致的脓毒症、牙周炎等。其组织分布广，尤其在骨、骨髓中的浓度为高，但难以透入脑脊液中。以经胆汁排泄为主，在胆汁中的浓度高。临床可作为β-内酰胺类药物过敏患者阳性菌感染和手术预防用药的替代药。

该类药物的临床应用注意事项如下：

(1)本类药物对厌氧菌有广谱抑菌作用，可致难辨梭菌引起的假膜性肠炎，可停药并口服万古霉素或甲硝唑治疗。

(2)本类药物具有神经肌肉接头阻滞作用，与具有相同不良反应的药物如氨基糖苷类、麻醉药、肌松药联用时易发生呼吸抑制等不良反应。

(3)本类药物不可静脉推注，应用时应限速静脉滴注。

(4)本类药物肝病患者慎用，孕妇、新生儿不宜选用。

（七）多肽类

多肽类抗菌药物属杀菌剂，其抗菌谱窄，对革兰阳性菌的活性强，且细菌一般不易产生耐药性，用于敏感菌所致的感染包括严重感染、院内感染、耐药菌感染、免疫缺陷者感染，其疗效确切，是抗感染治疗的重要药物。然而大多数品种的毒性确切，尤以肾毒性为显著，故临床应严格控制其适应证。临床常用药物有万古霉素(vancomycin)、去甲万古霉素(norvancomycin)和替考拉宁(teicoplanin)。

1. 万古霉素、去甲万古霉素　万古霉素和去甲万古霉素的抗菌谱、药理、毒性、临床适应证等均基本相同。共同特点为：①对各种革兰阳性菌包括耐甲氧西林金黄色葡萄球菌(MRSA)、耐甲氧西林表皮葡萄球菌(MRSE)和肠球菌属具强大的抗菌活性，对厌氧菌艰难梭菌具良好作用；②细菌对该药物不易产生耐药性，在临床应用多年后国内至今未发现耐万古霉素的MRSA和MRSE，肠球菌的耐药率较低；③组织渗透性良好，药物能迅速分布至各种组织与体液中，可渗过胎盘和炎症的脑膜，在脑脊液中能达到有效浓度；④有明显的耳、肾毒性。

临床上万古霉素主要用于严重的革兰阳性菌特别是MRSA、MRSE及肠球菌感染，包括脓毒症、心内膜炎、骨髓炎、化脓性关节炎、肺炎、脑膜炎等，亦可用于对β-内酰胺类过敏的上述严重感染，必要时可与氨基糖苷类、利福平或磷霉素等合用加强抗菌作用；口服万古霉素仅用于甲硝唑治疗无效的难辨梭菌引起的假膜性肠炎。

该类药物的临床应用注意事项如下：

(1)万古霉素具明显的耳、肾毒性，应用时应进行治疗药物监测，长期用药时应定期检查听力和肾功能。

(2)肾功能不全者、老年人、新生儿与早产儿，或原有耳、肾疾患基础者一般避免使用万古霉素类。若必须选用，需做血药浓度监测并严格调整剂量。

(3)与氨基糖苷类联用对肠球菌所致的感染有协同作用，合用或先后应用时可增加耳、肾毒性，临床应予以注意。

(4)本药不宜静脉推注，静脉快速滴注可致上身皮肤潮红、瘙痒、血压下降等不良反应，即“红人综合征”，因此静脉滴注速度不宜过快，0.5g万古霉素至少用100ml 5%葡萄糖注射液或氯化钠注射液溶解后缓慢滴注，滴注时间至少在1小时以上。

(5)对于严重感染(菌血症、医院获得性肺炎、细菌性脑膜炎)、透析、肝肾功能不全患者推荐进行血药浓度监测，通常监测万古霉素的稳态谷浓度(第4次给药前采血)，国外推荐的有效治疗浓度范围是15~20mg/L。

2. 替考拉宁　替考拉宁的分子结构、抗菌特点均与万古霉素相似，其特点为：①对革兰阳性耐药菌的抗菌作用强大，对大多数金黄色葡萄球菌包括 MRSA、链球菌、肠球菌属和艰难梭菌的作用强；②已有少数菌株对其产生耐药性；③组织分布好，但难以透入脑脊液中；④消除半衰期长达 47 小时，每天只需给药 1 次；⑤不良反应比万古霉素少而轻，尤其耳、肾毒性及“红人综合征”的发生率低；⑥既可供静脉给药，又可肌内注射。

临床上一般对耐药革兰阳性菌的严重感染仍首选万古霉素或去甲万古霉素，而对于老人、新生儿、肾功能不全者选用万古霉素有顾虑时可考虑改用替考拉宁，但需与其他药物如利福平、磷霉素等联合以减少耐药的产生。由于透过血脑屏障的能力差，替考拉宁不适用于治疗中枢神经系统感染。

（八）氟喹诺酮类

氟喹诺酮类属化学合成类抗菌药，为快速杀菌剂，抗菌谱广，不仅对各种革兰阴性杆菌包括铜绿假单胞菌、不动杆菌等非发酵菌及大肠埃希菌、肺炎杆菌等肠杆菌科的细菌具有强大的抗菌作用，而且对包括 MRSA、MRSE 的革兰阳性菌，以及衣原体、支原体、结核杆菌、麻风杆菌等细胞内病原体均具强大的作用。口服生物利用度高，组织分布好，可透入脑脊液中。但细菌易产生耐药性，国内葡萄球菌和大肠埃希菌的耐药率明显增高。临床主要适用于肠道感染、尿路感染和呼吸道感染。

常用品种有环丙沙星、左氧氟沙星、莫西沙星。其中左氧氟沙星、莫西沙星对革兰阳性菌的作用较强；环丙沙星对革兰阴性包括铜绿假单胞菌的作用较突出，其静脉给药更适合于严重感染者；莫西沙星的抗菌谱覆盖了耐青霉素肺炎链球菌等耐药菌、支原体、衣原体等胞内病原菌及厌氧菌，抗菌作用强，且需 2 个位点突变才耐药，细菌耐药的发生率低，是较好的新型氟喹诺酮类，但应注意其致 QT 间期延长的不良反应。

该类药物的临床应用注意事项如下：

（1）氟喹诺酮类可致软骨损害，18 岁以下的未成年人、孕妇及哺乳期患者避免使用。

（2）本类药物可致光敏反应，用药期间尽量避免曝晒。

（3）本类药物具神经系统不良反应、不宜用于有癫痫或其他中枢神经系统基础疾病的患者。肾功能减退或老年患者应用时应注意调整剂量。

（4）氟喹诺酮类药物的国内滥用致细菌耐药率明显升高，临床应严格其适应证。除泌尿道手术外，氟喹诺酮类原则上不用于围术期预防用药。

（九）其他抗菌药

1. 磷霉素　磷霉素以阻碍细菌细胞壁合成第一步反应而起杀菌作用，抗菌谱广，对大多革兰阳性（包括 MRSA、MRSE）及阴性菌均有中等度的抗菌活性。分子量小，组织分布广，可透过血脑屏障，单药治疗仅适于较轻的感染。由于磷霉素对大肠埃希菌和腐生葡萄球菌均有很好的活性，因此磷霉素氨基丁三醇 3g 单次剂量用于治疗单纯尿路感染，但是复杂尿路感染（如肾盂肾炎或肾脓肿）不推荐使用磷霉素。磷霉素临床的特殊性在于其较强的联合用药价值，可与 β-内酰胺类或氨基糖苷类联合用药治疗多重耐药革兰阴性菌所致的脓毒症、骨髓炎、肺部感染、脑膜炎等严重感染；亦与万古霉素合用治疗耐甲氧西林金黄色葡萄球菌所致的严重感染。

该类药物的临床应用注意事项如下：

（1）每克磷霉素含 0.32g 钠，心功能不全、原发性高血压及需控制钠摄入的患者应用时需加以注意。

(2)静脉用药时,每 4g 磷霉素溶于至少 250ml 液体中,滴速不宜过快,以减少静脉炎的发生。

(3)毒性低,肝、肾功能不全者也可选用。

2. 利奈唑胺　本品为噁唑烷酮类抗菌药,作用于细菌核糖体,抑制蛋白质合成,属抑菌剂,主要对包括 MRSA、VRE 表皮葡萄球菌、耐青霉素肺炎链球菌在内的各种革兰阳性菌具良好的作用,对革兰阴性菌的作用差,对艰难梭菌等厌氧菌具一定的作用。组织分布广,对骨骼、肺部、脑脊液等的渗透性和组织浓度的药动学特征良好。口服吸收快而完全,生物利用度接近 100%。

临床上主要用于耐万古霉素肠球菌感染,MRSA 等革兰阳性菌引起的肺炎及复杂性皮肤软组织感染等,或用于万古霉素不能承受的严重感染者。利奈唑胺的安全性良好,肾功能不全,轻、中度肝功能不全及老年患者一般无须调整剂量。

虽然利奈唑胺的抗菌作用强、安全性好、组织分布广等优点突出,但作为治疗严重的革兰阳性耐药菌尤其是 VRE 的最后防线,临床应加以策略性保护并严格其适应证。对万古霉素敏感且可耐受的 MRSA 感染仍首选万古霉素。

八、抗菌药物在特殊人群中的应用

抗菌药物在特殊生理与病理情况下的体内过程与一般的正常生理条件下不同,因此其用药剂量与给药方案必须调整。否则不仅影响疗效,而且会增加药物的毒性反应。

(一)抗菌药物在肾功能减退患者中的应用

肾功能减退者易于感染,而某些药理特点突出的抗菌药物却具有一定的肾毒性,大多数的抗菌药物又主要经肾排泄。因此,肾功能减退者如何合理应用抗菌药物十分重要。

肾功能减退者合理用药的原则为:①根据患者的肾功能损害程度、药物的肾毒性、主要排泄途径、感染严重程度、药敏试验结果、是否血透或腹透等因素综合决定抗菌药的品种与剂量;②尽量避免使用有肾毒性的药物,必须使用时应严格调整剂量;③根据患者的肾脏清除率,采用减量法或减量和延长给药间隔相结合的方法调整剂量较妥当;④实行血药浓度监测的个体化给药是使用具有一定肾毒性的抗菌药物的最安全有效的方法。肾功能减退患者抗菌药物的选用大致可分为以下几种情况:

1. 可用常用治疗量或略减量的药物　红霉素、氨苄西林、苯唑西林、阿莫西林、哌拉西林、美洛西林、头孢噻肟、头孢曲松、头孢哌酮、克林霉素、利福平、多西环素、氯霉素、环丙沙星、甲硝唑、乙胺丁醇、异烟肼、酮康唑、两性霉素 B 及其含脂质复合物。

2. 可选用,但剂量需减少的药物　青霉素、阿洛西林、头孢拉定、头孢噻吩、头孢唑林、头孢氨苄、头孢呋辛、头孢西丁、头孢唑肟、头孢他啶、头孢吡肟、拉氧头孢、亚胺培南、美罗培南、氨曲南、氧氟沙星、左氧氟沙星、加替沙星、磺胺甲噁唑、甲氧苄啶和氟康唑等。

3. 避免应用,确有指征应用时应监测血药浓度,据此减量或延长给药间隔时间的药物　庆大霉素、妥布霉素、奈替米星、卡那霉素、链霉素、阿米卡星、万古霉素、去甲万古霉素、替考拉宁和氟胞嘧啶等。

4. 不宜应用的药物　四环素、呋喃妥因。

（二）抗菌药物在肝功能减退患者中的应用

目前临床上常规应用的肝功能检验结果并不能确切反映肝脏对药物代谢和清除的能力，因此不能作为给药剂量调整的依据。肝功能减退时抗菌药物应用总的原则是应避免使用或慎用具肝毒性、或主要在肝内代谢、经肝胆系统排泄、且血药浓度显著增高的抗菌药。临床用药大致可分为以下几种情况：

1. 主要经肝脏清除的药物　肝功能减退时药物的清除明显减少，但无明显毒性的药物仍可使用，应用时需谨慎，必要时减量，如大环内酯类（不包括其酯化物）、林可霉素和克林霉素等。

2. 主要经肝脏代谢或相当量经肝脏代谢的药物　肝功能减退时药物清除减少，并可导致毒性反应发生的药物应尽量避免使用，如四环素类、红霉素酯化物、氯霉素类、磺胺药、利福平、异烟肼、两性霉素 B、酮康唑、咪康唑和氟胞嘧啶等。

3. 经肝、肾两个途径清除的药物　肝功能减退时血药浓度升高，发生严重肝功能损害时需适当减少剂量，如哌拉西林、阿洛西林、美洛西林、头孢哌酮、头孢曲松、头孢噻肟和头孢噻吩等。

4. 主要由肾脏排泄的药物　肝功能减退时不需调整剂量，如氨基糖苷类、β-内酰胺类（青霉素类，头孢菌素类如头孢唑林、头孢他啶）、万古（去甲万古）霉素、多黏菌素和磷霉素等。

（三）抗菌药物在老年患者中的应用

老年人因生理功能减退、组织器官萎缩、免疫力下降，易发生感染性疾病，抗菌药治疗过程中发生不良反应的概率也相对较高。因此，临床需根据老年患者的特点合理选用抗菌药。

抗菌药物在老年患者体内的过程有以下特点：①肾功能生理性减退，药物的清除半减期延长，血药浓度比正常人高。因此主要经肾脏排泄的药物如青霉素类、氨基糖苷类、万古霉素等，用药剂量需按肾功能减退程度调整。老年人的血肌酐值往往偏低，肾功能的测定以肌酐清除率较为可靠，必要时需进行血药浓度监测。②老年患者的肝血流量减少，一些主要经肝脏代谢或肝脏系统排泄的药物清除减慢。③体液量减少，脂肪组织中的药物浓度高；血清白蛋白减少，游离药物浓度较高。因此在老年人抗菌治疗中应注意以下几点：

1. 避免使用毒性大的抗菌药物　氨基糖苷类抗菌药物、万古霉素以及两性霉素 B 等抗菌药物应尽可能避免应用。此类药物一般治疗浓度范围狭窄，个体差异亦大，如确有指征应用该类药物时需进行血药浓度监测，据此调整给药方案。

2. 患者可减量应用毒性低的β-内酰胺类抗菌药物　青霉素类、头孢菌素类及其他不典型β-内酰胺类虽毒性低危，但大多主要自肾排泄，老年患者的药物清除明显减少，血半衰期延长。常规剂量的应用可使血药浓度升高，高剂量使用后尚可出现中枢神经系统的毒性反应，如大剂量青霉素应用后所致的“青霉素脑病”，应用需根据患者内生肌酐清除率的降低情况减量用药。但由于此类药物的治疗浓度范围大，一般情况下并不需将血药浓度监测列为常规。

3. 老年人感染宜用杀菌剂　由于免疫功能降低和组织器官功能退化，病灶内细菌的清除更有赖于抗菌药物的杀菌作用，青霉素类和头孢菌素类均为可选药物，必要时氨基糖苷类亦可选用，但仍应按患者的肾功能情况调整给药剂量和间期。

（四）抗菌药物在新生儿中的应用

新生儿的生理特点、药物吸收、分布、代谢特点与成人大不相同，包括：①体内酶系统不成熟，影响药物代谢灭活，如新生儿采用氯霉素时在肝脏代谢减少，血药浓度明显增高导致灰婴综合征；②肾功能发育不全，经肾排泄的药物清除减缓，青霉素、氨基糖苷类、头孢菌素等药物的血药浓度增高、半减期延长；③血浆白蛋白与药物的结合能力低，游离药物浓度高；④细胞外液容量大，药物清除相对缓慢，清除半衰期延长。鉴于上述的新生儿生理学和药理学特点，抗菌药物在新生儿中的应用需注意以下方面：

1. 药物在新生儿体内的分布容积和新生儿的体表面积均较成人大，因此新生儿的抗菌药物用量较按体重计算略高，但由于其肾发育不成熟，药物半衰期可较成人长数倍，因此给药间期一般较成人或年长儿长。上述情况主要适用于毒性低、主要由肾排泄的β-内酰胺类抗菌药物，如青霉素类、头孢菌素等。

2. 新生儿期由于肝酶系统的不足、肾排泄能力的不完备，一些毒性大的抗菌药物如主要经肝代谢的氯霉素、磺胺药，主要自肾排泄的氨基糖苷类、万古霉素、多黏菌素类、四环素类等均应尽量避免应用。如确有指征应用氨基糖苷类、万古霉素、氯霉素等时，必须进行血药浓度监测，个体化给药，以保证治疗安全有效。多黏菌素类、四环素类、磺胺药、呋喃类均不宜选用，喹诺酮类禁用。

3. 新生儿的肌肉组织对化学性刺激的耐受性差，应用抗菌药物时不宜肌内注射给药。

4. 新生儿体重和组织器官的成熟与日俱增，药动学过程不断随日龄的增长而变化，因此需按照日龄的不同而调整给药方案。

（五）抗菌药物在妊娠期患者中的应用

妊娠期患者使用抗菌药需考虑孕妇及胎儿两个方面的因素。孕妇的血浆容量大，药物分布容积增加，血药浓度较妊娠前低，故使用剂量应略高于常规量。妊娠期尤其妊娠后期肝脏负荷增加，有肝毒性或经肝脏代谢的药物如四环素、红霉素酯化物易引起肝损害。某些抗感染药物如氯霉素、磺胺类、氟喹诺酮类、红霉素酯化物、氨基糖苷类、万古霉素、异烟肼等可自母体透过血胎盘屏障，对胎儿产生不良反应。参照美国FDA对抗菌药物在孕期应用的危险分类，抗菌药物在妊娠期患者中的应用分以下几种情况：

A类：孕妇进行的对照试验表明，药物对妊娠前3个月的胎儿没有不利影响。目前尚无抗菌药物的妊娠期分类是A类。

B类：动物研究无危险，但人类研究资料不充分，或对动物有毒性对人类研究无危险性，孕妇有明确指征时慎用。包括青霉素类、头孢菌素类、β-内酰胺酶抑制剂、氨曲南、美罗培南、厄他培南、红霉素、阿奇霉素、克林霉素、磷霉素、两性霉素B、甲硝唑和呋喃妥因等。

C类：动物实验研究有毒性，人类研究资料不充分，但药物的应用可能利大于弊，孕妇在确有用药指征时，充分权衡利弊决定是否选用。包括亚胺培南、氯霉素、克拉霉素、万古霉素、氟康唑、伊曲康唑、酮康唑、氟胞嘧啶、喹诺酮类、复方磺胺甲噁唑、利奈唑胺、异烟肼、吡嗪酰胺、利福平、金刚烷胺、更昔洛韦和拉米夫定等。

D类：已证实对人类有危险性，孕妇避免使用，但确有应用指征且益处大于风险时严密观察下慎用。包括氨基糖苷类、四环素类、依法韦仑和伏立康唑等。

X类：对人类致畸，危险大于受益，孕妇禁用。包括奎宁、利巴韦林和乙硫异烟胺等。

妊娠期患者选用抗菌药物时宜选用B类药，禁用X类，避免使用D类，确有用药指征需用氨基糖苷类、万古霉素、氯霉素、磺胺类、氟胞嘧啶时临床必须做血药浓度监测以调整给药方案。

（六）抗菌药物在哺乳期妇女中的应用

哺乳期妇女使用抗菌药物，部分抗菌药可自乳汁分泌。对乳儿的影响需考虑乳汁中药物分泌量的多少，及药物是否可自乳儿消化道吸收，并对乳儿产生影响。异烟肼在乳汁中的浓度几乎与母体相等；氯霉素、红霉素和四环素有相当量分泌至乳汁中；而青霉素类、头孢菌素类在乳汁中的分泌量很少。哺乳期妇女应避免使用磺胺类、四环素类、氨基糖苷类、氯霉素、氟喹诺酮类。青霉素类与头孢菌素类在乳汁中的浓度低，乳儿经消化道的吸收率又低，对乳儿较安全，但青霉素类可引起过敏反应。考虑到少量药物可能对乳儿带来的潜在影响，哺乳期妇女应用任何抗菌药物均宜暂停哺乳。

第二节　常见感染性疾病的药物治疗

一、呼吸系统感染

呼吸系统感染分为上呼吸道感染与下呼吸道感染。上呼吸道感染指发生在上呼吸道的急性感染，位置可以在鼻腔、鼻窦、咽头和喉咙，有病毒性（占 70%～80%）及细菌性（占 20%～25%）。下呼吸道感染指发生在下呼吸道如气管、主支气管及肺内的各级支气管的炎症，主要由病毒、细菌、支原体、衣原体、军团菌等微生物感染引起，包括急性气管-支气管炎、慢性支气管炎、肺炎等。肺炎是最常见的下呼吸道感染疾病，本节将从病因、发病机制、诊断、临床表现及药物治疗等方面对肺炎进行重点介绍。

（一）病因和发病机制

肺炎（pneumonia）是指终末气道、肺泡和肺间质的炎症，可由病原微生物、理化因素、免疫损伤、过敏及药物所致。细菌性肺炎是最常见的肺炎，也是最常见的感染性疾病之一。

正常的呼吸道免疫防御机制（支气管内黏液-纤毛运载系统、肺泡巨噬细胞等细胞防御的完整性等）使气管隆凸以下的呼吸道保持无菌。是否发生肺炎决定于两个因素：病原体和宿主因素。如果病原体数量多、毒力强和（或）宿主呼吸道局部和全身免疫防御系统损害，即可发生肺炎。病原体可通过下列途径引起肺炎：①空气吸入；②血行播散；③邻近感染部位蔓延；④上呼吸道定植菌的误吸。肺炎还可通过误吸胃肠道的定植菌（胃食管反流）和通过人工气道吸入环境中的致病菌引起。病原体直接抵达下呼吸道后滋生繁殖，引起肺泡毛细血管充血、水肿，肺泡内纤维蛋白渗出及细胞浸润。除了金黄色葡萄球菌、铜绿假单胞菌和肺炎克雷伯杆菌等可引起肺组织的坏死性病变易形成空洞外，肺炎治愈后多不遗留瘢痕，肺的结构与功能均可恢复。

（二）临床表现及诊断

1. 临床表现　细菌性肺炎的症状变化较大，可轻可重，决定于病原体和宿主的状态。常见症状为咳嗽、咳痰，或原有呼吸道症状加重，并出现脓性痰或血痰，伴或不伴胸痛。肺炎病变范围大者可有呼吸困难、呼吸窘迫。大多数患者有发热。早期肺部体征无明显异常，重症者可有呼吸频率增快、鼻翼煽动、发绀。肺实变时有典型的体征，如叩诊浊音、语颤增强和支气管呼吸音等，也可闻及湿啰音。并发胸腔积液者，患侧胸部叩诊浊音、语颤减弱、呼吸音减弱。

肺炎可按解剖、病因或患病环境加以分类。按解剖分类可分为大叶性(肺泡性)肺炎、小叶性(支气管性)肺炎、间质性肺炎;按病因分类可分为细菌性肺炎、非典型病原体所致的肺炎、病毒性肺炎、肺真菌病、其他病原体所致的肺炎(如立克次体、弓形虫、寄生虫等)、理化因素所致的肺炎(如放射性损伤引起的放射性肺炎);按患病环境分类可分为社区获得性肺炎(community-acquired pneumonia,CAP)、医院获得性肺炎(hospital acquired pneumonia,HAP)。

2. 诊断　由于细菌学检查的阳性率低,培养结果滞后,病因分类在临床上应用较为困难,目前多按肺炎的获得环境分成两类,有利于指导经验治疗。

社区获得性肺炎的临床诊断依据是:①新近出现的咳嗽、咳痰或原有呼吸道疾病症状加重,并出现脓性痰,伴或不伴胸痛;②发热;③肺实变体征和(或)闻及湿啰音;④WBC $>10\times10^9$/L 或 $<4\times10^9$/L,伴或不伴中性粒细胞核左移;⑤胸部X线检查显示片状、斑片状浸润性阴影或间质性改变,伴或不伴胸腔积液。以上1～4项中任何1项加第5项可作出诊断。CAP的常见病原体为肺炎链球菌、支原体、衣原体、流感嗜血杆菌和呼吸道病毒(甲、乙型流感病毒,腺病毒,呼吸合胞病毒和副流感病毒)等。

医院获得性肺炎是指患者入院时不存在,也不处于潜伏期,而于入院48小时后在医院(包括老年护理院、康复院等)内发生的肺炎。医院获得性肺炎包括呼吸机相关性肺炎和卫生保健相关性肺炎,临床诊断依据是X线检查出现新的或进展的肺部浸润影加上下列三个临床征候中的两个或两个以上可以诊断为医院获得性肺炎:①发热超过38℃;②血白细胞增多或减少;③脓性气道分泌物。无感染高危因素患者的常见病原体依次为肺炎链球菌、流感嗜血杆菌、金黄色葡萄球菌、大肠埃希菌、肺炎克雷伯杆菌、不动杆菌属等;有感染高危因素患者的常见病原体为铜绿假单胞菌、肠杆菌属、肺炎克雷伯杆菌等,近年金黄色葡萄球菌感染有明显增加的趋势。

(三)治疗原则

1. 社区获得性肺炎的治疗原则

(1)尽早开始抗菌药物经验治疗(表1-5)。应选用能覆盖肺炎链球菌、流感嗜血杆菌的药物,需要时加用对肺炎支原体、肺炎衣原体、军团菌属等细胞内病原体有效的药物;有肺部基础疾病患者的病原菌亦可为需氧革兰阴性杆菌、金黄色葡萄球菌等。

(2)住院治疗的患者入院后应立即采取痰标本,做涂片革兰染色检查及培养;体温高、全身症状严重者应同时送血培养。

(3)轻症患者可口服用药;重症患者选用静脉给药,待临床表现显著改善并能口服时改用口服药。

2. 医院获得性肺炎的治疗原则

(1)应重视病原检查,给予抗菌治疗前先采取痰标本进行涂片革兰染色检查及培养,体温高、全身症状严重者同时送血培养。有阳性结果时做药敏试验。

(2)尽早开始经验治疗,首先采用针对常见病原菌的抗菌药物,明确病原后根据药敏试验结果调整用药。

(3)疗程根据不同的病原菌、病情严重程度、基础疾病等因素而定。宜采用注射剂,病情显著好转或稳定后并能口服时改用口服药。

(四)药物治疗方案

1. 社区获得性肺炎的治疗方案

(1)经验治疗见表1-5。

(2)明确病原体后,对经验治疗效果不满意者可按药敏试验结果调整用药,见表1-6。

表1-5 社区获得性肺炎的经验治疗

相伴情况	病原	宜选药物	可选药物
不需住院,无基础疾病,青年	肺炎链球菌,肺炎支原体,嗜肺军团菌,流感嗜血杆菌	青霉素,氨苄(阿莫)西林 ± 大环内酯类	第一代头孢菌素 ± 大环内酯类
不需住院,有基础疾病,老年	同上;革兰阴性杆菌,金黄色葡萄球菌	第一或第二代头孢菌素 ± 大环内酯类	氨苄西林-舒巴坦或阿莫西林-克拉维酸钾 ± 大环内酯类,氟喹诺酮类 ± 大环内酯类
需住院	同上;革兰阴性杆菌,金黄色葡萄球菌	第二或第三代头孢菌素 ± 大环内酯类,氨苄西林-舒巴坦或阿莫西林-克拉维酸钾 ± 大环内酯类	氟喹诺酮类 ± 大环内酯类
重症患者	同上;革兰阴性杆菌,金黄色葡萄球菌	第三代头孢菌素 ± 大环内酯类,氟喹诺酮类 ± 大环内酯类	具有抗铜绿假单胞菌作用的广谱青霉素/β-内酰胺酶抑制剂或头孢菌素类 ± 大环内酯类

表1-6 社区获得性肺炎的病原治疗

病原	宜选药物	可选药物	备注
肺炎链球菌	青霉素,氨苄(阿莫)西林	第一或第二代头孢菌素	
流感嗜血杆菌	氨苄西林,阿莫西林,氨苄西林-舒巴坦,阿莫西林-克拉维酸钾	第一或第二代头孢菌素,氟喹诺酮类	10% ~40%的菌株产β-内酰胺酶
肺炎支原体	红霉素等大环内酯类	氟喹诺酮类,多西环素	
肺炎衣原体	红霉素等大环内酯类	氟喹诺酮类,多西环素	
军团菌属	红霉素等大环内酯类	氟喹诺酮类	
革兰阴性杆菌	第二或第三代头孢菌素	氟喹诺酮类,β-内酰胺类/β-内酰胺酶抑制剂	
金黄色葡萄球菌	苯唑西林,氯唑西林	第一或第二代头孢菌素,克林霉素	

2. 医院获得性肺炎的治疗方案 根据不同病原菌的治疗方案见表1-7。

表1-7　医院获得性肺炎的病原治疗

病原	宜选药物	可选药物	备注
金黄色葡萄球菌			
甲氧西林敏感	苯唑西林，氯唑西林	第一或第二代头孢菌素，林可霉素，克林菌素	有青霉素类过敏性休克史者不宜用头孢菌素类
甲氧西林耐药	万古霉素，利奈唑胺	磷霉素，利福平，复方磺胺甲噁唑与万古霉素或去甲万古霉素联合，不宜单用	
肠杆菌科细菌	第二或第三代头孢菌素单用或联合氨基糖苷类	氟喹诺酮类，β-内酰胺类/β-内酰胺酶抑制剂，碳青霉烯类	
铜绿假单胞菌	哌拉西林，头孢他啶，头孢哌酮，β-内酰胺酶抑制剂联合环丙沙星等氟喹诺酮类或联合氨基糖苷类，碳青霉烯类	环丙沙星等氟喹诺酮类+氨基糖苷类	通常需联合用药
不动杆菌属	氨苄西林-舒巴坦，头孢哌酮-舒巴坦	碳青霉烯类，氟喹诺酮类	重症患者可联合氨基糖苷类
真菌	氟康唑，两性霉素B	氟胞嘧啶（联合用药）	
念珠菌	氟康唑，卡泊芬净	两性霉素B脂质体，伏立康唑	
曲霉菌	伏立康唑，伊曲康唑	两性霉素B脂质体，卡泊芬净	
隐球菌	两性霉素B+氟胞嘧啶	两性霉素B或其脂质体+氟康唑	
厌氧菌	β-内酰胺酶抑制剂，克林霉素	碳青霉烯类	

（1）肺炎链球菌肺炎：一经诊断即应给予抗菌药物治疗，首选青霉素，用药途径及剂量视病情轻重及有无并发症而定。对于成年轻症患者，可用240万U/d，分3次肌内注射；病情稍重者宜用青霉素240万~480万U/d，分次静脉滴注，每6~8小时1次；重症及并发脑膜炎者可增至1000万~3000万U/d，分4次静脉滴注。对青霉素过敏者，或耐青霉素或多重耐药菌株感染者，可用呼吸氟喹诺酮类、头孢噻肟或头孢曲松等药物，多重耐药菌感染者可用万古霉素、替考拉宁等。

（2）葡萄球菌肺炎：强调应早期清除引流原发病灶，选用敏感的抗菌药物。近年来，金黄色葡萄球菌对青霉素的耐药率已高达90%左右，因此可选用耐青霉素酶的半合成青霉素或头孢菌素，如苯唑西林钠、氯唑西林、头孢呋辛钠等，联合氨基糖苷类如阿米卡星等亦有较好疗效。阿莫西林、氨苄西林与酶抑制剂组成的复方制剂对产酶金黄色葡萄球菌有效，亦可选用。对于耐甲氧西林金黄色葡萄球（MRSA）则应选用万古霉素、替考拉宁等。万古霉素1~

2g/d 静脉滴注；或替考拉宁首日 0.8g 静脉滴注，以后 0.4g/d。偶有药物热、皮疹、静脉炎等不良反应。

(3)肺炎支原体肺炎：早期使用适当的抗菌药物可减轻症状及缩短病程。本病有自限性，多数病例不经治疗可自愈。大环内酯类抗菌药物为首选，如红霉素、罗红霉素和阿奇霉素。氟喹诺酮类如左氧氟沙星、加替沙星和莫西沙星等，四环素类也用于肺炎支原体肺炎的治疗。疗程一般为 2～3 周。因肺炎支原体无细胞壁，青霉素或头孢菌素类等抗菌药物无效。对剧烈呛咳者，应适当给予镇咳药。若继发细菌感染，可根据痰病原学检查结果选用针对性的抗菌药物治疗。

(4)病毒性肺炎：以对症治疗为主，卧床休息，居室保持空气流通，注意隔离消毒，预防交叉感染；给予足量的维生素及蛋白质，多饮水及少量多次进软食，酌情静脉输液及吸氧；保持呼吸道通畅，及时消除上呼吸道分泌物等。原则上不宜应用抗菌药物预防继发性细菌感染，一旦明确已合并细菌感染，应及时选用敏感的抗菌药物。目前已证实较有效的病毒抑制药物有：①利巴韦林具有广谱的抗病毒活性，包括呼吸道合胞病毒、腺病毒、副流感病毒和流感病毒。0.8～1.0g/d，分 3～4 次服用；静脉滴注或肌内注射每日 10～15mg/kg，分 2 次；亦可用雾化吸入，每次 10～30mg，加灭菌注射用水 30ml，每日 2 次，连续 5～7 天。②阿昔洛韦具有广谱、强效和起效快的特点，临床用于疱疹病毒、水痘病毒感染，尤其对免疫缺陷或应用免疫抑制剂者应尽早应用。每次 5mg/kg，静脉滴注，一日 3 次，连续给药 7 天。③更昔洛韦可抑制 DNA 合成，主要用于巨细胞病毒感染。7.5～15mg/(kg·d)，连用 10～15 天。④奥司他韦为神经氨酸酶抑制剂，对甲、乙型流感病毒均有很好的作用，耐药的发生率低。每次 75mg，每日 2 次，连用 5 天。⑤金刚烷胺有阻止某些病毒进入人体细胞及退热的作用，临床用于流感病毒等感染。成人量每次 100mg，早、晚各用 1 次，连用 3～5 天。

（五）药物治疗管理

1. 疗效监测

(1)初始治疗开始后 48～72 小时应重新评估病情和诊断，治疗有效者首先表现为体温下降、呼吸道症状有所改善，白细胞恢复正常和 X 线胸片病灶吸收一般出现较迟。当症状明显改善时，无论痰病原学检查结果如何，仍可维持原方案治疗。

(2)当症状明显改善后，胃肠外给药者可改用同类或抗菌谱相近、或对致病原敏感的口服制剂，采用序贯治疗。

(3)初始治疗 72 小时症状无改善或一度改善又恶化均应视为无效，届时应重新评估。以下情况往往导致肺部感染不易控制：①初始抗菌药物未能覆盖致病菌或抗菌药物浓度处于有效浓度之下或细菌耐药，此时应结合痰培养结果，谨慎调整抗感染药物的品种或剂量，并重复病原学检查；②存在肺部感染的易患因素，如老龄、卧床、制动(局部固定和神经麻痹等)、咳嗽无力、痰引流差、会厌功能障碍、上呼吸道和口腔感染、胃反流误吸、气道阻塞、营养不良及心力衰竭等；③存在全身免疫功能缺陷，如糖尿病、肿瘤、系统性红斑狼疮(SLE)、肝肾功能不全、白细胞减少、艾滋病、白血病等；④存在慢性肺部疾病，如慢性支气管炎、支气管扩张、肺囊性纤维化、肺间质纤维化、慢性纤维空洞肺结核等；⑤采取某些免疫抑制治疗措施，如化疗和放疗及接受糖皮质激素、免疫抑制剂治疗者，以及实施气管插管和气管切开者；⑥存在选用药物受限，如孕妇、哺乳期妇女、婴幼儿及儿童、老年人、肝肾功能不全者，以及粒细胞减少者等。

经有效治疗后,出院的标准为同时满足以下标准:体温正常超过24小时;平静时心率不超过100次/分,呼吸不超过24次/分;收缩压≥90mmHg;无精神障碍;在不吸氧的情况下动脉血氧饱和度正常;可接受口服药物治疗。

2. 药物治疗方案优化 对疑有吸入因素时应优先选择阿莫西林-克拉维酸钾等有抗厌氧菌作用的药物,或联合应用甲硝唑、克林霉素等,也可选用莫西沙星等对厌氧菌有效的呼吸喹诺酮类药物;对于有基础慢性阻塞性肺疾病(COPD)等呼吸道疾病的老年患者,肺部感染时需警惕铜绿假单胞菌感染,需选用具有抗假单胞菌活性的头孢菌素类联合氨基糖苷类或喹诺酮类,有时可以联合用阿奇霉素,以借助其破生物被膜的效应;对怀疑甲氧西林耐药的葡萄球菌引发的感染,可以使用万古霉素,或在万古霉素等基础上联合磷霉素、利福平等增强抗菌活性。

足够的疗程对确保疗效十分重要,对于金黄色葡萄球菌、铜绿假单胞菌、克雷伯菌或厌氧菌等容易导致肺部组织坏死的致病菌所致的感染,抗菌药物的疗程建议大于2周,对于非典型病原菌如肺炎支原体或衣原体的疗程宜为10~14天,对于长期全身应用糖皮质激素的患者也需延长治疗时间。

3. 用药教育及生活方式教育

(1)用药教育

1)青霉素类药物:应用前必须做皮肤试验,阳性者禁用;可经乳汁排出使胎儿致敏,用药期间应停止哺乳;不能与碱性药物(碳酸氢钠注射液)与酸性药物(如葡萄糖注射液)配伍使用。

2)头孢菌素类:与青霉素存在交叉过敏,对青霉素过敏者慎用,条件允许者进行皮试;具有时间依赖性,除头孢曲松(半衰期为5.8~8.7小时)和头孢尼西(半衰期为4.5小时)外,半衰期均较短,每日需多次服用或注射;食物会影响口服头孢菌素类抗菌药如头孢氨苄、头孢克洛、头孢他尼的吸收,建议空腹或饭前服用,但头孢呋辛宜饭后服用,因为食物可促进该药吸收;该类药可透过血脑屏障并可经乳汁排泄,孕妇及哺乳期妇女慎用;常见的不良反应有皮疹、荨麻疹、瘙痒等过敏反应及胃肠道反应如恶心、嗳气、腹痛等,停药后会有所缓解,但在治疗过程或治疗最初几周内若出现严重持续性腹泻,应警惕假膜性肠炎,应及时就诊;该类药物影响乙醇代谢,会出现面部红、头痛、血压降低、心率加快、嗜睡等反应,用药期间或用药后1周内应避免饮酒。

3)碳青霉烯类:该类药物长期使用易导致二重感染,应明确长期给药的理由,不得随意延长给药疗程。

4)氨基糖苷类:均具有肾毒性、耳毒性和神经肌肉阻滞作用,不宜用于长疗程治疗,治疗期间应检测尿常规,严密观察听力、前庭功能及神经肌肉阻滞症状;用药期间可考虑给患者补充足够的水分,减少肾小管损伤;有条件应检测该类药物的血药浓度,尤其是新生儿、老年人及肾功能衰退的患者;孕妇禁用,哺乳期妇女给药期间应暂停哺乳;儿童患者应慎用。

5)喹诺酮类:妊娠期、哺乳期及18岁以下的未成年人应避免使用本类药物;中枢神经系统疾病患者应避免应用。

6)大环内酯类:该类药物可以抑制肝脏药物酶CYP3A的活性,从而使一些CYP3A底物的代谢减慢,体内浓度增高,毒性增加,如卡马西平、环磷酰胺、咪达唑仑等;该类药物经肝脏代谢,应注意监测患者的肝功能,尤其对肝功能损害的患者。

(2)生活方式教育:建议患者戒烟,鼓励多休息,强调多饮水的重要性(许多患者因不显性失水而脱水),保持足够的热量、营养摄入(体重减轻超过5% ~10%,患者的病死率增加);鼓励多咳嗽排痰,必要时协助患者翻身,拍背排痰。

(六)案例分析

1. 主题词　社区获得性肺炎;慢性阻塞性肺疾病;铜绿假单胞菌;莫西沙星。

2. 病史摘要　患者,男,83岁,体重71kg。反复咳嗽、咳痰10余年。10余年患者每逢冬季及气候变化时出现咳嗽、咳痰,痰为白黏痰,尤以晨起为多,每年病程持续约3个月,冬春加重,天气转暖或经抗感染治疗后症状可缓解。入院前3日,患者在无明显诱因下出现咳嗽、咳痰加重,咳黄脓痰,量多,同时伴发热,最高体温约38℃,双肺呼吸音粗,可闻及湿啰音及哮鸣音,胃纳欠佳,无盗汗、颜面潮红、消瘦、下肢水肿、夜间呼吸困难、咳血等。CT结果为胸腔积液、肺气肿,诊断为肺部感染。患者有吸烟史40年,既往史有慢性支气管、慢性阻塞性肺疾病(COPD),慢性咳嗽、咳痰10余年。有高血压、冠心病病史,平时服用非洛地平降压、单硝酸异山梨酯扩冠治疗。

体格检查:T 38.2℃,BP 135/85mmHg,P 85次/分,R 22次/分。神志清,气尚平,双肺呼吸音粗,双下肺可闻及湿啰音;律齐,腹软、无压痛。实验室检查:血常规:WBC 15.2×10^9/L,N% 88.0%,Hb 121g/L,PLT 180×10^9/L。肝功能:ALT 23U/L,AST 16U/L。肾功能:肌酐46μmol/L,尿素氮6.68mmol/L,尿酸158μmol/L。胸部CT:两肺感染,胸腔积液,肺气肿。痰培养:已送痰标本进行病原学培养,结果未出。

入院诊断:社区获得性肺炎,COPD,冠心病,原发性高血压。

3. 治疗方案　患者院外发病,根据社区获得性肺炎的诊断标准,患者又新出现咳嗽、咳痰加重;发热,体温38.2℃;肺部听诊有湿啰音;白细胞升高,WBC 15.2×10^9/L;同时CT显示肺部感染,因此社区获得性肺炎的诊断明确。因痰培养结果暂时没有回报,故初始经验性治疗方案采用氟喹诺酮类药物单药治疗。

抗感染治疗方案:莫西沙星每次0.4g,每日1次静脉滴注经验性抗感染治疗。

4. 药学监护要点　社区获得性肺炎的药学监护要点主要为治疗药物的疗效监测、患者依从性监护及药物不良反应监护三个方面。具体如下:

(1)疗效监测:CAP的疗效监测指标有咳嗽、咳痰或呼吸道疾病症状,白细胞、中性粒细胞、CRP、PCT等实验室检查指标,痰病原学培养结果等。除以上指标外,其呼吸、血压、体温、肺功能及动脉血气等也是重要的监护指标。

(2)依从性监护:患者是否明确不同药物的作用、用法及不良反应,是否掌握药物的间隔给药、注意事项。

(3)不良反应监护:根据患者选用的药物注意有无相关的不良反应出现;注意患者有无联合用药、有无基础疾病等,对于肝肾功能不全的患者应注意监测肝、肾功能指标。

5. 药学监护过程　患者以发热,咳嗽、咳痰加重入院,临床进行扩张支气管、化痰处理,以莫西沙星抗感染治疗3日后,患者体温下降至37.7℃,但仍有黄脓痰,第4日出现感染症状加重,呼吸骤停,吸出大量痰液后恢复。入院时已进行痰培养及药敏试验、血清真菌G试验、血培养等检查,结果还未得到。临床药师建议选用对铜绿假单胞菌有作用的药物,如头孢哌酮-舒巴坦(2:1)每次3g,每日2次静脉滴注,或哌拉西林-他唑巴坦每次4.5g,每日3次静脉滴注,临床采用头孢哌酮-舒巴坦方案。之后痰培养结果汇报,铜绿假单胞菌优势生长。头孢哌酮-舒巴坦治疗7日后患者体温恢复正常，痰量减少，症状好转，感染得到控制。药师建议改用左氧氟沙星口服序贯治疗1~2周，直至出院。

6. 药学分析与建议　对社区获得性肺炎应尽早开始抗菌药物经验治疗，选用能覆盖肺炎链球菌、流感嗜血杆菌的药物，需要时加用对肺炎支原体、肺炎衣原体、军团菌属等细胞内病原体有效的药物；有肺部基础疾病患者的病原菌亦可为需氧革兰阴性杆菌、金黄色葡萄球菌等。住院治疗患者入院后应立即采取痰标本，做涂片革兰染色检查及培养；体温高、全身症状严重者应同时送血培养。轻症患者可口服用药；重症患者选用静脉给药，待临床表现显著改善并能口服时改用口服药。本患者在入院后即静脉给予莫西沙星进行抗感染治疗，莫西沙星属于呼吸喹诺酮类药物，抗菌谱广，对CAP常见的病原菌均有抗菌作用。同时于第一时间获取痰标本进行病原学培养。

经验用药后应及时评估治疗结果，并及时进行治疗方案的调整。一般在初始治疗开始后48~72小时重新评估病情和诊断，治疗有效者首先表现为体温下降、呼吸道症状有所改善，白细胞恢复和X线胸片病灶吸收一般出现较迟。当症状明显改善时，无论痰病原学检查结果如何，仍可维持原方案治疗。初始治疗72小时显示症状无改善或一度改善又恶化均应视为无效，应调整药物方案。

该患者初始治疗3日后，患者体温一度有少许下降，第4日出现感染症状加重，血常规示白细胞14.1×10^9/L。在痰培养结果尚未回报的情况下，考虑患者有慢性支气管炎、COPD史，有铜绿假单胞菌感染的可能，经验性抗感染治疗时应选用对铜绿假单胞菌有作用的抗菌药物。之前使用的莫西沙星对铜绿假单胞菌作用较弱，此时感染加重，说明莫西沙星不能有效覆盖该患者的病原菌，不应继续使用该药。对铜绿假单胞菌较强的抗菌药物有β-内酰胺类（如头孢他啶、头孢吡肟）、β-内酰胺类/β-内酰胺酶抑制剂复合制剂（头孢哌酮-舒巴坦、哌拉西林-他唑巴坦）、碳青霉烯类（如亚胺培南-西司他丁钠、美罗培南）、氨基糖苷类（如庆大霉素、阿米卡星、奈替米星）、氟喹诺酮类（如环丙沙星、左氧氟沙星）。考虑到患者为老年，基础疾病较多，有慢性支气管炎、COPD史，有长期使用抗菌药物的可能，头孢他啶虽然对铜绿假单胞菌有一定的抗菌作用，但目前患者感染症状较重，故有耐药铜绿假单胞菌感染的可能，对头孢他啶耐药的可能较大，不宜选择该药物。碳青霉烯类抗菌药物对铜绿假单胞菌的作用较强，但应使用于多重耐药且对本类药物敏感的革兰阴性杆菌所致的严重感染，本病例目前病原菌尚不明确，且不符合重症肺炎的诊断，故不宜经验性使用碳青霉烯类药物。氨基糖苷类药物的肾毒性较大，尤其对于老年患者的风险较大，非必需时不宜选用。故药师建议使用酶抑制剂复合制剂，如头孢哌酮-舒巴坦、哌拉西林-他唑巴坦，该类药物对铜绿假单胞菌有较强的抗菌作用，对酶的稳定性也较好，比较适用于该患者目前的用药选择。

当症状明显改善后，胃肠外给药者可改用同类或抗菌谱相近、或对致病原敏感的口服制剂，采用降阶梯治疗。本例患者改用对铜绿假单胞菌敏感的左氧氟沙星口服作为后续治疗。静脉用药改成口服治疗的时机为临床改善，$PO_2>92$mmHg，$T<38$℃，$P<100$次/分，$R<24$次/分，可口服药物并且胃肠道功能正常。

社区获得性肺炎的治疗疗程一般需7~10天，足够的疗程对确保疗效十分重要。对于金黄色葡萄球菌、铜绿假单胞菌、克雷伯菌或厌氧菌等容易导致肺部组织坏死的致病菌所致的感染，抗菌药物的疗程建议大于2周，对于非典型病原菌如肺炎支原体或衣原体的疗程宜为10~14天，对于长期全身应用糖皮质激素的患者也需延长治疗时间。

经有效治疗后，出院的标准为同时满足以下标准：体温正常超过24小时；平静时心率不超过100次/分，呼吸不超过24次/分；收缩压≥90mmHg；无精神障碍；在不吸氧的情况下动脉血氧饱和度正常；可接受口服药物治疗。该患者出院时体温平稳5天，BP 130/80mmHg，P 82次/分，R 21次/分，神志清，动脉血氧饱和度为99%，带口服左氧氟沙星出院后继续治疗。

7. 药物治疗小结　社区获得性肺炎的抗感染治疗过程中，首先应根据患者的基础疾病情况和个体化特点、流行病学特点等因素判断可能的病原菌，选用抗菌谱较广、毒副作用较小的药物作为初始经验治疗。其次，在治疗48～72小时后应重新评估病情、抗感染治疗疗效，分析前期方案取得或未取得预期疗效的原因。如疗效明显，可继续原方案并在合适的时候改为口服治疗；如未取得理想的效果，可分析药物抗菌谱，结合患者的疾病特点，选择能弥补前期方案未覆盖的病原菌的药物。当获得病原学培养结果和药敏试验结果时，应正确判断培养结果的意义，如考虑为致病菌，则可根据药敏试验结果调整抗菌药物方案。在治疗过程中做好疗效监测和安全性监测，确保治疗的有效和安全。

二、消化系统感染

消化系统感染主要指与食管、胃、肠、肝、胆、胰等器官相关的感染性疾病，常见的疾病种类主要包括感染性腹泻、胆道感染、肝脓肿、胰周脓肿等。由于临床上感染性腹泻的发病率较高，本节以感染性腹泻为例，主要阐述感染性腹泻的诊断依据、临床表现、治疗原则以及药物治疗效果和用药监护等内容。

（一）病因和发病机制

感染性腹泻是指感染病原微生物或寄生虫引起的腹泻，其临床表现可有腹痛、腹泻，并可伴有发热、恶心、呕吐等症状。急性腹泻一般指病程在2周以内的腹泻。

可导致急性感染性腹泻的病原体主要有：①志贺菌属、沙门菌属、弯曲菌属、肠致病性大肠埃希菌、肠出血性大肠埃希菌（主要为血清型O157∶H7）、肠侵袭性大肠埃希菌、肠产毒性大肠埃希菌、肠黏附性大肠埃希菌、耶尔森菌属、艰难梭菌、产气荚膜梭菌、金黄色葡萄球菌、蜡样芽孢杆菌、梅毒螺旋体、淋病奈瑟球菌、气单胞菌属、类志贺邻单胞菌、单核细胞增多性李斯特菌、鸟分枝杆菌等细菌；②轮状病毒、诺瓦克病毒、类诺瓦克病毒、肠道腺病毒、杯状病毒、星状病毒、小圆病毒、冠状病毒、单纯疱疹病毒、巨细胞病毒等病毒；③蓝伯贾第虫、溶组织阿米巴、隐孢子虫属、环孢子虫属等寄生虫。目前尚缺乏念珠菌属等真菌在一般人群中具有肠道致病力的证据，肠道菌群失调时可见念珠菌属大量繁殖，但并非都发生腹泻。

急性感染性腹泻的病原体主要通过以下侵袭性或非侵袭性作用致病：①轮状病毒、诺瓦克病毒、肠致病性大肠埃希菌等病原体黏附于肠黏膜上皮细胞后，导致细胞微绒毛结构消失和乳糖酶分泌减少，引起肠道对营养物质和电解质的吸收减少及食糜渗透压升高，因而发生吸收不良和渗透性腹泻，表现为水样泻；②霍乱弧菌、产肠毒素大肠埃希菌、沙门菌属等分泌肠毒素，抑制 Cl^-、Na^+ 吸收，并促进 Cl^- 分泌，导致分泌性腹泻；③志贺菌属、肠出血性大肠埃希菌、肠侵袭性大肠埃希菌可直接侵袭肠黏膜上皮细胞或分泌细胞毒素，引起肠黏膜炎性和溃疡病变，导致痢疾样症状及腹泻；④此外葡萄球菌、蜡样芽孢杆菌等可分泌外毒素作用于自主神经系统，引起腹泻等肠道症状。

发生腹泻的危险因素主要有：①老年人和5岁以下的儿童；②接受抗菌药物治疗者，严重者可导致假膜性肠炎，其中以氨苄西林、林可霉素和克林霉素等为多见；③生活于不发达国家或地区；④至热带或亚热带地区旅行者；⑤HIV 感染者及其他免疫缺陷者及同性恋等。腹泻患者发生死亡的危险因素有：①营养不良；②老年人和婴幼儿；③合并脱水、肺炎、脓毒症、溶血尿毒综合征；④霍乱弧菌、轮状病毒等易导致脱水的病原体感染；⑤志贺菌属等侵袭性病原体感染；⑥未经有效的补液治疗等。

（二）临床表现及诊断

1. 临床表现

（1）腹泻、大便每日≥3 次，粪便的性状异常，可为稀便、水样便，亦可为黏液便、脓血便及血便，可伴有恶心、呕吐、食欲缺乏、发热、腹痛及全身不适等。病情严重者，因大量丢失水分引起脱水、电解质紊乱甚至休克。

（2）已除外霍乱、痢疾、伤寒、副伤寒。

2. 实验室检查

（1）粪便常规检查：粪便可为稀便、水样便、黏液便、血便或脓血便。镜检可有多量红白细胞，亦可有少量或无细胞。

（2）病原学检查：粪便中可检出霍乱、痢疾、伤寒、副伤寒以外的致病微生物，如肠致泻性大肠埃希菌、沙门菌、轮状病毒或蓝氏贾第鞭毛虫等；或检出特异性抗原、核酸或从血清检出特异性抗体。

3. 诊断

具备临床表现（1）、（2）及实验室检查（1）项。

病原确诊：临床诊断加实验室检查（2）项。

各种病原所致的急性腹泻不易单凭临床表现和粪便形状加以区别，需经多次粪便常规检查、毒素检测和各种培养（包括需氧菌和厌氧菌培养、真菌培养等）后始能作出诊断，个别情况下尚需进行电镜和免疫学等特殊检查确定病原。

（三）治疗原则

1. 一般及对症治疗　尤其注意改善中毒症状及纠正水、电解质平衡失调。

2. 病原治疗　针对引起腹泻的病原体必要时给予相应的病原治疗。

3. 营养治疗　此类患者多有营养障碍，如病情允许，应继续进食适宜的食物。

（四）药物治疗方案

1. 经验治疗

（1）抗感染经验治疗的指征：在根据病史、体检和大便常规检查等作出初步诊断和进行相应的选择性病原学检查后，对以下患者应予以抗感染经验治疗：①伴有发热等全身症状的中、重度炎症性腹泻；②病程超过 10～14 天的腹泻；③老年人、糖尿病、肝硬化、免疫缺陷者等易发生并发症的患者腹泻；④旅行者腹泻；⑤餐饮服务业工作人员、食品生产者、医务人员、幼儿教师以及其他护理机构工作人员等容易导致腹泻传播和流行的患者。

（2）中、重度腹泻者：中、重度腹泻者（每日不成形大便≥4 次，伴全身症状、里急后重、血便，大便镜检发现白细胞）首选氟喹诺酮类药物，如氧氟沙星、诺氟沙星或环丙沙星，疗程为 3～5 天。此外亦可选用药物 SMZ-TMP、磷霉素、多西环素、呋喃唑酮等。

（3）医院获得性腹泻：如腹泻系在医院获得，或患者近期有应用抗菌药物尤其是林可霉素类、氨苄西林等药物史，尚应怀疑艰难梭菌所致的抗菌药物相关腹泻或假膜性肠炎，应检测艰难梭菌毒素，并予以甲硝唑，疗程为 10～14 天。去甲万古霉素或万古霉素仅用于经甲硝唑治疗无效者,疗程同甲硝唑。

(4)旅行者腹泻:旅行者腹泻多发生于抵达旅行地的2周以内,多数旅行者腹泻呈自限性,一般在3~5天内自愈。由于其主要病原体产肠毒素性大肠埃希菌所致的腹泻经抗菌治疗后,病程可由3~5天缩短至1~2天,因此仍主张给予抗菌药物治疗。非炎性腹泻或症状较轻的患者除补液、对症治疗外,可予以环丙沙星;炎性腹泻或重症者除补液及对症治疗外,予以环丙沙星,疗程为3~5天。

2. 病原治疗

(1)细菌性腹泻

1)志贺菌属、霍乱弧菌、沙门菌属、空肠弯曲菌:治疗药物首选氟喹诺酮类和四环素类药物,可选用的药物有环丙沙星、多西环素、四环素,也可选用SMZ-TMP、呋喃唑酮或红霉素,疗程为5~7天。其他可选用的药物有磷霉素、氨苄西林或阿莫西林,以及头孢曲松、头孢噻肟或头孢克肟等第三代头孢菌素。

2)肠出血性大肠埃希菌:检测到志贺毒素或血清型为O157:H7的大肠埃希菌即可确立诊断。肠出血性大肠埃希菌腹泻以不伴发热的血便为特点,可导致溶血尿毒综合征和血栓性血小板减少性紫癜等严重并发症。抗感染治疗的作用尚不明确。日本学者在体外和非对照临床研究中发现,磷霉素应用于治疗肠出血性大肠埃希菌感染可能安全并可改善预后,但尚待进一步的研究证实。

3)肠产毒性大肠埃希菌和其他大肠埃希菌:肠产毒性大肠埃希菌腹泻诊断有赖于以EIA或DNA探针检测到肠毒素LT或ST,临床诊断通常根据病史、临床表现以及大便常规检查结果等推测。抗菌治疗可以缩短病程。治疗方案与志贺菌属感染同,但目前国内大肠埃希菌对氟喹诺酮类的耐药率为50%~60%,对SF-TMP的耐药率也大于50%,应用这些药物治疗大肠埃希菌感染很可能失败。建议应用庆大霉素、新霉素、磷霉素、多西环素或呋喃唑酮口服,疗程为3~5天。

4)艰难梭菌:艰难梭菌是抗菌药物相关性腹泻和假膜性肠炎的主要病原体,检测到艰难梭菌毒素即可确诊。停用相关抗菌药物极为重要。抗菌治疗首选甲硝唑(每次500mg,每日3次,10~14天),治疗无效时可选用去甲万古霉素或万古霉素口服(每次125mg,每日4次,10~14天)。

5)亲水气单胞菌、小肠结肠炎耶尔森菌、类志贺邻单胞菌、副溶血性弧菌:抗菌治疗的疗效未获肯定,仅限用于重症、免疫缺陷者、合并肠外感染者以及腹泻时间长者(超过5~7天)。治疗药物有环丙沙星、SMZ-TMP或四环素口服,疗程为3~5天;或庆大霉素静脉滴注,疗程为5天。

6)单核细胞增多性李斯特菌:可予以氨苄西林或选用SMZ-TMP静脉给药。

7)食物中毒:金黄色葡萄球菌、产气荚膜梭菌、蜡样芽孢杆菌等引起的腹泻均由外毒素导致,呈自限性。主要予补液和对症治疗,不推荐抗菌药物治疗。

(2)病毒性腹泻:病毒所致的腹泻一般呈自限性,亦缺乏有效的抗病毒药物,主要给予补液和对症治疗。

(五)药物治疗管理

1. 疗效监测　轻度腹泻患者多为病毒或细菌感染,一般不用抗菌药物治疗,仅采取液体疗法和无乳糖饮食,患者可以自愈。此时需要关注患者的体温、大便次数、水和电解质平衡。

中度腹泻患者表现为不成便≥4 次/天,多为病毒和细菌感染,一般首先采用止泻、补液治疗和改变饮食。此时需要关注患者的体温、大便次数、水和电解质平衡,如果大便次数较前有增加趋势,体温和血常规较前有升高趋势,需考虑抗菌药物治疗。

重度腹泻患者主要表现为体温较高、大便次数较多、血便或脓便,多为革兰阴性菌感染,在进行补液疗法的同时需要给予抗菌药物治疗,应选用一种当地有效的抗菌药物。此时需要关注患者的体温、大便次数和性状,血常规、细菌内毒素、PCT 等感染指标,注意纠正水和电解质平衡,防止患者脱水。如用药 48 小时病情未见好转,需分析原因,首先观察选择的抗菌药物是否覆盖有效病原体或给药剂量是否足够等,再考虑加大药物剂量或调整抗菌药物。如果腹泻较前明显好转,表现为体温平稳,大便次数明显减少,血常规、粪常规等感染指标较前明显下降,可考虑抗菌药物降阶梯治疗或口服序贯治疗。

2. 药物治疗方案优化　细菌感染引起的腹泻患者选药时应结合患者的病史、接触史、大便常规检查和性状、感染的危重情况等进行初步诊断,并结合当地常见的病原菌来经验性地选择抗菌药物。

细菌性腹泻常见的致病菌主要包括志贺菌属、沙门菌、空肠弯曲杆菌、产志贺毒素的大肠埃希菌、艰难梭菌、催产克雷伯菌、溶组织内阿米巴等,经验性首选氟喹诺酮类药物治疗,也可选用 SMZ-TMP 或第三代头孢菌素类等抗菌药物。对于近期使用抗菌药物的需考虑可能为艰难梭菌,则应加用甲硝唑或万古霉素口服。对于重症肠道感染引发的脓毒症患者,需警惕耐药菌和产 ESBL 的细菌,宜经验性选用广谱抗菌药物如第四代头孢菌素类、碳青霉烯类、β-内酰胺酶抑制剂复合制剂等药物,必要时可联合氨基糖苷类药物或甲硝唑等厌氧菌药物治疗。治疗 48 小时后,结合患者体温、血常规 + CRP、PCT、细菌内毒素、粪常规等指标评估抗菌药物疗效。若治疗效果不佳,需考虑耐药菌或给药剂量不足等问题,根据情况增加药物剂量或加强抗菌力度。若病情明显好转后,需及时降阶梯治疗或口服序贯治疗。

3. 药物安全性监护　细菌感染性腹泻常用的抗菌药物在临床用药中应注意以下几点:

(1)左氧氟沙星、环丙沙星、诺氟沙星等喹诺酮类药物 18 岁以下的患者禁用。给药过程中需控制输液时间大于 60 分钟,以避免或减少静脉炎的发生;可增加 QT 间期延长的风险,并可发展为尖端扭转型室性心动过速;用药期间可能出现血糖增高或降低;可有跟腱炎或跟腱断裂的风险;可出现尿素氮升高、血尿,甚至引起急性肾功能不全;可出现抽搐、癫痫大发作等中枢神经系统症状;可出现光敏反应。给药期间需监测肝功能、肾功能、血糖、心电图等。

(2)头孢菌素类药物用药期间若出现腹痛、腹泻、腹胀,应考虑假膜性肠炎的可能性,对轻度假膜性肠炎应暂停用药,对中、重度假膜性肠炎需进行特殊治疗,包括口服甲硝唑、万古霉素等。

(3)四环素类药物可沉积在牙或骨骼中,8 岁以下的儿童禁用。大剂量用药可引起肝脏损害,长期用药可发生二重感染,使用过程中需监测肝功能。

(4)万古霉素主要经过肾脏排泄,使用过程需监测肾功能,尤其在与氨基糖苷类、喹诺酮类、利尿药等药物合用时。万古霉素的最大给药浓度应≤5mg/ml(每 0.5g 万古霉素至少用 100ml 0.9% 氯化钠注射液或 5% 葡萄糖注射液稀释),每次静脉滴注的时间应持续 1 小时以上,防止“红人综合征”出现。

4. 用药教育及生活方式教育

(1)用药教育

1)口服喹诺酮类药物:本类药物可与食物同服,可减轻胃肠道反应;一旦出现跟腱炎症状,立即停药并就诊;服药期间应避免过度暴露于阳光下,防止光敏反应;服药期间建议多饮水,定期监测肝、肾功能等。有癫痫或其他中枢神经系统疾病患者慎用。

2)四环素类药物:饭后服用本药可减轻胃肠道不良反应,用药后一旦发生二重感染,应立即停药并相应治疗,定期检查肝功能。

3)甲硝唑:本品宜空腹给药,该药物易产生胃肠道不良反应,包括恶心、呕吐、腹泻、口腔炎和口腔金属味等;其代谢产物可使尿液呈红色,应与血尿相鉴别,监测肝功能。服药期间及用药后1周内避免饮酒。

(2)预防用药:预防性应用抗菌药物存在发生不良反应、促进耐药发生等危险,不推荐常规预防用药。合并炎症性肠病、艾滋病、胰岛素依赖型糖尿病、慢性肾功能不全等严重疾病的患者容易发生脱水或胃酸分泌减少;或有重要活动不能发病者,在旅行期间可予以预防用药。预防用药方案为诺氟沙星400mg、环丙沙星500mg、氧氟沙星300mg或SMZ(800mg)-TMP(160mg),每日1次;还可应用次水杨酸铋2片,每日4次(进餐时及睡前);乳酸杆菌等微生态制剂也有一定的保护作用。

(3)生活方式教育:对相关人群就以下内容进行健康教育:①养成用肥皂洗手习惯,在接触动物和动物制品、患者以及污物等后尤为重要;②注重饮食卫生,保证进食蒸熟食物、消毒牛奶和洁净饮用水;③高危人群注意避免某些危险因素,如肝硬化等慢性肝病患者进食海产品易发生创伤弧菌感染,免疫缺陷人群进食奶酪、熟食易发生单核细胞增多性李斯特菌感染,这些人群应避免相应饮食。

(六)案例分析

1. 主题词 假膜性肠炎;难辨梭菌;克林霉素;甲硝唑。

2. 病史摘要 患者,男,54岁。有青霉素过敏史,因发热1天、咽部红肿来医院就诊。查体:T 38.1℃;心肺听诊无异常。血常规:白细胞13.1×10^9/L,中性粒细胞比例80%。诊断:上呼吸道感染,给予静脉滴注克林霉素0.6g,bid。治疗第5天患者出现剧烈腹泻,每小时达2~3次之多,呈稀水样便,同时伴口渴、腹痛、全身乏力等症状,故再次来医院就诊,此时咽部红肿等上呼吸道感染症状好转,查白细胞15.4×10^9/L,中性粒细胞比例84.3%,CRP 87mg/L;粪便常规:有少量白细胞;粪便涂片:革兰阳性杆菌和球菌增多,球杆菌比例1:1.5;粪便培养阴性,粪难辨梭状芽孢杆菌毒素测定(+);腹部平片示轻、中度肠扩张;结肠镜示乙状结肠、直肠黏膜可见散在充血水肿斑,充血斑上有点状假膜,其余黏膜基本正常。

入院诊断:假膜性肠炎。

3. 治疗方案

(1)考虑患者假膜性肠炎很可能为使用克林霉素导致,故立即停用可疑药物克林霉素,针对假膜性肠炎的常见病原菌艰难梭菌,给予的抗菌药物甲硝唑500mg po q8h。

(2)其他辅助治疗:①补液:5%糖盐水+水溶性维生素+脂溶性维生素 ivgtt qd;②调节正常菌群:地衣芽孢杆菌0.5g po tid。

4. 药学监护要点

(1)一般监护:每日监护患者的基本生命体征(血压、心率、呼吸频率),警惕脓毒症发生的可能。

(2)补液治疗:每日监护反映患者出入量的各项指标,如患者的每日腹泻次数、腹泻量、尿量以及当日补液量,维持出入平衡、酸碱平衡和电解质平衡等。

(3)抗感染治疗:每日监护患者的体温、血常规、CRP、PCT、大便次数和性状等变化;本病例需应用甲硝唑10天左右,病程后期需注意监护患者的肝、肾功能状况。

(4)对症治疗:每日监护患者的腹痛程度、次数及转变情况。

5. 药学监护过程 患者粪便涂片示球杆菌比例1:1.5,辨梭状芽孢杆菌毒素测定(+);相关检查强烈提示该病例为难辨梭菌所致的假膜性肠炎。结合患者的用药史及抗菌药物引起假膜性肠炎的相关性,应用SFDA/ADR中心推荐的ADR相关性评价考虑很可能为使用克林霉素导致。处理措施:首先立即停用克林霉素,其次对于难辨梭菌所致的假膜性肠炎,其治疗药物主要为硝基咪唑类,口服或静脉使用甲硝唑,替代治疗方案是口服糖肽类如万古霉素。患者一般情况尚可(生命体征平稳,无脓毒症表现),属轻度假膜性肠炎,因此选择了甲硝唑500mg po q8h的治疗方案,同时给予补液及维持水、电解质平衡,调节正常菌群等对症治疗。

治疗3天后,患者的临床症状明显好转,血常规、CRP降至正常,继续用药至10天停药,患者的临床症状消失,结肠镜复查结果显示乙状结肠、直肠黏膜充血和水肿较前明显好转,黏膜基本恢复正常,患者康复。

6. 药学分析与建议 患者入院后的相关检查及用药史提示该病例为难辨梭菌所致的假膜性肠炎。

假膜性肠炎是一种主要发生于结肠和小肠的急性渗出性炎症,多系在应用广谱抗生素后导致正常肠道菌群失调,难辨梭状芽孢杆菌大量繁殖,产生一种可使肠黏膜坏死的外毒素而致病。

既往研究显示,除万古霉素外,几乎所有的抗生素均可致假膜性肠炎,其中以林可霉素类、广谱青霉素类、头孢菌素等最常见。有报道显示,在接受克林霉素治疗的患者中,假膜性肠炎的发生率为可高达2%~10%。本案例中,克林霉素是导致假膜性肠炎的可疑药物,故及时停用了该药物。由于患者上呼吸道感染已控制较好,同时考虑其他抗生素的使用可能会加重假膜性肠炎,故暂不使用其他抗菌药物治疗。

对症治疗方面主要以补液治疗为主,强调维持内环境的稳定,同时补充正常菌群,符合该病的诊治规范。

对因治疗方面主要以硝基咪唑类如甲硝唑、替硝唑和糖肽类如万古霉素、去甲万古霉素为主。IDSA《难辨梭状芽孢杆菌感染治疗指南2010》认为,甲硝唑作为轻、中度难辨梭菌感染(CDI)的首选药物,剂量为500mg tid口服,疗程为10~14天,而万古霉素宜作为严重CDI病例的初始用药,剂量为125mg po q6h,疗程为10~14天。对于更为严重的、复杂的CDI病例,则推荐万古霉素500mg po q6h联合甲硝唑500mg ivgtt q8h的方案甚至手术治疗。

本例患者诊断明确,尽管其腹泻发病迅速、腹泻次数较多,但患者的一般情况尚可(生命体征平稳,无脓毒症表现),尚属轻度假膜性肠炎,因此选择了甲硝唑500mg po q8h的治疗方案。从选择的治疗方案来看,符合指南推荐。

对于本例患者来说,根据相关指南推荐,首选价格低廉的甲硝唑治疗即取得了良好的效果,符合用药安全、有效、经济的三大原则。此外应注意到的是,对于CDI患者来说,即使在初始治疗有效的患者中,该病也有较高的复发率,而口服万古霉素可作为用于 CDI 复发治疗的首选药物。

7. 药物治疗小结 本病例是一例典型的抗菌药物所致的假膜性肠炎病例,通过对病情正确的评估,严格按照治疗指南选择合适的药物,应用了价格低廉、疗效确切的甲硝唑,取得了很好的效果,也大大降低了患者的治疗成本。

三、泌尿系统感染

(一)病因和发病机制

泌尿系统感染又称尿路感染(urinary tract infection),是肾脏、输尿管、膀胱和尿道等泌尿系统各个部位感染的总称。按感染部位可分为上、下尿路感染;按感染发生时的尿路状态可分为单纯性、复杂性、导管相关性尿路感染和尿脓毒血症等。

1. 病因 尿路感染最常见的致病菌为肠道革兰阴性杆菌,其中以大肠埃希菌最常见,占 70% 以上,其他依次是变形杆菌、克雷伯杆菌、产气杆菌、粪链球菌、铜绿假单胞菌和葡萄球菌。铜绿假单胞菌常发生于尿路器械检查后,变形杆菌、克雷伯菌常见于尿路结石患者,凝固酶阴性葡萄球菌多见于性生活活跃期妇女。致病菌常为一种,极少数为两种以上细菌混合感染。厌氧菌感染罕见。

2. 发病机制 主要感染途径包括细菌的逆行感染、血行感染和淋巴系统扩散。

(二)临床表现及诊断

1. 症状与体征 有诊断意义的症状与体征为尿痛、尿频、血尿、肋脊角压痛、耻骨弓上不适及后背痛等,一般无明显的全身感染症状。如果女性患者同时存在尿痛和尿频,则尿路感染的可能性为 90%。上尿路感染患者常表现为腰痛、肋脊角叩击痛、发热、寒战、恶心、呕吐及血尿等。有些非特异性症状如萎靡和发热常为新生儿和 <2 岁的儿童泌尿系统感染的唯一阳性表现。

2. 实验室检查

(1)尿常规:尿液外观浑浊对诊断症状性菌尿的敏感性为 90.4%,特异性为 66.4%。尿液生化检查中的常用指标包括亚硝酸盐、白细胞酯酶、尿蛋白,尿白细胞≥5 个/高倍镜为脓尿。

(2)尿培养:治疗前的清洁中段尿细菌培养阳性是诊断尿路感染最可靠的指标。排除假阳性后,如符合清洁中段尿培养≥100 000 细菌/ml,两次细菌培养均为同一菌种,可诊断尿路感染。有症状患者,以 100 细菌/ml 作为诊断标准更敏感,可降低漏诊率;男性尿样的污染率远低于女性,菌落的生成数量也因此低很多,>1000 细菌/ml 可强烈提示尿路感染存在。

(3)影像学:<45 岁的男性尿路感染患者通常不需要进一步的影像学检查,因为阳性发现极少,也不推荐对女性单纯性膀胱炎施行静脉尿路造影或膀胱镜检查。泌尿系超声可首选,以便发现合并的尿路梗阻、积脓、结石等。超声有阳性发现时,螺旋 CT 可进一步明确病变,优于 MRI。尿路平片(KUB)和静脉尿路造影(IVU)可以发现上尿路结石和畸形。

(三)治疗原则

尿路感染的治疗在于消灭病原菌、缓解症状、防止感染扩散和肾功能损害。

1. 一般治疗 包括对症治疗、多饮水及生活方式的调整等。

2. 观察 一些特殊情况下的无症状菌尿患者不需要常规抗菌药物治疗,需要密切观察病情。

3. 抗菌药物治疗　抗菌药物治疗是尿路感染的主要治疗方法。在药敏试验还没有结果时,可经验性选用针对革兰阴性杆菌或当地发生率高的病原菌有效的药物,同时还需考虑特定地区各抗菌药物的耐药率、疗程、药物花费等。

（四）药物治疗方案

1. 单纯性尿路感染的药物治疗

(1)绝经前非妊娠妇女急性单纯性膀胱炎

1)短程疗法:可选择采用呋喃妥因、喹诺酮类、第二或第三代头孢菌素类抗菌药物。绝大多数急性单纯性膀胱炎患者经单剂疗法或3日疗法治疗后,尿菌可转阴,但必须于治疗后4~7天复查。

2)对症治疗:治疗期间多饮水,口服碳酸氢钠或枸橼酸钾碱化尿液,并可用黄酮哌酯盐或抗胆碱能类药物,以缓解膀胱痉挛,减轻膀胱刺激症状。此外,膀胱区热敷、热水坐浴等也可减轻膀胱痉挛。

(2)绝经后女性急性单纯性膀胱炎:治疗方案同绝经前非妊娠妇女急性单纯性膀胱炎。可在妇科医师的指导下应用雌激素替代疗法。

(3)非妊娠妇女急性单纯性肾盂肾炎:对仅有轻度发热和(或)肋脊角叩痛的肾盂肾炎,或3日疗法治疗失败的下尿路感染患者,应口服有效抗菌药物14日。如果用药后48~72小时仍未见效,则应根据药敏试验结果选用有效药物治疗。治疗后应追踪复查,如用药14日后仍有菌尿,则应根据药敏试验结果换药再治疗6周。

发热超过38.5℃、肋脊角压痛、血白细胞升高等或出现严重的全身中毒症状、疑有菌血症者,首先应予以胃肠外给药(静脉滴注或肌内注射),在退热72小时后再改用口服抗菌药物(喹诺酮类、第二或第三代头孢菌素类等)完成2周的疗程。

药物选择:①氟喹诺酮类如左氧氟沙星等;②半合成广谱青霉素,如哌拉西林对铜绿假单胞菌有效;③第三代头孢菌素类,如头孢他啶、头孢哌酮等对铜绿假单胞菌有较好的疗效;④氨基糖苷类抗菌药物,但应严格注意其不良反应。

(4)非妊娠妇女慢性膀胱炎:在尿细菌培养和药敏试验的基础上选用有效的抗菌药物进行治疗。要足量、足疗程使用,可交替使用2~3种抗菌药物,应用2周以上或更长时间。在感染控制后行全面的泌尿系统检查,以除外复杂性尿路感染。

(5)无症状菌尿(ASB):不推荐对绝经前非妊娠妇女的无症状菌尿进行治疗。

(6)复发性单纯性尿路感染:①再感染:可考虑用低剂量、长疗程抑菌疗法作预防性治疗。在每晚睡前或性交排尿后口服以下药物之一:如SMZ-TMP半片或1片(每片含磺胺甲噁唑400mg,甲氧苄啶80mg)、呋喃妥因50mg(为防止肾功能损害,在长期使用以上药物时应适当增加液体摄入量)或左氧氟沙星100mg等。对已绝经女性,可加用雌激素以减少复发。本疗法通常使用半年,如停药后仍反复再发,则再给予此疗法1~2年或更长时间。②复发:应根据药敏试验结果选择敏感的抗菌药物,用最大允许剂量治疗6周。如不奏效,可考虑延长疗程或改用注射用药。

(7)男性急性单纯性泌尿道感染:占极少部分,仅需要接受最小剂量的7天治疗即可。

2. 复杂性尿路感染的药物治疗　复杂性尿路感染的治疗方案除了根据尿培养和药敏试验结果选择敏感的抗菌药物治疗外,还需要纠正泌尿系统的解剖或功能异常以及治疗合并的其他潜在性疾病。如需要经验治疗，推荐应用氟喹诺酮类（如环丙沙星、左氧氟沙星，不建议使用莫西沙星），也可选择哌拉西林-他唑巴坦、氨苄西林-舒巴坦、头孢他啶静脉滴注治疗。如果初始治疗失败，或者作为临床严重感染的初始治疗，可选用能有效针对假单胞菌的抗菌药物，如碳青霉烯类、氨基糖苷类+酶抑制剂复合制剂、氨基糖苷类+氟喹诺酮。治疗时间通常为7～14天，病情需要需延长到21天，并且于治疗结束后5～9天及4～6周必须进行尿培养和药敏试验。

3. 导管相关尿路感染的药物治疗

(1)无症状菌尿的治疗：大多数的无症状菌尿不推荐使用抗菌药物治疗，因为无症状菌尿引起并发症的风险较低，用抗菌药物治疗不能阻止无症状菌尿的复发，并且可以促进体内的菌株产生耐药性。在下列情况下可据具体情况适当使用抗菌药物治疗，包括：①由特别有毒力的微生物造成的院内感染，治疗作为控制方案的一部分；②具有出现严重并发感染风险的患者（如粒细胞减少症、免疫抑制等）；③泌尿系统手术患者；④有引起高菌血症发生率的菌株感染，例如黏质沙雷菌。

通常情况下，移除导管后，泌尿道将自动清除细菌。但是年龄较大的女性可能需要短期治疗，因为这些患者的菌尿可能不能自动清除。

(2)有症状感染的治疗：当确诊为有症状的导管相关感染后，应进行药物治疗。

1)导管处理：取尿样培养前及应用抗菌药物治疗前更换导管。导管移除推荐作为治疗的一部分，如有必要继续应用导管引流，可更换新导管或采用其他方式，应根据患者的具体情况和依从性选用适当的方式。

2)抗菌药物的应用：初始选择可经验用药，根据所在医院导管相关感染经常出现的菌株和敏感性选择，通常可给予广谱抗菌药物。当得到尿培养的结果后，应据病原体的药敏试验结果调整。用药后48～72小时对治疗情况进行评估，如果患者症状很快消失，通常可治疗5～7天；症状较重的患者通常需要治疗10～14天。偶尔尿培养可显示念珠菌感染，通常是没有症状且不治而愈。如果有证据显示是由该菌引起的复杂感染，可以全身应用两性霉素B或氟康唑。不推荐长期无根据使用抗菌药物治疗。

4. 尿脓毒血症的抗菌药物治疗　留取标本后立即进行静脉途径经验性的抗菌药物治疗。社区感染可选用第三代头孢菌素或哌拉西林-他唑巴坦。但在携带超广谱β-内酰胺酶（ESBL）肠杆菌科细菌和耐氟喹诺酮大肠埃希菌的高发地区，初始经验治疗需联合使用β-内酰胺酶抑制剂复合制剂和氨基糖苷类，或使用碳青霉烯类抗菌药物。对于院内尿路感染引起的继发性尿脓毒症患者（尤其是泌尿外科介入操作以后或长期留置导尿管者），如果治疗没有或者只有部分反应，应使用抗假单胞菌的第三代头孢菌素或哌拉西林-他唑巴坦，联合氨基糖苷类或碳青霉烯类抗菌药物。

（五）药物治疗管理

1. 疗效监测　治疗初期应注意收集完整病史，包括尿路结石、糖尿病、泌尿外科手术、器械检查史；评估了解患者以往的感染情况，如感染发生的频率、是否与性生活有关和避孕方式等；了解以往的尿培养结果、治疗用药、治疗效果。在泌尿系统感染患者的治疗过程中，临床药师应注意观察患者的泌尿系统症状的改善情况，如尿频、尿急、尿痛、膀胱刺激征，腰痛，肾区叩击痛，脊肋角压痛，输尿管、膀胱区压痛；观察全身症状的改善情况，是否有发热、头痛；观察尿液变化，是否浑浊，或为脓尿、血尿；观察实验室指标的变化，如尿常规和尿细菌学培养结果的变化,判断泌尿系统感染的治疗疗效。

对于治疗后症状没有缓解、肾盂肾炎治疗3天后症状未改善或者症状缓解后在两周内复发的患者,应当做尿液培养及药物敏感试验,并行泌尿系B超等适宜检查,以排除泌尿系异常。

2. 药物治疗方案优化　一般在无尿培养结果和药敏试验结果之前宜选用对革兰阴性杆菌有效的抗菌药物,因泌尿系统感染大多数由大肠埃希菌等革兰阴性杆菌引起,尤其是首发尿路感染,多数可以治愈。如治疗3天症状无改善,则应按药敏试验结果来选药。一般认为膀胱炎、轻度急性肾盂肾炎可以口服治疗,中、重度急性肾盂肾炎需静脉给药,尽可能用口服治疗,以节约费用和减少平均住院日。

复杂性尿路感染的常见致病菌为耐药的大肠埃希菌、变形杆菌、克雷伯菌属、假单胞菌属、沙雷菌属等。对产超广谱β-内酰胺酶(ESBL),需要经验性选用β-内酰胺酶抑制剂复合制剂、碳青霉烯类、头霉素类等。肠球菌及表皮葡萄球菌近年在复杂性尿路感染中有所增加,需要选用糖肽类抗菌药物联合治疗。对耐药假单胞菌属(如铜绿假单胞菌)引起的泌尿系统感染,应使用对铜绿假单胞菌有效的抗菌药物,如头孢他啶、β-内酰胺抑制剂复合制剂、碳青霉烯类,必要时联用氨基糖苷类药物。

3. 药物安全性监护　药物应用中应重点监护的药物安全性包括磺胺类药物引起的溶血性贫血、皮疹、叶酸缺乏、药物热;硝基呋喃类药物引起的胃肠道不良反应、间质性肺炎、神经毒性等。在患者合并肝、肾功能不全时应注意调整药物的品种或剂量。

特殊时期(妊娠)尿路感染的治疗因考虑母体及胎儿的双重安全,临床用药可应用:①青霉素和第三代头孢菌素(双通道代谢),其作用为干扰细菌细胞壁合成,称繁殖期杀菌剂。人的细胞无细胞壁,故对人体的毒性很小,无致畸作用,可安全使用。②大环内酯类,分子不易透过胎盘屏障,对母体、胎儿的毒性很小,无致畸性。限制或慎用的药物有:①氨基糖苷类,对母体、胎儿均有耳毒性和肾毒性,应避免使用;②喹诺酮类,此类药物药能抑制小鼠胚胎骨芽生长,在没有进一步的资料前应避免使用;③呋喃类,可引起新生儿溶血;④磺胺类,易进入胎儿体内,致新生儿核黄疸。应属禁用的药物有:①四环素类,对母体、胎儿均有危害,已知能与钙结合,影响胎儿的骨、齿发育,致畸,并可导致妊娠期急性脂肪肝;②氯霉素,不良反应非常大,妊娠晚期使用可造成灰婴综合征。

4. 用药教育及生活方式教育

(1)用药教育:女性单纯性尿路复发感染的预防包括睡前长期低剂量使用预防性抗菌药物。对尿路感染复发与性交有关的患者,建议性交后预防性应用抗菌药物以及性交后排尿。对绝经后妇女尿路感染的预防,在预防性抗菌药物治疗的基础上酌情给予激素治疗。绝经后妇女阴道内应用雌激素可以显著地降低反复的尿路感染的发生率。在激素治疗的基础上,还应该给予预防性的抗菌药物治疗。大多数孕期症状性尿路感染表现为急性膀胱炎。在急性膀胱炎控制后,为了预防尿路感染复发,可以采用夜晚低剂量头孢氨苄(125~250mg)或呋喃妥因(50mg)治疗,用药期限最长可以延续至产褥期。

(2)生活方式教育:告知患者如何正确认知尿路感染的症状,如何采集、储存和检验尿液,各种可供选择的治疗方法,疾病预防知识,各种泌尿系检查的目的和原因,疾病的预后。对需长期治疗和随访的患者,解释原因和具体时间安排。对尿路感染患者的一般教育包括足量饮水、不要憋尿、勤换内裤和卫生巾、使用棉质内裤、从前向后擦肛门、性交前后男女均应清洗会阴区、性交后立即排尿以及在性交时充分使用润滑胶防止阴道干燥等。

（六）案例分析

1. 主题词　尿路感染；复杂性尿路感染；白念珠菌；头孢哌酮-舒巴坦。

2. 病史摘要　患儿，男，8 个月，体重 10kg，以“发热 10 日”为主诉入院。患儿于 10 日前出现无明显诱因的发热，热度波动于 39～40℃，未抽搐、昏迷。同时小便次数减少，无明显排尿时哭闹，无血尿、脓尿、乳糜尿，无咳嗽、咳痰，无呕吐、腹泻。门诊查尿常规白细胞满视野。予头孢唑肟静脉滴注、呋喃妥因口服治疗，次日热退，但尿常规示白细胞仍高：25～30 个/HP；换用氨曲南静脉滴注 3 日后，尿常规示白细胞酯酶 100/μl，白细胞 65～70 个/HP，治疗效果仍不佳。为求进一步诊治以尿路感染收入院。

患儿有反复尿路感染半年，起病时有明显发热，予以静脉抗感染药物治疗后好转。曾住院 1 次，诊断为“尿路感染、菌血症”，出院后病情反复。

本次起病以来，食欲、睡眠可，体重正常增加，大便正常。

入院后体检：神清，精神可，体温平，心肺检查正常，肾区无叩痛，有包茎，尿道口红，有白色分泌物。尿常规：白细胞酯酶 100/μl，白细胞满视野。

入院诊断：尿路感染，左肾重复畸形，肾积水。

3. 治疗方案

（1）尿路细菌感染病因明确，给予抗感染治疗：头孢哌酮-舒巴坦 0.5g q12h ivgtt；后续治疗联合口服抗生素及至出院续贯治疗，加强疗效：呋喃妥因肠溶片 25mg bid po；头孢克肟分散片 25mg bid po。

（2）对症支持治疗：碱化尿液用 5% 碳酸氢钠注射液 25ml＋5% GS 75ml ivgtt qd。

4. 药学监护要点

（1）关注患儿的体温，症状，血、尿常规，中段尿培养情况，及时调整抗生素的使用。

（2）急性感染时应卧床休息，鼓励患儿多饮水以增加尿量，关注尿液渗透压评估，注意外阴部清洁卫生，鼓励患儿进食，增强抵抗力。

（3）头孢哌酮-舒巴坦因含有舒巴坦，要求做青霉素皮试，在本例儿童用药过程中注意观察有无过敏反应发生。头孢哌酮主要在胆汁排泄，对肠道菌群的抑制较强，维生素 K_1 缺乏的发生率较高，且前期也较长时间使用了头孢菌素等广谱抗菌药物，本例患儿 8 个月大，应需关注患儿的凝血酶原时间，观察有无血斑点、牙龈出血，必要时肌内注射维生素 K_1 5mg。头孢哌酮含四氮唑环，可发生双硫仑样反应，关注患儿有无使用含乙醇的药品，如中成药的酊剂、左卡尼汀口服液、尼莫地平注射液、氢化可的松注射液、银杏达莫注射液、紫杉醇注射液、氯霉素注射液等。

5. 药学监护过程　患者入院后完善相关检查，先予头孢哌酮-舒巴坦单药静脉滴注治疗，后联合口服呋喃妥因抗感染及支持对症治疗，治疗后第 3 日尿常规示白细胞酯酶 500/μl，白细胞 4～5 个/HP，亚硝酸盐阴性，提示前续治疗有效，但仍有脓尿，抗感染疗效需加强。给予口服呋喃妥因，需观察患儿的胃肠道不良反应，有无呕吐、食欲变化等，如发生吐药需及时补服。治疗第 4 日查中段尿培养示白念珠菌生长，停用呋喃妥因，予以碳酸氢钠碱化尿液，改善尿路内环境，抑制真菌生长。尿路感染治疗控制后行膀胱肾盂造影检查，提示膀胱输尿管反流（左侧Ⅴ级），磁共振检查提示“左重肾”，儿泌尿外科会诊后明确有手术指征，感染控制后择期手术。碱化尿液 3 日后中段尿培养复查结果仍显示白念珠菌生长，考虑念珠菌尿，予以氟康唑口服治疗。5日后患儿无发热、咳嗽、尿频、尿急、尿痛等特殊不适主诉，复查尿常规未见白细胞，一般状况可，尿路感染控制，予以出院。

6. 药学分析与建议 患儿入院前有反复发热，尿常规白细胞、白细胞酯酶高，B超提示重复肾、输尿管扩张，应属较典型的治疗不彻底的复杂上尿路感染表现。引起尿路感染的致病菌绝大多数为革兰阴性杆菌，大肠埃希菌最常见。2010年中国CHINET尿液标本中细菌的分布中革兰阴性杆菌占74.2%，大肠埃希菌占49%，其中ESBLs阳性的大肠埃希菌占58.94%。本院的院内标本培养结果也有类似的结果。复杂性尿路感染的常见病原菌除肠杆菌科外还可包括铜绿假单胞菌、肠球菌，推荐用药首选β-内酰胺类酶抑制剂复合制剂、碳青霉烯类2~3周，病情允许下改为口服。本患儿入院前选用第三代头孢菌素、氨曲南有效，未再发热，但尿常规结果未见好转甚至有升高，应考虑尿路感染控制不佳，且前期已用过第三代头孢菌素容易诱导ESBL酶产生，而头孢菌素对产ESBL杆菌疗效欠佳，入院升级抗感染方案至β-内酰胺类加酶抑制剂，予以头孢哌酮-舒巴坦巩固治疗。头孢菌素类对肠球菌无抗菌作用，且头孢哌酮-舒巴坦在肾排泄的比例小于20%，考虑扩大覆盖抗菌范围以及更好的肾分布和排泄量，哌拉西林-他唑巴坦、碳青霉烯类等亦是很好的选择。可根据尿培养与患儿临床表现调整给药方案。入院第3天患儿尿常规提示白细胞酯酶较前升高，但无发热、尿频、排尿哭吵等下尿路感染表现，可联合使用呋喃妥因，覆盖肠球菌，加强阴性杆菌治疗，清除可能的吸附在尿道黏膜的致病菌，减少上行感染复发。

治疗过程中患儿的尿液标本培养出白念珠菌，当日复查回报仍为白念珠菌。患儿尿常规检查白细胞持续升高，碱化尿液数天未见改善，3日后再次复查尿培养仍为白念珠菌，可明确存在真菌感染，给予抗真菌治疗，同时为择期手术创造条件。

7. 药物治疗小结 对于复杂性尿路感染，虽然首要的治疗措施是去除复杂因素，但在药物治疗方面应充分发挥临床药学专业知识，从不同层次综合考虑，制订药物治疗方案。

复杂性尿路感染患者首先需结合复杂因素及程度判断感染发生的部位及严重程度，如患者已存在的结石、肿瘤、畸形、手术史或导管情况并参考实验室指标来综合评估。该类疾病患者常有病情的反复，应充分了解患者尿路感染的复发次数、严重程度、持续时间以及用药种类、疗程和给药途径等。同时药师也需考虑到局部地区或患者就诊医院的尿路感染细菌分布及细菌的耐药情况，结合患者自身曾有的尿培养阳性细菌的药敏试验结果，在患者本次就诊检验结果尚未明确时制订经验性药物治疗方案，开始治疗时给予广谱杀菌剂。

在药物治疗后期，药师应从患者的症状改善程度、体征变化、尿常规、血常规并结合中段尿培养药敏试验结果，正确评估患者的用药反应，考虑继续原方案治疗或调整用药。同时在药物治疗过程中更应注重从药物的药理作用机制、抗菌谱覆盖范围、对细菌的敏感程度、药物的剂型设计、体内过程等考虑个体化剂量的给药。如头孢他啶静脉给药后几乎不经代谢，80%以上的药量以原形经尿液排泄，在明确有革兰阴性杆菌或铜绿假单胞菌感染的患者可首选。而对于有多次反复、急性感染且复杂因素未完全解除患者，考虑用药史及耐药情况可首选头孢哌酮-舒巴坦治疗。对于肠球菌感染患者可根据药敏选用阿莫西林、哌拉西林或其酶抑制剂复合制剂，耐药者可选万古霉素等。

四、中枢神经系统感染

中枢神经系统感染包括脑膜炎（脑膜或脊膜的炎症）、大脑炎（中枢神经系统受到细菌侵犯出现的脑部临床表现)、脑炎(中枢神经系统病毒感染引起的脑部临床表现)、脓肿以及蠕虫感染。中枢神经系统的感染性疾病按病因可分为由病毒、细菌、立克次体、螺旋体、真菌、寄生虫等引起。如脑(脊)膜炎通常由细菌或病毒感染引起。脑炎是脑组织的炎症,常由病毒感染引起,也可以由自身免疫反应引起。细菌和其他感染源可通过多种途径感染中枢神经系统,主要有血行感染、直接感染、通过穿通性创伤、手术或邻近组织感染等。中枢神经系统对各种病原体的侵犯有较强的抵抗力,但是脑和脊髓一旦受到感染则后果非常严重。本节以细菌性脑膜炎为例,主要阐述其诊断依据、临床表现、治疗原则以及药物治疗效果和用药监护等内容。

(一)病因和发病机制

脑膜炎是最常见的中枢神经系统感染,根据致病菌的不同,可分为细菌性、结核性、病毒性、隐球菌性脑膜炎。细菌性脑膜炎的症状和体征是急性的过程,通常在数小时内发生,其他病原微生物的感染(如病毒、真菌和分枝杆菌等)以及非感染性(如化学刺激)所致的脑膜炎通常是慢性或非急性过程。

细菌性脑膜炎的致病微生物与年龄和机体潜在的状态如头部创伤或者神经系统手术等密切相关,大部分病例发生于2岁以内的儿童或高龄老人,其相关性见表1-8。

表1-8　细菌性脑膜炎的病原菌

年龄组和易患因素	最可能的病原菌
新生儿(<2个月)	B组链球菌
	肠杆菌和其他革兰阴性杆菌
婴儿和儿童(2个月~10岁)	流感嗜血杆菌
	肺炎链球菌
	奈瑟脑膜炎球菌
儿童和成人(10~30岁)	肺炎链球菌
	奈瑟脑膜炎球菌
成年人(30~60岁)	肺炎链球菌
	奈瑟脑膜炎球菌
老年人(>60岁)	肺炎链球菌
	奈瑟脑膜炎球菌
	肠杆菌
	克雷伯杆菌
	其他革兰阴性杆菌
术后	金黄色葡萄球菌
	革兰阴性杆菌
	表皮葡萄球菌
闭合性脑损伤	肺炎链球菌
	流感嗜血杆菌
开放性脑损伤	金黄色葡萄球菌/革兰阴性杆菌

细菌通过其表面的脂多糖和鞭毛等附着并穿透上皮表面进入蛛网膜下腔,并分泌蛋白水解酶以中和机体的保护性抗体和其他防御机制。由于细菌存在荚膜,无法和机体的补体成分结合而被消灭,从而延长了细菌在血流中的生存时间,最终得以繁殖到足够的数量侵入血脑屏障(BBB)。脑脊液缺乏机体的免疫成分(包括补体和球蛋白),因此一旦细菌进入脑脊液,机体的防御机制不足以清除细菌,细菌得以迅速繁殖。此外,尽管细菌入侵后脑脊液内的白细胞可以短暂升高,但吞噬作用不足,调理素的活性小到可以忽略。细菌脂多糖(或内毒素)导致机体的星形胶质细胞、内皮细胞和巨噬细胞释放 IL-1、IL-6、前列环素 E_2、肿瘤坏死因子等炎症介质,促进白细胞黏附在血管内皮细胞和向脑脊液转移,白细胞一旦附着于大脑的内皮细胞,就会释放毒性氧损伤内皮细胞,内皮细胞损伤将增加吞饮作用、增宽细胞的紧密连接使 BBB 的通透性增加。BBB 的炎性反应使白蛋白流入大脑产生水肿,脑水肿进一步阻塞了脑脊液向外流动,使其压力增高并改变了大脑血流,大脑血流的改变伴随着大脑血管自动调节功能异常,由于失去了自动调节功能,1/3~2/3 会留有神经系统后遗症,并发症的类型和严重程度与病原菌的种类、感染的严重程度和机体的敏感性有关。

(二)临床表现及诊断

细菌性脑膜炎的诊断及鉴别诊断有赖于其临床表现、实验室及影像学检查。

细菌性脑膜炎最常见的症状包括发热、颈项强直和意识改变三联征,其他症状和体征有头痛、畏光和神经局灶损害的表现(如脑神经麻痹)。布氏征和克氏征阳性提示存在脑膜刺激征,15%~30%的患者可出现抽搐。抽搐和意识状态的改变提示预后不良;头痛、恶心、呕吐、畏光和视神经乳头水肿提示颅内压增高。

细菌性脑膜炎患者的外周血白细胞数显著升高,常伴有核左移,但这种血象变化没有特异性。详细的脑脊液生化检查有助于细菌性脑膜炎的临床诊断和病原学诊断。细菌性脑膜炎的脑脊液是脓性的,包含大量的白细胞,其中中性粒细胞占绝对优势,临床通常具有三联征表现;脑脊液中蛋白升高,通常大于 100mg/dl,糖小于同时抽取血糖的 50%。而在病毒性或真菌性脑膜炎中脑脊液清亮,白细胞数低,单核细胞或淋巴细胞占优势,尽管脑脊液的蛋白浓度常可升高,但也可正常。病原菌的判断包括脑脊液的革兰染色、培养和从其他潜在感染部位获取标本(如血液、痰液、尿)。

鉴别诊断:除细菌外,结核杆菌、病毒、真菌等皆可引起脑膜炎,并出现与细菌性脑膜炎某些相似的临床表现而需注意相鉴别。脑脊液检查尤其病原学检查是鉴别诊断的关键,参见表 1-9。

表 1-9 常见脑、脑膜疾病的脑脊液特点

	病毒性脑膜脑炎	急性细菌性脑膜炎	结核性脑膜炎	真菌性脑膜炎	正常
颜色	清	混浊	混浊/黄	清/混浊	清
细胞数(mm^3)	5~1000	100~50 000	25~500	0~1000	<5
分类	淋巴细胞	中性粒细胞	淋巴细胞	淋巴细胞	淋巴细胞
脑脊液/血浆含糖量比值	正常	低	低、很低(<30%)	正常~高	66%
蛋白	0.5~1	>1	1.0~5	0.2~5	<0.45

（三）治疗原则

对于脑膜炎的治疗要及时进行恰当的抗菌治疗，当选择抗菌药物时，需要考虑药物能否充分进入脑脊液，抗菌药物的抗菌谱能否覆盖已知和怀疑的常见致病菌。急性期要静脉用药，做到用药早、剂量足和疗程够。细菌性脑炎除了积极抗感染外，还需根据患者的具体情况给予糖皮质激素抗炎、降低颅内压等对症处理。

（四）药物治疗方案

一旦脑脊液检查结果支持细菌性脑膜炎，就应开始抗感染治疗，早期给予抗菌治疗可降低病死率。脑脊液革兰染色确定出致病菌后，给予针对性的抗菌治疗，见表1-10；若当革兰染色阴性时，给予经验性抗菌治疗，见表1-11。不论是针对性治疗还是经验性治疗，当前病原菌对抗菌药物的敏感性为选择用药的重要依据。开始治疗前必须考虑细菌的耐药问题，使用合适的剂量。准确确定脑膜炎患者抗感染治疗的疗程是很困难的，应根据患者具体的对治疗的反应、有无并发症（如免疫抑制状态）和病原菌的特殊性等制订个体化治疗方案，不同病原菌的脑膜炎患者在没有并发症的情况下推荐的疗程为：细菌性脑膜炎若病原菌为流感嗜血杆菌和奈瑟脑膜炎球菌，疗程为7～10天；若病原菌为肺炎链球菌，疗程为10～14天；若病原菌为B组链球菌，疗程为14～21天；若病原菌为革兰阴性杆菌，疗程为21天。

表1-10 成年患者确定可能的致病菌后推荐的抗菌治疗方法

致病菌	推荐治疗	备选治疗
肺炎链球菌	万古霉素＋第三代头孢菌素[1,2]	美罗培南、氟喹诺酮类[3]
脑膜炎奈瑟菌	第三代头孢菌素[1]	青霉素、氨苄西林、氯霉素、氟喹诺酮类、氨曲南
李斯特菌	氨苄西林[4]或青霉素[4]	复方磺胺甲噁唑、美罗培南
无乳链球菌	氨苄西林[4]或青霉素[4]	第三代头孢菌素[1]
流感嗜血杆菌	第三代头孢菌素[1]	氯霉素、头孢吡肟、美罗培南、氟喹诺酮类
大肠埃希菌	第三代头孢菌素[1]	头孢吡肟、美罗培南、氨曲南、氟喹诺酮类、复方磺胺甲噁唑

注：1. 头孢曲松或头孢噻肟；2. 如果应用了地塞米松，一些专家认为应当加用利福平；3. 加替沙星或莫西沙星；4. 应考虑联合氨基糖苷类

表1-11 不同年龄和易感因素的细菌性脑膜炎的经验性抗菌治疗

相关情况	常见的致病菌	首选方案	替代方案
新生儿（＜1个月）	B组链球菌、大肠埃希菌、李斯特菌属等	氨苄西林＋头孢噻肟	氨苄西林＋庆大霉素
1～3个月	肺炎链球菌、脑膜炎球菌、少见流感杆菌	氨苄西林＋头孢噻肟或头孢曲松＋地塞米松	万古霉素＋头孢噻肟或头孢曲松＋地塞米松
3个月～50岁	肺炎链球菌、脑膜炎球菌、少见流感杆菌	头孢噻肟或头孢曲松＋地塞米松＋万古霉素	美罗培南＋地塞米松＋万古霉素

续表

相关情况	常见的致病菌	首选方案	替代方案
>50 岁或乙醇中毒或衰竭	肺炎链球菌、李斯特菌属、阴性杆菌	氨苄西林 + 头孢噻肟或头孢曲松 + 地塞米松	美罗培南 + 地塞米松
细胞免疫受损	李斯特菌属、阴性杆菌	氨苄西林 + 头孢他啶	
创伤后、术后	肺炎链球菌(脑脊液漏)、金黄色葡萄球菌、大肠埃希菌、铜绿假单胞菌	万古霉素(明确为 MRSA) + 头孢他啶	美罗培南
脑室脑膜炎(脑室-腹膜腔分流术感染)	表葡菌、金黄色葡萄球菌、大肠埃希菌、少见白喉杆菌、痤疮丙酸杆菌	儿童:万古霉素 + 头孢噻肟或头孢曲松 成人:万古霉素 + 利福平	
CSF 染色　阳性球菌	肺炎链球菌	万古霉素 +(头孢噻肟或头孢曲松) ± 地塞米松	
阳性球菌	脑膜炎球菌	青霉素、氯霉素(对青霉素过敏者)	
阳性杆菌	单核细胞增多性李斯特菌	氨苄西林 + 庆大霉素	
阴性杆菌	流感杆菌、大肠埃希菌、铜绿假单胞菌	头孢他啶 + 庆大霉素	

对于成人患者,怀疑或已证实为肺炎链球菌脑膜炎的患者都应在开始治疗时给予糖皮质激素,一般使用疗程为 2 ~4 天;已接受抗菌治疗的患者则不必再用激素,因为此时应用激素未必改善预后。对于青霉素或头孢菌素高度耐药的肺炎链球菌引起的脑膜炎需要用万古霉素治疗,而激素减轻炎症反应的同时也会减少万古霉素穿透 CSF 的量,延误 CSF 中细菌的清除。

(五)药物治疗管理

1. 疗效监测　每天观察患者疾病引起的发热、神志改变、颈项强直等症状和体征的改善情况,同时还需监测实验室项目:血常规、电解质、血糖、肝肾功能等。如果对抗感染治疗反应良好,无须重复腰穿;如果患者对治疗的反应不够理想,持续发热或神志状态恶化,就需要重复进行腰椎穿刺,行脑脊液检查。

2. 主要治疗药物的安全性监测

(1)头孢曲松:40% ~50% 的头孢曲松以原形的形式排泌到胆道,可能会导致大便失禁和腹泻,轻度腹泻不需要停用抗菌药物;若患者持续腹泻伴有发热和腹痛,就需要采集大便样本检测艰难梭菌。如果检测结果阳性,应给予甲硝唑口服治疗。头孢曲松还有一独特的不良反应:胆囊假性结石,因为头孢曲松在胆囊内的高浓度超过它的溶解度,形成颗粒或沉淀物,它的形成是头孢曲松剂量依赖性的,一旦患者出现胆囊假性结石要及时识别和停用头孢曲松,停用数周到数月后胆泥会慢慢消失,临床症状(恶心、呕吐、右上腹疼痛等)会在几天内消失,并可考虑用头孢噻肟替代治疗。

(2)万古霉素:万古霉素治疗敏感菌引起的脑膜炎应用的剂量要比常规剂量大,因而其产生不良反应的风险也增加,大剂量的万古霉素可能导致“红人综合征”。如若发生,减慢静脉滴注速度通常可以改善症状,该症状的发生和组胺的大量释放有关,提前应用抗组胺药物可以减轻病情。

(3)糖皮质激素:糖皮质激素可以减轻大脑水肿和颅脑高压,短期应用的风险性很低,并且能减轻神经系统的并发症,患者从中获得的益处远大于潜在的风险。虽然短期内应用激素的不良反应较少发生,但对于一些敏感的患者,在接受激素治疗时,仍应该每天监测血常规、血清生化,粪便隐血试验,观察患者的消化道症状和反应及评价神志的改变情况(如神志不清还是烦躁等),短期应用激素 2～4 天可以直接停用而无须减停。

3. 药物治疗方案优化　抗菌药物透过血脑屏障的能力与它的脂溶性、离子化程度、分子量和蛋白结合率有关。通常脑膜存在炎症时,进入脑脊液的抗菌药物会增加。脑膜炎兔子模型的实验表明,当脑脊液中抗菌药物的浓度超过对病原菌的最小抑菌浓度的 10～30 倍时杀菌效果最好,各种抗菌药物在细菌性脑膜炎时对脑脊液的穿透性是不同的,抗菌药物的具体穿透性见表 1-12。氯霉素、甲硝唑、甲氧苄啶是高度脂溶性的化合物,能很好地穿透血脑屏障,利福平对血脑屏障也具有很好的穿透性;β-内酰胺类药物和氨基糖苷类药物在生理 pH 时是离子化的,不能很好地穿透脑脊液,并且氨基糖苷类和喹诺酮类在化脓性脑脊液的酸性环境中活性降低;β-内酰胺类药物的穿透性较差,但当脑膜存在炎症时,大部分青霉素和第三代头孢菌素在脑脊液中的浓度为血清中浓度的 10%～30%,可以达到治疗脑膜炎的浓度;鉴于头孢哌酮与血清蛋白高度结合,不能穿透到脑脊液中,故不用于治疗脑膜炎;万古霉素和两性霉素 B 因为分子量较大而不能很好地透过 BBB,脑膜炎时万古霉素在脑脊液中的浓度是血清中的 22% 以上,起到治疗作用,但有时也需鞘内注射治疗;一般情况下,克林霉素和红霉素很少能透到脑脊液中,也限制了它们在脑膜炎中的使用;氟喹诺酮类药物如环丙沙星和氧氟沙星的穿透性良好(为 20%～30%),但是应用标准剂量时脑脊液中的浓度很低,鉴于潜在的神经毒性和临床上不能应用过大剂量,使得喹诺酮类药物在治疗脑膜炎中受到了很大限制。

表 1-12　抗菌药物对脑脊液的穿透性

脑脊液/血药物浓度比率≥50%	脑脊液/血药物浓度比率为 5%～50%			脑脊液药物浓度甚微量或不易测得
氯霉素	青霉素	头孢呋辛	氨基糖苷类	两性霉素 B
磺胺药	氨苄西林	头孢噻肟	耐酶青霉素	多黏菌素类
甲硝唑	哌拉西林	头孢曲松	第一代头孢菌素	阿奇霉素
异烟肼	培氟沙星	头孢他啶	万古霉素	克林霉素
利福平	氧氟沙星	头孢唑肟	头孢哌酮	克拉霉素 伊曲康唑
乙胺丁醇	环丙沙星	头孢吡肟	伏立康唑	替考拉宁
吡嗪酰胺	亚胺培南	头孢匹罗		夫西地酸
氟康唑	帕尼培南	氨曲南		卡泊芬净
氟胞嘧啶	美罗培南	磷霉素		

4. 健康宣教 常规免疫接种可以预防感染流感嗜血杆菌性脑膜炎，免疫接种也可以短期预防某些球菌型的脑膜炎，且在流行脑炎时可使用这种免疫针剂预防脑膜炎的扩散。与确诊患者有亲密接触的成人或儿童可服用抗菌药物，也可作为预防细菌性脑膜炎扩散的另一种手段。

（六）案例分析

1. 主题词 细菌性脑膜炎；肺炎链球菌；脑膜炎奈瑟菌；美罗培南。

2. 病史摘要 患儿，男，4岁，体重17kg，以“发热、呕吐5天”为主诉入院。患儿于1周前无明显诱因出现发热，体温最高为39.3℃，热型不规则，服退热药后热可退，但易反复升高，伴呕吐，每日呕吐3～4次，呈喷射状，呕吐物为胃内容物，无咖啡渣样物，无头痛、抽搐、肢体无力、皮疹、关节肿痛，无咳嗽、流涕、腹泻等。当日起于当地卫生院救治共4天，使用的药物有“头孢唑肟钠、地塞米松、利巴韦林”等，症状无减轻；后又于市级医院住院治疗共4日，诊断为“细菌性脑膜炎”，使用的药物有“阿奇霉素、炎琥宁、头孢曲松、甘露醇、美罗培南、地塞米松”。最近2日患儿体温退至正常，无呕吐，精神好转，家属要求进一步治疗，遂转诊本院继续治疗。病程中患儿精神、食欲尚可，大小便正常。入院体检显示T 37℃，P 102次/分，R 24次/分，BP 130/79mmHg。

入院诊断：细菌性脑膜炎。

3. 治疗方案

（1）抗感染治疗：美罗培南0.68g ivgtt q8h ×28天；利巴韦林0.08g ivgtt q12h ×4天。

（2）其他辅助治疗

1）脱水降低颅内压：20%甘露醇注射液45ml ivgtt q12h与甘油果糖注射液45ml ivgtt q12h，两种方案交替使用7天；低分子右旋糖氨基酸注射液85ml ivgtt q12h ×5天后，改为qd ×4天。

2）抗炎：地塞米松2.5mg iv q12h ×4天。

3）抑制血小板聚集：双嘧达莫片25mg po bid。

4. 药学监护要点

（1）抗感染治疗：每日监护反映患儿细菌性脑膜炎是否控制的各项指标，如患儿的体温、精神状态、神经系统等症状及体征，脑脊液的性状、细胞分类计数及生化，血常规、CRP、PCT等实验室检查；美罗培南治疗细菌性脑膜炎需要的剂量较大、疗程也较长，需监护美罗培南可能引起的肝、肾功能损伤；美罗培南和利巴韦林都可能引起血液系统成分的变化，如粒细胞减少、血小板增多或减少、淋巴细胞增多、嗜酸性粒细胞增多、红细胞、血红蛋白和血细胞比容降低，治疗期间需定期（3～5天）监测患儿的血常规。

（2）脱水降低颅内压：每日监护患儿是否有头痛、呕吐、视神经乳头水肿的症状及体征，血压、呼吸等生命体征的变化，复查脑脊液时测量脑脊液的滴速，通过以上监护反映患儿颅内高压的改善情况，并及时对患儿降低颅内压药物的品种及剂量进行调整；患儿同时使用甘露醇、甘油果糖、右旋糖酐进行脑组织脱水，通过监测患儿皮肤的湿度、眼窝是否凹陷、尿量等反映患儿是否存在多度脱水现象；需警惕甘露醇长时间使用可能导致肾功能受损，以及输注右旋糖酐可能出现的过敏反应。

（3）抗炎：需监护糖皮质激素常见的不良反应，包括血钾、血糖水平以及是否发生消化道出血等征象。

(4)抑制血小板聚集:监测血小板的变化,以及每日观察患儿是否有头晕、腿麻等血栓的表现。

5. 药学监护过程 患儿以发热、呕吐为首发症状,体格检查有颈抵抗,入院前实验室检查:脑脊液潘氏试验阳性,有核细胞计数 892×10^9/L,多核细胞 90%,蛋白 0.43g/L,糖 0.3mmol/L,氯 116.9mmol/L,血常规白细胞 21.07×10^9/L,中性粒细胞比例 86.24%,血小板 542.1×10^9/L,脑脊液呈“脓性脑膜炎”典型改变。患儿脑脊液涂片及培养为阴性,可能与患儿在外院不规则使用过抗菌药物有关。入院后给予患儿美罗培南 0.68g ivgtt q8h,同时辅予地塞米松 2.5mg iv q12h ×4 天抑制脑膜炎症反应、甘露醇和甘油果糖交替降低颅内压等治疗。治疗 4 天后,患儿的白细胞下降至 9.36×10^9/L,中性粒细胞比例为 53.2%,CRP 恢复正常,无发热、呕吐,精神可,无视神经乳头水肿,无脱水症状。治疗 29 天后,患儿的 WBC、N%、CRP 正常,脑脊液白细胞计数 1×10^9/L,蛋白潘氏试验阴性,蛋白定量 180.7mg/L,糖 3.2mmol/L,都恢复正常;患儿体温平,神志清,精神可,无神经系统异常体征。治疗过程中无血糖、电解质紊乱和腹痛,肝、肾功能也正常,细菌性脑膜炎抗感染治疗足疗程,予以出院。

6. 药学分析与建议 患儿入院时诊断为“细菌性脑膜炎”,研究显示,怀疑或诊断为细菌性脑膜炎的患儿应尽早给予有效的抗菌药物治疗,并积极治疗并发症,能有效减少细菌性脑膜炎患儿后遗症的发生率及病死率。根据 2004 年美国 IDSA 制定的《细菌性脑膜炎指南》(以下简称指南),在病原菌未明前,可以根据患儿年龄和易感因素选择给予经验性抗菌治疗,待细菌培养和药敏试验结果回报后再对原方案进行针对性的调整。

患儿为 4 岁学龄前儿童,根据指南,该年龄段的常见致病菌为肺炎链球菌、脑膜炎奈瑟菌,指南推荐万古霉素联合第三代头孢菌素(头孢曲松或头孢噻肟)抗菌治疗,美罗培南可作为替代治疗。患儿入院前 2 日已使用美罗培南治疗脑膜炎,且使用后患儿体温退至正常,无呕吐,精神好转,美罗培南抗菌谱广、抗菌作用强,能覆盖该年龄段患儿细菌性脑膜炎的常见致病菌(肺炎链球菌、脑膜炎奈瑟菌),也容易透过血脑屏障,并且没有诱发癫痫等神经系统的不良反应。考虑前期方案已显示一定的临床疗效,为巩固疗效,同时避免频繁换药导致细菌耐药性的产生,患儿入院后继续经验性给予美罗培南抗感染治疗。

根据指南,对于儿童流感嗜血杆菌所致的细菌性脑膜炎,在抗菌药物使用前 10 ~ 15 分钟或至少与抗菌药物同时使用激素(地塞米松 0.15mg/kg q6h ×4 天)可以降低颅内压,减少脑脊液的中性粒细胞比例和蛋白含量,增加脑灌注及葡萄糖含量,能有效地减少听力损害,而对于其他致病菌所致的细菌性脑膜炎使用激素对疾病预后及转归的益处的资料尚不充分。对于成人,因其脑膜炎致病菌总是不能及时确定,有权威建议成人患者均在开始治疗时使用激素(地塞米松 10mg q6h ×4 天)抑制炎症反应。该患儿在外院使用地塞米松治疗至少 3 天,入院后又继续给予地塞米松(0.15mg/kg q12h)治疗 3 天,然后直接停用。患儿激素使用近 1 周,属短疗程使用,可以直接停用,无须逐步减量至停。指南也建议 3 ~4 天的短疗程使用激素,并可直接停用。长疗程使用激素未有充分的证据显示其对细菌性脑膜炎患者的后遗症和病死率有益,反而会增加激素的不良反应,如血压、血糖、电解质的异常,消化性溃疡,影响儿童的生长发育等。因此,对于细菌性脑膜炎的患儿不建议长时间使用激素。

7. 药物治疗小结 细菌性脑膜炎是由各种细菌引起的以脑膜炎症为主的中枢神经系统感染,是一种急症感染性疾病,疾病进展迅速,需尽早识别脑膜炎症状、快速诊断以及及时地抗感染治疗，并给予相应的辅助治疗，以避免因延误治疗而导致细菌性脑膜炎后遗症及病死率的增加。细菌性脑膜炎的抗菌治疗除了需要考虑所选抗菌药物的抗菌谱应能覆盖相应年龄段常见的致病菌，达到所需的抗菌强度外，还需考虑抗菌药物能否透过血脑屏障并达到有效的抗菌浓度，毒副作用小；细菌性脑膜炎在抗感染的对因治疗的同时，也需给予激素抑制炎症反应与甘露醇降低颅内压、减轻脑水肿等相应的对症处理。治疗过程中需定期监护患儿的体温、精神状态、神经系统体征等的变化，关注脑脊液的性状、细胞分类计数及生化、血常规、CRP、PCT等感染相关指标的改善情况、肝肾功能的变化，以及时反映药物治疗的有效性和安全性，使细菌性脑膜炎的药物治疗得以系统、安全、有效地进行。

五、感染性心内膜炎

（一）病因和发病机制

感染性心内膜炎（infective endocarditis，IE）是指由病原微生物直接感染并损伤心内膜或瓣膜面，伴赘生物形成，赘生物脱落导致循环系统栓塞，甚至迁移性脓肿。

感染性心内膜炎的发病机制有以下因素：

1. 血流动力学因素　好发于器质性心脏病，首先为心脏瓣膜病，尤其是二尖瓣和主动脉瓣；其次为先天性心脏病，如动脉导管未闭、室间隔缺损、法洛四联症和主动脉缩窄。赘生物常位于低压面，如二尖瓣关闭不全的瓣叶心房面、主动脉瓣关闭不全的瓣叶心室面和室间隔缺损的室间隔右心室侧。瓣膜狭窄时较关闭不全少见。

2. 非细菌性心内膜炎　高速血流冲击使心和大血管内皮损伤，其下胶原纤维暴露，血小板在该处聚集，形成血小板微血栓和纤维蛋白沉着，成为结节样无菌性赘生物，称非细菌性血栓性心内膜炎，是致病微生物定居瓣膜表面的重要因素。

3. 暂时性菌血症　各种感染、皮肤黏膜的创伤、手术和器械操作（如口腔科操作、纤维内镜检查）等均可导致暂时性菌血症。

4. 细菌感染无菌性赘生物　此取决于发生菌血症之频度、循环中的细菌数量和细菌的黏附能力。循环中的细菌如定居在赘生物上，感染性心内膜炎即可发生。

（二）临床表现及诊断

感染性心内膜炎的临床表现包括：

1. 发热　体温多数超过38℃，热型可不规则或低热。由于抗菌药物使用不当及高龄患者增加，5%～12%的患者可无发热。

2. 心脏杂音　新杂音出现或原有杂音强度和性质发生变化。80%～85%的患者可闻及瓣膜损伤反流性杂音。但仍有15%的病例初次检查无杂音，尤其是原来无心脏病者和右心内膜炎者。

3. 心功能不全　部分病例呈现心功能不全或原有心功能不全加重。杵状指（趾）约1/3的患者在发病1～2个月以后出现，近年来已明显减少。

4. 动脉栓塞　栓塞可发生在机体的任何部位，主要累及脑、心、脾、肾、肠系膜和四肢等体循环动脉栓塞部位。

5. 周围体征多为非特异性血管征象，如甲下出血、瘀斑及Janeway斑；免疫征象为Osler结节及Roth斑。

6. 感染的非特异症状　脾大：见于15%～50%病程>6周的患者；贫血：由于感染抑制

骨髓所致，多见于亚急性者，多为轻、中度贫血，晚期患者有重度贫血。

2009年版《欧洲感染性心内膜炎防治指南》提出按照感染部位及是否存在心内异物将感染性心内膜炎分为四类：①左心自体瓣膜IE；②左心人工瓣膜心内膜炎(PVE)(瓣膜置换术后<1年发生称为早期PVE，术后>1年发生称为晚期PVE)；③右心IE；④器械相关性IE(包括发生在起搏器或除颤器导线上的IE，可伴或不伴有瓣膜受累)。

感染性心内膜炎目前较多以改良杜克(Duke)标准作为诊断标准(表1-13)。

表1-13 改良Duke标准感染性心内膜炎的定义

确诊感染性心内膜炎	
病理学标准	赘生物、栓塞的赘生物或心内脓肿标本培养或组织学检查确认微生物
	病理学损害；组织学检查确定的赘生物或心内脓肿表明活动性心内膜
临床标准	2条主要标准
	1条主要标准加3条次要标准
	5条次要标准
可疑感染性心内膜炎	
临床标准	1条主要标准和1条次要标准
	3条次要标准
排除	
	其他更确定的诊断可以解释感染性心内膜炎表现
	抗菌药物治疗≤4天感染性心内膜炎综合征缓解
	抗菌药物治疗≤4天手术或尸检没有发现感染性心内膜炎的病理学证据
	没有达到可疑感染性心内膜炎的诊断标准
	改良Duke标准术语定义
主要标准	
IE血培养阳性	①2次血培养发现同样的典型微生物：草绿色链球菌、牛链球菌、HACEK组、金黄色葡萄球菌；社区获得性肠球菌，且无原发病灶
	②符合IE的微生物持续血培养阳性，定义如下：至少两次间隔12小时以上的血标本培养阳性；3或4次血培养时大多数阳性(第一次和最后一次标本采取时间至少间隔1小时)
心内膜受累证据	①超声心动图表现阳性
	②新发瓣膜反流
次要标准	
	①易患体质，易患IE的心脏病或静脉吸毒
	②发热，体温>38℃
	③血管现象、大动脉栓塞、化脓性肺栓塞、真菌性动脉瘤、颅内出血、结膜出血和Janeway损害
	④免疫现象：肾小球肾炎、Osler结、Roth斑和类风湿因子
	⑤微生物学证据：血培养阳性但不符合上述主要标准或活动性感染病原体血清学证据符合IE

改良杜克(Duke)标准可用于诊断IE,但在血培养阴性、感染累及人工瓣膜或起搏器导线、右心IE等情况下杜克标准的敏感性下降,诊断IE主要依靠临床判断。

(三)治疗原则

感染性心内膜炎治愈的关键在于清除心内膜或心瓣膜赘生物中的病原微生物。应首选能透过赘生物基质、杀菌能力很强的抗菌药物。必须采用足剂量、高浓度、长疗程、单一或联合用药的治疗原则,方能达到杀灭细菌、减少复发、彻底根治的目的。对于抗菌药物治疗预期疗效不佳的高危患者,在IE活动期仍在接受抗菌药物治疗时就可考虑早期手术干预。其治疗原则如下:

(1)应用杀菌剂。

(2)原则上选用两种具有协同作用的抗菌药物联合。

(3)剂量需高于一般常用量,以及在感染部位达到有效浓度。

(4)静脉给药。

(5)疗程一般为4~6周。

(6)部分患者需进行外科手术治疗,移除已感染的材料或脓肿引流以清除感染灶。

(7)大剂量应用青霉素等药物时宜分次静脉滴注,避免引起中枢神经系统毒性反应。

(四)药物治疗方案

草绿色链球菌及牛链球菌性IE的抗菌药物治疗方案见表1-14。

表1-14　草绿色链球菌及牛链球菌性IE的抗菌药物治疗方案

方案	用法	疗程
青霉素高度敏感菌株		
1. 青霉素	1200万~1800万U/d,分4~6次	自然瓣膜4周,人工瓣膜6周
2. 头孢曲松	2g/d,iv/im,qd	自然瓣膜4周,人工瓣膜6周
3. 青霉素+庆大霉素		
青霉素	1200万~1800万U/d,分4~6次	自然瓣膜4周,人工瓣膜6周
庆大霉素	3mg/(kg·d),iv/im,qd	自然瓣膜及人工瓣膜均2周
4. 头孢曲松+庆大霉素		
头孢曲松	2g/d,iv/im,qd	自然瓣膜4周,人工瓣膜6周
庆大霉素	3mg/(kg·d),iv/im,qd	自然瓣膜及人工瓣膜均2周
5. 万古霉素	30mg/(kg·d),bid;最大量为2g/d	自然瓣膜4周,人工瓣膜6周
青霉素相对敏感菌株		
1. 青霉素或头孢曲松+庆大霉素		
青霉素	2400万U/d,分4~6次	自然瓣膜4周,人工瓣膜6周
头孢曲松	2g/d,iv/im,qd	自然瓣膜4周,人工瓣膜6周
庆大霉素	3mg/(kg·d),iv/im,qd	自然瓣膜2周,人工瓣膜6周
2. 万古霉素	30mg/(kg·d),bid;最大量为2g/d	自然瓣膜4周,人工瓣膜6周

肠球菌性 IE 的抗菌药物治疗方案见表 1-15。

表 1-15　肠球菌性 IE 的抗菌药物治疗方案

方案	用法	疗程
青霉素、庆大霉素、万古霉素均敏感的菌株		
1. 青霉素或氨苄西林 + 庆大霉素		
青霉素	1800 万 ~ 3000 万 U/d，连续滴注或分 6 次	4 ~ 6 周
氨苄西林	12g/d，iv，分 6 次	4 ~ 6 周
庆大霉素	3mg/(kg · d)，iv/im，分 3 次	4 ~ 6 周
2. 万古霉素 + 庆大霉素		
万古霉素	30mg/(kg · d)，分 2 次	6 周
庆大霉素	3mg/(kg · d)，iv/im，分 3 次	6 周
氨基糖苷类及万古霉素敏感，耐青霉素菌株		
产 β- 内酰胺酶菌株		
1. 氨苄西林- 他唑巴坦 + 庆大霉素		
氨苄西林- 他唑巴坦	12g/d，iv，分 4 次	6 周
庆大霉素	3mg/(kg · d)，iv/im，分 3 次	6 周
2. 万古霉素 + 庆大霉素		
万古霉素	30mg/(kg · d)，分 2 次	6 周
庆大霉素	3mg/(kg · d)，iv/im，分 3 次	6 周
屎肠球菌		
1. 利奈唑胺	1200mg/d，iv/po，分 2 次	8 周
2. 喹奴普丁- 达福普汀	7.5mg/kg，iv，每日 2 ~ 3 次	8 周
粪肠球菌		
1. 亚胺培南- 西司他丁 + 氨苄西林		
亚胺培南- 西司他丁	2g/d，iv，分 4 次	8 周
氨苄西林	12g/d，分 6 次	8 周
2. 头孢曲松 + 氨苄西林		
头孢曲松	2g/d，iv/im，qd	8 周
氨苄西林	12g/d，分 6 次	8 周

葡萄球菌性 IE 的抗菌药物治疗方案见表 1-16。

表 1-16　葡萄球菌性 IE 的抗菌药物治疗方案

方案	用法	疗程
MSSA(天然瓣膜)		
1. 奈夫西林或苯唑西林 + 庆大霉素		
奈夫西林或苯唑西林	12g/d，iv，分 4 ~ 6 次	6 周

续表

方案	用法	疗程
庆大霉素	3mg/(kg · d),iv/im,分2~3次	3~5天
2. 头孢唑林+庆大霉素		
头孢唑林	6g/d,分3次	6周
庆大霉素	3mg/(kg · d),iv/im,分2~3次	3~5天
MRSA(天然瓣膜)		
万古霉素	30mg/(kg · d),分2次	6周
MSSA(人工瓣膜)		
奈夫西林或苯唑西林+利福平+庆大霉素		
奈夫西林或苯唑西林	12g/d,iv,分4~6次	6周
利福平	900mg/d,iv/po,分3次	6周
庆大霉素	3mg/(kg · d),iv/im,分2~3次	2周
MRSA(人工瓣膜)		
万古霉素+利福平+庆大霉素		
万古霉素	30mg/(kg · d),分2次;最大量为2g/d	6周
利福平	900mg/d,iv/po,分3次	6周
庆大霉素	3mg/(kg · d),iv/im,分2~3次	2周

HACEK组(嗜血杆菌属、放线杆菌属、心杆菌属、金杆菌属等)细菌性IE的抗菌药物治疗方案见表1-17。

表1-17　HACEK组(嗜血杆菌属、放线杆菌属、心杆菌属、金杆菌属等)细菌性IE的抗菌药物治疗方案

方案	用法	疗程
1. 头孢曲松	2g/d,iv/im,qd	4周
2. 氨苄西林-他唑巴坦	12g/d,iv,分4次	4周
3. 环丙沙星	1000mg/d,po;或800mg/d,iv,分2次	天然瓣膜4周,人工瓣膜6周

血培养阴性的IE的抗菌药物治疗方案见表1-18。

表1-18　血培养阴性的IE的抗菌药物治疗方案

方案	用法	疗程
天然瓣膜		
1. 氨苄西林-他唑巴坦+庆大霉素		
氨苄西林-他唑巴坦	12g/d,iv,分4次	4~6周
庆大霉素	3mg/(kg · d),iv/im,分3次	4~6周

续表

方案	用法	疗程
2. 万古霉素+庆大霉素+环丙沙星		
万古霉素	30mg/kg,iv,分2次	4~6周
庆大霉素	3mg/(kg·d),iv/im,分3次	4~6周
环丙沙星	1000mg/d,po;或800mg,iv,分2次	4~6周
人工瓣膜(早期,<1年)		
万古霉素+庆大霉素+头孢吡肟+利福平		
万古霉素	30mg/kg,iv,分2次	6周
庆大霉素	3mg/(kg·d),iv/im,分3次	2周
头孢吡肟	6g/d,iv,分3次	6周
利福平	900mg/d,po/iv,分3次	6周
人工瓣膜(晚期,>1年)		
1. 疑似巴尔通体病,血培养阴性		
头孢曲松+庆大霉素+多西环素(亦可不加)		
头孢曲松	2g/d,iv/im,qd	6周
庆大霉素	3mg/(kg·d),iv/im,分3次	2周
多西环素	200mg/d,iv/po,分2次	6周
2. 确诊巴尔通体病,血培养阳性		
多西环素+庆大霉素或利福平		
多西环素	200mg/d,iv/po,分2次	6周
庆大霉素	3mg/(kg·d),iv/im,分3次	2周
利福平	600mg/d,po/iv,分2次	2周

真菌性IE:在治疗及预防实验性念珠菌IE时,两性霉素B较氟康唑更有效。目前主张最初治疗念珠菌IE时首先应用两性霉素B,此后可试将氟康唑作为长期的抑制治疗。

(五)药物治疗管理

1. 疗效监测 感染性心内膜炎是心血管内科较为严重的、凶险性强的感染性疾病,有可能并发心力衰竭、肾功能衰竭、血栓塞事件等并发症。

(1)尽早、尽可能地收集血及赘生物标本做培养及抗菌敏感试验,以便进行目标性抗菌治疗。

(2)感染性心内膜炎的基本治疗原则为控制感染,有手术适应证者应积极手术,对于并发症应对症治疗。

(3)抗菌药物疗效的评估:初始治疗48小时后应进行病情和疗效评估,重点观察患者的体温情况,监测血象、感染相关指标、肝肾功能等实验室检查。初始治疗72小时症状无改善或一度改善又恶化均应重新评估,明确诊断。初始治疗无效者可能是初始抗菌药物未能覆盖致病菌或抗菌药物浓度处于有效浓度之下或细菌耐药,适时地调整抗菌药物。

2. 药物治疗方案优化 感染性心内膜炎治疗时应结合相关指南、患者病情变化以及检验指标对抗感染药物治疗进行合理性和有效性评价。血培养和超声检查不仅对患者的诊断而且对疗效判断都尤为重要,药物选择上则既要经验性用药,同时要结合药敏试验结果,并权衡对患者的不良反应综合考虑。

感染性心内膜炎的病原菌呈现多样化趋势,血培养阳性率明显降低,治疗效果不佳也与下列情况有关:①治疗前病程长;②抗菌药物不敏感,剂量或疗程不足;③有严重肺、脑或心内膜的损害。因此,抗菌药物选择应考虑其抗菌谱,尽可能扩大抗菌谱,必要时应采取联合用药、加大剂量和延长疗程,及时根据临床疗效调整用药。

3. 药物安全性监护 针对感染性心内膜炎常用抗菌药物的安全性监护,在临床用药中应注意:

(1)肝毒性是利福平的主要不良反应,发生率约为1%,肝功能严重不全、胆道阻塞和3个月内的孕妇禁用。青霉素类、头孢菌素类、抗真菌药等均偶可引起肝损害,表现为一过性或短暂的血清氨基转移酶升高。

(2)万古霉素、第一代头孢菌素、青霉素类、氨基糖苷类、两性霉素B等均可引起肾功能损害,与利尿药等合用时尤应注意。

(3)青霉素全身用药剂量过大和(或)静脉注射速度过快时可对大脑皮质产生直接刺激作用,出现肌痉挛、惊厥、癫痫、昏迷等严重反应;万古霉素可对第八对脑神经损害产生耳毒性。

(4)两性霉素B的毒性大,不良反应多见,涉及心、脑、肝、肾、血液等多系统。除了关注脏器不良反应,同时在静脉滴注过程中也要重点监测输液反应,宜缓慢避光滴注,避免液体外漏。利奈唑胺在使用时需关注白细胞、血小板等有无下降的趋势。

(5)大多数抗菌药物口服或注射后均可引起一些胃肠道不良反应,如恶心、上腹不适、胀气、腹泻等,偶伴呕吐等。

4. 用药教育及生活方式教育 对于感染性心内膜炎高危患者(既往有IE史、瓣膜疾病、心肌疾病等),积极的预防显得尤为重要。为防止病情复发,应对患者进行健康教育,内容包括:①使患者了解IE和吸毒的相关性,了解简单的疾病知识,积极帮助患者接受戒毒治疗,根除毒瘾;②患者心功能不全,需控制钠盐、水分摄入;③患者营养不良,有继发性贫血,需合理膳食,增加蛋白质、维生素、含铁物质、粗纤维的摄入,避免食用辛辣、刺激性食物;④日常活动劳逸结合,参加适量的有氧锻炼;⑤注意口腔卫生,降低日常生活引发菌血症的概率;⑥在牙科、上呼吸道手术和器械操作前给予抗菌药物预防;⑦有合并使用抗凝药者,应坚持遵医嘱服用,定期根据复查结果调整剂量。

(六)案例分析

1. 主题词 感染性心内膜炎;金黄色葡萄球菌;肾功能不全;替考拉宁。

2. 病史摘要 患者,男,87岁,体重60kg,以“发热1周,左下肢水肿加重1周”为主诉入院。患者入院时体温39℃,之前反复双下肢浮肿1年,前1周无明显诱因下出现左下肢水肿加重,局部无红肿、渗出、破溃,自服呋塞米,症状无明显好转,于门诊查D-D二聚体为0.80mg/L;查下肢血管超声:左侧胫后静脉中段管腔增宽,内透声差,不能完全压瘪,可见血流信号充盈缺损,考虑部分血栓形成。入院后体格检查:心界扩大,心率80次/分,律齐,二尖瓣区及主动脉瓣第二听诊区可及 3 级吹风样收缩期杂音。辅助检查：血常规示白细胞计数 14.20×10^9/L，中性粒细胞比例 86.1%，CRP 86mg/L，血红蛋白 99g/L，血小板计数 131×10^9/L；肾功能示尿素氮 20.3mmol/L，肌酐 155.1μmol/L；D-D 二聚体 0.80mg/L；心电遥测示窦律，房性期前收缩；心脏彩超报告示二尖瓣前叶可见 2～3mm 的可疑赘生物，靠近游离缘，二尖瓣、主动脉瓣反流。血培养：金黄色葡萄球菌生长。

入院诊断：

(1)感染性心内膜炎。

(2)左下肢静脉部分血栓形成。

(3)慢性肾脏病，肾功能不全，CKD 4 期。

(4)退行性心瓣膜病，二尖瓣脱垂，二尖瓣反流，心功能不全，心功能Ⅲ级。

3. 治疗方案

(1)抗感染治疗：患者高热伴畏寒，感染指标升高，予头孢吡肟 1g bid ivgtt 经验性抗感染治疗，并抽取血培养。血培养提示金黄色葡萄球菌(MSSA)生长，结合患者的临床表现、肾功能情况及药敏试验结果先后调整为替考拉宁、头孢呋辛。

(2)对症支持治疗：丹参多酚酸活血化瘀，美托洛尔控制心率，阿司匹林肠溶片抗血小板聚集，华法林抗凝。

4. 药学监护要点

(1)疗效监测

1)对 IE 患者应尽早收集血及赘生物标本做培养及抗菌敏感试验，以便进行目标性抗菌治疗。

2)IE 的基本治疗原则为控制感染，有手术适应证者应积极手术，对于并发症应对症治疗。因患者为老年人，临床评估手术清除风险大于受益，故主要考虑以抗感染治疗为主。药师应注意监测患者的症状体征及感染指标，同时关注二尖瓣赘生物的变化情况，如感染有反复，随时考虑升级抗感染治疗方案。

3)抗生素疗效的评估：初始治疗 48 小时后应进行病情和疗效评估，重点观察患者的体温情况，监测血象、感染相关指标、肝肾功能等实验室检查。初始治疗 72 小时症状无改善或一度改善又恶化均应重新评估，明确诊断。初始治疗无效者可能是初始抗生素未能覆盖致病菌或抗生素浓度处于有效浓度之下或细菌耐药，适时地调整抗菌药物。

(2)安全性监测：患者伴有肾功能不全，且感染性心内膜炎需长疗程治疗，临床选用抗菌药物及给药剂量、频次需考虑对肾功能的影响，并根据肾功能的变化及时进行调整，如替考拉宁初始剂量的选择、头孢呋辛后期根据肾功能剂量的调整等。

(3)相互作用的影响：患者伴随多种基础疾病，治疗用药种类多、品种繁杂，药物之间的相互作用及对肝、肾功能的影响大，因此用药时需严格掌握适应证，避免药物滥用，加重肝、肾负担。如头孢吡肟与呋塞米联用会加重肾脏负担，导致肾功能损害，在治疗时需权衡利弊使用，当无指征使用头孢吡肟时可尽早停用。

5. 药学监护过程 入院第 1 日患者出现体温升高，最高达 39℃，伴畏寒，血常规及 CRP 升高，提示存在感染，予头孢吡肟 1g bid ivgtt 抗感染经验治疗，并抽取高热时双手静脉血行血培养。

入院第 4 日患者仍有发热,血培养示金黄色葡萄球菌(MSSA)生长,患者目前的肌酐清除率为 53. 03ml/min,予加用替考拉宁 0. 4 ivgtt qd 联合抗感染治疗。

入院第 10 日患者的白细胞和 CRP 较前下降,体温恢复正常,症状体征尚可,感染得到控制。因血肌酐值升高,肌酐清除率估算值为 35. 70ml/min,提示肾功能不全加重,予以替考拉宁减量至 0. 2g ivgtt qd。

入院第 14 日考虑感染控制良好,根据药敏试验结果停用替考拉宁,给予头孢呋辛 1. 5g ivgtt q12h 长期、足量治疗;若出现心力衰竭症状,予以对症治疗。

入院第 19 日患者予头孢呋辛 1. 5g bid ivgtt 已用 5 天,感染控制良好,无发热,但肌酐较前升高,肌酐清除率为 19. 50ml/min,故将头孢呋辛减量至 0. 75 ivgtt q12h,完成后续治疗疗程,总疗程为 4 ~6 周。

6. 药学分析与建议 患者入院第 1 日初始抗感染方案选用头孢吡肟进行经验治疗,该药为第四代注射用头孢菌素,对革兰阳性菌、阴性菌有效,尤其对产 AmpC 酶肠杆菌、某些耐氨基糖苷类和耐第三代头孢菌素的菌株有效,临床首选该药进行经验治疗。

入院第 4 日血培养提示金黄色葡萄球菌,结合患者既往有退行性心瓣膜病、二尖瓣脱垂、二尖瓣反流病史,根据心脏彩超见到赘生物的结果,明确感染性心内膜炎的诊断,同时查尿常规、咽拭子、痰培养,排除其他感染源。此时因头孢吡肟治疗情况不佳,感染未控制,加用替考拉宁针对金黄色葡萄球菌进行治疗。继续查找病原菌,如排除革兰阴性菌感染的可能,必要时可停用头孢吡肟。

使用替考拉宁治疗后,患者的症状体征好转,血常规、CRP、PCT 等指标有下降趋势,提示抗感染治疗有效。因血肌酐值升高,提示肾功能不全加重,于入院第 10 日根据患者的肌酐清除率予以替考拉宁减量使用。

入院第 14 日考虑感染控制良好,根据《热病》第 43 版推荐,针对 MSSA 所致的感染性心内膜炎可选用苯唑西林等方案治疗。此外,β - 内酰胺类和氨基糖苷类药物被证实在体内外均有协同作用,其中以庆大霉素的协同效果最强。但患者肾功能不全,长期使用第一代头孢菌素或氨基糖苷类的风险大,结合药敏试验结果,采取头孢呋辛 1. 5g bid ivgtt 长期、足量治疗合理。后期因肌酐升高,头孢呋辛于入院第 19 日相应减量,继续原方案治疗完成治疗疗程,疗程为 4 周。

对患者的用药教育:该患者为感染性心内膜炎高危患者(既往有感染性心内膜炎史、瓣膜疾病、心肌疾病等),平时积极的预防显得尤为重要。为防止病情复发,应对患者进行健康教育,内容包括:①患者存在心功能不全,需控制钠盐、水分摄入;②合理膳食,增加蛋白质、维生素、含铁物质、粗纤维的摄入,避免食用辛辣、刺激性食物;③日常活动劳逸结合,参加适量的有氧锻炼;④注意口腔卫生,降低日常生活引发菌血症的概率;⑤如进行牙科、上呼吸道手术和器械操作,需给予抗菌药预防;⑥合并使用抗凝药,应坚持遵医嘱服用,定期根据复查结果调整剂量。

7. 药物治疗小结 感染性心内膜炎(IE)是心内科严重的、致死性强的感染性疾病,可能并发心力衰竭、肾衰竭、栓塞事件等并发症。针对此例患者,根据相关指南进行了用药分析,为患者提供了合适的个体化抗感染治疗方案,并给予了合理的支持治疗,使患者的感染得到较好的控制,症状明显改善,并避免了严重不良反应的发生。此外,药师可以把患者的出院后用药教育和定期回访纳入工作范畴,及时对患者进行宣教,对于提高药物治疗效果、避免药源性损害发挥积极作用。

六、腹腔感染

腹腔感染包括急性胆囊炎及胆道感染、细菌性肝脓肿、急性腹膜炎，以及急性胰腺炎继发细菌感染等。通常为肠杆菌科细菌、肠球菌属和拟杆菌属等厌氧菌的混合感染。急性腹膜炎是常见的腹腔感染，本节将从病因、发病机制、诊断、临床表现及药物治疗等方面对急性腹膜炎进行重点介绍。

（一）病因和发病机制

急性腹膜炎（acute peritonitis）是常见的外科急腹症，其病理基础是腹膜壁层和（或）脏层因各种原因受到刺激或损害发生急性炎性反应，多由细菌感染、化学刺激或物理损伤所引起。大多数为继发性腹膜炎，源于腹腔的脏器感染、坏死穿孔、创伤等。其典型的临床表现为腹膜炎三联征——腹部压痛、腹肌紧张和反跳痛，以及腹痛、恶心、呕吐、发热、白细胞升高等，严重时可致血压下降和全身中毒性反应，如未能及时治疗可死于中毒性休克。部分患者可并发盆腔脓肿、肠间脓肿、膈下脓肿、髂窝脓肿及粘连性肠梗阻等并发症。

继发性腹膜炎的发病原因包括腹内脏器的急性穿孔与破裂、腹内脏器急性感染的扩散、急性肠梗阻、腹部外科情况。原发性腹膜炎又称自发性腹膜炎，腹腔内无原发病灶。致病菌多为溶血性链球菌、肺炎链球菌或大肠埃希菌。细菌通过血行播散、来自女性生殖道细菌的上行感染、来自泌尿道细菌的直接扩散和肠腔内细菌的透壁性感染等途径所导致。

急性腹膜炎的发病机制及病理变化常因感染的来源和方式、病原菌的毒力和数量、患者的免疫力不同而有明显的差异。感染一旦进入腹腔，腹膜立即出现炎症反应，表现为充血、水肿、渗液。渗液中的纤维蛋白可促使肠袢、大网膜和其他内脏在腹膜炎症区黏着，限制炎症的扩展。如果未能去除感染病灶、修补穿孔内脏或进行腹腔引流，或由于细菌毒力过强、数量过多，或由于患者免疫功能低下，则感染扩散形成弥漫性腹膜炎。腹膜炎形成后，腹腔渗液中大量的细菌与毒素经腹膜吸收、循淋巴管进入血液中，产生败血症的一系列症状。

（二）临床表现及诊断

急性腹膜炎可以从以下不同的角度进行分类：①按病因可分为细菌性腹膜炎和非细菌性腹膜炎；②按临床经过可分为急性、亚急性和慢性三类；③按炎症的范围可分为弥漫性腹膜炎和局限性腹膜炎；④按发病机制可分为继发性腹膜炎和原发性腹膜炎。

急性腹膜炎的主要临床表现有腹痛、腹部压痛、腹肌紧张和反跳痛，常伴有恶心、呕吐、腹胀、发热、低血压、速脉、气急、白细胞增多等中毒现象。因本病大多为腹腔内某一疾病的并发症，故起病前后常有原发病症状。

体征方面，腹膜炎患者多有痛苦表情，咳嗽、呼吸、转动身体均可使腹痛加剧。患者被迫采取仰卧位，两下肢屈曲，呼吸表浅频数。腹部检查可发现典型的腹膜炎三联征：腹部压痛、腹肌紧张和反跳痛。腹腔内有大量渗出液时可查出移动性浊音。当炎症局限、形成局限性脓肿或炎性肿块且近腹壁时，可扪及边缘不清的肿块。

根据典型的症状与体征、白细胞计数及分类、腹部 X 线检查、B 超检查和 CT 检查等，急性腹膜炎的诊断一般不难。通过腹腔穿刺获得腹腔内液体，凭肉眼观察抽出液的性状，加上显微镜检、细菌涂片和必要的生化检验（如淀粉酶测定），可以进行诊断。

（三）治疗原则

1. 非手术治疗 对病情较轻，或病程较长超过 24 小时，且腹部体征已减轻或有减轻趋势者，或伴有心肺等脏器疾患而禁忌手术者，可行非手术治疗。包括采取前倾 30°～45°的半卧位，禁食并做胃肠减压，纠正体液、电解质及酸碱平衡失调，使用抗菌药物，补充热量和营养支持以及镇静、止痛、吸氧等。

2. 手术治疗 继发性腹膜炎绝大多数需要手术治疗。手术适应证有：①经上述非手术治疗 6～8 小时后（一般不超过 12 小时）腹膜炎症及体征不缓解反而加重者；②腹腔内原发病严重，如胃肠道或胆囊坏死穿孔、绞窄性肠梗阻、腹腔内脏器损伤破裂、胃肠手术后短期内吻合口漏所致的腹膜炎；③腹腔内炎症较重，有大量积液，出现严重的肠麻痹或中毒症状，尤其是有休克表现者；④腹膜炎病因不明，无局限趋势者。术后处理包括禁食、胃肠减压、补液、应用抗菌药物和营养支持治疗，保证引流管通畅。

（四）药物治疗方案

1. 抗菌药物经验治疗

（1）成人轻、中度社区获得性腹腔内感染的经验治疗：需要覆盖肠道革兰阴性需氧菌和兼性厌氧菌以及肠道革兰阳性链球菌。小肠末端、阑尾和结肠感染，机械性或麻痹性肠梗阻所致的胃肠道穿孔需要覆盖专性厌氧菌，无须覆盖肠球菌属。对于成人轻、中度社区获得性感染，使用替卡西林-克拉维酸钾、头孢西丁、厄他培南、莫西沙星、替加环素单药治疗，或甲硝唑联合头孢唑林、头孢呋辛、头孢曲松、头孢噻肟、左氧氟沙星、环丙沙星的方案比具有抗假单胞菌作用的方案更好。因耐药率高，不推荐使用氨苄西林-舒巴坦、头孢替坦和克林霉素。因不良反应大，不推荐常规使用氨基糖苷类抗菌药物。无须进行经验性抗念珠菌治疗。

（2）高危成人社区获得性感染的经验治疗：建议使用广谱抗革兰阴性菌的药物，如美罗培南、亚胺培南-西司他丁、多尼培南、哌拉西林-他唑巴坦、环丙沙星或左氧氟沙星联合甲硝唑、头孢他啶或头孢吡肟联合甲硝唑。喹诺酮类药物如耐药率高，则不推荐使用。没有必要常规使用氨基糖苷类抗菌药物。建议经验性治疗覆盖肠球菌属。没有依据时，不推荐使用抗 MRSA 或抗真菌药物。一旦获得病原学培养和药敏试验结果，立即对抗菌药物治疗方案进行调整。

（3）成人医疗保健相关感染的经验治疗：可选用广谱抗革兰阴性需氧和兼性厌氧杆菌抗菌药的联合治疗，如美罗培南、亚胺培南-西司他丁、多尼培南、哌拉西林-他唑巴坦、头孢他啶或头孢吡肟联合甲硝唑。可能需要使用氨基糖苷类抗菌药物或多黏菌素。获得培养和药敏试验结果后调整抗菌治疗方案，减少抗菌药物的数量或改用窄谱抗菌药。

2. 抗菌药物目标治疗

（1）抗真菌治疗：如果腹腔内培养有念珠菌生长，重症社区获得性感染或医疗保健相关感染的患者需要使用抗真菌药物。如为白念珠菌，使用氟康唑。对氟康唑耐药的念珠菌属使用棘白菌素类（卡泊芬净、米卡芬净或阿尼芬净）。对重症患者可使用棘白菌素类替代吡咯类用于初始治疗。由于两性霉素 B 的不良反应较大，不推荐用于初始治疗。

（2）抗肠球菌治疗：医疗保健相关感染的患者如曾感染肠球菌，经验治疗需覆盖肠球菌属。以下患者经验治疗均需要覆盖肠球菌：医疗保健相关感染患者，尤其是手术后感染，因为这些患者先前已接受过头孢菌素或其他抗菌药物，被动性肠球菌感染几率增加；免疫抑制的患者、心脏瓣膜疾病或血管内人工装置植入的患者。初始的抗肠球菌经验治疗主要针对粪肠球菌，可以根据培养和药敏试验结果选用氨苄西林、哌拉西林-他唑巴坦、万古霉素。

(3)抗 MRSA 治疗：医疗保健相关腹腔内感染的患者如果已知有 MRSA 定植，或先前治疗失败并已使用多种抗菌药物而可能为 MRSA 感染者，经验治疗可以覆盖 MRSA。疑似或确诊 MRSA 感染的患者推荐使用万古霉素治疗。

(4)成人胆囊炎和胆道感染的治疗：疑似胆囊炎或胆道感染应先进行 B 超检查。患者无论疑似胆囊炎或胆道感染均需使用抗菌药。除非有胆肠吻合，否则不推荐抗厌氧菌治疗。急性胆囊炎进行胆囊切除的患者抗菌药物使用不超过 24 小时，除非有胆囊壁外感染。社区获得性胆道感染不需要覆盖肠球菌，其致病性尚不明确。对于免疫抑制患者，尤其是肝移植患者，需要抗肠球菌治疗。

(5)成人复杂性腹腔内感染的疗程：急性胃和邻近空肠穿孔 24 小时内施行手术治疗，仅需 24 小时的抗需氧革兰阳性球菌的预防性治疗；如手术治疗延迟，选用的抗菌方案需要覆盖多种病原菌。锐器、钝器或医疗保健相关肠损伤 12 小时内手术修复，至少需要 24 小时的抗菌治疗。急性阑尾炎没有穿孔、脓肿或局限性腹膜炎依据者仅需预防性给予窄谱抗菌药，针对需氧菌、兼性厌氧菌和专性厌氧菌的疗程为 24 小时。重症坏死性胰腺炎的患者未诊断感染前不推荐预防性抗菌治疗。

(6)口服或门诊患者静脉的抗菌治疗：儿童和成人患者如果症状和体征缓解，无须进一步的抗菌治疗。可以口服药物的成人腹腔内感染患者如果病原菌对以下药物敏感，病情好转，可以序贯口服完成疗程：莫西沙星、环丙沙星联合甲硝唑、左氧氟沙星联合甲硝唑、口服头孢菌素联合甲硝唑，或阿莫西林-克拉维酸钾；如果病原菌仅对静脉给药敏感，建议门诊继续静脉给药。

(五)药物治疗管理

1. 疗效监测　需及时观察患者的体温、血象、C 反应蛋白(CRP)和降钙素原(PCT)等腹腔感染相关感染性指标的变化，微生物学检查结果和影像学变化，腹部体征、引流液量及颜色等临床症状的变化(手术治疗)，心率、血压和呼吸频率等生命体征是否平稳，这些是评估抗感染效果的重要因素，也是指导临床治疗方案调整的重要依据。

初始治疗 48～72 小时后应对病情和诊断进行评价。有效治疗反应首先表现为体温下降，WBC、PCT、CPR 恢复一般表现较迟，但应有不同程度的下降。凡症状明显改善者，不一定考虑病原学检查结果如何，仍可维持原有治疗，症状显著改善后可及时给予降阶梯序贯治疗。

2. 药物治疗方案优化　当致病菌确实难以确定而病情危重时，可根据病原菌种类的可能性大小，参考权威文献或指南，应用经典有效的抗菌药物，足量 3～4 天后评估疗效，以此缩小病原菌种类的可能范围。需密切关注病情变化，从患者的临床表现出发，结合抗感染指标和宿主因素，参考微生物培养，从整体出发，关注局部，有的放矢地调整药物。

在收集引流液、脓液、血液等标本时应避免污染，做到规范取样。病原菌培养即使阳性并非就是感染，或一定是该菌感染。需依据感染部位、患者临床表现的特点以及患者的不同病理、生理特点综合分析，对于细菌培养阳性的结果仔细分析，不能简单地按其药敏试验结果随意用药。

3. 药物安全性监护　对药物用法、用量、疗程、不良反应、禁忌证、药物相互作用和配伍禁忌等结合患者的情况进行监护，尤其对特殊的病理、生理状况患者。复杂性腹腔内感染的患者选择抗菌药物时需要考虑感染发病的场所(社区获得或医疗保健相关)、疾病的严重程度、抗菌药物在不同年龄患者中的安全性等因素。如使用氨基糖苷类抗菌药物,在儿童和老年患者尤需注意耳、肾毒性;如使用碳青霉烯类抗菌药物,需注意及时降阶梯,避免使用时间过长导致真菌或其他耐药菌感染;如含有β-内酰胺类广谱头孢菌素(头孢噻肟、头孢曲松、头孢他啶、头孢吡肟),需注意长期用药引起的肠道菌群紊乱或对超广谱β-内酰胺酶(ESBL酶)的诱导,如果使用β-内酰胺类出现严重不良反应,可选用环丙沙星联合甲硝唑或含氨基糖苷类抗菌药物的方案;如联用甲硝唑,应注意其对肝功能以及胆红素排出的影响。

4. 用药教育及生活方式教育　对腹膜炎患者主要针对其急性期控制后进行教育。教育的内容应包括疾病的自然进程;腹膜炎的临床表现;腹膜炎的危害,包括急、慢性并发症的防治;个体化的治疗目标;个体化的生活方式干预措施和饮食计划;规律运动和运动处方;饮食、运动与口服药、抗菌药物治疗或其他药物之间的相互作用;自我监测、体温监测和腹部体征等具体内容;发生紧急情况如疾病、应激和手术时的应对措施。

生活方式教育的内容有进食应少量多餐,避免吃生冷、刺激性食物,饮食要有规律,避免重体力劳动,保持心情舒畅,腹部不适时尽快复诊。

(六)案例分析

1. 主题词　腹腔感染;腹膜炎;肺炎克雷伯杆菌;美罗培南。

2. 病史摘要　患者,男,84岁。患者1个月前开始无明显原因出现乏力,自诉全身无力,未予特殊诊治。1周前患者乏力症状加重,稍微活动后便气促,伴有心慌、胸闷、四肢无力,无头晕、头痛、黑蒙、低热、盗汗、咯血、腹泻、腹痛、黑便。就诊于当地医院,查血常规示白细胞 10.6×10^9/L,血红蛋白99g/L,行胃镜检查示糜烂性胃炎,予铝碳酸镁治疗诊治未见明显好转,以"乏力待查"收治入院,诊断为"结肠癌术后,腹膜炎",在全麻下行"剖腹探查术+结肠造瘘术",术后入外科重症监护室继续治疗。

入院诊断:

(1)结肠癌术后。

(2)腹膜炎。

(3)慢性支气管炎。

(4)冠心病。

3. 治疗方案

(1)抗感染治疗:美罗培南1.0g q8h ivgtt。

(2)其他辅助治疗:①平喘:多索茶碱0.2g ivgtt q12h;②改善微循环:乌司他丁40万U iv q8h;③预防应激性溃疡:埃索美拉唑40mg iv q12h;④保护脏器:磷酸肌酸钠1.0g qd ivgtt,谷胱甘肽2.4g qd ivgtt,异甘草酸镁200mg qd ivgtt。

4. 药学监护要点

(1)抗感染治疗:每日监护反映感染的各项指标,如体温、血常规、CRP、PCT,局部创口分泌物、血和腹腔引流液微生物培养结果等;关注心率、血压和呼吸频率等生命体征是否平稳。

(2)肝、肾功能:患者术后肾功能异常,每天记录肌酐、尿素氮、丙氨酸氨基转移酶、总胆红素和结合胆红素等肝、肾功能指标的变化,及时提醒医师复查肝、肾功能,关注患者的最新用药,对于肝、肾功能损害较大的药物建议最好换用,如用需协助医师科学调整剂量。监护美罗培南可能引起的肝、肾功能损伤。

(3)质子泵抑制剂:定期监测患者的肝功能和胃肠道出血迹象,加强患者的呕吐物或大便隐血试验监测,积极评估患者的胃肠道功能,建议尽早给予胃肠道营养。考虑患者入院初期有肝功能异常,依据《中国应激性溃疡防治建议》,若无明显的危险因素,可停用奥美拉唑,以免加重肝功能损伤。

(4)平喘药:监护患者的血压及心率、呼吸、心律水平,警惕多索茶碱使用过量导致心动过速、呼吸急促等初期中毒症状。

(5)保肝药:异甘草酸镁是一种肝细胞保护剂,具有抗炎、保护肝细胞膜及改善肝功能的作用。它能阻止血清氨基转移酶升高,减轻肝细胞变性、坏死及炎症细胞浸润,减轻肝组织炎症活动度及纤维化程度。患者目前肝功能正常,并无使用该药的指征,不建议使用;且异甘草酸镁可引起低钾血症,用药过程中应严密监护,如出现血钾降低,应立即停药。

5. 药学监护过程　患者入院初期病情危重,临床以美罗培南注射剂 1.0g ivgtt q8h 抗感染治疗,计算患者的肌酐清除率为 18.7ml/min,属于中、重度肾功能异常,故建议改为 0.5g ivgtt q12h。治疗后第 3 天体温降至 37℃左右,患者成功脱机,WBC、PCT、CRP 较前大幅下降,中性粒细胞比例仍高,感染得到控制,心、肾功能也随之改善。治疗第 4 天引流液培养示肺炎克雷伯杆菌(泛耐药),但感染指标未见波动,为减少抗菌药物的选择压力以及不良反应,继续原治疗方案不变,针对泛耐药肺炎克雷伯杆菌,加强引流,同时保持局部引流管的通畅。治疗 6 天后患者神志清,精神可,体温 36.5℃,循环氧合稳定,感染逐渐得到控制,转入普通病房继续治疗。

6. 药学分析与建议　患者入科时诊断为腹膜炎,对于严重的腹腔感染(感染伴有明显的脓毒症状、血流动力学不稳定、器官功能障碍者)要强调恰当地起始抗菌药物治疗,贯彻“全面覆盖,重拳猛击”的原则。根据《热病》第 43 版和 2010 年版 IDSA《成人和儿童复杂腹内感染诊断治疗指南》指南,继发性腹膜炎(肠穿孔、阑尾穿孔、憩室穿孔)常见的病原体为肠杆菌科、拟杆菌属、肠球菌、铜绿假单胞菌等细菌。病情严重危及生命的 ICU 患者应给予外科控制感染源 + 推荐经验性治疗方案,首选亚胺培南 0.5g ivgtt q6h 或美罗培南 1g ivgtt q8h 或多尼培南 0.5g ivgtt q8h,一般初始覆盖肠道革兰阴性需氧菌和厌氧菌,不需要经验性覆盖 MRSA、肠球菌和念珠菌,除非培养证实存在感染。而对于合并心脏瓣膜疾病的患者有指征覆盖肠球菌。

患者既往有慢性支气管炎、高血压和冠心病,此次因“结肠癌术后,腹膜炎”在全麻下行“剖腹探查术 + 结肠造瘘术”,为复杂性腹腔感染。术中可见脓性积液,PCT、CRP 和血常规均很高,同时伴有肾功能不全、心功能不全,病情危重,故本患者初始抗感染方案选用美罗培南。美罗培南基本能覆盖腹腔感染的常见革兰阴性菌和厌氧菌,且对于耐药菌(例如产 ESBL或 AmpC 酶等革兰阴性菌)也有效,考虑患者有中、重度肾功能损害,故建议改为 0.5g ivgtt q12h。治疗 48 ~ 72 小时后评估抗感染疗效,并及时进行病原学培养,针对性给药。

术后第 4 天患者引流液培养示泛耐药肺炎克雷伯杆菌,但患者的临床表现未见异常,相关感染指标也未相应升高。患者的临床症状和指标与培养不符,不排除污染菌的可能,也可能由于细菌的量和毒性相对较低、患者高龄免疫力低下故应激反应相对较弱。对病原菌培养结果应进行综合分析,需依据感染部位、患者临床表现的特点以及患者的不同病理、生理特点,而非简单地根据病原学培养结果用药,且目前对泛耐药肺炎克雷伯杆菌也无明确有效的抗菌药物方案。故针对此次引流液培养的泛耐药肺炎克雷伯杆菌，建议维持原抗感染方案，加强引流和支持治疗。患者后期也未见临床表现恶化和相关感染指标升高，感染得到控制。

7. 药物治疗小结　继发性腹膜炎是一种高病死率的危重外科感染性疾病，抗菌药物的应用在治疗中占有举足轻重的地位，是处理腹腔感染的基石。随着耐药趋势的日益严重，如何合理地使用抗菌药物是治疗继发性腹膜炎的重中之重。抗感染治疗为一项综合治疗过程，包含了抗菌药物的使用、感染源的控制以及免疫支持等治疗，及时评估疗效、关注患者的个体因素是抗感染方案调整的依据。当患者泛耐药菌感染面临抗菌药物选择压力时，需依据感染部位、患者临床表现的特点以及患者的不同病理、生理特点综合分析，对于细菌培养阳性的结果仔细分析，不能简单地按其病原学培养结果和药敏试验结果随意选用药物。以本案例为例，立足感染源的控制有时更是控制感染不可或缺的关键。通过合理有效的用药，减少不良反应及耐药的发生。

七、皮肤及软组织感染

（一）病因和发病机制

皮肤及软组织感染（skin and soft tissue infection，SSTIs）是指全身（躯干及四肢）皮肤、皮下组织及肌内筋膜的化脓性感染。软组织感染包括蜂窝织炎、坏死性筋膜炎、坏死性肌炎、淋巴管炎及淋巴结炎等。软组织感染的分型、病因及发病机制见表 1-19。

表 1-19　软组织感染的分型、病因及发病机制

软组织感染的类型	病因及发病机制
蜂窝织炎	皮下、筋膜下、肌间隙或深部蜂窝组织的一种急性弥漫性化脓性感染。发病诱因包括静脉或淋巴循环功能不良、糖尿病、乙醇性中毒等。致病菌主要是β-溶血性链球菌（包括 A、B、C 和 G 型），其次为金黄色葡萄球菌，亦可为厌氧性细菌。对于免疫损伤患者，表皮葡萄球菌也可是其致病菌。另外，一些革兰阴性菌尽管少见，如大肠埃希杆菌、变形杆菌和克雷伯菌属，但也可引起蜂窝织炎
坏死性筋膜炎	由皮下筋膜和脂肪的坏死引起的深层软组织的感染。常有创伤史，也可继发于水痘感染，服用非甾体抗炎药也与坏死性筋膜炎的发生有一定联系。依据细菌学和临床表现分为两类：Ⅰ型为多种细菌的混合感染，包括革兰阳性和阴性杆菌、需氧菌、厌氧菌及兼性厌氧菌（通常 4～5 种细菌）定植创面感染发病，诸如金黄色葡萄球菌、大肠埃希菌、链球菌、拟杆菌，这些细菌的感染常见糖尿病人群；Ⅱ型常由单一的致病菌引起，最经典的是 A 型链球菌（化脓性链球菌）感染
坏死性肌炎	也称肌坏死，是一种不常见的肌内感染，有两种主要的致病菌——产气荚膜杆菌和败血梭状芽孢杆菌，能造成气性坏疽。自发性产气性肌坏死是链球菌感染所致，产气的同时还伴有坏死性筋膜炎的特征。往往继发于创伤伤口和外科手术创口的局部侵袭，也可因血源性感染种植肌内而发生

续表

软组织感染的类型	病因及发病机制
淋巴结炎	病菌侵入淋巴流所致,可能发生在人体的各个部位。浅部急性淋巴结炎的部位多在颈部、腋窝和腹股沟,有的可在肘内侧或腘窝。病原菌有β-溶血性链球菌、金黄色葡萄球菌等,可能来源于口咽炎症、足癣、皮肤损伤及各种皮肤、皮下化脓性感染
淋巴管炎	浅部急性淋巴管炎在皮下结缔组织层内,其病因与急性淋巴结炎相同
丹毒	皮内淋巴管受β-溶血性链球菌侵袭所致,患者常先有皮肤或黏膜的某种病损,如皮肤损伤、足癣、口腔溃疡、鼻窦炎等。β-溶血性链球菌多由皮肤或黏膜的细微破损处侵入,引起真皮组织的急性炎症

(二)临床表现及诊断

1. 临床表现　不同类型的软组织感染的临床表现如下:

(1)蜂窝织炎:临床特征为发红、水肿、皮肤进行性由软变硬、红肿逐渐与周围正常组织界限不清、淋巴结肿大。

(2)坏死性筋膜炎:坏死性筋膜炎可累及全身各个部位,发病以四肢为多见,尤其是下肢;其次是腹壁、会阴、背、臀部和颈部等。患者局部症状尚轻,全身即表现出严重的中毒症状,是本病的特征。早期症状表现为严重疼痛、脓毒症症状、心动过速等。

(3)坏死性肌炎:梭状芽孢杆菌分泌的毒素直接抑制心肌收缩力,破坏红细胞和白细胞,能够引起组织坏死和血管扩张。皮肤转变为棕褐色,出现张力性水疱,捻发音、皮肤张力越来越高,常常伴有败血症、心悸、低血压发生。影像学检查提示皮下积气。尽管采用积极治疗,但预后差,病死率高。

(4)淋巴结炎:急性淋巴结炎属于急性化脓性炎症,临床上可见局部先有淋巴结肿大、疼痛和触痛,可与周围软组织分辨、表面皮肤正常。病变加重时形成肿块(不能分辨淋巴结个数),疼痛和触痛加重,表面皮肤可发红、发热。形成脓肿时有波动感,少数甚至可破溃出脓。

(5)淋巴管炎:急性淋巴管炎可使管内淋巴回流障碍,同时使淋巴周围组织有炎症变化。皮下淋巴管可分深、浅两层(以皮下浅筋膜分界)。皮下浅层急性淋巴管炎在表皮呈现红色线条,有轻度触痛,扩展时红线向近心端延长。但皮下深层的本病无表皮红线,只可能有条形触痛区。

(6)丹毒:受侵及的皮肤组织明显肿胀,与周围正常皮肤界限清楚,往往伴有明显的淋巴结受累表现。幼儿和老年人是其高发主体。常见的病损部位主要分布于下肢,但也有相当一部分案例病损见于颜面部。发病时局部鲜红肿胀,与周围正常皮肤界限清楚,触之坚硬尤其在边缘部位,伴有疼痛。

2. 诊断　总体来说,软组织感染的临床诊断符合下述三条之一即可诊断:

(1)从感染部位引流出脓液。

(2)外科手术或组织病理检查证实有感染。

(3)患者有局部疼痛或压痛、局部红肿或发热,无其他原因解释。

病原学诊断在临床诊断基础上符合下述两条之一即可诊断:

(1)血液特异性病原体抗原检测阳性,或血清 IgM 抗体效价达到诊断水平,或双份血清

IgG 呈4倍升高。

(2)从感染部位的引流物或组织中培养出病原体。

(三)治疗原则

皮肤及软组织感染应分级、分类治疗,外用药物和系统给药治疗结合,其他还包括切开引流、药物治疗和手术相结合的治疗措施。外用抗菌药物在防治 SSTIs 中具有重要作用,这是因为外用抗菌药物能直接作用于皮肤靶部位,对表皮或真皮浅层感染效果最佳;可以根据不同部位和病变深浅选择不同剂型;药物在局部停留的时间长,可以较好地发挥抗菌作用;可以减少抗菌药物系统给药用量,减轻患者的经济负担;外用给药吸收少,可以减轻系统给药的不良反应;使用简单方便。系统给药经验使用抗菌药物时应根据病史、临床表现,结合分级、分类诊断,尤其是可能的诱因或危险因素,选对针对常见或可能的致病菌的抗菌药物。当获得病原学培养和药敏试验结果时,应根据该结果选择敏感的抗菌药物治疗。

(四)药物治疗方案

不同类型的皮肤软组织感染的药物治疗见表1-20。

表1-20　不同类型的软组织感染的临床抗微生物治疗的初始选择

感染种类	常见病原菌	首选抗菌药物	备选抗菌药物
蜂窝织炎、丹毒:须警惕大环内酯类(红霉素)耐药的化脓性链球菌			
四肢,非糖尿病性	A、B、C和G族链球菌,金黄色葡萄球菌包括MRSA(罕见)	青霉素或头孢唑林	红霉素或头孢唑林或阿莫西林-克拉维酸钾或阿奇霉素或克拉霉素或替加环素或达托霉素
面部,成人(丹毒)	A、B、C和G族链球菌,金黄色葡萄球菌(包括MRSA),肺炎链球菌	万古霉素	达托霉素或利奈唑胺
糖尿病和丹毒	A、B、C和G族链球菌,金黄色葡萄球菌,肠杆菌科,梭菌	早期轻症:TMP-SMX+青霉素V钾或头孢氨苄	重症:亚胺培南或美罗培南或厄他培南+利奈唑胺或万古霉素或达托霉素
坏死性筋膜炎:手术后、创伤、链球菌皮肤感染	四种类型:①A、C和G族链球菌;②梭菌属;③混合感染:需氧菌+厌氧菌(金黄色葡萄球菌+厌氧链球菌即Meleney协同坏疽);④社区获得性MRSA	若为链球菌或梭菌,用青霉素;混合感染用多尼培南或亚胺培南或美罗培南;怀疑MRSA加用万古霉素或达托霉素	若是链球菌坏死性筋膜炎,使用青霉素和克林霉素是合理的;若为梭菌感染(伴或不伴气性坏疽),宜在青霉素的基础上加用克林霉素
"气性坏疽"可见于污染创口,也可无创伤自发性感染	产气荚膜杆菌,其他组织毒性梭菌属	克林霉素+青霉素	头孢曲松或红霉素

续表

感染种类	常见病原菌	首选抗菌药物	备选抗菌药物
化脓性肌炎	金黄色葡萄球菌,A族链球菌(罕见革兰阴性杆菌),各种厌氧菌	如为MSSA,萘夫西林或苯唑西林或注射用第一代头孢菌素(头孢唑林)	如为MRSA,万古霉素
淋巴结炎及淋巴管炎	A、B族链球菌,金黄色葡萄球菌	青霉素	对青霉素过敏的患者可选用红霉素和克林霉素。怀疑金黄色葡萄球菌感染可用氯唑西林或第一代头孢菌素

(五)药物治疗管理

1. 疗效监测

(1)尽早、尽可能地收集临床标本(脓液、穿刺液等)做涂片染色、细菌培养和抗菌敏感试验,以便进行目标性抗菌治疗,这对诊断不明确或病原菌复杂的混合感染尤为重要。

(2)一旦形成脓液就必须引流,抗菌药物不能代替引流。建立充分引流以后,应根据具体情况决定是否继续使用抗菌药物进行治疗。

(3)抗菌药物疗效的评估:初始治疗48小时后应进行病情和疗效评估,重点观察患者的体温、脓液的引流情况等,监测血象、感染相关指标、肝肾功能等实验室检查。初始治疗72小时症状无改善或一度改善又恶化均应视为无效,届时应重新评估,明确诊断。初始治疗无效者可能是初始抗菌药物未能覆盖致病菌或抗菌药物浓度处于有效浓度之下或细菌耐药,应适时地调整抗菌药物。

2. 药物治疗方案优化　在制订抗感染治疗方案的同时须警惕细菌耐药性问题,结合本地区细菌耐药性监测结果优化抗感染治疗方案。革兰阳性球菌是SSTIs的主要致病菌。在链球菌中,A、B族链球菌最常见,虽然对大环内酯类的耐药性快速增长,但对青霉素及头孢菌素类仍是敏感的。葡萄球菌对青霉素的耐药率则高得多,即使是甲氧西林敏感金黄色葡萄球菌(MSSA)和甲氧西林敏感凝固酶阴性葡萄球菌(MSCNS)对青霉素和氨苄西林也都有很强的耐药性。MRSA和MRCNS对β-内酰胺类(包括碳青霉烯类)耐药,即使体外实验仍有一定的敏感率,在体内都是耐药的;对糖肽类(万古霉素、替考拉宁)仍十分敏感。相继有报告万古霉素中介的葡萄球菌(VISA)及对万古霉素耐药的金黄色葡萄球菌(VRSA)感染,都发生在患有多种疾病(慢性肾病、糖尿病、骨髓炎、肢体溃疡)且反复感染(尤其是MRSA感染)的患者,这无疑是一个危险的信号。因此,若果病情不严重,可选用多西环素、米诺环素、克林霉素、复方磺胺甲噁唑等,疗效不好再改用万古霉素或利奈唑胺。

3. 药物安全性监护　针对软组织感染常用抗菌药物的安全性监护,在临床用药中应注意:

(1)红霉素的酯化物可引起胆汁淤积性黄疸;磺胺类药物也有引起肝脏损害的可能;青霉素类、头孢菌素类、克林霉素、大环内酯类等均偶可引起肝功能损害,表现为一过性或短暂的血清氨基转移酶升高。

(2)万古霉素、第一代头孢菌素类、青霉素类、磺胺类药物等均可引起肾功能损害,与氨基糖苷类、利尿药等合用时尤宜注意。

(3)青霉素全身用药剂量过大和(或)静脉注射速度过快时可对大脑皮质产生直接刺激作用,出现肌痉挛、惊厥、癫痫、昏迷等严重反应;万古霉素的第八对脑神经损害或耳毒性;重症肌无力和肌营养不良者应用氨基糖苷类、林可霉素类对神经肌肉接头阻滞作用的影响。

(4)大多数抗菌药物口服或注射后均可引起一些胃肠道不良反应如恶心、上腹不适、胀气、腹泻等,偶伴呕吐,如大环内酯类。

4. 用药教育及生活方式教育　SSTIs 的发生与皮肤屏障功能障碍关系十分密切。对生理性皮肤屏障功能障碍如小儿应注意养成良好的卫生习惯,避免创伤。对老年患者,要指导他们正确的生活方式,特别是洗涤用品的使用,防止因过度洗涤加重皮肤屏障功能破坏,并应在洗涤后外用保湿润肤剂。应合理地治疗原发皮肤病,减轻瘙痒和控制搔抓,防止长期外用糖皮质激素制剂,及时恢复皮肤屏障;减少和避免不必要的对皮肤有创伤的检查和治疗。同时应加强身体锻炼,提高皮肤对外界的适应能力。对影响机体免疫功能下降的疾病如糖尿病等,应及早控制;对反复发生皮肤葡萄球菌感染的患者可酌情使用免疫增强剂等。

对无菌手术或皮肤屏障功能有障碍的患者,不主张常规应用抗菌药物预防 SSTIs,尤其是全身用药。如手术创面较大,或发生皮肤感染的机会增多时,治疗以外用药物为主,以减少系统使用抗菌药物,防止耐药产生。

(六)案例分析

1. 主题词　皮肤软组织感染;肺炎克雷伯菌;哌拉西林-他唑巴坦;亚胺培南-西司他丁。

2. 病史摘要　患者,男,35 岁。入院前 6 天无明显诱因下右颈部出现肿物,有触痛,表皮略红,皮温略高,体积逐渐增大,未予重视,体温未测,未到医院就诊。1 天前出现全身乏力,今晨 5 点左右出现乏力加重,无恶心、呕吐、腹痛、腹泻,无胸闷、气促,遂送入急诊,测体温最高 40℃。查体:右颈部可及一直径大约 7cm 的肿块,触痛,表皮略红,皮温略高。实验室检查:CRP > 160mg/L,降钙素原 12ng/ml,白细胞计数 $22.8 \times 10^9/L$,尿酮体 150mg/dl,糖化血红蛋白 17.1%,PO_2 13kPa,PCO_2 3.73kPa,pH 7.41,BEecf − 6.2mmol/L,HCO_3^- 17.3mmol/L,钾 3.89mmol/L,钠 132mmol/L。

入院诊断:

(1)全身炎症反应综合征(脓毒症)。

(2)右颈部肿块伴皮肤软组织感染。

(3)糖尿病酮症。

(4)低蛋白血症。

3. 治疗方案

(1)抗感染治疗:治疗之初临床选用哌拉西林-他唑巴坦 4.5g ivgtt q8h 联合甲硝唑 0.5g ivgtt bid 进行抗感染治疗,第 2 天将哌拉西林-他唑巴坦换成亚胺培南 1g ivgtt q8h,治疗 3 日后将亚胺培南的给药频次改成每日两次,续用 3 日后停用甲硝唑和亚胺培南,抗生素降级为哌拉西林-他唑巴坦 4.5g ivgtt q8h,治疗 1 周后换用头孢美唑 2.0g ivgtt q12h 继续治疗 6 日,最后启用左氧氟沙星 0.5g po qd 口服巩固疗效 1 周结束抗感染治疗。

(2)辅助支持治疗:治疗期间先后用环磷腺苷葡胺营养心肌、血必净抗炎、胸腺五肽增强免疫、谷胱甘肽保肝、PPI 类预防应激性溃疡等。

4. 药学监护要点

(1)疗效监测

1)尽早、尽可能地收集临床标本(脓液、穿刺液等)做涂片染色、细菌培养和抗菌敏感试验,以便进行目标性抗菌治疗,这对诊断不明确或病原菌复杂的混合感染尤为重要。

2)患者右颈部肿块穿刺结果未吸出明显的脓性分泌物,拔针后可见少量气体至穿刺针孔溢出。对于这样1例严重的软组织感染的患者,应及时予以手术清创,切除感染病灶,同时术后引流脓液,积极抗感染治疗。

3)抗生素疗效的评估:初始治疗48小时后应进行病情和疗效评估,重点观察患者的体温、脓液的引流情况等,监测血象、感染相关指标、肝肾功能等实验室检查。初始治疗72小时症状无改善或一度改善又恶化均应视为无效,届时应重新评估,明确诊断。初始治疗无效者可能是由于初始抗生素未能覆盖致病菌或抗生素浓度处于有效浓度之下或细菌耐药,应适时地调整抗菌药物。

(2)安全性监护

1)哌拉西林-他唑巴坦对青霉素类、头孢菌素类或β-内酰胺酶抑制剂过敏者禁用。血钾偏低或合用可降低血钾的药物(细胞毒性药物或利尿药)时可发生低钾血症,应定期监测电解质水平。使用前或使用期间应测定凝血时间,一旦发生出血,应立即停用。

2)甲硝唑以消化道反应为最常见的不良反应,包括恶心、呕吐、食欲缺乏、腹部绞痛,一般不影响治疗。神经系统症状有头痛、眩晕,偶有感觉异常、肢体麻木、共济失调、多发性神经炎等,大剂量可致抽搐。用药期间尿液呈红色属正常现象。

3)亚胺培南-西司他丁可产生中枢神经系统的副作用,如肌肉阵挛、精神错乱或癫痫发作,尤其当使用剂量超过了根据体重和肾功能状态所推荐的剂量时。

4)头孢美唑亦可引起凝血酶原减少和出血,需加强对凝血功能的监测。主要经肾脏排泄,出现肾功能受损时应慎用。

(3)其他药物治疗的监护

1)强化胰岛素治疗:监测患者的血糖是否控制于8.33mmol/L以下,以及是否有低血糖现象的发生。

2)质子泵抑制剂:注意胃管引流液的色泽及大便的色泽。

5. 药学监护过程　患者入院时予以哌拉西林-他唑巴坦联合甲硝唑抗感染治疗,治疗尚不足48小时,但局部颈部肿块有增长趋势,且体温升高,全身炎症反应加重,病情进行性恶化。经讨论后,决定停用哌拉西林-他唑巴坦,升级为亚胺培南-西司他丁,同时予以手术清创,切除感染病灶,引流脓液。患者于入院第2日行"颈侧进路脓肿切除引流术",脓液送细菌培养,术后血培养、脓液培养回报:肺炎克雷伯菌生长,ESBL(-)、亚胺培南(S),根据细菌培养药敏试验结果,建议维持原方案。术后第5日患者血象较前好转,无明显气促,无发热,临床药师建议停用亚胺培南-西司他丁及甲硝唑,予以哌拉西林-他唑巴坦降阶梯抗感染治疗。术后第12日血象基本恢复正常,哌拉西林-他唑巴坦抗感染治疗已5日,体温平,血象正常,感染控制可,但右侧颈部仍有黄色脓状引流液30ml,药师建议继续降阶梯抗感染治疗,根据之前的细菌培养和药敏试验结果,建议选用头孢美唑。患者术后抗感染治疗有效,患者生命体征平稳,病情好转,转入普通病房进一步治疗。

6. 药学分析与建议　患者入院时诊断为脓毒症、右颈部肿块伴软组织感染,对于这样1

例严重的软组织感染的患者，且右颈部肿块穿刺发现有气体，应及时进行外科手术探查及清创术，鉴别是肌坏死还是坏死性筋膜炎，切除感染病灶。于入院第2日行“颈侧进路脓肿切除引流术”，术中发现颈鞘外侧渗出大量灰色脓液及气体，味臭，坏死组织病理示右颈部组织脓肿形成，周围肉芽组织增生，大量慢性炎细胞浸润，部分组织为变性坏死组织，结构不清。脓液培养示肺炎克雷伯菌生长，ESBL（-）。术后坏死性筋膜炎诊断明确。

颈部的坏死性筋膜炎常因手术或器械操作导致黏膜层完整性破坏或因牙源性感染而引发。头颈部区域因细菌侵入筋膜间隔，引发 Ludwig 咽峡炎综合征（一种快速延伸至颌下和舌下的炎症综合征）。依据细菌学和临床表现分为两类：Ⅰ型为多种细菌的混合感染，包括革兰阳性和阴性杆菌、需氧菌、厌氧菌及兼性厌氧菌（通常4~5种细菌）定植创面感染发病，诸如金黄色葡萄球菌、大肠埃希菌、链球菌、拟杆菌，这些细菌的感染常见糖尿病人群；Ⅱ型常由单一的致病菌引起，最经典的是A型链球菌（化脓性链球菌）感染。本患者既往有糖尿病病史10年，入院后局部颈部肿块有增长趋势，且体温升高，全身炎症反应加重，病情进行性恶化，不能排除多种细菌引起的混合感染。依据《热病》第43版，混合感染常见的病原菌包括革兰染色阳性和阴性杆菌、需氧菌、厌氧菌及兼性厌氧菌（通常4~5种细菌）定植创面感染发病，推荐多尼培南或亚胺培南或美罗培南，怀疑 MRSA 加用万古霉素或达托霉素。临床予以亚胺培南-西司他丁抗感染，覆盖多种细菌的混合感染引起的Ⅰ型坏死性筋膜炎的常见病原菌，联合甲硝唑加强对被高度怀疑的厌氧菌的抗菌力度。术后第3日脓液培养、血培养报告均示肺炎克雷伯菌生长、ESBL（-），尽管有多种抗菌药物敏感，考虑患者为脓毒症，有糖尿病病史，感染不易控制，建议维持原方案直至感染基本控制。术后第5日经评估患者感染控制良好，血象较前好转，无明显气促，无发热，由于长期使用碳青霉烯类抗生素容易诱导非发酵菌和真菌感染以及耐药率的增高，建议停用亚胺培南-西司他丁和甲硝唑，降阶梯为哌拉西林-他唑巴坦继续抗感染治疗。术后第12日患者血象正常，体温平，感染控制良好，考虑右侧颈部仍有黄色脓状引流液，建议继续抗感染治疗，根据之前的微生物培养报告及药敏试验结果，降阶梯为头孢美唑。患者最后感染得到控制，恢复良好，转入普通病房进一步治疗。

7. 药物治疗小结　通过本文右颈部肿块伴皮肤软组织感染患者的治疗药物分析得出经验：对于严重的软组织感染，应及时进行外科手术探查及清创术，鉴别是肌坏死还是坏死性筋膜炎，切除感染病灶，同时术后引流脓液，对于积极控制感染有着基石的作用；同时在辅以针对性的抗感染治疗时，不仅需经验性判断可能的病原菌、参考相关指南制订经验性治疗方案，同时在治疗过程中及时开展药学监护、评价疗效，根据病原学结果及临床转归进行抗感染药物方案的调整，达到既有效控制感染，又避免抗菌药物过度用药、诱导耐药的后果。

八、脓毒症

（一）病因和发病机制

脓毒症（sepsis）是指由感染引起的全身炎症反应综合征（systemic inflammatory response syndrome，SIRS），临床上证实有细菌存在或有高度可疑感染灶。按脓毒症严重程度可分脓毒症、严重脓毒症（severe sepsis）和脓毒性休克（septic shock）。严重脓毒症是指脓毒症伴有器官功能障碍、组织灌注不良或低血压。脓毒性休克是指严重脓毒症给予足量的液体复苏后仍然伴有无法纠正的持续性低血压，也被认为是严重脓毒症的一种特殊类型。

1. 病因　脓毒症可以由任何部位的感染引起，临床上常见于肺炎、腹膜炎、胆管炎、泌尿系统感染、蜂窝织炎、脑膜炎、脓肿等。其病原微生物包括细菌、真菌、病毒及寄生虫等。脓毒症也常常发生在有严重疾病的患者中，如严重烧伤、多发伤、外科手术后等患者。脓毒症也常见于有慢性疾病的患者，如糖尿病、慢性阻塞性支气管炎、白血病、再生障碍性贫血和尿路结石。

2. 发病机制　脓毒症的根本发病机制尚未明了，涉及复杂的全身炎症网络效应、基因多态性、免疫功能障碍、凝血功能异常、组织损伤以及宿主对不同感染病原微生物及其毒素的异常反应等多个方面，与机体多系统、多器官病理生理改变密切相关。目前脓毒症可能的发病机制涵盖细菌内毒素、炎症介质、免疫功能紊乱、肠道细菌或内毒素移位、凝血功能紊乱和基因多态性等方面。

（二）临床表现及诊断

1. 临床表现

（1）SIRS 的表现指具有 2 项或 2 项以上的下述临床表现：①体温 >38℃ 或 <36℃；②心率 >90 次/分；③呼吸频率 >20 次/分或 $PaCO_2$ <32mmHg；④外周血白细胞 >12 × 10^9/L 或 <4 × 10^9/L，或未成熟细胞 >10%。

（2）脓毒症患者一般都会有 SIRS 的一种或多种表现，最常见的有发热、心动过速、呼吸急促和外周血白细胞增加。2001 年“国际脓毒症专题讨论会”认为 SIRS 的诊断标准过于敏感，特异性不高，将脓毒症的表现总结为三类：①原发感染灶的症状和体征；②SIRS 的表现；③脓毒症进展后出现的休克及进行性多器官功能不全表现。

2. 诊断　脓毒症、严重脓毒症和脓毒症休克的诊断标准为：

（1）脓毒症：目前临床上诊断成人脓毒症要求有明确感染或可疑感染加上以下指标：

1）全身情况：发热（>38.3℃）或低体温（<36℃）；心率增快（>90 次/分）；呼吸增快（>30 次/分）；意识改变；明显水肿或液体正平衡 >20ml/kg，持续时间超过 24 小时；高血糖症（血糖 >7.7mmol/L）且无糖尿病病史。

2）炎症指标：白细胞增多（>12 × 10^9/L）或白细胞减少（<4 × 10^9/L）或白细胞正常但不成熟细胞 >10%；血浆 C 反应蛋白 > 正常值之上 2 个标准差；血浆降钙素原 > 正常值之上 2 个标准差。

3）血流动力学指标：低血压（收缩压 <90mmHg，平均动脉压 <70mmHg 或成人收缩压下降 >40mmHg，或低于年龄正常值之下 2 个标准差）。

4）器官功能障碍参数：氧合指数（PaO_2/FiO_2）<300；急性少尿［尿量 <0.5ml/(kg·h)］；肌酐上升 ≥44.2μmol/L；凝血功能异常（国际标准化比值 >1.5 或活化部分凝血活酶时间 >60 秒）；肠麻痹：肠鸣音消失；血小板减少（<100 × 10^9/L）；高胆红素血症（总胆红素 >70μmol/L）。

5）组织灌注参数：高乳酸血症（>3mmol/L）；毛细血管再充盈时间延长或皮肤出现花斑。

需要注意的是，新的诊断标准并未强调必须是在感染的基础上加上以上 5 条或其中几条以上表现才可以诊断为脓毒症，而更强调以异常的指标结合临床专科的具体病情变化来作出更符合临床实际的脓毒症临床诊断。

（2）严重脓毒症：合并出现器官功能障碍表现的脓毒症。

(3)脓毒性休克:其他原因不可解释的、以低血压为特征的急性循环衰竭状态,是严重脓毒症的一种特殊类型。包括:

1)收缩压<90mmHg或收缩压较原基础值减少>40mmHg至少1小时,或依赖输液及药物维持血压,平均动脉压<60mmHg;

2)毛细血管再充盈时间>2秒;

3)四肢厥冷或皮肤花斑;

4)高乳酸血症;

5)尿量减少。

(三)治疗原则

脓毒症的治疗目标是早期液体复苏、控制感染、维持心血管系统循环稳定和控制血糖等。长远目标是逆转全身性的、伤及自身的感染应激反应,改善严重脓毒症(由明确或疑似感染继发的急性脏器功能不全)和感染性休克(严重脓毒症加上液体复苏无反应性低血压),最终降低病死率。

(四)药物治疗方案

1. 早期液体复苏 及时进行有效的液体复苏成为脓毒症治疗的关键措施,有助于改善脓毒症休克患者的预后。晶体液作为严重脓毒症和感染性休克复苏的首选液体,存在脓毒症相关组织灌注不足和怀疑低血容量的患者的初始液体负荷至少达到30ml/kg的晶体液。

2. 抗感染治疗 由于早期不可能很快获得细菌培养的结果,因此脓毒症早期应尽快给予经验性抗菌药物治疗。一旦获得细菌培养结果,应根据药敏试验结果结合临床情况尽快改为靶向治疗,使用有效的窄谱抗菌药物。对合并中性粒细胞减少的严重脓毒症患者以及合并多重耐药菌(如不动杆菌和假单胞菌)感染的难治性患者,进行抗菌药物经验性联合用药治疗。

3. 血流动力学的支持和辅助治疗

(1)使用升压药:去甲肾上腺素应作为血管活性药物的首选,当需要增加药物以维持足够血压时,可予肾上腺素(添加或替换去甲肾上腺素),多巴胺只有在特殊情况下才作为去甲肾上腺素的替代升压药物(如低快速性心律失常风险和绝对或相对性心动过缓的患者)。低剂量的多巴胺不应该被用于肾功能保护。

(2)使用正性肌力药:如多巴酚丁胺。在存在高充盈压和低心排血量的心力衰竭,或尽管达到足够的血管内容量和足够的平均动脉压(MAP),但仍有持续灌注不足的迹象时,可尝试联用升压药物。

(3)使用糖皮质激素:建议单独静脉注射氢化可的松的剂量为每天200mg,不伴有休克的脓毒症不给予皮质激素。

4. 严重脓毒症的支持治疗

(1)血液制品:一旦成人的组织低灌注缓解,且不存在心肌缺血、严重低氧血症、急性出血、发绀型心脏病或乳酸酸中毒等情况,推荐血红蛋白低于70g/L时输注红细胞,使血红蛋白维持在70~90g/L。

(2)机械通气:脓毒症相关的急性呼吸窘迫综合征患者给予目标潮气量为6ml/kg预测值。

(3)镇静、镇痛和肌松:机械通气的脓毒症患者无论连续或间断镇静,应滴定最小剂量,达到预定镇静终点后，每天中断/减少镇静剂，使患者清醒/再滴注药物。避免应用神经肌肉阻滞药。

(4)血糖控制：ICU患者连续2次的血糖水平>10mmol/L时开始胰岛素治疗并启动血糖管理标准流程，血糖控制的目标是最高血糖≤10mmol/L。

(5)肾脏替代治疗：连续肾脏替代治疗与间歇性血液透析对严重脓毒症急性肾衰竭患者是等效的。血流动力学不稳定的脓毒症患者为方便体液平衡管理，可采用连续治疗的方法。

(6)深静脉血栓形成的预防：严重脓毒症患者应接受针对静脉血栓栓塞的药物预防治疗，每日皮下注射低分子量肝素。脓毒症患者有使用肝素的禁忌证(例如血小板减少、严重的凝血功能障碍、活动性出血、近期脑出血)时，不接受药物预防治疗，当风险降低后开始药物预防治疗。

(7)应激性溃疡的预防：有出血危险的严重脓毒症/脓毒休克患者使用H_2受体阻断药或质子泵抑制剂预防应激性溃疡，无危险因素的患者没有必要接受预防性治疗。

(8)营养支持：诊断严重脓毒症/感染性休克后的7天内应静脉注射葡萄糖和肠内营养，而不建议使用全胃肠外营养(TPN)。

(五)药物治疗管理

1. 疗效监测　临床药师每天应以患者的临床表现为中心，关注手术切口、引流液和痰的性状、颜色及量的变化；关注心率、血压和呼吸频率等生命体征是否平稳，尤其需要通过关注动态指标(如脉压、每搏输出量变化)或静态指标(如动脉压、心率)评估提示患者的血流动力是否得到改善；关注体温、血象、CRP和PCT等感染指标、影像学、微生物培养和肝肾功能的变化，评估感染的控制情况；尽可能在使用抗菌药物之前留取生物学标本，进行细菌/真菌培养，标本包括血液、痰液、尿液、伤口分泌物等标本，培养结果有助于进行针对性地使用抗菌药物治疗；一旦获得细菌培养结果，应根据药敏试验结果结合临床情况尽快改为靶向治疗，使用有效的窄谱抗菌药物；在脓毒症治疗的同时应该积极寻找引起感染的原因，如涉及外科感染(如化脓性胆管炎、脓肿形成、肠梗阻、化脓性阑尾炎等)应及时手术干预、清除病灶或进行引流，如为医源性材料感染(如静脉导管、导尿管或植入人工器材等)应及时取出材料并做微生物培养。

2. 药物治疗方案优化　对脓毒症患者抗感染治疗是临床药师积极参与救治的介入点，抓住治疗主要矛盾，参考相关指南或共识，结合抗菌药物的相关特点，临床药师分析评估并及时给予药学建议，参与抗感染方案的调整。并非脓毒症所有的生物学标本培养都会有阳性结果。经验性抗菌药物治疗应是根据本地区的细菌流行病学特点和疾病特点，针对性地选择一种或多种抗菌药物，所选的抗菌药物应对所有可能的病原微生物(细菌/真菌)均有效，并能到达足够的治疗浓度；同时根据病情进行疗效评估，既保证疗效又要防止发生细菌耐药。合理进行经验性抗菌药物治疗和针对性治疗是避免抗菌药物滥用和发生抗菌药物耐药的重要措施。发生脓毒症的不同感染部位的病原菌也有所不同，如腹腔术后并发脓毒症者常见的病原菌为大肠埃希菌，通常产超广谱β-内酰胺酶(ESBL)，若选用第一、第二代头孢菌素治疗时通常会耐药，需要经验性选用β-内酰胺类和酶抑制剂复合制剂、碳青霉烯类和头霉素类药物等。病原菌中也常见肠球菌如粪肠球菌、屎肠球菌，需要选用糖肽类抗菌药物治疗。同时也需要考虑患者所在病区近期常见的病原菌流行情况，如鲍曼不动杆菌、铜绿假单胞菌、肺炎克雷伯菌及耐甲氧西林金黄色葡萄球菌的检出率是否较高，在经验性选用抗菌药物治疗时是否需要考虑覆盖这些病原菌。定期评估感染控制效果，如病情控制不佳，需要联用抗菌药物，如鲍曼不动杆菌结合药敏试验结果通常联合用药；如为泛耐药或全耐药鲍曼不动杆菌，需要经验性选用多种抗菌药物联合用药，如含舒巴坦的制剂或碳青霉烯类＋氨基糖苷类或四环素类（多西环素、米诺环素或替加环素）等。在选用抗菌药物治疗的过程中需要监护肝、肾功能，如脏器功能有异常或进展，需要及时调整用药方案或者用药剂量，如亚胺培南-西司他丁根据肌酐清除率及时调整剂量，当肌酐清除率＜5ml/min时不推荐继续使用该药，除非血透治疗，所以调整治疗方案。

3. 药物安全性监护

（1）肝、肾功能：脓毒症患者往往伴随肝、肾功能不全，需密切关注肌酐、尿量、丙氨酸氨基转移酶、天冬氨酸氨基转移酶等肝、肾功能指标的变化，及时复查肝、肾功能，关注患者的最新用药，特别针对肾功能损害较大的抗菌药物（如β-内酰胺类、氨基糖苷类和万古霉素等），密切关注肾功能和尿量，权衡利弊，在安全范围内动态调整其剂量，保证疗效。如肾功能异常患者使用万古霉素时监测其血药浓度（目标谷浓度为15～20mg/L），根据其监测值及时调整剂量。

（2）凝血功能：过多的炎症因子或毒素等物质可导致患者凝血功能异常或血小板计数降低，应定期复查凝血功能，以免出现DIC或凝血功能障碍。对于血小板出现异常，可从宿主、疾病和药物三个方面进行分析其诱因。若PLT略有异常，且在可控范围内，需密切关注患者的黏膜、皮肤及脏器有无出血迹象，引流液有无血色液体，并每天复查凝血功能。如大剂量长期使用头孢哌酮-舒巴坦时，需要关注凝血功能的变化，如PT延长，需要警惕是否有出血可能，需要及时停用，并补充维生素K_1，每次10mg，每日1～2次治疗。

（3）水、钠、电解质平衡：脓毒症患者常常需要补充足够的液体量，以免造成血压低下和心血管循环不稳定，故在补充一定量的液体的同时充分关注液体的进出入量，密切监测患者的血压、心率、钾钠离子和四肢浮肿等情况，动态调整补液量，保证患者的生命体征平稳。脓毒症患者在治疗过程中会使用利尿药、糖皮质激素等药物，需要关注电解质变化如钾、钙、镁、钠的变化，如有异常，一方面需要计算补液量、控制补液量，同时也要考虑到药物的影响，可以建议调整为对电解质影响较小的药物治疗。

（4）不良反应：治疗过程中应根据药品可能出现的常见或严重不良反应制订详尽的个体化药学监护要点，定期评估和调整，对于可能发生的不良反应积极应对，必要时换用或停用相关药物。

（5）体位：机械通气的脓毒症患者保持床头抬高30°～45°，以限制误吸的风险，并防止呼吸机相关性肺炎的发生。

（六）案例分析

1. 主题词　脓毒症；脓毒症休克；亚胺培南-西司他丁；利奈唑胺。

2. 病史摘要　患者，女，84岁，体重60kg。患者入院前1日进食春卷后自觉腹部不适，后转变为阵发性腹痛，定位不清，性质不明，症状持续。6小时后出现呕吐，呈咖啡色，随后又呕吐多次，呕吐物同前。今日凌晨送至当地医院，予以抗感染和补液等处理，效果不佳。今晚遂至本院急诊科，辅助检查示WBC 11.6×10^9/L，N 88.2%，CRP＞240mg/L；腹部CT示肠梗阻，腹水。故拟“急性肠梗阻”收治入院，急行“剖腹探查术＋次全结肠切除术＋末端回肠造瘘术”，术后患者气管插管，意识淡漠，心率130次/分，血压64/37mmHg，考虑腹腔感染诱发感染性休克,转入 SICU。

入院诊断:

(1)脓毒症休克。

(2)急性绞窄性肠梗阻,结肠坏死,次全结肠切除术+末端回肠造瘘术后。

3. 治疗方案

(1)抗感染治疗:头孢他啶 2.0g ivgtt q12h;甲硝唑注射剂 0.5g ivgtt q12h。

(2)液体复苏:林格液 500ml prn;5% 白蛋白注射液 500ml prn。

(3)使用血管活性药物升压:多巴胺 8μg/(kg·min),去甲肾上腺素 0.1μg/(kg·min)(根据血压调节速度)。

(4)其他辅助治疗:①改善微循环:前列地尔 20μg 微泵给药 qd;②预防应激性溃疡:奥美拉唑注射剂 40mg iv q12h;③保肝护肝:还原型谷胱甘肽 2.4g ivgtt qd。

4. 药学监护要点

(1)抗感染治疗:以患者的临床表现为中心,关注手术切口、引流液和痰的性状、颜色及量的变化;关注心率、血压和呼吸频率等生命体征是否平稳,尤其需要通过关注动态指标(如脉压、每搏输出量变化)或静态指标(如动脉压、心率)评估提示患者的血流动力是否得到改善;建议临床尽可能在使用抗生素之前留取生物学标本,关注体温、血象、CRP 和 PCT 等感染指标、影像学、微生物培养的变化,科学调整抗感染方案;考虑入科时患者的肾功能不全,需密切关注肾功能和尿量,针对初始方案中有肾功能损害风险的头孢他啶分析评估使用风险并及时调整剂量。

(2)液体复苏:脓毒症患者常常需要补充足够的液体量,以免造成血压低下和心血管循环不稳定,故在补充一定量的液体时充分关注液体的进出入量,密切监测患者的血压、心率、钾钠离子和四肢浮肿等情况,监护液体复苏 6 小时后患者的以下指标是否达标:中心静脉压(CVP)8~12mmHg;中心静脉氧饱和度($ScvO_2$)≥70%,混合静脉氧饱和度(SvO_2)≥65%;平均动脉压(MAP)≥65mmHg;尿量>0.5ml/(kg·h),动态调整补液量,维持患者的生命体征平稳。

(3)血管活性药物:监护患者的血压及心率、心律水平,警惕去甲肾上腺素使用过量导致心率增快以及心律失常的现象。

(4)质子泵抑制剂:定期监测患者的肝功能和胃肠道出血迹象,加强患者呕吐物或大便隐血试验监测,积极评估患者的胃肠道功能,建议尽早给予胃肠道营养。考虑患者入科时有肝功能异常,依据《中国应激性溃疡防治建议》,若无明显的危险因素,可停用奥美拉唑,以免加重肝功能损伤。

(5)肝、肾功能:入科时患者脓毒症休克、肝肾功能不全,需密切关注丙氨酸氨基转移酶、天冬氨酸氨基转移酶、肌酐、尿量等肝、肾功能指标的变化,及时复查肝、肾功能,关注患者的最新用药,特别在使用对肾功能损害较大的抗菌药物(亚胺培南-西司他丁和头孢哌酮-舒巴坦)时密切关注肾功能和尿量,权衡利弊,及时调整剂量,保证疗效和药物安全性。

5. 药学监护过程　术后第 1 日患者为脓毒症休克,肾功能异常,原方案为头孢他啶联用甲硝唑,依据肌酐清除率建议改用亚胺培南-西司他丁(0.5g q8h ivgtt)和利奈唑胺(0.6g q12h ivgtt)升阶梯治疗。术后第 3 日患者的脓毒症症状和感染指标较前明显好转,肝、肾功能恢复正常,故维持原方案巩固治疗。术后第 7 日患者的体温和 WBC 较前上升,体温为

38.2℃，两肺听诊和胸片回报均无异常，腹腔引流液培养示白念珠菌（全S），考虑患者具有气管插管、手术创伤和长期使用广谱抗菌药物等真菌感染的高危因素，建议抗感染方案覆盖真菌，加用氟康唑（0.2g qd ivgtt，首剂加倍）。术后第10日患者的病情恢复良好，尝试脱机成功，腹腔引流液培养仍为白念珠菌（全S），亚胺培南-西司他丁和利奈唑胺已使用10天，可以降阶梯使用抗菌药物，因无法排除肠源性阴性菌感染的可能，故给予头孢哌酮-舒巴坦降阶梯序贯治疗，继续使用氟康唑对症治疗。术后第14天患者的生命体征平稳，痰、引流液和血培养未见异常，感染得到有效控制，病情稳定，转入普通病房。

6. 药学分析与建议　依据2012年《严重脓毒症与脓毒性休克治疗国际指南》，应在感染性休克或严重脓毒血症而无休克的诊断后1小时内静脉给予广谱抗生素治疗，初始经验性抗感染治疗应覆盖所有可能的病原菌并且对感染部位有良好的组织穿透力，并在给予抗生素前留取血培养。根据《成人及儿童复杂性腹腔内感染的诊断与处理：美国外科感染学会及美国感染病学会指南》，腹腔感染的常见病原菌为肠杆菌科、拟杆菌属、肠球菌、肺炎球菌、肺炎克雷伯菌和铜绿假单胞菌等细菌。病情危重且危及生命的腹腔感染者应首选亚胺培南-西司他丁0.5g ivgtt q6h，美罗培南1g ivgtt q8h；初始应覆盖肠道革兰阴性需氧菌和厌氧菌，建议经验性治疗覆盖肠球菌。入科时患者诊断明确为脓毒症休克，故给予亚胺培南-西司他丁和利奈唑胺广覆盖强效抗感染治疗，同时给予林格液、白蛋白液体复苏，去甲肾上腺素和多巴胺维持血压，胰岛素强化治疗以及预防应激性溃疡等辅助治疗。

脓毒症患者大多存在严重的基础疾病，同时合并使用侵袭性操作、长期使用广谱抗菌药物和免疫力低下等真菌感染的高危因素，而白念珠菌为腹腔感染的常见致病真菌，对于腹腔引流液检验结果为念珠菌的重症高危患者需尽早行抗真菌治疗，可极大降低病死率。本患者高龄（>65岁），具有侵袭性操作（气管插管、深静脉置管和导尿管等），入院第8天患者在前期抗感染治疗已取得一定疗效的基础上，再次出现发热和WBC升高等症状，腹腔引流液培养多次示白念珠菌，根据2007年《重症患者侵袭性真菌感染诊断与治疗指南》，本患者诊断为深部侵袭性真菌感染，进行抗真菌治疗，依据药敏试验结果给予氟康唑治疗，获得良好的效果。

脓毒症休克的抗菌药物治疗遵循早期"广覆盖"与后期根据目标病原菌"降阶梯"治疗的策略。患者在给予亚胺培南-西司他丁、利奈唑胺抗感染治疗10天和氟康唑治疗3天后病情稳定，故停用上述药物换用头孢哌酮-舒巴坦降阶梯治疗，在保证疗效的基础上既可避免多重耐药菌和真菌的出现，也可减少不良反应和经济成本，改善预后，最终患者序贯治疗5天后成功转出SICU。

7. 药物治疗小结　脓毒症患者的诊治是临床药师积极实施药学监护的切入点，抓住治疗主要矛盾，参考相关指南或共识，结合抗菌药物的相关特点，及时进行疗效与安全性的分析评价，参与抗感染方案的设计和调整。在本例患者的治疗过程中，临床药师结合患者的病情特点从抗感染疗效、肝肾功能、血管活性药物和液体复苏等方面实施药学监护，参与初始抗感染方案设计，并在治疗过程中结合病原学培养结果积极进行评估并给予方案建议，在病情稳定后及时降阶梯序贯治疗，最终患者得到良好的治疗转归。

九、病毒性肝炎

到目前为止，病毒性肝炎主要为分为甲、乙、丙、丁和戊五型。其中甲型和戊型肝炎病毒是经消化道即粪-口途径传播的疾病,在免疫功能正常的个体只引起急性肝炎;乙型、丙型和丁型肝炎均为经血液途径传播的肝炎,它们既可引起急性肝炎,又可引起慢性肝炎。需要进行抗病毒治疗的主要是慢性乙型肝炎和慢性丙型肝炎。

(一)乙型肝炎

1. 病因和发病机制 乙型肝炎(hepatitis B)系由乙型肝炎病毒(hepatitis B virus,HBV)感染引起的传染性肝脏疾病。全世界约有 HBsAg 携带者 3.5 亿,其中我国约有 9 千多万,约占全国总人口的 7.18%。HBV 的主要传播途径包括输血或血液制品传播、经黏膜及破损的皮肤传播、母婴传播及接触传播。新生儿及 3 岁以内的婴儿感染 HBV 者 90% 表现慢性持续感染;而 5 岁以上的儿童、少年及成人期感染 HBV 仅 5% ~10% 转为慢性。

2. 临床表现及诊断 乙型肝炎的潜伏期为 1 ~6 个月,平均为 3 个月,可表现为急性或慢性肝炎。

(1)急性乙型肝炎:可表现为急性黄疸型肝炎和急性无黄疸型肝炎。急性乙型肝炎的典型临床表现包括如乏力、食欲降低、恶心、腹胀、肝区不适或隐痛、尿色加深。血清生化特点为 ALT 和 AST 水平 10 倍以上升高,并在病程中快速降低。血清学及病毒学指标及其动态变化表现为血清 HBsAg、HBeAg、IgM 型抗-HBc 高滴度阳性、HBV DNA 中低水平阳性;病程中 HBV DNA 转阴,HBeAg、HBsAg 滴度由高到低直至阴性,抗-HBe 和抗-HBs 由阴性转为阳性,HBeAg 由阳性转为阴性。典型的肝脏病理学改变包括小叶性炎症坏死,以淋巴细胞炎症浸润为主,汇管区炎症和纤维化程度较轻。

(2)慢性乙型肝炎:慢性乙型肝炎可无明显症状,亦可有乏力、腹胀、食欲降低等非特异临床表现。实验室检查主要表现为 HBsAg 阳性,HBeAg 或抗-HBe 阳性,抗-HBc 阳性,HBV DNA 中高水平阳性,血清氨基转移酶 ALT、AST 轻到中度升高。肝脏影像学特点为肝脏表面欠光滑、分布不均匀、门静脉增宽、脾脏增大等;肝脏病理学特点为以汇管区淋巴细胞性界面炎症和纤维化为主。

诊断要点包括急性乙肝病程超过半年仍有 HBsAg 阳性及肝功能试验异常;或原有 HBsAg 携带史目前出现肝炎症状、体征及肝功能异常者;发病日期不明确或无肝炎病史,但根据肝组织病理学特点或根据症状、体征、化验及影响学检查综合分析符合慢性肝炎表现者。

3. 治疗原则

(1)急性乙型肝炎:成人病例因大多可自行恢复,一般不需要抗病毒治疗,但对于症状重、有肝衰竭倾向或病程迁延者可考虑给予核苷(酸)类抗病毒治疗。

(2)慢性乙肝肝炎:系统、规范地应用抗病毒药物是治疗本病的关键。抗病毒治疗的目的是抑制病毒复制,减轻肝组织炎症坏死及纤维化,减少或延缓肝硬化、肝衰竭和 HCC 的发生,延长存活时间,提高生活质量。目前国内外治疗乙型肝炎的药物主要包括干扰素类和核苷(酸)类似物。

抗病毒治疗的适应证:HBeAg 阳性者 HBV DNA $\geqslant 10^5$ 拷贝/ml 或 HBeAg 阴性者 HBV DNA $\geqslant 10^4$ 拷贝/ml,同时具备以下 3 条之一:①ALT $\geqslant 2\times$ 正常上限(ULN);②ALT $<2\times$ ULN,但肝组织学显示有明显的炎症坏死或纤维化;③已发生肝硬化者、有 HCC 家族史者或年龄 >40 岁者,不受 ALT 水平限制。

4. 药物治疗方案 慢性乙型肝炎的抗病毒药物主要有干扰素类和核苷(酸)类似物两

大类。

(1)干扰素类:有一定的直接抗病毒作用,但主要是通过调节机体的免疫应答从而发挥抗病毒疗效。

1)聚乙二醇化干扰素-α2a:180μg(或聚乙二醇化干扰素-α2b 1～1.5μg/kg),皮下注射,每周1次。HBeAg阳性慢性乙型肝炎的疗程为1年,HBeAg阴性慢性乙型肝炎的疗程至少为1年。

2)普通α干扰素:每次5MU,每周3次,皮下或肌内注射。对于HBeAg阳性者的疗程为6个月～1年,对于HBeAg阴性慢性乙肝的疗程至少为1年。

有下列情况者不宜用α干扰素(IFN-α):①血清胆红素>正常值上限2倍;②失代偿性肝硬化;③有自身免疫性疾病;④有重要器官、系统疾病(严重心、肾疾患,糖尿病,甲状腺功能亢进或低下以及明显的神经精神异常者等)。

干扰素者治疗过程除观察HBV DNA和乙肝标志物等疗效指标外,还应监测血常规、血糖等血生化及甲状腺功能,并定期评估精神状态。对所有慢性乙肝特别是肝硬化患者,应每6个月检查一次肝脏超声和血清甲胎蛋白。

(2)核苷(酸)类似物:核苷(酸)类似物作用于HBV的聚合酶区,抑制病毒复制。

本类药物口服方便、抗病毒活性较强、不良反应很少,但是长期治疗可产生耐药、停药后可有复发。

1)常用药物

常用药物见表1-21。

表1-21　乙型肝炎常用治疗药物

药品名称	用法用量	药品特点
恩替卡韦(entecavir)	每日1次,每次0.5mg,口服	抗病毒活性高,耐药的发生率很低。本药需空腹服用
替诺福韦酯(tenofovir disoproxil)	每日1次,每次300mg,口服	抗病毒活性很高,耐药的发生率很低。对初治和拉米夫定、恩替卡韦、替比夫定耐药变异者均有效,其肾毒性低于阿德福韦酯
替比夫定(telbivudine)	每日1次,每次600mg,口服	抗病毒活性较强,耐药的发生率中等。极个别病例可发生神经肌肉并发症,应避免与聚乙二醇干扰素联合应用
阿德福韦酯(adefovir dipivoxil)	每日1次,每次10mg,口服	有一定的肾毒性,应定期监测血清肌酐、血磷及骨密度。本药对初治和已发生拉米夫定、恩替卡韦、替比夫定耐药变异者均有效
拉米夫定(lamivudine)	每日1次,每次100mg,口服	其抗病毒作用较强,安全性良好,但耐药的发生率很高

2)耐药的预防与处理:国内的所有指南均推荐应正确掌握抗病毒治疗的适应证,并尽可能选择高效、低耐药的药物作为初始治疗方案,以减少耐药的发生。目前主张对已发生拉米夫定、恩替卡韦、替比夫定耐药变异者可改为替诺福韦酯治疗,或加用阿德福韦酯联合治疗;

反之,对于已发生阿德福韦酯或替诺福韦酯耐药变异者加用另外的三种药物之一治疗仍有效。

3)核苷(酸)类似物的疗程:对于 HBeAg 阳性慢性乙型肝炎,治疗至 HBeAg 血清学转换(HBeAg 转阴、抗-HBe 出现)后至少再继续巩固治疗 1 年,且总疗程不短于 2 年时可以考虑停药观察。对于 HBeAg 阴性慢性乙型肝炎,治疗至如 HBV DNA 检测不出、肝功能正常后至少巩固 1 年半,且疗程不短于 2 年半时可以考虑停药观察。已发生肝硬化者,原则上应长期治疗。

4)核苷(酸)类似物治疗过程中的监测:一般每 3 个月测定一次 HBV DNA、肝功能(如服用阿德福韦酯或替诺福韦酯还应测定肾功能),根据具体情况每 3 ~6 个月测定一次乙肝 HBsAg、HBeAg/抗-HBe。

5)核苷(酸)类似物治疗结束后的监测:不论有无应答,停药后 6 个月内每 2 个月检测 1 次,以后每 3 ~6 个月检测 1 次 ALT、AST、HBV 血清标志和 HBV DNA。如随访中病情有变化,应缩短检测间隔。对所有慢性乙肝特别是肝硬化患者,应每 6 个月检查一次肝脏超声和血清甲胎蛋白。

5. 用药教育及生活方式教育　应该给患者详细解释抗病毒治疗的必要性及治疗过程的长期性、复杂性,以及规范治疗、系统随访的重要性,以提高其对治疗的依从性。对于口服核苷(酸)类似物的治疗者,尤其应该说明正确选药、规范监测 HBV DNA 对于判断疗效、及时发现核耐药性的重要作用,并强调任意变更治疗及随意但停止治疗所导致的耐药、复发甚至肝衰竭风险。对于应用干扰素治疗者,应该详细解释可能出现的各种不良反应及其处理方法,并特别说明密切监测血常规的重要性及需要减量、停药或采取其他干预措施的具体指标阈值。

(二)丙型肝炎

1. 病因和发病机制　丙型肝炎(hepatitis C)是由丙型肝炎病毒(hepatitis C virus, HCV)感染引起的传染性疾病。HCV 主要经血液传播,具体包括经输血和血制品传播;使用非一次性注射器和针头、未经严格消毒的牙科器械、内镜、侵袭性操作和针刺;共用剃须刀、牙刷、文身和穿耳环孔等;性伴为 HCV 感染者及多个性伙伴者;母婴传播的发生率相对较低,为 2%~7%。丙型肝炎呈全球性流行,2006 年血清流行病学调查显示,我国一般人群的抗-HCV 阳性率为 0.43%。但有专家估算,如果包括更多的高危人群,可能全人群的 HCV 抗体阳性率应在 1% 左右。HCV 1b 基因型在我国最为常见,约占 60%,某些地区有较多的 2、3 型。HCV 感染后的慢性化率很高,50% ~75% 可转变为慢性丙型肝炎,在欧美及日本等国家是终末期肝病的最主要的原因。

2. 临床表现及诊断　丙型肝炎的临床表现多轻微。急性丙型肝炎可有低热、乏力、不适、食欲低下、尿色加深等症,很少导致急性或亚急性肝衰竭。慢性丙型肝炎多无明显的临床症状,仅有轻微的氨基转移酶升高等肝功能试验异常;肝脏超声显像可有肝脏表面欠光滑、实质四声不均匀、门静脉增宽、脾脏增大等;肝脏病理学特点为汇管区淋巴细胞密集浸润和纤维化,部分病例可有明显的脂肪变。

丙型肝炎的诊断主要依靠血清抗-HCV 阳性和 HCVRNA 阳性,而急性和慢性丙型肝炎的区分主要依靠病史、影像学及病理学检查。

3. 治疗原则

(1)抗病毒治疗的目标:清除或持续抑制体内的 HCV,以改善或减轻肝损害、阻止进展为肝硬化、肝衰竭或 HCC,并提高患者的生活质量,延长生存期。目前在我国,聚乙二醇化干扰素(PEG-IFN)联合利巴韦林是治疗慢性丙型肝炎的标准方案。而近年国际上有关口服小分子直接抗病毒药物的研究进展很快,本类药物能够大大提高疗效、缩短疗程、减少不良反应,可望使绝大部分患者得到临床治愈。欧美等国家已经批准上市的有 4 种,我国也已经开展相关药物的Ⅱ~Ⅲ期临床试验。

(2)抗病毒治疗的指征:只有血清 HCV RNA 阳性的丙型肝炎患者才需要抗病毒治疗。单纯抗-HCV 阳性而 HCV RNA 阴性者可判断为既往 HCV 感染者,不需要抗病毒治疗。

4. 药物治疗方案

(1)急性丙型肝炎的治疗方案:对于急性丙型肝炎,如检测到 HCV RNA 阳性,即建议给予普通 IFN-α 3MU,隔日 1 次肌内或皮下注射,疗程为 24 周,应同时服用利巴韦林 800~1000mg/d;也可采用 PEG-IFN 联合或不联合利巴韦林的治疗。也可考虑观察到 3 个月,如仍无 HCVRNA 自发清除,再开始抗病毒治疗。

(2)慢性丙型肝炎的治疗方案

1)对于 HCV 基因 1 型或(和)HCV RNA 定量 $\geqslant 2\times10^6$ 拷贝/ml 者可选用下列方案之一:①聚乙二醇化干扰素-α2a 135~180μg,皮下注射,每周一次;口服利巴韦林 800~1000mg/d;基本疗程为 48 周。②聚乙二醇化干扰素-α2b 1~1.5μg/kg,皮下注射,每周一次;口服联合利巴韦林 800~1000mg/d;基本疗程为 48 周。③普通 α 干扰素 3MU,皮下注射,隔日一次;口服利巴韦林 800~1000mg/d;基本疗程为 48 周。

2)对于 HCV 基因 2、3 型和(或)基因 1 型且 HCV RNA 定量 $<2\times10^6$ 拷贝/ml 者可选用下列方案之一:①聚乙二醇化干扰素-α2a 135~180μg,皮下注射,每周一次;口服利巴韦林 800~1000mg/d;基本疗程为 24 周。②聚乙二醇化干扰素-α2b 1~1.5μg/kg,皮下注射,每周一次;口服联合利巴韦林 800~1000mg/d;基本疗程为 24 周。③普通 α 干扰素 3MU,皮下注射,隔日一次;口服利巴韦林 800~1000mg/d;基本疗程为 24 周。

5. 药物治疗管理

(1)抗病毒治疗应答预测及个体化治疗方案的调整:抗病毒治疗过程中,在不同时间点上的 HCV RNA 检测结果对于疗程结束后的持续病毒学应答(即停药后 12~24 周仍 HCV RNA 阴性者,SVR)具有很好的预测价值。慢性丙型肝炎抗病毒治疗第 4 周 HCV RNA 低于检测限,称之为快速病毒学应答(RVR);抗病毒治疗第 12 周 HCV RNA 低于检测限,称之为早期病毒学应答(EVR);抗病毒治疗第 24 周 HCV RNA 低于检测限,称之为延迟病毒学应答(DVR)。对于 HCV 基因 1 型感染者,在聚乙二醇化干扰素联合利巴韦林标准治疗后,应该在取得首次病毒学应答后再巩固治疗 44 周左右,即取得 RVR 者应治疗 48 周,取得 EVR 者应治疗 60 周,取得 DVR 者应治疗 62 周。如果治疗 24 周仍未达到病毒学应答,应考虑改用其他治疗方案。

另外,人体遗传学因素如患者的白介素-28b(IL-28b)基因多态性能够预测聚乙二醇化干扰素联合利巴韦林的疗效,其中 IL-28b rs12979860 基因型为 CC 者的疗效高于 CT 或 TT 者。我国丙型肝炎患者中 CC 基因型者高达 90% 左右,可以解释治疗应答为何高于白种人或黑人。

干扰素治疗的禁忌证及治疗过程中的安全性监测请参见慢性乙型肝炎的治疗部分。

(2)用药教育及生活方式教育:应该给患者详细解释抗病毒治疗的必要性及规范治疗、系统随访的重要性,以提高其对治疗的依从性。应该详细解释干扰素及利巴韦林所可能导致的不良反应及其处理方法,并特别说明密切监测血常规的重要性,及需要减量、停药或采取其他干预措施的具体指标阈值。

十、围手术期抗菌药物预防使用

围手术期是围绕手术的一个全过程,从患者决定接受手术治疗开始,到手术治疗直至基本康复,包含手术前、手术中及手术后的一段时间,具体是指从确定手术治疗时起,直到与这次手术有关的治疗基本结束为止,时间约在术前5~7天至术后7~12天。

1. 围手术期预防用药的目的　预防手术部位感染,包括切口感染和手术所涉及的器官和腔隙感染,但不包括与手术无直接关系、术后可能发生的全身性感染。

2. 围手术期预防用药的基本原则　根据手术野有否污染或污染可能决定是否预防用抗菌药。

(1)清洁手术:手术野为人体无菌部位,局部无炎症、无损伤,也不涉及呼吸道、消化道、泌尿生殖道等人体与外界相通的器官。手术野无污染,通常不需预防用抗菌药,仅在下列情况时可考虑预防用药:①手术范围大、时间长、污染机会增加;②手术涉及重要脏器,一旦发生感染将造成严重后果者;③异物植入手术;④高龄、或免疫缺陷者等高危人群。

(2)清洁-污染手术:上、下呼吸道,上、下消化道,泌尿生殖道手术,或经以上器官的手术,由于手术部位存在大量人体寄殖菌群,手术时可能污染手术野引致感染,故此类手术需预防用抗菌药。

(3)污染手术:由于胃肠道、尿路、胆道体液大量溢出或开放性创伤未经扩创等已造成手术野严重污染的手术。此类手术需预防用抗菌药。

术前已存在细菌性感染的手术属抗菌药治疗性应用,不属预防应用范畴。

3. 围手术期抗菌药的选择及给药方法　抗菌药的选择视预防目的而定。为预防术后切口感染,应针对金黄色葡萄球菌选用药物。预防器官-腔隙感染,则需依据手术野污染或可能的污染菌种类选用,并参考本医院的细菌耐药状况选用品种。如结肠或直肠手术前应选用对大肠埃希菌和脆弱拟杆菌有效的抗菌药。选用的抗菌药必须是疗效肯定、安全、使用方便及价格相对较低的品种。

给药方法:接受清洁手术者在术前0.5~2小时内给药,或麻醉开始时给药,使手术切口暴露时局部组织中已达到足以杀灭手术过程中污染手术野细菌的药物浓度。如果手术时间超过3小时,或失血量大(>1500ml),可在手术中给予第2剂(使用长半衰期的抗菌药者除外,如头孢曲松)。抗菌药的有效覆盖时间应包括整个手术过程和手术结束后4小时,总的预防用药时间不超过24小时,个别情况可延长至48小时。手术时间较短(<2小时)的清洁手术术前用药1剂即可。接受清洁-污染手术者的手术时预防用药时间亦为24小时,必要时延长至48小时。污染手术可依据患者情况酌量延长。对手术前已存在感染者,抗菌药使用时间应按治疗性应用而定。

手术时抗菌药的预防应用见表1-22,手术时的预防用药方案参考表1-23,其中药物选用的品种可依据各医院的具体情况适当调整。

表 1-22　外科手术分类及预防用药

手术种类	手术特点	预防用药
清洁手术	无损伤,无炎症,手术无破坏性,不涉及呼吸、消化、泌尿生殖道等与外界相通的器官	一般不用,仅用于高危患者
清洁-污染手术	经胃肠道或呼吸道、但无明显溢出,阑尾切除,经口咽、阴道、尿路、胆道等,该处无感染,或微小操作失误	一般需要,尤其有危险因素者
污染手术	自胃肠道较大量溢出,新鲜创伤,感染入侵途径为尿路或胆道,或有重大操作失误	需要
严重污染-感染手术	急性细菌性炎症,创伤有坏死组织残留,异物、粪便污染	抗感染治疗

表 1-23　常见手术预防用抗菌药物表

手术名称	抗菌药物选择
颅脑手术	第一、第二代头孢菌素,头孢曲松
颈部外科(含甲状腺)手术	第一代头孢菌素
经口咽部黏膜切口的大手术	第一代头孢菌素,可加用甲硝唑
乳腺手术	第一代头孢菌素
周围血管外科手术	第一、第二代头孢菌素
腹外疝手术	第一代头孢菌素
胃十二指肠手术	第一、第二代头孢菌素
阑尾手术	第二代头孢菌素或头孢噻肟;可加用甲硝唑
结、直肠手术	第二代头孢菌素或头孢曲松或头孢噻肟;可加用甲硝唑
肝胆系统手术	第二代头孢菌素,有反复感染史者可选头孢曲松或头孢哌酮或头孢哌酮-舒巴坦
胸外科手术(食管、肺)	第一、第二代头孢菌素,头孢曲松
心脏大血管手术	第一、第二代头孢菌素
泌尿外科手术	第一、第二代头孢菌素,环丙沙星
一般骨科手术	第一代头孢菌素
应用人工植入物的骨科手术(骨折内固定术、脊柱融合术、关节置换术)	第一、第二代头孢菌素,头孢曲松
妇科手术	第一、第二代头孢菌素或头孢曲松或头孢噻肟,涉及阴道时可加用甲硝唑
剖宫产	第一代头孢菌素(结扎脐带后给药)

4. 围术期预防使用抗菌药物的注意事项

(1) Ⅰ类切口手术常用的预防抗菌药物为头孢唑林或头孢拉定。

(2) Ⅰ类切口手术常用的预防抗菌药物的单次使用剂量为头孢唑林 1~2g,头孢拉定 1~2g,头孢呋辛 1.5g,头孢曲松 1~2g,甲硝唑 0.5g。

（3）对β-内酰胺类抗菌药物过敏者可选用克林霉素预防葡萄球菌、链球菌感染，可选用氨曲南预防革兰阴性杆菌感染，必要时可联合使用。

（4）耐甲氧西林葡萄球菌检出率高的医疗机构如进行人工材料植入手术（如人工心脏瓣膜置换、永久性心脏起搏器置入、人工关节置换等），也可选用万古霉素或去甲万古霉素预防感染。

5. 围术期抗菌药物预防使用的相关管理规定　围术期抗菌药物的品种选择和使用疗程应合理。Ⅰ类切口手术患者预防使用抗菌药物的比例不超过30%，其中腹股沟疝修补术（包括补片修补术）、甲状腺疾病手术、乳腺疾病手术、关节镜检查手术、颈动脉内膜剥脱手术、颅骨肿物切除手术和经血管途径介入诊断手术患者原则上不预防使用抗菌药物；Ⅰ类切口手术患者预防使用抗菌药物的时间不超过24小时。

思考题

1. 社区获得性肺炎的抗菌药物经验性治疗方案是什么？
2. 对产超广谱β-内酰胺酶的细菌有作用的抗菌药物有哪几类？
3. 万古霉素的作用机制是什么？
4. 抗菌药的*MIC*是什么？

（卜书红　贾继东　姜赛平撰稿；张幸国　张 波审校）

参考文献

1. 张永信. 感染病学. 北京：人民卫生出版社，2009
2. 孙淑娟，刁燕. 抗菌药物治疗学. 北京：人民卫生出版社，2009
3. 桑福德. 抗微生物治疗指南. 第42版. 2012-2013
4. 卫生部. 抗菌药物临床应用指导原则. 2004
5. 中华医学会. 临床诊疗指南-消化系统疾病分册. 北京：人民卫生出版社，2005
6. Sarri G，Westby M，Bermingham S，et al. Diagnosis and management of chronic hepatitis B in children，young people，and adults：summary of NICE guidance. BMJ，2013，346：f3893
7. European Association For The Study Of The Liver. EASL clinical practice guidelines：Management of chronic hepatitis B virus infection. J Hepatol，2012，57(1)：167-168
8. Lok AS，McMahon BJ. Chronic hepatitis B：update 2009. Hepatology，2009，50(3)：661-662
9. Liaw YF，Kao JH，Piratvisuth T，et al. Asian-Pacific consensus statement on the management of chronic hepatitis B：a 2012 update. Hepatol Int，2012，6(3)：531-561
10. Gish R，Jia JD，Locarnini S，et al. Selection of chronic hepatitis B therapy with high barrier to resistance. Lancet Infect Dis，2012，12(4)：341-353
11. Wiersma ST，McMahon B，Pawlotsky JM，et al. Treatment of chronic hepatitis B virus infection in resource-constrained settings：expert panel consensus. Liver Int，2011，31(6)：755-761
12. 中华医学会肝脏病学分会，感染病分会. 慢性乙型肝炎防治指南（2010版）. 中华肝脏病杂志，2011，19(1)：13-24
13. Ghany MG，Nelson DR，Strader DB，et al. An update on treatment of genotype 1 chronic hepatitis C virus infec-

tion:2011 practice guideline by the American Association for the Study of Liver Diseases. Hepatology,2011,54(4):1433-1444

14. Omata M,Kanda T,Yu ML,et al. APASL consensus statements and management algorithms for hepatitis C virus infection. Hepatology International,2012,6(2):409-435
15. European Association for Study of Liver. EASL Clinical Practice Guidelines:management of hepatitis C virus infection. J Hepatol,2014,60(2):392-420
16. 中华医学会肝脏病学分会,传染病与寄生虫病学分会. 丙型肝炎防治指南. 中华肝脏病杂志,2004,12(4):194-198
17. Liang TJ,Ghany MG. Current and Future Therapies for Hepatitis C Virus Infection. N Engl J Med,2013,368(20):1907-1917

第二章 寄生虫病

第一节 总 论

寄生虫病(parasitic diseases)是影响我国广大人民健康的疾病,1990 年第一次全国人体寄生虫分布调查表明,我国除已重点防治的血吸虫病(schistosomiasis)、疟疾(malaria)、丝虫病(filariasis)外,还有许多寄生虫病如肺吸虫病(paragonimiasis)、阿米巴病(amoebiasis)等均是我国常见的感染性疾病。随着寄生虫分子生物学、生物化学等基础研究的进展及化学工业的迅速发展,寄生虫病的化学治疗在 20 世纪特别是后半叶有了飞跃的进展,使绝大多数的人体寄生虫病已成为完全能治愈的疾病。

一、寄生虫病的概念

寄生虫侵入人体,并在其体内生存、繁殖和致病称之为寄生虫病。因虫种和寄生部位不同,引起的病理变化和临床表现各异。本类疾病分布广泛,世界各地均可见到,但以贫穷落后、卫生条件差的地区为多见,热带和亚热带地区更多,因此狭义的热带病即指寄生虫病。从工业发达国家到流行区的旅行者,只要遵守饮食和游泳卫生准则并采取减少暴露的简便措施,常能减少感染的危险。来自流行国的旅游者有时不大可能在发达国家传播寄生虫病,因为工业化国家通常不存在很多寄生虫病传播所需的环境条件,即媒介和中间宿主。但通过粪-口途径、输血、器官移植或当地的适宜媒介,仍有可能发生输入性感染的传播。

感染的人群主要是接触疫源较多的劳动人民及免疫力较低的儿童。

目前寄生虫病主要是疟疾、血吸虫病、阿米巴病、黑热病、包虫病、丝虫病等,各种疾病均有其自身的特点与治疗用药。

二、寄生虫病的特点

寄生虫病发病主要取决于侵入体内的寄生虫数量和毒力以及寄主的免疫力。侵入的虫体数量愈多、毒力愈强,发病的机会就愈多,病情也较重;寄主的抵抗力愈强,感染后发病的机会就愈小,即使发病,病情也较轻。

寄生虫对宿主的作用主要有三个方面:①夺取营养:寄生虫在宿主体内生长、发育和繁殖所需的物质主要来源于宿主,寄生的虫数愈多,被夺取的营养也就愈多。如蛔虫在肠道内寄生,夺取大量的养料,并影响肠道吸收功能,引起宿主营养不良。②机械性损伤:寄生虫对所寄生的部位及其附近组织和器官可产生损害或压迫作用,有些虫体尤其个体较大,数量较多时,这种危害是相当严重的。例如蛔虫多时可扭曲成团引起肠梗阻。③毒性和抗原物质的作用:寄生虫的分泌物、排泄物和死亡虫体的分解物对宿主均有毒性作用,这是寄生虫危害宿主方式中最重要的一个类型。如溶组织内阿米巴侵入肠黏膜和肝时分泌溶组织酶,溶解组织引起宿主肠壁溃疡和肝脓肿。另外,寄生虫的代谢产物和死亡虫体的分解物又都具有抗原性,可使宿主致敏,引起局部或全身变态反应。如血吸虫卵内毛蚴分泌物引起周围组织发生免疫病理变化——虫卵肉芽肿,这是血吸虫病最基本的病变,也是主要的致病因素;

又如疟原虫的抗原物质与相应的抗体形成免疫复合物，沉积于肾小球毛细血管基底膜，在补体的参与下引起肾小球肾炎；以及刺球蚴囊壁破裂，囊液进入腹腔，可以引起宿主发生过敏性休克，甚至死亡。

三、寄生虫病的一般治疗原则

寄生虫病的治疗原则是杀虫与支持对症处理，并尽可能减少复发。同时采取必要的综合性措施以预防寄生虫的传播，如改善卫生条件、提高个人卫生水平、消灭媒介昆虫等。治疗寄生虫病感染的常用药物的作用机制、剂量、常见不良反应见第二节的内容。

第二节　常见寄生虫病的药物治疗

一、疟　　疾

疟疾是疟原虫所引起的传染病，临床上以间歇性寒战、高热、出汗和脾大、贫血为特征，恶性疟有侵犯内脏引起凶险发作的倾向。

（一）病原学

寄生于人类的疟原虫共有四种：①恶性疟原虫，它在人体循环内经过裂体增殖而完成一个发育周期需36～48小时；②间日疟原虫，它的裂体增殖周期为48小时；③三日疟原虫，它的裂体增殖周期为72小时；④卵形疟原虫，它的裂体增殖周期与间日疟原虫相似。不同的疟原虫分别引起间日疟、三日疟、恶性疟及卵圆疟。

根据疟原虫所处的环境和自身形态的不同，疟原虫的生命周期可以大致分为三个阶段：作为疟疾病原的疟原虫，它的有性体即配子体随着按蚊吸人血而进入蚊胃内，经过结合（雌雄配子体结合→合子→动合子）、动合子停留在蚊胃壁弹性纤维膜下发育（动合子→早期卵囊）、增殖（早期卵囊→成熟卵囊→子孢子），成为能感染人的子孢子。因此消灭配子体是治疗中很值得注意的一个环节。

（二）流行病学

1. 传染源　疟疾患者和无症状的带虫者是主要的传染源，尚有一些贮存宿主如猩猩、短尾猿等。雌性按蚊为传播媒介，除热带或亚热带外，疟原虫并不在按蚊体内过冬。血中带配子体者对按蚊有传染性，配子体在血中的寿命较长，尤以恶性疟为然，可长达数周。配子体的传染性与其数量、成熟程度和雌雄比例有关。

2. 传播途径　疟疾由按蚊传播，国内传播疟疾的主要媒介为中华按蚊、微小按蚊、雷氏按蚊，其他尚有日月潭按蚊、巴拉巴按蚊、麦赛按蚊、萨卡洛按蚊等。中华按蚊遍布全国，微小按蚊见于长江流域以南的山区，巴拉巴按蚊则见于海南岛山区，麦赛按蚊见于东北北部和北疆，萨卡洛按蚊则见于南疆，雷氏按蚊与日月潭按蚊仅在长江流域以南的局部地区起媒介作用。传播媒介的嗜血习性、种群数量和寿命是直接影响传播过程的三个因素，例如巴拉巴按蚊、微小按蚊嗜吸人血，均为高效的媒介。输入带疟原虫者的血或使用被疟原虫污染的注射器也可感染得病。

3. 易感人群　初生婴儿不论在疟区或非疟区，对疟原虫普遍易感。疟区居民随着免疫力的逐渐提高，易感性相对降低。

（三）发病机制和病理

1. 发病机制 疟疾的临床发作是由疟原虫的红细胞内裂体增殖所引起的，裂殖子和疟原虫的代谢产物、残余和变性的血红蛋白以及红细胞碎片等一并进入血流；其中相当一部分可被多形核白细胞及单核吞噬细胞系统的细胞吞噬，刺激这些细胞产生内源性致热原，与疟原虫代谢产物共同作用于下丘脑的体温调节中枢引起发热。因原虫裂殖体成熟时间不一，间日疟、三日疟、恶性疟的发作时间也随之而异。

疟原虫寄生在红细胞内，并大量破坏红细胞，故病程中可有进行性贫血。各种疟原虫对红细胞的侵袭力不同，恶性疟原虫繁殖迅速，且能侵犯各期年龄的红细胞，在短期内有大量红细胞被破坏，故贫血较显著；间日疟常侵犯网织红细胞；三日疟仅侵犯年老红细胞，血中原虫数量最少，所以贫血较不明显。然而疟疾患者的贫血程度并非单由原虫血症所致，可能尚与其脾脏吞噬红细胞功能的强化、血清中存在IgM型抗红细胞基质的自身抗体、疟原虫抗原-抗体复合物的作用等因素有关。

2. 病理

(1)脾大：主要原因是脾充血与单核吞噬细胞增生。急性疟疾患者的脾脏呈轻至中度肿大。慢性疟疾患者的脾大更显著，坚度增加，包膜增厚；由于大量疟色素沉积，故表面与切面呈青灰色。吞噬细胞因含有大量疟色素，脾切面颜色变深。

(2)肝大：肝常轻度肿大，肝细胞可有浑浊肿胀与变性，尤以小叶中心区为甚。经年不愈的慢性疟疾能引起肝硬化。

(3)脑部变化：多见于恶性疟疾的脑型患者。软脑膜充血，脑组织水肿，略呈青灰色，切面见白质内有弥漫性小出血点。显微镜下脑内毛细血管明显充血，血管内充满疟色素和疟原虫。

其他器官如肾和胃肠道黏膜也有充血、出血和变性。

（四）临床表现及诊断

1. 临床表现 蚊传疟疾的潜伏期间日疟为10～20日，三日疟为20～28日，恶性疟为10～14日，卵形疟的潜伏期同间日疟。我国东部和东北部存在着长潜伏期的间日疟，潜伏期为8～10个月。输血疟系人体直接受疟原虫滋养体的感染而引起的，潜伏期长短与血中的疟原虫数量有关，为3～41日不等，一般为7～14日。先天性疟疾系受损胎盘而直接感染滋养体所致，故潜伏期较按蚊叮咬感染者短。

多数疟疾患者的起病急骤，恶性疟和三日疟更为多见。间日疟与卵形疟初发者可有低热、疲劳、头痛、倦怠、食欲减退、轻度腹泻等前驱症状，其长短和轻重因人而异。

(1)典型发作：周期性和间歇性发作是疟疾的临床特点。典型发作分为三个阶段：①发冷期：骤感畏寒，先为四肢末端发凉，迅觉背部、全身发冷。皮肤起鸡皮疙瘩，口唇、指甲发绀，颜面苍白，全身肌肉、关节酸痛。进而全身发抖，牙齿打颤，持续10分钟～1小时，寒战自然停止，体温上升。此期患者常有重病感。②发热期：冷感消失以后面色转红，发绀消失，体温迅速上升，通常发冷越显著，则体温上升愈高，可达40℃以上。伴头痛、脉洪而速、尿短而色深。多诉说心悸，口渴，欲冷饮。持续2～6小时，个别达10余小时。发作数次后唇、鼻常见疱疹。③出汗期：高热后期颜面、手心微汗，随后遍及全身，大汗淋漓，衣服湿透，2～3小时体温降低，常至35.5℃。患者感觉舒适，但十分困倦，常安然入睡。一觉醒来，精神轻快，食欲恢复，又可照常工作，进入间歇期，持续2～3小时。

间日疟与三日疟的临床特征：间日疟虫株类型复杂，目前 WHO 将其分为三个类型。第一型潜伏期短（12～20 日），复发频繁；第二型潜伏期短，但在初发病与第一次复发（或一系列间隙短的复发）之间的潜伏期较长，为 7～13 个月；第三型潜伏期长（6 个月以上）。各型间日疟初发时常多有先兆症状，起病缓慢，发热可不太高，初 2～5 日呈弛张热型，后转为间日发作的间歇热型。若任其自然发展，则发热可持续 1～2 个月之久。三日疟起病也较缓慢，但其热型一开始即呈间歇性，且其发作周期（间隔两日发作一次）常保持不变。在起病第 1 日血中即可发现三日疟原虫，二重、三重感染较少见，脾大与贫血较不显著。

恶性疟的临床特征：恶性疟的症状较复杂而多样化。发热前寒战较少，可仅有畏寒感、头痛、肌痛、恶心、呕吐、烦渴等症状较著。热后较少出汗，热型多不规则。血中疟原虫数多。虽然临床症状较重，但有自限倾向，即使未经治疗，病程一般不超过 6 周。

（2）凶险发作：指疟原虫所引起的特别严重而危险的临床表现，主要见于恶性疟，偶尔也发生于间日疟。临床上凶险发作可分为脑型、肺型、胃肠型等。

1）脑型：脑型疟疾在恶性疟中的发生率为 2% 左右，恶性疟重度感染后始转为凶险。儿童或新进入流行区的非疟区人群由于免疫力低下或无免疫力，感染恶性疟后易发展为脑型。谵妄和昏迷为主要症状，常伴剧烈头痛、烦躁不安、抽搐等。神经系统中以脑膜刺激征、失语、瘫痪、反射亢进等较为多见。

2）肺型：常见于恶性疟病程的第 5 日左右，表现为急性肺水肿而致急性呼吸衰竭，产生急性肺水肿前均有脑、肾并发症，出现昏迷、抽搐、尿毒症等表现。血涂片中疟原虫密度极高。

3）胃肠型：临床表现类似于急性胃肠炎，腹泻可多达数十次，以致造成脱水。亦可仅有剧烈腹痛，伴呕吐而无腹泻，类似于急腹症，腹痛位于下腹部，但较弥漫，压痛不显著，无腹肌痉挛现象，经抗疟治疗后腹痛迅速消失。

其他尚有肾型、黄疸弛张型、厥冷型等。厥冷型以脱水和休克为其特点。

再燃和复发疟疾发作停止（自然停发或经治疗后停发）后，血液中原虫数显著减少，终至完全消失，此时称潜伏期。经过一段时间后疟疾症状复现，可能是再燃或复发。前者是疟疾初发后由于免疫力不高，或未经彻底的治疗，血中疟原虫未完全消失；一旦免疫力降低，原虫逐渐增殖，又引起临床发作。后者是初发后血中已经完全消失（如将血液转种也不能使受血者发病），一旦免疫力减退又出现原虫血症甚至疟疾症状者。恶性疟、三日疟、输血疟一般均无复发，但可有再燃。

2. 实验室检查

（1）血象：红细胞和血红蛋白在多次发作后下降，恶性疟尤重；白细胞总数初发时可稍增，后正常或稍低，白细胞分类单核细胞常增多，并见吞噬有疟色素颗粒。

（2）疟原虫检查：血液涂片（薄片，也可厚片）染色查疟原虫。主要是查找疟原虫，通常找到即可确诊，并可鉴别疟原虫的种类。血片找疟原虫应当在寒战发作时采血，此时原虫数多、易找，需要时应多次重复查找，并一定要做厚血片寻找。如临床高度怀疑而血片多次阴性可做骨髓穿刺涂片查找疟原虫，阳性率较血片高。

（3）血清学检查：抗疟抗体一般在感染后 2～3 周出现，4～8 周达高峰，以后逐渐下降。现已应用的有间接免疫荧光、间接血凝与酶联免疫吸附试验等，阳性率可达 90%，一般用于流行病学检查。

3. 诊断 血液涂片染色查找疟原虫是确诊的唯一根据，一次血片检查阴性不能否定疟疾，应在发作过程中反复检验。但临床表现仍是重要的诊断基础。流行季节中居住流行地区或曾去流行地区的发热患者，以及输血后1～2周发热者均须考虑疟疾的可能。周期性发冷、发热、出汗的发作和间歇期症状的消失为临床诊断疟疾的有力依据。此外，脾大、口唇疱疹等体征也有助于疟疾的拟断。有疟疾既往史的患者当出现病因不明的发热时，应考虑再燃或复发的可能。另外，应用抗疟药物治疗后，若体温下降、症状消失而不再出现者可拟诊断为疟疾，但下结论时宜审慎。

（五）治疗原则

一般治疗同其他急性传染病，包括休息、半流质饮食等。主要药物治疗为包括控制临床发作、消灭裂殖体的药物，控制复发、中断传播的药物以及预防药物。

在疟疾流行区，氯喹一直是首选用于预防和控制间日疟、卵形疟、三日疟和恶性疟的氯喹敏感虫株的药物。氯喹也与其他抗疟药物一起合用于控制间日疟和恶性疟抗氯喹虫株的混合型疟疾感染。对不能服用氯喹的患者，可用青蒿素替代。若对氯喹与青蒿素均为禁忌证，则应采用效果较弱的治疗药物。但是，企图用伯氨喹来根治间日疟应延迟至患者离开流行区后才进行。在抗氯喹恶性疟流行地区，磺胺多辛-乙胺嘧啶因其毒性较强，已不再建议用于疟疾预防的一线药物。

疟疾的发作应作为医疗急症看待，尤其是诸如旅游者、孕妇、幼儿等无免疫力的人感染的疟疾。假如从旅游史和临床症状怀疑是恶性疟感染，应立即应用快速杀灭血液中裂殖体的药物来治疗。对于这种患者不应等到寄生虫学诊断确定后再进行治疗，因为这些患者的临床表现可能很快恶化。氯喹是治疗间日疟、卵形疟、三日疟和恶性疟的对氯喹敏感虫株感染的首选药，且尽可能以口服形式给药。但只要预先采取合适的防护措施，氯喹也可肌内注射，甚至静脉注射给药。如果7天后症状未见改善或未能清除血液中的疟原虫，表明疟原虫对所应用的药物有抗药性。如果不论是根据患者旅游史还是其症状对氯喹治疗无反应，应怀疑为抗氯喹恶性疟原虫感染。

另外，在适当的剂量调整和安全的预防措施下，儿童的治疗一般和成人相同，但除了在紧急状态下，四环素一般不应用于8岁以下的儿童。疟原虫感染尤其恶性疟原虫很容易使儿童和孕妇发生严重的病症，故孕妇应尽可能避免到疟疾流行区旅游。氯喹、氯胍与青蒿素能在怀孕期间应用，但抗叶酸类药物、四环素类、伯氨喹应避免使用。

由于疟原虫耐药的问题，世界卫生组织（WHO）于2010年发布了第2版《疟疾治疗指南》，与2006年版的治疗指南相比，新版指南因口服青蒿素单一疗法会加速产生寄生虫抗药性，世界卫生组织建议去除口服青蒿素单一疗法，并同时将双氢青蒿素加上哌喹作为第5个以青蒿素为基础的联合疗法。各国需要确保对患者作出适当诊断，并采用足量的以青蒿素为基础的联合疗法，防止耐药性的出现。

（六）药物治疗方案

1. 间日疟及卵形疟

(1)治疗：对于氯喹敏感的感染首选氯喹联合伯氨喹进行治疗。即成人总剂量为2.5g，分3日服，方法为首剂1.0g，第2、第3日各0.75g，每日一次。由于间日疟和卵形疟均可有迟发型子孢子，故联合伯氨喹，每日3次，每次0.75g，连服8日。

(2)预防:氯喹成人500mg,每周一次,从出发之前1~2周至返回后4周;伯胺喹磷酸盐幼儿预防用5mg/kg,每周一次,逐渐上升至成人剂量。

2. 恶性疟 恶性疟的治疗同间日疟,但不可加服伯氨喹。但如给服1个标准疗程的氯喹后,若发现有耐药性出现,则应采用对耐药疟原虫治疗有效的方案。

3. 耐药性恶性疟

(1)治疗:耐药性恶性疟疾的治疗目前无十分满意的方案。以下几种方案为治疗提供选择:

1)联合治疗:磺胺嘧啶1g联合乙胺嘧啶50mg,6小时以后再服磺胺嘧啶50mg联合乙胺嘧啶25mg。但此方案疗效欠佳。

2)甲氟喹或阿托伐醌/氯胍单剂量治疗:甲氟喹成人750mg,12小时后500mg;幼儿15mg/kg,8~12小时后10mg/kg。阿托伐醌/氯胍片(250/100mg)成人2片,一天两次,连续服用3天。幼儿体重为11~40kg者1片/日,连续服用3天;体重>40kg者剂量同成人。

3)目前认为青蒿素及其衍生物是治疗耐药疟原虫较好的药物,方案为:

①单纯性的恶性疟疾

A. 一线抗疟治疗:以青蒿素为基础的联合疗法推荐于治疗无并发症的恶性疟疾。a. 蒿甲醚加本芴醇:治疗剂量范围为1.4~4mg/kg蒿甲醚和10~16mg/kg本芴醇,每日两次(片剂),连续3天;b. 青蒿琥酯加阿莫地喹:治疗剂量范围为2~10mg/kg青蒿琥酯和7.5~15mg/kg阿莫地喹,每日一次,连续3天(片剂);c. 青蒿琥酯加甲氟喹:治疗剂量范围为2~10mg/kg青蒿琥酯和甲氟喹7~11mg/(kg·d),连续3天(片剂);d. 青蒿琥酯和加磺胺多辛-乙胺嘧啶:治疗剂量范围为2~10mg/kg青蒿琥酯和25~70mg/1.25~3.5mg/kg磺胺多辛-乙胺嘧啶,每天一次,连续3天(片剂)。而青蒿素及其衍生物不应被用来作为单一药物治疗。

B. 二线抗疟治疗:a. 青蒿琥酯(2mg/kg,一天一次)加四环素(4mg/kg,一天4次)或多西环素(3.5mg/kg,qd)或克林霉素(10mg/kg,bid),任何这些组合应给予7天;b. 奎宁加四环素或多西环素或克林霉素,任何这些组合应为7天。

②特殊人群的单纯性恶性疟疾

A. 怀孕:孕早期应给予奎宁加上克林霉素7天(青蒿琥酯加克林霉素7天治疗无效的患者)。

B. 哺乳期妇女:哺乳期妇女应接受标准抗疟治疗,除了氨苯砜、伯氨喹和四环素外。

C. 婴幼儿:使用一线抗疟药物进行治疗,注意准确的剂量,并确保给药剂量保持不变。

D. 旅客返回到非流行国家:阿托伐醌,氯胍;蒿甲醚-本芴醇;奎宁加上多西环素或克林霉素。

③重症疟疾

A. 对于成年人:青蒿琥酯2.4mg/(kg·d)静脉或肌内注射,首剂加倍,以后每天一次;如果服用青蒿琥酯有胃肠道反应,奎宁首次20mg/kg,以后10mg/(kg·8h),滴注速度不宜超过5mg/(kg·h)也是一个选择。

B. 儿童:青蒿琥酯2.4mg/(kg·d)静脉或肌内注射,首剂加倍,以后每天一次;奎宁静脉滴注或分次肌内注射首次20mg/kg,以后10mg/kg每8小时,滴注速度不宜超过5mg/(kg·h);蒿甲醚首次3.2mg/kg肌内注射,以后每天1.6mg/(kg·d)(没有其他代替品的情况下)。

治疗重症疟疾一旦给予肠外抗疟药至少24小时(不论患者口服耐受如何),此后待患者病情缓解后应给予口服剂型完成一个完整的治疗程。

(2)耐氯喹疟原虫的药物预防:①甲氟喹:成人250mg,每周一次(从出发之前1~2周至返回后4周)。儿童体重<15kg者5mg/kg,每周一次;体重为15~19kg者62.5mg,每周一次;体重为20~30kg者125mg,每周一次;体重为31~45kg者187.5mg,每周一次;体重>45kg者250mg,每周一次。②多西环素:成人100mg,一天一次(从出发之前1天至返回后1周)。③奎宁硫酸盐:成人650mg,一天3次,连续服用3天;儿童25mg/kg口服,一天3次,连续使用3天。效果不佳时可以加服乙胺嘧啶或磺胺多辛,成人3片即刻(控制作用可持续至发热开始);儿童1/2~2片(视年龄而定);抑或甲氟喹,成人1250mg一次,儿童25mg/kg一次(体重>45kg)。

(3)复发的预防:磷酸伯氨喹成人26.3mg/d,连续使用14天;用于氯喹或甲氟喹方案之后。

(七)药物治疗管理

1. 治疗开始前的药学评估

(1)对有肝脏疾病和严重胃肠疾病及神经系统和血液疾病的患者应慎用或禁用氯喹。

(2)不建议氯喹用于患有癫痫和肌无力疟疾患者的治疗。

(3)氯喹对迟发性皮肤卟啉症和银屑病患者可引起严重反应,故不应用于此类患者。

(4)缺乏葡萄糖-6-磷酸脱氢酶(G-6-PD)的患者使用氯喹、伯氨喹会引起红细胞溶血、高铁血红蛋白血症,所以给药前详细询问病史及行G-6-PD筛选试验。

(5)伯氨喹禁用于具粒细胞减少症倾向的急性全身性疾病患者,如活动期的类风湿关节炎和红斑狼疮,也不应用于正在接受其他有引起溶血可能性的药物或者能抑制骨髓细胞药物治疗的患者。

(6)大剂量的甲氟喹能使啮齿动物发生畸形和发育异常。在未有更多资料说明此药对人的作用之前,甲氟喹不应预防性用于孕妇,特别在妊娠的最初3个月。对于用甲氟喹治疗孕妇的疟疾,只有权衡利弊,在利大于弊时才能应用。甲氟喹与死产有关。

(7)甲氟喹不应用于体重低于5kg的儿童。预防和治疗抗氯喹恶性疟对妊娠来说都是一个特殊问题。乙嘧啶有致畸作用,而磺胺类药物对早期妊娠者禁用。但氯喹、奎宁和奎尼丁对妊娠期患者来说是安全的。虽然与流产无关,但增加了低出生体重、神经系统发育迟缓、先天畸形的风险。

(8)甲氟喹禁用于有癫痫史、严重神经精神紊乱或诸如对奎宁、奎尼丁和氯喹等喹啉类抗疟药过敏的患者。甲氟喹和这些药物合用可增加惊厥和心脏毒性的危险性而应避免。

(9)甲氟喹增加丙戊酸钠控制的癫痫患者的发作危险性,还可降低伤寒活性疫苗充分的免疫作用,对这类患者应谨慎用药。

2. 治疗过程监护

(1)氯喹的主要副作用胃肠道症状、瘙痒、眩晕、头痛、金鸡纳反应等,应告知患者他将会出现相关的消化道症状,服用抗酸药或在饭后服药也许可以缓解腹部绞痛。如出现严重恶心和呕吐会使患者脱水,应当鼓励患者补足液体。

(2)如服用氯喹治疗过程中如出现肝脏疾病和严重胃肠疾病及神经系统和血液疾病的患者,应立刻停止氯喹治疗。

(3)服用较大剂量的伯氨喹时有些人则可发生腹部轻微至中等程度的疼痛或上腹部不适，进餐时服用可减轻这些症状。轻微贫血、发绀(高铁血红蛋白血症)和白细胞增多症等症状则较少见。更大剂量(伯氨喹每天 60～240mg)可使腹部症状加剧，而且可引起大多数用药患者发生高铁血红蛋白血症，有些患者发生白细胞减少症。

(4)伯氨喹不影响肝功能。治疗时罕见粒细胞减少症和粒细胞缺乏症，并往往是用药过量所引起的。也很少发生高血压、心律失常以及中枢神经系统相关症状。

(5)临床上高剂量的青蒿素可引起神经毒性、QT 间期延长、骨髓抑制；在治疗剂量下连续服用 7 天不会出现毒不良反应，极为安全；临床可见一过性一度心脏传导阻滞、剂量相关性可逆性网织红细胞与中性粒细胞数降低以及暂时性血清天冬氨酸氨基转移酶活性升高，但这些变化并无临床意义。

(6)磷酸咯萘啶会使少数患者出现恶心、腹泻及腹痛等胃肠道反应，均较轻微，不需处理可自行消失。

3. 疗效监测　根据患者的临床症状如发热、畏寒、寒战、头痛等的改善及一些实验室检查指标血红细胞计数，肾功能的改善，或是血中疟原虫未再找到等判断药物的治疗效果，尤其是当治疗疗程结束后及时复查血寻找疟原虫以判断目前治疗药物是否有效或耐药。所以在治疗过程中我们需密切观察患者的临床表现及定期复查相关检查，以便了解患者的病情变化情况，及时调整治疗方案使患者早日康复。

4. 对症治疗和并发症的处理　根据症状做以下处理：

(1)失水：估计出汗量，收集尿液，计算补液量。成人每天 1500～2000ml，儿童每天 40～50ml/kg。尿多者适当补钾。

(2)酸碱平衡失调：以 5% 葡萄糖溶液将碳酸氢钠稀释 3 倍，成人每次静脉注射 60ml，0.5～1.0 小时后可重复；或以 5% 葡萄糖溶液将乳酸钠稀释 5 倍，成人每次 100～200ml 静脉注射。

(3)呼吸、心力衰竭：呼吸衰竭者增加氧气吸入浓度，同时用尼可刹米、洛贝林交替注射。心力衰竭者成人用毒毛花苷 K 每次 0.25mg，用 5% 葡萄糖溶液 20～40ml 稀释后缓慢静脉注射；或毛花苷丙 0.4～0.8mg，稀释后缓慢静脉注射。

(4)肾衰竭：早期使用甘露醇，严格限制输液量，必要时可用腹膜透析。

(5)肺水肿：取半卧位，速增氧气吸入浓度；氨茶碱肌内注射或置 5% 葡萄糖溶液内滴注，成人每次 0.25～0.5g；或静脉注射呋塞米等利尿药。

(6)脑水肿：成人每次山梨醇或甘露醇 100～200ml，于 20 分钟内静脉注射，必要时隔 6～8 小时重复。

(7)低血压：去甲肾上腺素 1mg 加 5% 葡萄糖溶液滴注，或使用其他升压药。

(8)循环衰竭：6% 低分子右旋糖酐滴注，成人每次 500ml，儿童每次 10～15ml/kg。有出血倾向者慎用。

(9)溶血(黑尿热)：多见于缺乏葡萄糖-6-磷酸脱氢酶(G-6-PD)的特异体质者。应立即停服伯氨喹、奎宁和砜类药物。用肾上腺皮质激素可迅速缓解，必要时输血。

(10)重度贫血：红细胞数在 200 万/mm^3 以下者应立即输血。

(11)低血糖：如滴注 5% 或 10% 葡萄糖溶液仍不能缓解，可静脉注射 50% 葡萄糖(1.0mg/kg)，但不宜经常使用。

(12)抽搐:氯丙嗪或异丙嗪每次1~3mg/kg肌内注射,亦可用地西泮0.2mg/kg缓慢静脉注射。

(13)细菌感染:用抗生素防止感染。

(八)预防

1. 控制传染源疟疾患者及带虫者,进行规范的彻底治疗。每1位患者都应该在第2年春天给予乙胺嘧啶与伯氨喹啶联合抗复发治疗。

2. 切断传播途径,利用物理、化学、生物等方法进行灭蚊处理。

3. 进入疫区的人应常规预防服用抗疟药物。

(九)案例分析

1. 主题词　青蒿琥酯;疟疾。

2. 病史摘要　患者,男,28岁,BMI 28kg/m^2,因"发热伴皮肤眼白黄染1周"于2014年1月5日入院。

患者8天前从非洲回国,1周前无明显诱因下出现发热,当时无鼻塞、流涕,无头晕、头痛,无畏寒、寒战,无咳嗽、咳痰,无恶心、呕吐。自行服用酚麻美敏片、感冒灵冲剂,体温无下降,至当地卫生院就诊,测体温为38.7℃。青霉素皮试阴性后予青霉素治疗,具体诊治不详,体温无明显下降,并出现皮肤、眼白发黄,尿色黄,当时无腹痛、腹胀,无呕血、黑便,无腹泻。至当地医院就诊,查血常规提示白细胞9.09×10^9/L,中性粒细胞为86.10%,嗜酸性粒细胞为0,CRP为34.0mg/L,血中未见疟原虫,B超提示"胆囊内胆泥沉积,胆囊壁增厚,脾大,两肾皮质回声改变,左肾囊肿"。予左氧氟沙星0.5 ivgtt qd抗感染,酚麻美敏片口服,症状无明显好转,转入我院就诊。急诊检查血中检到疟原虫,遂拟"疟疾"收住院。

发病以来患者神志清,精神软,睡眠可,胃纳差,大便黄染,小便色黄,体重无明显变化。

入院查体:T 37.9℃,P 130次/分,BP 107/61mmHg,R 20次/分,皮肤、黏膜黄染明显,巩膜中度黄染。颈软,气管居中,甲状腺无肿大,全身浅表淋巴结未触及。两肺呼吸音清,未闻及啰音。心率130次/分,心律齐,各瓣膜区未闻及杂音。腹肌稍紧张,全腹轻压痛、反跳痛,未触及肿块,肝脾肋下未触及,胆囊未触及,胆囊区无压痛,Murphy征阴性。肝浊音界在正常范围内,肝区、肾区无叩击痛,移动性浊音(-)。肠鸣音正常,4~6次/分,未闻及血管杂音。双下肢无浮肿。神经系统无异常。

辅助检查:2014年1月5日:红细胞3.96×10^{12}/L↓;血红蛋白118g/L↓;血小板32×10^9/L↓;白细胞7.47×10^9/L;酸性粒百分数0.010;中性粒百分数0.730;碱性粒百分数0.000;血细胞比容0.358L/L;找疟原虫示检到。肌酐198μmol/L;血清钙(急诊)1.96mmol/L;血清钾(急诊)4.26mmol/L;血清钠(急诊)125mmol/L;血清氯(急诊)84mmol/L;丙氨酸氨基转移酶(急诊)312U/L;尿素氮(急诊)18.8mmol/L;葡萄糖(急诊)4.0mmol/L。凝血酶原活动度69%;活化部分凝血活酶58.6秒↑;APTT比值1.63↑;凝血酶原时间15.7秒↑;国际标准化比值1.29↑;凝血酶时间14.6秒。B超示胆囊内胆泥沉积,胆囊壁增厚,脾大,两肾皮质回声改变,左肾囊肿。

入院诊断:疟疾,急性肾功能不全,肝功能异常。

3. 治疗方案

(1)抗疟药:注射用青蒿琥酯120mg iv qd;首剂注射后4、24和48小时各再注射1次(60mg iv qd);1周后重复第2个疗程(无首剂加倍)。

(2)保肝:异甘草酸镁 150mg ivgtt qd,第 1 ~ 16 天;门冬氨酸鸟氨酸 10g ivgtt qd,第 1 ~ 3 天;多烯磷脂酰胆碱 10ml iv qd,第 1 ~ 16 天。

4. 药学监护要点

(1)抗疟相关治疗:每天关注患者的体温变化,每日血中找疟原虫,评估青蒿琥酯的疗效,并关注其可能出现的心律失常的副作用。

(2)肝功能损害的治疗:异甘草酸镁可引起血电解质紊乱,每日监测电解质的变化,并每 3 ~ 5 天监测胆红素、氨基转移酶等肝功能指标的变化。

(3)肾功能不全的治疗:每日监测患者尿量、尿色的变化,每日监测血肌酐值。

5. 药学监护过程 根据患者的病史及检查,疟疾诊断明确,患者病情较重,1 月 6 日查肝、肾功能示总胆红素 187μmol/L,结合胆红素 150μmol/L,非结合胆红素 37μmol/L,白蛋白 26.7g/L,丙氨酸氨基转移酶 336U/L,天冬氨酸氨基转移酶 502U/L,肌酐 176μmol/L。提示肝功能损害严重、急性肾功能不全,予以青蒿琥酯抗疟治疗,异甘草酸镁、多烯磷脂酰胆碱保肝等对症治疗,并予以呋塞米利尿。1 月 7 日患者尿量明显减少,出现肾衰竭,需透析治疗,转入 ICU 继续治疗。

转入 ICU 后,予吸氧、床旁连续肾脏替代治疗(CRRT)、保肝退黄、纠正电解质平衡等支持对症治疗。由于患者在感染科使用青蒿琥酯注射剂抗疟治疗 1 天,按照 WHO 抗疟治疗指南,青蒿琥酯静脉抗疟治疗 3 日为一个疗程,首剂 60mg,4、24 和 48 小时各一次(危重患者首次加倍),按照治疗方案,余下两天在 ICU 治疗;后隔日血中找疟原虫均未检到。停药的第 4 天即 1 月 11 日患者体温再次升高,无咳嗽、咳痰,留取血培养并血中找疟原虫。1 月 12 日血中检到疟原虫,再次予以青蒿琥酯注射剂第 2 个疗程的抗疟治疗。1 月 14 日患者体温降至正常,1 月 15 日复查血中未检到疟原虫。ICU 治疗 15 天后患者的疟疾控制,血肌酐较前几日降低,肝功能好转,患者病情好转。多次复查疟原虫未检到,于 1 月 21 日转入感染科继续治疗。

转入感染科治疗 20 天后患者体温正常,尿量可,病情好转,肝功能、肾功能正常,准予带药出院,门诊随访。

6. 药学分析与建议 氯喹是治疗间日疟、卵形疟、三日疟和恶性疟的对氯喹敏感虫株感染的首选药,且尽可能以口服形式给药。但只要预先采取合适的防护措施,氯喹也可肌内注射,甚至静脉注射给药。该患者既往无疟疾史,发病前在非洲居住过 8 个月,8 天前回国,回国后 2 天即发病,故认为这次疟疾是非洲感染;而非洲被 WHO 定义为疟疾高耐药流行的重疫区,尤以恶性疟为多。因此此患者在入院后完善相关检查,血生化示血中检出疟原虫,血常规示肝功能异常、急性肾衰竭、贫血、血小板减少、溶血等症状,由此诊断为恶性疟疾。用药治疗考虑疟原虫耐药的因素,虽然目前没有对于耐药性恶性疟疾十分满意的方案,但依据最新的 WHO 抗疟指南推荐用青蒿素的衍生物进行抗疟治疗。而青蒿素类药物迄今为止是严重的、多药耐药性疟疾的最安全的急救药物。该药使用后原虫血症于 48 小时内可被清除,故可迅速改善恶性疟的症状。青蒿琥酯静脉注射为首次 60mg,4、24 和 48 小时各重复注射 1 次,危重者首次剂量可加至 120mg,3 日为一个疗程。由于患者病情严重,本次初始选择首次加倍是可取的。患者目前三系下降、肝肾功能受损,青蒿琥酯较少出现毒副作用,较为安全,对于肝、肾功能无影响,因此在治疗时无须调整剂量。在抗疟治疗的同时,加强对血中疟原虫的检测,并给予止血药控制出血、升血小板药增加抗凝作用、CRRT 透析治疗以及保肝、补液、输血等对症治疗。

恶性疟易出现再燃，常出现于初次发作后 8 周内，一般不超过 4 次；该患者在治疗第一个疗程结束后，患者 1 月 11 日出现体温再次升高，12 日给予患者青蒿琥酯注射剂第二个疗程的抗疟治疗，1 月 13 日查血生化示血中未检出疟原虫；第二个疗程结束后体温正常，疟原虫暂得到控制；1 月 20 日复查血生化示疟原虫未检到；2 月 10 日患者好转出院。

治疗期间因有相关报道称青蒿素及其衍生物在临床治疗可见一过性Ⅰ级心脏传导阻滞、剂量相关性可逆性网织红细胞与中性粒细胞数降低以及暂时性血清天冬氨酸氨基酸转移酶活性升高，高剂量时可引起神经毒性、QT 间期延长、骨髓抑制等不良反应，虽然这些资料来源于动物实验，但已表明在人类有可能产生长期毒性。因此，使用过程中应予以相应的监测，以防特异质反应。对患者及带虫者要进行彻底治疗，每个疟疾患者应在第 2 年春季给予抗复发治疗(即休止期治疗)，一般采用乙胺嘧啶与伯氨喹联合疗法。

7. 药物治疗小结　患者为青年男性，发病前曾在非洲居住 8 个月，归来第 2 天即发病，来我院治疗已经是发病 1 周后，发热伴皮肤、眼白黄染 1 周，体温一日之内反复升高，发热时无畏寒、寒战，无胃肠道明显不适。入院完善相关检查，急诊实验室检查示红细胞、血小板低下，肌酐偏高，血中见疟原虫，结合患者的病史，确诊为输入性疟疾。当天予以青蒿琥酯注射剂抗疟疾治疗，青蒿琥酯静脉注射为首次 60mg，4、24 和 48 小时各重复注射 1 次完成一个疗程的治疗。1 月 11 日(停药第 4 日)患者再次出现发热，及时予血涂片检查，说明患者体内疟原虫数较多，出现复发。1 月 12 日再行一个疗程的抗疟治疗，后检查血涂片数次，均未找到疟原虫。患者病情好转，肝、肾功能恢复正常，予伯氨喹磷酸盐 26.3mg/d(15mg 基础)×14 天预防复发，带药出院；建议患者定期来院复查。

二、阿米巴病

阿米巴病(amebiasis)由溶组织阿米巴侵入人体所引起的一种寄生虫病。临床上有多种类型的表现，但最常见的为肠阿米巴病，可为原发病变，并可播散至其他脏器如肝、肺、脑引起继发性脓肿。本病易于复发为慢性疾病。

(一)病原学

溶组织内阿米巴有滋养体及包囊两期。滋养体自包囊逸出后寄生于大肠肠腔或肠壁，以大肠内容物包括细菌为养料，借肠内乏氧和存在细菌的条件进行分裂繁殖。滋养体大小不一，为 12～60μm，而以 15～30μm 为常见的滋养体，具有致病力，但它无感染能力。因为在体外它很快死亡，即使进入消化道也很快被胃酸破坏。滋养体在适当条件下能侵袭与破坏组织，造成结肠病变，引起临床症状。包囊是阿米巴的感染型，人吞食被包囊污染的食物或水即造成感染。包囊抵抗外界的能力很强，在大便中能存活 2 周以上，在水中能存活 5 周，能耐受常用化学消毒剂的作用。

无症状的排包囊者、慢性和恢复期患者是传染源，主要经消化道传播，人群普遍易感。

(二)流行病学

1. 传染源　溶组织内阿米巴是通过成熟包囊经口进入宿主体内而造成感染。任何从粪便中排出包囊的人都可以构成传染源。慢性患者、恢复期患者及健康的“排包囊者”为本病的传染源。急性患者当其粪便中仅排出滋养体时，因滋养体的抵抗力很弱，在体外的存活时间极短,即使进入消化道也很快被胃酸破坏,故不是传染源。

2. 传播途径　包囊可以通过污染饮水、食物、蔬菜等进入人体。在卫生环境恶劣的地方,水源或食物易被粪便所污染。在以粪便作肥料的地区,未洗净、未煮熟的蔬菜是重要的传播因素。蝇类及蟑螂都可接触粪便,体表携带和呕吐、排便将包囊污染食物而成为重要的传播媒介。

3. 易感人群　溶组织内阿米巴病呈世界性分布,由以热带、亚热带地区流行最严重。人群普遍易感,发病率农村高于城市,男性多于女性,成年多于儿童,幼儿患者很少,可能与吞食含包囊食物机会的多少有关。

(三)发病机制和病理

包囊被吞食后进入小肠下段,滋养体脱囊逸出,随粪便下降,寄居于盲肠、结肠、直肠等部位营共居生活,以肠腔内细菌及浅表上皮细胞为食。在适宜的条件下,滋养体侵袭肠黏膜,造成溃疡,到一定范围和程度时进展为阿米巴痢疾。阿米巴肠病的病变部位依次为盲肠与升结肠、肛门、直肠、阑尾和回肠下段。结肠病变以局限性黏膜下小脓肿开始,其孤立散在分布。组织破坏逐步向纵深发展,自黏膜下层直至肌层,形成口小底大的典型烧瓶样溃疡。早期病变仅可见黏膜小溃疡,表面周围略上翻,但边缘不整齐,溃疡表面可见深黄色或灰黑色的坏死组织,在其深部可找到滋养体。病变主要属于组织坏死、细胞溶化的性质,而非炎症。

滋养体可进入门静脉血流,在肝内形成脓肿,且可以栓子形式流入肺、脑、脾等组织与器官内形成脓肿。肠外阿米巴病往往呈无菌性、液化性坏死,周围以淋巴细胞浸润为主,极少伴有中性粒细胞。

(四)临床表现及诊断

根据疾病分类标准,可将阿米巴分为肠内阿米巴病和肠外阿米巴病。

1. 肠内阿米巴病

(1)临床表现

1)无症状带囊者:患者无症状或偶有腹部不适、胀气。粪便中可查到包囊。

2)普通型肠阿米巴病:起病一般缓慢,以腹痛、腹泻开始。每天大便可达10次或10次以上,典型的大便呈果酱色,有腥臭味,含有大量的滋养体。病变累及直肠时可出现里急后重感。全身症状一般较轻微。

3)暴发型肠阿米巴病:普通型可突然发展为暴发型。此型少见,患者中毒症状明显:高热、寒战、恶心、低血压、呕吐、频繁腹泻。短时间内出现脱水和电解质紊乱,严重者出现意识障碍与循环衰竭。本型最容易发展为肠出血和肠穿孔。

4)慢性肠阿米巴病:患者反复出现腹泻、腹痛、胃肠胀气,症状可持续存在或反复发作。

(2)并发症:有肠内、肠外两大类。肠外并发症将在肝阿米巴脓肿及其他少见的肠外阿米巴病中叙述。以下系指阿米巴病的肠内并发症。

1)肠穿孔:是肠阿米巴病对生命威胁最大的并发症。穿孔可因肠壁病变使肠腔内容物渗入腹腔酿成局限性或弥漫性腹膜炎或腹腔脓肿,亦偶因直肠镜检查时创伤性穿破而造成。

2)肠出血深部溃疡:可以侵蚀血管,引起大小不等的肠出血,大出血威胁生命,必须积极抢救并给予抗阿米巴药物治疗。

3)阑尾炎:阿米巴可侵袭阑尾,临床上表现为与一般的阑尾炎相似的症状,偶可成为肠阿米巴病首先出现的症状，易发生穿孔。

4）阿米巴瘤：阿米巴溃疡深入肌层，病变影响整个肠腔，产生大量肉芽组织，可形成能触及的大肿块，多位于盲肠，亦见于横结肠、直肠及肛门，极似肿瘤，不易与肠癌相区别。偶可引起肠梗阻。

5）其他：阿米巴痢疾反复发作后可引起溃疡性结肠炎。有时出现肠套叠，大多位于盲肠结肠交界，可有剧痛。结肠狭窄在慢性阿米巴痢疾后可出现，但较少见。

（3）诊断：典型的肠阿米巴病的临床表现为腹痛、腹泻、果酱样大便等，及从粪便中查到有吞噬红细胞的滋养体或从肠壁活检组织中查到滋养体是本病确诊的依据。有临床症状的患者血清中若能查到阿米巴抗体，也可诊断。

辅助检查：①粪便检查：大便呈暗红色，有粪质，带血、脓或黏液，呈腥臭。②乙状结肠镜检查：如粪检阴性，乙状结肠镜检查有很大的诊断价值。溃疡常较表浅，覆有黄色脓液，溃疡边缘略突出，稍见充血。自溃疡面刮取材料做显微镜检查，发现病原体的机会较多。③阿米巴肝脓肿：腹部B超检查可见到病灶。

（4）鉴别诊断：应与其他原因引起的肠道疾病相鉴别，尤其是细菌性痢疾，尚有肠结核、血吸虫病、结肠炎、结肠癌及其他肠道原虫感染亦可与肠阿米巴病相混淆。溃疡病、胆囊病、结肠息肉等需与有不明确腹痛及肠出血者相区别。综合运用以上诊断方法，鉴别不难。

2. 肠外阿米巴病

（1）临床表现：包括阿米巴肝脓肿、肺脓肿、脑脓肿、皮肤阿米巴病以及阿米巴性心包炎、尿道炎、阴道炎等。其中肝脓肿最常见，肺脓肿次之，其他类型的肠外阿米巴病则少见。阿米巴肝脓肿患者常以发热、盗汗、畏食、肝大、肝区疼痛为主要的临床表现。慢性病例可迁延数月至一两年，可有进行性消瘦、贫血、营养不良等。

阿米巴肺脓肿多数由肝脓肿穿破膈肌所致，往往有寒战、发热、胸痛、咳嗽、巧克力酱样痰等。

阿米巴脑脓肿常是肝脓肿与肺脓肿的继发症，患者除原发表现外还有头痛、呕吐、幻觉等中枢神经系统反应，但脑膜刺激征少见，多数患者有局部定位体征。

皮肤阿米巴病表现为皮肤坏死及肉芽肿性溃疡形成，常由直肠病症播散到会阴、阴道甚至子宫，也可发生于胸腹部瘘管周围。

（2）并发症：主要的并发症为继发细菌感染及脓肿向周围组织突破。阿米巴肝脓肿向周围器官穿破，如穿过膈肌形成脓胸或肺脓肿，穿破至支气管造成胸膜-肺-支气管瘘，穿破至心包或腹腔引起心包炎或腹膜炎，穿破至胃、大肠、下腔静脉、胆总管、右侧肾盂等处造成各脏器的阿米巴病。

（3）诊断：根据受累器官组织的临床表现、流行病学史、实验室和影像学检查可以明确诊断。阿米巴肝脓肿临床上最常见，凡患者有发热、右上腹痛、B超提示肝区有液性平段，加下述任一项即可诊断，①肝脓肿穿刺抽出巧克力色脓液；②肝脓液中发现溶组织阿米巴滋养体；③血清中查到阿米巴抗体；④在脓液中查到溶组织阿米巴抗原或DNA片段。患者曾有阿米巴痢疾史和腹泻史有助于诊断。

（五）治疗原则

治疗原则主要是一般支持治疗、病原治疗和脓液引流。

1. 急性期患者在抗阿米巴治疗的同时适当采用支持疗法，如补液、输血、补充营养等。

2. 肝脓肿患者保持脓液引流至关重要。

3. 病原治疗。治疗阿米巴病的药物有三类：一类为只对肠腔型滋养体有杀灭作用，此类药物包括喹啉类衍生物（双碘喹啉、氯碘羟喹）、二氯尼特和巴龙霉素，对轻型、慢性肠阿米巴病和排包囊者有效。由于口服后肠道吸收少，肠内浓度高，故对肠外感染无效。另一类为只对组织滋养体有杀灭作用，这类药物包括氯喹、依米丁和去氢依米丁，它们对肠腔内小滋养体和包囊无效。第三类为杀灭组织内和肠腔内阿米巴原虫的药物，主要是硝基咪唑类的甲硝唑、替硝唑等，是目前治疗阿米巴病的首选药物。临床上根据病变部位在肠内还是肠外选择针对性药物治疗。

4. 抗阿米巴药物治疗要足疗程，以防止复发。

（六）药物治疗方案

1. 肠内阿米巴病

（1）一般治疗：阿米巴肠病患者急性期应卧床休息，肠道隔离。根据病情的轻重给予流质或半流质饮食。病情严重的暴发型肠阿米巴病及时补液，纠正电解质、酸碱平衡紊乱，必要时给予输血或血浆，注意抗休克治疗。慢性患者避免刺激性饮食，注意维持营养。

（2）抗病原治疗：甲硝唑对阿米巴滋养体有较强的杀灭作用，是目前治疗肠内、肠外各型阿米巴病的首选药物。对肝脏和肠壁组织中的阿米巴有特效，但对肠腔中的阿米巴无根治作用。甲硝唑的不良反应较少，是各种侵袭性阿米巴病的首选药物。甲硝唑可通过胎盘，啮齿类动物实验中有致癌作用及在细菌中的突变作用，但在人类中的致癌作用还没有完整的评估，所以孕妇及哺乳期妇女慎用或禁用。近年上市的替硝唑、奥硝唑的抗菌作用相似，不良反应也较轻，可用于阿米巴病的治疗。

另外，喹啉类衍生物（双碘喹啉、氯碘喹啉）、吐根碱类（依米丁、去氢依米丁）、二氯尼特均对阿米巴病有治疗作用，但它们的不良反应大，临床上一般不作为首选。

1）无症状带囊者：一个无症状的包囊携带者其可能为慢性患者，也是侵袭性阿米巴病及肠外阿米巴疾病的潜在威胁，而且无症状的包囊携带者是对其他人的传染源。基于以上几点，应该给予治疗。治疗应选择肠壁不吸收、不良反应少、只杀灭肠腔内阿米巴滋养体的药物。如巴龙霉素 25～35mg/（kg・d），分 3 次口服，餐食用，7 天为一个疗程；或双碘喹啉 650mg 口服，一天 3 次，饭后服用，20 天为一个疗程。替代药物可选二氯尼特 500mg，每日 3 次，10 日为一个疗程。为证实抗感染的根治效果，大便检查应每月一次，共 3 个月，以确定是否清除病原，必要时应予复治。

2）普通型肠阿米巴病：原则上采用组织内抗阿米巴药物联合肠内杀虫药，因为组织内杀阿米巴药物很容易被吸收，达到足够的系统浓度，从而杀死组织内阿米巴；同时阿米巴肠病的复发率为 10% 左右，联合肠腔内杀虫药品以防止其复发。可选用甲硝唑 500～750mg 口服，一天 3 次，7～10 天为一个疗程；或替硝唑 2g 口服，一天一次，3 天为一个疗程。随后改用巴龙霉素 25～35mg/（kg・d），分 3 次口服，7 天为一个疗程；或双碘喹啉 650mg 口服，一天 3 次，20 天可清除肠内包囊，减少病情复发。疗程结束后随访粪便检查，每月一次，持续 3 个月。

3）暴发型肠阿米巴病：病原治疗同普通型的治疗方案一样。如患者病情严重到不能口服药物时，可给予甲硝唑注射剂，首剂 15mg/kg，1 小时以上滴注完；之后 7.5mg/kg，每 6～8 小时一次，连用 2～3 日能耐受口服后再改为口服给药，完成 10 天的疗程；然后给予上述杀灭肠腔阿米巴滋养体的药物,以防止复发。由于此型患者常伴有细菌感染,应联合四环素类、喹诺酮类药物等抗菌药物作为辅助治疗,且可通过抑制肠道内共生细菌而影响阿米巴的生长繁殖。

2. 阿米巴肝脓肿

(1)病原治疗:选用组织内抗阿米巴药物为主,辅以肠内杀阿米巴药物以达根治。首选药物甲硝唑片口服0.8g一日3次。如患者无法耐受口服给药,予首剂15mg/kg,1小时以上滴注完;之后7.5mg/kg,每6~8小时一次,连用2~3日患者能耐受口服后再改为口服给药,疗程为10日。一个疗程结束后给予巴龙霉素25~35mg/(kg·d),分3次口服,7天为一个疗程;或双碘喹啉650mg 口服,一天3次,20天可清除肠内包囊,治愈率可达90%以上,如临床有需要可重复疗程。无并发症的肝脓肿患者在给药3天后肝区疼痛、发热等临床情况明显好转,体温1周左右降至正常,但脓腔完全吸收需要4个月以上,一些患者需要12个月左右脓腔才完全吸收。第二代硝基咪唑类药物替硝唑其作用机制、抗虫活性与甲硝唑相同,但半衰期更长,一次给药有效浓度可维持72小时,故可缩短疗程为5日、2g qd的给药方案。

少数患者单用甲硝唑或替硝唑疗效不佳者可用依米丁,其是目前所有的抗阿米巴药物中作用最强、效果最快的,在大多数组织内可达有效浓度。但其毒副作用大,治疗窗窄,且有蓄积作用,尤其是心血管的毒副作用限制了依米丁的临床应用。依米丁1mg/(kg·d),成人0.06g/d,深部肌内注射,连续6日;重症者再继以0.03g/d连续6日,共12日。或使用去氢依米丁,其在人体内排泄快,故对心肌的毒性低。剂量为每日80mg,皮下注射,连续10日。

(2)抗生素治疗:有混合细菌感染时,根据细菌培养结果选用合适的抗生素联合治疗。

(3)肝穿刺引流:早期使用有效的抗阿米巴药物治疗,一些脓肿小的患者可治愈,无肝穿刺引流的必要。但脓腔较大有穿破危险的患者或有效的抗阿米巴药物治疗5~7日后临床情况无明显改善者,应在超声引导下肝穿刺引流。

(4)外科治疗:肝脓肿需手术引流者一般<5%。其适应证为:①抗阿米巴药物治疗及穿刺引流失败者;②脓肿位置特殊,贴近肝门、大血管或位置过深(>8cm),穿刺易伤及邻近器官者;③脓肿穿破入腹腔或邻近内脏而引流不畅者;④脓肿中有继发性细菌感染,药物治疗不能控制者;⑤多发性脓肿,使穿刺引流困难或失败者;⑥左叶肝脓肿易向心包穿破,穿刺易污染腹腔,也应考虑手术。

肝脓肿的治愈标准尚不一致,一般以症状及体征消失为临床治愈,肝脓肿的充盈缺损大多在6个月内完全吸收,而10%可持续至1年。少数病灶较大者可残留肝囊肿。

(七)药物治疗管理

1. 治疗开始前的评估

(1)重症心脏病、高度贫血、肝肾功能明显减退者、神经肌肉疾病、即将手术的患者、老弱患者、孕妇与幼婴儿均禁用吐根碱类药品。

(2)有活动性中枢神经系统疾患、妊娠3个月内的孕妇禁用硝基咪唑类药品。

(3)对碘过敏及肝、肾功能不全者禁用双碘喹啉。

(4)对巴龙霉素或其他氨基糖苷类抗生素过敏的患者禁用巴龙霉素。

(5)肝、肾功能不全的患者应调整甲硝唑的剂量。

(6)巴龙霉素慎用于失水、第八对脑神经损害、重症肌无力、帕金森病、肾功能损害及溃疡性结肠炎患者。

2. 治疗过程的监护　在阿米巴病的监护中，临床药师最重要的评估要点为：

(1)阿米巴肠病患者的发热、腹痛、大便(频度、颜色、形状、总量)情况。

(2)大便涂片查滋养体：转阴了反映治疗有效，如持续阳性提示当前抗病原学治疗无效，需更改治疗方案。

(3)肠外阿米巴病患者如肝脓肿，监护患者的体温，肝区疼痛，脓肿的大小，脓腔引流液的量、颜色，以及患者的精神状态、食欲等。

(4)意识状态、肢体温度、脉搏和血压反映患者休克是否得到改善。

3. 治疗注意事项　临床药师可观察以下检查指标与临床症状来判断抗阿米巴药物的疗效与不良反应。当患者出现任何不良事件时，临床药师应及时反馈给护士、医师，与他们一起对药物的使用进行重新评估，采取有效而适当的措施避免影响或延误原发疾病的治疗。

(1)消化道反应的监测：抗阿米巴药物大多都有恶心、呕吐、上腹痛的副作用。卤代喹啉类最主要的不良反应是腹泻，一般反应轻，不影响继续治疗。而硝基咪唑类使部分患者可出现口中金属味、舌苔加重和舌炎，如无法耐受可调整剂量或改用其他药物治疗。

(2)中枢神经系统不良反应的监测：硝基咪唑类药物可引起患者头痛、眩晕，偶有感觉异常、肢体麻木、共济失调等不良反应，一般停药后都能完全消退。但有大剂量或肝、肾功能不全者使用可致抽搐，依米丁偶见周围神经炎(注射前静脉注射 10% 葡萄糖酸钙溶液 10ml 可减轻不良反应)。日本曾有氯碘喹啉引起严重神经毒性——亚急性脊髓-视神经的报道，虽然很多患者停用药物后症状得到改善，但有些患者留下截瘫、视力低下或失明的残疾。且同类药品双碘喹啉也有少量报道，所以使用双碘喹啉的患者需注意观察有无出现腿部感觉异常、视力下降等症状，一旦发现应立即停药。

(3)长期使用甲硝唑治疗的病例中有发生周围神经病的报道，停用或减少剂量后神经病变一般会完全消退或减轻，但有些患者采取上述措施后神经病变未见改善。

(4)心血管系统不良反应的监测：依米丁对心肌损害可表现为血压下降、心前区痛、脉细弱、心律失常、心力衰竭等。如有心电图变化，应立即停药，否则易致急性心肌炎而引起死亡。

(5)戒酒硫样反应的监测：使用甲硝唑期间禁止饮酒，以避免抑制乙醛脱氢酶，进而出现双硫仑(戒酒硫)样反应。

(6)使用甲硝唑长疗程治疗中需注意监测血常规，动态观察粒细胞和红细胞计数的变化。如突然出现发热、咽喉疼痛，复查血常规以排除粒细胞缺乏。

(7)依米丁常常引起注射部位的肌肉疼痛、触痛、僵硬及无力，严重者可形成坏死和脓肿，所以给药时采取深部肌内注射。

(8)二氯尼特治疗过程中最常见的副作用是胃肠胀气，停药后可完全消退。

(9)双碘喹啉中的碘可引起肛门瘙痒、斑疹和甲状腺增大等不良反应。

4. 用药教育和生活方式教育

(1)急性阿米巴病患者应卧位休息，重者绝对卧床休息。

(2)治疗期间遵从医嘱，若用药期间出现不适，应立即告知医师或药师。

(3)治疗期间及以后避免饮食生水、生或半熟海鲜类(如溪蟹、淡水螺)和肉食品等。

(4)治疗期间注意肠道隔离，做好个人卫生防护，减少阿米巴原虫的传染机会。

（八）预防

阿米巴病的预防疫苗仍在实验研究阶段，所以其预防主要依赖公共和个人卫生措施。

1. 加强公共卫生监督检查和及时治疗溶组织阿米巴带囊者、阿米巴患者，特别是从事饮食业的排包囊者及慢性患者，控制传播。加强粪便和水源管理，治理好环境卫生，防止苍蝇滋生和灭蝇等均为重要措施。

2. 加强饮食卫生和个人卫生，煮沸、过滤、消毒饮水，防止吃生菜及防止饮食被污染，不吃不洁的食物，不喝生水，养成饭前便后洗手的好习惯。

三、肺吸虫病

肺吸虫病是一类分布广泛，严重危害人类健康的食源性寄生虫病。该病以肺部病变为主，涉及全身多种组织器官，且临床表现复杂多变，病原学检出率很低。肺吸虫又称并殖吸虫，分类学隶属于并殖科。目前世界上报道的并殖吸虫有50多种，国内报道的有30种，其中有些是同物异名或异物同名者。目前已知能寄生在人体并致病的约9种，其中以卫氏并殖吸虫和斯氏狸殖吸虫较为多见。我国的流行区主要分布在浙江、福建、湖南、湖北、广东、广西、江苏、江西、安徽、上海、四川、辽宁、吉林和黑龙江等22个省、市、自治区。多数虫种分布在南方地区，这些地区山川纵横，溪涧贯穿，溪床底质沙石交混，富有杂草和枯枝树叶，利于并殖吸虫中间宿主的生存。

（一）病原学

人和动物（犬、猫、猪和野生动物）是肺吸虫的终宿主。排出的虫卵至水中，经第一中间宿主（川卷螺），在第二中间宿主（石蟹、蝲蛄）体内发育成囊蚴。人生食石蟹、蝲蛄，在胃和十二指肠内囊蚴破裂，幼虫脱出并穿过肠壁进入腹腔，穿过横膈入胸腔和肺，在肺内发育为成虫。当虫体进入纵隔，可沿颈内动脉入颅内侵犯脑组织。肺内病变呈炎性反应，中性粒细胞和嗜酸性粒细胞浸润，肺组织被破坏，形成脓肿和囊肿，周围有纤维包膜，囊内含胆固醇结晶、夏科-莱登结晶、虫卵等。囊内多数只有1个成虫，一处形成囊肿，移行至另一处，再构成新的囊肿。现介绍以下两种常见的肺吸虫：

1. 卫氏并殖吸虫　是人体并殖吸虫病的主要病原。该虫的生活史中包括成虫、虫卵和幼虫阶段。成虫主要寄生于人的肺部，引起肺部并殖吸虫病。成虫为雌雄同体，多寄生在人或多种肉食动物体内，幼虫期需在川卷螺体内发育以及在淡水蟹、蝲蛄等水生节肢动物体内发育。虫体在宿主体内的移行是其发育过程中必不可少的。

2. 斯氏狸殖吸虫　成虫虫体窄长。在不同地区，宿主等存在一定差异。国内发现于四川、江西、云南、福建、广东、浙江、湖北、湖南、贵州和陕西等省，国外还未见报道。

（二）流行病学

1. 传染源　人体如感染斯氏并殖吸虫，因虫体一般不能在人体内发育成熟产卵，故虽可治病但不能成为传染源，而猫科、犬类、灵猫科、鼬鼠科等动物是重要的传染源。卫氏并殖吸虫在人体可发育为成虫并产卵，可成为传染源。

2. 传播途径　本病的传播需通过中间宿主。第一中间宿主有20多种螺类，第二中间宿主为蟹和蝲蛄，溪蟹或蝲蛄死后因肢体碎裂，囊蚴可污染水源，流行区的居民因饮用含囊蚴的生水而感染。在流行区，居民生吃、腌吃、醉吃及食入半生的蟹或蝲蛄而得病。囊蚴在含14%乙醇的黄酒中需120小时才被杀死，在酱油（含盐16.3%）、10%～20%盐水或醋中部分能存活24小时以上，而腌蟹及醉蟹一般不超过24小时，所以仍具有感染能力。如加热不足，蟹体内的囊蚴未能全部杀死，则热吃也会感染。

3. 易感人群　人群普遍易感。

4. 流行情况　本病流行甚广，主要分布于亚洲，美洲、非洲、大洋洲亦有人体或动物感染的报道。在我国存在并殖吸虫病的省、市区达24个。浙江和东北各省的老疫区以卫氏并殖吸虫病为主；而四川、贵州、湖南、湖北、江西、河南和山西等省则以斯氏狸殖吸虫病为主。

（三）发病机制和病理

并殖吸虫的童虫及成虫游走或定居会造成机械性损伤，虫体代谢产物等抗原物质可引起机体的免疫病理反应。其中卫氏并殖吸虫的致病主要由童虫在组织器官中移行、窜扰和成虫定居所引起。本病潜伏期长短不一，短者2～15天，长者1～3个月。病变过程一般分为急性期和慢性期。

1. 急性期　主要由童虫移行所致。脱囊后的后尾蚴穿过肠壁黏膜形成出血性或脓性窦道，童虫若进入腹腔可引起混浊或血性积液，虫体进入腹壁可致出血性或化脓性肌炎。急性期症状多出现在食入囊蚴后数天至1个月，也可能在第2天出现症状。

2. 慢性期　为虫体进入肺部引起的病变，其主要病程可分为三期：①脓肿期：虫体移行穿破组织，引起出血及继发感染；②囊肿期：脓肿周围有肉芽组织形成纤维状囊壁，囊内含有棕褐色黏稠液体；③纤维瘢痕期：囊内虫体游走或死亡后囊内内容物排出或被吸收，周围肉芽组织和纤维组织不断向中心发展，使整个囊肿完全由纤维组织代替，形成瘢痕。

斯氏狸殖吸虫是人兽共患以兽为主的致病虫种，可分为皮肤型与内脏型。

(1)皮肤型者主要表现为游走性皮下包块或结节，常见于腹、胸、腰背部，也可见于四肢、臀部、腋窝等处。形状呈球形或长条形，边缘不清，皮肤表面正常。切开摘除的包块镜检可见嗜酸性粒细胞肉芽肿、坏死渗出物及夏科-莱登结晶等。

(2)内脏型者因幼虫移行侵犯的器官不同而出现不同的临床表现。如侵犯肝脏，出现肝痛、氨基转移酶升高、白/球蛋白比例倒置等表现。侵犯肺部时一般仅有咳嗽、痰中偶带血丝，痰中通常无虫卵。出现局部症状的同时，常伴有低热、乏力、食欲下降等症状。血象检查嗜酸性粒细胞明显增高，有时可高达80%以上。

（四）临床表现及诊断

1. 临床表现　肺吸虫病是以肺部病变为主的全身性疾病，其潜伏期与感染囊蚴的数量以及机体的反应性有关，一般为3日～12个月，多数为1～3个月，最短者仅2日，最长者可达10余年。

由于并殖吸虫的童虫和成虫都具有游走性，可侵入人体各系统器官。临床表现也随虫体侵犯的范围和对组织损伤的程度而变化，临床表现复杂多样，易误诊为肺结核、结核性胸膜炎、支气管扩张、肺炎、肺癌、结核性脑膜炎、脑肿瘤、结核性腹膜炎、白血病、肾炎及肝炎等。

临床类型：

(1)亚临床型：人体被感染后无明显的临床表现，多在疫区人群普查时被发现。有食生蟹史，嗜酸性粒细胞增高而无明显的临床体征，常通过皮内试验或其他免疫学检查阳性而确诊。

(2)急性并殖吸虫病：全身症状可轻可重。轻者仅表现为食欲缺乏、乏力、消瘦、低热、盗汗等非特异症状。重者发病急,毒血症状明显,高热或伴有胸痛、咳嗽、气急、肝大、腹痛、腹泻等症状。血象检查白细胞增多,可高达$(20\sim30)\times10^9/L$;嗜酸性粒细胞明显增高,一般为20%~40%,高者可达87%或更多。

(3)胸肺型并殖吸虫病:以咳嗽、胸痛、咳烂桃样血痰为主要症状,约90%的患者有反复咯血。血痰黏稠呈棕红色(或果酱样),血痰可查见并殖吸虫卵。当成虫游走于胸腔时,可侵犯胸膜导致渗出性胸膜炎,引起胸腔积液、脓胸及胸膜增厚粘连。

(4)皮肤肌肉型并殖吸虫病:是由未成熟的幼虫及其毒素或代谢产物所致的皮下组织过敏性炎症、肉芽肿、脓肿和坏死形成。以游走性皮下结节(或包块)及肌肉结节为主要表现。

(5)腹型并殖吸虫病:虫体穿过肠壁进入腹腔,可损伤肠黏膜发生小出血、溃疡,出现腹痛、腹泻、棕褐色黏稠脓血便及里急后重等症状,腹痛部位不固定,以右侧和下腹部较为明显,呈阵痛或隐痛。虫体在腹腔游走可引起广泛炎症、粘连,临床上可见到腹膜炎型,出现腹水,有时伴恶心、呕吐等。

(6)神经系统型并殖吸虫病:分为脑型和脊髓型两种,占9.8%~19.7%,以脑型多见。脑型多见于儿童和青壮年,常为感染严重者。

2. 影像学表现

(1)肺部X线征象:肺吸虫病引起的肺部病变以中、下肺野和内侧带较多,尤以右下肺野更为常见。早期可有明显的胸膜反应和胸腔积液,其后可见粘连增厚。

(2)胸部CT:胸部CT常见有非典型局限性病灶。表现为单发或多发片状,云絮状影,境界不清楚,以两肺中下边缘肺野多见。

3. 实验室检查

(1)血常规检查可见白细胞异常升高和嗜酸性粒细胞增高,血IgE升高,偶见肝功能异常。

(2)病原学检查痰或粪便中找到虫卵、摘除的皮下包块中找到虫体即可确诊。

(3)免疫学检查

1)皮内试验:皮内试验方法常用于现场流行病学调查,操作简便易行。

2)酶联免疫吸附试验:此法已广泛应用于肺吸虫病的实验室诊断,测定肺吸虫病患者的抗体,阳性符合率为90%~100%,特别对于肺吸虫循环抗原检测的效果良好,阳性率达98%以上。

3)检测血清中的循环抗原单克隆抗体——抗原斑点试验(McAb-AsT)和双抗体夹心(ELISA)法:检测血清中并殖吸收虫的循环抗原,敏感性高,特异性强,阳性率可达98%以上,是早期诊断并殖吸虫病的方法。

4. 诊断 结合流行病学史、症状及体征全面考虑。肺型的确诊有赖于从痰或粪便(儿童病例)中找到虫卵。免疫学检查方法如皮内试验、间接血凝试验、检测血清中的循环抗原单克隆抗体等都有助于诊断,特别是对虫体不寄生于肺内或虫体尚未成熟的病例,免疫学试验更有重要价值。脑型病例应根据临床表现、脑脊液检查(包括常规、生物化学及免疫学试验)以及颅部X线片或CT检查结果进行诊断。皮肤型病例可做皮下结节活体组织检查。诊断时,肺型病例应与肺结核、支气管扩张、慢性肺脓肿及肺内肿瘤等相鉴别;脑型病例应与脑囊虫病、脑脓肿及癫痫等相鉴别;其他肺外型病例则应与类似的疾病相鉴别。

（五）治疗原则

1. 病原治疗　一旦确诊或高度疑为肺吸虫病者，积极足量足疗程给予病原治疗，对脑型肺吸虫病患者应强调早期诊断与早期治疗，并宜给予2个疗程，间隔1周。眼型肺吸虫病采用吡喹酮合并地塞米松治疗有显著疗效，治疗后视力可恢复，以2个疗程为宜。目前给予吡喹酮、硫氯酚等均可达到很高的治愈率。

2. 外科治疗　如病原治疗不理想，对于脑型肺吸虫病有局部压迫症状或其他型的局限病灶可摘除囊肿、结节活剥离粘连等。皮下包块可在局麻下行切开术，如有虫体则可取出。术前必须控制肺部病变，如病变散在或萎缩而肺部病变尚未控制者，外科手术需严加选择。

3. 对症支持治疗　本病常有乏力、消瘦等临床表现，故需加强营养、卧床休息。此病具有“地方性咯血”之称，故咯血时可用止血药。另外，对于伴有癫痫病者可服用抗癫痫药物；当有胸腔或心包大量积液引起压迫症状时应行胸腔穿刺引流或反复抽液；颅内压增高者需及时降低颅内压。

（六）药物治疗方案

1. 病原治疗

（1）吡喹酮：为治疗肺吸虫病的首选药物，是目前卫氏并殖吸虫病常用的治疗药物，具有疗效高、毒性低、疗程短等优点。常用的剂量和疗程推荐以下3种方案：①25mg/kg口服，每天3次，2天为1个疗程，总剂量为150mg/kg；②30mg/kg口服，每天2次，3天为1个疗程，总剂量为180mg/kg；③25mg/kg口服，每天3次，3天为1个疗程，总剂量为225mg/kg（《热病》上给予25mg/kg口服，每天3次，2天为1个疗程；儿童剂量相同）。

对于脑型肺吸虫病患者可用吡喹酮25mg/kg口服，每天3次，连服2~3天，间隔7天后再给1个疗程。

该药对成虫效果较好，对囊内幼虫的杀灭作用较差，可加大剂量或增加疗程。一般可服2~3个疗程，每个疗程间隔5~7日。根据临床症状及实验室检查结果增加疗程，治疗后痰虫卵转阴率达90%，临床症状可消失或改善，5~8个月后X线检查明显好转。

斯氏狸殖吸虫的防治原则与卫氏并殖吸虫病相似，但吡喹酮治疗本病的疗效稍逊于卫氏并殖吸虫病。

（2）硫双二氯酚（又名别丁）：治疗肺吸虫病的疗效满意，但对以神经系统症状为主的肺吸虫病治愈率较低。对并殖吸虫囊蚴虫有明显的杀灭作用，可能对虫体有麻痹作用，疗程长。剂量为成人3g/d，儿童50mg/（kg·d），分3次口服，连服15日，或隔日口服30日为一个疗程（《热病》上给予30~50mg/kg口服，隔日1次，共10~15次；儿童剂量相同）。治疗脑脊髓型需2~3个疗程，疗程间隔为1个月。

（3）六氯对二甲苯（血防-846）：30~50mg/kg，每日或隔日服用，10~15个治疗日为1个疗程。

（4）阿苯达唑：治疗肺吸虫病疗效确切。8mg/kg（1次量不超过400mg），分2次口服，连服7天。对斯氏肺吸虫的效果更为明显，对卫氏肺吸虫病则效果不肯定。

（5）三氯苯达唑：《热病》第42版指出对于卫氏并殖吸虫可用10mg/kg口服，12~24小时内给药2次的一日疗法。

2. 对症治疗　伴癫痫者用苯妥英钠治疗；瘫患者可用针灸疗法；颅内高压者可用甘露醇等脱水剂；咳嗽、胸痛者应用镇咳及镇痛剂。

3. 手术治疗 当脑型肺吸虫病在病原治疗后还出现神经系统压迫症状,且病变不属于萎缩型者可采用手术治疗,手术可采用减压术。当病灶局限、形成脓肿或囊肿时也可切除病灶,术中尽量去除成虫,阻止更多的神经组织受损。若病灶与脊髓有粘连时以不损伤脊髓为原则。术后继续服药2个疗程。

(七)药物治疗管理

1. 治疗开始前的药学评估

(1)吡喹酮:为吡嗪并异喹啉化合物。口服后主要从肠道吸收,0.5~1小时即达最高血药浓度。主要分布于肝、肾,在门静脉的血药浓度10倍于周围血液。代谢产物经胆汁和尿液排泄,体内无蓄积作用。该药对心、肝、肾、造血器官与神经组织无毒性作用。但对于后期有严重的肝、肾功能障碍等,应减少每次的给药量或总剂量,并延长疗程。目前为治疗肺吸虫的首选药物。

(2)硫酸二氯酚:也称别丁。能抑制虫体细胞线粒体的三磷酸腺苷的合成,抑制和破坏虫体生殖器及其功能,导致虫体死亡。因不良反应较多,现已较少应用,目前有被其他药物取代的趋势,在流行区用来治疗犬或猪的并殖吸虫感染。有严重的心脏、肝、肾疾病者及孕妇禁用。

(3)六氯对二甲苯(血防-846):本品有蓄积作用,毒性反应多在治疗结束后3~6个月才能消失。有些患者可出现兴奋、严重失眠、多语,甚至精神障碍。故有家族精神病史、癫痫史、癔症、严重的神经官能症、内耳眩晕症、周围神经病变、肝炎、严重的血液病者以及孕妇、哺乳期妇女均忌用。由于不良反应较多,应及时采取对症处理,临床使用受到一定限制。

(4)阿苯达唑:属苯并咪唑类药物,是在甲苯达唑结构的基础上将5位上的侧链加以改变后的新化合物。苯并咪唑类与寄生虫的β-微管蛋白结合所需的浓度要比与哺乳动物的蛋白结合所需的浓度低得多,如此特异性的、高亲和力的结合正是其对虫体具有选择性毒性作用的原因。口服吸收不规则,富脂饮食和胆汁盐可促进其吸收。口服400mg后血中不能测出,这是因为药物经肝脏时迅速代谢,且在小肠中可能也有代谢,代谢产物为亚砜阿苯达唑,也具有强大的抗原虫作用。大多数患者对阿苯达唑亦能很好耐受,但禁用于孕妇、哺乳期妇女及2岁以下的小儿以及对本品过敏者,且有蛋白尿、化脓性或弥漫性皮炎、各种急性传染病以及癫痫患者不宜应用本品。相关文献指出,在吡喹酮治疗无效的情况下,选择本品可取得理想的疗效。

(5)三氯苯达唑:为苯并咪唑类药物,对肺吸虫(卫氏并殖吸虫、斯氏并殖吸虫)有明显的杀虫作用,是1997年WHO推荐使用的抗吸虫病药物。该药主要通过其活性代谢产物亚砜起作用,药物可透过表皮,干扰虫体微管的结构和功能,抑制虫体水解蛋白质酶的释放,抑制蛋白质合成,使虫体活动减少和死亡,对童虫作用明显。三氯苯达唑口服给药后2小时血药浓度达高峰,脂肪饮食可增加其生物利用度。目前多用于研究,美国未批准对该药品用于治疗肺吸虫病。

2. 治疗过程的监护 每个药物都具有一定的不良反应及禁忌,因此在治疗过程中需注意以下几点:

(1)吡喹酮:一般于服药后1小时左右出现头昏、头痛、乏力、腹痛等症状,一般程度较轻,持续时间较短,停药后很快消失,不需处理。较重的不良反应有眩晕、昏厥、肌肉震颤、肢端麻木、精神失常、共济失调等,其发生率低,恢复仍较快。对于上述不良反应需酌情处理。

如治疗寄生于组织内的肺吸虫时，由于虫体被杀死后释放出大量的抗原物质，可引起发热、嗜酸性粒细胞增多、皮疹等，偶可引起过敏性休克，必须留意观察；有明显的头昏、嗜睡等神经系统反应者治疗期间与停药后24小时内勿进行驾驶、机械操作等工作；严重的心、肝、肾疾病患者及有精神病史者慎用。

(2)硫双二氯酚：消化道反应较多且重，以恶心、呕吐为主；也可引起头晕、头痛、皮疹等，偶可出现赫氏反应以及口腔和肛门刺激症状。特别注意发生肝脏损害时应立即停药，故在用药期间需监测肝功能。

(3)六氯对二甲苯：本品与油共服可提高疗效，但脂肪和酒虽能促进其吸收，却可加重不良反应，因此在治疗期间及治疗后1周内禁止饮酒及高脂肪饮食。另外本品有蓄积作用，不良反应多于治疗结束后3～6个月才能消失，此阶段需密切监测。在治疗过程中或治疗结束后1个月左右所出现的不良反应主要有头昏、乏力、头痛，轻者可自行消失，重者可给予维生素B_1、烟酰胺或氨酪酸、谷氨酸等；眼花、色视、夜盲一般均能自行消失，必要时给以维生素B_1、维生素A、维生素D；恶心、食欲缺乏、腹泻、便秘可用干酵母、维生素B_6等治疗；皮疹一般较轻，无须停药，必要时给以抗过敏药；另外少数患者可出现兴奋、严重失眠、多语，甚至精神障碍，如有出现应及时给予镇静药。

(4)阿苯达唑：最常见的副作用是血清氨基转移酶活性升高，但疗程完成后即可恢复正常；偶尔可见黄疸或化学性胆汁淤滞，需与临床疾病相鉴别。阿苯达唑吸收迅速，经肝脏代谢，代谢物的血浆半衰期为8.5小时。阿苯达唑亚砜羟化及水解后形成的代谢物经肾脏排出体外，故用药期间给予监测肝、肾功能，对于肝、肾功能欠佳者慎用。

(5)三氯苯达唑：不良反应一般轻微，有头痛、头晕、腹痛、发热等不适。但此药物在国外治疗肺吸虫病仍处在研究阶段，国内用药较多，因此用药期间需密切观察。

3. 疗效监测　可根据患者的一些检查指标以及临床症状的改善程度来判断此类药物的治疗效果。如复查的血常规中白细胞、嗜酸性粒细胞值恢复正常；复查的影像学检查中X线胸片、CT等结果对比前次结果有所改善；患者发病时的临床体征如发热、咳嗽、咳痰、胸痛、乏力、盗汗等临床表现得以缓解。诸如上述情况都可以视为治疗有效。所以在治疗过程中我们需密切观察患者的临床表现及定期复查相关检查，以便了解患者的病情变化情况，利于及时调整治疗方案，使患者早日康复。

4. 用药教育及生活方式教育

(1)患者应卧位休息，重者绝对卧床休息，注意保暖。

(2)治疗期间遵从医嘱，若用药期间出现不适，应立即告知医师或药师。

(3)治疗期间及以后的生活中避免饮食生水、生的或半熟的海鲜类食品(如溪蟹、淡水螺)等。

(八)预防

1. 控制传染源　及时发现并彻底治疗患者和病禽、病畜，对病畜、病兽加强调查和捕杀。

2. 切断传播途径　流行区拾野粪积肥，避免粪便内的虫卵随雨水冲入溪流，不在溪水中洗刷粪桶、痰盂，防止虫卵污染水源。用生石灰杀死痰液和粪便中的虫卵。饲养鲇鱼和家鸭吞食淡水螺和蝲蛄。不吃生的或半熟的溪蟹、淡水螺和蝲蛄，不吃不热的肉类食物，不喝生水等。

3. 保护易感人群　在流行区广泛开展对本病危害的防治知识宣传，加强禽、畜以及粪便和水源的管理。

（九）案例分析

1. 主题词　吡喹酮;肺吸虫病。

2. 病史摘要　患者,男,31 岁,因“咳嗽、咳痰 1 个多月”于 2013 年 4 月 17 日入院。

患者 1 个多月前下水捕鱼 1 周后出现咳嗽,较剧,于夜间右侧卧位显著,咳嗽前常出现胸骨前瘙痒,于咳嗽后痒感消失,咳淡黄色黏痰,伴腹泻,呈水样便,无畏寒发热,无咯血,无痰中带血,无胸闷胸痛,无呼吸困难,无关节疼痛,无牙龈出血,无皮疹。当地医院诊断为“肺部感染”,予美洛西林抗感染治疗 5 天后咳嗽稍好转。1 天前至我院查 CT 示“两肺多发病灶,考虑感染;两侧少量胸腔积液伴两下肺膨胀不全”;免疫球蛋白 E >3000.00IU/ml;血常规示“白细胞 $33.06\times10^9/L$,酸性粒百分数 0.82.6%,酸性绝对值 $27.3\times10^9/L$”。诊断为“肺部感染”,予莫西沙星 0.40g 静脉滴注 1 天,现患者咳嗽仍较剧,性质同上,咳淡黄色黏痰,腹泻较前好转,右侧肾区不适,今为求进一步诊治,门诊拟“肺部感染,嗜酸性粒细胞增多症,肺吸虫病”收住入院。

发病以来,神志清,精神可,胃纳欠佳,睡眠欠安,大便较稀,小便正常,体重明显减轻。

体格检查:T 37℃,P 78 次/分,R 20 次/分,BP 114/64mmHg,气管居中,甲状腺无肿大,颈部浅表淋巴结未触及,舌苔厚腻。心界无扩大,心音响,心律齐,心率 78 次/分,各瓣膜区未闻及杂音。腹软,无压痛,肝脾肋下未触及。双下肢无水肿。神经系统无异常。专科查体:无杵状指(趾),口唇和指端无发绀,球结膜无明显的充血水肿,颈静脉无怒张。胸廓正常,胸壁浅表静脉无曲张,胸壁无压痛,肋间隙正常。腹式呼吸,两肺呼吸运动对称,活动度对称。语颤对称,无胸膜摩擦感和皮下捻发感。叩诊两肺呈清音,胸壁无叩痛,听诊两肺呼吸音低,双肺未闻及干啰音、胸膜摩擦音及语言传导异常。

入院诊断:肺部感染,嗜酸性粒细胞增多症,肺吸虫病。

3. 治疗方案　2013 年 4 月 17 日 ~2013 年 4 月 23 日:标准桃金娘油丸(成人)300mg po tid;2013 年 4 月 20 日 ~2013 年 4 月 22 日:吡喹酮片 1600mg po tid。

4. 药学监护要点　抗肺吸虫治疗:每日观察患者的咳嗽、咳痰量,3 日疗程结束后监测血嗜酸性粒细胞计数及 IgE 值的动态变化;同时关注吡喹酮可能出现的头晕、头痛、恶心等不适反应。

5. 药学监护过程　入院后完善相关检查,由于患者血常规示血白细胞、嗜酸性粒细胞明显增高,CT 示双肺多发结节斑片影,经反复询问患者病史,患者 1 个多月前下水捕鱼 1 周后出现咳嗽、咳淡黄色黏痰,伴腹泻,呈水样便,伴随体重减轻。故肺血吸虫病首先考虑,行血肺吸虫抗体检测。现由于患者咳嗽、咳痰,可能合并细菌感染,暂予莫西沙星 0.4g qd 抗感染,标准桃金娘油丸(成人)祛痰对症治疗;18 日肺吸虫抗体阳性,19 日再次追问据患者病史,回忆 2 个月前有生食河虾史,血常规示嗜酸性粒细胞和 IgE 明显增高,故肺血吸虫病的诊断明确。停莫西沙星注射剂,予吡喹酮片 1600mg tid 连续服用 3 天抗肺吸虫治疗。在服药后的第 3 天患者无呼吸困难、发热、寒战,咳嗽、咳痰明显好转,23 日复查 CT 示两肺散在少量炎症胸腔积液,两肺见散在的少许斑片状、条片状及结节状影,血常规示“白细胞 $6.91\times10^9/L$,酸性粒百分数 0.436,酸性绝对值 $3.0\times10^9/L$”,IgE >3000IU/ml,总体较之前入院时明显好转。

6. 药学分析与建议　肺吸虫病主要是肺吸虫虫体在人体内穿行或寄居引起的疾病,病变以在器官或组织内形成相互沟通的多房性小囊肿为特点。我国许多地区都有流行,东北、浙江为老疫区,安徽、江苏、四川、贵州、湖北、湖南和河南为新流行区。

吡喹酮被世界卫生组织指定为治疗吸虫、蠕虫等寄生虫病的首选药物。但是随着吡喹酮的广泛使用,肺吸虫对吡喹酮的敏感性下降,开始出现耐药现象,因此要注意复查和复治。

吡喹酮的治疗剂量为25mg/kg,每日3次,连续服用2~3天为一个疗程,总剂量为150mg/kg;必要时可间隔7天再接受第2个疗程,总剂量为300mg/kg。如无效可选用三氯苯唑10mg/kg,24小时内1~2次,服用1天;但近年来欧洲学者发现治疗家畜及人的肝吸虫病时对三氯苯唑也已产生耐药性,因此在治疗无效时改用阿苯达唑8mg/kg(1次量不超过400mg),分2次口服,连服7天。

该患者吡喹酮1600mg po tid连续服用3天。服药3天后复查血常规示嗜酸性粒细胞偏高,CT示两肺散在少量炎症胸腔积液,两肺见散在的少许斑片状、条片状及结节状影。因此出院1周后再次服用吡喹酮1600mg po tid,连续3天;并嘱患者服药期间及服药结束后3~5天内应适当注意休息,减轻体力劳动,避免高空和水上作业。出院后1周后复查血常规、电解质、肝肾功能、总IgE及CT。

服药期间告之患者如出现头昏、头痛、恶心、腹痛、腹泻、乏力、四肢酸痛等,一般程度较轻,持续时间较短,不影响治疗,不需处理。少数病例出现心悸、胸闷等症状,心电图显示T波改变和期外收缩,偶见室上性心动过速、心房纤颤;偶可诱发精神失常或出现消化道出血。应及时告知医师或护士,做相应的处理。

7. 药物治疗小结 此患者为年轻男性,1个多月前下水捕鱼1周后出现咳嗽、咳淡黄色黏痰,伴腹泻,呈水样便,伴随体重减轻。于当地医院就诊,予美洛西林抗感染治疗5天效果不佳。门诊查CT示双肺多发结节斑片影,入院后完善相关检查,17日查血常规示白细胞、嗜酸性粒细胞偏高,故肺血吸虫病首先考虑,行血肺吸虫抗体检测。18日肺吸虫抗体阳性,故肺吸虫诊断明确,追问病史,患者回忆2个月前有生食河虾史。予以吡喹酮片1600mg po tid,连服3天抗寄生虫治疗,服药期间患者无不适主诉。复查CT示两肺散在少量炎症胸腔积液,两肺见散在的少许斑片状、条片状及结节状影;血常规示"白细胞 6.91×10^9/L,酸性绝对值 3.0×10^9/L",IgE>3000;总体较之前入院时明显好转,说明药物治疗有效。但由于患者的嗜酸性粒细胞仍偏高,因此出院1周后继续服用吡喹酮片1600mg po tid,连续3天;半个月后门诊随访。

四、血吸虫病

血吸虫病(schistosomiasis)是我国乃至世界范围内危害最严重的寄生虫病之一,是人兽共患寄生虫病。血吸虫病是裂体吸虫属虫种感染导致的寄生虫病,寄生在人体的血吸虫主要有6种,即日本血吸虫(*Schistosomiasis japonicum*)、埃及血吸虫(*S. haematobium*)、曼氏血吸虫(*S. mansoni*)、间插血吸虫(*S. intercalatum*)、湄公血吸虫(*S. mekongi*)和马来血吸虫(*S. malayensis*)。其中以日本血吸虫、埃及血吸虫和曼氏血吸虫引起的血吸虫病流行范围广,危害大。

我国流行的只有日本血吸虫一种(注:本节主要针对日本血吸虫病做详细的介绍)。日本血吸虫病在我国的流行历史悠久,湖北省江陵的西汉男尸和湖南长沙的马王堆西汉女尸中血吸虫卵的发现,证明日本血吸虫病至少在我国存在2100余年。

(一)病原学

日本血吸虫主要寄生于肠系膜下静脉内。雌雄异体,雄虫虫体腹吸盘后两侧略向腹面卷曲形成抱雌沟,雌虫常居留于抱雌沟内。虫体逆血流移行至肠黏膜下层静脉末梢中交配产卵。虫卵呈卵圆形或圆形,有一短小侧棘。虫卵产出后沉着于组织内,发育至成熟约需11日,成熟后至死亡历时10~11日。随粪便排出的虫卵入水后,在适宜的温度(25~30℃)下孵出毛蚴,侵入中间宿主钉螺,在螺体内经母胞蚴和子胞蚴两代发育,7周后即不断有尾蚴逸出,平均每日逸蚴70余条。尾蚴在水面浮游,人畜接触疫水时,尾蚴从皮肤(或黏膜)侵入宿主皮肤内后脱去尾部形成童虫。童虫随血流经肺静脉入左心室至主动脉,随体循环经肠系膜动脉终而进入门静脉分支中寄生,发育至15~16日,雌雄童虫开始合抱、移行至肠系膜下静脉发育成熟,交配产卵。日本血吸虫成虫的寿命为5~10年。

(二)流行病学

根据地理环境、钉螺分布和流行病学特点,我国日本血吸虫病的流行区可分为以下三种类型:

1. 水网型 主要分布于长江三角洲平原,包括上海市郊各县和江浙附近地区。钉螺沿河沟呈网状分布,居民大多因生产或生活接触疫水而感染。

2. 湖沼型 流行最为严重,分布于长江中下游两岸及其邻近的湖泊地区,包括湖北、湖南、江西、安徽和江苏等省。钉螺呈大片状分布,有螺洲滩,有螺面积大。居民常因防洪抢险、打湖草、捕鱼、捉蟹、游泳等感染,易引起急性血吸虫病。此外,耕牛在湖沼地区放牧常易被感染而成为本病的重要传染源。

3. 山丘型 钉螺沿山区水系自上而下呈线状分布,地广人稀,患者较少而分散。大山区是指以川、滇两省为主体的高原山丘。高原平坝地区的主要传染源为居民,而高原峡谷区家畜特别是耕牛为主要传染源。

本病的传染源为患者和保虫宿主,视不同流行区而异。

粪便入水、钉螺的存在和接触疫水是本病传播的三个重要环节。

易感人群对日本血吸虫普遍易感。患者以农民、渔民为多,男性多于女性。5岁以下的儿童感染率低,感染率随年龄增长而增高,但以15~30岁的青壮年感染率最高。夏秋季感染者最多。感染后可有部分免疫力,重复感染经常发生。儿童及非流行区的人一旦遭受大量尾蚴感染,易发生急性血吸虫病,有时为集体感染而先后发病,呈暴发流行。

(三)发病机制和病理

1. 发病机制 日本血吸虫感染的全过程中,在来自各发育阶段如尾蚴、童虫、成虫和虫卵抗原的刺激下,宿主发生一系列免疫应答并诱发相应的病理变化。

(1)尾蚴皮炎:尾蚴钻进皮肤后数小时至2~3日内侵入部位真皮内,毛细血管扩张充血,伴出血、水肿及中性粒细胞与嗜酸性粒细胞浸润,局部皮肤出现红色小丘疹,称为尾蚴皮炎。可能系通过IgE-肥大细胞-组胺释放机制所致。

(2)童虫所致的病变:在移行过程中,童虫穿透毛细血管壁,造成肺部及其他组织的一过性浸润,从而引起咳嗽、痰中带血、全身不适等。此种血管炎症性病变与童虫毒素、代谢产物或死后所分解的蛋白引起的过敏反应有关。

(3)成虫所致的病变:成虫可引起寄居部位的血管损害,如静脉炎和静脉周围炎,但病变多轻微。

(4)虫卵肉芽肿:虫卵所引起的虫卵肉芽肿是本病的基本病理变化。虫卵发育成熟,卵内的活毛蚴不断释放可溶性虫卵抗原(soluble egg antigen,SEA),透过卵壳,致敏T细胞。当相同抗原再次刺激时,致敏T细胞产生各种淋巴因子,吸引嗜酸性粒细胞、巨噬细胞、中性粒细胞等至虫卵周围,形成肉芽肿。随着虫卵内毛蚴死亡,SEA的作用逐渐消失,虫卵破裂或钙化,类上皮细胞、成纤维细胞增多,纤维组织增生,虫卵肉芽肿最后纤维化,形成瘢痕组织。

2. 病理 由于日本血吸虫寄居于门静脉系统内,故受累脏器以结肠和肝脏为主。偶尔成虫可异位寄生或虫卵进入全身其他器官组织而产生异位损害。

(1)肠病变:多限于肠系膜下静脉和痔上静脉分布范围的结肠,尤以乙状结肠和直肠最为显著,小肠病变鲜见。在慢性溃疡、纤维增厚、息肉形成的基础上有发生癌变的可能。

(2)肝脏病变:虫卵顺血流抵达肝内没静脉分支,沉积于该处并形成急性虫卵结节。肝血窦扩张充血,狄氏腔扩大并充满浆液和少量嗜酸性粒细胞,部分肝细胞变性。晚期肝脏内门脉分支管腔阻塞及血管周围与门脉区纤维组织增生,引起纤维阻塞性病变,导致特征性的血吸虫病性干线型肝纤维化。

(3)脾脏感染:早期脾窦充血,脾小体增大,网状内皮细胞增生,以致脾大,急性血吸虫病尤为显著。晚期主要因阻塞性充血而肿大,并可引起脾功能亢进。

(4)异位损害:主要是由于重度感染时大量虫卵泛滥,逸出门脉系统以外,沉积于其他组织、脏器而引起的,以肺和脑较多见。①肺:最常见,多见于初次感染的急性血吸虫病者。肺部病变为间质内粟粒状虫卵肉芽肿伴周围肺泡渗液。②脑:多见于顶叶和颞叶,主要病变为虫卵肉芽肿。③其他:脊髓、淋巴结、心包、肾脏、生殖系统等偶可有虫卵沉着,炎症反应多不显著。

(四)临床表现

根据患者的感染程度、病程情况、虫卵沉着部位,临床可分为急性、慢性与晚期血吸虫病以及异位血吸虫病。

1. 急性血吸虫病 常见于初次重度感染者,多见于儿童及青壮年。患者均有明显的疫水接触史,一般发生在夏季或夏秋之交,接触疫水数小时皮肤表面出现粟粒状至黄豆大小的丘疹,奇痒,无痛,数小时至2~3日内消失。表现为畏寒、发热、咳嗽、多汗、肝大(以左叶为主),常伴有肝区压痛、轻度脾大、腹胀、腹泻、黏液血便、嗜酸性粒细胞增多等。粪检血吸虫卵或毛蚴孵化阳性。

发热急性期患者都有发热,热度高低、热型、热程及全身反应视感染轻重而异。体温多数在38~40℃之间,热型以间歇型为多见,次为弛张型,午后升高,伴畏寒,午夜汗出热退。无明显的毒血症症状。但重度感染者高热持续不退,可有精神萎靡、意识淡漠、重听、腹胀等,可有相对缓脉,易误诊为伤寒。发热期限短者2周,重症患者可长达数月,伴贫血、消瘦,多数患者热程在1个月左右。

2. 慢性血吸虫病 常见于急性期症状消失而未经病原治疗者,或反复轻度感染而获得免疫力的患者。多无明显的临床症状,部分患者表现为腹泻、腹痛,每日1~2次,便稀、偶带血,重者有脓血便、伴里急后重。常有肝脾大,早期以肝大为主,随着病情进展,脾逐渐增大,无脾功能亢进和门脉高压征象。多在手术或胃镜检查活检发现虫卵而确诊。

3. 晚期血吸虫病 见于反复大量感染者,又未经及时治疗,或治疗不彻底,经5~15年的病理发展过程,成为肝脏损害较重的晚期血吸虫病。临床可分为巨脾型、腹水型、结肠增殖型和侏儒型。

(1)巨脾型:脾大超过脐平线或横径超过腹中线者。

(2)腹水型:常在呕血、感染、过度劳累或损害肝脏药物治疗后诱发。腹水可反复消长,病程自数年至10年以上。此型易出现黄疸,腹水是晚期血吸虫病患者门静脉高压与肝功能失代偿的表现。

(3)结肠增殖型:又称结肠肉芽肿型或结肠增厚型。表现为腹痛、腹泻、便秘或便秘与腹泻交替出现。严重时出现不完全性肠梗阻或引起肠壁溃疡,形成息肉,可诱发结肠癌。

(4)侏儒型:表现为身材矮小、面容苍老、无副性征、性器官发育不良、骨骼成熟延迟,但智力接近正常。

4. 异位血吸虫病　异位损害常见于脑和肺。脑血吸虫病的表现类似于脑膜脑炎,患者有头痛、嗜睡、意识障碍、昏迷、痉挛、视力模糊、癫痫等。肺血吸虫病主要表现为咳嗽、黏液样痰等。罕见的异位损害可见于皮肤、甲状腺、心包、肾、输尿管、膀胱、阴囊、前列腺、子宫、阴道、乳房等。

(五)诊断

1. 流行病学史　疫水接触史是本病诊断的必要条件。患者的籍贯、职业,曾去过疫区并有疫水接触史对确立诊断有重要的参考价值。

2. 临床特点

(1)急性血吸虫病:夏秋季节在流行区有游泳、捕鱼、捉蟹、防汛等大面积长时间疫水接触史,并有下列表现者应考虑本病的可能:①尾蚴皮炎、发热、肝大伴压痛、腹痛、腹泻;②血中白细胞总数和嗜酸性粒细胞显著增多。

(2)慢性与晚期血吸虫病:慢性血吸虫病患者可无明显症状,或有长期不明原因的腹痛、腹泻、便血、肝脾大,尤以左叶肝大为主者;流行区的青壮年近期出现局限性癫痫发作者均应考虑本病。流行区的阑尾炎患者行手术阑尾切除时,应常规做活组织压片检查,注意有无血吸虫卵。流行区有巨脾、腹水、上消化道出血、腹内痞块或侏儒症等患者均应疑为晚期血吸虫病。

3. 实验室诊断

(1)病原学诊断:粪便检查检出虫卵或孵出毛蚴,提示体内有活成虫寄生。但慢性与晚期患者因肠壁纤维化,虫卵不易调入肠腔,粪检常为阴性,必要时可行直肠黏膜活检。

(2)免疫学诊断:目前我国单纯采用病原学诊断方法已不能适应查治的需要。采用以血清学诊断为主的综合查病方法具有重要价值,常用的方法有皮内试验、环卵沉淀试验、间接红细胞凝集试验、酶联免疫吸附试验,以及使用方便的免疫诊断试剂盒等。

(六)治疗

1. 药物治疗

(1)急性血吸虫病:急性血吸虫病确诊后应立即住院治疗。对体温在39℃以上、中毒症状明显或有严重毒血症、脑膜脑炎症状的病情重的患者,在病原治疗前应予以支持和对症治疗。

1)加强护理:早期卧床休息,记录24小时的出入液量,每2~4小时测血压1次。有休克者按医嘱测量血压并稍抬高下肢,对高热者物理降温。

2)支持治疗:补充维生素与液体,口服维生素B、维生素C等,有明显腹泻及消化系统症状的患者可考虑补充水、盐或能量物质。成人输液量为每日2000~3000ml,输液的种类应视病情而异。若无明显失水,可用5%或10%葡萄糖溶液1000~2000ml,每1000ml中加入

10%氯化钾溶液10ml及维生素C 1～2g;对高热多汗者,每日加生理盐水500～1000ml,葡萄糖与盐溶液量之比为1:1;对有大量水分并伴有离子丢失者,必须注意补钾,每500ml 5%或10%葡萄糖或复方氯化钠液体中可加入10%氯化钾溶液10ml。应尽量动员患者口服,口服不足的部分由静脉补充。病情危重时考虑少量输血。

3)退热:急性血吸虫病发热是由于机体受到大量虫卵抗原的强烈刺激所表现出的毒性过敏反应,所以对一般轻、中型患者直接使用杀虫药物杀灭虫体,控制抗原物质产生,即可逐渐退热。吡喹酮治疗急性血吸虫病具有很好的特异性退热作用。

非特异性退热药物一般采用皮质激素。对高热或中毒症状严重者可于病原治疗前或同时合并应用,可增进退热效果和改善病情。轻型患者一般不需使用激素治疗;中型患者可短期应用并以口服为主;重型患者宜将激素加在输液中静脉滴注。常用的皮质激素有氢化可的松、地塞米松及泼尼松等。氢化可的松100～300mg/d,加入5%或10%葡萄糖溶液1000ml中缓慢静脉滴注;泼尼松30～40mg/d,分3～4次口服;地塞米松4.5～6.0mg/d,分3次口服,或10～20mg/d加入5%～10%葡萄糖溶液中静脉滴注。对重症高热者,开始用氢化可的松或地塞米松加在输液中静脉滴注,待退热后改为口服。使用激素时间不宜太长,在体温降低、症状改善后即可逐渐减量并维持1周左右。使用皮质激素时宜同时口服10%氯化钾溶液,每次10ml,每日3次。合并有粪类圆线虫感染的患者,在有效驱虫之前不可使用激素,以免产生免疫缺陷,而造成幼虫播散型感染,严重者可致患者死亡。

4)抗休克:对出现休克者,应先补充血容量和电解质。呕吐、腹泻患者可采用10%葡萄糖溶液500ml、复方氯化钠溶液500ml、11.2%乳酸钠溶液100ml静脉滴注。有酸中毒时可用5%碳酸氢钠溶液100ml缓慢静脉注射或滴注。有中毒性休克时,则应用氢化可的松200～400mg/d或地塞米松30～40mg/d加入10%葡萄糖溶液500～1000ml中静脉滴注。激素一般使用2～3天,待休克控制后即可停用。有微循环衰竭时需加用胶体溶液,可用血浆100～200ml或500ml右旋糖酐40。对有四肢冰冷、面色苍白者,可用美芬丁胺20～40mg或多巴胺20～60mg或异丙基肾上腺素0.5～1ml加入5%或10%葡萄糖溶液500ml中静脉滴注。对有四肢温暖、面部潮红者,则应用去甲肾上腺素2～5mg(从低浓度开始)或间羟胺(阿拉明)20～40mg加入10%葡萄糖溶液200ml中缓慢静脉滴注。

5)补充能量与抗感染:对不能进食的重症患者,每日从静脉内补充的葡萄糖不宜低于200g,或用能量合剂。如并发感染,应及时使用抗生素。

6)合并疾病的治疗:农村急性血吸虫病患者常合并肠道寄生虫感染,在病原治疗前宜先行驱虫治疗,可减少病原治疗药物的胃肠道反应;如合并伤寒、痢疾、钩端螺旋体感染,均应用特效抗生素先予治愈;如合并肺结核,可在抗结核治疗中适时用吡喹酮予以病原治疗。

7)病原治疗:对轻型及体温在39℃以下、一般情况较好的中型患者,可尽早进行病原治疗;对病情较重的重型患者,先予支持治疗,治疗合并疾病,改善机体状况,再择机做病原治疗。病原治疗药物当以吡喹酮(praziquantel)为首选。治疗急性血吸虫病的吡喹酮用量为成人总量一般采用120mg/kg(儿童140mg/kg),6日疗法,每日总剂量分3次服,其中1/2剂量在第1及第2天分服完,其余1/2剂量在第3～6天分服完。

(2)慢性血吸虫病:慢性血吸虫病大多无明显的症状,治疗的目的在于杀灭机体内的血吸虫成虫,以消除病原,防止病变发展,保护个体健康,在流行病学上起控制和消灭传染源的作用。

吡喹酮是抗血吸虫的首选药物，常用疗法有两种：吡喹酮40mg/kg一次顿服或1日2次分服。亦可采用成人总剂量50～60mg/kg（儿童体重＜30kg者按总剂量70mg/kg计），2日疗法，每日量分2～3次在饭后或餐间服，体重超过60kg者仍按60kg计算剂量。

（3）晚期血吸虫病

1）病因治疗：对大多数肝脏功能代偿良好的晚期血吸虫患者，可用总剂量60mg/kg的1或2日疗法。对年老、体弱、肝功能较差或有夹杂症的患者，可用总剂量60mg/kg的3日疗法或90mg/kg的6日疗法。每日剂量3次分服。

2）对症治疗

①巨脾：凡脾大达Ⅲ级，或脾大达Ⅱ级并伴明显脾功能亢进者，或脾大伴食管胃底静脉曲张及上消化道出血史者，应积极改善全身情况，为外科治疗创造条件。为降低门脉高压、消除脾亢，巨脾型可做脾切除加大网膜腹膜后固定术或静脉断流术，脾肾静脉分流术也可选择性地使用。脾切除能降低人体的抗感染免疫力，故对仅有脾大者一般不主张即行脾切除术。

②腹水：控制钠盐和水分摄入。轻型患者对钠、水均能耐受，限制日钠盐摄入量低于2g，一般无须限制水分摄入。中度腹水患者尿钠排泄明显降低，多数仍保持正常的排水能力，限制日钠盐摄入量于1～2g，入水量控制在1000ml左右，病结合使用利尿药，维持钠负平衡。重度腹水患者对水、钠均不能耐受，如摄入量≥0.75g（相当于NaCl 2g）即可能引起水潴留，此类患者日钠摄入量不宜超过0.5g，并适当限制入水量。利尿药以间歇使用为宜，常用者为螺内酯，可酌量加用呋塞米或氢氯噻嗪。

③上消化道出血：应予补充血容量、纠正循环衰竭、输血或冷冻血浆、气囊压迫止血。以6～8℃盐水洗胃降低胃壁温度，减少胃壁血流量，灌洗后随即吸出；也可在100ml盐水中加去甲肾上腺素8mg，在洗胃后灌注。垂体后叶素可降低门脉压力，以20U稀释于100ml 5%葡萄糖溶液中静脉滴注，于10～20分钟内滴完，止血后以0.1～0.2U/min持续滴注维持1日，有高血压、冠心病和肝肾衰竭者慎用。生长抑素能选择性地降低门脉血流与压力，可取代垂体后叶素。三腔管双气囊压迫止血无效者或近期内曲张静脉出血反复者可通过纤维胃镜做硬化剂注射疗法，或做静脉断流术。

④肝性昏迷：宜采用综合性治疗措施，包括消除肝性昏迷的诱因，如控制上消化道出血并清除肠道积血，限制蛋白质摄入量，停用利尿药，纠正水、电解质和酸碱平衡，口服抗生素抑制肠道细菌产氨等。对症处理包括合理的饮食和营养、降低血氨药物的应用、支链氨基酸和左旋多巴的使用等。

（4）其他药物治疗

1）蒿甲醚（artemether）：对不同发育阶段的血吸虫均有一定的作用，特别是对虫龄为5～20日的血吸虫童虫的杀灭作用更好，常用于血吸虫病的预防。接触疫水者剂量为每次6mg/kg，每半个月1次，共4次。

2）青蒿琥酯（artesunate）：对不同发育阶段的血吸虫亦有一定的作用，特别是对虫龄为6～10日的童虫更敏感，也用于血吸虫病的预防。接触疫水者口服300mg，每周1次，连服3周。

3）甲氟喹：与蒿甲醚、青蒿琥酯等抗疟药相比，其抗血吸虫病作用最强，在动物和体外实验证实其对不同发育期的血吸虫童虫和成虫均有相似的杀灭作用。在等剂量下甲氟喹的疗效优于吡喹酮,前者可用于治疗和预防,而后者仅用于治疗。由于甲氟喹剂量大时有神经和精神等不良反应,故其用于发展为临床治疗血吸虫病药物有一定的难度。

2. 药物治疗管理 因血吸虫病的主要治疗药物为吡喹酮,故药物治疗监护以吡喹酮的药学监护为主。

(1)治疗前的药学评估:①有下列情况者禁用吡喹酮:眼囊虫病患者禁用;②严重心、肝、肾患者及有精神病史者慎用;③因吡喹酮可分布于乳汁中,哺乳期妇女治疗中或其后的72小时内不应哺乳;④妊娠:WHO认为吡喹酮是所有抗蠕虫药中最安全的,其对孕妇、胎儿及受乳儿童的危险是很小的,因此建议孕妇和哺乳期妇女可以使用吡喹酮。

(2)治疗过程的药学监护:①急性血吸虫病的轻型患者在服药1个疗程后的2~4天内体温即可降至正常;中或重型患者需治疗1周或更长的时间体温才降至正常,约50%的患者于服药后当天可发生伴有寒战、高热等类赫克斯海默反应(由于虫体被杀死后释放出大量的抗原物质,可引起发热、嗜酸性粒细胞增多、皮疹等,偶可引起过敏性休克),最高体温比治前可升高1℃左右,出现体温“反跳”现象。②晚期血吸虫病的患者根据其并发症的不同,采取相应的药学监护(如针对上消化道出血的药学监护、腹水的药学监护等)。

(3)注意事项

1)服用吡喹酮后部分患者会出现恶心、腹痛、腹泻、乏力、四肢酸痛等,一般程度较轻,持续时间较短,不影响治疗,不需处理。

2)患者服用吡喹酮后可能会出现有明显的头昏、嗜睡等神经系统反应,故治疗期间与停药后的24小时内勿进行驾驶、机械操作等工作。

3)少数患者会出现心悸、胸闷等症状,心电图显示T波改变和期外收缩,偶见室上性心动过速、心房纤颤,此时应慎用吡喹酮。

4)相互作用:①吡喹酮可增加阿苯达唑亚砜的血浆浓度,但其实际影响尚未确定;②有报道称抗疟药氯喹可减少吡喹酮的生物利用度;③有文献报道在同时使用皮质激素地塞米松时,可能会降低吡喹酮一半的血药浓度,因此仅建议用于吡喹酮诱导的颅内压增高的短期治疗;④已有报道西咪替丁可增加吡喹酮的生物利用度。

(4)患者教育:①血吸虫病患者在服药期间及服药结束后的3~5天内应注意休息,减轻体力劳动,避免高空和水上作业;②加强健康教育,改变不良的习惯和生产、生活方式,避免再次接触疫水,必须下水时可使用防护用具阻止尾蚴侵入人体或口服药物预防。

(七)预防

1. 控制传染源 在流行区对患者进行普查和同步治疗。一般慢性患者可采用单药吡喹酮治疗,可使人群感染率显著下降。耕牛可用硝硫氰胺(2%混悬液)一次静脉注射,水牛剂量为1.5mg/kg,黄牛剂量为2mg/kg,治愈率可达98%以上。

2. 切断传播途径 消灭钉螺是控制血吸虫病的重要措施。化学灭螺可结合物理灭螺进行,采用氯硝柳胺等药物。粪便管理与保护水源,粪便须经过无害化处理后方可使用。在流行区提倡用井水,或将河水贮存3日,必要时每担水加含氯石灰(漂白粉)1g或次氯酸钙(漂白粉精)1片,15分钟后即可安全使用。

3. 保护易感人群 关键在于加强卫生宣传教育,改变接触疫水的行为,严禁儿童在河水中戏水游泳。因收割、不老、打湖草等不能避免接触疫水时,应采取个人防护措施,可使用防护用具阻止尾蚴侵入人体，如涂擦防蚴笔，一次至少可防护8小时。经常下水、接触疫水面积大的人宜穿经1%氯硝柳胺碱性溶液浸染的衣服、裤子、袜子、戴手套等，可防护尾蚴感染。青蒿素类抗疟药物能预防血吸虫病，于感染季节口服药物预防，对重流行区的特定人群实施蒿甲醚口服预防(剂量为每次6mg/kg，每半个月1次，共4次)。近来亦有在防汛中大规模应用青蒿琥酯给接触者口服300mg，每周1次，连服3周，证明可防止急性血吸虫病的发生。

思考题

1. 耐氯喹的恶性重症疟疾患者怎样治疗？如果该患者是一名孕妇呢？
2. 阿米巴肝脓肿首选什么药物治疗？疗程为多少天？
3. 暴发型肠阿米巴病患者怎样进行病原性治疗？如何预防复发？
4. 请简述吡喹酮在急性、慢性和晚期血吸虫病中的治疗方案和注意事项。
5. 患者在服用吡喹酮治疗初期出现血嗜酸性粒细胞增多时怎样考虑？
6. 吡喹酮治疗肺吸虫感染时怎样给药？疗程为多少天？

(张秀华撰稿；赵 彬 邓建军审校)

参考文献

1. 陈灏珠，林果为，王吉耀. 实用内科学. 第14版. 北京：人民卫生出版社，2013
2. 血吸虫病诊断标准及处理原则 GB 15977-1995
3. 斯崇文，贾辅忠，李家泰. 感染病学. 北京：人民卫生出版社，2004：777-778
4. s. c. 斯威曼. 马丁代尔药物大典. 原著第37版. 李大魁，金有豫，汤光等译. 北京：化学工业出版社，2014
5. 程德云，陈文彬. 临床药物治疗学. 第4版. 北京：人民卫生出版社，2012
6. 贾辅忠，李兰娟. 感染病学. 南京：江苏科技出版社，2010
7. 王红，齐文杰，张淑文，等. 临床药物治疗学-感染性疾病. 第8版. 北京：人民卫生出版社，2007：741-748
8. 车和龙，林栋. 疟疾的防控现状及进展. Journal of tropical Medicine，2012，10(2)：218-220
9. 陈灏珠，林果为，王吉耀. 实用内科学. 第14版. 北京：人民卫生出版社，2013：686-694
10. 桑福德. 热病. 第44版. 北京：中国协和医科大学出版社，2014
11. 李旭. 原虫感染性疾病//杨绍基，任红. 传染病学. 第7版. 北京：人民卫生出版社，2008：260-286
12. Uchiyama F，Morimoto Y，Nawa Y. Re-emergence of paragonimiasis in Kyushu，Japan. Southeast Asian J Trop Med Public Health，1999，30(4)：686-691
13. Xiao SH. Development of antischistosomal drugs in China，with particular consideration to praziquantel and the artemisinins. Acta Trop，2005，96：153-167
14. Anonymous. Use of praziquantel in pregnant and lactating women. WHO Drug Inf，2003，17：29
15. Homeida M，Leahy W，Copeland S，et al. Pharmacokinetic interaction between praziquantel and albendazole in Sudanese men. Ann Trop Med Parasitol，1994，88：551-559
16. Masimirembwa CM，Naik YS，Hasler JA. The effect of chloroquine on the pharmacokinetics and metabolism of praziquantel in rats and in humans. Biopharm Drug Dispos，1994，15：33-43

17. Sotelo J, Jung H. Pharmacokinetic optimization of the treatment of neurocysticercosis. Clin Pharmacokinet, 1998, 34:503-515

18. Metwally A, Bennett JL, Botros S, Ebeid F. Effect of cimetidine, bicarbonate and glucose on the bioavailability of different formulations of praziquantel. Arzneimittelforschung, 1995, 45:516-518

第三章　心血管系统疾病

第一节　总　　论

一、心血管系统疾病概述

（一）心血管系统疾病的流行病学

中国改革开放30多年来，随着人民生活水平的改善和提高，我国心血管疾病的患病率也呈现出急速增长的趋势。高血压、冠心病、糖尿病、高脂血症、肾脏疾病和心房颤动的发病率和患病率显著升高，死于心血管疾病的人数也较以前显著增加。以原发性高血压为例，我国高血压的患病人数达到2.8亿，与高血压相关的疾病的患病人数也迅速增加。此外，一些过去认识不清的疾病，随着诊断水平的提高，其患病率也呈现增加的趋势；而过去的一些常见的心血管疾病如风湿性心脏瓣膜病，随着生活水平和居住条件的改善，目前在城市里已经非常少见。

（二）心血管疾病治疗模式的转变

近20年心血管疾病的治疗模式已经从只重视治疗现症患者即二级预防逐渐转变成一级预防和二级预防并重的治疗方式，治疗和控制危险因素已经成为心血管疾病预防治疗的主旋律，同时提出了心脑同治、心肾同治和多病同治的理念，即强调疾病整体风险的控制。如对于高血压患者，不仅强调血压的控制，还要强调原发性高血压所带来的脑卒中、动脉粥样硬化和肾脏损害的预防和保护。此外，心血管疾病的治疗除药物治疗外，介入诊疗技术已经成为有效挽救患者生命、改善疾病预后的重要手段。这些介入诊疗技术与心血管治疗药物一样都是不可或缺的，有的甚至可以完全替代药物成为疾病根治的主要手段，如射频导管消融术治疗心律失常，封堵术根治房、室间隔缺损和动脉导管未闭等先天性心脏畸形。

二、治疗心血管疾病的常用药物

（一）抗高血压药物

抗高血压药的分类

1. 利尿降压药

（1）噻嗪类及其类似物：该类药物主要有氢氯噻嗪（hydrochlorothiazide）、吲达帕胺（indapamide）等。

（2）髓袢利尿药：该类药物主要有呋塞米（furosemide）。

（3）保钾利尿药：该类药物主要有螺内酯（spironolactone）。

2. β肾上腺素受体阻断药：该类药物主要有卡维地洛（carvedilol）、普萘洛尔（propranolol）、美托洛尔（metoprolol）、阿替洛尔（atenolol）、艾司洛尔（esmolol）等。

3. 血管紧张素转换酶（ACE）抑制剂：该类药物主要有卡托普利（captopril）、依那普利（enalapril）、贝那普利（benazepril）、福辛普利（fosinopril）、赖诺普利（lisinopril）等。

4. 血管紧张素Ⅱ受体拮抗剂（ARB）：该类药物主要有氯沙坦（losartan）、缬沙坦（valsar-

tan)、替米沙坦(telmisartan)、厄贝沙坦(irbesartan)、坎地沙坦酯(candesartan cilexetil)等。

5. 钙通道阻滞药:该类药物主要有如硝苯地平(nifedipine)、尼群地平(nitrendipine)、非洛地平(felodipine)、尼莫地平(nimodipine)、氨氯地平(amlodipine)、左旋氨氯地平(levamlodipine)、缓释维拉帕米(verapamil)等。

6. 选择性 α_1 受体阻断药:代表药物有哌唑嗪(prazosin)、特拉唑嗪(terazosin)、多沙唑嗪(doxazosin)、曲马唑嗪(trimazosin)等。

7. 中枢降压药:该类药物主要有可乐定(clonidine)。

8. 血管扩张剂:该类药物主要有硝普钠(sodium nitroprusside)、肼屈嗪(hydralazine)、地巴唑(bendazol)、硫酸镁(magnesium sulfate)、二氮嗪(diazoxide)等。

(二)他汀类药

他汀类药物(statins)属于羟甲基戊二酰辅酶 A(HMG-CoA)还原酶抑制剂,此类药物通过竞争性抑制内源性胆固醇合成限速酶(HMG-CoA)还原酶,阻断细胞内羟甲戊酸代谢途径,使细胞内胆固醇合成减少,从而反馈性刺激细胞膜表面(主要为肝细胞)的低密度脂蛋白(low density lipoprotein,LDL)受体数量和活性增加,使血清胆固醇清除增加、水平降低。他汀类药物还可抑制肝脏合成载脂蛋白 B-100,从而减少富含甘油三酯 AV、脂蛋白的合成和分泌。

他汀类药物分为天然化合物(如洛伐他丁、辛伐他汀、普伐他汀、美伐他汀)和完全人工合成化合物(如氟伐他汀、阿托伐他汀、西立伐他汀、瑞苏伐他汀、匹伐他汀),是最为经典和有效的降脂药物,广泛应用于高脂血症的治疗以及动脉粥样硬化的一级与二级预防和治疗。

他汀类药物除具有调节血脂作用外,在急性冠状动脉综合征患者中早期应用具有能够抑制血管内皮的炎症反应、稳定粥样斑块、改善血管内皮功能、延缓动脉粥样硬化程度、抗炎、保护神经和抗血栓等作用。

(三)抗心绞痛药物

抗心绞痛药物主要通过扩张血管、减慢心率、降低左室舒张末期容积而减少心肌耗氧量;通过扩张冠状动脉、促进侧支循环、开放和促进血液重新分布等增加心肌氧的供给;通过促进脂代谢转化为糖代谢而改善心肌代谢和抑制血小板聚集与血栓形成等方式产生作用。常用药物有硝酸酯类、β 受体阻断药、钙通道阻滞药、抗血小板药及血管经张素Ⅰ转化酶抑制剂等。

1. 硝酸酯类　硝酸甘油(nitroglycerin)是硝酸酯类的代表药,由于其具有起效快、疗效肯定、使用方便、经济等优点,是防治心绞痛最常用的药物。硝酸甘油口服因受首过效应等的影响,生物利用度仅为 8%,故临床上以舌下含服或外用(软膏或贴膜)为主。

舌下含服硝酸甘油能迅速缓解各种类型的心绞痛。对急性心肌梗死者多静脉给药,不仅能降低心肌耗氧量、增加缺血区供血,还可抑制血小板聚集和黏附,从而缩小梗死范围。

2. β 肾上腺素受体拮抗药　β 肾上腺素受体拮抗药可使心绞痛患者的心绞痛发作次数减少,改善缺血性心电图变化,增加患者的运动耐量,减少心肌耗氧量,改善缺血区代谢,缩小心肌梗死范围。现已作为防治心绞痛的一线药物。

β 受体拮抗药对硝酸酯类不敏感或疗效差的稳定型心绞痛可使发作次数减少,对伴有心律失常及高血压者尤为适用。长期使用 β 受体阻断药能缩短仅有缺血心电改变而无症状的心绞痛患者的缺血时间。β 受体阻断药还能降低有心肌梗死者心绞痛的发病率和病死率。对冠状动脉痉挛诱发的变异型心绞痛不宜应用。对心肌梗死也有效,能缩小梗死区范围，但因抑制心肌收缩力和减慢传导速度，应在使用前评估患者的基本状况，对于存在病态窦房结综合征、二度以上房室传导阻滞和心功能不全的患者应该禁用。β 受体拮抗药和硝酸酯类合用宜选用作用时间相近的药物，通常以普萘洛尔与硝酸异山梨醇酯合用。β 受体拮抗药能对抗硝酸酯类所引起的反射性心率加快和心肌收缩力增强，硝酸酯类可缩小 β 受体拮抗药所致的心室容积增大和心室射血时间延长，两药合用能协同降低耗氧量，减少用量，副作用也减少。

（四）抗心律失常药

根据药物的主要作用通道和电生理特点，将众多化学结构不同的药物归纳为四大类：Ⅰ类：钠通道阻滞药；Ⅱ类：β 肾上腺素受体拮抗药；Ⅲ类：延长动作电位时程药（钾通道阻滞药）；Ⅳ类：钙通道阻滞药。

1. Ⅰ类：钠通道阻滞药　本类药物又分为三个亚类，即Ⅰa、Ⅰb 和Ⅰc。

（1）Ⅰa 类：适度阻滞钠通道，降低动作电位 0 相上升速率，不同程度地抑制心肌细胞膜的 K^+、Ca^{2+} 通透性，延长复极过程且以延长有效不应期更为显著。本类药有奎尼丁、普鲁卡因胺等。这类药物过去主要用于房性和室性快速性心律失常的治疗，近年由于其毒副作用已很少在临床应用。

（2）Ⅰb 类：轻度阻滞钠通道，轻度降低动作电位 0 相上升速率，降低自律性，促进 K^+ 外流，缩短或不影响动作电位时程，相对延长有效不应期。本类药有利多卡因、苯妥英钠和美西律等。主要用于室性心律失常的治疗。

（3）Ⅰc 类：明显阻滞钠通道，显著降低动作电位 0 相上升速率和幅度，减慢传导性的作用最为明显。本类药有普罗帕酮、氟卡尼等。主要用于房性和室性快速性心律失常的治疗。

2. Ⅱ类：β 肾上腺素受体拮抗药　阻断肾上腺素能神经对心肌 β 受体的效应，表现为减慢 4 相舒张期除极速率而降低自律性，降低动作电位 0 相上升速率而减慢传导性。本类药有美托洛尔等。主要用于房性和室性快速性心律失常的治疗。

3. Ⅲ类：延长动作电位时程药　抑制多种钾电流（外流），延长动作电位时程和有效不应期，但对动作电位幅度和去极化速率的影响很小。本类药有胺碘酮等。主要用于房性和室性快速性心律失常的治疗。

4. Ⅳ类：钙通道阻滞药　抑制Ⅰca(L)，降低窦房结自律性，减慢房室结传导性。本类药物有维拉帕米和地尔硫䓬。主要用于快速性室上性心律失常和部分与蒲氏纤维相关的室性快速性心律失常（如特发性分支性室性心动过速）。

由于抗心律失常药物存在致心律失常作用（严重时可致命），因此抗心律失常药物的使用应该在充分认识心律失常发生机制的基础上，进行临床综合评估后才使用。使用后也应该定期门诊随访，随访内容包括使用后患者一般情况的询问、心电图、动态心电图、肝肾功能，以及胸片等，以防范和提前发现不良事件的出现。

第二节　常见心血管疾病的药物治疗

一、原发性高血压

正常人的血压随内外环境的变化在一定范围内波动。在人群中，血压水平随年龄的增长而逐渐升高，以收缩压表现得更为明显，50 岁以后舒张压逐渐下降，脉压差也随之增大。流行病学资料显示，在一定范围内血压的水平特别是收缩压的水平与心脑血管事件的发生率成正比。目前大量的临床证据显示长期的血压升高除导致血管本身的壁增厚、管腔狭窄外，还会在此基础上出现血管的动脉粥样硬化，形成局限或弥漫的血管腔的进一步狭窄，导致血管所支配器官/组织的缺血、坏死、纤维化等病理改变，从而影响所支配器官/组织的代谢，导致功能障碍，甚至衰竭。最常受累的器官是脑、心和肾，因此，目前认为高血压是一种心血管综合征。目前国内高血压的诊断采用 2010 年中国高血压防治指南建议的标准(表 3-1)。

表 3-1　血压水平的定义和分类(2010 中国高血压防治指南)

类别	收缩压(mmHg)	舒张压(mmHg)
正常血压	<120	<80
正常高值血压	120～139	80～89
高血压	≥140	≥90
1 级高血压	140～159	90～99
2 级高血压	160～179	100～109
3 级高血压	≥180	≥110
单纯收缩期高血压	≥140	<90

注：如患者的收缩压与舒张压分属不同的级别时，则以较高的分级为准。单纯收缩期高血压也可按照收缩期的血压水平分为 1、2 和 3 级

临床上，高血压可以是收缩压增高、舒张压增高或两者均增高。近年来，单纯收缩期高血压(ISH)越来越受到重视，因为收缩压升高和心血管疾病的相关性不亚于甚至高于舒张压水平的升高。而 ISH 高发于老年人，美国 NHIANES Ⅲ的材料显示，ISH 在全部未控制的高血压中占 65%，在>50 岁的人群中的比例更高。

临床上将高血压分为两类，第一类为原发性高血压(essential hypertension)，是一类以血压升高为主要表现而病因不明的独立疾病，占所有高血压患者的 90%～95%；第二类为继发性高血压(secondary hypertension)，又称症状性高血压(symptomatic hypertension)，这类疾病病因明确，高血压仅是这类疾病的临床表现之一，血压可暂时性或持久性升高。继发性高血压如能及时祛除病因，可使血压恢复正常。

(一)病因和发病机制

参与人体血压调节的机制很多，有诸多神经、体液因子的作用，有中枢神经和周围神经的整合作用，还有体液和血管因素的影响，因此血压水平的调节是一个复杂的过程。目前认为该病是在一定的遗传易感性的基础上多种后天因素综合作用的结果。

1. 病因

(1)遗传：本病有明显的家族聚集性。双亲均有高血压的正常血压子女，其血浆去甲肾上腺素、多巴胺的浓度明显高于无高血压家族史者，子女成年后发生高血压的比例亦高。近年来发现一些基因突变(如血管紧张素、糖皮质激素受体、脂蛋白酶等基因)与高血压有关。对于原发性高血压候选基因的研究已达到近 200 种，涉及交感系统、肾素-血管紧张素-醛固酮系统(RAAS)、内皮素、生长激素、前列腺素、利钠肽、胰岛素抵抗、下丘脑-垂体轴等诸多方

面。目前认为本病是多基因的遗传病，具有遗传背景的患者占整个高血压人群的比例高达30%～50%。

(2)精神、神经作用：神经源学说认为患者在长期或反复的外因刺激下会出现较明显的精神紧张、焦虑、烦躁等情绪变化，此时各种感受器传入的病理信号增强，大脑皮质兴奋/抑制平衡的机制失调以致不能正常行使调节和控制皮质下中枢活动的作用，交感神经活动增强，导致全身血管长期处于收缩状态。长期从事经常处于应激状态、需要高度集中注意力的工作，长期精神紧张，受噪声或不良刺激者易患本病。

(3)肾素-血管紧张素-醛固酮系统失调：在RAAS中血管紧张素Ⅱ是人体中最为重要的缩血管活性物质，其通过血管收缩，刺激醛固酮分泌增加，水钠潴留，增加交感神经活力，导致血压升高。

(4)代谢综合征：近年来代谢综合征与原发性高血压的关系受到极大关注。约半数以上的高血压患者存在胰岛素抵抗。胰岛素抵抗、高胰岛素血症和代谢综合征、2型糖尿病密切相关，而代谢综合征的主要表现之一就是高血压。2型糖尿病患者高血压的发生率为非糖尿病患者的2.5～3倍。

(5)钠过多：实验研究、临床试验和流行病学的资料均证实钠的代谢和本病密切相关。钠过多除与钠盐摄入过多有关外，还与肾脏排钠障碍有关。正常人血压升高时肾脏排钠、排水增加以维持血压稳定。高血压患者血压上升时肾脏不能排出体内多余的钠和水分，导致血压持续升高。除了肾脏本身先天和后天的结构功能异常可能影响这一过程外，许多神经体液因子如抗利尿激素、醛固酮、肾素、心钠肽、前列腺素等对此过程亦有影响。

(6)肥胖：肥胖者易患高血压。男性体重每增加1.7kg/m^2、女性每增加1.25kg/m^2，收缩压对应升高1mmHg，而减肥可使血压有一定程度的下降。实验研究发现在高脂饮食诱发的肥胖动物模型中血压可持续升高，其原因可能与肾内脂肪堆积、系膜细胞及毛细血管内皮细胞增生、肾内乳头顶端乳头管闭塞变形造成尿流不畅、肾内压升高有关。肥胖是代谢综合征的组成部分，常伴有高胰岛素血症、交感系统活性增强，而且脂肪细胞可产生过多的血管紧张素原等都可能是出现高血压的原因。

2. 病理变化

(1)动脉

1)小动脉：小动脉病变是本病最重要的病理改变。早期以痉挛为主，长期反复的痉挛使小动脉内膜因压力负荷增加、缺血缺氧出现玻璃样变，中层则因平滑肌细胞增殖、肥大而增厚，出现血管壁的增厚和管腔狭窄，最终形成不可逆病变。急进型高血压患者的小动脉壁可在较短时间内出现纤维样坏死。上述的病理变化也促进了高血压的维持和发展，全身的组织和器官内的小动脉均可发生上述病变，但以肾脏的细小动脉最明显，这些病变最终导致组织器官的缺血性损伤。

2)大动脉：随着年龄增长大动脉逐渐硬化，顺应性下降，这是老年人收缩压升高的主要原因。高血压后期，主动脉可发生中层囊样坏死和夹层形成。后者的好发部位在主动脉弓和降主动脉交界处，亦可发生在升主动脉和腹主动脉。主动脉夹层破裂是高血压患者死亡的原因之一。同时，高血压促进动脉粥样硬化的形成、发生和发展，除大动脉外亦可有颈动脉、冠状动脉和周围动脉病变等。

(2)心脏：左心室肥厚是高血压性心脏病最特征的变化，全身小动脉管腔狭窄导致周围血管阻力长期上升是左心室肥厚的主要原因。此外,交感神经兴奋时释放的儿茶酚胺类物质可刺激心肌细胞蛋白质合成,而循环中与心肌局部 RAA 系统的 ATⅡ、醛固酮等除可刺激心肌细胞肥大外,亦可使心肌细胞间质胶原增生,这也是患者心肌肥厚的原因。早期左心室以向心性肥厚为主,长期病变时心肌出现退行性变、心肌细胞萎缩、间质纤维化、心肌壁由厚变薄、左心室腔扩大。左心房肌亦可出现类似变化,出现左心房的扩张,其有可能引发心房颤动。

(3)中枢神经系统:脑部小动脉也可出现从痉挛到硬化的一系列改变,但由于脑血管结构较薄弱,发生硬化后更为脆弱,在长期血压升高的作用之下,脑小动脉有微动脉瘤形成,其易在血管痉挛、血管腔内压力波动时破裂出血,形成脑出血。同时,在小动脉硬化的基础上有利于血栓形成而形成脑梗死。

(4)肾脏:肾小动脉病变最为明显,主要发生在输入动脉,叶间小动脉也可涉及,如无合并糖尿病,则较少累及输出动脉。病变血管管腔变窄甚至闭塞造成肾实质缺血、肾小球纤维化、肾小管萎缩,并有间质纤维化,使肾皮质逐渐变薄,相对正常的肾单位出现代偿性的肥大。上述病理变化见于缓进型原发性高血压,因病情发展缓慢,称为良性肾硬化,但最终会导致肾衰竭。急进型高血压时输入动脉发生纤维素样坏死性炎症,且病变可波及肾小球毛细血管丛,致使肾小球硬化。叶间、弓状动脉内膜有细胞增生,胶原和成纤维细胞呈"洋葱皮"状的同心圆排列。由于病情进展快,患者短期内出现肾衰竭,称为恶性肾硬化。

(5)视网膜:视网膜小动脉在初期发生痉挛,以后逐渐出现硬化,严重时发生视网膜出血和渗出,以及视神经乳头水肿。

(二)临床表现及诊断

1. 临床表现　根据起病和病情进展的缓急及病程的长短,原发性高血压分为两型——缓进型和急进型。前者又称为良性高血压,绝大部分患者属此型;后者又称恶性高血压,占本病患者的1%~5%。

(1)缓进型高血压

1)一般表现:多数原发性高血压因起病缓慢,早期多无症状,一般于体检时发现血压升高。头晕、头胀、头痛、失眠是高血压常见的神经系统症状,也可有头枕部或颈项扳紧感。高血压直接引起的症状多发生在早晨、情绪激动后和劳累后。此外,也可出现眼花、耳鸣、心悸、疲倦、乏力等症状。症状的轻重与血压水平未必平行。体检时,可听到主动脉瓣第二音亢进,年龄大者可呈金属音,可有第四心音。高血压持续时间长时可出现左心室肥厚征象。肾血管病变的程度与高血压的程度和病程密切相关。血压未得到控制的患者均有肾脏的病变。随着病程的进展可先出现蛋白尿,如无合并心力衰竭和糖尿病者,24 小时尿蛋白总量很少超过 1g,控制高血压可减少尿蛋白。肾功能不全时,肾浓缩功能受损,可出现多尿、夜尿、口渴、多饮等,尿比重逐渐降低,最后固定在 1.010 左右,称为等渗尿。当肾功能进一步降低时,尿量可减少,血尿素氮、肌酐增加,肾小球滤过率降低。上述变化随肾脏病变的加重而加重,最终出现尿毒症。

2)并发症:随着病程进展,血压持久升高,有心、脑、肾等靶器官受损的表现(表 3-2)。其中,在我国脑血管并发症(脑卒中)最为常见,但近年我国冠心病、心肌梗死的发病率也呈急剧攀升的趋势。当左心功能受损时,在血压急剧升高的情况下也会诱发急性左心功能不全。

表 3-2 高血压的并发症

靶器官	与动脉粥样硬化有关	与高血压本身有关
心脏	心绞痛、心肌梗死	心力衰竭
脑	短暂性缺血发作 脑血栓形成	脑出血 脑病
肾	肾动脉狭窄 (加重高血压)	肾动脉硬化 肾衰竭
动脉	阻塞性病变 (间歇性跛行)	主动脉夹层

(2)急进型高血压:在未经治疗的原发性高血压患者中,约1%为急进型高血压,起病较急骤,也可发病前有病程不一的缓进型高血压。典型表现为血压显著升高,舒张压多持续在130~140mmHg 或更高。男女比例约3:1,多在青中年发病,其临床表现与缓进型高血压相似,但症状更为明显、病情严重、发展迅速,常于数月至1~2年内出现严重的心、脑、肾损害,发生脑血管意外、心力衰竭和尿毒症。常有视力模糊,失明,视网膜出血、渗出及视神经乳头水肿。由于肾脏损害最为显著,常有持续性蛋白尿,24小时尿蛋白可达3g以上,并有血尿和管型,如不及时治疗常死于尿毒症。

(3)高血压危象:高血压危象包括了高血压急症和高血压重症,区别在于有无靶器官的急性损害。两者严重程度不同,临床处理策略也不同。

1)高血压急症是指①加剧性的恶性高血压,舒张压常>140mmHg,伴有眼底乳头水肿、出血、渗出,临床出现头痛、呕吐、嗜睡、迷糊、失明、少尿甚至抽搐昏迷等。②血压明显升高并有脑、心、肾等严重病变及其他紧急情况,如高血压脑病、脑卒中、心肌梗死、急性心力衰竭、急性动脉夹层、急性肾炎、嗜铬细胞瘤、严重烧伤、子痫等。高血压脑病可发生在缓进型或急进型高血压患者,当平均血压升高到180mmHg以上时,脑血管由收缩转为扩张,过多的血流在高压状态进入脑组织导致脑水肿,患者出现剧烈的头痛、头晕、恶心、呕吐、烦躁不安、脉搏慢而有力,甚至呼吸困难、视力障碍、抽搐、意识障碍等。检查可发现视神经乳头水肿、脑脊液压力增高、蛋白含量增加。发作短暂者历时数分钟,长者数小时甚至数天。对于高血压急症应该及时静脉用药将血压控制在适当水平,否则患者可在数分钟或数小时内死亡。

2)高血压重症是指虽然血压明显升高,但无上述重要器官迅速恶化的临床表现。这类患者目前尚无证据表明紧急降压会带来益处,因此一般不需要紧急静脉用药,但应该立即口服给药有效地控制血压,并加强随访,以防止病情恶化。

2. 实验室检查和辅助检查 实验室检查有助于原发性高血压的诊断和分型,了解有无靶器官的损害和有无并发症,有利于治疗时选择恰当的药物。血尿常规、肾功能、尿酸、血脂、血糖、电解质(尤其血钾)、心电图、X线胸片、超声心动图应该作为本病的常规检查。

(1)血常规:一般无异常,但急进型高血压时可有Coombs试验阴性的微血管病性溶血性贫血,血红蛋白升高者血液黏滞度升高,易有血栓形成的并发症。

(2)尿常规:早期患者尿常规多无异常,肾浓缩功能受损时尿比重下降,可有微量尿蛋白、少量红细胞和管型。随着病情进展,尿蛋白渐增多,良性肾硬化者如24小时尿蛋白在1g以上时,提示可能预后差,红细胞和透明、颗粒管型也增加。

(3)肾功能:早期患者肾功能并无异常,当肾实质受损到一定程度时血尿素氮和肌酐开始升高。成人肌酐>114.3μmol/L,老年人和孕妇>91.5μmol/L时提示有肾损害,肌酐清除率也可低于正常水平。

(4)胸部X线检查:可见升主动脉(包括主动脉弓)迂曲延长;可有左心室增大,典型者呈"靴型心";有左心功能不全时可见肺淤血征象。

(5)心电图:早期阶段常无异常,当出现显著的左心室心肌肥厚时可出现左室高电压的心电图表现,但左室高电压诊断心肌肥厚的价值低于超声心动图。

(6)超声心动图:超声心动图是诊断左心室肥厚最敏感、可靠的手段。室间隔和左心室后壁厚度>13mm者可诊断为左心室肥厚,这种变化常先出现在室间隔上端,提示高血压时最先影响左室流出道,中、后期高血压患者可出现左心房的轻、中度扩大,以及左室收缩功能减退。

(7)动态血压监测(ABPM):ABPM有助于①明确高血压的诊断,尤其是对"白大衣高血压"和"假性正常血压"有价值;②了解血压的昼夜变化规律;③评价抗高血压药物的治疗效果。ABPM诊断高血压的标准是24小时平均血压>130/80mmHg,白昼>135/85mmHg,夜晚>120/75mmHg。但ABPM的结果受检测设备的影响,故实施方法和一些参数的标准尚未统一。

(8)眼底检查:视网膜中心动脉压可增高,在病情的不同阶段可见下列眼底变化:Ⅰ级,视网膜动脉痉挛;Ⅱ级A,视网膜动脉轻度硬化;Ⅱ级B,视网膜动脉显著硬化;Ⅲ级,Ⅱ级加视网膜病变(渗出或出血);Ⅳ级,Ⅲ级加视神经乳头水肿。

(9)其他检查:患者可伴有血清总胆固醇、低密度脂蛋白胆固醇、甘油三酯升高,亦常有血糖水平升高和高尿酸血症。部分患者血浆肾素和血管紧张素Ⅱ的水平升高。

3. 原发性高血压的危险分层　对本病的危险分层是为了评估患者的预后并指导治疗。本病的分级只考虑了血压水平,然而影响本病预后的因素除血压水平外,还有合并其他心血管疾病的危险因素、靶器官损害和并存的其他临床情况等。因此,将血压水平结合上述危险因素进行综合评估,判断可能的心血管事件危险性更具临床指导价值。2010年中国高血压防治指南总结了可影响高血压患者预后的因素(表3-3),并根据血压水平和影响因素对患者的危险度进行了分层(表3-4),其对指导临床实践很有价值。

表3-3　影响高血压患者心血管预后的重要危险因素

心血管危险因素	靶器官损害	伴随的临床疾患
• 高血压(1~3级) • 年龄>55(男性);>65(女性) • 吸烟 • 糖耐量受损(餐后2小时血糖7.8~11.0mmol/L)	• 左心室肥厚 心电图:Sokolow-Lyon>38mm或Cornell>2440mm.ms;超声心动图:LVMI≥125g/m²(男性),≥120g/m²(女性) • 颈动脉超声IMT≥0.9mm或动脉粥样斑块	• 脑血管疾病 脑出血、缺血性脑卒中、短暂性脑缺血发作 • 心脏疾病 心肌梗死史、心绞痛、冠状动脉血运重建史、慢性心力衰竭

续表

心血管危险因素	靶器官损害	伴随的临床疾患
和(或)空腹血糖受损(6.1～6.9mmol/L) • 血脂异常 总胆固醇≥5.7mmol/L(220mg/dl)或 LDL-C > 3.3mmol/L (130mg/dl) 或 HDL-C<1.0mmol/L(40mg/dl) • 早发心血管疾病家族史[一级亲属发病年龄<55(男性),<65岁(女性)] • 腹型肥胖[腰围≥90(男性),85cm(女性)]或肥胖(BMI≥28kg/m²) • 血同型半胱氨酸升高(≥10μmol/L)	• 颈股动脉 PWV≥12m/s • ABI<0.9 • eGFR 降低[eGFR < 60ml/(min · 1.73m²)]或血清肌酐轻度升高 115～133μmol/L(1.3～1.5mg/dl,男性)或107～124μmol/L(1.2～1.4mg/dl,女性) • 尿微量白蛋白 30～300mg/24h 或白蛋白/肌酐≥30mg/g(3.5g/mol)	• 肾脏疾病 糖尿病肾病,肾功能受损,肌酐≥133μmol/L(1.5mg/dl,男性)或≥124μmol/L(1.4mg/dl,女性),蛋白尿≥300mg/24h • 外周血管疾病 • 视网膜病变 出血或渗出、视神经乳头水肿 • 糖尿病 空腹血糖≥7.0mmol/L(126mg/dl),餐后2小时血糖≥11.1mmol/L(200mg/dl),糖化血红蛋白≥6.5%

表3-4　2010 高血压患者心血管病风险水平分层

其他危险因素和病史	高血压		
	1级	2级	3级
无	低危	中危	高危
1～2个其他危险因素	中危	中危	很高危
≥3个其他危险因素或靶器官损害	高危	高危	很高危
临床并发症或合并糖尿病	很高危	很高危	很高危

4. 诊断和鉴别诊断　诊断应包括如下内容:①确诊高血压;②除外症状性高血压;③高血压分级;④重要靶器官心、脑、肾功能的评估;⑤有无合并可影响原发性高血压病情发展和治疗的情况,如冠心病、糖尿病、高脂血症、高尿酸血症、肥胖、慢性呼吸道疾病等;⑥判断患者出现心血管事件的危险程度。由于血压的波动性,应该至少2次在非同日静息状态下测得血压升高时才可诊断高血压,而血压值应该以连续测量3次的平均值计,须排除情绪激动、体力活动等引起的暂时性血压升高。

近年来,单纯性诊所高血压和隐蔽性高血压备受关注。前者进行动态血压监测可以明确诊断,且预后较好。隐蔽性高血压的预后较单纯性诊所高血压差,对于有靶器官损害而诊室血压正常的患者应考虑假性血压正常的可能,ABPM 和家庭自测血压(HBPM)有助于明确诊断。

(三)治疗原则

长期的血压增高导致心、脑、肾和周围血管等靶器官损害,增加心、脑、肾的血管事件和死亡风险。因此,治疗原发性高血压的最终目的是减少这些损害和死亡。基础和临床研究已经证实降低高血压患者的血压水平,并长期维持,可减少靶器官损害和心脑血管事件及其相关死亡。心脑血管事件被称为“硬终点”,包括致死和非致死性心肌梗死或脑卒中,以及心血管死亡和全因死亡,是评定抗高血压治疗疗效的主要指标。而高血压患者的慢性靶器官损害意味着高血压相关的病理过程的演进，在临床上易于检测与随访，将其作为高血压疗效的“中间指标”也有重要意义。这些中间指标包括左心室肥厚、左心室舒张功能、左心房大小、新发或复发的房颤、颈动脉内膜中层厚度(IMT)、动脉脉搏波传导速度、微量白蛋白尿或蛋白尿、肾小球滤过率或终末期肾病。

生活方式的改善被认为是高血压治疗的首要措施，并贯彻在高血压治疗的始终，对于早期高血压生活方式的改善显得尤其重要。包括以下一些措施：①减少精神紧张和心理压力，适当增加体育活动；②健康的饮食习惯，包括限制钠盐的摄入和饮酒，多食水果、蔬菜、鱼类，减少总脂肪和饱和脂肪摄入；③减轻体重；④戒烟。

（四）药物治疗方案

目前常用的高血压治疗药物有五大类：利尿药、β受体阻断药、钙通道阻滞药、血管紧张素转换酶抑制剂和血管紧张素Ⅱ受体拮抗剂。其他尚有α受体阻断药、中枢和周围交感神经抑制剂、节后交感神经抑制剂及直接血管扩张剂等。直接肾素抑制剂也已进入临床使用。表3-5列出了目前常用的抗高血压药物的分类、使用方法和主要的不良反应。

表3-5 常见的各种降压药物

口服降压药物	剂量(mg/d)	服药频次(次/天)	主要的不良反应
二氢吡啶类钙离子拮抗剂			踝部水肿、头痛、面部潮红
硝苯地平	10～30	2～3	
缓释片	10～80	2	
控释片	30～60	1	
氨氯地平	2.5～10	1	
左旋氨氯地平	1.25～5	1	
非洛地平	2.5～10	1	
拉西地平	4～8	1	
尼卡地平	40～80	2	
尼群地平	20～60	2～3	
乐卡地平	10～20	1	
非二氢吡啶类钙离子拮抗剂			房室传导阻滞、心功能抑制
维拉帕米	80～480	2～3	
维拉帕米缓释片	120～480	1～2	
地尔硫草	90～360	1～2	
噻嗪类利尿药			血钾降低、血钠降低、血尿酸升高
氢氯噻嗪	6.25～25	1	
氯噻酮	12.5～25	1	
吲达帕胺	0.625～2.5	1	
吲达帕胺缓释片	1.5	1	

续表

口服降压药物	剂量(mg/d)	服药频次(次/天)	主要的不良反应
袢利尿药			低血钾
呋塞米	20～80	1～2	
保钾利尿药			血钾增高
螺内酯	20～60	1～3	血钾增高、男性乳房发育
依普利酮	50～100	1～2	血钾增高
β受体阻断药			支气管痉挛、心功能抑制
比索洛尔	2.5～10	1	
美托洛尔平片	50～100	2	
美托洛尔缓释片	47.5～190	1	
阿替洛尔	12.5～50	1～2	
普萘洛尔	5～90	2～3	
倍他洛尔	5～20	1	
α,β受体阻断药			直立性低血压、支气管痉挛
拉贝洛尔	200～600	2	
卡维地洛	12.5～50	2	
阿罗洛尔	10～20	1～2	
ACEI			咳嗽、血钾增高、血管神经性水肿
卡托普利	25～300	2～3	
依那普利	2.5～40	2	
贝那普利	5～40	1～2	
赖诺普利	2.5～40	1	
雷米普利	1.25～20	1	
福辛普利	10～40	1	
西拉普利	1.25～5	1	
培哚普利	4～8	1	
咪达普利	2.5～10	1	
ARB			血钾升高、血管神经性水肿(罕见)
氯沙坦	25～100	1	
缬沙坦	80～160	1	
厄贝沙坦	150～300	1	
替米沙坦	20～80	1	

续表

口服降压药物	剂量(mg/d)	服药频次(次/天)	主要的不良反应
坎地沙坦	4～32	1	
奥美沙坦	20～40	1	
α受体阻断药			直立性低血压
多沙唑嗪	1～16	1	
哌唑嗪	1～10	2～3	
特拉唑嗪	1～20	1～2	
中枢作用药物			
利血平	0.05～0.25	1	鼻充血、抑郁、心动过缓、消化性溃疡
可乐定	0.1～0.8	2～3	低血压、口干、嗜睡
可乐定贴片	0.25	1/周	皮肤过敏
直接血管扩张药			
米诺地尔	5～100	1	多毛症
肼屈嗪	25～100	2	狼疮综合征
肾素抑制剂			血钾升高、血管性水肿(罕见)
阿利吉仑	150～300	1	

注:ACEI:血管紧张素转换酶抑制剂;ARB:血管紧张素受体拮抗剂

药物治疗的策略如下:

1. 药物治疗的目的　对高血压患者实施降压药物治疗的目的是通过降低血压有效预防或延迟脑卒中、心肌梗死、心力衰竭、肾功能不全等并发症的发生;有效控制高血压的疾病进程,预防高血压急、重症的发生。

2. 降压达标的方式　将血压降低到目标水平可以显著降低心脑血管并发症的风险。但在达到治疗目标后,进一步降低血压是否仍能获益尚不确定。因此,应将血压降低到目标血压水平,但并非越快越好,大多数高血压患者应根据病情在数周至数月内将血压逐渐降至目标水平。年轻、病程较短的高血压患者可以较快达标,但老年人、病程较长或已有靶器官损害或并发症的患者降压速度宜适度缓慢。

3. 降压治疗的时机　高危、很高危或3级高血压患者应立即开始降压治疗;确诊的2级高血压患者应考虑开始降压;1级高血压患者可在生活方式干预数周后,如血压仍≥140/90mmHg时再开始降压药物治疗。

国内外的高血压指南建议五大类降压药均可作为初始和维持治疗用药,根据患者的危险因素、亚临床靶器官损害以及合并临床疾患的情况合理使用药物。表3-6列出了5类常见降压药物的适应证,表3-7列出了常用降压药物种类的临床选择。

表 3-6　常见降压药物的适应证

适应证	钙离子拮抗剂	ACEI	ARB	利尿药	β受体阻断药
左心室肥厚	+	+	+	±	±
稳定性冠心病	+	+[a]	+[a]	−	+
心肌梗死后	−[b]	+	+	+[c]	+
心力衰竭	−	+	+	+	+
心房颤动预防	−	+	+	−	−
脑血管病	+	+	+	+	±
颈动脉 IMT 增厚	+	±	±	−	−
蛋白尿/微量白蛋白	−	+	+	−	−
肾功能不全	±	+	+	+[d]	−
老年人	+	+	+	+	±
糖尿病	±	+	+	±	−
血脂异常	±	+	+	−	−

注：IMT：内膜中层厚度；ACEI：血管紧张素转换酶抑制剂；ARB：血管紧张素受体拮抗剂；+：适用；−：证据不足或不适用；±：可能适用；[a] 冠心病二级预防；[b] 对伴有心肌梗死病史者可用长效钙离子拮抗剂控制高血压；[c] 螺内酯；[d] 袢利尿药

表 3-7　常用降压药的临床选择

分类	适应证	绝对禁忌证	相对禁忌证
二氢吡啶类钙离子拮抗剂	老年高血压，周围血管病，单纯高血压，稳定型心绞痛，颈动脉粥样硬化，冠状动脉粥样硬化	无	快速性心律失常，心力衰竭
非二氢吡啶类钙离子拮抗剂	心绞痛，颈动脉粥样硬化，室上性快速性心律失常	二～三度房室传导阻滞，心力衰竭	
ACEI	心力衰竭，冠心病，左室肥厚，左心室功能不全，心房颤动预防，颈动脉粥样硬化，非糖尿病肾病，糖尿病肾病，蛋白尿/微量蛋白尿，代谢综合征	妊娠，高血钾，双侧肾动脉狭窄	
ARB	糖尿病肾病，蛋白尿/微量蛋白尿，冠心病，心力衰竭，左心室肥厚，心房颤动预防，ACEI 引起的咳嗽，代谢综合征	妊娠，高血钾，双侧肾动脉狭窄	
噻嗪类利尿药	心力衰竭，老年高血压，高龄老年高血压，单纯收缩期高血压	痛风	妊娠

续表

分类	适应证	绝对禁忌证	相对禁忌证
袢利尿药	肾功能不全,心力衰竭		
醛固酮拮抗剂	心力衰竭,心肌梗死后	肾衰竭,高血钾	
β受体阻断药	心绞痛,心肌梗死后,快速性心律失常,慢性心力衰竭	二~三度房室传导阻滞,哮喘	慢性阻塞性肺疾病,周围血管病,糖耐量异常,运动员
α受体阻断药	前列腺增生,高血脂	直立性低血压	心力衰竭

注:ACEI:血管紧张素转换酶抑制剂;ARB:血管紧张素受体拮抗剂

4. 降压药物的联合应用　为达到目标血压水平,许多高血压患者需要应用≥2 种的降压药物。联合应用降压药物已成为降压治疗的基本方法。

(1)联合用药的适应证:2 级高血压、高于目标血压 20/10mmHg 和(或)伴有多种危险因素、靶器官损害或临床疾患的高危患者,往往初始治疗即需要应用 2 种小剂量的降压药物。如仍不能达到目标血压,可在原药基础上加量或可能需要 3 种,甚至 4 种以上的降压药物。

(2)联合用药的方法:两药联合时,降压机制应具有互补性,同时具有相加的降压效应,并可相互抵消或减轻不良反应。例如在应用 ACEI 或 ARB 的基础上加用小剂量的噻嗪类利尿药,降压效果可以达到甚至超过原有药物剂量倍增的降压幅度。同样加用二氢吡啶类钙离子拮抗剂也有相似的效果。

(3)常用的联合用药方案:①ACEI/ARB + 噻嗪类利尿药:ACEI/ARB 可使血钾水平略有升高,能拮抗噻嗪类利尿药所致的低血钾;②二氢吡啶类钙离子拮抗剂 + ACEI/ARB:钙离子拮抗剂具有直接扩张动脉的作用,ACEI/ARB 既扩张动脉又扩张静脉,两药连用既能增强降压效应,又能减轻钙离子拮抗剂所致的踝部水肿,并且部分抵消/阻断钙离子拮抗剂所致的反射性交感神经兴奋导致的心率加快;③钙离子拮抗剂 + 噻嗪类利尿药:这一组合可降低高血压患者脑卒中发生的风险;④二氢吡啶类钙离子拮抗剂 + β 受体阻断药:β 受体阻断药可抵消钙离子拮抗剂所致的扩张血管和心率增加的作用。

由于高血压患者常常合并有高脂血症、动脉粥样硬化、糖尿病、心房颤动、蛋白尿、肾功能不全和心功能不全等临床情况,因此在降压的同时应该积极处理这些相关的心血管危险因素,从而从整体上降低心血管病风险。

5. 特殊人群高血压的处理　特殊人群高血压需特别处理,如儿童、老年人、妊娠及各种心血管并发症包括高血压伴脑卒中、高血压合并冠心病、高血压合并心力衰竭、高血压合并肾脏病、高血压合并糖尿病和代谢综合征等情况,应根据患者相应的临床特征谨慎选择药物进行治疗。在 2010 年版中国高血压防治指南中,还特别强调了儿童和青少年高血压,鼓励从儿童教育入手培养健康生活方式以及及早发现易患儿童。

6. 高血压急症和亚急症的处理　在处理高血压急症时,要根据患者具体临床情况做其他相应处理,争取最大限度保护靶器官,并针对已经出现的靶器官损害进行治疗。而对高血压亚急症患者,可在 24~48 小时将血压缓慢降至 160/100mmHg,目前尚没有证据说明此种情况下紧急降压治疗可以改善预后。

（五）药物治疗管理

在高血压的治疗中要注重个体化治疗原则，患者合并的心血管危险因素不同，存在的靶器官损害和其他心血管疾病各异，治疗药物自然有别，因此提倡个体化治疗原则。

1. 老年高血压　Syst-Eur、Syst-China临床试验证明降压治疗可降低这类患者心血管并发症尤其是脑卒中的发生与病死率，首选长效钙离子拮抗剂。Syst-Eur试验的数据表明，钙离子拮抗剂治疗可降低单纯收缩期高血压患者阿尔茨海默病的危险性。STOP-2研究比较了β受体阻断药、利尿药、ACEI和长效二氢吡啶类钙离子拮抗剂治疗70～84岁高血压患者的疗效，经4～6年的随访，没有发现它们之间在减少心血管病死率和主要终点事件方面有何差异。NORDIL试验证明地尔硫䓬同β受体阻断药和利尿药一样，能够减少50～74岁的高血压患者发生脑卒中、心肌梗死和其他心血管疾病的死亡率。高龄老人是否要治疗仍有争论，但血压极高者或有靶器官损害者应采用药物治疗。新的指南推荐高龄老人的降压目标为150/90mmHg。

2. 高血压伴左室肥厚（LVH）　LVH是心脏对慢性压力或容量负荷增加的代偿性反应。目前减轻左室重量指数（LVMI）的最重要的方法是降低高血压患者的血压，首选ACEI或ARB。LIFE试验证实了在原发性高血压左心室肥厚患者，氯沙坦将比阿替洛尔能更大程度上减少心脑血管病发病率和病死率的复合终点（定义为脑卒中、心肌梗死和心脑血管病死亡）。

3. 高血压伴心力衰竭　治疗措施宜合并使用利尿药及ACEI或ARB。利尿药有效地改善临床症状，剂量充足的ACEI和β受体阻断药已在大规模临床试验中证明能降低心力衰竭的病死率。

4. 高血压伴冠心病　降压对冠心病患者肯定有好处，但要避免降压过快而引起反射性心动过速、交感神经张力增高激活RAS。此类患者首选β受体阻断药与ACEI。心肌梗死后应当用无内在拟交感作用的β受体阻断药，可减少再发心肌梗死和猝死。心肌梗死后心功能良好者可用维拉帕米或地尔硫䓬。

5. 高血压伴脑血管病　高血压是出血或缺血型脑卒中最危险的因素。一般认为在早期急性缺血型脑卒中，除非血压很高，如>180/105mmHg，应暂停用降压药，否则过度降压会明显减少脑血流量。脑梗死溶栓时前24小时要监测血压，只有在SBP>180mmHg、DBP>105mmHg时才可以用静脉注射降压药控制血压。出血型卒中血压明显升高，应先降颅内压，若血压仍在200/120mmHg，也需降压治疗。

6. 高血压伴肾脏病变　已知ACEI、ARB与CCB都有肾脏保护作用。著名的AIPRI和PRIME试验结果表明贝那普利（benazepril）与伊贝沙坦长期应用可降低肾功能不全患者的尿蛋白，延缓肾衰竭的进程。血压应降至130/85mmHg以下；若蛋白尿>1g/d，目标血压为125/75mmHg。

7. 高血压伴糖尿病　对于高血压合并糖尿病的患者，治疗的重点是将血压严格控制在靶血压以下。HOT研究表明，将糖尿病高血压患者的血压降至最低水平（舒张压<80mmHg），可明显减少心血管事件的危险性。UKPDS试验的证据表明，严格控制血压可使主要微血管事件和大血管事件的危险性显著降低。美国肾脏基金会高血压和糖尿病执行委员会工作组回顾了近年来完成的一系列相关的大规模随机化临床试验，就高血压糖尿病伴或不伴肾病的患者提出最新的治疗共识：血压控制的目标值在130/80mmHg或以下，这样更有效地阻止肾病进展和降低心血管病发生的危险。INSIGHT研究发现，高血压合并2型糖尿病的患者若要

达到靶血压几乎100%需要联合治疗。荟萃分析提示积极控制高血压合并糖尿病的血压平均需要3.2个降压药物。ACEI、ARB、α受体阻断药、钙离子拮抗剂、小剂量氢氯噻嗪适用于高血压合并糖尿病的患者;糖尿病患者用小剂量氢氯噻嗪加β受体阻断药治疗对减少冠心病(CHD)病死率和总的心血管事件肯定有效。UKPDS研究表明,阿替洛尔和卡托普利对伴有2型糖尿病的高血压患者的血压控制同样有效。HOT研究结果和ALLHAT试验中期结果均证实长效CCB在糖尿病高血压患者中的安全性和有效性。降压治疗可延缓或阻止肾功能损害进展,延长寿命。ACEI,ARB、α受体阻断药和利尿药可使患者在蛋白尿出现之后的10年生存率由30%增至80%。近来完成的RENAL、LIFE临床试验突出了ARB在高血压特殊人群如糖尿病患者中的独特作用,它可使此类人群获得更大的治疗益处。一般要将血压降至最低水平,维持主要脏器的灌注压即可,这样可加强抗肾病的疗效。

二、心力衰竭

心力衰竭(heart failure,简称心衰)是由于任何心脏结构或功能异常导致心室充盈或射血能力受损所致的一组复杂临床综合征,其主要临床表现为呼吸困难和乏力(活动耐量受限),以及液体潴留(肺淤血和外周水肿)。心衰为各种心脏病的严重和终末阶段,发病率高,已成为21世纪最重要的心血管病症之一。

在心脏功能受损、心腔扩大、心肌肥厚的代偿过程中,心肌细胞、胞外基质、胶原纤维网等均发生相应变化,即心室重塑(ventricular remodeling),是心力衰竭发生、发展的基本病理改变。除了因为代偿能力有限、代偿机制的负面影响外,心肌细胞的能量供应不足及利用障碍导致心肌细胞坏死、纤维化也是失代偿发生的一个重要因素。心肌细胞减少使心肌整体收缩力下降;纤维化的增加又使心室顺应性下降,重塑更趋明显,心肌收缩力不能发挥其应有的射血效应,形成恶性循环,最终导致不可逆转的终末阶段。

(一)病因和发病机制

1. 基本病因 主要有原发性心肌损害及心脏长期容量和(或)压力负荷过重导致心肌功能由代偿最终发展为失代偿两大类。

(1)原发性心肌损害

1)缺血性心肌损害:冠心病心肌缺血、心肌梗死是引起心衰的最常见的原因之一。

2)心肌炎和心肌病:各种类型的心肌炎及心肌病均可导致心力衰竭,以病毒性心肌炎及原发性扩张型心肌病最为常见。

3)心肌代谢障碍性疾病:以糖尿病心肌病最为常见,其他如继发于甲状腺功能亢进或减低的心肌病、心肌淀粉样变性等。

(2)心脏负荷过重

1)压力负荷(后负荷)过重:见于高血压、主动脉瓣狭窄、肺动脉高压、肺动脉瓣狭窄等左、右心室收缩期射血阻力增加的疾病。心肌代偿性肥厚以克服增高的阻力,保证射血量,久之终致心肌结构、功能发生改变而失代偿。

2)容量负荷(前负荷)过重:见于心脏瓣膜关闭不全,血液反流及左、右心或动、静脉分流性先天性心血管病。

2. 诱因 有基础心脏病的患者其心力衰竭症状往往由一些增加心脏负荷的因素所诱发。

(1)感染:呼吸道感染是最常见、最重要的诱因。感染性心内膜炎也不少见,常因其发病隐匿而易漏诊。

(2)心律失常:心房颤动是器质性心脏病最常见的心律失常之一,也是诱发心力衰竭最重要的因素。其他各种类型的快速性心律失常以及严重缓慢性心律失常均可诱发心力衰竭。

(3)血容量增加:如钠盐摄入过多,静脉液体输入过多、过快等。

(4)治疗不当:如不恰当停用利尿药物或降血压药物等。

(二)心力衰竭的类型、分期分级及临床表现

1. 心力衰竭的分类

(1)按部位分类,可分为左心衰竭、右心衰竭和全心衰竭:左心衰竭由左心室代偿功能不全所致,以肺循环淤血为特征,临床上较为常见。单纯的右心衰竭主要见于肺源性心脏病及某些先天性心脏病,以体循环淤血为主要表现。左心衰竭后肺动脉压力增高,使右心负荷加重,右心衰竭继之出现,即为全心衰竭。

(2)按发生速度分类,可分为急性和慢性心力衰竭:

1)急性心衰:系因急性的严重心肌损害、心律失常或突然加重的心脏负荷,使心功能正常或处于代偿期的心脏在短时间内发生衰竭或慢性心衰急剧恶化。

2)慢性心衰:有一个缓慢的发展过程,一般均有代偿性心脏扩大或肥厚及其他代偿机制的参与。

(3)按性质分类,可分为收缩期和舒张期心力衰竭:心脏以其收缩射血为主要功能。收缩功能障碍、心排血量下降并有循环淤血的表现即为收缩性心力衰竭,临床常见。心脏的收缩功能不全常同时存在舒张功能障碍。舒张性心力衰竭是由心室主动舒张功能障碍或心室肌顺应性减退及充盈障碍所致的。

2. 心力衰竭分期

(1)前心衰阶段(pre-heart failure):患者存在心衰的高危因素,但目前尚无心脏结构或功能异常,也无心衰的症状和(或)体征。

(2)前临床心衰阶段(pre-clinical heart failure):患者无心衰的症状和(或)体征,但已发展为结构性心脏病,如左心室肥厚、无症状瓣膜性心脏病、既往心肌梗死史等。

(3)临床心衰阶段(clinical heart failure):患者已有基础的结构性心脏病,既往或目前有心衰的症状和(或)体征。

(4)难治性终末期心衰阶段(refractory end-stage heart failure):患者虽经严格优化的内科治疗,但休息时仍有症状,常伴心源性恶病质,须反复长期住院。

3. 心力衰竭分级(NYHA分级)

(1)Ⅰ级:心脏病患者的日常活动量不受限制,一般活动不引起乏力、呼吸困难等心衰症状。

(2)Ⅱ级:心脏病患者的体力活动轻度受限,休息时无自觉症状,一般活动下可出现心衰症状。

(3)Ⅲ级:心脏病患者的体力活动明显受限,低于平时的一般活动即引起心衰症状。

(4)Ⅳ级:心脏病患者不能从事任何体力活动,休息状态下也存在心衰症状,活动后加重。

4. 临床表现　临床上左心衰竭较为常见,尤其是左心衰竭后继发右心衰竭而致的全心衰竭,由于严重广泛的心肌疾病同时波及左、右心而发生全心衰竭者在住院患者中更为多见。

(1)左心衰竭:以肺循环淤血及心排血量降低为主要表现。

1)症状

①不同程度的呼吸困难:a. 劳力性呼吸困难:是左心衰竭最早出现的症状;b. 端坐呼吸:肺淤血达到一定程度时,患者不能平卧,因平卧时回心血量增多且横膈上抬,呼吸更为困难;c. 夜间阵发性呼吸困难:患者入睡后突然因憋气而惊醒,被迫取坐位,重者可有哮鸣音,称为“心源性哮喘”。

②咳嗽、咳痰、咯血:咳嗽、咳痰是肺泡和支气管黏膜淤血所致,开始常于夜间发生,坐位或立体时咳嗽可减轻,白色浆液性泡沫状痰为其特点,偶可见痰中带血丝。急性左心衰竭发作时可出现粉红色泡沫样痰。

③乏力、疲倦、运动耐量减低、头晕、心慌等器官、组织灌注不足及代偿性心率加快所致的症状。

2)体征

①肺部湿啰音:由于肺毛细血管压增高,液体渗出到肺泡而出现湿啰音。

②心脏体征:除基础心脏病的固有体征外,一般均有心脏扩大(单纯舒张性心衰除外)及相对性二尖瓣关闭不全的反流性杂音、肺动脉瓣区第二心音亢进及舒张期奔马律。

(2)右心衰竭:以体循环淤血为主要表现。

1)症状

①消化道症状:胃肠道及肝淤血引起腹胀、食欲缺乏、恶心、呕吐等是右心衰竭最常见的症状。

②劳力性呼吸困难:继发于左心衰竭的右心衰竭呼吸困难业已存在。单纯性右心衰竭为分流性先天性心脏病或肺部疾患所致,也均有明显的呼吸困难。

2)体征

①水肿:体静脉压力升高使软组织出现水种,表现为始于身体低垂部位的对称性凹陷性水种。也可表现为胸腔积液,以双侧多见,单侧者以右侧多见,可能与右膈下肝淤血有关。因胸膜静脉部分回流到肺静脉,故胸腔积液更多见于全心衰竭。

②颈静脉征:颈静脉搏动增强、充盈、怒张是右心衰竭时的主要体征,肝颈静脉反流征阳性则更具特征性。

③肝脏肿大:肝淤血肿大常伴压痛,持续慢性右心衰竭可致心源性肝硬化。

④心脏体征:除基础心脏病的相应体征外,可因右心室显著扩大而出现三尖瓣关闭不全的反流性杂音。

(三)治疗原则

心力衰竭的一般治疗原则为:

1. 去除诱发因素　各种感染(尤其上呼吸道和肺部感染)、肺梗死、心律失常(尤其伴快速心室率的房颤)、电解质紊乱和酸碱失衡、贫血、肾功能损害、过量摄盐、过度静脉补液,以及应用损害心肌或心功能的药物等均可引起心衰恶化,应及时处理或纠正。

2. 监测体重　每日测定体重以早期发现液体潴留非常重要。如在3天内体重突然增加

2kg 以上,应考虑患者已有钠、水潴留(隐性水肿),需要利尿或加大利尿药的剂量。

3. 调整生活方式

(1)限钠:对控制心功能Ⅲ~Ⅳ级心衰患者的充血症状和体征有帮助。心衰急性发作伴有容量负荷过重的患者,要限制钠摄入 <2g/d。一般不主张严格限制钠摄入和将限钠扩大到轻度或稳定期心衰患者,因其对肾功能和神经体液机制具有不利作用,并可能与慢性代偿性心衰患者较差的预后相关。关于每日摄钠量及钠的摄入是否应随心衰严重程度等做适当变动,尚不确定。

(2)限水:严重低钠血症(血钠 <130mmol/L)患者的液体摄入量应 <2L/d,严重心衰患者的液量限制在 1.5~2L/d,有助于减轻症状和充血。轻、中度症状患者常规限制液体并无益处。

(3)营养和饮食:宜低脂饮食、戒烟,肥胖患者应减轻体重。严重心衰伴明显消瘦(心脏恶病质)者应给予营养支持。

(4)休息和适度运动:失代偿期需卧床休息,多做被动运动以预防深部静脉血栓形成。临床情况改善后在不引起症状的情况下应鼓励进行体力活动,以防止肌肉的“去适应状态”(废用性萎缩)。NYHA Ⅱ~Ⅲ级的患者可在专业人员指导下进行运动训练(Ⅰ类,B 级),能改善症状、提高生活质量。

4. 心理和精神治疗　压抑、焦虑和孤独在心衰恶化中发挥重要作用,也是心衰患者死亡的主要预后因素。综合性情感干预包括心理疏导可改善心功能状态,必要时酌情应用抗抑郁药物。

5. 氧气治疗　氧疗可用于急性心衰,对慢性心衰并无指征。无肺水肿的心衰患者给氧可导致血流动力学恶化,但对心衰伴夜间睡眠呼吸障碍者夜间给氧可减少低氧血症的发生。

(四)药物治疗方案

1. 利尿药　利尿药是慢性心力衰竭患者最常用的药物,通过抑制肾小管特定部位钠或氯的重吸收,消除心衰时的水钠潴留。在利尿药开始治疗后数天内就可降低颈静脉压,减轻肺淤血、腹水、外周水肿和体重,并改善心功能和运动耐量,但单一的利尿药治疗并不能维持长期的临床稳定。心衰干预试验均同时应用利尿药作为基础治疗。合理使用利尿药是其他治疗心衰药物取得成功的关键因素之一。如利尿药用量不足造成液体潴留,会降低对 ACEI 的反应,增加使用 β 受体阻断药的风险。另一方面,不恰当地大剂量使用利尿药则会导致血容量不足,发生低血压、肾功能不全和电解质紊乱的风险。所有这些均充分说明,恰当使用利尿药应看作是各种有效治疗心衰措施的基础。《2013 中国心力衰竭诊断和治疗指南》建议有液体潴留证据或曾有过液体潴留的所有心衰患者均应给予利尿药(Ⅰ类,C 级)。

(1)利尿药的分类和作用机制

1)髓袢利尿药:髓袢利尿药主要作用在髓袢升支粗段,与 Na^+-K^+-$2Cl^-$ 同向转运体结合,阻断其功能。由于抑制了 NaCl 的主动重吸收,结果管腔液 Na^+、Cl^- 浓度升高,而髓质间液 Na^+、Cl^- 浓度降低,使渗透压梯度差降低,肾小管浓缩功能下降,从而导致水、Na^+、Cl^- 排泄增多。Na^+-K^+-$2Cl^-$ 同向转运体抑制剂可以消除内皮细胞两侧的电位差,而此电位差是 Ca^{2+} 和 Mg^{2+} 重吸收的主要因素,因此减少 Ca^{2+} 和 Mg^{2+} 重吸收。另外抑制近端小管和远端小管对 Na^+、Cl^- 的重吸收,促进远端小管分泌 K^+。这类药物的利尿作用一般 30 分钟起效,1~2 小时达峰。属于这一类的药物有:①呋塞米(furosemide):利尿作用较强,口服吸收快,约半小时开始利尿,静脉注射后10分钟内开始利尿。因还能扩张容量血管,降低前负荷,降低左心室舒张末压,此作用先于利尿,故最宜用于急性左心衰竭伴肺水肿。由于利尿作用强,用量过大或久用后可致水、电解质紊乱而出现脱水、低血压、低血钠、低血钾、低血镁、低氯性碱中毒、血糖升高、听力下降(血浆药物浓度 >50μg/ml 时)、血高密度脂蛋白胆固醇(HDL-C)下降。药物用量的个体差异很大,常用量为每次20~40mg,每天1~2次,并可肌内或静脉注射,在心衰的治疗中当伴有肾功能受损时宜选用袢利尿药,呋塞米的剂量与效应呈线性关系,故剂量不受限制。②依他尼酸(利尿酸,ethacrynic acid):其作用机制和副作用与呋塞米相似,但对肾功能的损害大于呋塞米,肾小球滤过率 <10ml/min 时禁忌使用;长期使用还可致肝功能损害。故多只短时期用于治疗急性左心衰竭肺水肿。用其钠盐25mg,以5%葡萄糖溶液20ml稀释后缓慢静脉注射,每天1~2次。③布美他尼(丁苯氧酸,丁尿胺,bumetanide):其利尿作用比呋塞米强40~60倍,但失钾比呋塞米轻;副作用类似于呋塞米,并偶有恶心、呕吐、男性乳房发育症等。用量为每次0.5~1mg,每天1~3次。④托拉塞米(torasemide):50~100mg/d,即使再增加用量利尿效果也不会再增加。

2)噻嗪类利尿药:这类制剂可抑制氯化物的主动转运和钠的被动转运。大部分的口服制剂可在1~2小时内发挥作用,氯噻嗪和氢氯噻嗪的作用持续时间最短,通常是6~12小时。由于在肾小球功能受损的情况下内源性有机酸的分泌同噻嗪类利尿药在肾小管的分泌产生竞争,因此,大部分的噻嗪类利尿药均在肾功能中度损害(肌酐清除率 <30ml/min)时就失效。常用的药物有:①氢氯噻嗪:每次25mg,每天2~3次。②环戊氯噻嗪:0.25~0.5mg,每天2~3次。③氯噻酮:每次100mg,每日或隔日1次,与噻嗪类药物作用相似。④吲达帕胺:起始剂量为一次2.5mg,一日1次,早晨服用;如1周后疗效不满意,一日剂量可增至5mg,一日1次。

3)保钾利尿药:作用于远曲小管远端,排 Na^+、Cl^- 而潴 K^+,用这类利尿药不应补钾,最好与排钾利尿药同用。常用的药物有:①氨苯蝶啶(triamterene):主要作用于远曲小管和集合管,显效较快,作用可持续24小时。用量为每次50~100mg,每天3次。因可排出尿酸,适用于伴发痛风的心衰患者,但长期使用应注意发生尿路结石。②螺内酯(安体舒通,spironolactone):通过抗醛固酮作用保钾排钠利尿,久用可引起多毛、月经失调、勃起功能障碍、男性乳房发育症。用量为每次20~40mg,每天3次,服后2~3日方显效,停药后作用也可维持2~3天。③阿米洛利(氨氯吡咪,amiloride):为本类药中利尿作用最强者。用量为每次5~10mg,每天1~2次,口服后2~4小时开始利尿,作用可持续24小时。

(2)注意事项

1)从小剂量开始,逐渐增加剂量直至尿量增加、体重每日减轻0.5~1.0kg为宜。一旦症状缓解、病情控制,即以最小有效剂量长期维持,并根据液体潴留的情况随时调整剂量。每日体重的变化是最可靠的监测利尿药效果和调整利尿药剂量的指标。

2)首选髓袢利尿药如呋塞米或托拉塞米,特别适用于有明显的液体潴留或伴有肾功能受损的患者。呋塞米的剂量与效应呈线性关系,剂量不受限制,但临床上也不推荐用很大剂量。噻嗪类仅适用于有轻度液体潴留、伴有高血压而肾功能正常的心衰患者。新型利尿药托伐普坦是血管加压素 V_2 受体拮抗剂,具有仅排水不利钠的作用,伴顽固性水肿或低钠血症者疗效更显著。

3)常见不良反应为电解质丢失,如低钾血症、低镁血症、低钠血症。低钠血症时应注意区别缺钠性低钠血症和稀释性低钠血症,后者按利尿药抵抗处理。电解质丢失可能造成一些药物如地高辛的毒性增加。低电解质血症本身也具有很大危害。定期监测电解质浓度,合理使用利尿药如合并应用排钾和保钾药,或补充电解质制剂可以预防电解质丢失。利尿药的使用可激活内源性神经内分泌系统,特别是 RAAS 和交感神经系统,故应与 ACEI 或 ARB,以及 β 受体阻断药联用。此外,还可出现低血压和肾功能恶化,应区分是利尿药的不良反应,还是心衰恶化或低血容量的表现。

2. 血管紧张素转化酶抑制剂(ACEI)　血管紧张素转化酶抑制剂(ACEI)是被证实能降低心衰患者病死率的第一类药物,也是循证医学证据积累最多的药物,一直被公认是治疗心衰的基石和首选药物。《2013 中国心力衰竭诊断和治疗指南》建议所有 EF 值下降的心衰患者都必须且终身使用血管紧张素转化酶抑制剂,除非有禁忌证或不能耐受(Ⅰ类,A 级)。阶段 A 即心衰高发危险人群应该考虑用 ACEI 来预防心衰(Ⅱa 类,A 级)。

(1)作用机制:本类药物抑制血管紧张素Ⅰ(AngⅠ)转化为血管紧张素Ⅱ(AngⅡ),减少产生 AngⅡ,减轻其直接缩血管作用,降低前、后负荷;减少醛固酮生成,减轻钠潴留;通过抑制缓激肽酶减少缓激肽降解,增加前列环素水平,从而扩张外周小动静脉,减轻前后负荷,抑制心脏组织的 RAAS 可能防止心室重塑(remodelling),提高心室收缩效率;抑制交感神经系统,降低循环中儿茶酚胺水平,不致因扩张血管而引起反射性心动过速和继发性 NE 升高,从而有助于已下调的 β 受体密度转为上调而改善心室功能;有助于纠正心衰患者的低钾血症、低镁血症,降低室性心律失常的发生率。

(2)临床应用

1)应用方法:从小剂量开始,逐渐递增,直至达到目标剂量,一般每隔 1 ~ 2 周剂量倍增一次,滴定剂量及过程需个体化。调整到合适剂量应终身维持使用,避免突然撤药。应监测血压、血钾和肾功能,如果肌酐增高 >30%,应减量;如仍继续升高,应停用。

2)制剂的选择:临床上应用的有短效和长效等不同的制剂,从已有的研究来看,并无证据表明长效制剂比短效制剂具有更多的优势;相反,有可能增加不良反应的风险,但长效制剂常规每天使用一次有利于提高患者用药的依从性。临床常用制剂的特点见表 3-8。

表 3-8　不同 ACEI 的药学特点

药物	起始剂量	半衰期(小时)	持续时间(小时)	剂量上限(mg/d)	清除途径
卡托普利	12.5mg,3 次/日	3	8	150	肝和肾
依那普利	2.5mg,1 次/日	11	24	20	肾
培哚普利	2mg,1 次/日	9	24	4	肾
赖诺普利	2.5mg,1 次/日	12.6	24	35	肝和肾
贝那普利	2.5mg,1 次/日	10	24	20	肾
福辛普利	5mg,1 次/日	12	24	40	肝和肾
雷米普利	1.25mg,1 次/日	3 ~ 17	24	10	肝和肾

3)禁忌证:曾发生致命性不良反应如喉头水肿、无尿性肾衰竭者或孕妇应禁忌使用。有以下情况者须慎用:双侧肾动脉狭窄,血肌酐 >265.2μmol/L(3mg/dl),血钾 >5.5mmol/L,伴症状性低血压(收缩压 <90mmHg),左室流出道梗阻(如主动脉瓣狭窄、梗阻性肥厚型心

肌病)等。

4)不良反应:常见的有两类:①与血管紧张素Ⅱ(AngⅡ)抑制有关的不良反应,如低血压、肾功能恶化、高血钾;应用血管紧张素Ⅱ转化酶抑制剂治疗心力衰竭时,停药后可出现血压反跳,甚至发生高血压危象。也有报道,偶可引起心绞痛甚至心肌梗死。肾功能不全者宜采用小剂量给药或减少给药次数,缓慢递增。如须合用利尿药,建议使用呋塞米,不宜使用噻嗪类利尿药。如出现血尿素氮和肌酸酐升高,应减少本药的剂量,同时应停用利尿药。②与缓激肽积聚有关的不良反应,如咳嗽和血管性水肿。如果患者可以忍受咳嗽,可以继续用药,部分患者会缓解;也可以调整用药剂量以改善症状,更换其他ACEI不一定有效。当出现血管性水肿时应及时停药,因为即使调整用药剂量或转换药物如其他ACEI或ARB仍可能出现血管性水肿。

5)药物相互作用:①合用利尿药可增强降压作用,可能引起严重低血压;如与保钾利尿药(如螺内酯、氨苯蝶啶、阿米洛利)或含钾药、库存血合用可能引起血钾过高。②合用锂剂可引起血锂浓度升高,同时也可引起肾脏毒性,出现蛋白尿和血肌酸酐升高。③合用骨髓抑制药(如硫唑嘌呤)可引起严重贫血。④合用非甾体类解热镇痛药(尤其是吲哚美辛)由于抑制肾前列腺素合成,可引起水钠潴留,减弱本类药的降压效果。⑤卡托普利合用布比卡因可引起严重心动过缓和低血压,甚至意识丧失,可能与肾素-血管紧张素系统的抑制有关。卡托普利合用丙磺舒可抑制肾脏对其的排泄,提高卡托普利的血药浓度。

3. 血管紧张素Ⅱ受体阻断药(ARB) 《2013中国心力衰竭诊断和治疗指南》认为ARB的作用基本与ACEI相同,推荐用于不能耐受ACEI的患者(Ⅰ类,A级)。也可以应用于经利尿药、ACEI和β受体阻断药治疗后临床状况改善仍不满意,又不能耐受MRA的有症状心衰患者(Ⅱb类,A级)。

(1)血管紧张素Ⅱ受体阻断药的作用及机制:血管紧张素Ⅱ受体拮抗剂ARB可阻断AngⅡ与AT_1(血管紧张素Ⅱ的Ⅰ型受体)结合,从而阻断或改善因AT_1过度兴奋导致的诸多不良作用,如血管收缩、水钠潴留、组织增生、胶原沉积、促进细胞坏死和凋亡等,这些都是在心衰的发生、发展中起作用的因素。ARB还可能通过加强AngⅡ与AT_2(血管紧张素Ⅱ的Ⅱ型受体)结合来发挥有益的效应。

(2)血管紧张素Ⅱ受体阻断药的选用

1)应用方法:小剂量起用,逐步将剂量增至目标推荐剂量或可耐受的最大剂量。

2)制剂的选择:临床常用制剂的特点见表3-9。

表3-9 不同ARB的药学特点

药物	起始剂量	半衰期(小时)	持续时间(小时)	剂量上限(mg/d)	清除途径
氯沙坦	12.5mg,1次/日	7.5	24	50	肝和肾
坎地沙坦	4mg,1次/日	7	24	32	肝和肾
厄贝沙坦	150mg,1次/日	13	24	300	肝
缬沙坦	40mg,2次/日	9	24	320	肝和肾
奥美沙坦	20mg,1次/日	13	24	40	肝和肾

3）注意事项：与 ACEI 相似，如可能引起低血压、肾功能不全和高血钾等；在开始应用及改变剂量的 1～2 周内应监测血压（包括不同体位的血压）、肾功能和血钾。此类药与 ACEI 相比，最突出的优点是不良反应（如干咳）少，患者的依从性好，更适宜长期维持使用。极少数患者也会发生血管性水肿。

4）血管紧张素Ⅱ受体阻断药：①合用锂剂时本药可增加锂剂的毒性反应，出现蛋白尿和血肌酸酐升高，可能为增加锂剂在肾脏近曲小管的重吸收。②合用保钾利尿药（如螺内酯、氨苯蝶啶、阿米洛利）、补钾药或含钾盐代用品可使血钾升高。

4. β 受体阻断药　慢性心衰由于长期持续性交感神经系统的过度激活和刺激，心肌 β_1 受体发生下调和功能受损，用 β 受体阻断药治疗可恢复 β_1 受体的正常功能，并使之上调。《2013 中国心力衰竭诊断和治疗指南》认为对结构性心脏病，伴 LVEF 值下降的无症状心衰患者，无论有无 MI，均可应用 β 受体阻断药，有助于预防发生心衰。有症状或曾经有症状的 NYHA Ⅱ～Ⅲ级、LVEF 值下降、病情稳定的慢性心衰患者必须终身应用，除非有禁忌或不能耐受。NYHA Ⅳa 级的心衰患者在严密监护和专科医师的指导下也可应用。伴二度及二度以上房室传导阻滞的患者禁用。

（1）作用机制：最早的 β 受体阻断药如普萘洛尔缺乏对于 β 受体的作用选择性，对于心力衰竭的患者难以耐受，其后出现的 β 受体阻断药如美托洛尔、比索洛尔选择性地作用于 β_1 受体。卡维地洛为 α_1、β 肾上腺素受体阻断药，α_1 肾上腺素受体阻断可以扩张血管，降低外周血管阻力；同时阻断 β 受体，抑制肾素分泌，阻断肾素-血管紧张素-醛固酮系统，产生降压作用。

（2）临床选用

1）应用方法：β 受体阻断药治疗心衰要达到目标剂量或最大可耐受剂量。目标剂量是在既往临床试验中采用、达到并证实有效的剂量。起始剂量宜小，一般为目标剂量的 1/8，每隔 2～4 周可将剂量递增一次，滴定的剂量及过程需个体化。这样的用药方法是由 β 受体阻断药治疗心衰发挥独特的生物学效应所决定的。这种生物学效应往往需持续用药 2～3 个月才逐渐产生，而初始用药主要产生的药理作用是抑制心肌收缩力、诱发和加重心衰的，为避免这种不良影响，起始剂量须小，递加剂量须慢。静息心率是评估心脏 β 受体有效阻断的指标之一，通常心率降至 55～60 次/分即为达到了 β 受体阻断药应用的目标剂量或最大可耐受剂量。治疗过程中应避免突然撤药，以防引起病情显著恶化。

2）制剂的选择：推荐应用美托洛尔、比索洛尔、卡维地洛，这 3 种药物均有改善预后、使心衰患者获益的证据。LVEF 值下降的心衰患者一经诊断，在症状较轻或得到改善后即尽快使用 β 受体阻断药，除非症状反复或进展。绝大多数临床研究均采用美托洛尔缓释片（琥珀酸美托洛尔），比普通片（酒石酸美托洛尔）证据更充足，但治疗开始可用普通片过渡。

①美托洛尔口服给药：以酒石酸美托洛尔计，片剂、胶囊剂的起始剂量为一次 6.25mg，一日 2～3 次；根据临床情况每数日至 1 周增加 6.25～12.5mg，一日 2～3 次；可用至一次 50～100mg，一日 2 次；最大量不应超过一日 300～400mg。缓释片以琥珀酸美托洛尔计，心功能Ⅱ级的患者推荐起始剂量为一次 25mg，一日 1 次（2 周内）；2 周后可增至一次 50mg，一日 1 次；此后每 2 周剂量可加倍；长期治疗的目标用量为一次 200mg，一日 1 次；心功能Ⅲ～Ⅳ级的稳定型心力衰竭患者应根据病情个体化用药，推荐起始剂量为一次 12.5mg，一日 1 次；1～2 周后可增至一次 25mg，一日 1 次；如患者能耐受，每 2 周可将剂量加倍，最大量可至

一次 200mg,一日 1 次。

②卡维地洛口服给药:接受地高辛、利尿药、ACEI 治疗的患者必须先让这些药物稳定病情后再使用本药。推荐开始 2 周的剂量为一次 3.125mg,一日 2 次;如可耐受,可间隔至少 2 周后将剂量增加一次,为一次 6.25mg,一日 2 次;然后为一次 12.5mg,一日 2 次;再到一次 25mg,一日 2 次。剂量必须增加到患者能耐受的最高限度。体重 <85kg 者,最大推荐剂量为一次 25mg,一日 2 次;体重 >85kg 者,最大推荐剂量为一次 50mg,一日 2 次。一次剂量增加前,需评估患者有无心力衰竭加重或血管扩张的症状。一过性心力衰竭加重或水钠潴留须增加利尿药的剂量,有时需减少本药剂量或暂时停止本药治疗。本药停药超过 2 周时,再次用药应从一次 3.125mg,一日 2 次开始,然后以上述推荐方法增加剂量。血管扩张的症开始可通过降低利尿药剂量处理,若症状持续,需降低 ACEI(如使用)剂量,然后再根据需要降低本药剂量,在严重心力衰竭或血管扩张的症状稳定以前不能增加本药的剂量。

③比索洛尔口服给药:推荐开始 1 周的剂量为一次 3.125mg,一日 1 次;如可耐受,可间隔至少 1 周后将剂量增加一次,为一次 1.25mg;第 4 周开始一次 5mg,一日 1 次,维持 4 周;然后以一次 7.5mg,一日 1 次维持 4 周;最后一次 10mg,一日 1 次,长期维持用药。

3)不良反应:应用早期如出现某些不严重的不良反应一般不需停药,可延迟加量直至不良反应消失。起始治疗时如引起液体潴留,应加大利尿药的用量,直至恢复治疗前的体重再继续加量。

①低血压:一般出现于首剂或加量的 24~48 小时内,通常无症状,可自动消失。首先考虑停用可影响血压的药物如血管扩张剂、减少利尿药的剂量,也可考虑暂时将 ACEI 减量。如低血压伴有低灌注的症状,则应将 β 受体阻断药减量或停用,并重新评定患者的临床情况。

②液体潴留和心衰恶化:用药期间如心衰有轻或中度加重,应加大利尿药的用量。如病情恶化,且与 β 受体阻断药应用或加量相关,宜暂时减量或退回至前一个剂量;如病情恶化与 β 受体阻断药应用无关,则无须停用,应积极控制使心衰加重的诱因,并加强各种治疗措施。

③心动过缓和房室传导阻滞:如心率低于 55 次/分,或伴有眩晕等症状,或出现二、三度房室传导阻滞,应减量甚至停药。

β 肾上腺素受体阻断药突然停用可出现心绞痛恶化甚至心肌梗死。故计划停药时应在 1~2 周内逐渐减量,并严密监测,尤其是缺血性心脏病患者。如停药后出现显著心绞痛恶化或急性冠状动脉功能不全,应立即重新用药,并采取其他适当措施治疗不稳定型心绞痛。

4)药物相互作用:①美托洛尔:西咪替丁、苯海拉明、帕罗西汀、羟氯喹、氟西汀、环丙沙星、利托那韦、普罗帕酮增加本药的浓度,可导致心动过缓和(或)低血压。合用巴比妥类药物、利福平、利福喷丁可降低本药的浓度,疗效减弱。本药可升高利多卡因、地高辛的血药浓度。②卡维地洛:合用肝药酶抑制药(如西咪替丁)可导致本药的血药浓度增高。合用肝药酶诱导药(如利福平、利福布汀)可诱导本药的代谢而减弱本药的作用。本药可升高利多卡因、地高辛的血药浓度。

5. 醛固酮受体拮抗剂 临床研究 RALES 和 EPHESUS 初步证实,醛固酮受体拮抗剂螺内酯和依普利酮可使 NYHA Ⅲ~Ⅳ级心衰患者和梗死后心衰患者显著获益。新近颁布的 EMPHASIS-HF 试验结果不仅进一步证实依普利酮改善心衰预后的良好效果,而且还清楚地表明 NYHA Ⅱ级患者也同样可以获益。此类药还可能与β受体阻断药一样，具有降低心衰患者心源性猝死率的有益作用。《2013 中国心力衰竭诊断和治疗指南》认为醛固酮受体拮抗剂适用于 LVEF≤35%、NYHA Ⅱ～Ⅳ级的患者。所有已使用了 ACEI（或 ARB）和β受体阻断药治疗，仍持续有症状的患者，均可加用醛固酮受体拮抗剂（MRA）（Ⅰ类，A 级）。AMI 后、LVEF≤40%、有心衰症状或既往有糖尿病史者也推荐使用 MRA（Ⅰ类，B 级）。

（1）作用机制：醛固酮对心肌重构，特别是对心肌细胞外基质促进纤维增生的不良影响是独立和叠加于 AngⅡ作用的。衰竭心脏心室的醛固酮生成及活化增加，且与心衰严重程度成正比。长期应用 ACEI 或 ARB，起初醛固酮降低，随后即出现"逃逸现象"。因此，加用 MRA 可抑制醛固酮的有害作用，对心衰患者有益。

（2）临床选用

1）应用方法：从小剂量起始，逐渐加量，尤其螺内酯不推荐应用很大剂量。

2）制剂的选择：①螺内酯（安体舒通，spironolactone）：通过抗醛固酮作用保钾排钠利尿。用量为 20～40mg，每天 3 次，服后 2～3 日方显效，停药后作用也可维持 2～3 天。②依普利酮：初始剂量为 50mg，每天 1 次，在用药 4 周内出现明显的将压作用。如果将压作用不明显，可以提高到 50mg，每天 2 次。

3）注意事项：血钾＞5.0mmol/L、肾功能受损者［肌酐＞221μmol/L 或＞2.5mg/dl；或 eGFR＜30ml/（min·1.73m^2）］不宜应用。使用后定期监测血钾和肾功能，如血钾＞5.5mmol/L，应减量或停用。避免使用非甾体抗炎药物和环氧化酶-2 抑制剂，尤其是老年人。螺内酯可引起男性乳房增生症，为可逆性，停药后消失。依普利酮的副作用少见。

6. 洋地黄制剂　早期的一些临床试验（PROVED、RADI 和 ANCE 试验）结果显示，轻、中度心衰患者均能从地高辛治疗中获益，停用地高辛可导致血流动力学和临床症状的恶化。但地高辛对总病死率的影响为中性。心衰伴快速心室率房颤患者，地高辛可减慢心室率。《2013 中国心力衰竭诊断和治疗指南》推荐地高辛用于慢性 HF-REF 已应用利尿药、ACEI（或 ARB）、β受体阻断药和 MRA，LVEF≤45%，仍持续有症状的患者，伴有快速心室率的房颤患者尤为适合（Ⅱa 类，B 级）。已应用地高辛者不宜轻易停用。心功能抗 NYHA Ⅰ级患者不宜应用地高辛。

（1）作用机制：洋地黄制剂通过抑制衰竭心肌细胞膜的 Na^+，K^+-ATP 酶，使细胞内 Na^+ 水平升高，促进 Na^+-Ca^{2+} 交换，提高细胞内 Ca^{2+} 水平，从而发挥正性肌力作用，但这一作用不强。目前认为其有益作用可能是通过降低神经内分泌系统的活性，即属于神经内分泌抑制剂的范畴，从而发挥治疗心衰的作用。已经证实小剂量的地高辛（0.25mg/d，血清药浓度＜1.0ng/ml）就可以抑制交感神经冲动，降低血浆 NE 水平，降低血浆肾素活性，并通过改善心、肺以及动脉压力感受器功能而改善心率变异性（HRV），使心脏不致昼夜持续在交感神经亢奋的状态下工作。这些药理学的特点有助于对心力衰竭的治疗。

（2）临床选用

1）应用方法：口服剂以地高辛较常用，口服吸收率为 60%～85%。因其起作用较快，服后 1～2 小时显效，于 4～12 小时达最大效果，较易为患者掌握。静脉注射剂以毛花苷丙（西地兰）为首选，以 0.4mg 用 25%～50% 葡萄糖溶液稀释后缓慢静脉注射，于用后 20～45 分钟即可显效，于用药后 60～80 分钟效力最大。对于紧急情况，如心房颤动伴心室率较快时，或阵发性室上性心动过速又无器质性心脏病的患者都可以采用。洋地黄制剂用量的多少应严格按个体化原则,不能机械地按体重计算给药量,这种方法过去称为“充量”或“洋地黄化量”,易致洋地黄中毒。显效所需的药量及维持疗效所需的用量在不同患者中有较大差异。唯一的要点是小心谨慎,仔细询问近1周内用过地高辛或近2周内用过洋地黄毒苷史,原则上从小量开始,每次投药前详细了解,如已达到疗效如脉率由快减慢、患者自觉症状改善、尿量增多、肝大及浮肿减轻、颈静脉怒张减轻、肺啰音减少等则用量应酌减,但慢性肺源性心脏病患者因低氧血症心率偏快,则不能依赖心率减慢作为判断疗效指标。如已有早期中毒症状如恶心、呕吐、黄视,则应停用洋地黄并严密观察。

地高辛和毛花苷丙均主要以原形从肾排出,使用前如可能应测定肾功能,根据肾功能调整地高辛的剂量。推荐进行地高辛的血药浓度监测,按照测定结果调整地高辛的剂量。

2)制剂的选择:①短效制剂:静脉注射剂为毛花苷丙(西地兰,cedilanid),10~30分钟显效,1~2小时作用达峰,作用持续3~6小时;毒毛花苷K,如心力衰竭较急,近1~2周内未用过洋地黄制剂,患者为冠心病并且心率不快时,宜用毒毛花苷K(strophanthin K),首剂0.125~0.25mg以25%~50%葡萄糖溶液20~40ml稀释,用5分钟以上的时间静脉注射,必要时1~2小时后可再给0.125mg.一日量不超过0.5mg,作用5~10分钟显效,0.5~2小时达峰,持续3小时。②中效制剂:为地高辛(digoxin)口服制剂,1~2小时显效,4~6小时达峰,持续36天。采用维持量疗法0.125~0.25mg/d,老年或肾功能受损者剂量减半。控制房颤的快速心室率剂量可增加至0.375~0.50mg/d。应严格监测地高辛中毒等不良反应及药物浓度。

3)注意事项:地高辛早期不良反应症状为消化道症状,如出现,不论是中毒抑或心力衰竭本身引起,均宜及时停药,改采用其他药物,绝不可在怀疑中毒的情况下再给以小剂量做试探性观察。黄视或绿视亦不少见并具特征性。心电图上出现ST-T呈下垂鱼钩形改变只表明已服用过地高辛,不代表中毒,地高辛对心脏的毒性以室性期前收缩多见,且形成二联律,在低钾血症的患者中尤易出现。如果患者服用地高辛后出现室上性心动过速伴房室传导阻滞,应首先考虑为地高辛中毒。服用地高辛的心房颤动患者如心室率突然变为规则也应首先考虑为地高辛中毒。监测地高辛的血药浓度有助于判断是否存在地高辛中毒,对洋地黄中毒的处理应立即停用洋地黄及排钾性利尿药。如无严重心律失常,可继续观察;如有偶发室性期前收缩可给服用10%氯化钾溶液10~15ml,每天3次,至心律整齐后停服。

4)药物相互作用:奎尼丁可以降低地高辛的肾脏、非肾脏清除率,减少地高辛的分布容积,提高地高辛的浓度。红霉素、伊曲康唑、地西泮、阿普唑仑等可以提高地高辛的浓度。苯妥英、阿卡波糖、圣约翰草等可以降低地高辛的浓度。

7. 伊伐布雷定 伊伐布雷定是迄今唯一的一种单纯降低心率药物,并未发现其对心血管系统和心脏功能具有其他影响。《2013中国心力衰竭诊断和治疗指南》推荐伊伐布雷定用于窦性心律的HF-REF患者。在使用了ACEI(或ARB)、β受体阻断药、MRA,且已达到推荐剂量或最大耐受剂量,心率仍然≥70次/分,并持续有症状(NYHA Ⅱ~Ⅳ级)时,可加用伊伐布雷定(Ⅱa类,B级)。不能耐受β受体阻断药、心率≥70次/分的有症状患者也可代之使用伊伐布雷定(Ⅱb类,C级)。

(1)作用机制:伊伐布雷定是心脏窦房结起搏电流(If)的一种选择性特异性抑制剂,以剂量依赖性的方式抑制If电流,降低窦房结发放冲动的频率,从而减慢心率。由于心率减缓,舒张期延长,冠状动脉血流量增加,可产生抗心绞痛和改善心肌缺血的作用。

(2)临床应用

1)应用方法:起始剂量为2.5mg,2次/日;根据心率调整用量,最大剂量为7.5mg,2次/日。患者的静息心率宜控制在60次/分左右,不宜低于55次/分。

2)不良反应:心动过缓、光幻症、视力模糊、心悸、胃肠道反应等均少见。

8. 神经内分泌抑制剂的联合应用

(1)ACEI和β受体阻断药的联用:两药合用称之为"黄金搭档",可产生相加或协同的有益效应,使死亡危险性进一步下降。一般均主张先应用ACEI,CIBIS Ⅲ研究提示,先用β受体阻断药组较之先用ACEI组,临床结局并无差异,还可降低早期心脏性猝死的发生率。因此,两药孰先孰后并不重要,关键是尽早合用,才能发挥最大的益处。在开始β受体阻断药治疗前,不应使用较大剂量的ACEI。在一种药低剂量的基础上加用另一种药,比单纯加量获益更多。两药合用后可交替和逐步递增剂量,分别达到各自的目标剂量或最大耐受剂量。为避免低血压,β受体阻断药与ACEI可在一天中的不同时间段服用。

(2)ACEI与MRA联用:临床研究证实,两者联合可进一步降低慢性心衰患者的病死率(Ⅰ类,A级),又较为安全,但要严密监测血钾水平,通常与排钾利尿药合用以避免发生高钾血症。在上述ACEI和β受体阻断药黄金搭档的基础上加用MRA,这种三药合用可称之为"金三角",应成为慢性HF-REF的基本治疗方案。但要严密监测血钾,通常需要与排钾利尿药联合使用更安全。

(3)ACEI与ARB联用:现有临床试验的结论并不一致,两者能否合用治疗心衰目前仍有争论。两者联合使用的不良反应如低血压、高钾血症、血肌酐水平升高,甚至肾功能损害的发生率增高(ONTARGET试验),故应慎用。AMI后并发心衰的患者亦不宜合用。随着新近的临床试验结果颁布,MRA的应用获得积极推荐,在ACE和β受体阻断药黄金搭档之后成为优先考虑加用,故一般情况下ARB已不再考虑加用,尤其禁忌将ACEI、ARB和MRA三者合用。

(4)ARB与β受体阻断药或MRA联用:不能耐受ACEI的患者,ARB可代替应用。此时,ARB和β受体阻断药的合用,以及在此基础上再加用MRA,其疗效分别与黄金搭档和金三角相仿。

(五)药物治疗管理

1. 疗效评价

(1)治疗效果的评估

1)NYHA心功能分级:可用来评价心衰治疗后症状的变化。

2)6分钟步行试验:可作为评估运动耐力和劳力性症状的客观指标,或评价药物的治疗效果。

3)超声心动图:LVEF和各心腔大小的改变可为评价治疗效果提供客观指标。

4)BNP/NT-proBNP测定:动态测定能否用来指导心衰治疗尚有争论,临床研究的结果也不一致。中等质量的证据显示BNP指导治疗可以降低<75岁的患者的病死率,降低中期(9~15个月)心衰住院风险(Ⅱa类,B级),故可以作为评价治疗效果的一种辅助方法。虽然利钠肽在治疗过程中下降则病死率和住院率风险均下降,但需注意某些晚期心衰患者利钠肽水平可能是正常的,或因为肥胖及HF-PEF存在假性正常的利钠肽水平。联合多项生

物指标检测的策略可能在将来对于指导心衰治疗有益。

5)生活质量评估：心衰患者的治疗目标之一为改善生活质量(QOL)。QOL评分对住院或非住院心衰患者的生存率有预测价值。QOL量表分为普适性量表和疾病特异性量表，最常用的普适性量表为36条简明健康问卷(SF-36)。疾病特异性量表中较常用的有明尼苏达心衰生活质量量表(MLHFQ)和堪萨斯城心肌病患者生活质量量表(KCCQ)。哪种类型的量表更适用于慢性心衰患者尚无定论。有研究显示，SF-36联合MLHFQ可预测心衰患者的短期及长期病死率。

(2)疾病进展的评估：综合评价疾病进展包括以下方面。

1)症状恶化(NYHA分级加重)。

2)因心衰加重需要增加药物剂量或增加新的药物。

3)因心衰或其他原因需住院治疗。

4)死亡。病死率尤其全因病死率是评估预后的主要指标，大型临床试验设计均以存活率来评价治疗效果，已对临床实践产生重要影响。住院事件在临床和经济效益方面最有意义，故晚近的临床研究中均已将住院率列为评估疾病进展及预后的又一个主要指标。

(3)预后的评定：多变量分析表明，以下临床参数有助于判断心衰的预后和存活：LVEF下降、NYHA分级恶化、低钠血症及其程度、运动峰耗氧量减少、血细胞比容降低、心电图12导联QRS增宽、慢性低血压、静息心动过速、肾功能不全(血肌酐升高、eGFR降低)、不能耐受常规治疗，以及难治性容量超负荷。此外，心衰住院期间BNP/NT-proBNP水平显著升高或居高不降，或降幅<30%，均预示再住院和死亡风险增加。其他标志物如可溶性ST2和半乳糖凝集素-3对评定利钠肽的预后作用有一定的补充价值。

2. 用药教育及生活方式教育

(1)应对患者进行基本的依从性评估，教育患者及其亲属严格遵从医嘱，用各种可能的方式解释遵从医嘱的重要性。使患者了解心力衰竭疾病的发展过程，明白自行改变用药行为对疾病转归的不良影响。同时也要减轻患者对药物可能的毒副作用的恐惧心理，更多了解各种药物的品名、作用、剂量、给药频次、注意事项和可能的不良反应，正确执行药物治疗医嘱。

(2)在出院前尽可能掌握患者的基本参数如血压、体重及心率等，掌握液体出入量的计算方法。帮助患者提高用药的自我监控能力。例如在服用利尿药前后应测量体重，并根据体重和出入量的变化判断利尿效果；在服用洋地黄的患者，应注意用药的时间及有无发生视觉的改变等。

三、冠状动脉粥样硬化性心脏病

冠状动脉粥样硬化性心脏病(coronary atherosclerotic heart disease)简称冠心病(coronary heart disease，CHD)，也称为缺血性心脏病(ischemic heart disease)，指冠状动脉发生粥样硬化引起管腔狭窄或闭塞，导致心肌缺血缺氧或坏死而引起的心脏病。近年来根据发病特点和治疗原则不同分为两大类：①慢性心肌缺血综合征(chronic ischemic syndrome，CIS)，包括慢性稳定型心绞痛、缺血性心肌病(表现为心力衰竭)、隐匿性冠心病、陈旧性心肌梗死以及成功接受冠状动脉介入及冠状动脉手术后；②急性冠状动脉综合征(acute coronary syndrome，ACS)，包括不稳定型心绞痛(unstable angina，UA)、非ST段抬高型心肌梗死(non-ST-segment elevation myocardial infarction, NSTEMI）和 ST 段抬高型心肌梗死（ST-segment elevation myocardial infarction, STEMI）。

（一）病因和发病机制

本病没有明确的病因，流行病学发现是多种心血管危险因素共同作用的结果。目前公认的心血管危险因素包括年龄、性别、种族、家族史、高胆固醇、吸烟、糖尿病、高血压、腹型肥胖、缺乏运动、饮食缺少蔬菜和水果、精神紧张、大量饮酒。动脉粥样硬化是一个漫长的过程，均与内皮损伤后的炎症反应有关，氧化低密度脂蛋白是罪魁祸首。在症状出现前的早期病理阶段有效控制危险因素，将延缓或阻止无症状动脉粥样硬化发展成临床心血管疾病，即心血管疾病的一级预防。除年龄、性别、家族史和种族不可改变外，其他 9 种心血管危险因素是可以改变的，因此也是可以预防的。血小板的激活是动脉粥样硬化性心血管事件的最终共同环节，因此抗血小板治疗也是一级预防的重要内容。

心肌能量的产生需要大量氧供，平时对血液中氧的摄取已接近最大量，氧需再增加时通过冠状动脉扩张增加血流量来提供。心肌耗氧量由心率、心肌收缩力和心室壁压力所决定，常用“心率×收缩压”作为心肌耗氧指标。心肌供氧量取决于冠状动脉血流量和血液的携氧能力。当冠状动脉的供氧与心肌的需氧发生矛盾，冠状动脉血流量不能满足心肌代谢的需要时，便导致心肌缺血缺氧。

冠状动脉供血不足引起心肌缺血有三种主要机制：①冠状动脉粥样硬化存在固定狭窄：冠状动脉循环有很大的储备力量。当大的心外膜冠状动脉管径狭窄超过 50% 时，对血流量产生阻力，造成冠状动脉循环的最大储备量下降。由于缺血可激活自动调节机制，造成小冠状动脉扩张，使总的冠状动脉阻力趋于正常，静息时心肌供血仍可保持正常。但在劳力、激动、饱食、受寒等情况下心脏负荷加重，心肌氧耗量增加超过小冠状动脉的扩张储备能力时，则发生心肌供血不足引起疼痛。这种由心肌需氧量的增加最终超过固定狭窄的冠状动脉最大代偿供血能力所引起的心肌缺血是慢性稳定型心绞痛的最常见的机制。②冠状动脉粥样硬化伴血栓形成：冠状动脉粥样硬化病变是富含脂质的易损斑块破裂、继发血小板聚集、血栓形成导致冠状动脉内腔急剧减少而引起心肌缺血和（或）心肌坏死，这是引起 ACS 的主要原因。管腔迅速发生持久而完全的闭塞时，如该动脉与其他冠状动脉间侧支循环未充分建立，即可导致该动脉所供应的心肌严重持久缺血，20～30 分钟以上可致心肌坏死即心肌梗死。③冠状动脉痉挛：造成冠状动脉动力性狭窄，如变异型心绞痛。

冠状动脉有左、右两支，左冠状动脉起始于左主干，向下分为前降支和回旋支。前降支的供血范围为左心室前壁中下部、心室间隔的前 2/3、二尖瓣前外乳头肌、左心房；回旋支的供血范围为左心房、左心室前壁上部、左心室外侧壁、心脏膈面左半部或全部、二尖瓣后内乳头肌；右冠状动脉的供血范围为右心室、心室间隔的后 1/3、心脏膈面的右侧或全部。

（二）临床表现及诊断

心绞痛是冠状动脉供血不足，心肌急剧的、暂时的缺血缺氧所引得的临床综合征。慢性稳定型心绞痛是指数周至数月内心绞痛发作的诱因、疼痛性质、发作频率、发作强度、持续时间及缓解因素无明显变化。UA 指介于慢性稳定型心绞痛和急性心肌梗死之间的临床状态，包括了除慢性稳定型心绞痛以外的初发型、恶化型劳力性心绞痛和自发型心绞痛（卧位型心绞痛、变异型心绞痛、中间综合征、梗死后心绞痛）。心肌梗死是在冠状动脉病变的基础上发生冠状动脉血供急剧减少或中断，使相应的心肌严重而持久地急性缺血所致的部分心肌急性坏死。

1. 症状

(1)疼痛:以发作性胸痛为主要临床表现,特点如下。

1)性质:压榨性、闷胀性、紧缩性或窒息性疼痛,也可有烧灼感,但不像针刺或刀割样锐痛,偶伴濒死的恐惧感觉,往往迫使患者立即停止活动,重者可出汗。不典型者疼痛可很轻或仅有胸闷不适感。

2)部位:位于胸骨体之后,可波及心前区,也可发生在上腹至咽部之间的任何水平,但极少在咽部以上。常放射至左肩、左臂内侧达无名指和小指,也可放射至颈、下颌、左肩胛或右前胸。疼痛或不适有手掌或拳头大小范围,界限不清楚。

3)持续时间:疼痛出现后常逐步加重,达到一定程度后持续一段时间,然后逐渐消失,一般持续数分钟至十几分钟,多为3~5分钟,很少超过半小时。

4)诱因:常在体力劳动、情绪激动时发生,受寒、贫血、饱餐后步行、用力大便、心动过速或休克亦可诱发。多发生于劳力或激动的当时,而非劳累之后。晨间痛阈低,轻微劳力如刷牙、剃须、步行即可诱发,上午及下午痛阈提高,则较重的劳力亦可不诱发。典型的心绞痛常在相似的诱因下重复发生。

5)缓解方式:很少为体位改变或深呼吸所影响,一般休息或舌下含用硝酸甘油等硝酸酯类药物能在几分钟内缓解。

(2)心肌梗死:可伴有心律失常、心力衰竭、低血压和休克。

2. 辅助检查 陈旧性心肌梗死的患者静息心电图会有非特异ST段和T波异常以及其他相应的改变。心绞痛发作时心电图可见以R波为主的导联中,ST段水平型或下斜型压低≥0.1mV,有时出现T波平坦或倒置(变异型心绞痛则有关导联ST段抬高),发作缓解后逐渐恢复。如果心电图持续变化12小时以上,提示NSTEMI的可能。如果心电图有典型的动态演变过程,出现ST段弓背向上型抬高、宽而深的Q波(病理性Q波),则提示发生STEMI。心电图无改变的患者可考虑做动态心电图和心脏负荷试验。动态心电图还可发现无症状心肌缺血(隐匿型冠心病)。心肌梗死急性期、有缺血事件、心力衰竭、严重心律失常禁做运动负荷试验。诊断有困难者可做放射性核素检查、多层螺旋CT冠状动脉成像(CTA)或行选择性冠状动脉造影。冠状动脉CTA有较高的阴性预测价值,未见狭窄病变,一般可不进行有创检查,但其对狭窄程度的判断仍有一定限度。冠状动脉造影目前仍然是诊断冠心病较准确的方法。有陈旧性心肌梗死者或严重心肌缺血者超声心动图可探测到坏死区或缺血区心室壁的运动异常,超声心动图还有助于诊断室壁瘤和乳头肌功能失调,监测心包积液及室间隔穿孔等并发症,发现其他需与冠状动脉狭窄导致的心绞痛相鉴别的疾病如梗阻性肥厚型心肌病、主动脉瓣狭窄等。

血压、血糖、血脂检查了解心血管危险因素。肌钙蛋白(cTn)I或T、肌红蛋白、肌酸激酶同工酶(CK-MB)等血清心肌损伤标志物检查以判断是否存在心肌梗死。肌红蛋白在心肌梗死后出现最早,但特异性不强。cTn是诊断心肌梗死最特异的标志物,在起病3~4小时后升高,cTnI于11~24小时达高峰,7~10天降至正常;cTnT于24~48小时达高峰,10~14天降至正常。CK-MB诊断透壁心肌梗死的敏感性较高,但cTn阴性者需考虑由于骨骼肌损伤所导致的CK-MB升高。

3. 诊断与鉴别诊断 结合心血管危险因素、临床表现和辅助检查作出诊断(表3-10),

其中最肯定的客观诊断依据是发现心肌有缺血表现，同时患者有冠状动脉粥样硬化性阻塞性病变。需要指出的是，慢性稳定型心绞痛、UA/NSTEMI、STEMI 三者之间的发病基础有所区别，所以治疗原则有所不同，需要相互间鉴别诊断。

表 3-10　冠心病的诊断标准

冠心病的类型	发病基础	临床表现	诊断
慢性稳定型心绞痛	稳定斑块导致冠状动脉直径狭窄 50% ~70% 以上(临床有意义的固定狭窄)，引起供血减少	胸痛或等同症状发作的性质、次数、持续时间及诱发胸痛发作的劳力程度、含服硝酸甘油的起效时间等在 1 ~3 个月内无明显变化	临床表现 + 心肌缺血的客观证据(心电图、心脏超声、放射性核素检查、冠状动脉 CT 及冠状动脉造影等)
非 ST 抬高的 ACS (UA、NSTEMI)	易损斑块破裂，导致不完全闭塞性血栓形成	胸痛或等同症状发作的性质、次数、持续时间及诱发胸痛发作的劳力程度、含服硝酸甘油的起效时间等在 1 个月内有明显变化	临床表现 + 心肌缺血的客观证据(心电图、心脏超声、反射性核素检查、冠状动脉 CT 及冠状动脉造影等)，且无 ST 段抬高。如 cTn 正常为 UA，cTn 水平升高为 NSTEMI
STEMI	易损斑块破裂，导致完全闭塞性血栓形成	胸痛或等同症状的持续时间超过 30 分钟，含服硝酸甘油不缓解	胸痛或等同症状的持续时间超过 30 分钟；至少两个相邻的导联 ST 段抬高；心肌损伤标志物水平升高(cTn 与 CK-MB)

临床部分缺血事件无典型的心绞痛症状，即无症状性心肌缺血(silent myocardial ischemia，SMI)，亦称隐匿性心肌缺血，患者存在明确的缺血客观依据而无相应的临床症状，尤以老年、糖尿病、女性和心力衰竭时多见。研究证明，频繁发作的一过性缺血(大部分为隐匿性)是 ACS 近期和远期不良预后的一个独立预测因素。因而，在临床实践中，应重点考虑患者是否存在缺血的客观依据而非临床症状，只要存在明确的缺血客观依据，无论是否存在临床症状以及是否已经实施了血管重建术，都应接受药物治疗。

心绞痛需和肋间神经痛、肋软骨炎、反流性食管炎、膈疝、消化性溃疡、颈椎病等相鉴别。肋间神经痛常累及 1 ~2 个肋间，为刺痛或灼痛，多为持续性而非发作性，咳嗽、用力呼吸和身体转动可使疼痛加剧，沿神经行径处有压痛，手臂上举活动时局部有牵拉疼痛。肋软骨炎在肋软骨处有压痛。

此外，其他疾病也可引起心绞痛，包括肥厚型心肌病、严重的主动脉瓣狭窄或关闭不全、风湿性冠状动脉炎、梅毒性主动脉炎引起冠状动脉口狭窄或闭塞等，可根据其他临床表现进行鉴别。X 综合征以反复发作劳力性心绞痛为主要表现，多见于女性，发作时心电图或负荷试验常提示心肌缺血，但冠状动脉造影无有意义的狭窄且无痉挛证据，预后良好。心肌桥是指本应行走于心外膜下结缔组织中的一段冠状动脉却行走于心肌内，这段冠状动脉在每一个心动周期的收缩期中被挤压，而产生远端心肌缺血，临床上可有类似于心绞痛的表现，冠状动脉造影可鉴别。心脏神经症患者也常诉胸痛，但为几秒钟的刺痛或几小时的隐痛，胸痛部位经常变动，多于疲劳之后出现，做轻度的体力活动反觉舒适，有时可耐受较重的体力活动而不发生。患者常喜欢不时地吸一大口气或做叹息性呼吸，含用硝酸甘油无效或在10多分钟后才见效，常伴有心悸、疲乏、头昏、失眠及其他神经症的症状。STEMI疼痛剧烈持久需与主动脉夹层、急性肺动脉栓塞、急性心包炎相鉴别。

（三）治疗原则

1. 慢性稳定型心绞痛的治疗原则　①抗心肌缺血治疗，改善冠状动脉血供、降低心肌耗氧以改善临床症状，减轻心绞痛症状发作，提高生活质量；②稳定斑块，防止进展、转变成不稳定斑块（易损斑块）或破裂，防止急性冠状动脉事件的发生。在选择治疗药物时，应首先考虑预防急性冠状动脉事件的发生。

2. UA和NSTEMI的治疗原则　即刻缓解缺血，预防严重不良事件发生（心肌梗死、再梗死或死亡）。具体为：①进行危险分层，决定是否进行有创治疗；②抗栓不溶栓；③他汀类药物早期干预；④抗心肌缺血治疗；⑤危险因素干预及二级预防。

3. STEMI的治疗原则　①尽早、充分、持续开通梗死的相关血管以挽救濒死的心肌，防止梗死扩大；②及时处理严重心律失常、泵衰竭和各种并发症，防止猝死。

（四）药物治疗方案

1. 慢性稳定型心绞痛

（1）抗心肌缺血治疗：预防和控制缺血发作是各类冠心病治疗的重要目标，主要措施为药物治疗，也可血管重建。药物治疗的主要机制为减少心脏做功进而减少需血，纠正供血和需血之间的失衡。主要药物为β受体阻断药、硝酸酯类、钙通道阻滞药（CCB）、尼可地尔、依伐布雷定以及曲美他嗪（20～60mg，每日3次）。曲美他嗪是心肌代谢治疗药物，可促进心肌细胞对葡萄糖的利用，减少对脂肪酸的利用，提高对氧的利用效率。抗心肌缺血药物治疗的选用原则为如无禁忌证，首选β受体阻断药，如控制不佳加用或换用其他不同作用机制的药物。此类药物应与预防急性冠状动脉事件发生的药物联合使用，其中β受体阻断药同时兼有两个方面的作用。

1）β受体阻断药：β受体阻断药具有抗高血压作用、抗心肌缺血作用、抗心律失常作用，抑制肾素释放，发挥一定的肾素-血管紧张素-醛固酮系统（RAAS）阻断作用，能改善心脏功能，增加左室射血分数（LVEF），可对抗儿茶酚胺类肾上腺素能递质作用，尤其是β_1受体介导的心脏作用，从而发挥心血管保护效应。β受体阻断药有益于各种类型的冠心病患者：①通过降低心肌收缩力、心率和血压，使心肌氧耗量减少；延长心脏舒张期而增加冠状动脉及其侧支的血供和灌注，从而减少和缓解日常活动或运动状态的心肌缺血发作，提高生活质量。②可缩小梗死范围，减少致命性心律失常，降低包括心脏性猝死在内的急性期病死率和各种心血管事件的发生率。③长期应用可改善患者的远期预后，提高生存率，即冠心病的二级预防。

能同时竞争性阻断β_1和β_2受体的称为非选择性β受体阻断药（如普萘洛尔），对β_1受体有更强亲和力的称为β_1受体选择性阻断药（如阿替洛尔、比索洛尔、美托洛尔、艾司洛尔等）。具有微弱的内在拟交感活性的有吲哚洛尔、醋丁洛尔、拉贝洛尔等。能阻断α_1受体，具有外周扩血管活性的β受体阻断药为卡维地洛、阿罗洛尔、拉贝洛尔。由于不同的β受体阻断药对于不同亚型的β受体的亲和力不同,对同一受体产生的内在拟交感活性不同,对α受体的阻断能力不同,故不同的β受体阻断药对心血管疾病的治疗效应有所区别,不具有类效应。具有内在拟交感活性的β受体阻断药的心脏保护作用较差,推荐使用无内在拟交感活性的β受体阻断药。

《中国2007年慢性稳定型心绞痛治疗指南》指出,只要无禁忌证,β受体阻断药应作为初始治疗药物,伴陈旧性心肌梗死、心衰或高血压者应优先使用,首选β_1受体阻断药,剂量应个体化,从较小剂量开始逐级增加,以能缓解症状、心率不低于50次/分为宜。β受体阻断药抗心绞痛的剂量为美托洛尔平片25～100mg每日2次,或缓释片47.5～190mg每日1次;比索洛尔5～10mg每日1次;阿替洛尔25～50mg每日2次;阿罗洛尔5～10mg每日2次;普萘洛尔10～20mg每日2～3次。目前循证证据最充分的β_1受体阻断药制剂为酒石酸美托洛尔、琥珀酸美托洛尔和富马酸比索洛尔。

2)硝酸酯类:硝酸酯类进入血管平滑肌细胞,通过释放一氧化氮(NO)刺激鸟苷酸环化酶,使环磷酸尿苷(cGMP)浓度增加,从而降低细胞内的Ca^{2+}浓度,舒张血管平滑肌,无论内皮细胞功能和结构是否正常,均可发挥明确的血管舒张效应。其血管舒张呈剂量依赖性,随着剂量递增,依次扩张静脉、大中动脉和阻力小动脉。硝酸酯具有抗缺血和改善心功能等作用:①扩张静脉,使心脏前负荷和室壁张力下降;扩张外周阻力小动脉,使血压和心脏后负荷下降,两者均可降低心肌氧耗量。②扩张冠状动脉和侧支循环,增加缺血区域尤其是心内膜下的血供,在临床常用的剂量范围内不引起微动脉扩张,避免"冠状动脉窃血"发生。③降低肺血管床压力和肺细血管楔压,增加左心衰竭患者的每搏输出量,改善心功能。④抗血小板聚集,抗增殖,改善冠状动脉内皮功能和主动脉顺应性。

临床常用的硝酸酯包括短效的硝酸甘油(nitroglycerin,NTG)和长效的硝酸异山梨酯(二硝酸异山梨酯,isosorbide dinitrate,ISDN)和5-单硝酸异山梨酯(isosorbide 5-mononitrate,ISMN)(表3-11)。短效的主要用于控制缺血发作,长效的主要用于预防缺血发作。硝酸甘油易从口腔黏膜、胃肠道和皮肤吸收,有舌下含片、口腔喷剂、透皮贴片和静脉等多种剂型。舌下含片吸收迅速完全,生物利用度达80%,5分钟达最大效应。口服给药的肝脏首过效应明显,生物利用度<10%。硝酸甘油在肝脏被迅速代谢为几乎无活性的产物,经肾脏排出,$t_{1/2}$仅为数分钟,血液透析的清除率低。静脉滴注具有起效和清除迅速的特点,剂量易于控制和调整,在急性心肌缺血发作、心力衰竭和肺水肿等治疗中占据重要地位。硝酸异山梨酯的常用剂型包括口服平片、缓释片、舌下含片以及静脉制剂等。口服的肝脏首过效应明显,生物利用度为20%～25%;舌下含片的生物利用度约60%,15分钟达最大效应。硝酸异山梨酯的活性弱,在肝脏代谢为活性产物5-单硝酸异山梨酯,后者的$t_{1/2}$为4～5小时。5-单硝酸异山梨酯有口服平片和缓释剂型,在肝脏代谢,主要经肾脏排出,其次经胆汁,可由血液透析清除,肝病患者无药物蓄积,肾功能受损不影响清除。缓释剂型1次/天给药,可提供10～12小时的硝酸酯低浓度期,既可避免耐药性发生,又可预防反跳性心绞痛,适宜于长期治疗。5-单硝酸异山梨酯经胃肠道吸收完全,生物利用度接近100%,因此静脉剂型无临床价值。

临床实践中,抗缺血治疗通常采用联合用药,β受体阻断药与硝酸酯联合可取长补短。硝酸酯降低血压和心脏后负荷后,可反射性地增加交感活性,使心肌收缩力增强、心率增快,消弱其降低心肌氧耗量的作用,而β受体阻断药可抵消这一副作用;β受体阻断药通过抑制

表 3-11　常用于治疗心绞痛的硝酸酯类药物

药物名称	常用剂量(mg)	起效时间(分钟)	作用持续时间
硝酸甘油			
舌下含服	0.3～0.6mg(连续使用不超过3次,每次间隔5分钟)	2～3	20～30分钟
喷剂	0.4mg(15分钟内不超过1.2mg)	2～3	20～30分钟
透皮贴片	5～10mg(qd)	30～60	8～12小时
硝酸异山梨酯			
舌下含服	2.5～15mg	2～5	1～2小时
口服平片	5～10mg,bid～tid	15～40	4～6小时
口服缓释制剂	20～40mg,qd～bid	60～90	10～14小时
5-单硝酸异山梨酯			
口服平片	10～20mg,bid	30～60	3～6小时
口服缓释制剂	60～120mg,qd;或50～100mg,qd	60～90	10～14小时

心肌收缩力、减慢心室率,从而显著降低心肌做功和氧耗量,但心率减慢,伴随舒张期延长、回心血量增加,使左室舒张末期容积和室壁张力增加,部分抵消了其降低心肌氧耗的作用,硝酸酯扩张静脉血管,使回心血量减少,可克服β受体阻断药的这一不利因素。因此,两者合用较单独使用可发挥更大的抗缺血效应。

3)CCB:CCB分为二氢吡啶类CCB和非二氢吡啶类CCB,均可用于冠心病的治疗。近10年来,随着临床研究证据的不断积累,CCB在冠心病治疗中的地位不断提高,被国内外的指南所推荐使用。二氢吡啶类CCB与电压依赖性细胞膜L型钙通道的α_1亚单位特异性结合,阻滞细胞外的Ca^{2+}进入血管平滑肌细胞,减弱兴奋收缩耦联,降低阻力血管的收缩反应性。其血管选择性较高,主要影响小动脉和毛细血管前括约肌,对静脉平滑肌的影响很小。因此,可以通过降低血压来降低心脏后负荷,减小室壁应力,减少心肌氧耗量;扩张冠状动脉,拮抗冠状动脉痉挛,增加冠状动脉血流量;阻断钙内流,升高血浆NO含量,改善血管内皮细胞功能,抑制平滑肌细胞增殖,从而延缓动脉粥样硬化病变的病理生理进程。

短效CCB可增加心血管病的病死率,其主要原因可能是血压快速下降而激活交感神经,增加血浆去甲肾上腺素(NE)水平,使心率增加,诱发或加重心肌缺血。而长效CCB不增加或仅轻微增加NE水平,对心率的影响较小。长效二氢吡啶类CCB制剂主要有硝苯地平缓释制剂和控释片、氨氯地平、拉西地平和缓释剂型的非洛地平等。硝苯地平普通片为短效制剂,服用后起效快、作用强,但维持时间短,有可能给冠心病患者带来不利影响。硝苯地平缓释制剂的作用时间延长,但血浆浓度仍然不够平稳,一天需要两次服药。硝苯地平控释片进入体内以恒定的速率释放药物,从而保持血浆药物浓度稳定,作用持续平稳,减少了普通片血浆浓度不稳定、容易激活交感神经的不利后果,保留了硝苯地平的降压和抗心绞痛作用。氨氯地平是长半衰期的CCB,降压作用起效和缓,$t_{1/2}$为35～50小时,作用持续时间长,可达到24小时平稳降压。外周水肿、便秘、心悸、面部潮红是所有CCB常见的副作用,低血压也时有发生,其他不良反应还包括头痛、头晕、虚弱无力等。

根据国内外的冠心病指南,CCB的临床应用建议为:①慢性稳定型心绞痛合并高血压的患者(特别是老年患者)可应用长效二氢吡啶类 CCB 作为初始治疗药物之一;血压正常的患者首选 β 受体阻断药,必要时可换用或加用二氢吡啶类 CCB。②当 β 受体阻断药和长效二氢吡啶类 CCB 联用时,β 受体阻断药可减轻二氢吡啶类 CCB 引起的反射性心动过速。③推荐使用具有明确临床研究证据的长效二氢吡啶类 CCB,避免使用短效制剂。④除血管痉挛性心绞痛外,ACS 患者一般避免使用 CCB。⑤剂量:硝苯地平控释片 30mg/d,氨氯地平 5mg/d,非洛地平缓释片 5mg/d,拉西地平 4mg/d。若病情需要且患者能够耐受,剂量可加倍。⑥当稳定型心绞痛合并心力衰竭必须应用 CCB 时,可选择氨氯地平或非洛地平。⑦对变异型心绞痛或以冠状动脉痉挛为主的心绞痛,CCB 是一线药物。

非二氢吡啶类 CCB 包括地尔硫䓬和维拉帕米,能减慢房室传导,可用于伴有房颤或房扑的心绞痛患者,不能用于已有严重心动过缓、高度房室传导阻滞和病态窦房结综合征的患者。非二氢吡啶类 CCB 和 β 受体阻断药联合使用能使传导阻滞和心肌收缩力的减弱更明显,要特别警惕老年人、已有心动过缓或左室功能不良的患者应避免合用。

4)尼可地尔:尼可地尔具有双重抗心绞痛机制。①ATP 敏感的 K^+ 通道(KATP)开放作用:开放血管平滑肌上的 KATP 通道可有效扩张微小冠状动脉,增加缺血区的血氧供应,扩张外周动脉减轻后负荷;开放心肌线粒体膜上的 KATP 通道可模拟缺血预适应,减少缺血对心肌的损伤。②类硝酸酯作用:除具有硝酸酯的 NO 途径外,还可直接激活 cGMP 环化酶发挥类硝酸酯作用,有效扩张大冠状动脉和静脉,减轻前负荷。尼可地尔不仅可缓解各种类型心绞痛(包括变异型心绞痛)的症状,还具有心脏保护作用,可显著减少心血管事件,改善长期预后。尼可地尔的耐受性好,无耐药性,当其他药物控制心绞痛不满意时可加用尼可地尔。

尼可地尔在胃肠道快速完全吸收,生物利用度达 75% ~100%,与食物同服可导致血药浓度峰值延迟,但总的吸收量和峰浓度不受影响。血浆蛋白结合率低,$t_{1/2}$ 约为 1 小时,代谢后主要通过肾脏排泄,2% 以下通过胆汁排泄。老年人、慢性肾功能不全和肝功能不全的患者使用尼可地尔的药动学无改变,和其他药合用无药物相互作用。口服剂量为 5mg,每日 3 次;症状改善不明显者每次可增至 10 ~20mg,一般每天不宜超过 60mg。

5)伊伐布雷定:为特异性 If 通道抑制剂,能单纯降低心率,对心内传导、心肌收缩力或心室复极化无影响,对糖脂代谢也无影响,能显著改善冠心病患者的预后。已使用 β 受体阻断药但症状控制不佳,或者对 β 受体阻断药不耐受/禁忌证的慢性稳定型心绞痛患者可使用。

(2)稳定斑块,防止冠状动脉事件的发生:部分慢性稳定型心绞痛患者可能进展为急性冠状动脉事件。预防措施主要是药物治疗,包括抗血小板药物的应用;他汀类药物降脂、稳定斑块;控制多重危险因素,包括高血压、糖尿病的控制;即使不合并高血压、心力衰竭、心肌梗死时也需要使用血管紧张素转化酶抑制剂(ACEI)。目前已证实,阿司匹林、他汀类、ACEI 虽不能明显减轻症状和缺血发作,但能减少冠心病患者的心血管事件,改善预后。

1)抗血小板药物:主要是使用阿司匹林 75 ~150mg/d 长期口服。阿司匹林为环氧化酶抑制剂,抑制血栓素 A_2 的产生从而抑制血小板的激活、聚集。其主要不良反应为胃肠道出血和过敏。无用药禁忌(胃肠道活动性出血、对阿司匹林过敏)者均需口服阿司匹林。禁忌或胃肠道不能耐受的患者可改用氯吡格雷 75mg/d 作为替代治疗,不考虑两者联合使用。氯吡格雷为 P2Y12 受体抑制剂,通过选择性地、不可逆地抑制血小板二磷酸腺苷(ADP)受体而有效地减少 ADP 介导的血小板激活和聚集,主要用于支架植入术后及阿司匹林有禁忌证的患者。

氯吡格雷是无活性的前体药物,需经细胞色素 P450 酶系(CYP)代谢转化成活性代谢物后才能发挥作用,顿服 300mg 后 2 小时能达到有效血药浓度,常用的维持剂量为 75mg qd。普拉格雷和替格瑞洛是新型的 P2Y12 受体抑制剂,三种药物由于受体结合形式和部位的不同,以及激活和代谢途径的差异,导致在药效学和临床疗效上存在差异(表 3-12)。与氯吡格雷相比,普拉格雷和替格瑞洛能更快、更强地抑制血小板聚集。CYP 2C19 基因多态性可对氯吡格雷的疗效产生显著影响,但普拉格雷和替格瑞洛则不受基因多态性的影响。新一代的血小板 P2Y12 受体抑制剂的出现为临床治疗冠心病提供了更多更好的选择。

表 3-12 P2Y12 受体抑制剂的药效学和药动学比较

	氯吡格雷	普拉格雷	替格瑞洛
化学结构分类	噻吩并吡啶类	噻吩并吡啶类	环戊基三唑并嘧啶类
P2Y12 受体结合	不可逆	不可逆	可逆
激活	前体药物,受 CYP 代谢限制	前体药物,不受 CYP 代谢限制	活性药物,不受 CYP 代谢限制
起效时间	慢(2~4 小时)	快(30 分钟)	快(30 分钟)
作用持续时间	3~10 天	5~10 天	3~4 天
大手术前的停药时间	7 天	7 天	5 天
抗血小板作用的变异性	大	小	小

2)他汀类药物:总胆固醇(TC)水平与发生冠状动脉事件呈连续的分级关系,最重要的危险因素是低密度脂蛋白(LDL-C)。他汀类药物是羟甲基戊二酰单酰辅酶 A 还原酶(HMG CoA reductase,胆固醇合成的限速酶)抑制剂,能有效降低 TC 和 LDL-C,不同程度地提高高密度脂蛋白(HDL-C,冠心病的保护因子),尚有稳定斑块、延缓斑块进展、改善内皮依赖性的血管舒张和抗炎等调脂外作用,有效降低心血管事件的发生率。所有稳定型心绞痛患者均需接受他汀治疗,从 TC >4.68mmol/L(180mg/dl)开始使用,如无禁忌证,应长期使用并达标。患者入院 24 小时内应采血测定 TC、LDL-C,进行危险评估(表 3-13)。2011 年欧洲心脏病学会(ESC)/欧洲动脉粥样硬化学会(ESA)血脂异常管理指南规定,中危患者 LDL-C 目标值 <3.0mmol/L(115mg/dl);高危患者目标值 <2.6mmol/L(100mg/dl);极高危患者目标值 <1.8mmol/L(70mg/dl)或 LDL-C 下降 >50%。

3)ACEI:在稳定型心绞痛患者中,合并糖尿病、心力衰竭、左心室收缩功能不全(包括心肌梗死后左室功能不全)、高血压的患者都应该使用 ACEI。所有的冠心病患者均能从 ACEI 治疗中获益,但低危患者的获益可能较小。临床常用的 ACEI 有卡托普利 12.5~50mg tid;依那普利 5~10mg bid;培哚普利 4~8mg qd;雷米普利 5~10mg qd;贝那普利 10~20mg qd;赖诺普利 10~20mg qd;福辛普利 10~20mg qd。

(3)危险因素干预及二级预防:尽早启动二级预防(ABCDE)。A:阿司匹林(aspirin),ACEI;B:β 受体阻断药(β-blocker),血压控制(BP control);C:降脂(cholesterol lowering),戒烟(cigarette quitting);D:血糖控制(diabetes control),饮食(diet);E:锻炼(exercise),教育(education)。

表3-13 2011年ESC/ESA血脂异常管理指南危险分层

危险分层	TC 5.18~6.19mmol/L(200~239mg/dl)或LDL-C 3.37~4.14mmol/L(130~159mg/dl)	TC≥6.19mmol/L(240mg/dl)或LDL-C≥4.14mmol/L(160mg/dl)
无高血压且其他危险因素* <3	低危	低危
高血压或其他危险因素≥3	低危	中危
高血压且其他危险因素≥1	中危	高危
冠心病及其等危症#	高危	高危
其中ACS、缺血性心血管病合并糖尿病	极高危	极高危

注：*其他心血管病的主要危险因素：吸烟；低HDL-C血症[<1.04mmol/L(40mg/dl)]；肥胖(BMI≥28kg/m^2)；早发缺血性心血管病家族史(一级男性亲属发病时 <55岁，一级女性亲属发病时 <65岁)；年龄(男性≥45岁，女性≥55岁)。#冠心病等危症：有临床表现的冠状动脉以外动脉粥样硬化，包括缺血性脑卒中、周围动脉疾病、腹主动脉瘤和症状性颈动脉病等；糖尿病

1)控制血压：通过改变生活方式及使用降压药物，将血压控制于140/90mmHg以下，对于糖尿病及慢性肾病患者应控制在130/80mmHg以下。选择降压药物时，可优先考虑β受体阻断药和(或)ACEI。

2)降脂治疗：控制饮食和改善生活方式是血脂异常治疗的基础措施，也是所有血脂异常患者的首选治疗措施。他汀类是当前防治高胆固醇血症和动脉粥样硬化性疾病的非常重要的药物。贝特类能降低血浆甘油三酯(TG)和升高HDL-C水平，其适应证为高TG血症或以TG升高为主的混合型高脂血症和低HDL-C血症。此类药物的不良反应为消化不良、胆石症，也可引起氨基转移酶升高和肌病。胆固醇吸收抑制剂依折麦布能有效地抑制胆固醇和植物固醇的吸收，与他汀合用对LDL-C、HDL-C和TC的作用进一步增强，未见有临床意义的药动学相互作用，安全性和耐受性良好。最常见的不良反应为头痛和恶心。

3)戒烟：对于所有冠心病患者均需详细询问吸烟史，医务人员应向患者讲明吸烟的危害，动员并协助患者完全戒烟并且避免被动吸烟。目前，已有一些行为及药物治疗措施，如尼古丁替代治疗和酒石酸伐尼克兰片等可以协助患者戒烟。

4)糖尿病：应立即开始纠正生活习惯及使用降血糖药物治疗，使糖化血红蛋白(HbA1c)控制在正常范围(≤6.5%)内，同时应对合并存在的其他危险因素进行积极干预。

5)运动：建议稳定型心绞痛患者每日运动30分钟，每周运动不少于5天。

6)患者教育：目的在于使患者全身心参与治疗和预防，减轻对病情的担心与焦虑，使患者理解其治疗方案，更好地依从治疗方案和控制危险因素，从而改善和提高患者的生活质量，降低病死率。

7)肥胖：按照中国肥胖防治指南的定义，肥胖指体重指数(BMI)≥28kg/m^2；腹型肥胖指男性腰围≥90cm，女性≥80cm。肥胖多伴随其他促发冠心病的危险因素，包括高血压、胰岛素抵抗、HDL-C降低和TG升高等。减轻体重(控制饮食、活动和锻炼、减少饮酒量)有利于控制其他多种危险因素，是冠心病二级预防的一个重要部分。

2. 不稳定型心绞痛/非ST段抬高型心肌梗死(UA/NSTEMI) 冠状动脉事件一般与冠

状动脉狭窄程度无关,而与易损斑块有关,可以说无斑块破裂便无血栓形成便不会发生冠状动脉事件。ACS 的风险在于许多患者以心梗/猝死为第一表现,可以说小斑块引发大问题。ACS 具有共同机制,不同的是 UA/NSTEMI 为灰或白血栓(以血小板为主),不完全阻塞管腔,血流未完全阻塞;STEMI 为红血栓(以红细胞为主),完全阻塞管腔,血流完全阻塞。ACS 科学分类的优点在于体现不同的机制,强调干预策略不同,体现早期干预,尤其在 Q 波出现前干预。

(1)进行危险分层:挑选中、高危患者进行早期有创干预。早期含义指入院后 72 小时内行冠状动脉造影,以决定是否行经皮冠状动脉介入治疗(PCI)或冠状动脉旁路移植术(也称冠状动脉搭桥术,CABG)。一般采用 TIMI 危险评分法(7 分危险评分法),共七项,每项 1 分:年龄 >65 岁;>3 个冠心病危险因素;之前冠状动脉造影示冠状动脉狭窄 >50%;ST 段偏移;24 小时内心绞痛发作 >2 次;7 天内服用阿司匹林;心脏损伤标志物升高。0 ~2 分为低危,3 ~4 分为中危,5 ~7 分为高危。0 ~1 分心脏不良事件(死亡、心肌梗死、需血运重建)的发生率为 5%,6 ~7 分则为 41%。

(2)抗栓治疗:溶栓药只是纤维蛋白溶解药,而不能溶解整个血栓,纤维蛋白溶解后释放凝血酶原,后者可自身指数级激活,反而有可能使灰血栓变成红血栓,导致管腔完全闭塞,诱发 STEMI,因此溶栓治疗对于 UA/NSTEMI 有害无益。

1)急性期抗血小板治疗:2012 年美国心脏病学会基金会(ACCF)及美国心脏协会(AHA)UA/NSTEMI 治疗指南Ⅰ类推荐:①入院后尽快给予阿司匹林,只要能耐受需长期口服(证据级别 A)。在不能耐受阿司匹林的患者中,使用负荷量 + 维持量的 P2Y12 受体拮抗剂[氯吡格雷(证据级别 B)、或普拉格雷(PCI 患者中,证据级别 C)、或替格瑞洛(证据级别 C)长期口服。②中、高危患者拟行 PCI 时,应使用包含阿司匹林的双重抗血小板治疗(证据级别 A)。第二种抗血小板药物的选择:PCI 前,血小板膜糖蛋白Ⅱb/Ⅲa(GPⅡb/Ⅲa)受体拮抗剂(证据级别 A),或氯吡格雷或替格瑞洛(证据级别 B),埃替非巴肽和替罗非班是最常用的药物(证据级别 B);PCI 时,如果术前未使用第二种抗血小板药物,则氯吡格雷或 GPⅡb/Ⅲa拮抗剂(证据级别 A)或普拉格雷或替格瑞洛;PCI 后停用 GPⅡb/Ⅲa 拮抗剂,若造影前未给予 P2Y12 受体拮抗剂,则需给予负荷量(证据级别 B)。③保守治疗的患者,入院后应该尽可能早使用阿司匹林 +(负荷量 + 维持量)氯吡格雷或替格瑞洛(证据级别 B);如出现症状恶化、心衰、严重心律失常,则应该行诊断性造影(证据级别 A),在阿司匹林的基础上,造影前静脉使用 GPⅡb/Ⅲa 拮抗剂或口服负荷量 + 维持量氯吡格雷/替格瑞洛(证据级别 B)。④PCI 时,负荷量的 P2Y12 拮抗剂在以下情况下推荐使用:术前尽早使用氯吡格雷 600mg;造影结果提示需要 PCI 时立即给予普拉格雷 60mg,最晚于 PCI 术后 1 小时内口服;PCI 前和 PCI 时给予替格瑞洛 180mg(证据级别 B)。⑤拟行 CABG,需停用阿司匹林(证据级别 A);如果口服 P2Y12 拮抗剂,CABG 需要推迟,使其抗血小板作用消失(证据级别 B);至少停用氯吡格雷或替格瑞洛 5 天(证据级别 B)、普拉格雷 7 天(证据级别 C),除非需要血运重建或获益大于潜在的出血风险(证据级别 C)。CABG 前 4 小时停用 GPⅡb/Ⅲa 拮抗剂(证据级别 B)。Ⅲ类推荐:缺血事件低危组(TIMI 风险评估 <2 分)或高危出血组,若已经使用阿司匹林和 P2Y12 受体拮抗剂,上游不推荐使用 GPⅡb/Ⅲa 拮抗剂(证据级别 B)。

2)抗凝治疗:Ⅰ类推荐:①保守治疗者,在双联抗血小板的基础上持续使用普通肝素(UFH)48 小时(证据级别 A)或依诺肝素(证据级别 A)/磺达肝癸钠(证据级别 B)8 天,然后停用抗凝药物。选择保守治疗者,如不需要行造影检查,建议评估 LVEF(证据级别 B)。②拟行 CABG,CABG 前 12 ~24 小时停用依诺肝素、磺达肝癸钠,前 3 小时停用比伐卢定,持续使用 UFH(证据级别 B)。③若造影后行 PCI,术后停用抗凝药(证据级别 B)。④造影后提示病变选择药物治疗,如果造影前已经使用抗凝药,则继续静脉 UFH 至少 48 小时或住院期间继续使用依诺肝素 8 天(证据级别 A)或继续使用磺达肝癸钠 8 天或根据医师的经验停用比伐卢定或小剂量的比伐卢定 0.25mg/(kg·h)维持 72 小时(证据级别 B)。⑤造影后未发现明显狭窄,选择药物治疗者,慎重给予抗血小板和抗凝药物(证据级别 C);若造影提示动脉硬化存在,如管腔不规则或血管内超声(IVUS)提示病变,尽管血流不受影响,需要长期口服阿司匹林(证据级别 C)。

3)恢复期和长期抗血小板治疗:Ⅰ类推荐:①保守治疗者,口服阿司匹林 + P2Y12 受体拮抗剂(氯吡格雷 75mg qd 或替格瑞洛 90mg bid)至少 12 个月(证据级别 B),阿司匹林需长期口服(证据级别 A)。②行 PCI 治疗[裸支架(BMS)或药物支架(DES)]者,阿司匹林 + P2Y12 受体拮抗剂(氯吡格雷 75mg/d 或普拉格雷 10mg/d 或者替格瑞洛 90mg bid)应该持续 12 个月;DES 者,至少维持 12 个月(证据级别 B);若出血风险大于获益,建议尽早停用 P2Y12 拮抗剂(证据级别 C)。Ⅱa 类推荐:PCI 术后,建议口服 81mg 阿司匹林,不建议更高剂量(证据级别 B)。Ⅲ类推荐:不建议使用双嘧达莫抗血小板,因为无显示获益的证据(证据级别 B)。

(3)他汀治疗:ACS 患者他汀早期干预的好处不仅能降低急性期病死率,还能调动患者坚持降脂治疗的积极性,缩小临床上的“治疗空隙”,使更多的患者得到必要的降脂治疗。入院 24 小时内采血测定 TC、LDL-C,启动他汀治疗。对于高危和极高危患者,只要存在生活方式相关的危险因素,就应考虑他汀治疗,而无论 LDL 水平如何。应对高危和极高危患者进行强化降脂治疗(LDL-C 降低至少 >40%)(表 3-14)。他汀降低 TC 和 LDL-C 的作用虽然与剂量有相关性,但不呈直线相关,当他汀类药物的剂量增大 1 倍时,其降低 LDL-C 的幅度仅增加 6%。随剂量增大其不良反应发生率也会增加。为达到更好的降脂效果,如不能耐受高剂量的他汀,则可在他汀治疗的基础上加用依扎麦布 10mg/d,但目前联合使用未被证明能够进一步减少心血管事件。

表 3-14 各类他汀降低 LDL-C 水平 30% ~40% 所需的剂量

药物	剂量(mg/d)	LDL-C 降低(%)
阿托伐他汀	10	39
洛伐他汀	40	31
普伐他汀	40	34
辛伐他汀	20 ~40	35 ~41
氟伐他汀	40 ~80	25 ~35
瑞舒伐他汀	5 ~10	39 ~45

(4)抗心肌缺血治疗:如无禁忌证,首先 β 受体阻断药。

(5)危险因素干预并及早启动二级预防:二级预防(ABCDE)包括 A:阿司匹林(aspirin),ACEI;B:β 受体阻断药(β-blocker),血压控制(BP control);C:降脂(cholesterol lowering），戒烟（cigarette quitting），氯吡格雷（clopidogrel）；D：血糖控制（diabetes control），饮食（diet）；E：锻炼（exercise），教育（education）。

3. STEMI　STEMI 再灌注治疗（血运重建）方式包括直接 PCI、溶栓和（或）溶栓后 PCI 和 CABG。发病 12 小时内的 STEMI 患者，如无禁忌，均需再灌注治疗，并应尽量缩短发病至再灌注治疗的时间。具有 PCI 能力的医院，首次医疗接触（FMC）到器械时间应限定在 90 分钟内。在 FMC 时，对怀疑心肌梗死的患者行 12 导联心电图检查，并给予急救处理，包括持续心电图和血压监测、吸氧、建立静脉通道和使用急救药物，必要时给予除颤和心肺复苏。

（1）基本治疗（MONA）：胸痛不能缓解者给予吗啡（morphine）3～5mg，静脉推注或皮下注射，5～10 分钟内可重复给药至疼痛缓解。镇痛治疗中硫酸吗啡（静脉注射 2～4mg，每5～15 分钟递增 2～8mg）是治疗 STEMI 相关疼痛的首选药物。避免使用盐酸哌替啶（度冷丁），其缺陷为肌内注射时会导致肌肉重度纤维化；代谢产物甲基哌替啶对神经系统有毒性作用，导致机体痉挛；镇痛作用仅为吗啡的 1/20～1/10；持续时间为吗啡的 1/2；易成瘾。氧饱和度＜90%，给予吸氧（oxygen）4～8L/min。硝酸甘油（nitroglycerine）舌下含服或喷雾，如果症状无缓解可静脉给药。阿司匹林（aspirin）160～325mg 嚼服。

硝酸酯在 UA/NSTEMI、STEMI 中的使用方法相似。无禁忌证者应立即舌下含服硝酸甘油 0.3～0.6mg，每 5 分钟重复 1 次，总量不超过 1.5mg，同时评估静脉用药的必要性。在最初 24～48 小时内，进行性缺血、高血压和肺水肿可静脉滴注硝酸甘油，非吸附性输液器的起始剂量为 5～10μg/min（普通聚氯乙烯输液器为 25μg/min），每 3～5 分钟剂量以 5～10μg/min 递增，上限一般不超过 200μg/min。剂量调整主要依据缺血症状和体征的改善以及是否达到血压效应。缺血症状或体征一旦减轻，则无须增加剂量，否则逐渐递增至血压效应，既往血压正常者收缩压不应降至 110mmHg 以下，高血压者平均动脉压的下降幅度不应超过 25%。硝酸甘油连续静脉滴注 24 小时即可产生耐药，若需长时间用药，应小剂量间断给药，缺血一旦缓解，即应逐渐减量，并向口服药过渡。在应用硝酸酯治疗的同时，应尽可能加用改善预后的 β 受体阻断药和（或）ACEI。当出现血压下降等限制上述药物合用时，应首先停用硝酸酯，为 β 受体阻断药或 ACEI 的使用提供空间。在溶栓的基础上加用硝酸酯，可进一步小幅降低急性心肌梗死的病死率，因此硝酸酯仍是目前急性心肌梗死抗缺血治疗不可或缺的药物之一。

（2）直接 PCI：STEMI 患者 PCI 可置入 BMS 或 DES。出血风险高、不能服用 1 年双联抗血小板药物、预计 1 年内接受有创或手术操作的患者应该使用 BMS。患者不能耐受双联抗血小板治疗，提早停用一种或两抗血小板药物会增加支架内血栓的风险，该类患者不应该使用 DES。

1）直接 PCI 的抗血小板治疗：2013 年 ACCF/AHA STEMI 治疗指南Ⅰ类推荐：①直接 PCI 前口服阿司匹林 162～325mg，应尽早或在 PCI 时口服负荷剂量的 P2Y12 受体抑制剂（氯吡格雷 600mg 或普拉格雷 60mg 或替格瑞洛 180mg）（证据级别 B）；②PCI 后，阿司匹林长期口服（证据级别 A）。接受 BMS 或 DES 治疗后，应口服 P2Y12 受体抑制剂至少 1 年，氯吡格雷 75mg qd 或普拉格雷 10mg qd 或替格瑞洛 90mg bid（证据级别 B）。GPⅡb/Ⅲa 受体拮抗剂在直接 PCI 中的作用仍不明确。Ⅱa 类推荐：①PCI 后每日 81mg 阿司匹林，优于更高剂量的维持量（证据级别 B）；②某些已经使用 UFH 的特定患者中，在行直接 PCI 时可以静脉给予 GPⅡb/Ⅲa 拮抗剂，如阿昔单抗［0.25μg/kg 静脉推注，0.125μg/（kg·min）维持］

(证据级别 A)或高剂量的替罗非班[25μg/kg 静脉推注,0.15μg/(kg·min)维持,肌酐清除率(CrCl)<30ml/min 时剂量减半](证据级别 B),或双倍负荷剂量的埃替非巴肽[180μg/kg 静脉推注,2μg/(kg·min)维持,10 分钟后第 2 次 180μg/kg 静脉推注,CrCl<50ml/min 时剂量减半,透析患者禁用](证据级别 B)。Ⅲ类推荐:有脑梗死病史或短暂性脑缺血发作(TIA)的患者不应使用普拉格雷(证据级别 B)。

2)直接 PCI 的抗凝治疗:Ⅰ类推荐:①UFH 负荷量加维持量维持治疗性凝血时间(ACT)(证据级别 C),使用 GPⅡb/Ⅲa 拮抗剂时,UFH 50~70U/kg 以达到治疗性 ACT 时间;未使用 GPⅡb/Ⅲa 拮抗剂时,UFH 70~100U/kg 以达到治疗性 ACT 时间。②比伐卢定[0.75mg/kg,1.75mg/(kg·h);CrCl<30ml/min 时 1μg/(kg·min)维持],无论之前是否使用 UFH(证据级别 B)。出血风险高时,单用比伐卢定,不推荐 UFH 联合 GPⅡb/Ⅲa 拮抗剂(Ⅱa 类,证据级别 B)。比伐卢定优于肝素+GPⅡb/Ⅲa 拮抗剂。由于增加导管内血栓风险,磺达肝癸钠不能单独在 PCI 患者中使用(Ⅲ类,证据级别 B)。

(3)溶栓治疗

1)溶栓药物:溶栓治疗就是应用外源性纤溶酶原激活剂促使纤溶酶原变为有活性的纤溶酶,溶解血栓,从而开通闭塞的冠状动脉,恢复心肌血流灌注。溶栓药物多为纤溶酶原激活物或类似物,分为:①非特异性纤溶酶原激活剂(第一代),对血栓部位或体循环中的纤溶系统均有作用,如尿激酶(UK)和链激酶(SK);②特异性纤溶酶原激活剂(第二代),选择性作用于血栓部位的纤维蛋白,包括组织型纤溶酶原激活剂(t-PA)、重组型组织纤溶酶原激活剂(rt-PA,如阿替普酶)、乙酰化纤溶酶原-链激酶激活剂复合物(APSAC)、单链尿激酶型纤溶酶原激活剂(SCUPA);③阿替普酶突变体(第三代),如瑞替普酶(rPA)、替奈普酶(TNK-tPA)等。优先选择特异性纤维蛋白制剂(瑞替普酶、阿替普酶)(表 3-15)。阿替普酶的 90 分钟再通率和出血并发症及病死率与第三代溶栓药无明显差异,是目前临床应用经验较多、疗效较满意的溶栓药。溶栓药的输注方式主要为弹丸式静脉注射。阿替普酶的 90 分钟加速给药法(最常用)为先予 15mg 静脉推注,其后 30 分钟内静脉滴注 50mg,最后 35mg 在 60 分钟内静脉滴注。体重<65kg 的患者,15mg 静脉推注,然后 0.75mg/kg 在 30 分钟内静脉滴注(最大剂量为 50mg),最后 0.5mg/kg 在 60 分钟内静脉滴注(最大剂量为 35mg)。也可采用 3 小时给药法:先予 10mg 静脉推注,其后 1 小时内静脉滴注 50mg,最后 10mg/30min 静脉滴注,3 小

表 3-15　不同溶栓药物主要特点的比较

溶栓药物	常规剂量	纤维蛋白特异性	抗原性及过敏反应	纤维蛋白原消耗	90 分钟再通率(%)	TIMI 3 级血流(%)
UK	150 万 U(30~60 分钟)	否	无	明显	53	未知
SK	150 万 U(30~60 分钟)	否	有	明显	50	32
阿替普酶	100mg(90 分钟或 3 小时)	是	无	轻度	75	54
瑞替普酶	10MU iv(>2 分钟),每 30 分钟重复一次	是	无	中度	83	60
替奈普酶	30~50mg(根据体重*)	是	无	极小	75	63

注:*体重<60kg,剂量为 30mg;每增加 10kg,剂量增加 5mg;直至体重>90kg,最大剂量为 50mg

时内用完,最大剂量达100mg。体重<65kg的患者给药总剂量不应超过1.5mg/kg。溶栓后评价冠状动脉血流情况的指标是TIMI(thrombolysis in myocardial infarction)血流分级,分为四个等级。0级:无再灌注或闭塞远端无血流;1级:部分灌注,造影剂部分通过闭塞部位,但不能使远端冠状动脉充分显影;2级:部分再灌注或造影剂能完全充盈冠状动脉远端,但造影剂进入和清除的速度都较正常的冠状动脉慢;3级:完全再灌注,造影剂在冠状动脉内能迅速充盈和清除。

2)溶栓后的辅助抗栓治疗:口服阿司匹林(162~325mg的负荷剂量)和氯吡格雷(≤75岁给予300mg的负荷剂量,>75岁给予75mg)用于接受溶栓治疗的患者。阿司匹林应长期服用,氯吡格雷至少服用14天。溶栓应接受抗凝治疗至少48小时,最好在住院期间持续8天或至完成血运重建。依诺肝素优于UFH,在应用链激酶的患者静脉注射磺达肝癸钠,24小时后改为皮下注射(表3-16)。

表3-16　溶栓后的辅助抗栓治疗

	推荐级别	证据级别
抗血小板治疗		
阿司匹林		
162~325mg的负荷剂量	Ⅰ	A
81~325mg/d的维持剂量(必需)	Ⅱa	B
81mg/d是最合适的维持剂量		
P2Y12受体抑制剂		
氯吡格雷		
≤75岁:300mg的负荷剂量;>75岁:75mg	Ⅰ	A
75mg/d至少服用14天,如无出血维持至1年	Ⅰ	A(14天) C(1年)
抗凝治疗		
UFH		
根据体重弹丸式静脉滴注,然后维持48小时或至PCI,使得活化部分凝血酶时间(APTT)在正常值的1.5~2倍;60U/kg弹丸式静脉滴注(最大量为4000U),12U/kg开始维持(最大量为1000U),调节APTT在50~75秒	Ⅰ	C
依诺肝素		
<75岁:30mg静脉推注,15分钟内开始皮下注射1mg/kg q12h;≥75岁:0.75mg/kg q12h,皮下注射;　Cl_{Cr}<30ml/min:1mg/kg,q24h,皮下注射;维持8天或至完成血运重建	Ⅰ	A
磺达肝癸钠		
起始剂量2.5mg静脉推注,第2天开始2.5mg qd皮下注射,使用8天或至完成血运重建;Cl_{Cr}<30ml/min为禁忌证	Ⅰ	B

(4)STEMI患者紧急CABG抗血小板药物的使用:Ⅰ类推荐:①紧急CABG前不停用阿司匹林(证据级别C);②紧急行体外循环支持的CABG前氯吡格雷或普拉格雷至少停用24小时(证据级别B);③紧急CABG前短效静脉用GPⅡb/Ⅲa拮抗剂(替罗非班、埃替非巴肽)至少停用2~4小时,阿昔单抗至少停用12小时(证据级别:B)。

（5）溶栓后延迟 PCI 的辅助抗栓治疗

1）抗血小板治疗：Ⅰ类推荐：①阿司匹林应该持续使用（证据级别 A）。②如果溶栓后 24 小时内行 PCI，之前未接受负荷剂量的氯吡格雷，PCI 时或之前给予 300mg 的负荷剂量。如果溶栓后 24 小时以后行 PCI，之前未接受负荷剂量的氯吡格雷，PCI 时或之前给予 600mg 的负荷剂量。PCI 后应给予 75mg/d 的维持剂量（证据级别 C）。普拉格雷的负荷剂量为 60mg，术后的维持量为 10mg/d，不应在特异性纤溶酶原激活剂治疗后 24 小时内或非特异性纤溶酶原激活剂治疗后 48 小时内给予，但负荷剂量的氯吡格雷可在使用纤溶剂的同时给予（Ⅱa 类，证据级别 B）。

2）抗凝治疗：Ⅰ类推荐：①若使用 UFH，只需静脉推注足够剂量的 UFH 维持全过程，剂量需因是否同时使用 GPⅡb/Ⅲa 拮抗剂而定（证据级别 C）。②若 PCI 之前 8 小时内已皮下注射依诺肝素，无须追加；若 8～12 小时之前注射最后一剂依诺肝素，需追加 0.3mg/kg（证据级别 B）。

（6）常规药物治疗：冠心病的病死率降低来自于危险因素的降低而不是新技术。血管重建治疗解决血管腔问题，能恢复正常管腔，防止再狭窄，改善心肌缺血，提高生活质量，但只是治标；他汀等药物治疗能解决血管壁问题，延缓斑块形成，稳定易损斑块，逆转斑块，减少血栓形成，减少急性心脏事件，是治本。

1）β 受体阻断药：Ⅰ类推荐：①如无禁忌证，发病 24 小时内需口服，住院或出院后长期口服（证据级别 B）；②如有禁忌证，入院 24 小时内若需要口服 β 受体阻断药，则需要评估患者情况（证据级别 B）。Ⅱa 类推荐：若交感神经高度兴奋或持续缺血表现，如无禁忌，静脉使用 β 受体阻断药（证据级别 B）。心肌梗死急性期 β 受体阻断药的口服方法同稳定型心绞痛。静脉给药多选择美托洛尔，首剂 2.5mg 缓慢静脉注射（5～10 分钟），必要时 3 分钟后可重复 1 次；亦可考虑用艾司洛尔静脉制剂。末次静脉给药后应以口服制剂维持。UA/NSTEMI 应用 β 受体阻断药的适应证和方法与 STEMI 相仿。

2）RASS 抑制剂：Ⅰ类推荐：①如无禁忌，前壁心肌梗死、心力衰竭、或 LVEF≤40% 的 STEMI 患者发病 24 小时内口服 ACEI（证据级别 A）；②如不能耐受 ACEI，可选择 ARB（证据级别 B）；③已经口服 ACEI 和 β 受体阻断药的 STEMI 患者，若 LVEF≤40%，或伴有心衰症状，或合并糖尿病，需要加用醛固酮拮抗剂（证据级别 B）。Ⅱa 类推荐：如无禁忌证，所有 STEMI 患者都需要口服 ACEI（证据级别 A）。

3）调脂治疗：如无禁忌，所有 STEMI 患者需要强化降脂治疗（Ⅰ类，证据级别 B）。STEMI 发病 24 小时内应进行血脂检查，获取血脂水平（Ⅱa 类，证据级别 C），治疗目标是 LDL-C <1.8mmol/L。尽管指南均推荐早期行血脂检查，但 LDL-C 水平不影响强化他汀治疗的使用。越来越多的临床试验证实 PCI 术前强化他汀治疗可以降低围术期心脑血管事件尤其是心肌梗死的发生率。目前为止仅有阿托伐他汀 80mg 具有明确的循证医学证据，未能证实强化辛伐他汀 40～80mg 可以降低心血管事件的风险，且辛伐他汀 80mg 可能增加横纹肌损伤的风险。

（7）并发症的处理：心肌梗死常见的三大并发症分别为心源性休克、心力衰竭和心律失常。

1）心源性休克的治疗：STEMI 后泵衰竭导致的心源性休克的病死率为 80%～90%，唯有直接 PCI 或 CABG 可降低病死率。对不合适行 PCI 或 CABG 的患者，如无禁忌，建议溶栓治疗（Ⅰ类，证据级别B）。

2）心律失常的治疗：STEMI并发室性心律失常不主张常规使用利多卡因静脉滴注。Ⅰ类推荐：①STEMI昏迷患者、因室颤或无脉性室性心动过速导致的院外心脏骤停者尽早进行治疗性低温疗法（证据级别B）；②院外心脏骤停者，若心电图提示STEMI，应进行紧急造影和PCI治疗（证据级别B）；③发病48小时后出现持续性室性心动过速/室颤，排除因缺血造成的可纠正的心律失常、再梗死或代谢异常等，可选用植入心律转复除颤器（ICD）治疗（证据级别B）；④对药物治疗无反应的症状性缓慢性心律失常，可行临时起搏器治疗（证据级别C）。

3）心力衰竭的治疗：主要是急性左心衰竭，为梗死后心脏收缩力显著减弱或不协调所致。右心室心梗患者可一开始即出现右心衰竭、血压下降。根据有无心力衰竭表现及其相应的血流动力学改变程度，急性心肌梗死（AMI）引起的心力衰竭按Killip分级：Ⅰ级：尚无明显的心力衰竭表现；Ⅱ级：轻至中度的左心衰竭，肺啰音范围小于两肺野的50%，有肺淤血的X线表现；Ⅲ级：重度心力衰竭，出现急性肺水肿，肺啰音范围大于两肺的50%；Ⅳ级：有心源性休克等不同程度或阶段的血流动力学变化。

4）STEMI后心包炎的治疗：口服阿司匹林（Ⅰ类，证据级别B）。如果阿司匹林（包括大剂量）无效，对乙酰氨基酚、秋水仙碱或麻醉性镇痛药可能有效（Ⅱa类，证据级别C）。糖皮质激素和非甾体抗炎药（NSAIDs）对STEMI后心包炎可能有潜在害处（Ⅲ类，证据级别B）。

5）STEMI合并心房颤动的治疗：CHADS2评分（非瓣膜性房颤患者卒中一级预防风险评估方法）≥2分、机械性瓣膜置换后、静脉血栓或高凝状态者（Ⅰ类，证据级别C），合并无症状性左室附壁血栓（Ⅱa类，证据级别C），建议双联抗血小板治疗的基础上加用维生素K拮抗剂（华法林）。然而，三联抗栓治疗的出血风险增加，因此应用时间应尽可能短。三联治疗后，用华法林加用一种抗血小板药物（Ⅰ类，证据级别C）。对于具有抗凝治疗指征的STEMI患者，可考虑选择BMS，以减少三联抗栓治疗的持续时间，但应结合患者发生再狭窄的风险进行综合评估。

（8）二级预防：及早启动心肌梗死的二级预防。A：阿司匹林（aspirin），ACEI，醛固酮受体拮抗剂（aldosterone receptor antagonist）；B：β受体阻断药（β-blocker），血压控制（BP control）；C：降脂（cholesterol lowering），戒烟（cigarette quitting），氯吡格雷（clopidogrel）；D：血糖控制（diabetes control），饮食（diet）；E：锻炼（exercise），教育（education）。所有STEMI患者应该给予有效的院外康复治疗方案，以减少再入院率。为STEMI患者提供一个明确的、详细的、以循证为基础的治疗计划，以指导患者坚持服药、定期随访、适当运动，以及合理饮食，进行冠心病的二级预防。鼓励和建议STEMI患者戒烟，避免二手烟。如果LVEF≤40%或糖尿病，只要没有肾功能损害或高钾血症，就有指征应用醛固酮拮抗剂。

（五）药物治疗管理

1. β受体阻断药

（1）禁忌证和慎用：应用前必须评估患者有无下列禁忌证：①有心衰的临床表现（Killip分级≥Ⅱ级），心衰伴显著性钠滞留需要大量利尿，以及血流动力学不稳定需要静脉应用正性肌力药物等。②伴低心排血量状态如末梢循环灌注不良。③心源性休克的危险。增加心源性休克的风险因子包括年龄>70岁、收缩压<120mmHg、窦性心搏>100次/分或<60次/分，以及从STEMI症状出现到目前的时间。风险因子数量越多，发生心源性休克的风险越大。④症状性低血压、心动过缓、P-R间期超过0.24秒或二度Ⅱ型以上的房室传导阻滞。

⑤活动性哮喘或支气管痉挛性慢性阻塞性肺疾病(COPD)或气道高反应性。有禁忌证的患者不得应用,尤其不得静脉应用β受体阻断药。不过,对于绝大多数心血管病患者,β受体阻断药治疗的利大于弊,应积极纠正有关禁用情况并尽可能创造条件应用β受体阻断药。合并无支气管痉挛的COPD或外周血管疾病的心血管病患者仍可从β受体阻断药治疗中显著获益。糖尿病和下肢间歇性跛行也不是绝对禁忌证。需要注意的是,此类药物不能用于治疗以冠状动脉痉挛为基础的变异型心绞痛,因为β受体阻断药尤其是非选择性β受体阻断药可能引起冠状动脉收缩。

(2)不良反应:β受体阻断药大剂量应用可发生一些严重不良反应。①心血管系统:可减慢心率,甚至造成严重心动过缓和房室传导阻滞,主要见于窦房结和房室结功能已受损的患者;②代谢系统:1型糖尿病患者应用非选择性β受体阻断药可掩盖低血糖的一些警觉症状如震颤、心动过速;③呼吸系统:可导致气道阻力增加;④中枢神经系统:可产生疲劳、头痛、睡眠紊乱、失眠、多梦和压抑等;⑤撤药综合征:长期治疗后突然停药可发生撤药综合征,表现为高血压、心律失常、心绞痛恶化。对于性能力的影响,现有证据显示口服琥珀酸美托洛尔≤200mg/次、酒石酸美托洛尔≤50mg/次,不产生$β_2$受体阻断效应;口服富马酸比索洛尔5mg/次的$β_2$受体阻断效应为零,10mg/次的$β_2$受体阻断效应为0~5%,因此无直接导致勃起功能障碍的效应。

(3)心率管理:强调β受体阻断药在冠心病长期治疗中的基石地位,推荐个体化、足量应用β受体阻断药。静息心率加快与心血管事件发生、预后的关系非常密切。在临床实践中静息心率是充分体现β受体阻断药足量应用的最简便有效的临床靶标,心率达标剂量即是患者β受体阻断药的最佳剂量。稳定型心绞痛患者用药后,要求静息心率降至55~60次/分;严重心绞痛患者如无心动过缓症状,日间静息心率可降至40~50次/分。UA/NSTEMI若无禁忌证,静息心率应控制达到50~60次/分,STEMI无明确的心率控制目标值。建议每日至少分别在清晨、午后、晚间临睡前测定心率(脉搏),也可结合24小时心搏总数监测调整β受体阻断药的剂量,如≤80 000次可判断β受体阻断药的剂量达标。

2. 硝酸酯

(1)禁忌证和慎用

1)禁忌证:①急性下壁合并右室心肌梗死;②收缩压<90mmHg的严重低血压;③颅内压增高;④重度主动脉瓣和二尖瓣狭窄;⑤心脏压塞或缩窄性心包;⑥已使用磷酸二酯酶抑制剂者;⑦梗阻性肥厚型心肌病伴左室流出道重度固定梗阻。

2)慎用:①青光眼;②心室率<50次/分或>110次/分;③循环低灌注状态;④肺心病合并动脉低氧血症;⑤重度贫血。

(2)不良反应:①头痛:是硝酸酯最常见的不良反应,呈剂量和时间依赖性,减小初始剂量可明显减少头痛的发生率,阿司匹林亦可使之有效缓解。头痛的消失并不意味着抗心肌缺血效应的减弱或缺失。②低血压:可伴随出现头晕、恶心、心悸等。药物过量而导致低血压时,首先减量或停药,同时抬高双下肢,增加静脉回流,必要时可补充血容量和(或)加用α肾上腺素受体激动剂等。③面部潮红。④长期大剂量使用可罕见高铁血红蛋白血症。

硝酸酯停药时应逐渐减量,以免因骤然停药而导致心绞痛反跳等不良后果。

(3)耐药性:硝酸酯的耐药性是指连续使用后血流动力学和抗缺血效应的迅速减弱乃至消失的现象,可分为假性耐药、真性耐药(血管性耐药)以及交叉性耐药三类。假性耐药发生于短期(1 天)连续使用后,可能与 RAAS 系统等神经激素的反向调节和血管容量增加有关。血管性耐药最为普遍,发生于长期(3 天以上)连续使用后引起血管结构和功能的改变。交叉性耐药是指使用一种硝酸酯后,抑制或削弱其他硝酸酯或 NO 供体性血管扩张剂及内源性 NO 等的作用。两者的发生机制相似,可能与血管内过氧化物生成过多以及生物活化/转化过程异常等有关,如巯基耗竭可导致硝酸酯在血管内的生物转化异常而引发耐药。任何剂型的硝酸酯如果连续使用 24 小时后耐药必然发生,一旦发生不仅疗效减弱或缺失,而且可能造成内皮功能损害,对预后产生不良影响,因此长期使用必须采用非耐药方法。

预防硝酸酯耐药性的常用方法包括:①偏心给药方法(表 3-17),每天提供 10～12 小时的无药期,在无硝酸酯覆盖的时段可加用 β 受体阻断药、CCB 等预防心绞痛,心绞痛一旦发作可临时舌下含服硝酸甘油等终止发作;②巯基供体类药物、β 受体阻断药、他汀、ACEI 或 ARB 以及肼屈嗪等药物可能对预防硝酸酯的耐药性有益,同时这些又多是改善冠心病预后的重要药物,因此提倡合用。

表 3-17　硝酸酯偏心给药方法

药物名称	给药方法
硝酸甘油	
静脉滴注	连续滴注 10～12 小时后停药,空出 10～12 小时的无药期
透皮贴片	贴敷 10～12 小时后撤除,空出 10～12 小时的无药期
硝酸异山梨酯	
静脉滴注	连续滴注 10～12 小时后停药,空出 10～12 小时的无药期
口服平片	一天 3 次给药,每次给药间隔 5 小时,如 8AM、1PM、6PM *;一天 4 次给药,每次给药间隔 4 小时,如 8AM、12AM、4PM、8PM
口服缓释制剂	一天 2 次给药,如 8AM、2PM
5-单硝酸异山梨酯	
口服平片	一天 2 次给药,间隔 7～8 小时,如 8AM、3PM
口服缓释制剂	一天 1 次给药,如 8AM

注:* AM:上午;PM:下午

(4)用药教育

1)患者的用药教育:硝酸甘油含片的有效期较短,须避光保存于密闭的棕色小玻璃瓶中,每 3 个月更换。如舌下黏膜明显干燥需用水或盐水湿润,否则含化无效。含服时应尽可能取坐位,以免加重低血压反应。对心绞痛频繁发作者,可在用力大便或劳动前 5～10 分钟预防性含服。

2)护理人员的用药教育:硝酸甘油注射液不能与其他药物混合,普通的聚氯乙烯输液器可大量吸附硝酸甘油溶液,使药物浓度损失达 40%～50%,因此应选用玻璃或其他非吸附型的输液器,否则需明显增大药物剂量。静脉给药需避光。

3. 尼可地尔　尼可地尔的耐受性好,无耐药性,且与硝酸酯无交叉耐药性,对血压的影响小,对心率无影响。不良反应轻微,主要为头痛、头晕、脸红、恶心等。有报告尼可地尔可引起口腔、肛门及胃肠道溃疡,其特点为溃疡大、多发、痛,呈慢性病程,停药数周可以痊愈。

当服用尼可地尔的患者出现口腔、肛门或胃肠道溃疡，无其他原因和病史可寻时，应尽早停药尼可地尔，避免不必要的有创检查和治疗。

4. 他汀类

(1)禁忌证：活动性肝炎或不明原因的持续性的氨基转移酶升高；对他汀过敏；孕妇、哺乳期妇女和准备怀孕的育龄期妇女。

(2)他汀类的不同品种：他汀在肝脏有广泛的首过效应，故生物利用度都较低。因为HMG-CoA还原酶的活性和肝脏胆固醇的合成有日夜节律性，午夜最高、中午最低，故他汀以晚间应用为宜。阿托伐他汀、瑞舒伐他汀可在任何时候服用(半衰期长和较强的降LDL-C效力)；洛伐他汀和辛伐他汀与食物同服可增加其生物利用度，推荐餐时服用；匹伐他汀餐后服用较餐前服用$t_{1/2}$延长、血药峰浓度升高，但生物利用度无显著性差异，推荐饭后服用；其余他汀类药物均推荐睡前服用。亲水性的他汀不易透过血脑屏障(表3-18)。

表3-18　他汀的药效学和药动学比较

	洛伐他汀	辛伐他汀	普伐他汀	氟伐他汀	阿托伐他汀	瑞舒伐他汀	匹伐他汀
脂/水溶性	亲脂	亲脂	亲水	亲脂	亲脂	亲水	亲脂
生物利用度(%)	12~20	5	18	19~29	12	20	60
血浆蛋白结合率(%)	≥95	>95	50	98	≥98	90	99.5
代谢途径	CYP3A4	CYP3A4	经肝脏代谢，但不经CYP代谢	主要由CYP2C9	CYP3A4	仅约10%发生代谢(主要由CYP2C9)，其他以原形排出体外	90%以上经过有机阴离子转运多肽2(OATP2)进行
代谢物活性	有(原药无活性)	有	无	无	有	有	有
$t_{1/2}$(小时)	3	3	1.3~2.7	1.2	14(活性代谢产物为20~30)	19	11
排泄途径 尿(%)	10	13	20	5	<2	10	<2
排泄途径 粪(%)	83	60	70	90	98	90	主要由粪便排泄
剂量(mg/d)	10~80	10~80	10~40	20~80	10~80	5~20	1~4
药理作用强度	1/2	1	1/2	1/4	2	8	10

续表

	洛伐他汀	辛伐他汀	普伐他汀	氟伐他汀	阿托伐他汀	瑞舒伐他汀	匹伐他汀
服药时间	晚餐时服用	晚餐时服用	临睡前服用	临睡前服用	可在任何时候服用，但最好在晚饭后服用	可在任何时候服用	晚饭后服用
肾功能不全	Cl_{Cr} < 30ml/min 时应减量，当超过 20mg/d 时应谨慎	Cl_{Cr} < 30ml/min 时应减量，5mg/d；当 10mg/d 时应严密监测	Cl_{Cr} < 30ml/min 时应减量，10mg/d	Cl_{Cr} < 30ml/min 或血肌酐 SCr > 260μmol/L 时禁用	无须调整剂量	Cl_{Cr} < 30ml/min 时禁用	

(3)不良反应：他汀已成为冠心病一级和二级预防的重要的一线药物。常见的不良反应包括皮疹，恶心、便秘、腹泻等消化系统症状，头昏、头痛等神经系统症状。随着越来越多的患者长期使用，他汀长期使用的安全性受到越来越多的关注，并取得越来越多的证据。他汀不良反应监测的原则是合理使用，坚持长期用药，降低患者心血管事件的风险。同时教育患者，共同监测各种不良反应，早期发现，早期处理，预防各种潜在风险，避免出现严重的不良反应。遵循大胆用药，小心监测，为患者争取最大的风险-获益比。

1)肝脏不良反应：血清丙氨酸氨基转移酶（ALT）升高是他汀最常见的不良反应，具有剂量依赖性，大多发生于治疗前 3 个月，大部分停药后会下降。目前研究没有发现他汀会明显增加肝功能异常的发生率，对基础肝功能异常的患者他汀治疗甚至可能改善肝功能，因此不再支持常规监测肝功能。建议在开始他汀治疗前、治疗 12 周后和增加剂量后监测 ALT；提醒患者服用他汀后可能出现的黄疸、不适、乏力、嗜睡等肝损害症状。如果出现无症状的氨基转移酶升高 <3×正常值上限（ULN），则不必停用；如果出现无症状的氨基转移酶水平升高 >3×ULN，应该再次确认，排除是否是由其他因素引起的升高，根据临床情况决定减量或停药。肝硬化代偿期、慢性肝病、非酒精性脂肪肝患者可以安全接受他汀治疗。

2)肌肉毒性：他汀相关性肌病是导致患者不耐受和停药的重要原因，包括肌痛[仅限于肌肉疼痛或无力，不伴肌酸磷酸激酶（CK）升高]；肌炎（肌肉症状 + CK 升高 <10×ULN）；肌溶解（肌肉症状 + CK 升高 >10×ULN + 肌酐升高）。肌痛是停药的主要原因，横纹肌溶解极为少见。肌病的易患因素有高龄（特别 >80 岁）；体型瘦小虚弱者；多系统疾病（如糖尿病、肝或肾功能不全、甲状腺功能减退等）；围手术期；合用某些药物（贝特类、环孢素、烟酸等）或饮食（如葡萄柚）；剂量过大（如辛伐他汀每日 80mg）等。长期服用他汀的人群中，可能有 1%～5%的人发生肌肉不良反应，故需关注这种潜在的风险。开始服用他汀时最好有一个基线水平的 CK 值，特别是有肾脏或肝脏疾病时；关注潜在的风险因子，将风险保持到最低限度；提醒患者警惕肌肉症状的早期表现，尤其在使用大剂量他汀时，一旦发现尽早就医，在医师的指导下进行化验检查和停药观察等处理，不建议患者一旦出现肌肉症状就自行停药；

确诊为由他汀引起的横纹肌溶解症后应立即停药,并给予对症处理和保护肾功能。

3)新发糖尿病:一般他汀治疗和强化他汀治疗伴随发生糖尿病的风险略微增加,但这种风险相对于降低冠状动脉事件的绝对风险非常小。相比其他已知增加糖尿病风险的心血管药物(如β受体阻断药和噻嗪类利尿药),他汀致糖尿病的风险要低得多。因此,他汀心血管保护作用的获益远远大于其新增糖尿病的风险。

4)对肾脏的影响:近年研究发现,他汀具有一定的肾脏保护作用。慢性肾病患者可以安全使用,但是剂量应该根据肾功能调整(阿托伐他汀除外)。大剂量的他汀可增加非损伤性一过性蛋白尿的风险。患者接受他汀治疗期间不需要常规监测 SCr 和蛋白尿水平,但是开始治疗前建议评估肾功能。接受治疗的患者如果出现 SCr 升高而无横纹肌溶解症,无须停药,但须根据临床情况调整剂量;出现了蛋白尿也无须停药,但应该进一步确认蛋白尿的原因,是他汀引起的则需要调整剂量。

(4)相互作用:见表3-19。

表3-19　他汀类药物的相互作用

	作用机制	临床建议
辛伐他汀/阿托伐他汀/氟伐他汀+胺碘酮	胺碘酮是 CYP3A4、CYP2C9 和 CYP2D6 抑制剂,干扰他汀经 CYP3A4 的代谢,增加肌肉毒性	应选用不经 CYP3A4 和 CYP2C9 代谢的他汀
辛伐他汀/阿托伐他汀+地尔硫䓬/维拉帕米/氟康唑/伊曲康唑/克拉霉素/红霉素/环孢素	显著抑制 CYP3A4,从而抑制他汀的代谢,增加肌肉毒性	应选用不经 CYP3A4 代谢的他汀
辛伐他汀/阿托伐他汀+利福平/卡马西平	诱导肠道和肝脏的 CYP3A4,降低他汀的生物利用度,加快他汀的代谢	应该谨慎合用,必要时监测并调整剂量
他汀+葡萄柚汁	葡萄柚汁显著抑制肠道 CYP3A4 和外排转运蛋白 P 糖蛋白(P-gp),增加他汀的生物利用度,也可抑制他汀的代谢,增加肌肉毒性	应该避免合用
他汀+吉非贝齐	显著抑制他汀与葡萄糖醛酸的结合过程而减慢活性代谢物的排泄;抑制 OATP2,降低肝脏对瑞舒伐他汀的主动摄取,增加肌肉毒性	应该避免合用
普伐他汀/瑞舒伐他汀/匹伐他汀+环孢素	通过抑制 OATP2 而减少肝脏对他汀的浓集摄取作用,增加肌肉毒性	应该谨慎合用,必要时监测并调整剂量
普伐他汀+利福平	通过诱导 P-gp 降低了普伐他汀的生物利用度	应该谨慎合用,必要时监测并调整剂量
氟伐他汀+华法林	氟伐他汀通过抑制 CYP2C9 减慢华法林的代谢	应该谨慎合用,必要时监测并调整剂量

续表

	作用机制	临床建议
他汀+华法林	所有的他汀可引起华法林的抗凝效果增加,机制不明	合用时应加强监测并调整剂量
他汀+氢氧化铝/氢氧化镁	影响吸收	应该避免同时合用,可在服用他汀后2小时服用氢氧化铝和氢氧化镁

5. 肝素类抗凝药和比伐卢定　血管内皮损伤诱发血栓形成,凝血酶(凝血因子Ⅱa)是凝血过程中的重要介质,可催化纤维蛋白及诱发血小板聚集。血栓分为动脉血栓、静脉血栓和附壁血栓。动脉血栓血流速度快,更依赖血小板的作用,因此治疗以抗血小板为主。静脉血栓血流速度慢,对血小板的依赖性低,因此以抗凝血因子为主。附壁血栓(心房心室中)血栓较大,未形成血栓时危险度低,以预防为主,治疗以抗血小板为主;已形成血栓时危险度高,治疗以抗凝血因子为主。在血栓形成过程中,凝血酶原活化为凝血酶是最为关键的步骤。肝素类是间接凝血酶抑制剂,比伐卢定是直接凝血酶抑制剂。

UFH的平均分子量为15 000D,分布范围为5~30kD,含17~100个糖单位,其抗凝作用主要通过催化抗凝血酶(AT)Ⅲ和(或)肝素辅助因子Ⅱ发挥作用。UFH对凝血酶的抑制作用不完全并且不稳定,不同个体间的差异大,需要常规凝血监测。抗凝作用受血小板的影响,血小板第4因子(PF4)是肝素抑制剂,并存在肝素诱导的血小板减少症(HIT)等副作用。UFH的抗凝作用可被鱼精蛋白中和。UFH在体内与多种血浆蛋白结合,与内皮细胞和巨噬细胞结合而被灭活,导致生物利用度下降,只能静脉给予。肝素的清除呈非线性,存在快速饱和相和缓慢不饱和相,饱和相来源于和细胞及胞外基质的结合和清除,非饱和相来源于肾清除,因此在一定范围内 $t_{1/2}$ 随剂量的增加而延长。

LMWH是UFH酶解或化学降解的产物,平均分子量为4000~6000D(13~22个糖单位),分布范围为1000~10 000D。同UFH一样,LMWH的抗凝作用亦主要依赖于ATⅢ。肝素类抗凝剂的抗Ⅹa(凝血酶原):抗Ⅱa活性比值随分子量增加而降低(表3-20)。LMWH的抗Ⅹa活性大于抗Ⅱa活性,而UFH有相似的抗Ⅹa与抗Ⅱa活性。LMMH的抗凝效果呈明显的剂效关系,皮下注射的疗效至少与UFH持续静脉滴注加ACT或APTT监测相当,某些制剂如依诺肝素甚至更好。LMWH和UFH在抗凝活性、药物动力学特性以及其他生物学方面的所有差异都来自于LMWH结合力较低(表3-21)。目前LMWH推荐应用的剂量尚小,大剂量和UFH一样有引起出血和HIT的危险。

表3-20　低分子量肝素的抗Ⅱa活性差异

产品	平均分子量(D)	抗Ⅹa/抗Ⅱa比值
UFH	15 000	100:100
dalteparin:达肝素	5000	100:40
nadroparin:那屈肝素	3600	100:30
enoxaparin:依诺肝素	3200	100:25
fondaparinux:磺达肝癸钠	1728	100:0

表 3-21　低分子量肝素的优势

结合靶点	生物学效应	临床意义
凝血酶结合减弱	抗Ⅹa/Ⅱa 比值增加	抑制接触性血栓的能力下降
蛋白结合减弱	抗凝效应预测性更高	无须监测抗凝效应
巨噬细胞结合减弱	通过肾脏机制清除	血浆 $t_{1/2}$ 较长，皮下注射每日 1～2 次
血小板结合减弱	受 PF4 影响小，肝素依赖性抗体形成减少	HIT 的发生率较低
成骨细胞结合减弱	破骨细胞活化减低	骨质减少的发生率较低

磺达肝癸钠是人工合成的戊糖，其设计是以 UFH 和 LMWH 中均包含的天然戊糖结构为基础，显著增加了其对 AT 的亲和力，是Ⅹa 因子的选择性抑制剂，对凝血酶无直接抑制作用，与血小板也没有相互作用，不会导致 HIT，也不会影响出血时间。磺达肝癸钠主要以原形由肾脏缓慢清除(65%～77%)，可每天一次皮下注射给药，血浆半衰期大约为 17 小时，老年人延长到 21 小时，3～4 天后达到稳态血浆浓度。磺达肝癸钠不通过肝脏的 P_{450} 酶代谢，因此较少存在药物的相互作用。由于个体内和个体间的变异性均很小，因此可以固定剂量给药(2.5mg qd)而无须剂量调整。肌酐清除率＜30ml/min 的患者禁用，在肾功能受损和低体重的患者中清除率下降，因此可能需要调整剂量。

比伐卢定的有效抗凝成分为水蛭素衍生物片段，可直接而特异性地与凝血酶结合，阻断凝血酶与底物的结合，使活化 ACT 明显延长而发挥作用。与间接凝血酶抑制剂相比，比伐卢定的优势在于：①不与血浆蛋白结合，抗凝效果的个体差异小；②不与 PF4 结合，抗凝活性不受血小板影响，不引起抗体介导的血小板减少症；③不仅能抑制血液中游离的凝血酶，还能抑制已与纤维蛋白结合的凝血酶，因此抗凝效果更可靠；④对凝血酶的抑制作用可逆而短暂，抗凝效果可以预测，不需要实验室监测，安全性更高。比伐卢定与细胞色素 P_{450} 系统无相互作用，由肾脏排泄，肾功能正常时的 $t_{1/2}$ 为 25 分钟，轻度肾功能不全时(肾小球滤过率为 60～89ml/min)不影响其代谢，中至重度肾功能不全时会使其消除率下降约 20%，而透析患者则可下降 80%，应适当减量并监测 ACT。

6. 溶栓治疗

(1)适应证和禁忌证

1)适应证：①在无禁忌证时，当缺血症状发作 12 小时内，预料直接 PCI 治疗不能在 120 分钟内实施，应给予溶栓治疗；②无溶栓禁忌证以及 PCI 不能实施，症状发作后 12～24 小时，临床和(或)心电图证据显示持续缺血，以及大面积心肌处于梗死风险或血流动力学不稳定时。

2)绝对禁忌证：①既往任何时间有脑出血病史，1 年内其他卒中或脑血管事件；②已知的脑血管结构异常(动静脉畸形)或原发或转移颅内恶性肿瘤；③3 个月内缺血性卒中(除非急性卒中在 3 小时内)；④怀疑主动脉夹层；⑤活动性内脏出血或出血体质(不包括月经)；⑥3个月内严重的头部闭合性创伤或面部创伤。

3)相对禁忌证：①STEMI 症状发生 24 小时，症状已缓解；②12 导联心电图 ST 段压低，如不考虑正后壁心肌梗死者；③慢性严重控制不良的高血压史，就诊时严重未控制的高血压，收缩压 > 180mmHg 或舒张压 > 110mmHg；④3 个月前缺血性脑卒中病史、精神障碍或在禁忌证中未包括的已知颅内病理改变；⑤3 周内创伤性或长时间（ > 10 分钟）的心肺复苏或大手术史；⑥近期（2 ~ 4 周内）内脏出血史；⑦不能压迫的血管穿刺；⑧5 天前使用过链激酶或有溶栓剂过敏史，目前正在应用抗凝治疗，INR 越高出血危险性越大；⑨妊娠；⑩活动性溃疡。

（2）溶栓再通的判断指征

1）直接指征：造影 TIMI 分级达到 2、3 级表示再通，2 级通而不畅。

2）间接指征：具备以下任何 2 项或以上者，但②、③组合不算。①ST 抬高于 2 小时内回降 > 50%；②胸痛于 2 小时内基本消失；③2 小时内出现再灌注性心律失常（短暂的加速性室性自主节律，房室或束支传导阻滞突然消失，或下后壁心梗出现一过性窦性心动过缓、窦房传导阻滞或伴低血压）；④CK-MB 峰值提前于发病 14 小时内。

（3）溶栓治疗的不良反应及局限性

1）出血：溶栓治疗的危险主要是出血，尤其是颅内出血，发生率为 0.9% ~ 1.0%，致死率很高。预测危险因素包括女性、高龄、低体重、脑血管疾病病史，以及入院时血压升高。降低出血并发症的关键是除外有严重出血危险的患者，溶栓过程中严密观察出血征象。溶栓要把握好适应证及禁忌证。

2）其他并发症：溶栓治疗患者的心绞痛、再梗死、心源性休克以及心力衰竭等的发生率较高，STEMI 患者溶栓治疗较保守治疗增加了 3 倍心脏游离壁破裂的风险，心脏破裂是 STEMI 的一个主要死亡原因，而且 rt-PA 比其他溶栓剂更容易发生心脏破裂。

3）溶栓治疗的局限性：①血管再通率较低，TIMI2 ~ 3 60% ~ 80%，TIMI3 30% ~ 55%，仅 25% ~ 30% 的患者适合溶栓治疗；②远期梗死血管的再闭塞率高（28% ~ 41%）；③高危患者效果差（如合并心源性休克）；④不能解决血管原有的粥样斑块所造成的固定狭窄，只能溶解冠状动脉内的血栓，所以溶栓以后达到 TIMI3 级血流的比例较低，从而不得不采用补救性或者延迟性 PCI。

7. 双联抗血小板治疗　阿司匹林联合 P2Y12 受体抑制剂双重抗血小板治疗已成为 PCI 预防支架内血栓的一项基石策略。无论是接受急诊 PCI 治疗、溶栓治疗，还是未接受任何再灌注治疗的 STEMI 患者或采取药物保守治疗的 UA/NSTEMI 患者，阿司匹林联合 P2Y12 受体抑制剂的双联抗血小板治疗也是抗栓治疗的基石。但是，目前对于双联抗血小板治疗是否持续时间越长越受益仍缺乏结论性建议。国内外的相关指南都推荐 12 个月。欧洲心脏病学会（ESC）2012 年 STEMI 指南仍建议 STEMI 患者的双联抗血小板治疗应维持 9 ~ 12 个月，对于置入 BMS 的患者双联治疗至少 1 个月，而置入 DES 的患者则至少 6 个月。所有的患者均应充分了解双联抗血小板治疗的重要性，以避免提前停药。

新型的 P2Y12 拮抗剂（普拉格雷和替格瑞洛）对血小板的抑制作用更显著，可以作为氯吡格雷的替代药物，相比之下，氯吡格雷的地位有所下降。但是，普拉格雷应在计划实施 PCI 的患者中使用，在完成造影前不应该对所有患者常规使用，对没有接受 PCI 的患者也不应该常规使用普拉格雷。既往有脑卒中或 TIA 或年龄 ≥ 75 岁或体重 < 60kg 的患者不应该使用普拉格雷。

大剂量的阿司匹林（300 ~ 325mg/d）与小剂量的阿司匹林（75 ~ 100mg/d）相比并不能额外降低缺血终点的发生率，反而增加了消化道出血的风险。因此，建议阿司匹林小剂量

(70～100mg)长期服用。对阿司匹林不耐受的患者则建议长期服用氯吡咯雷(75mg/d)。

8. 质子泵抑制剂(PPI)与氯吡格雷的相互作用　消化道出血是双联抗血小板治疗的最主要的并发症之一。对于出血风险高的患者,最好考虑应用 PPI 保护胃黏膜。氯吡格雷为药物前体,本身不具抗血小板活性,在体内必须通过细胞色素 P450 系统代谢成活性成分。2009 年,FDA 多次就氯吡格雷与 PPI 的联合应用提出了黑框警告,建议避免在应用氯吡格雷的同时联用奥美拉唑和埃索美拉唑,因为两种药物都通过 CYP 代谢,可能会对氯吡格雷的活化带来影响,从而影响疗效。但由于证据不足,FDA 未对奥美拉唑和埃索美拉唑以外的 PPI 提出明确建议。但是,目前发现 PPI 与氯吡格雷的相互作用证据不足,PPI 与新型 P2Y12 受体拮抗剂之间也没有药代学相互作用,而且没有明确的证据显示氯吡格雷与某些 PPI 之间的相互作用可产生有意义的临床结果。因此对于出血风险高的患者,如有消化道出血或胃溃疡病史,高龄,同时应用抗凝药物、甾体和非甾体抗炎药物以及幽门螺杆菌感染等,最好考虑应用 PPI 保护胃黏膜。

9. 对比剂急性肾损伤的预防和处理　血管造影和 PCI 需要使用含碘对比剂。含碘对比剂的基本结构是含三个碘的苯环。根据苯环的个数分为单体和双聚体,按照是否在溶液中电离出离子分为离子型和非离子型,按照渗透压分为高渗、低渗和等渗(表 3-22)。高渗对比剂为离子型单体,渗透压高达血浆渗透压的 5～7 倍。低渗对比剂的渗透压比高渗对比剂明显下降,但仍高于血浆渗透压的 2 倍左右。等渗对比剂渗透压与血浆渗透压相等。高渗对比剂的不良反应相对较多,目前临床常用的以等渗或低渗为主。

表 3-22　常用含碘对比剂的分类和理化性质

分类	结构	通用名	渗透压 (mOsm/kg H_2O)	碘含量 (mg/ml)	分子量 (MW)
低渗对比剂	非离子型单体	碘海醇	680	300	821
			830	350	
		碘帕醇	680	300	777
			800	370	
		碘普罗胺	590	300	791
			770	370	
		碘佛醇	710	320	807
			790	350	
	离子型二聚体	碘克酸	600	320	1270
等渗对比剂	非离子型二聚体	碘克沙醇	290	320	1550

对比剂会导致急性肾损伤(contrast-induced acute kidney injury,CI-AKI),其诊断标准是使用对比剂 3 天内,SCr 绝对值升高≥0.5mg/dl(44.2μmol/L)或较基础值升高≥25%,并排除其他原因导致的肾损害。其发病机制目前尚未完全阐明,为多因素共同参与的结果,核心机制是合并肾脏的基础疾病、肾动脉低灌注和对比剂对肾髓质的损伤。含碘对比剂的渗透压、黏度及对比剂分子对肾小管的细胞毒性是药物不良反应的主要原因。大多数患者应用对比剂后 SCr 升高为一过性,一般在使用后 24～48 小时升高,3 天达峰值,7～10 天回落到或接近基线水平,其转归与患者肾功能减退及全身状况有关,肾功能严重障碍者可造成不可

逆的结果。CI-AKI是仅次于肾灌注不足和有肾毒性的药物引起的医院内肾衰竭的第三大常见原因,发生CI-AKI的患者PCI后并发症的发生率更高,且晚期心血管事件、死亡及透析的风险均增加。

预防CI-AKI的措施包括术前患者的基础肾功能评估和危险分层、水化、控制对比剂剂量、停用其他有肾毒性的药物等。CI-AKI的主要危险因素包括原有肾功能不全、糖尿病、水化不完全及使用对比剂的剂量过多,其他可能的危险因素包括心力衰竭、低血压、主动脉内球囊反搏、使用有肾毒性的药物、高龄及贫血等。肾功能评估方法通常有2种:①SCr:eGFR或CrCl下降一半后SCr才升高,SCr不敏感,但其特异性高。②eGFR:目前最提倡应用,采用适合中国人群的改良MDRD计算公式为eGFR[ml/(min·1.73m²)]=175×SCr(mg/dl)-1.234×年龄-0.179×(0.79女性)。eGFR<60ml/(min·1.73m²),术前24小时停用NSAIDs和其他有肾毒性的药物,术前48小时停用二甲双胍,尽量不用袢利尿药。造影前及造影后3天需要每日检测SCr并计算eGRF,若已发生CI-AKI,需监测SCr至恢复正常,主要经肾脏排泄的药物的使用剂量应根据肾功能情况进行调整。目前认为双胍类药物本身不会导致肾衰竭。但如果患者原先已有肾功能不全或发生CI-AKI,则可能导致双胍类药物在体内蓄积并诱发乳酸性酸中毒这一严重不良反应。因此,术后密切监测肾功能,确认未发生CI-AKI或肾功能已恢复到术前水平时才可重新使用该药。

对比剂使用时应尽量减少用量,避免短时间内大量快速和连续推注,限制最大使用剂量,尤其对慢性肾功能不全、糖尿病、ACS、老年、心力衰竭等高危人群。对肾功能正常者,对比剂的剂量控制在4~6ml/kg,总量不宜超过300~400ml。2011 ACCF/AHA的UA/NSTEMI患者治疗指南建议,对比剂的最大使用剂量(MRCD)=5ml×体重(kg)/Cr(mg/dl)。2011 ACCF/AHA/SCAI的PCI治疗指南也指出,肾功能不全的患者原则上对比剂的总量不应超过其基础eGFR毫升数的2倍,老人最好控制对比剂的用量在单次PCI 150ml以内。含碘对比剂的存放条件必须符合产品说明书的要求,有条件时建议使用前加热到37℃,以降低黏度,便于推注,并可提高患者的耐受度。等渗和低渗对比剂在肾脏方面的安全性相当,两者均可使用,不推荐使用高渗对比剂。

造影前后应充分水化。水化能增加肾血流量,减少肾血管收缩,减少对比剂在肾脏的停留时间,减少管型形成,因此水化是降低CI-AKI发生风险的关键措施。目前提倡静脉应用等渗盐水的水化疗法:从造影前3~12小时至造影后6~24小时,持续静脉滴注生理盐水[1.0~1.5ml/(kg·h)],保持尿量为75~125ml/h,但对心功能不全的患者要注意控制补液速度。对于中、高危患者[eGFR<60ml/(min·1.73m²),相当于男性SCr>1.3mg/dl或115μmol/L、女性SCr>1.0mg/dl或88.4μmol/L]更应注意术前充分水化。对肾功能中度受损的糖尿病患者,至少静脉滴注生理盐水100ml/h至术后24小时。对慢性肾病和糖尿病肾病患者两次接触对比剂的时间至少大于72小时。

含碘对比剂会引起过敏反应,对含碘对比剂过敏及未控制的甲状腺功能亢进的患者禁用。建议使用非离子型碘对比剂。不推荐预防性用药和碘过敏试验。患者在注射对比剂后需留观30分钟后离开导管室。轻微的不良反应对症治疗。对于出现气管、支气管痉挛、喉头水肿或过敏性休克等症状者,应判断患者的意识和呼吸情况,立刻给予抢救措施。由于碘对比剂的不良反应和诊断用药的特殊性,应在术前充分告知患者和家属,并得到其完全理解同意,并签署知情同意书。

10. 冠心病患者的血糖管理　高血糖是重要的心血管危险因素，可显著增加心血管疾病的发病率与病死率。无心肌梗死史的糖尿病患者未来 8~10 年发生心肌梗死的危险性高达 20%，大约等同于心肌梗死患者再发心肌梗死的危险；而具有心肌梗死病史的糖尿病患者未来再发心肌梗死的危险性超过 40%。高血糖对于大血管的危害早在糖耐量异常(IGT)阶段即已启动。基于上述研究结论，糖尿病被视为冠心病的等危症，成为冠心病二级预防的重要人群。

冠心病患者以及仅存在心血管危险因素的人群中，糖代谢异常的发生率显著高于一般人群。当冠心病患者并存糖代谢异常时，其不良心脑血管事件的发生率进一步增高。伴有冠心病的糖代谢异常患者的降血糖治疗应遵循循证医学证据，采取积极筛查、早期干预、平稳降糖、综合防控的血糖管理策略，方能最大限度地降低患者的心血管事件的危险性并改善其预后。

冠心病患者应常规进行血糖检测、筛查糖代谢异常。在心内科住院的稳定性患者可采用口服糖耐量试验(OGTT)进行筛查，门诊患者可应用快速血糖检测仪进行筛查。确诊糖尿病的患者应进一步检测 HbA1c，为确定治疗方案以及疗效监测提供依据。

早期干预与平稳降糖是稳定型冠心病患者血糖管理的核心策略。对于存在空腹血糖受损(IFG)和(或)IGT 的冠心病患者，应采取以改善生活方式(合理饮食、增加运动、控制体重、戒烟等)为基础的干预措施，并视患者的具体情况酌情应用 α-糖苷酶抑制剂或双胍类药物进行降血糖治疗，推荐将 HbA1c 控制在 6.5%~7.0% 以下。对于高龄、糖尿病病史较长、心血管整体危险水平较高、具有严重低血糖事件史、预期寿命较短以及并存多种疾病的患者，应采取相对宽松的降血糖治疗策略，追求过低的血糖水平可能会显著增加低血糖事件的发生率而对患者的预后产生不良影响。

重视糖尿病患者的多重危险因素综合干预。对于伴有糖代谢异常的稳定型冠心病患者应在积极稳妥地控制血糖的同时，认真筛查患者可能存在的其他危险因素并予以积极有效的干预。其主要措施包括严格控制血压水平，对于此类患者，应努力将其血压控制在 130/80mmHg 以下；积极控制血脂达标；合理应用阿司匹林。

11. 稳定型心绞痛的风险评估以决定是否血管重建　慢性稳定型心绞痛可以增加急性冠状动脉事件的发生率及病死率，采取合理的治疗策略具有重要意义。目前建议所有的慢性稳定型心绞痛患者均应接受规范的药物治疗，并进行风险评估，高死亡风险者需早期接受冠状动脉造影检查，必要时血管重建。慢性稳定型心绞痛的危险评估主要是评估死亡风险以及识别血运重建获益患者，包括四个方面的内容：临床评估、负荷试验、心室功能和冠状动脉病变的严重程度。临床评估主要依据加拿大心血管学会(CCS)心绞痛严重度分级(表 3-23)。负荷试验和心脏影像学可用于协助评估缺血情况、帮助选择治疗策略及评价治疗效果。冠状动脉造影是评估冠状动脉病变的金标准，心脏超声或左室造影可以评估心脏功能。

表 3-23　加拿大心血管学会(CCS)心绞痛严重度分级

分级	表现
Ⅰ级	一般体力活动(如步行和上楼)不引起心绞痛，但紧张、快速或持续用力可引起心绞痛的发作

续表

分级	表现
Ⅱ级	日常体力活动稍受限制。快步行走或上楼、登高、饭后行走或上楼、寒冷或风中行走、情绪激动或醒后数小时内发作心绞痛。在正常情况下以一般速度平地步行 200m 以上或登一层以上的楼梯受限
Ⅲ级	日常体力活动明显受限，在正常情况下以一般速度平地步行 100～200m 或登一层楼梯时可发作心绞痛
Ⅳ级	轻微活动或休息时即可发生心绞痛

2012 年中国 PCI 指南指出，具有下列特征的患者进行血管重建可以改善预后：①左主干病变直径狭窄 >50%；前降支近段狭窄≥70%（Ⅰ类，证据级别 A）。②伴左心室功能减低的 2 或 3 支病变；大面积心肌缺血（心肌核素等检测方法证实缺血面积 >左心室面积的 10%）（Ⅰ类，证据级别 B）。③非前降支近段的单支病变，且缺血面积 <左心室面积的 10% 者，则对预后改善无助（Ⅲ类，证据级别 A）。具有下列特征的患者进行血管重建可以改善症状：①任何血管狭窄≥70% 伴心绞痛，且优化药物治疗无效者（Ⅰ类，证据级别 A）；②有呼吸困难或慢性心力衰竭，且缺血面积 >左心室的 10%，或存活心肌的供血由狭窄≥70% 的罪犯血管提供者（Ⅱa 类，证据级别 B）；③优化药物治疗下无明显限制性缺血症状者则对改善症状无助（Ⅲ类，证据级别 C）。总之，寻找心肌缺血的证据对决定治疗方案具有指导意义。中、高危患者予早期血管重建；低危患者先优化药物治疗，若无效可行血管重建。在单纯左主干或左主干合并单支血管病变的患者中 PCI 更有优势；在左主干合并 2～3 支血管病变的患者中 CABG 有优势。

12. UA/NSTEMI 介入与保守治疗的选择　Ⅰ类推荐：①难治性心绞痛或血流动力学/电不稳定患者尽快行介入治疗（证据级别 B）；②原本稳定的患者出现临床事件，建议尽早行介入治疗（证据级别 A）。Ⅱa 类推荐：相对稳定的高危患者建议入院后 12～24 小时内尽早行介入治疗；单支病变或反复有缺血症状的糖尿病患者建议行 PCI 治疗（证据级别 B）。Ⅲ类推荐：①在合并肝衰竭、呼吸衰竭、肿瘤的患者中不建议早期行介入治疗，血运重建的风险高于获益（证据级别 C）；②无论造影结果如何，患者无意行血运重建，该类患者不建议早期行介入治疗（证据级别 C）。

13. STEMI 再灌注治疗策略的选择　2013 ACCF/AHA 治疗指南Ⅰ类推荐：①具有 PCI 能力的医院，发病 <12 小时，推荐直接行 PCI（证据级别 A）。②在不具备 PCI 能力的医院，如 FMC 至介入治疗的时间≤120 分钟，建议立即转至可行 PCI 的医院进行直接 PCI；如 >120 分钟，如无禁忌，应进行溶栓治疗（证据级别 B）。③如果首选溶栓治疗，应在入院后 30 分钟内进行（证据级别 B）。④发病 <12 小时，有溶栓禁忌证，无论自 FMC 延误多长时间，应该行直接行 PCI（证据级别 B）。⑤合并心源性休克或急性严重心力衰竭，无论发病后延误多长时间，应行直接行 PCI（证据级别 B）。⑥由于冠状动脉的解剖结构，无法行 PCI，且有难治性心肌缺血、心源性休克、严重心力衰竭或其他高危因素者，行紧急 CABG 治疗（证据级别 B）。⑦STEMI 后急性机械并发症，行 CABG 修补（证据级别 B）。Ⅱa 类推荐：发病 12～24 小时，仍有缺血证据，可行再灌注治疗，首选直接 PCI（证据级别 B）。

溶栓治疗后应转运至可行 PCI 的医院行冠状动脉造影检查或治疗，理想是 24 小时内，但不应在溶栓治疗后的最初2～3小时内进行。溶栓治疗后证据显示失败或再闭塞的STEMI患者，应紧急转运介入治疗（Ⅱa类，证据级别B）。虽然个体患者的病情差异较大，临床稳定定义为无低心排血量、低血压、持续心动过速、明显休克、高级别的室性或症状性室上性心动过速和自发性心肌缺血复发。

14. STEMI后的风险评估　出院前采用非侵入性方法评估缺血情况，尤其是未行冠状动脉造影者（Ⅰ类，证据水平B）。采用非侵入性方法评估冠状动脉造影提示的非罪犯血管的功能。

（1）左室功能评估：应该评估所有STEMI患者的LVEF（Ⅰ类，证据水平C）。

（2）评估猝死的风险：LVEF低下的患者如果考虑行ICD治疗，出院后40天后应该再次评估LVEF（Ⅰ类，证据水平B）。

15. 特殊患者的治疗

（1）女性患者：相对于男性，女性的心绞痛症状出现事件较晚且临床表现更为不典型，因此对于存在潜在心肌缺血的患者，保持对心肌梗死较高的认知度是很重要的。另外，一些观察性研究发现女性较男性更少接受干预治疗，接受再灌注治疗的频度也不及男性。女性通常体重更轻、更容易出血，应用抗血栓治疗及药物剂量应该更加关注她们的出血风险。

（2）老年患者：症状通常表现不典型或较轻，故容易造成对心肌梗死诊断的延迟和误诊。随着年龄的增长，出血风险增加、肾功能下降，同时并存疾病率较高，所以老年人在急性期的治疗中特别容易出现出血及其他并发症。另外，观察性研究表明，抗栓药物容易过量使用，所以对于症状不典型的老年患者既要保持对心肌梗死的警惕性，还要对一些高危患者（如肾功能不全者）的抗栓药物的剂量使用给予足够重视和保持谨慎态度。

（3）肾功能不全患者：在ACS中，存在肾功能不全的患者占30%～40%，同时肾功能不全与预后较差以及出血风险增加相关。进行再灌注治疗决策前，对患者进行肾功能评估是非常必要的，应当尽早评估患者的肾小球滤过率。伴随着慢性肾功能不全的ACS患者，如果使用抗栓药物的剂量过大，容易导致出血风险增加。对于已知或可预期的肾衰竭患者，是否使用某些抗栓药物，以及使用的剂量均要酌情考虑。在PCI术前应水化治疗，术中限制造影剂的使用量，减少CI-AKI的发生。

（六）案例分析

1. 主题词　急性下壁心肌梗死；抗凝治疗；他汀类药物。

2. 病史摘要　患者，男，49岁，身高172cm，体重74kg，因“头晕伴血压升高2年余，发作性胸痛7天”入院。患者于2年前无明显诱因出现头晕、头痛，到当地医院就诊，血压170/140mmHg，头颅CT检查未见异常，开始每天口服非洛地平缓释片5mg po qd，自述血压控制尚可。7天前吃早餐后于上午9～10点休息时出现上腹部疼痛不适，伴胸闷，呈堵塞样疼痛，伴冷汗、心悸，持续约半小时后缓解，疼痛无向别处放射，未就诊。随后上腹部疼痛反复发作，每次持续10～30分钟，多于下午活动时明显，休息后好转，伴恶心、呕吐胃内容物1次。2天前再发上腹部疼痛不适，伴胸闷、大汗淋漓，持续半小时不缓解，到当地医院就诊，心电图示Ⅱ、Ⅲ、aVF导联ST段上抬0.1～0.2mV，胸前导联T波低平或倒置，肌钙蛋白阳性，建议住院治疗，患者及家属拒绝，今为进一步诊治来我院。患者发病以来进行体力劳动时出现气促，无双下肢浮肿，无夜间阵发性呼吸困难及端坐呼吸，偶有头晕，睡眠差，胃纳可。自述痛风病史2年，喝酒后痛风疼痛发作明显，未使用抗痛风药物。吸烟30年，每天2包；饮酒

20年，每天4两，2年前均已戒。父母均有高血压，母亲患冠心病。入院体检：体温36.5℃，呼吸18次/分，脉搏92次/分，BP 130/80mmHg，颈静脉无怒张，心率92次/分，心律整齐，各瓣膜听诊区未闻及杂音。腹软，全腹无压痛及反跳痛。双下肢无水肿。肌钙蛋白（cTnI）5.070ng/ml，肌酸激酶同工酶（CK-MB）17.3ng/ml，肌酸激酶（CK）1050U/L；总胆固醇（TC）3.51mmol/L，低密度脂蛋白（LDL-C）2.24mmol/L，甘油三酯（TG）1.96mmol/L；尿蛋白定量0.09g/24h；肝、肾功能正常。心电图：窦性心律，电轴左偏，ST段改变，Ⅲ导联异常Q波。心脏彩超示：EF 66%，各房室不大；下壁下段回声增强，变薄，运动低。符合冠心病、下壁心肌梗死改变；符合原发性高血压心脏病改变；左室舒张顺应性减退。

入院诊断：

（1）冠心病，急性下壁心肌梗死 Killip Ⅰ级。

（2）原发性高血压3级。

（3）高尿酸血症。

3. 治疗方案 主要的治疗药物如表3-24所示。

表3-24 主要的治疗药物及使用情况

药物名称	剂量（mg）	途径	频率	用药时间
阿司匹林肠溶片	100	po	qd	第1~9日
硫酸氢氯吡格雷片	75	po	qd	第1~9日
单硝酸异山梨酯缓释片	50	po	qd	第1~9日
美托洛尔缓释片	47.5	po	qd	第1~2日
美托洛尔片	12.5	po	bid	第3~9日
磺达肝癸钠注射液	2.5	sc	qd	第1~7日
培哚普利片	4	po	qd	第1~9日
阿托伐他汀钙片	40	po	qn	第1~9日

出院带药：阿司匹林肠溶片、硫酸氢氯吡格雷片、单硝酸异山梨酯缓释片、培哚普利片、琥珀酸美托洛尔缓释片（47.5mg qd po）、阿托伐他汀钙片。

4. 药学监护要点

（1）患者生活方式教育：住院期间建议患者多卧床休息，避免过多活动。出院以后应控制饮食和改善生活方式，这是所有患者的首选治疗措施。包括低盐低脂饮食、少食多餐、进餐时间规律和适度运动。

（2）患者用药教育：重点是提高患者知病并加以重视的意识，提高依从性。纠正患者安了支架等于冠心病痊愈的错误观念，明确药物治疗的重要性。特别是双联抗血小板长期坚持使用的重要性，以防止支架内血栓形成，影响预后甚至威胁生命。按医嘱服药，口服药均用温水服用，漏服后勿服双倍剂量，次日按医嘱剂量继续服用。交代患者治疗需要的随访计划和应自行检测的指标：每日至少一次固定时间（如早上8点）测定血压和心率，如有头晕、头痛、胸闷、胸痛、心慌、气促等不适，应随时测量并记录；每周称量体重并记录；最初每月到心内科就医复诊，评估病情并调整药物治疗方案，一旦出现心绞痛或其他不适及时就医。交代患者需监测的药物不良反应，如发生应及时就医或电话相关医务人员。如需服用其他药物,应告知医师正在服用的药物,以防药物相互作用,影响疗效或增加不良反应。

(3)药物疗效和安全性监测

1)监测生命体征:住院期间监测体温、呼吸、脉搏、血压、心率以评估药物疗效和不良反应,以便及时更改药物及药物剂量。患者血压达标应<140/90mmHg,但收缩压不得<90mmHg,平静心率60次/分左右但不得<55次/分。如血压和心率下降过程中出现头晕等不适应应调整剂量以减缓血压和心率的下降速度和幅度。

2)住院期间每日观察并记录患者的病情变化:是否有胸闷、胸痛症状,胸闷、胸痛发作的性质、频度、强度、诱因、持续时间等。若有应及时行心电图监测,以评估药物疗效和是否有进行性缺血,如有进行性缺血证据应及时行PCI。

3)住院期间应关注患者有无新的症状和体征:如有新的症状和体征出现,应首先排除或怀疑是否为药物不良反应,必要时进行相关的进一步检查。应关注患者的大便是否通畅,以避免增加心肌氧耗的诱因。出院后应每2~4周监测血脂水平,以指导他汀用药。

4)药物不良反应监测:患者虽不是发生CI-AKI的高危人群,但仍需术后72小时复查肾功能,并观察有无皮疹等过敏反应发生。术后应注意观察伤口有无渗血、血肿,患者有无胸痛、胸闷等不适,监测24小时出入量、血电解质(特别是血钾)、心电图。因使用双联抗血小板和抗凝治疗,应关注患者是否有出血症状和胃肠道不适。出院后交代患者如出现出血包括牙龈出血、皮肤瘀斑、小便带血或黑便等,应及时就医。单硝酸异山梨酯可能会引起直立性低血压,最好坐位服用,服用后不要立即起立,起立时动作要缓慢。

5. 药学监护过程　主要治疗过程及转归:入院后即给予药物治疗,患者胸闷、胸痛未再发生,生命体征平稳,血压波动于139~110/91~70mmHg,心率波动于60~70次/分。入院第2日患者有肢体冷感、胃肠不适,考虑美托洛尔剂量过大,第3日给予减量。入院第5日血钾3.07mmol/L,在导管室行冠状动脉造影+血栓抽吸+PCI术。术前给予氯吡格雷300mg po qd,头孢孟多酯钠注射剂1g vd once预防手术感染。术中示右冠3段闭塞,其余冠状动脉无狭窄,在右冠3段置入DES。术前和术后共给予0.9%氯化钠注射液1700ml水化,并静脉补钾。术后第4天病情稳定,带药出院。

6. 药学分析与建议　患者7天前无明显诱因出现闷痛样胸痛,2天前疼痛进展为持续性,休息不能缓解,在当地医院心电图和cTnI提示发生STEMI,未做处理,48小时后入住本院。对于STEMI患者,治疗原则是尽早、充分、持续开通梗死相关的血管以挽救濒死的心肌,防止梗死扩大。发病12小时内的STEMI患者如无禁忌,均需再灌注治疗,并应尽量缩短发病至再灌注治疗的时间。故该患者应在2天前发病时在当地医院接受直接PCI或转运到其他医院行PCI,由于患者拒绝,错过挽救濒死心肌的机会,导致这次入院后心电图出现病理性Q波(提示发生透壁心梗),心脏彩超提示下壁心肌已坏死,运动减弱。患者单支血管病变,梗阻面积不大,未出现心力衰竭、心律失常等并发症,此次入院治疗的原则应为药物治疗稳定斑块,改善预后,并进行评估是否行血管重建。入院后给予安静休息,双联抗血小板、抗凝、β受体阻断药、ACEI、抗心肌缺血和强化降脂治疗,患者未再发生进行性心肌缺血,证明药物治疗的必要性和重要性。患者生命体征稳定后给予PCI,开通梗阻血管。2013年美国ACCF/AHA发布的STEMI诊治指南对未接受再灌注治疗的STEMI患者的罪犯血管的PCI治疗策略进行了推荐:①心源性休克或急性心力衰竭(Ⅰ类,证据级别B);②出院前非侵入性评估提示中、高危组患者(Ⅰ类,证据级别C);③住院期间自发性或轻微活动量即能诱发心肌缺血的患者(Ⅰ类,证据级别C);④病情稳定的STEMI,罪犯血管完全闭塞24小时以上,行延迟PCI治疗(Ⅲ类,证据级别B)。该患者发病以来运动耐量下降,虽经药物治疗后病情平稳,但仍有轻微活动量即能诱发心肌缺血的可能,故评估后给予冠状动脉造影,并对闭塞的犯罪血管进行了支架术,有利于患者进一步改善症状,挽救因缺血而顿抑的心肌。

患者入院后及时启动了双联抗血小板和抗凝治疗,PCI术前给予300mg负荷量的氯吡格雷,考虑已使用氯吡格雷片75mg 5天,未使用600mg的负荷量。患者PCI术后未立即停用抗凝药,建议术后即可停用,而保持双联抗血小板治疗至少1年,阿司匹林则需长期使用。

需要强调的是,冠心病的病死率降低来自于危险因素的降低而不是新技术(如PCI)。血管重建治疗解决了血管腔问题,改善了心肌缺血,提高了生活质量,但是只有β受体阻断药、ACEI、他汀等药物才能解决血管壁问题,稳定易损斑块,抑制心肌重构,减少冠状动脉事件,改善预后。因此患者入院即给予改善预后的β受体阻断药、ACEI和他汀,患者无相关药物的使用禁忌证,血压可以耐受,故此三类药需长期维持。根据2011年ESC/ESA血脂异常管理指南,患者为极高危者,LDL-C目标值<1.8mmol/L(70mg/dl)或LDL-C下降>50%。2013年ACC/AHA公布了最新的血脂防治指南,提出了治疗新观点。指南明确了4类他汀获益的人群,其中包括临床存在动脉粥样硬化性心血管疾病(ASCVD)(包括ACS;心肌梗死病史,稳定型心绞痛;冠状动脉血管重建;动脉粥样硬化源性卒中或TIA,外周动脉疾病或外周血管重建)。不设定LDL-C治疗的靶目标值,指南清楚地表明:①降低ASCVD事件是来自于最大耐受剂量他汀的强化治疗,而不是逐步滴定到特定的LDL-C目标值;②目前也不清楚更低的治疗目标值与另一较高目标值相比能获得的ASCVD风险降低的幅度大小;③为了实现特定的目标,可能有潜在的不利影响,如多药联合治疗。尽管该联合治疗可以进一步降低LDL-C,但未被证明能够减少ASCVD事件。因此,新指南根据LDL-C的降幅设定低强度(LDL-C降幅<30%)、中等强度(LDL-C降低30%~50%)和高强度(LDL-C降幅≥50%)他汀治疗。对于4类他汀获益人群,推荐大部分患者使用高强度他汀治疗,目的是降低ASCVD事件,而不是降低LDL-C达到某个目标值或减少动脉粥样硬化。综合以上说法,该患者应强化他汀,使LDL-C下降>50%。

患者为中年男性,存在的心血管危险因素包括高血压3级、吸烟史、年龄、肥胖(体重指数为25.01kg/m^2)及家族史。此次入院应进行OGTT试验,检测HbA1c,筛查血糖异常指标,以指导出院后药物方案的制订。出院后主要针对危险因素的控制和ACS的二级预防进行长期药物治疗。

7. 药物治疗小结　对于STEMI患者,治疗原则是尽早、充分、持续开通梗死相关的血管以挽救濒死的心肌,防止梗死扩大。需要强调的是,冠心病的病死率降低来自于危险因素的降低,β受体阻断药、ACEI、他汀等药物才能减少冠状动脉事件,改善预后。应对患者存在的心血管危险因素进行筛查,以指导出院后药物方案的制订。

注:推荐级别:

Ⅰ类:已证实和(或)一致公认某诊疗措施有益、有用和有效。

Ⅱ类:某诊疗措施的有用性和有效性的证据尚有矛盾或存在不同观点。

Ⅱa类:有关证据和(或)观点倾向于有用和有效。

Ⅱb类:有关证据和(或)观点尚不能充分说明有用和有效。

Ⅲ类:已证实和(或)一致公认某诊疗措施无用和无效,并在有些病例可能害,不推荐应用。

对证据来源的级别表达如下：

证据级别 A：资料来源于多项随机临床试验或汇总分析。

证据级别 B：资料来源于单项随机临床试验或多项非随机试验。

证据级别 C：专家共识和(或)小型试验。

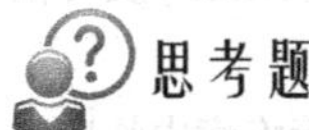

思考题

1. 心力衰竭分期及 NYHA 分级分别是什么？
2. 慢性心力衰竭的治疗方案有什么？
3. ACEI 慎用人群有哪些？
4. 安体舒通慎用人群有哪些？
5. 什么是评估心脏 β 受体阻滞剂有效阻滞的指标？
6. 慢性心力衰竭治疗效果评估指标有哪些？
7. 心绞痛疼痛有哪些特点？
8. 慢性稳定型心绞痛、UA 和 NSTEMI、STEMI 治疗原则分别是什么？
9. 心血管危险因素有哪些？
10. 稳定型心绞痛二级预防方案是什么？
11. 硝酸酯类药物使用时应关注哪些不良反应？
12. 不同他汀类药物药代动力学有什么不同？
13. 他汀类药物肌肉毒性如何监护？
14. 低分子肝素与肝素主要区别有哪些？
15. 对比剂急性肾损害如何预防？

(殷跃辉　刘世霆　郑　萍撰稿；赵青威　孙国平审校)

参考文献

1. 中华医学会心血管病学分会、中华心血管病杂志编辑委员会《中国心力衰竭诊断和治疗指南》(2014 年)
2. 陈灏珠，钟南山，陆再英. 内科学. 第 8 版. 北京：人民卫生出版社，2013
3. 古德曼 · 吉尔曼. 治疗学的药理学基础. 第 4 版. 北京：人民卫生出版社，2004
4. 希恩. C. 斯威曼. 马丁代尔药物大典. 第 35 版. 北京：化学工业出版社，2009
5. 程德云，陈文彬. 临床药物治疗学. 第 4 版. 北京：人民卫生出版社，2012
6. 中国医师协会心血管内科医师分会《动脉粥样硬化性疾病一级预防中国专家共识》(2009 年)
7. 中华医学会心血管病学分会《β 受体阻滞剂在心血管疾病应用的专家共识》(2010 年)
8. 中华医学会心血管病学分会、中华心血管病杂志编辑委员会《硝酸酯在心血管疾病中规范化应用的专家共识》(2010)
9. 孙宁玲 吴兆苏 王文 施仲伟 王继光 郭艺芳 胡大一 霍勇.《二氢吡啶类钙通道阻滞药在慢性稳定性冠心病中应用中国专家共识》(2012)
10. 中华医学会心血管病学分会、中华心血管病杂志编委会《慢性稳定性心绞痛诊断与治疗指南》(2007 年)

11. 欧洲心脏病学会（ESC）和欧洲动脉粥样硬化学会（EAS）.《2011 年 ESC/ESA 血脂异常管理指南》（2011 年）
12. 美国心脏病学会基金会（ACCF）/美国心脏协会（AHA）.《2012 ACCF/AHA 不稳定型心绞痛和非 ST 段抬高型心肌梗死指南》（2012 年）
13. 欧洲心脏病学会（ESC）.《2012 年欧洲心脏病学会（ESC）ST 段抬高型心肌梗死患者管理指南》（2012 年）
14. 美国心脏病学会基金会（ACCF）及美国心脏协会（AHA）.《2013 美国心脏病学会基金会（ACCF）及美国心脏协会（AHA）STEMI 诊治指南》（2013 年）
15. 中华医学会心血管病学分会、中华心血管病杂志编辑委员会.《2012 含碘对比剂在心血管疾病中临床应用的专家共识》（2012 年）
16. 中国医师协会心血管内科医师分会联合中国医师协会循证医学专业委员会.《稳定性冠心病患者血糖管理的中国专家共识》（2009）

第四章 呼吸系统疾病

第一节 总 论

一、呼吸系统疾病概述

呼吸系统疾病主要包括上呼吸道感染(流行性感冒、急性气管-支气管炎)、慢性阻塞性肺病(慢性支气管炎、肺气肿)、支气管哮喘、支气管扩张症、肺部感染性疾病(细菌性肺炎、肺炎支原体肺炎、肺炎衣原体肺炎、病毒性肺炎、肺真菌病、肺脓肿)、肺结核、原发性支气管肺癌、间质性肺病、肺血栓栓塞症、肺动脉高压与肺源性心脏病、胸膜疾病(胸腔积液、气胸)、睡眠呼吸暂停低通气综合征、呼吸衰竭等。

呼吸系统疾病是严重危害人民健康的我国的常见病及多发病,已经构成影响公共健康的重大问题。由于大气污染加重、吸烟等不良生活习惯滋长、人群结构的老龄化等多种因素,呼吸系统疾病的流行病学和疾病谱分布正在发生改变。支气管哮喘的患病率出现明显增高的趋势,肺癌发病的年递增率居各种恶性肿瘤之首,慢性阻塞性肺病(COPD,简称慢阻肺)的患病率居高不下,肺结核在我国目前仍属于高发传染病。更应注意的是,尽管新的抗生素不断问世,但由于病原体的变化和免疫功能受损的宿主增加,肺部感染的发病率和病死率仍有增无减。流感在我国每年的发病率为10%~30%,其侵入体内的主要靶器官也是肺。呼吸系统疾病不仅发病率高,许多疾病起病隐匿,肺功能逐渐损害,致残率也高,给社会和国民经济带来沉重负担。

本章重点介绍临床常见的急性上呼吸道感染、支气管哮喘、慢性阻塞性肺病、肺结核及呼吸系统疾病的常见症状之一慢性咳嗽。

二、治疗呼吸系统疾病的常用药物

呼吸系统疾病的治疗药物主要包括镇咳药物、祛痰药物、支气管舒张剂、抗炎药物和抗结核药物。其他非专科用药如抗过敏药、抗胃酸药物和胃肠道动力药等在相应的章节中叙述。

(一)镇咳药物

1. 中枢性镇咳药　该类药物对延髓中枢具有抑制作用,根据其是否具有成瘾性和麻醉作用又可分为依赖性和非依赖性镇咳药。前者为吗啡类生物碱及其衍生物,具有明显的镇咳作用,具有成瘾性,仅在其他治疗无效时短暂使用;后者多为人工合成的镇咳药,如喷托维林、右美沙芬等,临床应用十分广泛。

2. 外周性镇咳药　又称末梢镇咳药,通过抑制咳嗽反射弧中的感受器、传入神经及效应器中的某一环节发挥镇咳作用。常用的镇咳药物见表4-1。

(二)祛痰药物

祛痰治疗可提高咳嗽对气道分泌物的清除效率。祛痰药的作用机制包括增加分泌物的排出量、降低分泌物的黏稠度、增强纤毛的清除功能。祛痰药物种类繁多,但除个别药物外,尚需更多的循证医学证据。常用的祛痰药物见表4-2。

表4-1　常用的镇咳药物

药品分类		药物名称	临床应用	用法用量
中枢性镇咳药	依赖性镇咳药	可待因	可用于各种原因所致的剧烈干咳和刺激性咳嗽,尤其是伴有胸痛的干咳	口服或皮下注射,每次15~30mg,每天的总量可为30~90mg
		福尔可定	作用与可待因相似,但成瘾性较弱	口服每次5~10mg
	非依赖性镇咳药	右美沙芬	用于伴有干咳的感冒、咽喉炎以及其他上呼吸道疾病的对症治疗	口服每次15~30mg,每天3~4次
		喷托维林	作用强度为可待因的1/3,同时具有抗惊厥和解痉作用	口服每次25mg,每天3次
外周性镇咳药	非麻醉性镇咳药	那可丁	作用与可待因相当,无依赖性,对呼吸中枢无抑制作用,适用于不同原因引起的咳嗽	口服每次15~30mg,每天3~4次
		苯丙哌林	作用为可待因的2~4倍。可抑制外周传入神经,亦可抑制咳嗽中枢。主要用于各种原因引起的刺激性干咳	口服每次20~40mg,每天3次
		莫吉司坦	外周性非麻醉性镇咳药,作用较强。用于治疗由于感染、刺激、炎症及肿瘤引起的急、慢性呼吸系统疾病所致的咳嗽	口服每次100~200mg,每天3次
	麻醉性镇咳药	苯佐那酯	为丁卡因衍生物,具有较强的局部麻醉作用,抑制咳嗽反射的传入神经。常用于急性支气管炎、支气管哮喘、肺炎、肺癌所引起的刺激性干咳、阵咳等	口服每次50~100mg,每天3次

表4-2　常用的祛痰药物

药物名称	临床应用	用法用量
愈创木酚甘油醚	用于慢性支气管炎的多痰咳嗽、肺脓肿、支气管扩张和继发性哮喘。常与抗组胺药、镇咳药、减充血剂配伍使用	每次100~200mg,每天3~4次

续表

药物名称	临床应用	用法用量
氨溴索	主要用于慢性支气管炎、哮喘等引起的黏痰不易咳出的患者	每次30mg,每天3次
溴己新	同上	每次8~16mg,每天3次
稀化黏素	属于挥发性植物油,能促进气道和鼻窦黏膜纤毛运动,可用于鼻窦炎、支气管扩张等疾病	每次0.3~0.6g,每天3次
乙酰半胱氨酸	用于术后咳痰困难,急、慢性支气管炎,支气管扩张,肺炎,肺结核,肺气肿等引起的痰液黏稠和咳痰困难者。现也多用于特发性间质性肺炎的治疗	每次200mg,每天2~3次
羧甲司坦	适用于慢性支气管炎、支气管哮喘、咽炎、喉头炎、肺结核、肺癌等呼吸道疾病引起的痰液黏稠、咳痰困难及有痰栓形成者	每次0.5g,每天3次
厄多司坦	为羧甲司坦的前体药物,口服经代谢产生3个含有游离巯基的代谢产物而发挥药理作用	口服每次300mg,每天2次

（三）支气管舒张剂

支气管舒张剂主要的作用机制是通过松弛支气管平滑肌,使支气管舒张,从而缓解气道阻塞症状。目前的支气管舒张剂主要有三类：β_2受体激动剂、M胆碱受体阻断药及甲基黄嘌呤类药物。给药途径主要有口服、吸入及静脉给药等方法。

β_2受体激动剂通过激动气道的β_2受体,激活腺苷酸环化酶,使细胞内的环磷腺苷(cAMP)含量增加,游离钙离子减少,从而松弛支气管平滑肌。根据起效和作用时间的不同主要分为快速短效类如沙丁胺醇、特布他林的吸入剂,快速长效类如沙丁胺醇、特布他林的口服制剂,慢速长效类沙美特罗吸入剂及快速长效类福莫特罗吸入剂等。

M胆碱受体阻断药通过抑制平滑肌M受体,阻滞胆碱能神经兴奋导致的气道平滑肌收缩,同时亦可抑制节后胆碱能兴奋引起的黏液过度分泌。主要包括短效的异丙托溴铵及长效的噻托溴铵。

黄嘌呤类药物通过减少细胞内环磷酸腺苷的分解,降低支气管平滑肌张力,抑制炎性介质和细胞因子的释放等途径来舒张支气管。主要有茶碱、氨茶碱及多索茶碱等。

支气管舒张剂是哮喘和COPD患者预防或缓解症状所必需的药物,而吸入制剂起效快、副作用小,因而吸入治疗为首选的给药方式。反复给予吸入性速效支气管舒张剂是缓解哮喘急性发作的最主要的治疗措施之一,同时也是慢性阻塞性肺病急性加重(AECOPD)的有效治疗方法。目前大量研究证明,联合应用不同作用机制的支气管舒张剂可以缓解呼吸道气流受限的情况。短效制剂起效快,可以迅速缓解哮喘及COPD急性加重时的症状,因此短效吸入剂是哮喘及 COPD 急性加重时的首选；对于 COPD 稳定期，由于气流受限持续存在，首选长效的支气管扩张剂，患者长期应用长效制剂还可以远期获益，提高生存质量，降低病死率，并降低急性发作的风险。

常用支气管舒张剂的给药途径及作用时间见表 4-3。

表 4-3　常用支气管舒张剂的给药途径及作用时间

分类		药物名称	给药途径	起效时间	持续时间
β_2 受体激动剂	短效	沙丁胺醇	口服、吸入、静脉	吸入：3～5 分钟；静脉：5～15 分钟；口服：30 分钟	4～6 小时
		特布他林	口服、吸入、静脉	吸入：5～15 分钟；静脉：15 分钟；口服：60～120 分钟	吸入：3～6 小时；静脉：1.5～4 小时；口服：4～8 小时
		丙卡特罗	口服	30 分钟	6～8 小时
	长效	沙美特罗	气雾吸入	10～20 分钟	12 小时以上
		福莫特罗	口服、吸入	吸入：2 分钟；口服：30 分钟	8～12 小时以上
		茚达特罗	吸入	5 分钟	24 小时
短效 M 胆碱受体阻断药		异丙托溴铵	吸入	5 分钟	4～6 小时
长效 M 胆碱受体阻断药		噻托溴铵	吸入	30 分钟	24 小时以上
茶碱类		茶碱	口服、静脉	10～30 分钟	12 小时
		氨茶碱	口服、静脉	10～30 分钟	12 小时
		多索茶碱	口服、静脉	30 分钟	12 小时
		二羟丙茶碱	口服、静脉、肌内注射	数分钟	12 小时

（四）抗炎药物

哮喘的本质为气道炎症，因而最根本的治疗是抗炎，抗感染治疗贯穿于哮喘治疗的全过程。抗炎药物主要包括糖皮质激素和白三烯受体调节剂。糖皮质激素的作用机制复杂，其发挥抗炎作用的主要机制为受体介导的基因转录调控作用、激活糖皮质激素受体、调节炎症相关基因的表达，新的认识中还与抑制炎症细胞浸润、减少炎症因子的产生、干扰转录因子的活性等有关。白三烯调节剂包括半胱氨酰白三烯受体拮抗剂和 5-脂氧化酶抑制剂，是一类新的治疗哮喘的药物。目前在国内应用的主要是半胱氨酰白三烯受体拮抗剂，包括扎鲁司特、孟鲁司特和异丁司特等。半胱氨酰白三烯受体拮抗剂通过对气道平滑肌和其他细胞表面白三烯受体的拮抗，抑制肥大细胞和嗜酸性粒细胞释放出的半胱氨酰白三烯的致喘和致炎作用,产生轻度的支气管舒张和减轻变应原、运动诱发的支气管痉挛等作用,具有一定程度的抗炎作用。

糖皮质激素按作用部位和给药方式的不同可分全身糖皮质激素和吸入性糖皮质激素,吸入性糖皮质激素是当前治疗哮喘最有效的抗炎药物。已有大量研究证实其可有效缓解哮喘症状,提高生活质量,改善肺功能,控制气道炎症,减少急性发作次数以及降低病死率。此外,吸入性糖皮质激素规律治疗同样适用于重度伴频繁急性加重的COPD患者。白三烯受体调节剂是除了糖皮质激素外,唯一可单独用于控制哮喘的长期抗炎药物,可减轻哮喘症状,改善肺功能,减少哮喘的恶化。常用抗炎药的用法用量情况见表4-4。

表4-4　常用抗炎药的用法用量

分类	药物名称	用法用量
吸入性糖皮质激素	布地奈德	哮喘急性发作:1~2mg,每日2次;AECOPD:2~4mg,每日2次
	二丙酸倍氯米松	0.05~0.1mg/次,每日3~4次
	丙酸氟替卡松	200μg/次,每日1次
吸入性糖皮质激素加 β_2 受体激动剂	沙美特罗替卡松粉吸入剂	每次1吸,每日2次(有不同的规格)
	布地奈德福莫特罗粉吸入剂	1~2吸/次,每日2次(有不同的规格)
全身糖皮质激素	泼尼松	20~40mg(4~8片),症状减轻后减量
	泼尼松龙	成人开始每日量按病情轻重缓急15~40mg,需要时可用到60mg,分次服用。病情稳定后应逐渐减量,维持量为5~10mg
	甲泼尼龙	开始一日16~24mg,分2次用;维持量为每日4~8mg
	琥珀酸氢化可的松	100~200mg/次,静脉滴注,开始的24小时内每8小时1次,有效后减量。总疗程为7~14天
	地塞米松	每日1.5~3mg,每晨一次或早、午两次分服
白三烯受体调节剂	孟鲁司特	每次10mg,每晚1次
	扎鲁司特	每次20mg,每日2次

(五)抗结核药物

抗结核药物中的一线药物药效最强,耐受性最佳。基于一线抗结核药物在疗效和安全性方面的优势,临床可以根据患者的情况从中选择用药。抗结核药物的特点见表4-5。

表 4-5　一线抗结核药物的特点

药物名称	药动学特点	临床应用
异烟肼(H)	本药口服后迅速自胃肠道吸收,分布于全身组织和体液中,并可以透过血-脑屏障和胎盘屏障	与其他抗结核药联合用于各型结核病及肺结核分枝杆菌病的治疗
利福平(R)	本药为脂溶性,口服吸收良好,药物吸收后可分布到全身大部分组织和体液中,依次为肝、胆、肾和肺中的浓度最高,亦可分布到胸膜腔、腹膜腔、心包腔、关节腔、房水和胎儿循环中,脑脊液中较少。当脑膜有炎症时,脑脊液内浓度增加,在唾液中亦可达到有效治疗浓度,且可以透过胎盘屏障	与其他抗结核药联合用于各种结核病的初治与复治,包括结核性脑膜炎的治疗
乙胺丁醇(E)	本药口服后广泛分布于全身各组织和体液中,红细胞内的药物浓度与血浆浓度相等或为其2倍,并可持续24小时,在肾、肺、唾液和尿内的药物浓度较高,但是胸腔积液和腹水中的浓度较低。本品不能渗入正常的脑膜,但结核性脑膜炎患者的脑脊液中可有微量	本品适用于与其他抗结核药联合治疗结核杆菌所致的肺结核。亦可用于结核性脑膜炎及非典型分枝杆菌感染的治疗
吡嗪酰胺(Z)	口服后在胃肠道内吸收迅速而完全,广泛分布于全身组织和体液中,包括肝、肺、脑脊液、肾及胆汁	本品仅对分枝杆菌有效,与其他抗结核药(如链霉素、异烟肼、利福平及乙胺丁醇)联合用于治疗结核病
利福喷丁(Rft)	本品为长效制剂,具有脂溶性。口服吸收良好,在体内分布广,尤其是肝组织中最多,其次为肾,但不易透过血-脑脊液屏障	本品与其他抗结核药联合用于各种结核病的初治与复治,但不宜用于结核性脑膜炎的治疗
利福布汀(Rfb)	本药具有高亲脂性,口服吸收迅速,在巨噬细胞和组织中的药物浓度高于血药浓度	适用于 AIDS(艾滋)患者鸟分枝杆菌感染综合征、肺炎、慢性抗药性肺结核的治疗

第二节　常见呼吸系统疾病的药物治疗

一、急性上呼吸道感染

急性上呼吸道感染(acute upper respiratory tract infection)是包括鼻腔、咽或喉部急性炎症的总称,简称上感。包括普通感冒、病毒性咽炎、喉炎、疱疹性咽峡炎、咽结膜热、细菌性咽-扁桃体炎。狭义的上感又称普通感冒,是最常见的急性呼吸道感染性疾病,多呈自限性,但发生率较高。成人每年发生 2~4 次,儿童发生率更高,每年 6~8 次。全年皆可发病,冬春季较多。

（一）病因和发病机制

1. 病因　急性上呼吸道感染有70%～80%由病毒引起，包括鼻病毒、冠状病毒、腺病毒、流感和副流感病毒、呼吸道合胞病毒、埃可病毒、柯萨奇病毒等。另有20%～30%的上感由细菌引起。细菌感染可直接感染或继发于病毒感染之后，以溶血性链球菌为最常见，其次为流感嗜血杆菌、肺炎球菌、葡萄球菌等，偶或为革兰阴性细菌。

各种导致全身或呼吸道局部防御功能降低的原因，如受凉、淋雨、气候突变、过度疲劳等可使原已存在于上呼吸道的或从外界侵入的病毒或细菌迅速繁殖，从而诱发本病。老幼体弱、免疫功能低下或患有慢性呼吸道疾病的患者易感。

2. 发病机制　当病毒到达咽喉部腺体区时，病毒与气道上皮细胞特异性结合。病毒在呼吸道的上皮细胞及局部淋巴组织中复制，引起细胞病变及炎症反应。病毒感染后释放的炎性介质包括激肽、白三烯、IL-1、IL-6、IL-8和TNF等，导致血管通透性增加，使血浆渗入鼻黏膜，鼻腔腺体分泌增加，出现流清涕、鼻塞等呼吸道症状，并产生发热、疼痛等全身症状。症状往往在病毒感染机体后的16小时内出现，并在24～48小时达高峰，在2～3天内达到病毒排出高峰。病毒还可直接感染呼吸道，导致相关的炎症反应，诱发气道高反应性及上调支气管上皮细胞表面的黏附分子表达等，导致呼吸道功能障碍。

（一）临床表现及诊断

根据病因和病变范围的不同，临床表现可有不同的类型。

1. 普通感冒　为病毒感染引起，俗称"伤风"，又称急性鼻炎或上呼吸道卡他。起病较急，主要表现为鼻部症状，如喷嚏、鼻塞、流清水样鼻涕，也可表现为咳嗽、咽干、咽痒或烧灼感甚至鼻后滴漏感。咽干、咳嗽和鼻后滴漏感与病毒诱发的炎症介质导致的上呼吸道传入神经高敏状态有关。2～3天后鼻涕变稠，可伴咽痛、头痛、流泪、味觉迟钝、呼吸不畅、声嘶等，有时可由于咽鼓管炎致听力减退。严重者有发热、轻度畏寒和头痛等。体检可见鼻腔黏膜充血、水肿、有分泌物，咽部可为轻度充血。一般经5～7天痊愈，伴并发症者可致病程迁延。

2. 急性病毒性咽炎和喉炎　由鼻病毒、腺病毒、流感病毒、副流感病毒以及肠病毒、呼吸道合胞病毒等引起。临床表现为咽痒和灼热感，咽痛不明显，咳嗽少见。急性喉炎多为流感病毒、副流感病毒及腺病毒等引起，临床表现为明显的声嘶、讲话困难，可有发热、咽痛或咳嗽，咳嗽时咽喉疼痛加重。体检可见喉部充血、水肿，局部淋巴结轻度肿大和触痛，有时可闻及喉部的喘息声。

3. 急性疱疹性咽峡炎　多由柯萨奇病毒A引起。表现为明显的咽痛、发热，病程约为1周。查体可见咽部充血，软腭、腭垂、咽及扁桃体表面有灰白色疱疹及浅表溃疡，周围伴红晕。多发于夏季，多见于儿童，偶见于成人。

4. 急性咽结膜炎　主要由腺病毒、柯萨奇病毒等引起。表现为发热、咽痛、畏光、流泪、咽及结膜明显充血，病程为4～6天。多发于夏季，由游泳传播，儿童多见。

5. 急性咽扁桃体炎　约90%的成人急性咽扁桃体炎和70%的儿童急性咽扁桃体炎为病毒所致。细菌性咽扁桃体炎的病原体多为β-溶血性链球菌，其次为流感嗜血杆菌、肺炎链球菌、葡萄球菌等。起病急，咽痛明显，伴发热、畏寒，体温可达39℃以上。查体可发现咽部明显充血，扁桃体肿大、充血，表面有黄色脓性分泌物。

6. 中耳炎　致病菌多为流感嗜血杆菌、肺炎链球菌和卡他莫拉菌。在 <8 周的婴儿中,最常见的病原菌为 B 族链球菌、革兰阴性肠球菌和沙眼衣原体。某些急性中耳炎患者的分泌物中发现病毒,可能是其抗生素治疗无效的原因。急性中耳炎以婴儿及幼童在冬季多发,病原体侵入途径有三条——经咽鼓管、外耳道或中耳。主要表现为突然发生的耳痛,常伴有咳嗽、发热,亦可伴呕吐。体检可见耳道软耳垢或脓液流出,还可出现患耳失聪。部分病例可能导致鼓膜穿孔,治愈后穿孔的鼓膜大多能愈合。有一部分治疗不彻底可能转为分泌物更多的慢性中耳炎,并导致失聪及耳痛。少数还会合并化脓性脑膜炎等并发症。

7. 鼻窦炎　细菌和病毒均可致病。常见的细菌菌群是肺炎链球菌、溶血性链球菌和葡萄球菌等多种化脓性球菌,其次为流感嗜血杆菌和卡他莫拉菌属,后者常见于儿童。其他致病菌还有链球菌类、厌氧菌和金黄色葡萄球菌等。由牙病引起者多属厌氧菌感染,脓液常带恶臭。真菌及过敏也有可能是致病因素。急性鼻窦炎的感染常来自于窦源性感染、鼻腔源性感染、邻近组织源性感染、血源性感染、创伤源性感染。主要表现为鼻塞、前后鼻道流脓、面部疼痛、嗅觉减退和咳嗽。病程 <12 周为急性鼻窦炎, >12 周为慢性鼻窦炎。鼻窦炎常被过度抗感染治疗,因此诊断的重点是区分病毒性和细菌性鼻窦炎。在病程不到 10 天或原有症状未恶化的时候不要轻易诊断细菌性鼻窦炎。四个症状提示细菌性鼻窦炎的可能性较大:鼻道流脓、上颌齿或面部疼痛、单侧上颌窦压痛以及初始症状加重。

8. 会厌炎　常由乙型流感嗜血杆菌引起。急性和暴发性起病。表现为突然出现咽痛、流涎、声嘶和气急、高热,迅速发生吞咽和呼吸困难,甚至出现以吸气性哮鸣为特征的呼吸窘迫。查体可见患者身体前倾、颈后仰以增加通气量,“三凹征”,双侧肺部呼吸音降低,可闻及干啰音。由于会厌及周围组织充血水肿可致呼吸道阻塞而危及生命,所以只要临床上怀疑有会厌炎,患者就应立即住院。

(三)治疗原则

1. 一般治疗原则　大多数急性上呼吸道感染如普通感冒及喉炎为病毒所致,由于目前尚无特效的抗病毒药物,以对症处理为主,同时戒烟、注意休息、多饮水、保持室内空气流通和防治继发细菌感染。急性中耳炎,A 组 β-溶血性链球菌性咽炎、会厌炎,以及百日咳所致的支气管炎患者有早期使用抗生素的指征,鼻窦炎症状在一段观察期后症状仍持续存在时也可能需要使用抗菌药物。

2. 药物治疗原则

(1)对症治疗:对有急性咳嗽、鼻后滴漏和咽干的患者应给予伪麻黄碱治疗以减轻鼻部充血,亦可局部滴鼻应用,必要时适当加用解热镇痛类药物。

(2)抗菌药物:基于证据地使用抗生素能减少开支,预防药物副作用及药物抵抗。

(3)解热镇痛药:如有发热、头痛、肌肉酸痛等症状者可选用解热镇痛药,如复方阿司匹林、对乙酰氨基酚、吲哚美辛、去痛片、布洛芬等。咽痛时可口服溶菌酶片、健民咽喉片或中药六神丸等。

(4)抗组胺药:感冒时常有鼻黏膜敏感性增高,频繁打喷嚏、流鼻涕,可选用马来酸氯苯那敏或苯海拉明等抗组胺药。

(5)镇咳剂:对于咳嗽症状较明显者,可给予右美沙芬、喷托维林等镇咳药。

(四)药物治疗方案

1. 急性上呼吸道感染的抗菌药物治疗方案　见表 4-6。

表 4-6　急性上呼吸道感染的抗菌药物治疗方案

临床诊断	治疗原则	抗菌药物治疗
急性中耳炎	①年龄分组：<6 个月：抗菌治疗；6 个月～2 岁：诊断明确予抗菌治疗，未明确诊断的严重病例予抗菌治疗；>2 岁：诊断明确的严重病例予抗菌治疗 ②解热镇痛：出现疼痛时使用，可口服布洛芬或醋氨酚或局部使用苯佐卡因	一线治疗：大剂量阿莫西林（每天 80～90mg/kg，分两次给药）；严重感染：高剂量的阿莫西林-克拉维酸（阿莫仙，其中阿莫西林每天 80～90mg/kg） 替代治疗：无青霉素过敏者用头孢地尼、头孢泊污、头孢呋辛；对青霉素过敏者用阿奇霉素或克拉霉素；不能耐受口服抗生素者可肌内注射或静脉滴注头孢曲松
急性鼻窦炎	轻症患者给予观察；重症或并发细菌感染者给予抗菌治疗。疗程通常为 10 天，抗感染治疗 3 天无效需重新评估并更换抗菌药物	一线治疗：阿莫西林（每天 80～90mg/kg） 替代治疗：阿莫西林-克拉维酸（其中阿莫西林每天 80～90mg/kg）、头孢泊污、头孢地尼、头孢呋辛、头孢曲松；对 β-内酰胺类过敏者用 MP-SMX、大环内酯类、克林霉素
普通感冒	对症治疗，不推荐抗感染治疗	无
会厌炎	保持呼吸道通畅，一旦发生气道梗阻应立即行鼻气管插管	第三代头孢菌素 + 具有抗耐甲氧西林金黄色葡萄球菌活性的抗生素静脉联用；静脉单用头孢曲松、头孢噻肟或氨苄西林-舒巴坦
流感	预防性使用流感疫苗；支持治疗；起病 48 小时内抗病毒治疗可缩短 1 天的病程	无
喉炎	对症治疗，无须使用抗生素	
急性咽扁桃体炎	根据改良 Centor 评分结果进行治疗※	一线治疗：青霉素 V 钾、苄星青霉素 替代治疗：阿莫西林、口服头孢菌素、克林霉素、大环内酯类

注：※见表 4-7

表 4-7　急性咽扁桃体炎的改良 Centor 评分

	临床发现	评分
	无咳嗽	1
年龄		
	3～14 岁	1
	15～45 岁	0
	>45 岁	-1
	前颈部淋巴结病（肿大、触痛）	1

续表

临床发现	评分
扁桃体红肿或化脓	1
发热	1

注：评分等于或低于1分的患者无须进一步诊治；与证实为链球菌感染者接触过的患者应考虑加1分，并进行快速抗原检测；评分在2和3的患者须进行链球菌快速抗原检测，若检测结果为阳性，可行抗生素治疗；评分为4或5的患者应接受抗生素治疗

2. 抗病毒药物治疗　无发热、免疫功能正常、发病超过2天者一般无须应用，以免因滥用使流感病毒耐药。免疫缺陷患者可早期常规使用。利巴韦林和奥司他韦(oseltamivir)有较广的抗病毒谱，对流感病毒、副流感病毒和呼吸道合胞病毒等有较强的抑制作用，可缩短病程。

3. 中药治疗　具有清热解毒和抗病毒作用的中药亦可选用，有助于改善症状、缩短病程。小柴胡冲剂、板蓝根冲剂应用较为广泛。

4. 预防　急性上呼吸道感染重在预防，隔离传染源有助于避免传染。还应加强锻炼、增强体质、生活饮食规律、改善营养。避免受凉和过度劳累有助于降低易感性，是预防上呼吸道感染最好的方法。年老体弱易感者应注意防护，上呼吸道感染流行时应戴口罩，避免在人多的公共场合出入。应用高效嗜血杆菌结合疫苗免疫≥2个月的婴儿能预防乙型流感嗜血杆菌会厌炎。

（五）药物治疗管理

由于非处方感冒药物在2岁以下的幼儿中应用的安全性尚未被确认，因此不能用于幼儿的普通感冒。若其症状必须应用药物控制，则应使用国家药政部门批准的在幼儿中使用的药物。2~5岁的儿童伪麻黄碱的剂量为成人的1/4；6~12岁的儿童伪麻黄碱的剂量为成人的1/2，尽量使用糖浆或混悬液制剂。儿童发热应慎用阿司匹林等水杨酸类药物，因为后者可诱发Reye综合征(瑞氏综合征)并导致患儿死亡。

孕妇、哺乳期妇女应特别慎用感冒药物。孕妇尽量不使用阿司匹林、双氯芬酸钠、苯海拉明、布洛芬、右美沙芬等，以免影响胎儿发育或导致孕期延长。妊娠3个月内禁用愈创甘油醚。哺乳期妇女尽量不使用苯海拉明、马来酸氯苯那敏、金刚烷胺等，因为这些药物能通过乳汁影响幼儿。

肝肾功能不全、血小板减少、有出血症状者和(或)有溃疡病穿孔病史者应慎用含有对乙酰氨基酚、阿司匹林、布洛芬等成分的感冒药物。

从事驾驶、高空作业或操作精密仪器等行业工作者应慎用含有马来酸氯苯那敏、苯海拉明的感冒药物，因第一代抗组胺药具有抗胆碱能作用，影响神经元或神经肌肉接头的传导，可导致神经功能一过性紊乱和注意力不集中等。

未控制的严重高血压或心脏病及同时服用单胺氧化酶抑制剂的患者禁用含有伪麻黄碱成分的感冒药物。甲状腺功能亢进、糖尿病、缺血性心脏病及前列腺肥大的患者慎用含有伪麻黄碱成分的感冒药物。青光眼患者不建议使用伪麻黄碱作为局部用药。

慢性阻塞性肺病和重症肺炎呼吸功能不全的患者应慎用含有可待因和右美沙芬的感冒药物，因为可待因和右美沙芬的中枢镇咳作用可影响痰液的排出。

（六）案例分析

1. 主题词　急性化脓性扁桃体炎；链球菌治疗；对症治疗方案。

2. 病史摘要　患者，男，27岁。6天前受凉后开始持续发热，最高体温达39.7℃；5天前开始出现咽部不适、疼痛（吞咽痛），伴声音嘶哑，时感呼吸困难，并有阵发性咳嗽、咳痰（痰多，为黄色脓痰或白色，不易咳出），余无其他特殊症状。院外经"阿莫西林、清开灵、克林霉素"治疗后症状稍有缓解，为求进一步治疗入呼吸内科治疗。入院查体：扁桃体Ⅲ度肿大，咽部表面有脓点。自患病以来纳差，大小便尚可，睡眠较差，体重无变化。

入院诊断：急性化脓性扁桃体炎。

3. 治疗方案　主要治疗药物见表4-8。

表4-8　主要治疗药物

药物名称	用法与用量	用药时间
注射用头孢曲松钠	2g ivgtt qd/0.9% NS 100ml	第1～7日
盐酸氨溴索注射液	30mg ivgtt qd/5% GS 250ml	第1～7日
维生素C注射液	3g ivgtt qd/5% GS 100ml	第1～5日
喜炎平注射液	250mg ivgtt qd/5% GS 100ml	第1～7日
蓝芩口服液	10ml po tid	第2～7日
地喹氯铵短杆菌素含片	1.25mg buccal prn	第2～7日
头孢地尼胶囊	1cap po tid	

4. 药学监护要点

（1）疗效监测：每日监护反映感染的各项指标，如体温、WBC、咽部分泌物培养、咽部疼痛的缓解程度、咽部脓点是否消失、咳嗽及咳痰症状是否缓解等。

（2）药物不良反应监护

1）头孢曲松：最常见的为静脉注射的局部反应，表现为静脉炎，应注意输注速度不宜过快；较常见的有皮疹、瘙痒、发热、支气管痉挛等过敏反应，以及腹泻、恶心、呕吐等胃肠道反应，输注时应密切观察患者用药后的情况。

2）盐酸氨溴索注射液：可见轻微的上消化道反应，一般可以耐受；第一次输注本品的患者有可能出现急性过敏反应，因此输注本品之前应询问患者是否为第一次输注，需密切观察。

3）维生素C：若快速输注可引起头晕、晕厥，应注意输注速度；长期使用可造成停药后维生素C缺乏症和尿酸盐、草酸盐或半胱氨酸盐结石，应提示医师短期使用。

4）喜炎平注射液、地喹氯铵短杆菌含片：可引起过敏反应，应密切观察。

5）蓝芩口服液：可引起腹泻，若患者出现溏便，应及时停药。

（3）患者教育：急性化脓性扁桃体炎多为感冒后继发的细菌感染，因此临床药师应让患者了解药物治疗的意义和合理用药的重要性，并指导患者对感冒和该疾病的预防措施、该疾病相关的基本知识。此外，针对该患者强调院外治疗的重要性也是十分必要的。

5. 药学监护过程　患者以急性化脓性扁桃体炎收治入院，给予头孢曲松、氨溴索、喜炎平等药物治疗，在整个治疗期间密切关注病情转归与不良反应的情况，并及时提醒医护人员复查各项指标,控制输液量,减少住院时间,并对患者进行出院教育。在整个药学监护过程中用药规范,用药反应佳,未出现明显的不良反应。

6. 药学分析与建议　患者确诊为急性化脓性扁桃体炎,根据《内科学》第8版,细菌性扁桃体炎多由溶血性链球菌引起,其次为流感嗜血杆菌、肺炎链球菌、葡萄球菌等。根据《桑福德抗微生物治疗指南》第43版和《国家抗微生物治疗指南》,推荐首选治疗方案为青霉素类,次选方案为克林霉素、大环内酯类或头孢呋辛。患者院外经"阿莫西林、克林霉素"治疗后稍有缓解,效果不佳,仍有高热且扁桃体出现脓点,应充分考虑链球菌耐药以及非典型病原菌、厌氧菌等其他细菌感染的可能性。另外,结合患者咳黄色脓痰的情况,应考虑是否有支气管炎、肺炎等其他呼吸系统感染。头孢曲松作为第三代头孢菌素类抗菌药物,对链球菌类、葡萄球菌类具有良好的作用,同时对革兰阴性杆菌也有一定的效果,多用于下呼吸道感染及脑膜炎。另外,与其他第三代头孢菌素类药物相比较,头孢曲松对链球菌类特别是对青霉素耐药的肺炎链球菌作用更为突出,因此该患者可选用。根据患者的病情变化,也可在头孢曲松的基础上加用大环内酯类抗生素治疗。由于链球菌的疗程需在10天以上,可采用序贯治疗方案。

盐酸氨溴索为黏痰溶解剂,能促进肺表面活性物质的分泌及气道液体分泌,使痰中的黏多糖蛋白纤维断裂,促进黏痰溶解,显著降低痰液黏度,增强支气管黏膜的纤毛运动,促进痰液排出。该患者有黄色脓痰,痰不易咳出,可适当使用该药加强排痰。

维生素C注射液具有抗炎、抗病毒等作用。大剂量的维生素C可增加白细胞的吞噬能力和诱导体内产生干扰素,增强对感染的抵抗力;同时维生素C具有抗氧化作用,能保护血管与组织。目前,大剂量的维生素C广泛应用于抗感染治疗,但滥用情况不容忽视,应尽量减少静脉给药,避免药物过量。

喜炎平注射液为穿心莲内酯的磺化物,具有清热解毒、止咳化痰功效;蓝芩口服液具有清热解毒、利咽消肿功效。两者皆属于对症处理药物,前者止咳,后者利咽,在本例中属锦上添花之用。在用药过程中应密切监护喜炎平相关的过敏反应和蓝芩口服液相关的腹泻(便溏)等不良反应,一旦出现应及时停药。

地喹氯铵短杆菌素含片为地喹氯铵与短杆菌的复合制剂,用于急、慢性咽喉炎,可清除口腔和咽喉部的常见致病细菌和真菌,两药具有协同作用。

7. 药物治疗小结　急性化脓性扁桃体炎是极为常见的急性上呼吸道感染性疾病,多为链球菌感染。该患者的急性化脓性扁桃体炎的症状和体征明显,院外经阿莫西林、克林霉素等药物治疗后效果欠佳入院。考虑链球菌耐药的可能性或其他细菌感染,给予头孢曲松抗感染治疗及对症治疗,治疗7天后明显好转出院。在本次病程中,临床药师对治疗药物进行了分析,对整个药物治疗过程进行了监护,观察治疗效果与不良反应,促进了合理用药,同时通过患者用药教育加强了患者的合理用药意识。

二、支气管哮喘

支气管哮喘(bronchial asthma)简称哮喘,是由多种细胞(如嗜酸性粒细胞、肥大细胞、T淋巴细胞、中性粒细胞、气道上皮细胞)和细胞组分共同参与的一种慢性气道炎症性疾病。这种慢性炎症导致气道反应性增加,通常出现广泛多变的可逆性气流受限,表现为反复发作性支气管广泛阻塞引起的呼气性呼吸困难,伴有哮喘音,并引起反复发作性喘息、气急、胸闷或咳嗽等症状,常在夜间和(或)清晨发作或加剧,大多数可经药物治疗得到缓解或控制。

(一)病因和发病机制

1. 病因 哮喘的病因复杂,其发病受遗传和环境因素的双重影响,是遗传和环境两个方面因素共同作用的结果。

(1)遗传因素:支气管哮喘存在家族聚集现象,亲缘关系越近,发病率越高。目前认为哮喘为多基因遗传病,遗传度在70% ~80%。特应性(atopy)已被确认是导致哮喘发生的危险因素。特应性是指机体接触环境中的变应原后,产生异常数量的IgE的倾向。

(2)激发因素:支气管哮喘大多在遗传因素的基础上受到体内外多种因素的激发而发病,其中重要的有:

1)吸入特异性或非特异性物质:如植物花粉、真菌孢子、屋尘、螨、动物毛屑及排泄物、枯草、工业粉尘、油漆、染料等。

2)呼吸道感染:尤其是病毒性呼吸道感染能损伤支气管黏膜上皮、刺激特异性IgE抗体的产生、促进炎性递质释放,引起气道高反应性及哮喘发作。

3)气候:如气温、湿度、气压、空气离子等改变时,有过敏体质的儿童易诱发哮喘。

4)精神因素:如情绪波动,长期的精神压抑、焦虑和紧张等,均可通过某种神经机制或神经反射诱发哮喘。

5)剧烈运动:70% ~80%的哮喘患者在剧烈运动后诱发哮喘,故称运动性哮喘。剧烈运动后因过度通气,刺激气道黏膜层内肥大细胞释放过敏递质,从而导致气管痉挛。

6)药源性哮喘:一些药物可引起哮喘发作,如解热镇痛药阿司匹林、吲哚美辛,心血管药物如普萘洛尔、普罗哌酮,抗生素中的青霉素、磺胺类药物等。其中以阿司匹林引起者最为多见,据统计有4% ~20%的哮喘发作是因服用阿司匹林而诱发的,称为“阿司匹林哮喘”。

(3)儿童哮喘:儿童哮喘的发病通常与特应性有关,主要通过常见的吸入性变应原诱发,由免疫球蛋白E(IgE)介导而发展的遗传易感性反应。特应性在哮喘的发展中是最强的易感因素。儿童哮喘的一个很常见的表现是儿童具有哮喘家族史(家族遗传倾向),对植物的花粉、屋尘螨、宠物和真菌的过敏史。

(4)成人哮喘:成人哮喘也可能与特应性有关,但是许多成人哮喘患者无哮喘家族史,常见的吸入性变应原皮肤试验为阴性,其中一些患者可能有鼻息肉、阿司匹林过敏和鼻窦炎。接触职业性暴露因素(例如木粉尘、化学品)也可导致气道炎症反应,在许多成人哮喘的发病中起到重要的作用。另外,病毒感染、低体重出生、饮食、暴露于吸烟和环境污染物等因素也能增易感个体的易感性。

2. 发病机制

(1)变态反应:支气管哮喘主要与Ⅰ型变态反应有关。当患者在受到过敏原刺激后,淋巴细胞便合成高滴度的IgE,IgE结合于肥大细胞表面,使机体处于致敏状态;过敏原再次进入体内,即可与细胞表面的IgE交联,促使肥大细胞合成和释放组胺、细胞趋化因子、白三烯、前列腺素等炎性递质,致使呼吸道平滑肌收缩、黏膜血管通透性增加及各种炎性细胞浸润。

(2)神经因素:支气管哮喘的发作与受体功能低下、迷走神经张力亢进、胆碱能神经节内的乙酰胆碱释放增多等有关。一些非特异性刺激可刺激气道的感觉神经而激发反射性支气管收缩。

(3)炎症反应:哮喘患者的支气管黏膜都有炎症反应,在炎症反应中肥大细胞可能是主要的原发效应细胞,肥大细胞激活后可释放组胺、细胞趋化因子、白三烯等递质。肺泡巨噬细胞也起到重要作用,其激活后能释放血栓素、前列腺素和血小板激活因子等介质。多种炎症细胞和炎性介质参与,能使气道黏膜血管的通透性增加,黏膜充血、渗出,黏液分泌增多,导致气道管腔狭窄和阻塞。

(4)气道高反应性:指气道对各种特异性或非特异性刺激的收缩反应增强,气道炎症和气道损伤起到重要作用。气道高反应性与β受体功能低下以及胆碱能神经兴奋性增强有关。

目前普遍认为哮喘等过敏性疾病的发生除遗传因素外,与环境因素也密切相关。

(二)临床表现及诊断

1. 症状　反复发作的喘息、气急、胸闷、咳嗽等,常在夜间和(或)清晨发作或加剧。症状的发作多与接触过敏原、冷空气、物理、化学性刺激以及上呼吸道感染、运动等有关。

2. 体征　双肺可闻及散在或弥漫性、以呼气相为主的哮鸣音。

3. 诊断及鉴别诊断

(1)诊断:①具有上述症状和体征,并可经治疗缓解或自行缓解;②应排除其他疾病所引起的喘息、气急、胸闷和咳嗽;③临床表现不典型者(如无明显的喘息或体征),可根据条件做简易峰流速仪测定最大呼气流量(PEF)和支气管舒张试验,若任一结果为阳性[PEF日内变异率≥20%;1秒钟用力呼气容积(FEV_1)增加≥12%,且FEV_1增加绝对值≥200ml],可辅助诊断为哮喘。符合①条或②、③条者可以诊断为支气管哮喘。

(2)鉴别诊断:支气管哮喘应注意与左心功能不全、慢性阻塞性肺疾病、上气道阻塞性病变等常见疾病相鉴别,其鉴别要点见表4-9。此外,还应与支气管扩张、变应性肉芽肿性血管炎(CSS)、变应性支气管肺曲菌病(ABPA)等疾病相鉴别。

表4-9　支气管哮喘与其他疾病的鉴别要点

	哮喘	左心功能不全	慢性阻塞性肺疾病	上气道阻塞性病变
呼吸困难特点	发作性、阵发性、呼气性	阵发性、端坐	喘息和劳力性	吸气性
其他症状	干咳、胸闷等	心悸、粉红色泡沫痰	慢性咳嗽、咳痰	根据阻塞原因不同而不同
体征	以哮鸣音为主	哮鸣音、广泛湿啰音	干、湿啰音并存	吸气性喘鸣
病史	过敏原接触、部分有家族史	高血压或心脏病病史	长期吸烟、有害气体接触等	可有异物吸入史
影像学	无特殊	肺淤血、肺水肿、心影扩大	肺纹理增多、粗乱;肺气肿征	上气道异物、肿瘤表现
支气管扩张剂治疗	反应可迅速缓解	可暂时或无明显缓解	有一定缓解	无明显缓解
其他	无	无	无	气管镜下可见异物、肿物

4. 分期及分级

(1)分期

1)急性发作期:是指喘息、气促、咳嗽、胸闷等症状突然发生,或原有症状急剧加重,常有呼吸困难,以呼气流量降低为其特征,常因接触变应原、刺激物或呼吸道感染而诱发。

2)慢性持续期:是指患者每周均不同频度和(或)不同程度地出现症状(喘息、气急、胸闷、咳嗽等)。

3)临床缓解期:指经过治疗或未经治疗症状、体征消失,肺功能恢复到急性发作前水平,并维持3个月以上。

(2)分级

1)控制水平的分级:见表4-10。

表4-10 控制水平的分级

	完全控制(满足以下所有条件)	部分控制(在任何1周内出现以下1~2项特征)	未控制(在任何1周内出现以下≥3项特征)
日间症状	无(或≤2次/周)	>2次/周	>2次/周
活动受限	无	有	有
夜间症状/憋醒	无	有	有
需要使用缓解药的次数	无(或≤2次/周)	>2次/周	>2次/周
肺功能(PEF或FEV_1)	正常或≥正常预计值/本人最佳值的80%	<正常预计值(或本人最佳值)的80%	<正常预计值(或本人最佳值)的80%
急性发作	无	≥每年1次	在任何1周内出现1次

2)哮喘急性发作病情严重程度的分级:哮喘急性发作时其程度轻重不一,病情加重可在数小时或数天内逐渐出现,偶尔也可在数分钟内即危及生命,故应对病情作出正确的评估,以便给予及时有效的紧急治疗。见表4-11。

表4-11 哮喘急性发作时病情严重程度的分级

临床特点	轻度	中度	重度	危重
气短	步行、上楼时	稍事活动	休息时	—
体位	可平卧	喜坐位	端坐呼吸	—
讲话方式	连续成句	单词	单字	不能讲话
精神状态	可有焦虑,尚安静	时有焦虑或烦躁	常有焦虑、烦躁	嗜睡或意识模糊
出汗	无	有	大汗淋漓	—
呼吸频率	轻度增加	增加	常>30次/分	—
辅助呼吸肌活动及三凹征	常无	可有	常有	胸腹矛盾运动
哮鸣音	散在,呼吸末期	响亮、弥漫	响亮、弥漫	减弱,乃至无

注:只要符合某一严重程度的某些指标,而不需满足全部指标即可

（三）治疗原则

1. 一般治疗原则　哮喘的治疗原则主要是按照《中国支气管哮喘防治指南》和《2014 GINA 全球哮喘处理和预防策略》提出的要求，对患者的病情进行评估，根据不同病情的严重程度和分级制订个体化的长期管理和治疗方案（图 4-1）。

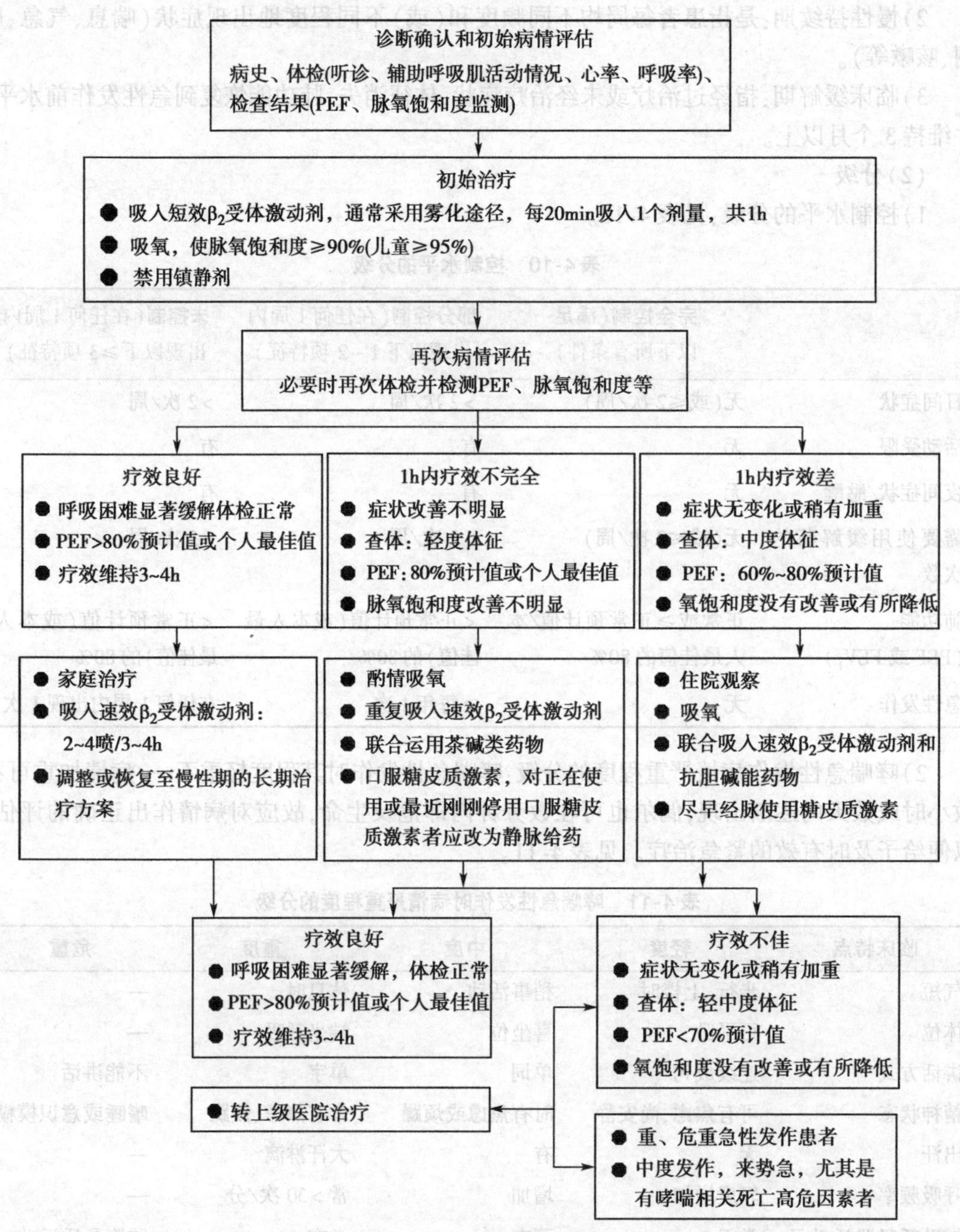

图 4-1　哮喘的治疗原则

（1）哮喘长期维持治疗的目标

1）减少损害：①消除气道慢性炎症和气道高反应性，达到控制并维持症状控制（如咳嗽、清晨或夜间呼气性喘息)；②尽可能维持肺功能接近正常水平；③维持正常的活动水平(包括运动、其他体力活动、参加工作或上学)，能够和健康人一样生活；④必要时使用吸入性短效 β_2 受体激动剂(SABA)，迅速缓解症状，防止哮喘急性发作；⑤治疗符合患者和家属的期望与满意度。

2)降低风险：①防止哮喘的反复发作，减少急诊或住院治疗的需要；②防止儿童的肺功能逐渐丧失，防止减少肺组织的生长；③提供很少或无不良反应的最佳药物治疗；④预防和避免哮喘死亡。

(2)哮喘急性发作的治疗目标：尽快解除气流受限，缓解症状，改善缺氧。其治疗原则是去除诱因，解痉平喘，纠正缺氧，适时、足量地全身使用糖皮质激素。

为了实现哮喘的治疗目标，应对哮喘患者进行长期管理，其内容包括：①哮喘的评估和监护措施；②哮喘监护的伙伴关系教育；③影响哮喘的环境因素和并存疾病的控制；④个体化的药物治疗。最佳的长期管理需要持续的监护措施，而建立患者、患者家属和临床医师(或医疗工作者)之间良好的合作关系是哮喘管理的首要措施。

2. 药物治疗原则　药物是治疗哮喘的主要手段。为了达到和维持哮喘控制采用阶梯治疗方案，即根据患者的哮喘严重性，按需增加或减少用药剂量和用药次数，或增加或减少药物种类。对于大多数哮喘患者，阶梯治疗方案能够完全控制和缓解哮喘。哮喘的药物治疗应坚持对因治疗、对症治疗以及预防复发相结合，最终达到症状消失或减轻、发作次数明显减少、最大呼气流量(PEF)接近正常的目标。

目前临床常用的治疗哮喘的药物有支气管舒张药物(包括 β_2 受体激动剂、抗胆碱药、茶碱类)、糖皮质激素、白三烯受体拮抗剂和抗过敏药等。对于急性发作或有症状的患者可根据病情选用 β_2 受体激动剂、抗胆碱药、茶碱类等支气管舒张药缓解症状。短效(速效型) β_2 受体激动剂是解除气道痉挛的首选药物，也是轻、中度哮喘急性发作的治疗或预防运动性哮喘或职业性哮喘的首选药物。长效 β_2 受体激动剂适用于防治夜间和清晨哮喘发作与加剧者。当某些哮喘患者应用较大剂量的 β_2 受体激动剂不良反应明显时可换用抗胆碱药物。吸入性短效抗胆碱药物异丙托溴铵常与吸入性 β_2 受体激动剂合用于治疗急性或慢性哮喘引起的可逆性气道阻塞。吸入长效抗胆碱药物噻托溴铵用于 COPD 的维持治疗。氨茶碱注射剂常用于重度哮喘发作。口服茶碱制剂有茶碱片及缓释茶碱片，用于轻、中度哮喘发作，后者服用后昼夜血药浓度稳定、作用持久，尤其适用于控制夜间哮喘症状的控制。糖皮质激素是目前控制哮喘气道炎症和控制发作最有效的一线药物，对于哮喘急性发作期、慢性持续期和尚未达到完全控制的缓解期患者应根据病情选用糖皮质激素治疗。吸入性糖皮质激素(ICS)因具有所需剂量小、全身不良反应少的特点，是长期治疗持续性哮喘的首选药物。

对于吸入高剂量糖皮质激素不能控制哮喘病情者、阿司匹林哮喘或有上呼吸道疾病(过敏性鼻炎、鼻息肉等)的哮喘患者可用白三烯受体拮抗剂(如扎鲁司特、孟鲁司特)。白三烯受体拮抗剂作为联合治疗的一种药物，可减少中至重度哮喘患者 ICS 的剂量，并可提高 ICS 治疗的临床疗效。预防各型哮喘的发作，尤其是预防季节性哮喘、运动性哮喘、儿童哮喘的发作可选用炎症细胞膜稳定剂(如色甘酸钠、奈多罗米钠)和(或)组胺受体阻断药(如酮替芬、阿司咪唑、氯雷他定等)。哮喘的预防和治疗应选择最低的有效剂量，并密切注意有关药物不良反应的发生。白三烯受体拮抗剂、炎症细胞膜稳定剂与糖皮质激素合用可增强激素的疗效，减少激素的用量。

抗 IgE 单克隆抗体(奥马佐单抗,omalizumab)可应用于血清 IgE 水平增高的哮喘患者,主要用于经过吸入性糖皮质激素和长效 β_2 受体激动剂(LABA)联合治疗后症状仍未控制的严重哮喘患者。

在给药途径方面以吸入疗法优于全身注射或口服治疗,前者的优点是气道内局部药物浓度高、用药量少、无或极少有全身不良反应。在吸入疗法中,有定量型气雾剂、干粉剂和雾化溶液等类型药物。

(四)药物治疗方案

哮喘的治疗方案主要包括哮喘患者教育、环境控制和药物治疗。

1. 非药物治疗

(1)患者教育:患者教育的目标是增加理解、增强技能、增加满意度、增强自信心、增加依从性和自我管理能力、增进健康、减少卫生保健资源的使用。患者教育的内容包括:①通过长期规范的治疗能够有效控制哮喘。②哮喘的本质、发病机制(即炎症反应及哮喘发作时气道的变化)。③哮喘的长期治疗方法。④哮喘防治的药物知识。⑤心理因素在哮喘发病中的作用。⑥患者的技能:a. 避免触发、诱发因素的方法;b. 药物吸入装置及使用方法;c. 自我监测,如何测定、记录、解释哮喘日记的内容:症状评分、应用药物、PEF、哮喘控制测试(ACT)变化;d. 哮喘先兆、哮喘发作征象和相应的自我处理方法,如何、何时就医;e. 如何根据自我监测结果判定控制水平,选择治疗。

(2)环境控制:过敏原可诱发或加剧气道炎症,导致气道反应性增高,引起哮喘发作。通过皮肤过敏原试验可证实哮喘患者的变态反应状态,以帮助了解导致个体哮喘发生和加重的危险因素,也可帮助筛选适合特异性免疫治疗方法的患者。若已确认过敏原,患者应脱离污染环境、避免接触过敏原,以便预防和降低哮喘发作。

变应原明确但难以避免的哮喘患者在医师的严格指导下可进行变应原特异性免疫疗法(SIT)。变应原特异性免疫疗法是指通过皮下给予常见的吸入变应原提取液(如尘螨、猫毛、豚草等)减轻哮喘症状和降低气道高反应性的一种脱敏方法,适用于在严格的环境隔离和药物干预无效(包括吸入激素)的患者。目前已试用舌下给药的变应原免疫疗法。目前尚无研究比较 SIT 和药物干预的疗效差异。

2. 药物治疗

(1)急性发作期:在处理过程中还应注意以下 3 点:①如患者近期未曾使用过茶碱类药物时,可首先使用负荷量的氨茶碱(4~6mg/kg)缓慢静脉注射,注射时间应 >20 分钟,然后给予维持量[0.6~0.8mg/(kg·h)]静脉滴注。多索茶碱的不良反应少,对氨茶碱有不良反应者可选用,静脉注射(0.2g/12h)或静脉滴注(0.3g/d)。②联合吸入 β_2 受体激动剂和抗胆碱能药物能够取得更好的支气管舒张作用。一般推荐每次沙丁胺醇 2.5mg(或特布他林 5mg)+异丙托溴铵 0.5mg,每 6~8 小时 1 次。③急性发作病情较重的哮喘患者(中、重度急性哮喘发作)或吸入高剂量的 ICS 和长效 β_2 受体激动剂(LABA)无效的哮喘患者应早期进行全身糖皮质激素的治疗,以防止病情恶化。氢化可的松琥珀酸钠、泼尼松、泼尼松龙和甲泼尼龙为推荐全身使用的糖皮质激素。地塞米松因作用时间长,对下丘脑-垂体-肾上腺轴的抑制作用较大,一般不作推荐,但在缺乏上述药品时可考虑使用。轻者应口服泼尼松或泼尼松龙 0.5~1.0mg/(kg·d),对正在使用或最近刚刚停用口服糖皮质激素者应改为静脉使用。氢化可的松琥珀酸钠(按游离型氢化可的松计算)10mg/(kg·d),或甲泼尼龙 40~

80mg/d,分次给予;或地塞米松 0.1~0.2mg/(kg·d)。少数患者病情控制后可序贯口服给药,疗程一般为 5~7 天。一般使用半衰期较短的糖皮质激素,如泼尼松、泼尼松龙或甲泼尼龙等。对于糖皮质激素依赖型哮喘,可采用每日或隔日清晨顿服给药的方法,以减少外源性激素对下丘脑-垂体-肾上腺轴的抑制作用。

(2)慢性持续期

1)长期维持治疗的方案选择:哮喘的治疗应以患者的病情严重程度为基础,根据其控制水平选择适当的治疗方案。哮喘药物的选择既要考虑药物的疗效及其安全性,也要考虑患者的实际状况,如经济收入和当地的医疗资源等。要为每个初诊患者制订哮喘治疗和随访计划,定期随访、监测,改善患者的依从性,并根据患者病情变化及时调整治疗方案。哮喘患者的长期治疗方案分为 5 级,见表 4-12。

2)治疗方案调整的原则:对以往未经规范治疗的初诊轻度哮喘患者可选择第 2 级治疗方案;哮喘患者若症状明显,应直接选择第 3 级治疗方案,推荐低剂量的 ICS 加缓释茶碱的治疗方案。有条件的地区基层医院也可以选择低剂量的 ICS 加 LABA(以气雾剂为主)或加白三烯调节剂的治疗方案。第 4 级的治疗方案中同样先选择中、高剂量的 ICS 加缓释茶碱的治疗方案。从第 2~5 级的治疗方案中都应该有以吸入性激素为主的哮喘控制药物。在以上每一级中应按需使用缓解药物,以迅速缓解哮喘症状。

3)升级和降级的时机:如果使用该级治疗方案不能够使哮喘得到控制,治疗方案应该升级,直至达到哮喘控制。对于口服最小剂量的激素联合口服缓释茶碱的治疗方案,其疗效与安全性需要进一步的临床研究来证实,尤其要监测长期口服激素引起的全身不良反应。

当哮喘控制并维持至少 3 个月后,治疗方案可考虑降级。建议减量方案为单独吸入中-高剂量吸入激素的患者,将吸入性激素的剂量减少 50%;单独吸入低剂量激素的患者,可改为每日 1 次用药;联合吸入性激素和口服缓释茶碱的患者,将吸入性激素的剂量减少约 50%,仍继续使用缓释茶碱联合治疗。若患者使用最低剂量的控制药物达到哮喘控制 1 年,并且哮喘症状不再发作,可考虑停用药物治疗。

表 4-12　根据哮喘病情控制分级制订治疗方案

第 1 级	第 2 级	第 3 级	第 4 级	第 5 级
		哮喘教育,环境控制		
按需使用短效 β_2 受体激动剂		按需使用短效 β_2 受体激动剂		
控制性药物	选用一种	选用一种	加用一种或以上	加用一或两种
	低剂量的 ICS	低剂量的 ICS 加 LABA	中、高剂量的 ICS 加 LABA	口服最小剂量的糖皮质激素
	白三烯调节剂	中、高剂量的 ICS	白三烯调节剂	抗 IgE 治疗
		低剂量的 ICS 加白三烯调节剂	缓释茶碱	
		低剂量的 ICS 加缓释茶碱		

治疗的调整是由患者的哮喘控制水平驱动的一个循环。如果目前的治疗方案不能够使哮喘得到控制,治疗方案应该升级直至达到哮喘控制为止。当哮喘控制维持至少3个月时,治疗方案可以降级。

另外,经过吸入性糖皮质激素和LABA联合治疗后症状仍未控制的严重哮喘患者,尤其是血清IgE水平高的哮喘患者可进行抗IgE治疗(anti-immunoglobulin E therapy)。目前在11~50岁的哮喘患者的研究中尚未发现抗IgE治疗有明显的不良反应,但因该药临床使用的时间尚短,其远期疗效与安全性有待进一步观察。抗IgE单克隆抗体(奥马佐单抗,omalizumab)可减少重症哮喘患者的口服糖皮质激素和ICS的给药剂量,能够降低哮喘发作,其给药剂量和给药次数应根据患者的血清总IgE水平(IU/ml)和体重而定,一般每2或4周皮下注射150~375mg。虽然抗IgE治疗价格昂贵,其临床应用受到限制,但是对频繁就诊于急救中心和频繁住院的患者是经济的。

(3)缓解期:哮喘缓解期治疗的目的是防止哮喘急性发作及恶化,提高生活质量。应尽量找出过敏原和各种非特异性诱因,进行病因治疗。用可疑的抗原进行皮肤试验,找出过敏原后,再用有关的特异性抗原从小剂量开始注射,并逐渐增大剂量,以改变机体的反应性,达到治疗哮喘的目的,称为减敏(或脱敏)治疗。对反复呼吸道感染诱发哮喘者可用免疫调节剂,如哮喘菌苗、卡介苗、胸腺肽、转移因子等,提高机体免疫力,增强抗感染、抗过敏能力。

药物预防可用色甘酸钠、酮替芬等。色甘酸钠主要通过稳定肥大细胞膜、阻止释放递质及降低气道高反应性等起到预防哮喘发作的作用,宜在好发季节前2周开始用药,吸入20mg,3~4次/天,一般对外源性哮喘的效果较好。酮替芬可抑制肥大细胞和嗜酸性粒细胞释放组胺等递质,具有很强的抗过敏作用。一般在发病季节前2周开始用药,1~2mg,2次/天,口服6周无效可停用。主要的不良反应有嗜睡、倦怠,偶有胃肠道反应。

(4)特殊患者的药物选用

1)妊娠期哮喘:在妊娠期间哮喘症状有时缓解或有时加重,不合理的治疗会导致围生期死亡、低体重出生和早产。

①轻度间歇性哮喘患者建议使用短效支气管扩张剂,尤其是短效β_2受体激动剂(如沙丁胺醇或特布他林)。目前尚无证据表明使用短效吸入性β_2受体激动剂能造成胎儿损伤,也没有标明在哺乳期间禁忌使用这类药物。但β_2受体激动剂可抑制子宫收缩,故在分娩前停用为好。

②轻度持续性哮喘患者选择使用长期控制药物时每日吸入小剂量的糖皮质激素,尤其是优先选择布地奈德。

③中度持续哮喘患者吸入中等剂量的糖皮质激素,或小剂量的吸入性糖皮质激素加用长效吸入性β_2受体激动剂。重度持续哮喘患者吸入高剂量的糖皮质激素(首选布地奈德),若吸入性糖皮质激素仍不足以控制哮喘症状应加用全身糖皮质激素。

④重度持续患者在保护胎儿的前提下应使用氨茶碱及糖皮质激素,以求尽快控制哮喘发作。但是在妊娠第1~12周期间应避免全身糖皮质激素的使用。血浆茶碱浓度应限制在12μg/ml以下。目前,尽管有关妊娠期间口服糖皮质激素的一些危险尚无明确的数据,但重症未得到良好控制的哮喘对母亲和胎儿具有明确的危险。

2)儿童哮喘:0~4岁的间歇性哮喘患儿首选短效吸入性β_2受体激动剂(必要时使用)。

持续性哮喘患儿应采用阶梯治疗方案，其升级治疗方案为：①首选低剂量的 ICS，次选色甘酸钠或孟鲁司特；②首选中剂量的 ICS；③首选中剂量的 ICS + LABA 或孟鲁司特；④首选高剂量的 ICS + LABA 或孟鲁司特；⑤首选高剂量的 ICS + LABA 或孟鲁司特，或选用口服糖皮质激素。5 ~ 11 岁的间歇性哮喘患儿首选短效吸入性 β_2 受体激动剂（必要时使用）。持续性哮喘患儿应采用阶梯治疗方案，其升级治疗方案为：①首选低剂量的 ICS，次选色甘酸钠、白三烯受体拮抗剂（LTRA）、奈多罗米或茶碱；②首选低剂量的 ICS + LABA、LTRA 或茶碱，或中剂量的 ICS；③首选中剂量的 ICS + LABA，次选中剂量的 ICS + LTRA 或茶碱；④首选高剂量的 ICS + LABA，次选高剂量的 ICS + LTRA 或茶碱；⑤首选高剂量的 ICS + LABA + 口服糖皮质激素，次选高剂量的 ICS + LTRA 或茶碱 + 口服糖皮质激素。

色甘酸钠吸入粉剂具有预防哮喘发作的作用，宜在哮喘发病季节前 1 ~ 2 个月开始用药。

3）老年哮喘：老年哮喘患者常常合并存在 COPD，因此为了确认是否存在可逆性气道阻塞需要进行泼尼松每日 30 ~ 40mg、连续 2 ~ 3 周的治疗。老年患者如并发有冠心病、高血压、心功能不全及心律失常等疾病，使用 β_2 受体激动剂容易出现心悸、不规则的心率加快或减慢等不良反应，应从小剂量逐渐加至治疗量或合用抗胆碱药物，同时需要加强临床观察。由于老年患者的茶碱清除率减低，在正常剂量下容易引起毒性反应，应注意给药剂量。全身用糖皮质激素会导致老年患者的精神异常和血糖升高。高剂量的 ICS 也会使老年人发生骨质疏松症的危险性增高，必要时进行骨密度检查，并采取相应的措施。另外，治疗关节炎、高血压、白内障等老年性疾病的药物会使哮喘加重，应注意，当出现时立即告知医师。

（五）药物治疗管理

1. 疗效评价　药物治疗前通过询问病史、临床症状、体格检查、肺通气功能测定、简易 PEF 测定和脉氧饱和度测定，评估患者的病情严重程度和急性发作时病情严重程度的分级。若已查到诱因，应尽快去除并避免，如脱离污染环境、避免接触过敏原、停用非甾体抗炎药。若有感染证据者，应积极控制感染。药物治疗后，根据患者的临床症状和肺功能检查评估哮喘控制水平分级，以便采取更好的药物治疗方案。

（1）肺通气功能测定：呼吸测定装置能测定人体潮气量（tidal volume，VT）、呼吸频率（breathing frequency，f）、肺通气量（expired minute volume，VE）、最大吸气流量（peak inspiratory flow，PIF）、最大呼气流量（peak expiratory flow，PEF）、用力肺活量（forced vital capacity，FVC）、1 秒用力呼气量（forced expired volume in one second，FEV_1）以及 1 秒用力呼气量占用力肺活量的百分比（$FEV_1/FVC\%$）。肺通气功能测定是确诊哮喘和评估哮喘控制程度的重要依据之一。

（2）简易 PEF 测定及其变异率的计算：利用简易峰流速仪测定 PEF 日内变异率，有助于不典型哮喘患者的确诊和病情评估。PEF 日变异率≥20% 是诊断哮喘的主要指标之一。受试者取立位，用口含紧简易峰流速仪，先平静呼吸数次，后深吸气到肺总量位，然后立即以最大的力气和最快的速度用力呼气到残气位。记录指针刻度显示的 PEF 值，间隔 5 ~ 10 分钟后重复 1 次，至少测 3 次，取最大 PEF 值为每次测定值。计算日变异率要求每日清晨 6 ~ 8 时及睡前（晚上 6 ~ 8 时）定时测定 PEF，至少连续监测 1 周后计算每日 PEF 变异率，PEF 变异率≥20% 是支持哮喘的有力证据。PEF 日变异率的计算公式为 PEF 日变异率 =（最大值 - 最小值）/[（最大值 + 最小值）/2] ×100%。

哮喘患者病情评估:许多哮喘患者在夜间和(或)清晨发作或加剧,每天定时测定 PEF 有助于了解病情的昼夜变化情况,评价病情轻重。在连续观察中,若 PEF 变异率增加或 PEF 曲线有进行性下降趋势,提示近期内可能有急性发作或病情加重的潜在危险。

(3)支气管舒张试验:可逆性气道阻塞是哮喘的特征之一,支气管舒张试验用于判断气流受限的可逆程度,有助于哮喘患者的诊断,也用作评价支气管舒张剂的疗效。受试者先测定基础(用药前)FEV_1(或 PEF),吸入支气管舒张剂后 15 ~ 20 分钟重复测定 FEV_1(或 PEF),作为用药后的 FEV_1(或 PEF)值。FEV_1(或 PEF)改善率的计算公式为 FEV_1(或 PEF)改善率 = [用药后的 FEV_1(或 PEF) - 用药前的 FEV_1(或 PEF)]/用药前的 FEV_1(或 PEF) ×100%。

改善率增加≥12%,且 FEV_1 增加的绝对值≥200ml(以 FEV_1 为测定指标者)为支气管舒张试验阳性。

用定量气雾剂(MDI)吸入沙丁胺醇 200μg 或特布他林 500μg,或使用电动或氧动雾化器雾化吸入沙丁胺醇或特布他林水溶液,剂量为 0.15mg/kg,用生理盐水稀释至 3ml。吸入 β_2 受体激动药后 15 分钟 EFV_1(或 PEF)增加 15% 以上为阳性,适用于发作期、FEV_1 < 70% 正常预计值的患者。

(4)其他辅助检查:血清总 IgE 及特异性 IgE 检测也有助于严重哮喘患者选用抗 IgE 治疗。

2. 患者用药指导　患者用药指导是药师的责任和义务,其内容包括药品名称及药效;药物治疗的意义;药物的用法、用量及服用时间;可能发生的不良反应及其对策、注意事项及禁忌(孕妇、老年人、哺乳期妇女);药物相互作用;药物的储存;忘记服用药物时的对策等内容。哮喘的患者用药指导重点如下:

(1)肺部给药制剂的使用指导:应指导患者学会气雾剂、粉雾剂(干粉吸入器)、准纳器等的正确使用方法。

(2)吸入剂的使用顺序:β_2 受体激动剂→抗胆碱药→ICS(包括糖皮质激素和 β_2 受体激动剂的复合制剂)。

(3)不良反应及处理:用药后若患者出现不良反应症状,应求助医师和临床药师。临床医师(或临床药师)应根据病情和不良反应的严重程度,对治疗用药进行及时减量或停药,并积极给予相应的治疗。

1)β_2 受体激动剂:当出现不规则的心率加快或减慢症状时应立即告知医师。具体见表 4-13。

表 4-13　β_2 受体激动剂的不良反应及处理

主要不良反应	应确认的患者症状	对策
震颤	手指的细微颤抖	减量或停药
心悸、心率加快	患者感觉胸闷、心跳快	减量或停药
低钾血症	无力、肌痛、便秘、麻痹、血压升高	停药,补充钾
头痛		减量或停药
恶心		减量或停药

2)抗胆碱药:抗胆碱药的不良反应及处理见表4-14。

表4-14　抗胆碱药的不良反应及处理

主要不良反应	应确认的患者症状	对策
口干	口渴感、嘴唇干燥	用水漱口或吃无糖糖块(或无糖口香糖)
胃肠道症状	恶心、消化不良、便秘	减量或停药;补充水分,摄取促进肠蠕动的饮食
排尿障碍	排尿困难、少尿	减量或停药
眼压升高	初期无症状,眼压持续高时可出现眼睛疼痛或不适、视物模糊、结膜和角膜充血等症状	减量或停药

3)茶碱:不良反应的发生率主要与茶碱的血药浓度成正比(即给药剂量过大所致)。若患者中毒,应采取相应的措施。静脉注射过快时(血药浓度 >25μg/ml)可引起头晕、心悸、心律失常、血压剧降,严重者可致惊厥,故必须稀释后缓慢注射。当出现毒性症状时应迅速告知医师或临床药师。具体见表4-15。

表4-15　茶碱的不良反应及处理

主要不良反应	应确认的患者症状	对策
血浆茶碱浓度 >20μg/ml	恶心、呕吐、心悸、心动过速、心律失常、烦躁不安、失眠	进行血药浓度监测,减量或更换为其他类药物
血浆茶碱浓度 >40μg/ml	发热、失水、惊厥、呼吸和心跳停止、死亡	催吐、洗胃、口服药用炭、血液透析
消化系统症状	恶心、呕吐、食欲缺乏	减量或服用制酸剂
尿频	尿次数增多	减量或停药

4)吸入性糖皮质激素:吸入性糖皮质激素的不良反应及处理见表4-16。

表4-16　吸入性糖皮质激素的不良反应及处理

主要不良反应	应确认的患者症状	对策
声音嘶哑	咽部轻度刺激	吸入方法的再教育、使用储雾罐,减量或换药
口咽喉部念珠菌感染	口腔黏膜上白色或蓝白色丝绒状斑片	漱口、吸入方法的再教育、使用储雾罐,餐前吸入、用抗真菌药漱口、减量或换药
肾上腺皮质功能抑制(高剂量长期使用时)	全身不适、无精打采、乏力、倦怠、恶心、食欲减退	降低剂量,并合用长效 β_2 受体激动剂或白三烯受体拮抗剂

5)白三烯受体拮抗药:如扎鲁司特、孟鲁司特可引起头痛、嗜睡、烦躁不安、失眠、胃肠道症状(如腹痛、恶心、呕吐、消化不良)、氨基转移酶升高、皮疹等。

6)过敏介质阻释剂:奈多罗米钠吸入剂的常见不良反应主要有头痛和恶心,几乎所有病例均为轻度及暂时性的,不需停药。色甘酸钠吸入剂的常见不良反应主要有咽部及气管的刺痛感、支气管痉挛、恶心、口干、气急、咳嗽、胸闷等。在开始用药时若出现哮喘加重,可先吸入少许支气管扩张药(如沙丁胺醇吸入给药)。服用曲尼司特期间若出现肝毒性(ALT、AST和ALP上升),应减量或停药观察。

7)组胺受体阻断药:酮替芬的常见不良反应包括口干、胃肠道反应、头晕、嗜睡、困倦等,反应较轻,用药1周后可自行减轻或消失,不需要停药;用药过量时可致昏睡、恶心等反应,应酌情对症处理,必要时可采取洗胃、催吐等措施,并以支持疗法直至症状缓解。氯雷他定不易通过血脑屏障,对中枢性 H_1 受体的亲和性很低,不良反应少而罕见,主要有口干、恶心、呕吐、腹泻、乏力、头晕、头痛、心悸等。西替利嗪可引起嗜睡、疲倦、头晕、头痛等,对驾驶、高空作业、潜水等人员的用药量应严格控制在安全范围内。

(4)药物相互作用

1)β_2 受体激动剂与其他药物的相互作用:β_2 受体激动剂可使单胺氧化酶抑制剂(MAOI)和三环类抗抑郁药(TCA)的毒性增强;非选择性 β 受体阻断药拮抗 β_2 受体激动剂的支气管扩张作用,引起哮喘发作,故不宜合用;β_2 受体激动剂(特布他林、福莫特罗)与茶碱类、皮质类固醇和利尿药、洋地黄类药物合用时会加重低钾血症;β_2 受体激动剂(特布他林、丙卡特罗)与茶碱类药合用时可增加舒张支气管作用,但不良反应也增加;β_2 受体激动剂(沙丁胺醇、沙美特罗)可延长异丙托溴铵的支气管扩张作用的持续时间;福莫特罗与肾上腺素、异丙肾上腺素等合用时容易引起心律失常,甚至可能导致心脏停搏,应避免合用;福莫特罗可增强由泮库溴铵和维库溴铵产生的神经肌肉阻滞作用。

2)抗胆碱药与其他药物的相互作用:异丙托溴铵与 β_2 受体激动剂、磷酸二酯酶抑制剂、糖皮质激素合用时可增强本品的支气管扩张作用。

3)茶碱与其他药物的相互作用:由于茶碱与其他药物之间的相互作用发生率高,因此正在服用茶碱的患者就诊时应告知医师和临床药师服用茶碱的情况。

茶碱与糖皮质激素、抗胆碱药物联合应用具有协同作用,但茶碱与LABA联合应用时容易诱发心律失常,应慎用,并适当减少剂量。别嘌醇、西咪替丁、环丙沙星、大环内酯类抗生素(红霉素、罗红霉素等)、喹诺酮类(环丙沙星等)和异烟肼抑制茶碱的代谢,使茶碱的药效或毒性增强。巴比妥类药物、苯妥英、卡马西平、利福平、吸烟、高蛋白-低碳水化合物饮食、炭烤肉等可促进茶碱的代谢,降低茶碱的血药浓度,降低药效。

4)糖皮质激素:吸入性糖皮质激素与支气管扩张药合用对支气管哮喘者有协同作用,可相应减少用药剂量;避免同时使用 β 受体阻断药;布地奈德与抗生素合用治疗细菌感染引起的哮喘时应相应增加用药剂量;布地奈德/富马酸福莫特罗同时与奎尼丁、丙吡胺、普鲁卡因胺、吩噻嗪、抗组胺药(特非那定)、MAOI和TCA合用可延长QTc间期,并增加室性心律不齐的危险;利托那韦和酮康唑(为CYP3A4强抑制剂)可能使丙酸氟替卡松的系统暴露量增加,吸入性丙酸氟替卡松慎与酮康唑、利托那韦合用。

5)白三烯受体拮抗药:阿司匹林可使扎鲁司特的血药浓度升高45%;红霉素、茶碱及特非那定可降低扎鲁司特的血药浓度;扎鲁司特可使华法林的最大凝血酶原时间延长约35%。

苯巴比妥可降低孟鲁司特的生物利用度，但不推荐调整剂量；孟鲁司特抑制紫杉醇、罗格列酮和瑞格列奈的体内代谢。

6)过敏介质阻释剂：色甘酸钠与异丙肾上腺素合用可提高疗效；色甘酸钠与糖皮质激素合用可增强治疗支气管哮喘的疗效；色甘酸钠与氨茶碱合用可减少茶碱用量，并提高止喘疗效；色甘酸钠与抗糖尿病药合用会导致可逆性血小板减少。

7)组胺受体阻断药：酮替芬与口服降血糖药物合用可出现血小板减少，不宜合用；酮替芬可增强镇静催眠药、抗组胺药和乙醇的中枢镇静作用；酮替芬与糖皮质激素类合用时可明显减少激素的用量；酮替芬可增加阿托品类药物的阿托品样不良反应。

氯雷他定与乙醇合用时可引起极度的嗜睡，因此在用药期间停止饮酒或饮用含乙醇类饮料；氯雷他定与中枢神经系统抑制剂(如巴比妥类、苯二氮䓬类镇静药、肌松药、麻醉药、止痛药及吩噻嗪镇痛药)或三环类抗抑郁药合用可引起极度的嗜睡，应禁止合用；MAOI(如异卡波肼、苯乙肼及反苯环丙胺)可增加氯雷他定的不良反应。

禁止西替利嗪与咪唑类抗真菌药、大环内酯类抗生素(如红霉素、竹桃霉素、克拉霉素或交沙霉素)同时使用；西替利嗪与西咪替丁、环孢素和硝苯地平合用时应特别引起注意；乙醇和镇静催眠药可增强西替利嗪的中枢抑制作用；西替利嗪与华法林合用可有INR升高和发生鼻出血的风险；中枢抑制剂和抗胆碱能药物会使西替利嗪的中枢抑制作用增强。

(5)日常生活中的注意事项

1)吸烟可加重哮喘，应戒烟。感冒会加重哮喘，注意预防感冒，应进行流感疫苗接种。

2)室内保持清洁，常通风换气。哮喘的注意事项中强调患者应经常晾晒被褥、换洗床单，以避免螨虫滋生。不要在家里养猫、狗、花、鸟等。

3)关注气候的变化，避免冷风、冷空气侵扰。

4)清淡饮食，尽量避免冷食、冷饮。暴饮暴食也会诱发哮喘发作，饮食需要以八分饱为宜。阿司匹林哮喘患者应避免食用含有柠檬黄色素(黄色4号)的食物和水杨酸含量高的蔬果类(如土豆、西红柿、黄瓜、苹果、柠檬等)。

5)一些药物(如阿司匹林)可诱发哮喘发作，应避免使用。

(六)案例分析

1. 主题词　支气管哮喘；哮喘；解痉抗炎。

2. 病史摘要　患者，男，52岁，本次因“反复喘息30余年，加重伴气紧1小时”入院。30余年前患者于受凉后开始出现喘息、气紧，此后反复发作。近6年来症状明显加重，外院诊断为“支气管哮喘”。不规律使用“沙美特罗/氟替卡松粉吸入剂、沙丁胺醇气雾剂”。2天前患者受凉后上述症状加重，不伴有咳嗽、咳痰、发热、胸痛，在家中使用“沙丁胺醇气雾剂”后症状稍微缓解。1小时前无明显诱因下再发气紧、气喘加重入院。否认传染病病史，否认食物、药物过敏史。入院查体：T 37.2℃，HR 118次/分，RR 24次/分，BP 137/111mmHg。血气分析：pH 7.140，PCO_2 11.6kPa，PO_2 12.8kPa，HCO_3^- 29.6mmol/L，SPO_2 95%。

入院诊断：支气管哮喘急性发作，呼吸性酸中毒失代偿期。

3. 治疗方案　主要治疗药物见表4-17。

表 4-17 主要治疗药物

治疗目的	药物名称	用法与用量	用药时间
解痉、抗炎	孟鲁司特钠片	10mg qnpo	第 1 ~ 12 日
	多索茶碱注射液	200mg qd iv drip	第 1 ~ 12 日
	沙美特罗/氟替卡松干粉吸入剂	50/250μg bid	第 1 ~ 12 日
	硫酸沙丁胺醇气雾剂	100μg PRN	第 1 ~ 12 日
	吸入用布地奈德混悬液 硫酸特布他林雾化液	布地奈德(2mg) + 硫酸特布他林 (5mg) bid 雾化吸入	第 1 ~ 5 日
	吸入用布地奈德混悬液 硫酸特布他林雾化液 吸入用异丙托溴铵溶液	布地奈德(2mg) + 硫酸特布他林 (5mg) + 异丙托溴铵(500μg) bid 雾化吸入	第 6 ~ 12 日
抗炎	注射用甲泼尼龙琥珀酸钠	40mg bid iv drip	第 1 ~ 4 日
	醋酸泼尼松片	30mg qd po	第 5 ~ 12 日

4. 药学监护要点

(1)疗效监测:药物治疗前通过询问病史、临床症状、体格检查、肺通气功能测定、简易PEF测定和动脉氧饱和度测定,评估患者的病情严重程度和急性发作时病情严重程度的分级。

积极查找诱因,应尽快去除激发因素,并避免与激发因素的接触,如脱离污染环境、避免接触过敏原、停用非甾体抗炎药等。

药物治疗后,根据患者临床喘息、气紧等症状的缓解情况和肺功能检查结果评估哮喘控制水平分级。

(2)药物不良反应监护

1)解痉、平喘方案

①孟鲁司特:本品耐受性良好,不良反应轻微,偶见超敏反应、中枢神经系统反应(头痛、嗜睡、眩晕等)、消化系统反应(消化不良、胃肠炎及氨基转移酶升高)等,用药期间应注意监测这些不良反应的发生。

②多索茶碱:常见胃肠道反应和心脏的不良反应,中毒时可出现严重的心律失常、阵发性痉挛等。

③布地奈德:通常患者对布地奈德的耐受性良好,大多不良反应轻微,且为局部。常见的不良反应包括声嘶、咽部疼痛和不适、舌部和口腔刺激、口干、咳嗽和口腔念珠菌病等。若发现口腔念珠菌病,可适当进行抗真菌治疗,并继续用药。每次雾化吸入结束后漱口可降低念珠菌感染的发生率。

④特布他林:常见的不良反应主要有手指震颤、头痛、恶心、心悸等,其程度主要取决于剂量和给药途径,从小剂量逐渐加至治疗量常能减少不良反应。这些不良反应往

往是暂时性的,可在用药期间减弱或自行消失。当出现不规则的心率加快或减慢症状时立即告知医师。超过推荐剂量可能引起 QT 间期延长,导致心律失常,应避免超剂量使用。

⑤沙美特罗/氟替卡松粉吸入剂:可见震颤、头痛、心悸等沙美特罗的不良反应,但是均为暂时性的,并随着规范治疗而减轻。有些患者可出现声嘶和口咽部念珠菌病等氟替卡松的不良反应,吸入给药结束后漱口可减少声嘶和念珠菌病的发生率。

⑥异丙托溴铵:吸入给药一般无全身不良反应,但个别患者可出现口干、口苦、喉刺激症状或咳嗽和气管痒感,部分患者可感觉有不良味道。本品与 β_2 受体激动剂、茶碱联合应用可增强支气管舒张的疗效。本品对有吸烟史的老年哮喘患者较为适宜,但妊娠早期妇女、患有青光眼或前列腺肥大的患者应慎用,幽门梗阻者禁用。

2)激素类药物:长期口服激素可以引起骨质疏松症、高血压、糖尿病、下丘脑-垂体-肾上腺轴的抑制、肥胖症、白内障、青光眼、肌无力等。对于伴有结核病、寄生虫感染、骨质疏松、青光眼、糖尿病、严重忧郁或消化性溃疡的哮喘患者,全身给予激素治疗时应慎重并须密切随访。

(3)患者教育:该患者 6 年前被诊断为支气管哮喘,并不规律使用"沙美特罗/氟替卡松粉吸入剂、沙丁胺醇气雾剂"。用药教育的内容主要包括:①了解疾病;②药物治疗的意义,提高用药的依从性;③吸入药物的使用方法;④可能发生的不良反应及其对策、注意事项;⑤日常生活中的注意事项等内容。

5. 药学监护过程 患者入院后给予吸氧,并用白三烯受体拮抗剂、茶碱类药物、吸入糖皮质激素联合 β_2受体激动剂解痉,同时给予静脉糖皮质激素治疗。静脉注射 4 天后糖皮质激素改为口服,5 天后因患者的支气管舒张未达满意效果,加用雾化吸入抗胆碱受体拮抗剂。治疗后患者精神可,喘息、气紧的程度明显缓解,出院。在药物治疗过程中患者未出现明显的药物不良反应。

入院期间和出院时应给予患者用药教育,使患者认识哮喘、理解规律用药对于哮喘治疗的重要性,提高用药依从性。患者用药教育的主要内容包括:①了解疾病的基本治疗目的和治疗方法,认识到通过长期规范的治疗能够有效控制哮喘;②避免触发、诱发因素的方法;③药物吸入装置及使用方法;④哮喘的长期治疗方法。

6. 药学分析与建议 《支气管哮喘防治指南(2008 年版)》和《中国支气管哮喘防治指南(2013 年基层版)》的哮喘急性发作的治疗原则是去除诱因,解痉平喘,纠正缺氧,适时、足量地使用糖皮质激素。

部分中度和所有重度急性发作的患者均应去急诊室或入院治疗。除氧疗外,应重复吸入速效 β_2 受体激动剂,推荐在初始治疗时间断(每 20 分钟)或连续雾化给药,随后根据需要间断给药(每 4 小时 1 次)。联合吸入性 β_2 受体激动剂和抗胆碱能药物能够取得更好的支气管舒张作用。一般推荐每次沙丁胺醇 2.5mg(或特布他林 5mg)联合异丙托溴铵 0.5mg,每 6~8 小时 1 次吸入给药。茶碱的支气管舒张作用弱于短效 β_2 受体激动剂,且易发生不良反应,应慎用。对规则服用茶碱的患者应注意监测血药浓度。

中、重度哮喘急性发作患者,尤其是对速效 β_2 受体激动剂初始治疗反应不完全或疗效不能维持,以及在口服激素基础上仍然出现急性发作的患者,应尽早使用全身糖皮质激素。推荐用法为泼尼松龙每日 30~50mg 或等效的其他激素。严重的急性发作患者或口服激素不能耐受的患者可采用静脉注射或滴注，如甲泼尼龙 80～160mg 或氢化可的松 400～1000mg 分次给药。基于以上治疗原则，患者入院后给予雾化吸入激素、$β_2$ 受体激动剂和抗胆碱能药物、多索茶碱、白三烯受体拮抗剂，迅速控制了哮喘发作。

在出院时应当为患者制订详细的行动计划，审核患者是否正确使用药物、吸入装置等，并对患者进行哮喘的用药交代。

7. 药物治疗小结　《支气管哮喘防治指南(2008 年版)》及《中国支气管哮喘防治指南(2013 年基层版)》明确表明，哮喘的治疗目的是尽快缓解症状，解除气流受限，改善低氧血症，同时还需要制订长期治疗方案以预防急性发作的再次复发。

大多数哮喘急性发作并非由细菌感染引起，应严格控制抗菌药物的使用指征，除非有细菌感染的证据或属于重度或危重哮喘急性发作。本例患者入院后细菌感染的依据不足，因此未使用抗感染药物。

三、慢性阻塞性肺病

慢性阻塞性肺病(chronic obstructive pulmonary disease，COPD)是一种以持续气流受限为特征的可以预防和治疗的疾病，其气流受限多呈反复、进行性发展，可伴有气道高反应性。在吸入支气管舒张剂后，1 秒用力呼气容积(forced expiratory volume in one second，FEV_1)/用力肺活量(forced vital capacity，FVC)<70%表明存在持续气流受限。COPD 的慢性气流受限不能完全逆转，主要与气道和肺组织对烟草烟雾等有害气体或有害颗粒引起的慢性炎症反应增强有关。

COPD 与慢性支气管炎和肺气肿密切相关。慢性支气管炎(chronic bronchitis)是气管、支气管黏膜及其周围组织的慢性非特异性炎症，以小气道的炎性变化最为突出。通常指在除外慢性咳嗽的其他已知原因后，患者每年咳嗽、咳痰 3 个月以上，并连续 2 年以上者。肺气肿(pulmonary emphysema)则是在慢性小气道阻塞的基础上，终末细支气管远端气腔出现持续性过度膨胀、肺泡壁破坏，但无明显的纤维化。它是慢性支气管炎最常见的继发症，患者可继发肺动脉高压及肺源性心脏病。当慢性支气管炎和肺气肿患者的肺功能检查出现持续气流受限时，则能诊断为慢阻肺；如患者仅有慢性支气管炎和(或)肺气肿，而无持续气流受限，则不能诊断为 COPD。

虽然哮喘与 COPD 都是慢性气道炎症性疾病，但两者的发病机制不同，临床表现及对治疗的反应性也有明显差别。大多数哮喘患者的气流受限具有显著的可逆性，而 COPD 患者的气流受限往往是不可逆的。但是部分哮喘患者随着病程延长，可出现较明显的气道重塑，导致气流受限的可逆性明显减小，临床很难与 COPD 相鉴别。COPD 和哮喘可以发生于同一位患者，且由于两者都是常见病、多发病，这种概率并不低。

一些已知病因或具有特征性病理表现的气流受限疾病，如支气管扩张症、肺结核、弥漫性泛细支气管炎和闭塞性细支气管炎等均不属于 COPD。

(一)病因和发病机制

1. 病因　引起 COPD 的危险因素包括个体易感因素和环境因素，两者相互影响。

(1)个体因素(内因)

1)遗传易感性：某些遗传因素可增加慢阻肺发病的危险性。①$α_1$-抗胰蛋白酶缺乏：国外报道重度 $α_1$-抗胰蛋白酶缺乏与非吸烟者的肺气肿形成有关，但我国尚未见 $α_1$-抗胰蛋白酶缺乏引起肺气肿的正式报道;②哮喘和气道高反应性是 COPD 的危险因素,气道高反应性可能与机体的某些基因和环境因素有关。

2)呼吸道局部防御及免疫功能减低:正常情况下,呼吸道本身具有完善的防御功能,使下呼吸道保持无菌状态。老年人因呼吸道的免疫功能减退,患病率较高。

3)自主神经功能失调:副交感神经功能亢进,易引起支气管收缩、黏膜腺体增生、血管通透性增加、分泌物增多等,产生咳嗽、咳痰、气喘等症状。

4)内分泌功能减退:COPD 患者的尿中 17-羟基-17-酮类固醇含量较正常人显著降低,提示垂体-肾上腺储备功能下降。摘除肾上腺的大鼠其支气管黏膜萎缩,呼吸道清除细菌的能力下降,半数出现呼吸道症状,可见 COPD 可能与内分泌功能减退有关。

(2)环境因素(外因)

1)吸烟:吸烟是 COPD 最重要的环境发病因素,与其他因素合并存在促进肺功能的降低。吸烟者的肺功能异常率较高,FEV_1 年下降率较快,吸烟者死于 COPD 的人数多于非吸烟者。被动吸烟也可能导致呼吸道症状及 COPD 的发生。吸烟时间愈长,烟量愈大,患病率也愈高。戒烟后可使症状减轻,病情缓解,甚至痊愈。

2)感染:呼吸道感染是 COPD 急性发作和加重的另一个重要因素。引起感染的微生物主要有病毒、细菌、肺炎支原体等。病毒和(或)细菌感染是 COPD 急性加重的常见原因。

3)空气污染:刺激性烟雾、粉尘、化学性有害气体(氯、氧化氮和二氧化硫等)的慢性刺激可损伤呼吸道黏膜,为 COPD 的诱发因素。空气中的烟尘或二氧化硫明显增加时,COPD 的急性发作显著增多。其他粉尘也刺激支气管黏膜,使气道清除功能遭受损害,为细菌入侵创造条件。大气中直径为 2.5 ~ 10μm 的颗粒物即颗粒物质(particulate matter,PM)2.5 和 PM10 可能与 COPD 的发生有一定关系。

4)职业性粉尘和化学物质:接触工业刺激性粉尘和有害气体的工人,慢性支气管炎的患病率远较不接触者为高。当职业性粉尘(二氧化硅、煤尘、棉尘和蔗尘等)及化学物质(烟雾、过敏原、工业废气和室内空气污染物等)的浓度过大或接触时间过久时,均可导致 COPD 的发生。接触某些特殊物质、刺激性物质、有机粉尘及过敏原也可使气道反应性增加。

5)过敏原:尘螨、花粉、细菌、真菌、寄生虫等都可成为过敏因素而致病。喘息性支气管炎与其密切有关。

6)生物燃料烟雾:生物燃料是指柴草、木头、木炭、庄稼秆和动物粪便等,其烟雾的主要有害成分包括碳氧化物、氮氧化物、硫氧化物和未燃烧完全的碳氢化合物颗粒与多环有机化合物等。使用生物燃料烹饪时产生的大量烟雾可能是不吸烟妇女发生慢阻肺的重要原因。生物燃料所产生的室内空气污染与吸烟对于慢阻肺具有协同作用。

7)气候:寒冷尤其是气候突变常为慢性支气管炎发作的诱因。寒冷空气刺激呼吸道,除减弱上呼吸道黏膜的防御功能外,还能反射引起支气管黏膜血液循环障碍和分泌物排出困难等,易于继发感染。我国北方农村 COPD 的发病率较南方要高。

2. 发病机制　COPD 的发病机制尚未完全明了,但慢性炎症、氧化应激、蛋白酶-抗蛋白酶的失衡和肺修复能力的改变等是主要的发病机制。

(1)慢性炎症反应:先天性和适应性免疫系统的激活很可能导致慢性炎症。在一般情况下，有害物质(如香烟烟雾)的吸入导致常驻型免疫细胞和肺实质细胞的激活，相应地动员全身额外的炎性细胞(以中性粒细胞、巨噬细胞、嗜酸性粒细胞和CD8 + T细胞为主)聚集至常驻组织和气道。激活的炎性细胞释放多种炎症介质，包括白三烯B4(LTB4)、白介素-8(IL-8)、肿瘤坏死因子-α(TNF-α)等，这些炎性介质能够破坏肺的结构和(或)促进中性粒细胞炎症反应。

另外，机体抵抗力低下，呼吸道防御功能减弱，加上各种外界致病因子的长期刺激、反复病毒或细菌性感染，引起支气管黏膜充血、水肿、分泌增加，管壁增厚，平滑肌痉挛，发展成为慢性支气管炎。炎症反复迁延可使支气管软骨破坏，造成管腔狭窄，产生不完全阻塞。

(2)氧化应激反应：氧化应激也是COPD的重要发病机制之一。吸入有害颗粒或气体可引起肺内氧化应激，引起炎症基因的激活、抗蛋白酶失活、黏液分泌和血浆渗出物的增加，导致气道的不完全阻塞。

(3)蛋白酶和抗蛋白酶的失衡：体内存在着弹性蛋白酶和弹性蛋白酶抑制因子(主要为α_1-抗胰蛋白酶，α_1-antitrypsin，α_1-AT)。弹性蛋白酶能够分解肺内弹力纤维，导致肺气肿病变。在肺部急性感染时，大量中性粒细胞聚集活化，释放弹性蛋白酶，与此同时α_1-AT等相应增加，不致造成肺损伤。反复感染或长期吸烟可促进炎症细胞和肺实质细胞生产和释放弹性蛋白酶，弹性蛋白酶增加损伤肺结缔组织成分(即弹性蛋白)，引起肺泡壁的不可逆损失，最终导致肺气肿。若同时存在先天性α_1-AT缺乏，可导致肺组织损伤和肺气肿形成。α_1-AT缺乏性肺气肿发病年龄较年轻、进展较快，国外报道较多，而国内鲜见。

(4)肺修复能力的改变：虽然传统的发病机制集中在吸烟相关的肺损伤，但是最近的假说认为另一个重要的发病机制可能与不适当的肺修复有关。最近的研究表明，在COPD患者中正常肺的自身平衡机制已被改变，这可能与生长因子的生产不足以及细胞凋亡的调节改变或程序性细胞死亡有关。

(5)其他：自主神经系统功能紊乱(如胆碱能神经受体分布异常)等也在COPD的发病中起重要作用。

(二)临床表现及诊断

1. 症状　COPD多缓慢起病，病程较长，反复急性发作而加重，其特征性症状是慢性和进行性加重的呼吸困难、咳嗽和咳痰。

(1)呼吸困难：是COPD最重要的症状，也是患者体能丧失和焦虑不安的主要原因。患者常描述为气短、气喘和呼吸费力等。早期仅在劳力时出现，之后逐渐加重，以致日常活动甚至休息时也感到气短。

(2)慢性咳嗽：通常为首发症状，其严重程度不一，初起咳嗽呈间歇性，早晨较重，以后早、晚或整日均有咳嗽，但夜间咳嗽并不显著。少数病例咳嗽但不伴有咳痰，也有少数病例虽有明显气流受限但无咳嗽症状。

(3)咳痰：咳嗽后通常咳少量黏液性痰，部分患者在清晨较多，合并细菌感染时痰量增多，常有脓性痰。慢性咳嗽和咳痰常先于气流受限多年而存在，然而有些患者也可以无慢性咳嗽和咳痰的症状。

(4)喘息和胸闷：为非特异性症状，重症患者可有明显的喘息。因此若听诊未闻及哮鸣音，并不能排除COPD的诊断，也不能由于存在喘息和胸闷症状而确诊为哮喘。

(5)其他症状:程度较重的 COPD 患者可能会发生体重下降、食欲减退、外周肌肉萎缩和功能障碍、精神抑郁和(或)焦虑等全身性症状;长时间的剧烈咳嗽可导致咳嗽性晕厥;合并感染时可咳血痰。

2. 体征　COPD 的早期体征可能不明显,但随着疾病进展,常出现以下体征:

(1)视诊及触诊:胸廓形态异常,如胸部过度膨胀、前后径增大、剑突下胸骨下角(腹上角)增宽和腹部膨凸等,常见呼吸变浅、频率增快、辅助呼吸肌(如斜角肌和胸锁乳突肌)参加呼吸运动;重症患者可见胸腹矛盾运动,患者不时用缩唇呼吸以增加呼出气量,呼吸困难加重时常采取前倾坐位;低氧血症患者可出现黏膜和皮肤发绀;伴有右心衰竭的患者可见下肢水肿和肝脏增大;并发肺气肿时可出现桶状胸、肋间隙增宽。

(2)叩诊:肺过度充气可使心浊音界缩小、肺肝界降低,肺叩诊可呈过度清音。

(3)听诊:双肺呼吸音可减低,呼气延长,可闻及干啰音,双肺底或其他肺野可闻及湿啰音,心音遥远,剑突部心音较清晰响亮。合并感染时肺底可听到湿啰音;并发肺气肿时听诊心音遥远,呼吸音普遍减弱;如剑突下出现心脏搏动并且心音较心尖部位明显强时,提示并发早期肺心病。

3. 诊断及鉴别诊断

(1)诊断:根据患者的病史、体格检查、胸片检查、肺功能检查和血气检查结果进行综合诊断。

1)病史:①危险因素:吸烟史、职业性或环境有害物质接触史;②既往史:包括哮喘史、过敏史、儿童时期呼吸道感染及其他呼吸系统疾病;③家族史:COPD 有家族聚集倾向;④发病年龄和好发季节:多于中年以后发病,症状好发于秋冬寒冷季节,常有反复呼吸道感染及急性加重史,随着病情进展,急性加重愈渐频繁;⑤并发症:心脏病、骨质疏松、骨骼肌肉疾病和肺癌等;⑥COPD 对患者生命质量的影响:多为活动能力受限、劳动力丧失、抑郁和焦虑等;⑦慢性肺源性心脏病病史:COPD 后期出现低氧血症和(或)高碳酸血症,可合并慢性肺源性心脏病和右心衰竭。

2)体格检查:在 COPD 患者中可观察到黏膜发绀、桶状胸、浅呼吸、呼吸频率增加、脉冲的嘴唇呼气和辅助肌的使用等现象。

3)肺功能检查:肺功能检查是判断气流受限的重复性较好的客观指标,对慢阻肺的诊断、严重程度评价、疾病进展、预后及治疗反应等均有重要意义。患者吸入支气管舒张剂后的 $FEV_1/FVC < 70\%$,可以确定为持续存在气流受限。FEV_1 占预计值的百分比是评价中、重度气流受限的良好指标,因其变异性小、易于操作,应作为 COPD 的肺功能检查的基本项目。

气流受限可导致肺过度充气,使肺总量、功能残气量和残气容积增高,肺活量减低。肺总量增加不及残气容积增加的程度大,故残气容积与肺总量之比增高。肺泡间隔破坏及肺毛细血管床丧失可使弥散功能受损,一氧化碳弥散量(diffusing capacity of the lung for carbon monoxide, D_LCO)降低,D_LCO 与肺泡通气量之比较单纯 D_LCO 更敏感。深吸气量是潮气量与补吸气量之和,深吸气量与肺总量之比是反映肺过度膨胀的指标,在反映 COPD 的呼吸困难程度甚至预测慢阻肺患者的生存率方面具有意义。

4)胸部 X 线检查:X 线检查对确定肺部并发症及与其他疾病(如肺间质纤维化、肺结核等)相鉴别具有重要意义。COPD 早期 X 线胸片可无明显变化,以后出现肺纹理增多和紊乱等非特征性改变;主要的 X 线征象为肺过度充气:肺容积增大、胸腔前后径增长、肋骨走向变平、肺野透亮度增高、横膈位置低平、心脏悬垂狭长、肺门血管纹理呈残根状、肺野外周血管纹理纤细稀少等,有时可见肺大疱形成。并发肺动脉高压和肺源性心脏病时,除右心增大的X线特征外,还可有肺动脉圆锥膨隆、肺门血管影扩大及右下肺动脉增宽等。

5)脉搏氧饱和度(oxygen saturation, SpO_2)监测和血气分析:COPD稳定期患者如果FEV_1占预计值<40%,或临床症状提示有呼吸衰竭或右侧心力衰竭时应监测SpO_2。如果SpO_2<92%,应该进行血气分析检查。呼吸衰竭的血气分析诊断标准为海平面呼吸空气时SpO_2<60mmHg,伴或不伴有动脉二氧化碳分压(partial pressure of carbon dioxide, $PaCO_2$)>50mmHg。

(2)鉴别诊断:COPD应与哮喘、支气管扩张症、充血性心力衰竭、肺结核和弥漫性泛细支气管炎等相鉴别,尤其要注意与哮喘进行鉴别(表4-18)。

表4-18 COPD与哮喘的鉴别诊断要点

	COPD	哮喘
发病时期	成年期	通常在童年期
触发/原因	与吸烟具有直接的相关性	过敏原(粉尘、动物等)
症状	几乎所有时间都可发生症状;偶尔夜间发作	主要在夜间发作
气流受限	不完全可逆	药物治疗可迅速并完全改善气流受限

4. COPD的评估 COPD评估是根据患者的临床症状、急性加重风险、肺功能异常的严重程度及并发症情况进行综合评估,其目的是确定疾病的严重程度,包括气流受限的严重程度、患者的健康状况和未来急性加重的风险程度,最终目的是指导治疗。

(1)症状评估:采用改良版英国医学研究委员会呼吸问卷(breathlessness measurement using the modified British Medical Research Council, mMRC)对呼吸困难的严重程度进行评估(表4-19),或采用慢阻肺患者自我评估测试(COPD assessment test, CAT)问卷进行评估(表4-20)。

表4-19 改良版英国医学研究委员会的呼吸困难分级

等级	呼吸困难的严重程度
0级	只有在剧烈活动时感到呼吸困难
1级	在平地快步行走或步行爬小坡时出现气短
2级	由于气短,平地行走时比同龄人慢或者需要停下来休息
3级	在平地行走约100m或数分钟后需要停下来喘气
4级	因为严重呼吸困难而不能离开家,或在穿脱衣服时出现呼吸困难

表4-20 COPD患者自我评估测试问卷(分)

从不咳嗽	0	1	2	3	4	5	总是在咳嗽
一点痰也没有	0	1	2	3	4	5	有很多很多痰
没有任何胸闷的感觉	0	1	2	3	4	5	有很严重的胸闷感觉

续表

爬坡或上 1 层楼梯时没有气喘的感觉	0	1	2	3	4	5	爬坡或上 1 层楼梯时感觉严重喘不过气来
在家里能够做任何事情	0	1	2	3	4	5	在家里做任何事情都很受影响
尽管有肺部疾病,但对外出很有信心	0	1	2	3	4	5	由于有肺部疾病,对离开家一点信心都没有
睡眠非常好	0	1	2	3	4	5	由于有肺部疾病,睡眠相当差
精力旺盛	0	1	2	3	4	5	一点精力都没有

注:数字 0 ~ 5 表示严重程度,请标记最能反映你当前情况的选项,在方格中打 ×,每个问题只能标记 1 个选项

(2)肺功能评估:应用气流受限的程度进行肺功能评估,即以 FEV_1 占预计值的百分比为分级标准。慢阻肺患者气流受限的肺功能分级分为 4 级(表 4-21)。

表 4-21　气流受限严重程度的肺功能分级

肺功能分级	气流受阻程度	FEV_1 占预计值的百分比
Ⅰ级	轻度	≥80
Ⅱ级	中度	50 ~ 79
Ⅲ级	重度	30 ~ 49
Ⅳ级	极重度	<30

注:为吸入支气管舒张剂后的 FEV_1 值

(3)急性加重风险评估:上一年发生≥2 次急性加重史者,或上一年因急性加重住院 1 次,预示以后频繁发生急性加重的风险大。

(4)COPD 的综合评估:临床医师和临床药师要了解 COPD 病情对患者的影响,应综合症状评估、肺功能分级和急性加重的风险,综合评估患者,改善 COPD 的疾病管理。目前临床上采用 mMRC 分级或 CAT 评分作为症状评估方法,mMRC 分级≥2 级或 CAT 评分≥10 分表明症状较重,通常没有必要同时使用 2 种评估方法。临床上评估 COPD 急性加重风险也有 2 种方法:①常用的是应用气流受限分级的肺功能评估法,气流受限分级Ⅲ或Ⅳ级表明具有高风险;②根据患者急性加重的病史进行判断,在过去 1 年中急性加重次数≥2 次或上一年因急性加重住院≥1 次,表明具有高风险。当肺功能评估得出的风险分类与急性加重史获得的结果不一致时,应以评估得到的风险最高结果为准,即就高不就低。具体见表 4-22,图 4-2。

表 4-22　COPD 的综合评估

组别	特征		肺功能分级	急性加重	呼吸困难分级	CAT 评分
	风险	症状	/级	/次/年	/级	/分
A 组	低	少	Ⅰ ~ Ⅱ	<2	<2	<10
B 组	低	多	Ⅰ ~ Ⅱ	<2	≥2	≥10
C 组	高	少	Ⅲ ~ Ⅳ	≥2	<2	<10
D 组	高	多	Ⅲ ~ Ⅳ	≥2	≥2	≥10

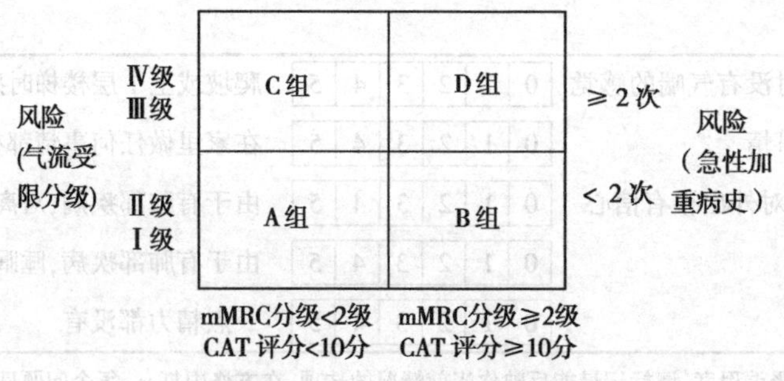

图4-2　COPD的综合评估

(5)COPD的病程分级:可分为①急性加重期:是指患者在短期内咳嗽、喘息加重,痰呈脓性或黏液脓性,量明显增多或伴发热等表现;②稳定期:是指患者的咳嗽、咳痰和气短等症状轻微或者症状稳定,病情基本恢复到急性加重前的状态。稳定期COPD的严重程度分级见表4-23。

表4-23　稳定期慢性阻塞性肺疾病的严重程度分级

分级	指标特征
Ⅰ级:轻度	$FEV_1/FVC<70\%$,$FEV_1\geq80\%$预计值;有或无慢性症状
Ⅱ级:中度	$FEV_1/FVC<70\%$,$50\%\leq FEV_1<80\%$预计值;有或无慢性症状
Ⅲ级:重度	$FEV_1/FVC<70\%$,$30\%\leq FEV_1<50\%$预计值;有或无慢性症状
Ⅳ级:极重度	$FEV_1/FVC<70\%$,$FEV_1<30\%$的预计值或$FEV_1<50\%$的预计值并伴慢性呼吸衰竭

(三)治疗原则

1. 一般治疗原则　COPD的治疗目标是①阻止或延缓COPD的发展;②预防和控制症状;③减少急性加重的频率和严重程度;④提高运动耐力,提高生命质量;⑤预防和治疗急性发作,降低病死率;⑥防止和治疗呼吸衰竭、心力衰竭等并发症。

COPD急性加重期的治疗原则是确定COPD急性加重的原因,评估严重程度,采取积极有效的综合治疗措施,使病情尽快缓解。

COPD稳定期的治疗原则是教育和督促患者戒烟,避免或防止粉尘、烟雾及有害气体的吸入,预防呼吸道感染,指导患者学会自我控制病情的技巧(如腹式呼吸及缩唇呼吸锻炼等),掌握一般和某些特殊的治疗方法,了解赴医院就诊的时机。根据疾病的严重程度制订长期治疗计划,并根据患者对治疗的反应及时调整治疗方案,预防急性加重。

2. 药物治疗原则　根据病情的严重程度采取不同的治疗原则,并根据患者对治疗的反应及时调整治疗方案。轻度患者可按需使用短效支气管舒张剂,中度或中度以上患者需要规律应用一种或多种长效支气管舒张剂,重度伴反复急性加重患者可吸入糖皮质激素治疗。对痰液黏稠或不易咳出者可应用祛痰药(痰液溶解剂)。COPD急性加重期应在确定急性加重的原因和病情严重度的基础上给予支气管舒张剂控制症状。如果患者的基础$FEV_1<50\%$的预计值,在支气管舒张剂治疗的基础上可口服或静脉应用糖皮质激素。由细菌感染引起病情急性加重或重症COPD急性加重患者应选用敏感的抗菌药物治疗。

支气管舒张剂可松弛支气管平滑肌、扩张支气管、缓解气流受限,是控制COPD症状的主要治疗措施。短期按需应用可缓解症状，长期规则应用可预防和减轻症状，增加运动耐力，但不能使所有患者的 FEV_1 得到改善。与口服药物相比，吸入剂的不良反应小，因此多首选吸入治疗。主要的支气管舒张剂有 β_2 受体激动剂、抗胆碱药及茶碱类药物，根据药物作用及患者的治疗反应选用。定期使用短效支气管舒张剂价格较为低廉，但不如长效制剂使用方便。联合应用不同作用机制与作用时间的药物可以增强支气管舒张作用，减少不良反应。联合应用 β_2 受体激动剂、抗胆碱药物和（或）茶碱类药物可以进一步改善患者的肺功能与健康状况。

（四）药物治疗方案

1. 危险因素（环境因素）的控制　确认和控制危险因素对 COPD 的预防和治疗具有很重要的意义。COPD 患者应避免吸烟、感染、空气污染、职业性粉尘和化学物质、过敏原等危险因素的接触。戒烟是降低和阻止 COPD 病程发展的唯一有效的方法，因此对每位患者必须进行戒烟教育，即①确认是否吸烟；②忠告戒烟；③评价戒烟的态度；④帮助戒烟；⑤商定下次咨询日。

2. 非药物治疗

（1）氧疗：COPD 稳定期患者进行长期家庭氧疗，可以提高有慢性呼吸衰竭患者的生存率，对血流动力学、血液学特征、运动能力、肺生理和精神状态都会产生有益的影响。极重度 COPD 患者的长期家庭氧疗的指征包括：①$PaO_2 \leq 55mmHg$ 或 $SaO_2 \leq 88\%$，有或无高碳酸血症；②PaO_2 为 55～60mmHg 或 $SaO_2 < 89\%$，并有肺动脉高压、心力衰竭（水肿）或红细胞增多症（血细胞比容 > 0.55）。长期家庭氧疗一般采用经鼻导管吸入氧气，流量为 1.0～2.0L/min，每日的吸氧持续时间 > 15 小时。

（2）通气支持：无创通气（如持续正压通气）已广泛用于极重度 COPD 稳定期患者，可以改善生存率和住院率，但不能改善生命质量。

（3）康复治疗：是 COPD 患者一项重要的治疗措施，可以改善进行性气流受限、严重呼吸困难而很少活动的 COPD 患者的活动能力，提高生命质量。康复治疗包括呼吸生理治疗、肌肉训练、营养支持、精神治疗和教育等多个方面的措施。呼吸生理治疗包括帮助患者咳嗽，用力呼气以促进分泌物清除；使患者放松，进行缩唇呼吸及避免快速浅表呼吸，以帮助患者克服急性呼吸困难等措施。肌肉训练有全身性运动和呼吸肌锻炼，前者包括步行、登楼梯、踏车等，后者有腹式呼吸锻炼等。营养支持的要求应达到理想体重，同时避免摄入高碳水化合物和高热量的饮食，以免产生过多二氧化碳。

（4）外科治疗：包括①肺大疱切除术；②肺减容术；③支气管镜肺减容术；④肺移植术等。

3. 治疗药物的选用

（1）急性发作期：急性发作是指患者呼吸困难（呼吸急促）和咳嗽加重、咳痰量或脓痰增多，需要调整患者的常规治疗药物。COPD 急性发作主要与呼吸道感染、空气污染及其他环境因素有关。关键性的干预措施包括支气管舒张剂的常规治疗、短暂的全身糖皮质激素治疗及抗菌药物治疗，必要时可进行氧疗。

1）支气管舒张剂的常规治疗：按需使用吸入性短效 β_2 受体激动剂，通常每 3～4 小时给药 1 次。如特布他林气雾剂（250μg/喷）1 次 1～2 喷，1 日 3～4 次，喷雾吸入；严重患者可增至 1 次 6 喷，24 小时内的总量不超过 24 喷（6mg）。与支气管哮喘患者比较，COPD 患者应用 β_2 受体激动剂治疗时其支气管扩张作用稍差。症状持续者使用异丙托溴铵气雾剂（20μg/

撳)，1 次 1 ~ 2 撳，1 日 3 ~ 4 次，每日总剂量不得超过 12 撳(240μg)；或联合使用 β_2 受体激动剂，如吸入用复方异丙托溴铵溶液(异丙托溴铵 0.5mg + 硫酸沙丁胺醇 3mg)1 次 1 ~ 2 瓶，雾化吸入。若疗效不满意或症状较明显，特别是有夜间支气管痉挛者，可加用缓释茶碱 1 次 200 ~ 400mg，1 日 1 ~ 2 次口服；也可口服控释茶碱或短效 β_2 受体激动剂，如特布他林 1 次 1.25 ~ 2.5mg，1 日 3 次口服；或硫酸沙丁胺醇缓、控释制剂 1 次 8mg，1 日 2 次，早、晚服用。

2)短暂的全身糖皮质激素治疗：COPD 急性发作患者应用糖皮质激素可促进病情缓解和肺功能的恢复。在应用支气管舒张剂的基础上口服泼尼松 1 日 30 ~ 40mg，连续 7 ~ 10 天，不能口服者可静脉注射给予甲泼尼龙 1 日 40 ~ 80mg。若有效可减量至维持剂量或改为吸入性糖皮质激素治疗。延长给药时间不能增加疗效，反而使不良反应增加。

3)控制感染：当 COPD 患者出现呼吸困难加重、发热、咳嗽与咳痰增多、痰液转黄时，应采用抗感染治疗。抗感染治疗的疗程一般为 7 ~ 10 天，必要时可延长。病情较轻的门诊患者感染的常见致病菌多数为流感嗜血杆菌、肺炎链球菌及卡他莫拉菌、奈瑟球菌等，少数为肺炎衣原体或肺炎支原体，可根据当地的流行病学资料经验性选用口服抗菌药，如阿莫西林、头孢拉定、复方磺胺甲噁唑、罗红霉素、氧氟沙星等价廉的非专利药物。病情较重的住院患者(如呼吸衰竭患者)除上述常见细菌外尚可有铜绿假单胞菌、耐甲氧西林金黄色葡萄球菌(MRSA)感染，因此在抗菌药物治疗前应做痰液细菌培养和药物敏感试验，并根据药敏试验结果选用敏感的广谱抗菌药物，如具有抗铜绿假单胞菌活性的 β-内酰胺类(替卡西林、头孢哌酮)、β-内酰胺类/β-内酰胺酶抑制剂复合制剂(哌拉西林-他唑巴坦)、氨基糖苷类(阿米卡星)、喹诺酮类(氧氟沙星、环丙沙星)，抗 MRSA 活性的万古霉素、替考拉宁等，严重感染者可用抗菌药肌内注射或静脉滴注。

4)改善缺氧：显著的低氧血症须给予氧疗，使动脉氧分压(PaO_2)维持在 55mmHg 以上，一般主张采用 1 ~ 2L/min 的流量吸氧。对于稳定期 PaO_2 < 55mmHg；或 PaO_2 55 ~ 60mmHg 之间，但血细胞比容≥55%，有肺动脉高压、或心力衰竭者需接受家庭氧疗。长期家庭氧疗可改善患者的症状，延缓病情进展，延长患者的生存时间。黏液促动剂如盐酸氨溴索、氨茶碱及 β_2 受体激动剂等能改善纤毛运动，有助于痰液的清除，改善缺氧。

5)祛痰药：痰液黏稠不易咳出者可给予盐酸氨溴索 1 次 30 ~ 60mg，1 日 3 次口服；或乙酰半胱氨酸 1 次 0.1 ~ 0.2g，1 日 3 次口服。对不能口服者可给予盐酸氨溴索 1 次 15 ~ 30mg，1 日 3 次雾化吸入；或静脉注射每次 15 ~ 30mg。

(2)稳定期：根据疾病的严重程度，逐步增加或降低治疗(阶梯治疗)，如没有出现明显的药物不良反应或病情恶化，则应在同一水平维持长期的规律治疗。根据患者对治疗的反应及时调整治疗方案。COPD 稳定期起始治疗和分级治疗的药物推荐方案见表 4-24 和表 4-25。

表 4-24　COPD 稳定期的药物推荐方案

组别	首选方案	次选方案	替代方案
A 组	SAMA(需要时)或 SABA(需要时)	LAMA 或 LABA 或 SAMA 和 SABA	茶碱
B 组	LAMA 或 LABA	LAMA 和 LABA	SABA 和(或)SAMA；茶碱
C 组	ICS + LABA 或 LAMA	LAMA 和 LABA	PDE-4 抑制剂 SABA 和(或)SAMA；茶碱

续表

组别	首选方案	次选方案	替代方案
D 组	ICS + LABA 或 LAMA	ICS 和 LAMA 或 ICS + LABA 和 LAMA 或 ICS + LABA 和 PDE-4 抑制剂 或 LAMA 和 LABA 或 LAMA 和 PDE-4 抑制剂	羧甲司坦；SABA 和(或)SAMA；茶碱

注：SAMA：短效抗胆碱药；SABA：短效 β_2 受体激动剂；LAMA：长效抗胆碱药；LABA：长效 β_2 受体激动剂；ICS：吸入性激素；PDE-4：磷酸二酯酶-4；替代方案中的药物可单独应用或与首选方案和次选方案中的药物联合应用；各栏中的药物并非按照优先顺序排序

表 4-25　COPD 稳定期的推荐治疗方案

治疗方法	外科治疗 通气支持 氧疗 ICS（反复发作） 长效抗胆碱药、β_2 受体激动剂（+茶碱） 长效抗胆碱药物或长效 β_2 受体激动剂 康复治疗：患者教育、运动疗法、营养支持等 必要时吸入短效 β_2 受体激动剂
	戒烟、流感疫苗的接种、全身并发症的管理
管理	呼吸困难、活动能力的降低、反复加重和症状的轻重情况
指标	FEV_1的变化
	Ⅰ期　Ⅱ期　Ⅲ期　Ⅳ期
病程	吸烟习惯　轻度　→　→　→　→　→　→　→　→　→重度

1）轻度（Ⅰ级）：戒烟、接种疫苗（流感疫苗、肺炎疫苗）。流行性感冒（流感）疫苗有灭活疫苗和减毒活疫苗，应根据每年预测的流感病毒种类制备。该疫苗可降低 COPD 患者的严重程度和病死率，可每年接种 1 次（秋季）或 2 次（秋、冬季）。肺炎球菌疫苗含有 23 种肺炎球菌荚膜多糖，虽已用于 COPD 患者，但尚缺乏有力的临床观察资料。

按需单独使用吸入性短效支气管舒张药（β_2 受体激动剂、抗胆碱药），或联合使用 β_2 受体激动剂和抗胆碱药（如沙丁胺醇 + 异丙托溴铵）。短效 β_2 受体激动剂主要有沙丁胺醇和特布他林等，雾化吸入后数分钟内起效，15～30 分钟达到峰值，疗效持续 4～5 小时；常用剂量为 1 次 1～2 喷（100μg/喷），24 小时内不超过 8～12 喷。吸入性短效抗胆碱药的品种有异丙托溴铵气雾剂，可阻断 M 胆碱受体，定量吸入时开始作用的时间较沙丁胺醇等短效 β_2 受体激动剂慢，但其持续时间长，30～90 分钟达最大效果，可维持 6～8 小时；常用剂量为 1 次 2～4 喷（20μg/喷），1 日 3～4 次；该药不良反应小，长期吸入可改善 COPD 患者的健康状况。

2）中度（Ⅱ级）：在上一级治疗的基础上，规律应用一种或多种长效支气管舒张药。长效 β_2 受体激动剂和长效抗胆碱药可通过减少肺过度充气缓解运动性呼吸困难。

吸入性长效 β_2 受体激动剂主要有沙美特罗、福莫特罗、茚达特罗等。吸入沙美特罗后 10～20 分钟起效，其支气管舒张作用可持续 12 小时；常用剂量为 1 次 1～2 揿（25μg/揿），1 日 2 次，吸入给药。吸入福莫特罗后 1～3 小时起效，其支气管舒张作用可持续 12 小时以上；常用剂量为 1 次 1～2 揿（4.5μg/揿），1 日 1～2 次，吸入给药；有些患者须提高剂量至 1 次 9～18μg，1 日 1～2 次，吸入给药。茚达特罗是一种新型的长效 β_2 受体激动剂，其剂型为吸入粉雾剂，2012 年 7 月已在我国批准上市，该药起效快，支气管舒张作用可长达 24 小时；常用剂量为 1 次 1～2 粒（150μg/粒），1 日 1 次，吸入给药；可以明显改善肺功能和呼吸困难症状，提高生命质量，减少 COPD 急性加重的发生率。

吸入性长效抗胆碱药物有噻托溴铵，选择性地作用于 M_3 和 M_1 受体，作用长达 24 小时以上，其剂型有干粉吸入剂和喷雾剂。噻托溴铵干粉吸入剂的常用剂量为 1 次 1 粒（18μg/粒），1 日 1 次，应用 HandiHaler 吸入装置吸入 1 粒胶囊（18μg/粒），不应超剂量使用，不得吞服；噻托溴铵喷雾剂的常用剂量为 1 次 2 揿（5μg/揿），1 日 1 次，吸入给药。长期使用噻托溴铵可增加深吸气量，减低呼气末肺容积，进而改善呼吸困难，提高运动耐力和生命质量，也可减少急性加重的频率。

替代疗法可采用联合应用 β_2 受体激动剂、抗胆碱药物和（或）茶碱。茶碱可解除气道平滑肌痉挛，在治疗 COPD 中应用广泛。该药还有改善心排血量、舒张全身和肺血管、增加水盐排出、兴奋中枢神经系统、改善呼吸肌功能及抗炎作用。缓释型或控释型茶碱每日口服 1～2 次可以达到稳定的血浆浓度，对治疗 COPD 有一定效果。

另外，应采取呼吸生理治疗、肌肉训练、营养支持、精神治疗和教育等多个方面的康复治疗措施。

3）重度（Ⅲ级）：在上一级治疗的基础上反复急性发作，可吸入糖皮质激素、口服糖皮质激素。吸入性糖皮质激素的常规治疗能够降低急性发作次数，并提高生命质量。

长期规律地吸入激素适用于 FEV_1 占预计值 <50%（Ⅲ和Ⅳ级）且有临床症状及反复加重的 COPD 患者。吸入性激素和 β_2 受体激动剂联合应用较分别单用的效果好，目前已有氟替卡松/沙美特罗、布地奈德/福莫特罗两种联合制剂被临床使用。FEV1 占预计值 <60% 的患者联合吸入性激素和长效 β_2 受体激动剂能改善症状和肺功能，提高生命质量，减少急性加重的频率。不推荐对 COPD 患者采用长期口服激素及单一吸入性激素治疗。布地奈德干粉吸入剂的常用剂量为 1 次 1～24 吸（200μg/吸），1 日 2 次，吸入给药；布地奈德/福莫特罗联合制剂的常用剂量为 1 次 2 吸（160/4.5μg/吸），1 日 2 次，吸入给药；氟替卡松/沙美特罗干粉吸入剂的常用剂量为 1 次 1 吸（500/50μg），1 日 2 次，利用准纳器吸入给药。

抗感染治疗参考 COPD 急性发作期的药物治疗部分。

4）极重度（Ⅳ级）：在上一级治疗的基础上，如有呼吸衰竭应进行长期氧疗，也可考虑外科治疗。

5）COPD 稳定期的其他辅助药物治疗：①祛痰药（黏液溶解剂）：COPD 患者的气道内产生大量黏液分泌物，可促使其继发感染，并影响气道通畅，应用祛痰药似有利于气道引流通畅，改善通气功能，但其效果并不确切，仅对少数有黏痰的患者有效。常用药物有盐酸氨溴索、乙酰半胱氨酸等。②抗氧化剂：COPD 患者的气道炎症导致氧化负荷加重，促使其病理生理变化。应用抗氧化剂（N-乙酰半胱氨酸、羧甲司坦等）可降低疾病反复加重的频率。③免疫调节剂：该类药物对降低 COPD 急性加重的严重程度可能具有一定作用，但尚未得到确证，不推荐作为常规使用。④中药治疗：某些中药具有祛痰、支气管舒张和免疫调节等作用，值得深入研究。

（3）预防：戒烟，避免或防止粉尘、烟雾及有害气体的吸入。加强体育活动，进行耐寒锻炼，提高机体的抗病能力。积极防治感冒，及时治疗呼吸道感染。腹式呼吸锻炼有利于改善通气功能。高蛋白、高营养的饮食有利于改善患者的一般情况。对稳定期慢性阻塞性肺疾病患者，一般不主张使用抗菌药物治疗或用于预防感染。

流感疫苗可减少 COPD 患者的严重程度和病死率，可每年给予 1 次（秋季）或 2 次（秋、冬季）注射。

（五）药物治疗管理

COPD 患者的药学监护内容主要包括疗效评价、降低或避免危险因素、患者用药指导、稳定期和发作期 COPD 的药物治疗监护。

1. 疗效评价　肺功能检查是诊断 COPD 的金标准，当患者吸入支气管舒张剂后的 $FEV_1/FVC<70\%$ 时可以确定为持续存在气流受限。FEV_1 占预计值的百分比是评价中、重度气流受限的良好指标，也是评价药物疗效的最佳指标。另外，生活质量、呼吸困难、运动耐量等也可用于药物疗效的评价。

2. 降低或避免危险因素　教育和督促患者戒烟；预防和治疗呼吸道感染；避免或防止烟雾、粉尘、化学性有害气体的慢性刺激；避免或防止与尘螨、花粉、细菌、真菌、寄生虫等过敏物质的接触；注意寒冷的气候突变。

3. 患者用药指导　患者教育方面的主要内容包括：①教育与督促患者戒烟；②使患者了解 COPD 的病理生理与临床基础知识；③患者的用药指导；④让患者学会自我控制病情的技巧，如腹式呼吸及缩唇呼吸锻炼等；⑤让患者了解赴医院就诊的时机。

COPD 患者的用药指导重点如下：①肺部给药制剂的使用指导：应指导患者学会气雾剂、粉雾剂（干粉吸入器）、准纳器等的正确使用方法。②吸入剂的使用顺序：β_2 受体激动剂→抗胆碱药→ICS（包括糖皮质激素和 β_2 受体激动剂的复合制剂）。③不良反应及处理：参见支气管哮喘部分。④药物相互作用：参见支气管哮喘部分。⑤忘记服用药物时的处理：参见支气管哮喘部分。⑥日常生活中的注意事项：吸烟可加重哮喘和 COPD，应戒烟。感冒会加重哮喘和 COPD，注意感冒，应进行流感疫苗接种。另外，吸烟可加快茶碱的代谢，会影响茶碱给药剂量的调整；咖啡因具有与茶碱类似的性质，因此茶碱治疗期间应避免饮用含有大量咖啡因的饮品，例如咖啡、茶等。

（六）案例分析

1. 主题词　慢性阻塞性肺疾病；抗感染；化痰；解痉平喘。

2. 病史摘要　患者，男，65 岁，因“反复咳嗽、咳痰 30 多年，加重伴喘息 4 天”入院。4 天前患者受凉后咳嗽、咳痰加重，痰量明显增多，伴有喘息、气紧、口唇发绀、面色潮红等症状，无畏寒、发热、鼻塞和头昏症状，偶有痰中带血。患者的咳嗽、咳痰症状常于季节变化时复发，每年大于 3 个月，就诊于当地医院。本次患者入院后，痰的一般细菌和真菌涂片检查显示革兰阳性球菌（4+），革兰阴性杆菌（4+）、真菌（-）。肺功能检查结果显示患者存在以极重度阻塞性为主的混合性通气功能障碍,大、小气道气流重度受阻,气道阻力增高,气道传导下降,重度肺气肿,弥散功能重度降低,通气储备功能重度下降,过度通气,肺功能极重度受损。肺功能检查结果表明气道阻塞可逆性小。

入院诊断:慢性阻塞性肺疾病急性加重。

3. 治疗方案 主要治疗药物见表4-26。

表4-26 主要治疗药物

治疗目的	药物名称	用法与用量	用药时间
抗感染	注射用磺苄西林钠	4g + NS 100ml tid iv drip	第1~10日
化痰	盐酸氨溴索注射液	60mg bid iv	第1~10日
	福多司坦胶囊	0.4g tid po	第1~10日
解痉平喘	多索茶碱注射液	200mg + NS 100ml bid iv drip	第1~10日
	布地奈德混悬液	2mg+5ml NS bid 雾化吸入	第1~10日
	硫酸特布他林溶液	5mg+5ml NS bid 雾化吸入	第1~10日
	沙美特罗替卡松粉吸入剂(50/500μg)	2puff bid 吸入	第8~10日

4. 药学监护要点

(1)疗效监测

1)患者咳嗽、咳痰的症状减轻,痰量减少。

2)药物治疗后,患者的临床喘息、气紧、口唇发绀、面色潮红症状得到缓解。根据肺功能检查结果评估病情分级水平。

(2)药物不良反应监护

1)磺苄西林:是半合成的广谱青霉素类药物。对青霉素过敏患者禁用。有过敏性疾病者、肝肾功能减退者及老年者应慎用。

2)盐酸氨溴索:本品不良反应较轻微,偶见胃肠道反应、过敏反应和呼吸困难,罕见中枢神经系统反应。

3)多索茶碱:常见胃肠道反应和心脏的不良反应。中毒时可出现严重的心律失常、阵发性痉挛等。

4)吸入性布地奈德:耐受性良好,大多不良反应轻微,且为局部。常见的不良反应包括声嘶、口腔溃疡、咽部疼痛不适、舌部和口腔刺激、口干、咳嗽和口腔念珠菌病。若发现口腔念珠菌病,可适当进行抗真菌治疗,并继续用药。每次雾化吸入结束后漱口可降低念珠菌病感染的发生率。

5)特布他林:常见的不良反应主要有手指震颤、头痛、恶心、心悸等,其程度主要取决于剂量和给药途径,从小剂量逐渐加至治疗量常能减少不良反应。这些不良反应往往是暂时性的,可在用药期间减弱或自行消失。当出现不规则的心率加快或减慢症状时立即告知医师。超过推荐剂量可能引起QT间期延长,导致心律失常,应避免超剂量使用。

6)沙美特罗/氟替卡松粉吸入剂:可见震颤、头痛、心悸等沙美特罗的不良反应,但是均为暂时性的,并随着规律治疗而减轻。有些患者可出现声嘶和口咽部念珠菌病等氟替卡松的不良反应,吸入给药结束后漱口可减少声嘶和念珠菌病的发生率。

(3)患者用药教育

1)降低或避免危险因素：教育和督促患者戒烟；预防和治疗呼吸道感染；避免或防止烟雾、粉尘、化学性有害气体的慢性刺激；避免或防止与尘螨、花粉、细菌、真菌、寄生虫等过敏物质的接触；注意寒冷的气候突变。

2)患者用药指导：根据患者病史，主要的教育内容包括：①使患者了解 COPD 的病理生理与临床基础知识；②患者的用药指导；③了解赴医院就诊的时机。

5. 药学监护过程　患者入院后通过吸氧、抗感染(磺苄西林)、解痉平喘(多索茶碱、布地奈德/特布他林雾化吸入)、祛痰(盐酸氨溴索 + 福多司坦)等治疗，患者的咳嗽、咳痰、气紧等症状明显好转；治疗后期给予沙美特罗/氟替卡松粉吸入剂进一步改善症状和肺功能，减少急性加重频率，为出院做准备。

临床药师应告知患者疾病的进展过程；季节交替、气候突变、预防病情的急性发作及生活中的注意事项；教会正确使用沙美特罗/氟替卡松粉吸入剂，并交代患者吸入剂使用完毕后漱口，以减少口腔念珠菌病感染。

患者在药物治疗过程中未见明显的药物不良反应，10 日后病情好转出院。

6. 药学分析与建议

(1)抗感染治疗：根据《慢性阻塞性肺疾病诊治指南(2013 年修订版)》，慢性阻塞性肺疾病急性加重的主要治疗原则是根据患者的临床症状、体征、血气等指标评估病情的严重程度，采取相应的治疗措施。慢性阻塞性肺疾病急性加重可由多种原因所致，最常见的是气管、支气管的感染，主要为病毒、细菌感染，但是否使用抗菌药物仍存在争议。呼吸困难加重、痰量增加、脓性痰是使用抗菌药物的 3 个必要症状，任一症状合并存在脓性痰均为使用抗菌药物的指征。该患者咳嗽、咳痰加重，伴喘息，且痰涂片检查结果显示革兰阳性球菌 4 +、革兰阴性杆菌 4 +，因此具有使用抗菌药物的指征。

(2)支气管舒张剂：短效支气管舒张剂的吸入治疗较适用于 COPD 急性加重的治疗，对于病情严重的患者可考虑静脉滴注茶碱类药物。支气管舒张剂主要有 β_2 受体激动剂、抗胆碱能药物及茶碱类。由于作用机制及药动学特点不同，且分别作用于不同级别的气道，所以联合用药可增强支气管舒张作用。

(3)糖皮质激素：COPD 急性加重的住院患者宜在应用支气管舒张剂的基础上口服或静脉滴注激素。在 COPD 稳定期，吸入性糖皮质激素和 β_2 受体激动剂联合应用较分别单用效果好。目前已经有氟替卡松/沙美特罗、布地奈德/福莫特罗两种联合制剂。对 $FEV_1 < 60\%$ 的患者规律吸入激素和 β_2 受体激动剂的联合制剂能改善症状和肺功能，提高生命质量，减少急性加重的频率。对慢阻肺患者不推荐长期口服激素及单一吸入性激素治疗。该患者入院后选用了静脉滴注多索茶碱、雾化吸入布地奈德/特布他林，在稳定期选用了吸入性激素和长效 β_2 受体激动剂氟替卡松/沙美特罗。

(4)氧疗：是治疗慢性阻塞性肺疾病加重的一个重要部分。该患者入院后立即给予吸氧处理是合理的。

7. 药物治疗小结　依据《慢性阻塞性肺疾病诊治指南(2013 年修订版)》，COPD 病程可分为急性加重期和稳定期。COPD 急性加重期的治疗目标为最小化本次急性加重的影响，预防急性加重的再次发生。根据 COPD 急性加重及伴随疾病的严重程度，多数患者可采用抗菌药、支气管舒张剂和激素等药物治疗。该患者入院后给予磺苄西林抗感染、静脉滴注多索茶碱、雾化吸入布地奈德/特布他林等治疗措施,获得解痉平喘的效果;出院前选用吸入性激素和长效 β_2 受体激动剂的联合制剂氟替卡松/沙美特罗,进一步控制和预防急性发作的复发。

稳定期的药物治疗用于预防和控制症状,减少疾病加重的频率和严重程度,提高运动耐力和生命质量。根据疾病的严重程度可逐渐增加治疗,若没有出现明显的药物不良反应或病情恶化,则应在同一水平维持长期的规律治疗,因此在稳定期该患者选用氟替卡松/沙美特罗即可。

四、肺 结 核

(一)病因和发病机制

结核病是由结核分枝杆菌(俗称结核杆菌)引起的一种传染性疾病,主要是通过呼吸道传播,以肺结核为最多见。

1. 病因　结核病的病原菌为结核分枝杆菌,包括人型、牛型、非洲型和鼠型4类,其中对人致病的主要是人型结核分枝杆菌。结核病的病因包括3个方面。

(1)原发性:当人体抵抗力降低时,经呼吸道或消化道初次侵入人体的结核菌常在肺部或肠壁形成原发灶,90%~95%发生在肺部。

(2)血行播散:当机体抵抗力降低时,大量结核菌一次或在极短时间内多次侵入血液循环而引起。此时,由于机体变态反应增高,可致血管通透性增强。

(3)继发型:指原发感染过程中肺内遗留下的潜在性病灶重新复燃或结核杆菌再次感染所引起的结核病。

2. 发病机制

(1)原发感染:在结核病流行的地区,人们常在不知不觉中感染结核分枝杆菌。当首次吸入结核分枝杆菌的微滴后,是否感染取决于结核分枝杆菌的毒力和肺泡内巨噬细胞固有的吞噬杀菌能力。结核杆菌中含有的大量脂质,占菌体干重的20%~40%,胞壁含量最多,大量研究表明结核杆菌的毒力与其所含的复杂的脂质成分有关,尤其是糖脂。研究表明结核杆菌属于兼性寄生菌,以巨噬细胞为宿主细胞,通过与巨噬细胞表面的胆固醇结合而锚定在巨噬细胞表面,通过吞噬体表面的受体介导进入巨噬细胞内形成吞噬体,吞噬体逃脱溶酶体活性氧ROI和活性氮RNI的破坏作用,在吞噬体内存活下来,并在肺泡巨噬细胞内外生长繁殖。这部分肺组织即出现炎性病变,称为原发病灶。原发病灶中的结核杆菌沿着肺内引流的淋巴管到达肺门淋巴结,引起淋巴结肿大,原发病灶和肿大的气管、支气管淋巴结核称为原发综合征。原发病灶继续扩大,可直接或经血流播散到邻近的组织器官,发生结核病。

当结核分枝杆菌首次侵入人体开始繁殖时,人体通过细胞介导的免疫系统和对结核分枝杆菌产生特异性免疫,使全身各器官的结核分枝杆菌停止繁殖,原发病灶的炎症迅速吸收或留下少量的钙化灶,肿大的淋巴结逐渐缩小、纤维化或钙化,播散到全身各器官的结核分枝杆菌大部分被消灭,这就是原发感染最常见的良性过程。但是仍有少量的结核分枝杆菌没有被消灭,长期处于休眠期,成为继发性结核的潜在来源。

(2)继发感染:继发结核病的发病目前认为有两种方式:原发性结核感染时期遗留下来的潜在病灶中的结核分枝杆菌重新活动而发生的结核病,此为内源性复发;另一种方式是由于受到结核分枝杆菌的再感染而发病,称为外源性重染。两种不同的发病方式取决于当地的结核病流行病学特点与严重程度。

继发性肺结核的发病有两种类型,一种发病慢,临床症状少而轻,多发生在肺尖或锁骨下,痰涂片检查阴性,一般预后良好。另一种发病快,几周前肺部检查还是正常,发现时已出现广泛的病变、空洞和播散,痰涂片检查阳性。这类情况多发生在青春期女性、营养不良、抵抗力弱的群体以及免疫功能受损的患者中。

(二)临床表现及诊断

1. 症状　有较密切的结核病接触史,起病可急可缓,多为低热(午后为著)、盗汗、乏力、纳差、消瘦、女性月经失调等;呼吸道症状有咳嗽、咳痰、咯血、胸痛、不同程度胸闷或呼吸困难。

2. 体征　肺部体征依病情轻重、病变范围不同而有差异,早期、小范围的结核不易查到阳性体征,病变范围较广者叩诊呈浊音,语颤增强,肺泡呼吸音低和湿啰音。晚期结核形成纤维化,局部收缩使胸膜塌陷和纵隔移位。在结核性胸膜炎者早期有胸膜摩擦音,形成大量胸腔积液时,胸壁饱满,叩诊浊实,语颤和呼吸音减低或消失。

3. 临床分型

(1)原发性肺结核(Ⅰ型):原发性肺结核为原发结核感染所致的临床病症,包括原发综合征及胸内淋巴结结核。

(2)血行播散型肺结核(Ⅱ型):此型包括急性血行播散型肺结核(急性粟粒性肺结核)及亚急性、慢性血行播散型肺结核。

(3)继发性肺结核(Ⅲ型):继发性肺结核是肺结核中的一个主要类型,包括浸润病变、纤维空洞及干酪性肺炎等。

(4)结核性胸膜炎(Ⅳ型):为临床上已排除其他原因引起的胸膜炎,包括结核性干性胸膜炎、结核性渗出性胸膜炎、结核性脓胸。

(5)其他肺外结核(Ⅴ型):其他肺外结核按部位及脏器命名,如骨结核、结核性脑膜炎、肾结核、肠结核等。在诊断肺结核时,可按上述分类名称书写诊断,并应注明范围(左侧、右侧、双侧)、痰菌和初、复治情况。

4. 诊断　有下列表现应考虑肺结核的可能,应进一步做痰和胸部X线检查。应注意约有20%的活动肺结核患者也可以无症状或仅有轻微症状。①咳嗽、咳痰≥3周,可伴有咯血、胸痛、呼吸困难等症状。②发热(常午后低热),可伴盗汗、乏力、食欲降低、体重减轻、月经失调。③结核变态反应引起的过敏表现:结节性红斑、泡性结膜炎和结核风湿症(Poncet病)等。④结核菌素(PPD-C5TU)皮肤试验:我国是结核病高流行国家,儿童普种卡介苗,阳性对诊断结核病的意义不大,但对未接种卡介苗的儿童则提示已受结核分枝杆菌(简称结核菌)感染或体内有活动性结核病。当呈现强阳性时表示机体处于超敏状态,发病概率高,可作为临床诊断结核病的参考指征。⑤患肺结核时,肺部体征常不明显。肺部病变较广泛时可有相应的体征,有明显的空洞或并发支气管扩张时可闻及中小水泡音。康尼峡缩小提示肺尖有病变。

细菌学检查是肺结核诊断的确切依据,但不是所有的肺结核都能得到细菌学证实。胸部X线检查也常是重要的,但是肺结核的胸部X线表现并无特征性改变,需注意与其他肺部疾病相鉴别。

一般而言,肺结核患者的胸部X线表现可有如下特点:①多发生在肺上叶尖后段、肺下叶背段、后基底段；②病变可局限也可多肺段侵犯；③X 线影像可呈多形态的表现（即同时呈现渗出、增殖、纤维和干酪性病变），也可伴有钙化；④易合并空洞；⑤可伴有支气管播散灶；⑥可伴胸腔积液、胸膜增厚与粘连；⑦呈球形病灶时（结核球）直径多在 3cm 以内，周围可有卫星病灶，内侧端可有引流支气管征；⑧病变吸收慢（1 个月内变化较小）。

胸部 CT 扫描对如下情况有补充性诊断价值：①发现胸内隐匿部位病变，包括气管、支气管内的病变；②早期发现肺内粟粒阴影；③诊断有困难的肿块阴影、空洞、孤立结节和浸润阴影的鉴别诊断；④了解肺门、纵隔淋巴结的肿大情况，鉴别纵隔淋巴结结核与肿瘤；⑤少量胸腔积液、包裹积液、叶间积液和其他胸膜病变的检出；⑥囊肿与实体肿块的鉴别。

（三）治疗原则

应坚持早期、规律、全程、适量、联合五项原则。整个化疗方案分为强化期和巩固期两个阶段。大多数肺结核患者采用不住院治疗，同样收到良好效果。在不住院的条件下要取得治疗的成功，关键在于对肺结核患者实施有效的治疗管理。肺结核患者目前的治疗管理方式有全程督导化疗、强化期督导化疗、全程管理和自服药，以确保肺结核患者在整个治疗过程中规律、联合、足量和不间断地实施规范化疗，减少耐药性的产生，最终获得治愈。

（四）药物治疗方案

根据患者是初治肺结核、复治肺结核还是耐药肺结核选用并确定治疗方案（表 4-27）。

（五）药物治疗管理

1. 疗效监测　初、复治肺结核的疗效判断标准为：①治愈：涂阳肺结核患者完成规定的疗程，连续 2 次痰涂片结果阴性，其中 1 次是治疗末。②完成疗程：涂阴肺结核患者完成规定的疗程，疗程末痰涂片检查结果阴性或未痰检者；涂阳肺结核患者完成规定的疗程，最近一次痰检结果阴性，完成疗程时无痰检结果。③失败：涂阳肺结核患者治疗至第 5 个月末或疗程结束时痰涂片检查阳性的患者。

2. 诊疗过程中的检查检验项目

（1）血常规、肝肾功能（含胆红素）：治疗开始前检查 1 次，治疗开始后第 2 ~4 周检查 1 次，以后每 1~2 个月检查 1 次；结果异常者检查频率可适当增加。

（2）尿常规（使用注射剂者）：治疗开始前检查 1 次，以后每 1 ~2 个月检查 1 次；结果异常者检查频率可适当增加。

（3）尿妊娠试验（育龄期妇女在治疗前检查）。

（4）电解质（使用卷曲霉素者）：治疗开始前检查 1 次，以后每 1 个月检查 1 次；结果异常者检查频率可适当增加。

（5）痰抗酸杆菌涂片镜检：治疗开始前检查 1 次，治疗第 2、5 和 6 个月（复治患者为第 8 个月）各检查 1 次；耐多药结核患者注射期每月检查 1 次，以后每 2 个月检查 1 次。

（6）听力（使用注射剂者，如链霉素、卡那霉素、阿米卡星）、视力、视野（使用乙胺丁醇者）：治疗开始前检查 1 次，治疗开始后第 2 ~4 周检查 1 次，以后每 1 ~2 个月检查 1 次。

（7）胸片：治疗开始前检查 1 次，治疗开始第 4 周检查 1 次，以后每 3 ~6 个月检查 1 次，治疗结束时检查 1 次。

(8)心电图(使用喹诺酮类者):治疗开始前检查1次,以后每1~2个月检查1次。

表4-27　结核病患者治疗分类及治疗方案

	初治肺结核	复治肺结核	耐药肺结核
治疗分类	有下列情况之一者定义为初治:①从未因结核病应用过抗结核药物治疗的患者;②正进行标准化疗方案规律用药而未满疗程的患者(登记分类以治疗开始时为准);③不规则化疗未满1个月的患者	有下列情况之一者定义为复治:①因结核病不合理或不规律用抗结核药物治疗≥1个月的患者;②初治失败和复发的患者	结核病患者感染的结核分枝杆菌被体外实验证实对1种或多种抗结核药物耐药,耐多药肺结核必须通过实验室药物敏感试验证实。耐药结核病一般分为4类:单耐药、多耐药、耐多药、广泛耐药
治疗方案	强化期2个月/巩固期4个月。常用方案:2S(E)HRZ/4HR;2S(E)HRZ/$4R_3$;$2S_3(E_3)H_3R_3/4H_3R_3$;2S(E)HRZ/4HRE;2RIFAIER/4RIFINAH(RIFATER:卫非特,RIFINAH:卫非宁)。初治强化期第2个月末痰涂片仍阳性,强化方案可延长1个月,总疗程6个月不变(巩固期缩短1个月)。若第5个月痰涂片仍阳性,第6个月阴性,巩固期延长2个月,总疗程为8个月。对粟粒性肺结核(无结核性脑膜炎者)上述方案疗程可适当延长,不采用间歇治疗方案,强化期为3个月,巩固期为HR方案6~9个月,总疗程为9~12个月。菌阴肺结核患者可在上述方案的强化期中删除链霉素或乙胺丁醇	强化期3个月/巩固期5个月。常用方案:2SHRZE/1HRZE/5HRE;2SHRZE/1HRZE/$5H_3E_3$;$2S_3H_3R_3E_3/1H_3R_3E_3/5H_3R_3E_3$。复治患者应做药物敏感试验,对于上述方案化疗无效的复治排菌病例可参考耐药肺结核化疗方案并根据药敏试验结果加以调整,慢性排菌者一般认为用上述方案疗效不理想,具备手术条件时可行手术治疗。对久治不愈的排菌者要警惕非结核分枝杆菌感染的可能性	耐一种药:①单耐异烟肼:推荐方案为3RZSE±Ofx(Lfx)/6RZE±Ofx(Lfx);②单耐利福平:推荐方案为3HZSE±Ofx(Lfx)/9EHZ±Ofx(Lfx) 耐两种药:①含异烟肼耐药者:推荐方案为3ROfx(Lfx)Am(Km)E±Z/9ROfx(Lfx)E±Z;②含利福平耐药者:方案为3HOfx(Lfx)Am(Km)E±Z/9HOfx(Lfx)EZ;③耐3~4种药物:推荐方案为6R(H)Ofx(Lfx)Am(Km)Z±P/12R(H)Ofx(Lfx)Z±P;④耐多药结核病患者:方案为6Am(Km,Cm)Ofx(Lfx)P(Cs)ZPto(E)/18Ofx(Lfx)P(Cs)ZPto(E)

注:①H:异烟肼,R:利福平,Z:吡嗪酰胺,E:乙胺丁醇,S:链霉素,Ofx:氧氟沙星,Lfx:左氧氟沙星,Mfx:莫西沙星,Am:阿米卡星,Km:卡那霉素,Pto:丙硫异烟胺,P:对氨基水杨酸,Cm:卷曲霉素,Cs:环丝氨酸;②药名前的数字表示用药月数,药名右下方的数字表示每周的用药次数;③括号内为替代药物

3. 患者教育

(1)疾病传播途径:结核病是一种主要经呼吸道传播的传染病;传染期患者尽量减少外出,必须外出或与健康人密切接触时应当佩戴外科口罩。

(2)疾病预后:经过正确治疗,大部分患者可以治愈,不规范治疗可演变为耐药结核病,有终身不能治愈的风险。

(3)规范治疗的重要性:按时服药、确保治疗不中断是治愈的重要保证。出现药物不良反应时应当及时报告医师。

(六)案例分析

1. 主题词　结核性胸膜炎;肺结核;抗结核治疗;止咳化痰。

2. 病史摘要　患者,男,37岁,身高178cm,体重75kg。28天前体检发现胸腔少量积液,无咳嗽、咳痰、胸闷、心累、气紧等症状,未予处理。5天前患者无明显诱因出现咳嗽、少量脓痰、胸闷、心累、气紧,伴潮热,侧卧位胸闷加重,未处理。3天前上述症状加重,入院。自患病以来,精神可,饮食、睡眠可,大小便正常,体重无明显减轻。入院查体:T 36.4℃,P 82次/分,RR 21次/分,BP 132/71mmHg,神志清楚,急性病容。无烟酒嗜好。否认药物、食物过敏史。

入院诊断:右侧胸腔积液待查;肺结核,肺炎。

出院诊断:结核性胸膜炎。

3. 治疗方案　主要治疗药物见表4-28。

表4-28　主要治疗药物

治疗作用	药物	溶媒	剂量	途径	频次	起止时间
止咳治疗	多索茶碱注射液	0.9% NS 100ml	0.2g	ivgtt	qd	第1~6日
化痰治疗	福多司坦胶囊		0.4g	po	tid	第1~9日
抗结核治疗	注射用硫酸链霉素		0.75g	im	qd	第3~9日
	异烟肼片		0.3g	po	qd	第3~9日
	吡嗪酰胺片		1.5g	po	qd	第3~9日
	利福平胶囊		0.45g	po	qd	第3~9日

4. 药学监护要点

(1)疗效监测:药物治疗后,患者咳嗽、咳痰、胸闷、心累、气紧伴潮热的症状缓解,胸腔积液减少。

(2)药物不良反应监护

1)抗结核方案

①异烟肼的主要不良反应为肝毒性和末梢神经炎,罕见的不良反应有惊厥、糙皮病、关节痛、粒细胞缺乏症、类狼疮反应、皮疹、急性精神病等。用药期间注意监测肝功能。

②利福平的主要不良反应为肝毒性、胃肠道反应和过敏反应。用药期间注意监测肝功能。

③吡嗪酰胺片的主要不良反应为肝毒性、胃肠道反应和痛风样关节炎。急性痛风患者、高尿酸血症患者禁用。用药期间注意监测肝、肾功能和尿酸水平。

④链霉素的常见不良反应为口唇麻木和肌肉抽搐。严重不良反应有耳毒性、肾毒性、过敏反应等。脱水患者、第八对脑神经损害者、重症肌无力者和肾功能损害者慎用。用药期间注意监测听力、尿常规及肾功能。

2)其他药物:多索茶碱注射液较少引起中枢、胃肠道及心血管等肺外不良反应,但是大剂量仍可引起血压下降。用药时避免滥用乙醇类制品。福多斯坦的不良反应轻微,耐受性良好。

(3)患者教育的内容:告知患者使用利福平后尿液、唾液、汗液等排泄物均可染成橘红色,尤以尿液更加显著。

5. 药学监护过程　入院后抽取胸腔积液、痰涂片检查结核菌、进行胸部CT等常规检查。结果显示:胸腔积液腺苷脱氢酶(ADA)为85.0U/L;痰涂片见抗酸杆菌;胸部CT考虑慢性感染性病灶的可能性大,结核待排。给予四联抗结核治疗:异烟肼0.3g、利福平0.45g、注射用硫酸链霉素0.75g、吡嗪酰胺1.5g。治疗1周后患者咳嗽、胸闷的症状缓解,胸腔积液量减少,但是伴有尿酸水平的升高(UA 731μmol/L),给予碱化尿液处理,患者症状好转出院。

6. 药学分析与建议 肺结核的治疗主要应用抗结核药物进行化学治疗。化学治疗是结核病最基本的治疗方法,是控制结核病的关键措施。根据不同的病情,在化疗的基础上可合并采用对症治疗、手术治疗、免疫治疗等措施。在合理的化疗下肺结核的一般症状很快消失或减轻者无须特殊处理。

药物治疗原则为早期、规律、全程、适量、联合。整个治疗方案分为强化和巩固治疗两个阶段。依据2000年我国《肺结核诊断和治疗指南》,该患者属于初治患者,可采用2S(E)HRZ/4HR、2S(E)HRZ/$4H_3R_3$、$2S_3(E_3)H_3R_3Z_3/4H_3R_3$ 等常用方案;目前该患者入院前未行药物治疗,属于初治患者,采取第一种治疗方案2EHRZ/4HR,使用治疗方案合理。

患者经治疗7天后出现了血尿酸升高,主要考虑是吡嗪酰胺引起的药物不良反应。吡嗪酰胺口服后在肝脏被吡嗪酰胺酶活化为吡嗪酸发挥作用,吡嗪酰胺促进肾小管对尿酸的重吸收,使血尿酸增高。给予碱化尿液,促进尿酸排泄,降低尿酸水平,使其顺利完成强化期的治疗是结核治疗的关键。

7. 药物治疗小结 根据患者的情况判断,该患者属于结核初治患者。根据《肺结核诊断和治疗指南(2001版)》及《肺结核门诊诊疗规范(2012版)》,患者选用了2S(E)HRZ/4HR治疗方案。治疗过程中患者咳嗽、咳痰的症状好转,胸腔积液减少,考虑临床治疗有效。治疗约1周后血尿酸升高,考虑是吡嗪酰胺引起的药物不良反应,给予碱化尿液处理,患者好转出院。

五、慢性咳嗽

(一)病因和发病机制

咳嗽是机体的防御反射,有利于清除呼吸道分泌物和有害因子,但频繁剧烈的咳嗽对患者的工作、生活和社会活动造成严重的影响。

临床上咳嗽是内科患者最常见的症状,咳嗽的病因繁多且涉及面广。按咳嗽的持续时间通常为三类:急性咳嗽、亚急性咳嗽和慢性咳嗽,急性咳嗽<3周,亚急性咳嗽为3~8周,慢性咳嗽>8周;按性质又可分为干咳与湿咳。慢性咳嗽病因较多,通常根据胸部X线检查有无异常分为两类:一类为X线胸片有明确病变者,如肺炎、肺结核、支气管肺癌等;另一类为X线胸片无明显异常,以咳嗽为主要或唯一症状者,即通常所说的不明原因慢性咳嗽(简称慢性咳嗽)。

慢性咳嗽的常见病因包括咳嗽变异性哮喘(cough variant asthma,CVA)、上气道咳嗽综合征(upper airway cough syndrome,UACS)[又称鼻后滴流综合征(postnasal drip syndrome,PNDS)]、嗜酸性粒细胞支气管炎(eosinophilic bronchitis,EB)和胃食管反流性咳嗽(gastroesophageal reflux-related chronic cough,GERC),这些病因占呼吸内科门诊慢性咳嗽病因的70%~95%;其他病因较少见,如变应性咳嗽、慢性支气管炎、支气管扩张、气管-支气管结核、ACEI诱发的咳嗽、支气管肺癌、心理性咳嗽、肺间质纤维化、支气管异物、支气管微结石症、骨化性支气管病、纵隔肿瘤及左心功能不全等。

(二)临床表现及诊断

由于病因不同，慢性咳嗽的诊断及临床表现各有不同。下面介绍几种常见的慢性咳嗽的诊断及临床表现。

慢性咳嗽的病因诊断应遵循以下几条原则：①重视病史，包括耳鼻咽喉和消化系统疾病史；②根据病史选择有关检查，由简单到复杂；③先检查常见病，后查少见病；④诊断和治疗应同步或顺序进行。如不具备检查条件时可根据临床特征进行诊断性治疗，并根据治疗反应确定咳嗽病因，治疗无效时再选择有关检查；治疗部分有效，但未完全缓解时，应除外复合病因。

慢性咳嗽的病因诊断具体步骤如下(图 4-3)：

(1)询问病史和查体：通过病史询问缩小诊断范围。有时病史可直接提示相应的病因，如吸烟史、暴露于环境刺激因素或正服用 ACEI 类药物，有特殊职业接触史应注意职业性咳嗽的可能。

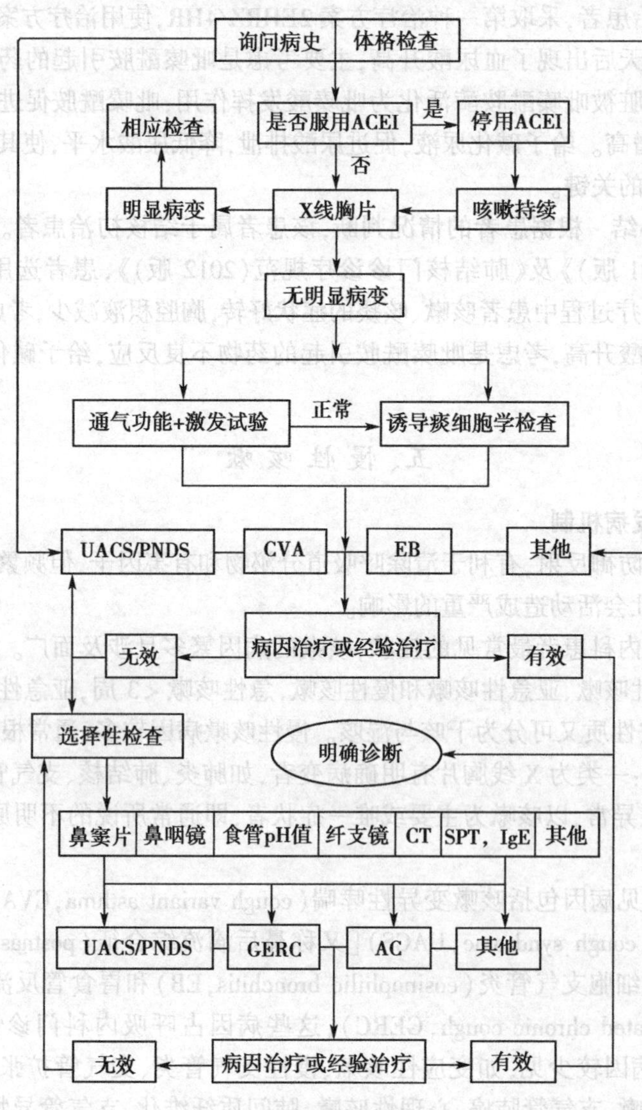

图 4-3　慢性咳嗽的病因诊断

(2)X线胸片检查:建议将其作为慢性咳嗽患者的常规检查。X线胸片有明显病变者,可根据病变的形态、性质选择进一步检查;X线胸片无明显病变者,如有吸烟、环境刺激物暴露或服用ACEI,则戒烟、脱离刺激物接触或停药观察4周。若咳嗽仍未缓解或无上述诱发因素,则进入下一步的诊断程序。

(3)肺功能检查:首先进行通气功能检查,如果存在明确的阻塞性通气功能障碍(FEV_1 <70%的正常预计值),则进行支气管舒张试验判断气道阻塞的可逆性;如果FEV_1≥70%的正常预计值,可通过支气管激发试验检测是否存在气道高反应性。24小时峰流速变异率测定有助于哮喘的诊断与鉴别。通气功能正常、支气管激发试验阴性应进行诱导痰细胞学检查,以诊断EB。

(4)病史存在鼻后滴流或频繁清喉时,可先按UACS/PNDS治疗,联合使用第一代抗组胺药和减充血剂。对变应性鼻炎可鼻腔局部使用糖皮质激素,治疗1~2周症状无改善者可摄鼻窦CT或行鼻咽镜检查。

(5)如上述检查无异常或患者伴有反流相关症状,可考虑进行24小时食管pH监测。无条件进行pH监测且高度怀疑者可进行经验性治疗。

(6)怀疑变应性咳嗽者可行变应原皮试、血清IgE和咳嗽敏感性检测。

(7)通过上述检查仍不能确诊或试验治疗后仍继续咳嗽者,应考虑做高分辨率CT、纤维支气管镜和心脏等方面的检查,以除外支气管扩张症、肺间质病、支气管结核、支气管肿瘤、支气管异物及左心功能不全等少见的肺内及肺外疾病。

(8)经相应的治疗后咳嗽缓解,病因诊断方能确立,部分患者可同时存在多种病因。如果治疗后患者的咳嗽症状仅部分缓解,应考虑是否同时合并其他病因。

1. 上气道咳嗽综合征(UACS/PNDS)

(1)定义:鼻部疾病引起分泌物倒流鼻后和咽喉等部位,直接或间接刺激咳嗽感受器,导致以咳嗽为主要表现的综合征被称为PNDS。由于目前无法明确上呼吸道相关的咳嗽是否由鼻后滴流直接刺激或是炎症直接刺激上呼吸道咳嗽感受器所致,2006年美国咳嗽诊治指南建议用UACS替代PNDS。UACS是引起慢性咳嗽最常见的病因之一,除鼻部疾病外,UACS还常与咽喉部的疾病有关,如变应性或非变应性咽炎、喉炎、咽喉部新生物、慢性扁桃体炎等。

(2)临床表现:①症状:除咳嗽、咳痰外,还可表现为鼻塞、鼻腔分泌物增加、频繁清嗓、咽后黏液附着、鼻后滴流感;变应性鼻炎表现为鼻痒、打喷嚏、流水样涕、眼痒等;鼻-鼻窦炎表现为黏液脓性或脓性涕,可有疼痛(面部痛、牙痛、头痛)、嗅觉障碍等;变应性咽炎以咽痒、阵发性刺激性咳嗽为主要特征,非变应性咽炎常有咽痛、咽部异物或烧灼感;喉部炎症、新生物通常伴有声音嘶哑。②体征:变应性鼻炎的鼻黏膜主要表现为苍白或水肿,鼻道及鼻腔底可见清涕或黏涕;非变应性鼻炎鼻黏膜多表现为黏膜肥厚或充血样变,部分患者口咽部黏膜可呈鹅卵石样改变或咽后壁附有黏脓性分泌物。③辅助检查:慢性鼻窦炎的影像学表现为鼻窦黏膜增厚、鼻窦内出现液平面等。咳嗽具有季节性或提示与接触特异性的变应原(如花粉、蜂螨)有关时,变应原检查有助于诊断。

(3)诊断:UACS/PNDS涉及鼻、鼻窦、咽、喉等多种基础疾病,症状及体征差异较大,且多无特异性,难以单纯通过病史及体格检查作出明确诊断,针对基础疾病治疗能有效缓解咳嗽时方能明确诊断,并注意有无合并下气道疾病、GERC等复合病因的情况。

2. 咳嗽变异性哮喘(CVA)

(1)定义:CVA 是一种特殊类型的哮喘,咳嗽是其唯一或主要的临床表现,无明显喘息、气促等症状或体征,但有气道高反应性。

(2)临床表现:主要表现为刺激性干咳,通常咳嗽比较剧烈,夜间咳嗽为其重要特征。感冒、冷空气、灰尘、油烟等容易诱发或加重咳嗽。

(3)诊断:诊断的原则是综合考虑临床特点,对常规抗感冒、抗感染治疗无效,支气管激发试验或支气管舒张试验阳性,以及支气管舒张剂治疗可以有效缓解咳嗽症状。

诊断标准:①慢性咳嗽,常伴有明显的夜间刺激性咳嗽;②支气管激发试验阳性或呼气峰流速口间变异率>20%或支气管舒张试验阳性;③支气管舒张剂治疗有效。

3. 嗜酸性粒细胞支气管炎(EB)

(1)定义:EB 是一种以气道嗜酸性粒细胞浸润为特征的非哮喘性支气管炎,气道高反应性呈阴性,主要表现为慢性咳嗽,糖皮质激素治疗效果良好。

(2)临床表现:主要症状为慢性刺激性咳嗽,常是唯一的临床症状,干咳或咳少许白色黏液痰,可在白天或夜间咳嗽;部分患者对油烟、灰尘、异味或冷空气比较敏感,上述原因常为咳嗽的诱发因素;患者无气喘、呼吸困难等症状,肺通气功能及呼气峰流速变异率正常,无气道高反应性的证据。

(3)诊断:EB 的临床表现缺乏特征性,部分表现类似于 CVA,体格检查无异常发现,诊断主要依靠诱导痰细胞学检查。具体标准如下:①慢性咳嗽,表现为刺激性干咳或伴少量黏痰;②X 线胸片正常;③肺通气功能正常,气道高反应性阴性,呼气峰流速日间变异率正常;④痰细胞学检查嗜酸性粒细胞比例≥2.5%;⑤排除其他嗜酸性粒细胞增多性疾病;⑥口服或吸入糖皮质激素有效。

4. 胃食管反流性咳嗽(GERC)

(1)定义:因胃酸和其他胃内容物反流进入食管,导致以咳嗽为突出表现的临床综合征,属于胃食管反流病的一种特殊类型,是慢性咳嗽的常见原因。发病机制涉及微量误吸、食管-支气管反射、食管运动功能失调、自主神经功能失调与气道神经源性炎症等,以前认为食管-支气管反射引起的气道神经源性炎症起主要作用。除胃酸外,少数患者还与胆汁反流有关。

(2)临床表现:典型的反流症状表现为胃灼热感(胸骨后烧灼感)、反酸、嗳气等;部分胃食管反流引起的咳嗽伴有典型的反流症状,但也有不少患者以咳嗽为唯一的表现;咳嗽大多发生在日间和直立位,干咳或咳少量白色黏痰;进食酸性、油腻食物容易诱发或加重咳嗽。

(3)诊断标准:①慢性咳嗽 8 周以上,以白天咳嗽为主;②24 小时食管 pH 监测 Demeester 积分≥12.70 和(或)SAP≥75%;③抗反流治疗后咳嗽明显减轻或消失,但需要注意少部分合并或以非酸反流(如胆汁反流)为主的患者,其食管 pH 监测结果未必异常,此类患者可通过食管阻抗检测或胆汁反流监测协助诊断。

临床诊断线索包括:①患者有明显的进食相关的咳嗽,如餐后咳嗽、进食咳嗽等;②患者伴有典型的胃灼热感、反酸等反流症状;③排除 CVA、UACS 及 EB 等疾病,或按这些疾病治疗效果不佳;④抗反流治疗后咳嗽消失或显著缓解,可以临床诊断 GERC。

GERC 的诊断性治疗:服用标准剂量的质子泵抑制剂(如奥美拉唑 20mg,每天 2 次),治疗时间不少于 8 周。抗反流治疗后咳嗽消失或显著缓解,可以临床诊断 GERC。

（三）治疗原则

病因导向的诊断流程是慢性咳嗽诊断治疗的基础，可减少治疗的盲目性，提高治疗的成功率。但病因诊断需要一定的设备和技术条件，因此当客观条件有限时，经验性治疗可以作为一种替代措施。

慢性咳嗽的经验性治疗是指在病因诊断不确定的情况下，根据病情和可能的诊断给予相应的治疗措施，通过治疗反应来确定或排除诊断。经验性治疗主要应遵循以下几条原则：

1. 首先针对慢性咳嗽的常见病因进行治疗。国内外的研究结果显示，慢性咳嗽的常见病因为 CVA、UACS/PNDS、EB 和 GERC 等。

2. 根据病史推测可能的慢性咳嗽的病因。如患者的主要表现为夜间刺激性咳嗽，则可先按 CVA 治疗；咳嗽伴有明显反酸、嗳气、胃灼热感者，则考虑按 GERC 治疗；如感冒后继发咳嗽迁延不愈，可按感染后咳嗽进行处理；咳嗽伴流涕、鼻塞、鼻痒、频繁清喉、鼻后滴流感者，先按 UACS/PNDS 进行治疗。

3. 推荐使用覆盖范围较广、价格适中的复方制剂进行经验治疗，如美敏伪麻溶液、复方甲氧那明等，这些制剂对 UACS/PNDS、变应性咳嗽、感染后咳嗽等均有一定的治疗作用。怀疑 CVA 及 EB 者，可先口服 3～5 天激素治疗，症状缓解后改用吸入性糖皮质激素或联合 β_2 受体激动剂治疗。

4. 咳嗽、咳脓痰或流脓鼻涕者可用抗生素治疗。但多数慢性咳嗽病因与感染无关，经验治疗时应避免滥用抗生素。

5. UACS 或 PNDS、CVA、EB 的经验性治疗常为 1～2 周，GERC 至少 2～4 周，口服糖皮质激素一般不超过 1 周。经验治疗有效者，继续按相应咳嗽病因的标准化治疗方案进行治疗。

6. 经验性治疗无效者，应及时到有条件的医院进行相关检查明确病因。密切随访，避免漏诊早期支气管恶性肿瘤、结核和其他肺部疾病。

（四）药物治疗方案

咳嗽治疗的关键在于病因治疗。轻度咳嗽不需进行镇咳治疗，但严重的咳嗽如剧烈干咳或频繁咳嗽影响休息和睡眠时，则可适当给予镇咳治疗。镇咳药只能起到短暂缓解症状的作用。痰多的患者宜用祛痰治疗。下面为慢性咳嗽的几种治疗方案：

1. UACS/PNDS 的治疗　非变应性鼻炎和普通感冒首选第一代抗组胺药和减充血剂治疗，大多数患者在初始治疗后数天至 2 周内产生疗效。

变应性鼻炎患者首选鼻腔吸入糖皮质激素和口服抗组胺药治疗，如丙酸倍氯米松[50μg/(次·鼻孔)]或等同剂量的其他吸入性糖皮质激素（布地奈德、莫米松等），每天 1～2 次。各种抗组胺药对变应性鼻炎的治疗均有效，首选无镇静作用的第二代抗组胺药，如氯雷他定等，必要时可加用白三烯受体拮抗剂、短期鼻用或口服减充血剂等。避免或减少接触变应原有助于减轻变应性鼻炎的症状，症状较重、常规药物治疗效果不佳者，特异性变应原免疫治疗可能有效，但起效时间较长。

细菌性鼻窦炎多为混合感染，抗感染是重要的治疗措施，选用药物的抗菌谱应覆盖革兰阳性菌、阴性菌及厌氧菌。急性细菌性鼻窦炎的治疗时间不少于 2 周，慢性细菌性鼻窦炎建议酌情延长使用时间，常用药物为阿莫西林-克拉维酸、头孢菌素类或喹诺酮类。有证据显示，长期低剂量使用大环内酯类抗生素对慢性鼻窦炎具有治疗作用。抗感染治疗的同时联合鼻吸入糖皮质激素,疗程为3个月以上。减充血剂可减轻鼻黏膜充血与水肿,有利于分泌物的引流,疗程一般<1周。建议联合使用第一代抗组胺药和减充血剂,疗程为2~3周。内科治疗效果不佳时建议咨询专科医师,必要时可经鼻内镜手术治疗。

2. CVA的治疗　CVA的治疗原则与支气管哮喘的治疗相同。大多数患者吸入小剂量糖皮质激素联合支气管舒张剂($β_2$受体激动剂或氨茶碱等)即可,或用两者的复方制剂如布地奈德/福莫特罗、氟替卡松/沙美特罗,必要时可短期口服小剂量糖皮质激素治疗;治疗时间不少于8周。有报道显示白三烯受体拮抗剂治疗CVA有效,但观察例数较少。

3. EB的治疗　EB对糖皮质激素治疗反应良好,治疗后咳嗽很快消失或明显减轻。通常采用吸入性糖皮质激素治疗,二丙酸倍氯米松(每次250~500μg)或等效剂量的其他糖皮质激素,每天2次,持续应用4周以上。初始治疗可联合应用泼尼松口服,每天10~20mg,持续3~5天。

4. GERC的治疗

(1)调整生活方式:体重超重患者应减肥,避免过饱及睡前进食,避免进食酸性、油腻的食物,避免饮用咖啡类饮料及吸烟。

(2)抑酸药:常选用质子泵抑制剂(如奥美拉唑、兰索拉唑、雷贝拉唑及埃索美拉唑等)或H_2受体拮抗剂(雷尼替丁或其他类似药物),以质子泵抑制剂效果为佳。

(3)促胃动力药:如有胃排空障碍者可使用多潘立酮等。单用抑酸剂效果不佳者加用促胃动力药可能有效。

内科治疗时间要求3个月以上,一般需2~4周方显疗效。对上述治疗疗效欠佳时,应考虑药物剂量及疗程是否足够,或是否存在复合病因。

5. 变应性咳嗽的治疗　对抗组胺药物治疗有一定效果,必要时加用吸入性糖皮质激素或短期(3~5天)口服糖皮质激素。

6. ACEI诱发的咳嗽的治疗　咳嗽是服用ACEI类降压药物的常见不良反应,发生率为10%~30%,占慢性咳嗽病因的1%~3%,停用ACEI后咳嗽缓解可以确诊。通常停药4周后咳嗽消失或明显减轻,可用血管紧张素Ⅱ受体拮抗剂替代ACEI类药物。

(五)药物治疗管理

通过咳嗽积分及视觉模拟评分体系可对患者的咳嗽严重程度进行评价,这提供了一个简便而且相对量化的指标,对咳嗽的病情评估及疗效观察有一定帮助。

1. 咳嗽积分(cough score)　咳嗽症状积分表分为日间积分和夜间积分两部分,每部分均按照不同的轻重程度划分为0~3分4个等级(表4-29)。该评分体系反映了咳嗽频率、强度以及生活质量受影响的状况。

表4-29　咳嗽症状积分表

分值	日间咳嗽症状积分	夜间咳嗽症状积分
0	无咳嗽	无咳嗽
1	偶有短暂咳嗽	入睡时短暂咳嗽或偶有夜间咳嗽
2	频繁咳嗽,轻度影响日常生活	因咳嗽轻度影响夜间睡眠
3	频繁咳嗽,严重影响日常生活	因咳嗽严重影响夜间睡眠

2. 视觉模拟评分(visual analog scale，VAS)　采用线性计分法，即做一刻度为0、1、2～10cm的直线，0刻度表示无症状，10刻度表示患者咳嗽最严重的程度(也可采用从0～100mm标记的刻度直线)。数值越大，表示咳嗽程度越重，可用于治疗前后的纵向比较。

3. 患者教育

(1)保持呼吸道卫生，包括：①保持口腔清洁：中老年人的肺部感染多由口腔不洁引起，患者每天3次刷牙后用生理盐水漱口可保持口腔清洁，有效预防呼吸道感染；②有效排痰：咳嗽前先漱口或饮少量水润湿咽部，先深呼吸再用力将深处的痰咳出，家属可用空心掌自下而上地轻叩患者背部，协助排痰。

(2)让患者改变以往不良的生活方式，避免接触引起吸烟的主要刺激物或场所，戒烟、戒酒。

(3)饮食清淡，富营养，易消化，多吃蔬菜和水果，多喝水。

(4)患者在外出时注意防寒，要佩戴围巾和口罩等用以保暖，气候变化或出汗后及时增减衣物。

(六)案例分析

1. 主题词　慢性咳嗽；胃食管反流病；质子泵抑制剂。

2. 病史摘要　患者，男，65岁。2个月前受凉后出现流涕、打喷嚏、咳嗽、咳痰等症状，家中经抗病毒颗粒治疗后卡他症状好转。后仍间断咳嗽，以干咳为主，稍有白色泡沫痰，无痰中带血，痰无异味。白天坐起或站立时出现或诱发，夜间平卧时好转，无活动后心累气促，无夜间阵发性呼吸困难，无潮热、盗汗，无畏寒、寒战，无头痛、头昏，无胸闷、胸痛等。患者既往有"胃溃疡、胃糜烂"20多年，3个多月前复查胃镜已治愈。有长期吸烟史20多年，40支/日；有长期饮酒史20多年，3两/日。否认食物和药物过敏史。入院体检显示T 36.8℃，P 112次/分，RR 22次/分，BP 119/80mmHg。入院后胸部X线提示未见明显异常。

入院诊断：慢性咳嗽；胃食管反流病。

3. 治疗方案　主要治疗药物见表4-30。

表4-30　主要治疗药物

治疗目的	药品名称	用法与用量	用药时间
化痰治疗	盐酸氨溴索注射液+0.9%氯化钠注射液	15mg iv bid	第1～5日
止咳治疗	右美沙芬缓释混悬液	10ml po bid	第1～5日
抑酸	奥美拉唑胶囊	20mg po bid	第1～7日
促胃动力	多潘立酮片	10mg po tid	第1～7日

4. 药学监护要点

(1)疗效监测：药物治疗后，患者咳嗽的症状逐渐好转，泡沫痰减少并消失。

(2)药物不良反应监护

1)胃食管反流方案

①奥美拉唑：本品耐受性良好，不良反应多为轻度和可逆的。长期大剂量使用可致严重不良反应，如低镁血症、骨折、腹泻、骨骼肌和心肌病等。严重肾功能不全、婴幼儿、孕妇禁用。长期应用者主要监测肝功能。

②多潘立酮片:本品不良反应轻微,可引起非哺乳期泌乳(乳房胀痛)及口干、便秘、腹泻等消化道症状。嗜铬细胞瘤、乳腺癌、机械性肠梗阻、胃肠道出血、孕妇禁用本品。用药期间血清催乳素水平可能升高,但停药后可恢复正常。

2)止咳化痰

①右美沙芬缓释混悬液:常见胃肠道紊乱、亢奋等症状,有时出现头痛、头晕、失眠等。乙醇可增强本品的镇静及中枢抑制作用。

②盐酸氨溴索注射液:该药不良反应轻微,偶见胃肠道反应、过敏反应和呼吸困难,罕见中枢神经系统反应。

(3)患者教育:调整生活方式。改变生活方式是GERD的基础治疗,仅对部分患者有效。抬高床头、睡前3小时不再进食、避免高脂肪食物、戒烟酒、减少摄入可以降低食管下段括约肌压力的食物(如巧克力、薄荷、咖啡、洋葱、大蒜等),但这些改变对多数患者并不足以缓解症状。体重超重是胃食管反流病的危险因素,减轻体重可减少胃食管反流病患者的反流症状。

5. 药学监护过程　入院时患者一般情况可,间断轻度咳嗽,咳少量白色泡沫痰,给予止咳化痰治疗。根据患者既往有"胃溃疡、胃糜烂"病史,结合患者白天坐起或站立时出现或诱发咳嗽症状、夜间平卧时好转,考虑胃食管反流病引起咳嗽的可能性大,于是给予奥美拉唑抑酸、多潘立酮促胃肠动力的治疗。考虑患者既往身体健康、并用药物较少、药品价格,抑酸剂选用奥美拉唑,经过1周的抑酸、促胃动力治疗后,患者咳嗽症状好转,出院继续治疗。

6. 药学分析与建议　该患者入院后给予入科教育,内容包括戒烟、戒酒、注意保暖、避免受凉导致咳嗽再次加重。

药物治疗方面,该患者入院2个月前受凉后出现咳嗽、咳痰等症状,经治疗后咳嗽持续未好转,符合慢性咳嗽的诊断定义。慢性咳嗽的常见病因包括咳嗽变异性哮喘(cough variant asthma,CVA)、上气道咳嗽综合征(upper airway cough syndrome,UACS)[又称鼻后滴流综合征(postnasal drip syndrome,PNDS)]、嗜酸性粒细胞支气管炎(eosinophilic bronchitis,EB)和胃食管反流性咳嗽(gastroesophageal reflux-related chronic cough,GERC)。依据《咳嗽的诊断与治疗指南(2009年版)》,咳嗽由多种原因引起,镇咳药只能起到短暂缓解症状的作用,对严重的咳嗽则可适当给予止咳治疗,痰多的患者给予祛痰治疗。咳嗽治疗的关键在于病因治疗。该患者既往有"胃溃疡、胃糜烂"病史,因此考虑胃食管反流性咳嗽的可能性大。

胃食管反流性疾病的治疗,抑制胃酸分泌是目前治疗GERD的主要措施。抑制胃酸的药物包括 H_2 受体拮抗剂(H_2RA)和质子泵抑制剂(PPI)等。H_2RA 仅适用于轻至中度GERD的治疗,长期疗效不佳。PPI的抑酸能力强,是GERD治疗中最常用的药物,目前国内共有五种PPI(奥美拉唑、兰索拉唑、泮托拉唑、雷贝拉唑和埃索美拉唑)可供选用。长期疗效以质子泵抑制剂的效果为佳。单用抑酸药物效果不佳加用促胃动力药可能有效。内科治疗的时间要求为3个月以上,一般需2~4周方显疗效。因此该患者入院后给予质子泵抑制剂奥美拉唑联合多潘立酮的治疗方案。

7. 药物治疗小结　根据我国《咳嗽的诊断与治疗指南(2009年版)》,咳嗽由多种原因引起,咳嗽治疗的关键在于病因治疗。该患者既往有"胃溃疡、胃糜烂"病史,因此考虑胃食管反流性咳嗽的可能性大。依据《胃食管反流病治疗共识意见(2007)》,胃食管反流病的治疗可分为初始治疗和维持治疗。初始治疗的目的是尽快缓解症状,治愈食管炎;维持治疗的目的是巩固疗效,预防复发。目前维持治疗的方法有三种:维持原剂量或减量、间歇用药、按需治疗。该患者为胃食管反流病,给予PPI治疗,采用标准剂量的奥美拉唑每次20mg,每天2次,用药时间为2周。考虑患者的既往胃溃疡病史,维持治疗采用原剂量减量维持治疗:2周后采用奥美拉唑每次20mg,每天1次。长期使用可维持症状的持久缓解,预防复发。

思考题

1. 上呼吸道感染的常见病原体有哪些?
2. 简述上呼吸道感染使用抗菌药物的指征。
3. 哪些人群不宜使用第一代抗组胺药对症治疗?为什么?
4. 支气管哮喘的临床表现是什么?
5. 简述支气管哮喘的药物治疗原则。
6. 某轻度持续性哮喘患者的处方如下:①辅舒酮定量气雾剂(丙酸氟替卡松250μg/撳),1日2次,1次1撳,吸入给药;②喘康速气雾剂(硫酸特布他林)250μg/撳,必要时喷雾吸入。应如何给这位患者进行用药指导?
7. COPD的主要临床表现是什么?
8. 哪些COPD患者应规则使用长效支气管扩张剂?
9. COPD患者应用糖皮质激素治疗的适应证有哪些?
10. 简述抗结核治疗的原则。
11. 简述结核分枝杆菌的特点。
12. 简要叙述针对肺结核患者治疗方案的用药教育。
13. 简述慢性咳嗽的诊断要点。
14. 简述慢性咳嗽的病因。
15. 简述慢性咳嗽的药学监护要点。

(杨 勇 杨长青撰搞;卜书红 孙国华审校)

参考文献

1. 中华医学会呼吸病学分会哮喘学组. 支气管哮喘防治指南. 中华结核和呼吸杂志,2008,31(3):177-185
2. 中华医学会呼吸病学分会哮喘学组. 支气管哮喘控制的中国专家共识. 中华内科杂志,2013,52(5):440-443
3. 中华医学会呼吸病学分会哮喘学组. 中国支气管哮喘防治指南. 中华结核和呼吸杂志,2013,36(5):331-336
4. 中华医学会呼吸病学分会慢性阻塞性肺疾病学组. 慢性阻塞性肺疾病诊治指南(2013年修订版). 中华结核和呼吸杂志,2013,36(4):1-10
5. 成人慢性气道疾病雾化吸入治理专家组. 成人慢性气道疾病雾化吸入治疗专家共识. 中国呼吸与危重监护杂志,2012,11(2):105-110
6. 中华医学会结核病学分会. 肺结核诊断和治疗指南. 中国实用乡村医师杂志,2013,20(2):7-11
7. 中华人民共和国卫生部. 肺结核门诊诊疗规格(2012年版). 中国医学前沿杂志,2013,5(3):73-75

8. 中国防痨协会. 耐药结核病化学治疗指南(2009 年). 中国防痨杂志,2010,32(4):181-198
9. 中华医学会呼吸病学分会哮喘学组. 咳嗽的诊断与治疗指南(2009 年版). 中华结核和呼吸杂志,2009,32(6):407-413
10. 中华医学会消化病学分会胃肠动力学组. 胃食管反流病治疗共识意见(2007,西安). 中华消化杂志,2007,27(10):689-690
11. 黄瑾,刘正跃,田泾. 长期大剂量使用质子泵抑制剂的严重不良反应和药学监护. 中国医院药学杂志,2012,32(20):1648-1651
12. 姜远英. 临床药物治疗学. 第 3 版. 北京:人民卫生出版社,2011
13. 李俊. 临床药物治疗学(供临床药学专业用). 北京:人民卫生出版社,2007
14. Joseph DiPiro, Robert L. Talbert, Gary Yee, et al. Pharmacotherapy: A Pathophysiologic Approach. 8th ed. McGraw-Hill Medical,2011
15. 杨长青. 处方调剂和患者用药指导. 北京:人民卫生出版社,2014
16. Ian D Pavord, Kian Fan Chung. Management of chronic cough. The Lancet,2008,371:1375-1384
17. 张莉,黄东明,邱少珍,等. 广东省中山地区 2 ~ 12 岁儿童慢性咳嗽流行病学调查. 广东医学,2012,33(6):848-891
18. 陈如冲. 广州地区 1087 名大学生咳嗽的流行病学调查. 中华流行病学杂志,2006,27(2):123-126
19. 中华医学会呼吸病学分会慢性阻塞性肺疾病学组. 慢性阻塞性肺疾病诊治指南(2013 年修订版). 全科医学临床与教育,2013,11(5):484-491
20. 童荣生,刘跃建,杨勇. 药物比较与临床合理选择-呼吸科分册. 北京:人民卫生出版社,2014

第五章　消化系统疾病

第一节　总　　论

一、消化系统疾病概述

（一）消化系统的结构与功能

消化系统由消化道和消化腺两部分组成。消化道是起自口腔延续为咽、食管、胃、小肠、大肠，终于肛门的一条很长的肌性管道，包括口腔、咽、食管、胃、小肠（十二指肠、空肠、回肠）和大肠（盲肠、结肠、直肠）等部位。

消化腺有小消化腺和大消化腺两种。小消化腺如胃腺、肠腺等散在于消化管各部的管壁内；大消化腺包括三对唾液腺（腮腺、下颌下腺、舌下腺）、肝脏和胰腺，它们均借导管将分泌物排入消化管内。各消化腺的功能分别为①唾液腺：分泌唾液，将淀粉初步分解成麦芽糖；②肝脏：是人体内最大的腺体，分泌胆汁，将大分子的脂肪初步分解成小分子的脂肪，称为物理消化；③胃腺：分泌胃液，将蛋白质初步分解成多肽；④胰脏：分泌胰液，胰液是对糖类、脂肪、蛋白质都有消化作用的消化液；⑤肠腺：分泌肠液，将麦芽糖分解成葡萄糖，将多肽分解成氨基酸，将小分子的脂肪分解成甘油和脂肪酸，肠液也是对糖类、脂肪、蛋白质有消化作用的消化液。

消化系统的基本功能是食物的消化和吸收，提供机体新陈代谢所需的物质和能量，并将未被消化和吸收的食物残渣经肛门送出体外。食物中的营养物质除维生素、水和无机盐可以被直接吸收利用外，蛋白质、脂肪和糖类等物质均不能被机体直接吸收利用，需在消化管内被分解为结构简单的小分子物质才能被吸收利用。食物在消化管内被分解成结构简单、可被吸收的小分子物质的过程就称为消化。这种小分子物质透过消化管黏膜上皮细胞进入血液和淋巴液的过程就是吸收。对于未被吸收的残渣部分，消化道则通过大肠以粪便的形式排出体外。

消化系统各脏器的器质性和功能性疾病在临床上十分常见，既可局限于本系统，也可累及其他系统及全身，严重危害身体健康；而全身性或其他系统的疾病和精神神经因素亦可引起消化系统的疾病和症状。本章特别选取胃食管反流病、消化性溃疡、炎症性肠病、门静脉高压症、肠易激综合征等临床常见疾病，重点对其药物治疗的理论和方法进行阐述。

（二）消化系统常见疾病的分类

消化系统疾病的分类方法有多种，下面按病变部位分类，常见疾病如下：

1. 食管疾病　主要疾病有胃食管反流病、食管裂孔疝、食管炎、食管癌、Barrett 食管、贲门失弛缓症、贲门撕裂综合征，以及门静脉高压症导致的食管静脉曲张等。

2. 胃、十二指肠疾病　主要疾病有急性或慢性胃炎、胃癌、消化性溃疡、功能性消化不良、十二指肠炎等。

3. 小肠疾病　主要疾病有急性肠炎、小肠梗阻、肠扭转、肠套叠、克罗恩病、肠结核、肠血管畸形和发育不良、急性出血坏死性肠炎、蛋白丢失性肠病、小肠良恶性肿瘤等。

4. 大肠疾病　主要疾病有肠易激综合征、各种结肠炎、阑尾炎、结肠癌、直肠癌、结肠息肉、痢疾等。

5. 肝脏疾病　主要疾病有各型的病毒性肝炎、酒精性肝病、脂肪肝、自身免疫性肝炎、肝硬化、肝脓肿、原发性和转移性肝癌、肝性脑病、肝囊肿、肝血管瘤、血色病等。

6. 胆道疾病　主要疾病有胆石症、胆囊炎、胆管炎、胆管癌、胆道蛔虫症、胆道肿瘤、先天性胆管扩张症等。

7. 胰腺疾病　主要疾病有急、慢性胰腺炎，胰腺癌，胰腺内分泌肿瘤等。

8. 腹膜、肠系膜疾病　主要疾病有各种急、慢性腹膜炎，腹膜原发或转移肿瘤，肠系膜淋巴结结核，肠系膜缺血性疾病，网膜扭转，网膜囊肿等。

二、消化系统疾病的一般治疗原则

（一）针对病因或发病环节的治疗

消化系统疾病可能来源于其他系统，因此药物治疗时应采取整体与局部相结合的方法。有明确病因的消化系统疾病多为感染性疾病，如细菌引起的胃肠道炎症、胆系炎症、幽门螺杆菌相关性慢性胃炎等，这类疾病予以抗菌药物治疗多可被彻底治愈。大多数消化系统疾病的病因未明，治疗上主要针对发病的不同环节，打断病情发展的恶性循环，促进病情缓解，改善症状和预防并发症的发生。如抑酸药物或促胃肠动力药治疗胃食管反流病、抑酸药或黏膜保护剂治疗消化性溃疡、抑制炎症反应的药物治疗炎症性肠病、血管活性药物治疗门静脉高压引起的食管胃底静脉曲张出血等。这类治疗有两个要点应予注意，一是由于发病机制及病理生理涉及多个方面，因此强调综合治疗及不同时期治疗措施的合理选择；二是由于病因未被根本去除，因此缓解期往往需要维持治疗以预防复发。

（二）对症治疗

许多消化系统疾病的症状如腹痛、呕吐、腹泻等不但令患者经受痛苦，而且会导致机体功能及代谢紊乱，从而进一步加剧病情发展。因此，在基础治疗未发挥作用时，往往要考虑予以对症治疗。但是要注意防止用药后掩盖症状，影响临床判断。镇痛药、止吐药、止泻药及抗胆碱能药物是常用的对症治疗药物，但应注意药物使用应权衡利弊，酌情使用，否则会影响基础治疗。

三、治疗消化系统疾病的常用药物

消化系统疾病的基本治疗药物主要包括抑酸药、抗酸药、胃黏膜保护药、促胃肠动力药、止吐药与催吐药、泻药与止泻药、胃肠解痉药、肝病辅助治疗药、利胆药等。

（一）抑酸药

1. 质子泵抑制剂（proton pump inhibitor，PPI）　即 H^+，K^+-ATP 酶抑制剂，其抑酸作用强，特异性高，持续时间长久。常用的 PPI 包括奥美拉唑（omeprazole）、兰索拉唑（lansoprazole）、泮托拉唑（pantoprazole）、雷贝拉唑（rabeprazole）及埃索美拉唑（esomeprazole）等。

2. 组胺 H_2 受体拮抗剂（histamine type-2 receptor antagonist，H_2RA）　该类药物通过竞争性拮抗 H_2 受体，能明显抑制基础胃酸及食物和其他因素所引起的胃酸分泌。代表药物有第一代产品西咪替丁（cimetidine），第二代产品雷尼替丁（ranitidine）和第三代产品法莫替丁

(famotidine)、尼扎替丁(nizatidine)等。

3. 抗胆碱能药　通过竞争性阻断胃壁细胞上的乙酰胆碱受体而减少胃酸分泌。代表药物有哌仑西平(pirenzepine)。

4. 促胃液素受体阻断药　代表药物为丙谷胺(proglumide)。

(二)抗酸药

主要为一些无机弱碱性物质,可中和胃酸,降低胃蛋白酶活性,减轻对胃黏膜的刺激和腐蚀。代表药物有铝碳酸镁(hydrotalcite)、氧化镁(magnesium oxide)、氢氧化铝(aluminium hydroxide)。

(三)胃黏膜保护药

胃黏膜保护药通过促进胃黏液和碳酸氢钠盐分泌,刺激前列腺素合成,改善黏膜血流或在黏膜表面形成保护层增强黏膜抵抗力。常用药物有前列环素(prostaglandin,PG)衍生物、硫糖铝(sucralfate)、铋剂等。

(四)促胃肠动力药

能促进胃排空和增加胃黏膜血流量,增强幽门括约肌张力,防止胆汁反流,适用于消化性溃疡合并十二指肠胃反流或腹胀症状明显者。常用药物有甲氧氯普胺(metoclopramide)、多潘立酮(domperidone)、莫沙必利(mosapride)等。

(五)止吐药与催吐药

1. 止吐药　为防止或减轻恶心和呕吐的药物。止吐药通过不同环节抑制呕吐反应,包括以下几类:①噻嗪类药物,如氯丙嗪、异丙嗪、奋乃静、三氟拉嗪等,主要抑制催吐化学感受区,对各种呕吐均有效;②抗组胺药,常用于晕动病呕吐,如苯海拉明等;③抗胆碱能药,如东莨菪碱等;④5-羟色胺3($5\text{-}HT_3$)受体拮抗剂,如昂丹司琼等。

2. 催吐药　为引起呕吐的药物,临床上主要用于中毒急救时催吐胃中毒物。按其作用部位可分为两类:①通过兴奋催吐化学敏感区部位催吐(如阿扑吗啡);②通过刺激消化道反射性地兴奋呕吐中枢而催吐(如硫酸铜)。

(六)泻药与止泻药

1. 泻药　是能增加肠内水分,促进蠕动,软化粪便或润滑肠道促进排便的药物。临床主要用于功能性便秘。分为容积性、润滑性和刺激性泻药三类。容积性泻药包括硫酸镁、乳果糖等;润滑性泻药包括液状石蜡、开塞露等;刺激性泻药包括酚酞、大黄等。

2. 止泻药　通过减少肠道蠕动或保护肠道免受刺激而达到止泻作用。适用于剧烈腹泻或长期慢性腹泻,以防止机体过度脱水、水盐代谢失调、消化及营养障碍。常用的止泻药有鞣酸、复方地芬诺酯等。

(七)胃肠解痉药

胃肠解痉药主要是一些M胆碱受体拮抗剂,它们能阻断胆碱神经介质与受体的结合,解除胃肠痉挛,松弛平滑肌,缓解疼痛,抑制多种腺体(汗腺、唾液腺、胃液)分泌,达到止痛的目的。可用于胃酸过多、胃及十二指肠溃疡、胃肠痉挛、胃炎等的治疗,也可用于治疗胆道痉挛、胆石症、胰腺炎等。常见药物有山莨菪碱、东莨菪碱、阿托品、丁溴东莨菪碱等。

(八)肝病辅助治疗药

肝病辅助治疗药种类繁多,包括:①降酶药,如五味子制剂(五酯胶囊、双环醇)、甘草酸制剂(复方甘草酸苷、甘草酸二铵)等;②促进解毒药,如还原型谷胱甘肽、葡醛内酯、硫普罗宁等;③促进能量代谢药,如辅酶 A、1,6-二磷酸果糖等;④促进蛋白质合成药,如复合氨基酸、支链氨基酸等;⑤降黄疸药,如腺苷蛋氨酸等;⑥肝细胞膜保护药,如水飞蓟素、多烯磷脂酰胆碱等;⑦抗纤维化药,如马洛替酯、中药方剂(丹参饮、莪术散、扶正化瘀汤等)。

(九)利胆药

利胆药属于能促进胆汁分泌和排出的一类药物。它通过引起胆囊收缩、Oddi 括约肌松弛,促进胆汁的分泌,增加胆汁的排出量,机械地冲洗胆道,有助于排出胆道内的泥沙样结石和胆结石术后少量的残留结石;其间接作用是改善肝脏功能,促进胆汁中固体成分的分泌。临床上应用于肝炎、胆囊炎、胆结石、胆囊切除后综合征等肝胆系统疾病。利胆药禁用于阻塞性黄疸,特别是完全性阻塞性黄疸。按照利胆药的作用方式主要分为两类:①促胆汁分泌药,如茴三硫、牛磺酸,熊去氧胆酸等;②促胆汁排空药,如硫酸镁、阿克吐等。

第二节 常见消化系统疾病的药物治疗

一、消化性溃疡

消化性溃疡(peptic ulcer)是指胃肠道黏膜被胃酸和胃蛋白酶等自身消化而发生的溃疡,其深度达到或超过黏膜肌层。溃疡的发生与胃酸、胃蛋白酶的消化作用有关,好发于胃、十二指肠,可见于食管下段、小肠、胃肠吻合口及其附近肠袢,也见于异位胃黏膜如 Meckel 憩室等。95% 的消化性溃疡发生于胃、十二指肠,故通常所说的消化性溃疡多指胃溃疡(gastric ulcer)和十二指肠溃疡(duodenal ulcer)。消化性溃疡是一种常见病,约 10% 的人曾在一生的某一时间患过此病,十二指肠溃疡和胃溃疡之比约为 3:1。青壮年多发,男女之比为 5:1 ~6:1。胃溃疡的发病年龄一般较十二指肠溃疡迟 10 年。

(一)病因和发病机制

消化性溃疡的病因和发病机制尚未完全阐明。目前认为主要与黏膜的损伤因素和保护因素失衡有关;胃溃疡以保护因素减弱为主,十二指肠溃疡以损伤因素增强为主。

1. 损伤因素增强

(1)胃酸/胃蛋白酶分泌增加:胃液的消化作用是消化性溃疡形成的基本条件。胃酸由胃内壁细胞分泌,可激活胃蛋白酶原成为有活性的胃蛋白酶,加重对黏膜的侵袭作用。壁细胞基底膜上有三种受体:组胺、胆碱能和促胃液素受体,可与相应的配体结合,通过壁细胞内的第二信使 cAMP 和钙进一步激活壁细胞顶端分泌性膜结构即质子泵 H^+,K^+-ATP 酶,促进胃酸分泌。壁细胞总量增加导致泌酸量增加、局部胃酸消化作用增强或促胃酸分泌的激素分泌增加,均可能引起胃酸/胃蛋白酶的侵袭作用增强,导致溃疡形成。

(2)幽门螺杆菌感染:幽门螺杆菌(*Helicobacter pylori*,Hp)感染是消化性溃疡形成的主要病因之一。Hp 致溃疡可能与以下因素有关:通过外形(鞭毛)、运动和黏附作用直接损伤黏膜;酶(尿素酶等)、细胞毒素(空泡毒素、细胞毒素相关蛋白质等)、毒力因子(胃型黏膜定植因子和诱发组织损害因子)等诱发局部炎症和免疫反应,损害局部黏膜的防御修复机制;刺激促胃液素和胃酸分泌。

(3)服用非甾体抗炎药:长期服用非甾体抗炎药(non-steroid anti-inflammatory drugs, NSAIDs)可诱发消化性溃疡,发生率约 20%。其损伤机制包括:①直接损伤胃黏膜;②抑制环氧合酶(COX-1)活性,减少内源性前列腺素的合成和分泌。

2. 保护因素减弱 胃十二指肠的保护因素主要包括黏液/碳酸氢盐屏障、黏膜屏障、黏膜血流、上皮再生能力以及前列腺素等,上述因素可中和胃酸、阻滞 H^+ 逆弥散、提供营养、促进黏膜上皮更新修复。胃溃疡发生常与各种原因导致保护因素减弱有关。

3. 其他因素 胃十二指肠运动异常、应激、精神心理因素和疾病因素均可通过影响损伤因素和保护因素之间的平衡导致消化性溃疡。此外,吸烟、饮酒、饮食、药物、遗传等因素均参与消化性溃疡的发生、发展。

(二)临床表现及诊断

消化性溃疡的临床表现不一,上腹部疼痛是其最常见的症状,可伴随上腹饱胀、嗳气、反酸、恶心、呕吐、纳差,甚至消瘦与贫血。部分患者可无症状,或以出血、穿孔等并发症为首发症状。典型的消化性溃疡有以下特点:①慢性过程,反复发作,病史可达几年或十余年。②周期性:疼痛数日或数周后有数周或数月的间歇,发作常与寒冷、紧张、疲劳或饮食不当等因素有关。③节律性:十二指肠溃疡的疼痛多在餐后2~3小时发生,持续至下餐进食,常有夜间痛,进食或服碱性药物后能缓解;胃溃疡的疼痛多在餐后1小时左右发生。但随着检查手段的发展和药物的早期干预,症状典型的消化性溃疡已较为少见,很多消化性溃疡患者的腹痛发作并无明显的节律性或仅表现为消化不良症状。

胃镜检查是确诊消化性溃疡最可靠的方法。它不仅可通过直接观察明确溃疡的部位、数目、大小、形态、深浅以及溃疡表面、边缘、周围黏膜的情况,还可通过活检鉴别恶性溃疡,检测Hp。内镜诊断应包括溃疡的部位、大小、数目以及溃疡的分期:活动期(A_1、A_2)、愈合期(H_1、H_2)以及瘢痕期(S_1、S_2)。X线钡餐检查尤其是气钡双重造影能较好地显示黏膜相,也是诊断溃疡常用的方法。消化性溃疡的X线征象可分为直接征象和间接征象两种。直接征象为龛影,可作为确诊依据;间接征象包括局部压痛、胃对侧痉挛切迹、球部变形、激惹等,不能作为确诊依据。

消化道溃疡出血的Forrest分级及对应的再出血率详见表5-1。

表5-1 消化道溃疡出血的Forrest分级及对应的再出血率

Forrest分级	溃疡病变的内镜下表现	再出血率(%)
Ⅰa	喷射样出血	55
Ⅰb	活动性渗血	55
Ⅱa	血管裸露	43
Ⅱb	附着血凝块	22
Ⅱc	黑色基底	10
Ⅲ	基底洁净	5

(三)治疗原则

1. 一般治疗原则 活动期患者休息是必要的,严重者应住院卧床休息,有紧张、焦虑、失眠等症状者可短期给予镇静剂。愈合期患者也应保持生活规律,避免过分紧张和劳累,戒烟酒,尽量避免使用NSAIDs、糖皮质激素等致溃疡药物。

2. 药物治疗原则 消化性溃疡的药物治疗目的是缓解症状、促进溃疡愈合、预防复发和防治并发症。

消化性溃疡活动期的治疗首选质子泵抑制剂或组胺 H_2 受体拮抗剂等抑制胃酸分泌的药物。合并出血等并发症以及其他治疗失败的病例应优先使用 PPI 治疗。胃溃疡患者可考虑抑酸剂和胃黏膜保护剂如硫糖铝、铋剂、铝碳酸镁等联合应用。对腹痛症状明显的患者，在治疗开始阶段加用抗酸药如碳酸氢钠（sodium bicarbonate）、氧化镁（magnesium oxide）、氢氧化铝（aluminium hydroxide）等，有助于迅速缓解疼痛。消化性溃疡合并十二指肠胃反流或腹胀症状明显时可联合使用胃动力药。为预防溃疡复发，对部分反复发作或必须长期服用 NSAIDs 的患者可采用"维持治疗"。前列腺素衍生物对防治 NSAIDs 导致的溃疡有一定价值，可作为长期服用 NSAIDs 患者的二线用药。消化性溃疡伴有 Hp 感染时必须用抗菌药物根治 Hp。

（四）药物治疗方案

1. 活动期溃疡的治疗

（1）抑制胃酸分泌：抑酸治疗是缓解消化性溃疡病症状、愈合溃疡的最主要措施。胃内酸度降低与溃疡愈合存在直接的关系。治疗消化性溃疡时，若使一天中胃液 pH≥3 的时间维持 18～20 小时，则可使几乎所有的十二指肠溃疡在 4 周内愈合。PPI 由于抑酸作用强、疗效肯定、使用方便、安全性好，目前已作为活动期消化性溃疡治疗的首选药物，尤其是疼痛严重、合并出血或其他治疗失败的患者应首先应用 PPI。PPI 治疗十二指肠溃疡的疗程一般为 4 周，胃溃疡为 6～8 周，以溃疡是否愈合为标准。对于存在高危因素及巨大溃疡的患者建议适当延长疗程。临床也可用 H_2 受体拮抗药替代 PPI 用于活动期消化性溃疡的一线治疗。但 PPI 治疗促胃液素瘤或 G 细胞增生等致促胃液素分泌增多而引起的消化性溃疡的效果优于 H_2 受体拮抗剂。H_2 受体拮抗药治疗十二指肠溃疡的疗程一般为 4～6 周，胃溃疡为 6～8 周。

1）质子泵抑制剂：PPI 吸收入血后转运至胃黏膜壁细胞，在分泌管的酸性环境中被质子化，转化为具有生物活性的次磺酸和次磺酰胺后，与 H^+，K^+-ATP 酶的巯基脱水偶联形成不可逆的共价二硫键，使 H^+，K^+-ATP 酶不可逆失活，阻断 H^+ 分泌的最后共同通道，达到较强和较长时间抑制胃酸分泌的效果。因 PPI 使 H^+，K^+-ATP 酶不可逆失活，只有新酶生成才能恢复泌酸功能，也就是说 PPI 通过减少胃酸分泌，有效抑制蛋白酶的活性，从而减缓食物消化过程，延迟固体食物的排空。PPI 抑制胃酸分泌的效果较 H_2 受体拮抗药更强，作用持久，能更快地促进溃疡愈合，不易产生耐药性，是目前治疗消化性溃疡最常用的药物。使用标准剂量的 PPI（表 5-2）治疗 2～4 周，十二指肠溃疡的愈合率可达 80%～100%；治疗 4～8 周，胃溃疡的愈合率达 70%～90%。在同样疗程下，应用 PPI 治疗较 H_2 受体拮抗药治疗溃疡的愈合率提高 10%～25%；对 H_2 受体拮抗药无效的消化性溃疡患者，PPI 治疗 8 周治愈率超过 90%、12 周可达 99%。PPI 代谢根据 CYP2C19 的基因型可分为快代谢、中间代谢和慢代谢 3 种代谢型，PPI 的药代学和药效学有所差异。有研究表明，PPI 治疗期间，快代谢型患者血浆中 PPI 水平和胃内 pH 值最低，而慢代谢型最高。这些因 CYP2C19 基因型引起的 PPI 药代学和药效学的差异，影响了 PPI 治疗方案对胃食管反流病与幽门螺杆菌感染的治愈率和根除率。因此，按 CYP2C19 基因分型对幽门螺杆菌感染患者进行分组治疗的有效率可显著增高。

表 5-2　临床常用 PPI 的代谢途径

药名	标准剂量(mg)	代谢途径
奥美拉唑	20	主要代谢途径通过 CYP2C19 代谢生成 5-羟奥美拉唑,次要代谢途径通过 CYP3A4 代谢生成磺基奥美拉唑
兰索拉唑	30	高浓度时通过 CYP3A4 代谢生成磺基兰索拉唑,低浓度时 CYP2C19 代谢生成5-羟兰索拉唑;CYP3A4 在兰索拉唑的代谢中比在奥美拉唑中重要
泮托拉唑	40	通过 CYP3A4 代谢生成磺基泮托拉唑,通过 CYP2C19 代谢生成去甲基泮托拉唑;Ⅱ相代谢为泮托拉唑硫酸酯
雷贝拉唑	10	通过非酶代谢的磺基化作用形成硫醚复合物;对 CYP2C19 酶代谢的依赖较其他 PPIs 少
埃索美拉唑	20	主要通过 CYP2C19 代谢,但受 CYP2C19 的基因多态性的影响小;CYP3A4 代谢的比例明显大于奥美拉唑

2)组胺 H_2 受体拮抗药:能选择性竞争结合胃壁细胞膜上的 H_2 受体,使组胺不能与受体结合,从而抑制食物、组胺及促胃液素引起的胃酸分泌。目前临床应用 H_2 受体拮抗药的常规剂量分别为西咪替丁(cimetidine)800mg,1 次/天,临睡前服用;或 400mg,2 次/天,早餐时及临睡前服用;或200mg,3 次/天,进餐时服用;400mg,临睡前服用。肾功能不全者应根据肌酐清除率调整用量:肌酐清除率为 0~15ml/min 者 400mg/d;肌酐清除率为 15~30ml/min 者 600mg/d;肌酐清除率为 30~50ml/min 者 800mg/d。注意避免与硫糖铝或氢氧化铝合用。雷尼替丁(ranitidine)150mg,2 次/天或临睡前服用 300mg,肌酐清除率<50ml/min 者剂量减半。法莫替丁 20mg,2 次/天,早餐和晚餐后服用;或 40mg,临睡前服用。尼扎替丁(nizatidine)300mg,1 次/天,临睡前服用。研究表明,4 种 H_2 受体拮抗药的疗效相当,分次给药和临睡前单剂给药的疗效并无差异。H_2 受体拮抗药治疗 4 和 8 周,十二指肠溃疡的愈合率分别为 70%~80%和 87%~94%。

(2)胃黏膜保护药:由于胃溃疡患者多数胃酸分泌正常,而黏膜屏障功能下降,故胃溃疡单用抑酸剂治疗的疗效不如十二指肠溃疡,可考虑抑酸剂和胃黏膜保护剂联合应用。硫糖铝的常用剂量为1g,4 次/天,口嚼成糊状后用少量温开水吞服,餐前 1 小时服用,3~4 周为一个疗程。

铋剂特别适合于合并 Hp 感染的消化性溃疡患者。铋剂中以枸橼酸铋钾(bismuth potassium citrate)、胶体次枸橼酸铋(colloidal bismuth)最为常用。枸橼酸铋在酸性条件下能与黏蛋白及溃疡面渗出的蛋白质相结合沉积于溃疡面,阻断胃酸、胃蛋白酶及胆盐浸蚀,促使其愈合。常用方法为 240mg,2 次/天,早、晚餐前 30 分钟服用;或 120mg,4 次/天,三餐前及临睡前 30 分钟服用;疗程为 4~8 周。

前列腺素衍生物米索前列醇(misoprostol)的不良反应较多,不宜常规应用。目前主要作为二线用药,对于防治 NSAIDs 导致的溃疡有一定价值。用法为 200μg,4 次/天,餐前及临睡前服用,疗程为 4~8 周。孕妇及心脑血管疾病者禁用。

(3)抗酸剂:主要用于症状严重患者的早期联合治疗,可迅速控制疼痛症状。传统的抗酸剂包括碳酸氢钠、氧化镁、氢氧化铝、碳酸钙等。由于传统的抗酸剂有便秘、腹泻或酸碱平衡紊乱等不良反应,临床应用已明显减少。新一代抗酸剂铝碳酸镁兼具抗酸剂和黏膜保护剂的优点,其网状晶格结构可在损伤或溃疡表面形成保护层,持续阻止胆酸及胃蛋白酶的损伤,刺激内源性前列腺素合成,迅速缓解溃疡症状,并可提高溃疡愈合质量。常用剂量为1g,3次/日,疗程为6~8周。促进溃疡愈合的疗效与H_2受体拮抗药相当,无明显的不良反应。

2. 抗Hp治疗 无论消化性溃疡初发还是复发、活动与否、有无并发症,Hp阳性的消化性溃疡患者均应抗Hp治疗,根除Hp可使多数Hp相关性消化性溃疡患者完全治愈。常用根除Hp感染的一线方案大体上可分为以PPI为基础的方案和以铋剂为基础的方案两大类,在PPI或铋剂基础上加用两个抗菌药物联合组成三联方案,抗菌药物可选择阿莫西林、克拉霉素、四环素、甲硝唑(或替硝唑)等,国内用呋喃唑酮代替甲硝唑,也取得较好疗效。常用的根除Hp的方案有:

(1)含PPI的根除Hp的方案:①PPI(标准剂量)+克拉霉素(0.5g)+阿莫西林(1.0g),2次/天;②PPI(标准剂量)+克拉霉素(0.5g)+甲硝唑(0.4g),2次/天;③PPI(标准剂量)+阿莫西林(1.0g)+甲硝唑(0.4g),2次/天;④PPI(标准剂量)+阿莫西林(1.0g)+呋喃唑酮(0.1g),2次/天。

标准剂量的PPI包括埃索美拉唑20mg、雷贝拉唑10mg、兰索拉唑30mg和奥美拉唑20mg。Hp根除率约80%~98%,报道不一。含PPI的根除Hp的方案疗程为7~14天,7和14天方案均有效,但14天方案可将根除率提高12%。考虑到经济因素,可使用H_2受体拮抗药替代PPI,但疗效有所下降。

(2)含铋剂的根除Hp的方案:①铋剂(标准剂量)+呋喃唑酮(0.1g)+克拉霉素(0.5g),2次/天;②铋剂(标准剂量)+甲硝唑(0.4g)+克拉霉素(0.5g),2次/天;③铋剂(标准剂量)+甲硝唑(0.4g)+四环素(0.5g),2次/天。

标准剂量的铋剂包括枸橼酸铋钾220或240mg、果胶铋240mg。含铋剂的根除Hp的方案疗程为14天。Hp根除率为78%~90%。尽管目前甲硝唑、克拉霉素耐药菌株有所增长,含铋剂的根除Hp的方案仍能取得较满意的疗效。

根除Hp感染的二线治疗方案主要为含PPI、铋剂和两个抗菌药物的四联疗法,疗程为7~14天。该方案可在一定程度上克服甲硝唑和克拉霉素耐药的影响,并可能防止继发耐药,故也有学者推荐作为一线方案使用。此外,含四环素、左氧氟沙星、利福平等的方案都可用于根治Hp感染的二线治疗。一项对PPI+四环素+甲硝唑根除Hp感染疗效的研究表明,使用该方案Hp根除率可达91%。

根除Hp疗效判断,用于明确Hp是否被根除的复查应在根除治疗结束至少4周后进行。可选用非侵入性的尿素呼气试验或粪便抗原检查。如临床疾病有必要进行内镜复查,也可用胃黏膜活检标本检测Hp,此时应同时取胃窦、胃体黏膜检测。

近年来,随着抗Hp药物的广泛使用,克拉霉素、甲硝唑等耐药菌株呈现逐年增多的趋势,使Hp根除疗效有所下降。为避免耐药菌株产生,提高Hp根除疗效,应注意严格掌握Hp根除的适应证;选用正规、有效的治疗方案;联合用药,避免使用单一的抗菌药物;对根除治疗失败的患者,再次治疗前应先做药物敏感试验;对一线治疗失败者,改用补救疗法时尽量避免使用克拉霉素。

3. 维持治疗 维持治疗曾是预防消化性溃疡复发的主要措施之一。但随着对根除Hp治疗的重视,维持治疗的地位明显下降。对于Hp阴性或根除Hp后仍反复发作、伴出血或穿孔等严重并发症的消化性溃疡患者,重度吸烟或伴随其他疾病必须长期服用NSAIDs或抗凝药物的消化性溃疡患者应给予维持治疗。目前维持治疗常用的药物为 H_2 受体拮抗药或 PPI,方案为标准剂量的半量睡前服用。疗程根据病情需要定,可长达半年到 1 年。

(五)药物治疗管理

消化性溃疡是一种常见病,消化性溃疡的发病与黏膜局部损伤和保护机制之间的平衡失调有关。抗溃疡药应能够减轻溃疡症状、促进溃疡愈合、防止溃疡复发以及避免溃疡并发症。

1. 抑酸药 抑酸药是目前消化性溃疡治疗最主要的药物,包括质子泵抑制剂、组胺 H_2 受体拮抗药、抗胆碱能药和促胃液素受体拮抗药。

(1)PPI:目前临床常用的 PPI 主要有奥美拉唑、兰索拉唑、泮托拉唑、雷贝拉唑以及埃索美拉唑等。上述药物的常用剂量与部分药动学参数详见表 5-3,上述药物与其他药物的相互作用详见表 5-4。

使用标准剂量的 PPI(奥美拉唑 20mg/d、泮托拉唑 40mg/d、兰索拉唑 30mg/d、雷贝拉唑 10mg/d 和埃索美拉唑 20mg/d)治疗 2~4 周,十二指肠溃疡的愈合率可达 80%~100%;治疗 4~8 周,胃溃疡的愈合率达 70%~90%。在同样疗程下,应用 PPI 治疗较 H_2 受体拮抗药治疗溃疡的愈合率提高 10%~25%;对 H_2 受体拮抗药无效的消化性溃疡患者,PPI 治疗 8 周治愈率超过 90%、12 周可达 99%。

表 5-3 临床常用 PPI 的使用剂量与部分药动学参数

药名	治疗剂量(mg/d)	维持剂量(mg/d)	血浆药物达峰时间(小时)	血浆半衰期(小时)
奥美拉唑	20~60	20	0.5~3.5	0.6~1
兰索拉唑	30	30	2	1.5
泮托拉唑	40	40	1.5~2	0.9~1.9
雷贝拉唑	10~20	10	3.1	0.7~1.5
埃索美拉唑	20	20	1~2	1.2~1.5

表 5-4 常用的 PPI 与药物相互作用

药物	奥美拉唑	兰索拉唑	泮托拉唑	雷贝拉唑	埃索美拉唑
抗酸药	无	存在争议	无	无	未知
口服避孕药	存在争议	存在争议	无	未知	未知
卡马西平	消除率下降	未知	无	未知	未知
他克莫司	未知	消除率下降	无	无	未知
环孢素	存在争议	未知	无	未知	未知
安替比林	消除率下降	消除率上升	无	未知	未知
地西泮	消除率下降	无	无	无	消除率下降
地高辛	吸收率上升	未知	无	吸收率上升	未知

续表

药物	奥美拉唑	兰索拉唑	泮托拉唑	雷贝拉唑	埃索美拉唑
苯妥英	消除率下降	无	无	无	消除率下降
硝苯地平	吸收率上升 消除率下降	未知	无	未知	未知
华法林	消除率下降	无	无	无	消除率下降
茶碱	无	存在争议	无	无	未知
乙醇	无	无	无	未知	未知

胃肠道反应是PPI最常见的不良反应,一般无须停药或停药后可自行缓解,个别严重者需对症治疗。使用PPI还可能现免疫系统、神经系统、呼吸系统、血液系统、泌尿系统等方面的不良反应;同时还会增加骨质疏松及感染风险。PPI引起的不良反应呈现多样化,但大多数较轻,停药后可逐渐恢复,较重的及时停药和采取对症措施进行治疗后也大多能恢复正常,极少情况会危及生命。使用时应告知患者可能存在反跳性酸分泌增加,而采用个性化治疗、积极改善生活方式、调整饮食结构、同时联用胃肠动力药等措施可减少反跳性酸增加的发生。

由于奥美拉唑、兰索拉唑、泮托拉唑等第一代PPI起效慢,不能迅速缓解症状,药动学个体差异大,与其他药物的相互作用多,近年来雷贝拉唑、埃索美拉唑等新一代PPI在临床中的使用越来越广泛。雷贝拉唑可作用于H^+,K^+-ATP酶的4个部位,抑酸作用更强。埃索美拉唑是奥美拉唑的*S*-型异构体,口服后首过效应少,血浆清除慢,生物利用度和血药浓度较奥美拉唑高,半衰期延长,具有药效高而持久、个体差异少、耐受性好等优点;老年人,肾功能不全和轻、中度肝功能不全患者不需调整剂量;因其可分泌入乳汁中,哺乳期妇女慎用。PPI在特殊人群中的药动学特点及剂量调整情况详见表5-5。

表5-5 PPI在特殊人群中的药动学特点及剂量调整

人群/药物		奥美拉唑	兰索拉唑	泮托拉唑	雷贝拉唑	埃索美拉唑
肾衰竭者	特点	药动学与健康人相似,生物利用度略升高	$t_{1/2}$ ↓,C_{max}及t_{max}与健康人相似	AUC及$t_{1/2}$与健康人相似	剂量为20mg药动学无显著性差异	药动学与健康人相似
	剂量			不需调整		
肝衰竭者	特点	生物利用度升高约100%,$t_{1/2}$ ↑	$t_{1/2}$ ↑,AUC升高500%	$t_{1/2}$ ↑,C_{max} ↑,AUC↑	无严重者的信息;中、轻度者AUC升高2倍,$t_{1/2}$延长2~3倍	AUC升高2~3倍
	剂量	严重者每日用量不大于20mg	中、轻度者不需调整	中、轻度者不需调整	中、轻度者不需调整,严重者慎用	严重者每日用量不大于20mg

(2) H_2 受体拮抗药：目前在临床广泛应用的 H_2 受体拮抗药有第一代产品西咪替丁(cimetidine)，第二代的雷尼替丁(ranitidine)，第三代的法莫替丁(famotidine)、尼扎替丁(nizatidine)、罗沙替丁(roxatidine)等(常用 H_2 受体拮抗药的比较详见表5-6)。研究表明，后4种 H_2 受体拮抗药疗效相当，分次给药和临睡前单剂给药的疗效并无差异。H_2 受体拮抗药治疗4和8周，十二指肠溃疡的愈合率分别为70%～80%和87%～94%。

H_2 受体拮抗药的不良反应较少，但其长期使用可引起氨基转移酶升高、肌酐升高、粒细胞减少和血小板减少。并且由于改变胃内的酸碱平衡，也会改变胃内的菌群分布。西咪替丁可与雄激素受体结合，有抗雄激素的作用，因此可能会影响男子乳腺发育，导致阳痿、少精、性欲减退，停药后可恢复。西咪替丁可能减少肝血流，并与细胞色素P450混合功能氧化酶结合，会影响利多卡因、华法林、普萘洛尔、地西泮、茶碱、苯巴比妥和苯妥英钠等的作用。雷尼替丁无抗雄激素的作用，与细胞色素P450的结合力只有西咪替丁的1/10。法莫替丁和尼扎替丁不影响P450酶。

表5-6　常用 H_2 受体拮抗药的比较

药名	生物利用度(%)	达血药峰值时间(小时)	半衰期(小时)	有效血药浓度维持时间(小时)	相对抑酸活力	剂量	对肝药酶抑制
西咪替丁	60～70	0.75～1.5	2	5	1.0	0.4g bid 或每餐 0.2g 加临睡前 0.4g(0.8g/qn)*	+
雷尼替丁	50～60	1～2	2～3	8～12	5.0	150mg bid(75mg/qn)	+/−
法莫替丁	43	1～3.5	2.5～4	12	40.0	20mg bid(20mg/qn)	−
尼扎替丁	90	1～3	2	8	5.0	150mg bid(150mg/qn)	−
罗沙替丁	85	1～3	4	8～12	6.0	75mg bid(75mg/qn)	−

注：* 括号内为维持剂量

2. 抗胆碱能药物与促胃液素受体拮抗药　可分别通过竞争性阻断壁细胞上的乙酰胆碱受体和促胃液素受体而减少胃酸分泌。抗胆碱能药物的代表药物哌仑西平(pirenzepine)的抑酸作用比 H_2 受体拮抗药稍弱，可使空腹和进餐刺激的胃酸分泌分别减少50%和30%；与 H_2 受体拮抗药有协同作用，联合应用几乎可完全阻断各种刺激导致的胃酸分泌。哌仑西平不通过血脑屏障，无抑郁效应和中枢神经系统不良反应；也不阻断控制心率和平滑肌收缩的胆碱能受体，不导致心动过速和膀胱张力降低。促胃液素受体拮抗药的代表药物丙谷胺(proglumide)除抑制胃酸分泌外，还可抗平滑肌痉挛、促进胃黏膜上皮再生，但抑制胃酸分泌的作用弱于西咪替丁。这两类药物由于疗效相对不佳，临床很少单独使用。

3. 抗酸药　主要是一些无机弱碱。此类药物起效快，能迅速缓解溃疡疼痛，促进溃疡愈合；但单用能否使溃疡愈合尚有争议。目前抗酸剂主要用于消化性溃疡的辅助治疗，尤其是腹痛症状严重者早期治疗阶段的联合用药。由于传统的抗酸剂有便秘、腹泻或酸碱平衡紊乱等副作用，临床应用已明显减少。新一代抗酸剂铝碳酸镁兼具抗酸剂和黏膜保护剂的优点，其网状晶格结构可在损伤或溃疡表面形成保护层，持续阻止胆酸及胃蛋白酶的损伤，刺激内源性前列腺素合成,迅速缓解溃疡症状,并可提高溃疡愈合质量。常用剂量为 1g,3 次/天,疗程为 6～8 周。促进溃疡愈合的疗效与 H_2 受体拮抗药相当,无明显的副作用。

氧化镁中和胃酸强而持久,但起效慢,肾功能不全者易导致高镁血症;碳酸镁不被吸收,有轻度腹泻作用,适用于伴有便秘的消化性溃疡患者;碳酸氢钠止痛效果快,但易被消化道吸收,长期和大量服用可引起钠潴留和代谢性碱中毒,并在胃内产生二氧化碳,有引起继发性胃酸增高的缺点;氢氧化铝除中和胃酸外,还在黏膜表面形成凝胶,保护胃黏膜,肾功能不全者减量,不宜与四环素、喹诺酮类药物、地高辛、异烟肼、华法林、氯丙嗪等合用。现在已经很少单用碱性抗酸药治疗溃疡病,但仍可作为止痛的一种临时辅助药物。常用抗酸药的不良反应及不适用人群详见表 5-7。

表 5-7　常用抗酸药的不良反应及不适用人群

药物	碳酸氢钠	氢氧化铝	碳酸钙	铝碳酸镁
种类	吸收性	非吸收性	非吸收性	非吸收性
不良反应	腹胀、碱化尿液	便秘、口干、失眠、骨质疏松	长期服用易患高钙血症,可能造成胃穿孔	消化不良、呕吐、腹泻
不适用人群	严重胃溃疡者	肾功能不全者	肾功能不全者、胃溃疡严重者、老年人	严重肾功能障碍者、胃酸缺乏者

4. 胃黏膜保护剂　主要通过增加碳酸氢盐分泌、改善黏膜血流或在黏膜表面形成保护层增强黏膜抵抗力。常用药物有前列腺素衍生物、硫糖铝、铋剂等。

(1)前列腺素衍生物:代表药物为米索前列醇(misoprostol)。本药口服吸收迅速,15 分钟血药浓度即达峰值,1.5 小时即可完全吸收,8 小时内尿中的排出量为 56%。其不良反应主要为稀便、腹痛、腹泻,可引起宫缩及流产,孕妇禁用。由于不良反应较多,价格昂贵,主要作为二线用药,对于防治 NSAIDs 导致的溃疡有一定价值。

(2)硫糖铝:是硫酸蔗糖和氢氧化铝的复合物,无抗酸作用。其保护胃黏膜的机制包括:①与蛋白质形成大分子复合物,在溃疡创面上形成保护膜,阻止胃酸、胃蛋白酶和胆汁酸的渗透与侵蚀;②吸附胃蛋白酶和胆汁酸;③促进胃黏液和碳酸氢盐分泌;④增加胃黏膜血流量;⑤刺激前列腺素的合成与释放;⑥激活巨噬细胞,促进上皮细胞修复。用药时应告知患者本药必须空腹摄入,餐前 1 小时及睡前服用效果最好。不良反应常见便秘,少见或偶见腰痛、腹泻、眩晕、昏睡、口干、消化不良、恶心、皮疹、瘙痒以及胃痉挛等。本品可降低口服抗凝药、喹诺酮类药物、脂溶性维生素等药物的吸收,与上述药物合用时应注意用药间隔或调整某些药物的用药剂量。

(3)铋剂:临床常用胶体次枸橼酸铋(colloidal bismuth)、枸橼酸铋(bismuth potassium citrate)等。胶体次枸橼酸铋在酸性环境(pH <5.0)下形成氧氯化铋和枸橼酸铋的沉淀物,或直接与黏液结合形成糖蛋白铋,覆盖于溃疡表面,形成保护屏障;同时,胶体次枸橼酸铋还能抑制胃蛋白酶活力,结合胆汁酸,刺激内源性前列腺素释放,改善微循环,刺激黏液分泌,促进上皮修复。铋剂的吸收量小,短期内口服不会产生铋的毒性反应,但有蓄积作用,避免长期持续服用,尤其老年患者及有肾功能障碍者,当血中铋浓度过高并伴有肾功能紊乱时可用二巯丁二酸或二巯丙醇的络合疗法治疗。服用本品期间不应饮用含乙醇及碳酸的饮料,少

饮含咖啡因的饮料。

5. 治疗 Hp 感染的药物　常用的抗 Hp 感染药物有抑酸剂、铋剂、抗菌药物等。目前尚无单一药物可有效根除幽门螺杆菌，因此必须联合用药。用于抗 Hp 感染的抗菌药物多在酸性环境中较稳定，主要包括阿莫西林、四环素、甲硝唑、克拉霉素、呋喃唑酮、左氧氟沙星等。阿莫西林在体内外均有良好的抗 Hp 效果；在胃内酸性环境中较为稳定，在 pH 接近中性时疗效最佳；主要不良反应为腹泻、过敏反应和假膜性肠炎。克拉霉素属大环内酯类抗菌药物，易于吸收，抗 Hp 效果较好；但单独使用易耐药。非耐药菌株对甲硝唑非常敏感；但耐药菌株多见，一旦耐药，感染的治愈率明显下降；与铋剂和其他抗菌药物合用可减少耐药机会。Hp 对四环素也比较敏感，耐药菌株少。随着 Hp 耐药菌株的增加，呋喃唑酮、左氧氟沙星等逐渐受到重视，两者均有较强的抗 Hp 活性。PPI 及其他抑酸剂抗 Hp 的主要机制是通过提高胃内 pH，增加抗菌药物的稳定性，提高抗 Hp 疗效。铋剂与抗菌药物合用有协同效应。

6. 促胃肠动力药　此类药物可加速胃排空，减少促胃液素分泌，减轻胃酸对胃黏膜的损害，可用于消化性溃疡伴消化不良或胃潴留者。常用药物包括甲氧氯普胺（metoclopramide）、多潘立酮（domperidone）、莫沙必利（mosapride）等。甲氧氯普胺常用 5～10mg，3 次/天，饭前服用；本药是多巴胺受体拮抗剂，可进入血脑屏障可引起倦怠、焦虑、头昏、锥体外系反应等精神症状。多潘立酮临床常用 10～20mg，3 次/天，餐前口服；本药为选择性多巴胺受体拮抗剂，不通过血脑屏障，但 10%～15% 的患者可引起可逆性血催乳素水平升高。莫沙必利的作用是多潘立酮的 10～12 倍，无心血管不良反应；常用剂量为 5mg，3 次/天，饭前服用。

（六）案例分析

案例一：

1. 主题词　消化性溃疡伴 Hp 阳性；PPI 三联法。

2. 病史摘要　患者，女，60 岁。3 天前无明显诱因出现呕吐，呕吐物为咖啡样，伴腹泻，大便为咖啡色，内无血凝块，总量约 500ml，伴头晕、乏力，晕厥 1 次，无四肢抽搐，无口吐白沫，无大小便失禁，数分钟后清醒，无发热，近期内无进食动物内脏、铁剂、铋剂，起病前无剧烈咳嗽、恶心，无反酸、嗳气，无腹痛、腹胀等其他不适。至我院查"大便隐血阳性；Hp 阳性"，入院后上消化道内镜检查提示"胃溃疡（A_1 期）"。

入院诊断：上消化道出血，胃溃疡。

辅助检查：血常规：白细胞 4.4×10^9/L，中性粒细胞 61%，红细胞 2.12×10^{12}/L，血红蛋白 68g/L，血小板 145×10^9/L；粪常规：隐血（阳性）；肝功能：总胆红素 11.5μmol/L，结合胆红素 6.1μmol/L，总蛋白 67.1g/L，白蛋白 28g/L，丙氨酸氨基转移酶 16U/L；肾功能：血尿素氮 4.11mmol/L，血肌酐 66μmol/L，血尿酸 341μmol/L。

3. 治疗方案

（1）初始（止血，前 3 天）：泮托拉唑注射液 80mg ivgtt（首剂），8mg/h（维持）；0.9% 氯化钠注射液 100ml。

（2）黏膜保护：硫糖铝混合液 1g po qd。

（3）抗 Hp（活动性出血控制后）：泮托拉唑肠溶片 40mg po qd；阿莫西林胶囊 1g po bid；克拉霉素片 0.5g po bid。

（4）补液、营养支持治疗：20% 中/长链脂肪乳注射液 250ml ivgtt qd；20% 氨基酸注射液

250ml ivgtt qd；维生素 B_6 注射液 100mg ivgtt qd；维生素 C 注射液 1g；10% 氯化钾注射液 1.5g；5% 葡萄糖注射液 500ml。

4. 药学监护要点

（1）密切观测患者在用药后呕血、便血等症状是否有所好转。

（2）监测患者的血压、脉搏、血糖、血常规等变化及有无再发呕血、黑便或便血等现象。

（3）密切监护并提醒患者泮托拉唑可能引起头痛、头晕、恶心、失眠以及皮疹、肌肉疼痛等症状。

（4）嘱患者严格限制对胃黏膜有刺激的食物，并以富含易于消化的蛋白质和碳水化合物为主，同时避免进食速度过快，饮食不宜过饱。

5. 药学监护过程　患者为老年女性急性起病，入科时已呕血、便血 3 天，且有头晕、晕厥，以泮托拉唑注射剂进行抑酸、止血，次日出血即停止。采用三联法治疗 Hp 感染，预防消化性溃疡的复发。患者曾有头晕、晕厥史，考虑患者有出血症状后会引起血容量不足和营养不良，入院后又禁食，故需要补充能量、体液、电解质、维生素，并给予营养支持。本例患者从出血情况看，呕血、黑便、晕厥、短期内中度贫血，提示出血量较大，但是经医师与药师劝导，患者与家属坚持拒绝输血治疗，在给予营养支持及补液支持的同时建议其补充铁剂。

6. 药学分析与建议　无论消化性溃疡初发还是复发、活动与否、有无并发症，Hp 阳性的消化性溃疡患者均应抗 Hp 治疗。常用的根除 Hp 感染的一线方案大体上可分为以 PPI 为基础的方案和以铋剂为基础的方案两大类，在 PPI 或铋剂基础上加用两个抗菌药物联合组成三联方案，本例使用的三联法为含 PPI 的根除 Hp 方案。常用含 PPI 的根除 Hp 方案有：①PPI（标准剂量）+克拉霉素（0.5g）+阿莫西林（1.0g），2 次/天；②PPI（标准剂量）+克拉霉素（0.5g）+甲硝唑（0.4g），2 次/天；③PPI（标准剂量）+阿莫西林（1.0g）+甲硝唑（0.4g），2 次/天；④PPI（标准剂量）+阿莫西林（1.0g）+呋喃唑酮（0.1g），2 次/天。本例选择的是方案①，泮托拉唑+克拉霉素+阿莫西林，2 次/天。值得重视的是，鉴于目前我国对克拉霉素及甲硝唑等药物耐药的 Hp 比例呈上升趋势，因此 PPI+铋剂+2 个抗生素的四联方案也可作为一线抗 Hp 方案使用。

本例患者进行了 3 天泮托拉唑注射剂治疗后出血停止，改为泮托拉唑片。告知患者泮托拉唑肠溶片应整片吞服，不应咀嚼或压碎；阿莫西林和克拉霉素应在饭后服用，可减少其胃肠道刺激性。应告知患者 PPI 引起的不良反应呈现多样化，但大多数较轻，停药后可逐渐恢复。同时教育患者禁用能损伤胃黏膜的非甾体抗炎药如阿司匹林、吲哚美辛、保泰松等，稳定情绪，解除焦虑。

7. 药物治疗小结　消化性溃疡治疗原则上要止血、抑酸、补液、营养支持、抗 Hp 预防溃疡复发。一般活动性出血需要用到止血药；未出现活动性出血要预防再次出血，一般使用抑酸药降低胃内酸度即可达到止血目的。

抗酸治疗是消化性溃疡治疗的关键环节，抗酸治疗的主要目的是减少胃酸分泌和胃蛋白酶的自身消化作用，促进溃疡愈合。常用的抑酸药有 H_2 受体拮抗剂和质子泵抑制剂两大类，它们都能有效抑制胃酸产生。但是相比较 H_2 受体抑制剂有以下缺点：不良反应较多、患者会对它产生快速耐受、抑酸作用不如 PPI 强，所以本例患者使用 PPI 制剂。PPI 能抑制壁细胞泌酸的最后环节，有效抑制胃酸分泌，减少胃酸对胃黏膜的损害，起到促进溃疡愈合的作用。

患者出血后会引起血容量不足和营养不良，入院后又禁食，故需要补充能量、体液、电解质、维生素，扩容的同时给予营养支持。待病情稳定后，可给予无渣流食，逐渐过渡到半流质软食。对于消化性溃疡出血量不大的患者，并不需严格禁食。

案例二：

1. 主题词 PPI；不良反应。

2. 病史摘要 患者，女，65岁。2天前进食后解柏油样黑便2次，成形，量约200ml，伴胃部不适，无发热，无头晕、黑蒙，无胸闷、胸痛，无恶心、呕吐，无呕血，无腹痛等，近2日未再解黑便，急诊以"上消化道出血"收入院。自患病以来，精神状态良好，禁食，小便正常，大便如前，睡眠正常，体重无明显变化。上消化道内镜检查提示"十二指肠、胃角溃疡伴出血"。

入院诊断：消化性溃疡（十二指肠、胃角）伴出血。

辅助检查：血常规：白细胞 9.1×10^9/L，中性粒细胞79.5%，血红蛋白118g/L，血小板 168×10^9/L；肝功能：总胆红素14μmol/L，结合胆红素6.31μmol/L，总蛋白63g/L，白蛋白39g/L，丙氨酸氨基转移酶34U/L；肾功能：血尿素氮3.93mmol/L，血肌酐48μmol/L，血尿酸158μmol/L；粪常规：隐血（阳性）；肿瘤标记物：甲胎蛋白1.01μg/L，癌胚抗原0.53μg/L，CA199 14.66U/ml，CA125 5.57U/ml，CA153 10.21U/ml。

3. 治疗方案

（1）抑酸、止血：奥美拉唑注射液40mg ivgtt qd；奥美拉唑肠溶胶囊40mg po。

（2）补液、营养支持治疗：20%中/长链脂肪乳注射液250ml ivgtt qd；20%氨基酸注射液250ml ivgtt qd；维生素 B_6 注射液100mg ivgtt qd；维生素C注射液1g；10%氯化钾注射液1.5g；5%葡萄糖注射液500ml。

4. 药学监护要点

（1）密切观测患者在用药后便血症状是否有所好转。

（2）奥美拉唑可能引起头痛、腹泻、恶心、呕吐、便秘、腹痛以及皮疹、感觉异常等症状。

（3）胃内食物充盈时可减少奥美拉唑的吸收，故告知患者每日早晨吞服奥美拉唑40mg。

5. 药学监护过程 患者为老年女性急性起病，入院后出血已停止，且心率、血压均正常，因此属于轻度出血，可以用标准量的PPI制剂治疗。住院治疗期间患者自述曾有恶心感，可能与使用奥美拉唑有关，但感觉轻微，未影响疾病治疗。

6. 药学分析与建议 本例患者内镜检查提示"十二指肠、胃角溃疡伴出血"，但入院时出血已停止，该病的药物治疗主要应抑制胃酸分泌。根据《消化性溃疡病诊断与治疗规范建议》（2008年，中华消化杂志编委会），抑酸治疗是缓解消化性溃疡病症状、愈合溃疡的最主要的措施，PPI是首选药物。PPI吸收入血后转运至胃黏膜壁细胞，在分泌管的酸性环境中被质子化，转化为具有生物活性的次磺酸和次磺酰胺后，与 H^+，K^+-ATP酶的巯基脱水偶联形成不可逆的共价二硫键，使 H^+，K^+-ATP酶不可逆失活，阻断 H^+分泌的最后共同通道，达到较强和较长时间抑制胃酸分泌的效果，同时不易产生耐药性。

胃肠道反应是PPI最常见的不良反应，一般无须停药或停药后可自行缓解，个别严重者需对症治疗。使用PPI还可能出现免疫系统、神经系统、呼吸系统、血液系统、泌尿系统等方面的不良反应；同时还会增加骨质疏松及感染风险。PPI引起的不良反应呈现多样化，但大多数较轻，停药后可逐渐恢复，较重的及时停药和采取对症措施进行治疗后也大多能恢复正常，极少情况会危及生命。停药时应告知患者可能存在反跳性酸分泌增加。

奥美拉唑能特异性地作用于胃壁细胞质子泵，抑制基础胃酸和各种刺激后引起的胃酸分泌，使胃内 pH 升高，促进血小板聚集及血液凝固，从而促进溃疡愈合。奥美拉唑与抑制 CYP2C19 或 CYP3A4 酶的药物合用，会使奥美拉唑的浓度升高；同时会增加通过 CYP2C19 酶代谢的药物（如地西泮、华法林、苯妥英）的血药浓度。使用时注意提醒患者如服用其他药物应请医师或药师判断是否需要调整药物治疗方案。

7. 药物治疗小结　消化性溃疡的药物治疗应抑酸和保护胃黏膜。对于 Hp 阳性的患者应予抗 Hp 治疗，对于并发出血的患者同时要进行补液及营养支持等治疗。根据《消化性溃疡病诊断与治疗规范建议》（2008 年，中华消化杂志编委会）抑酸治疗是缓解消化性溃疡病症状、促进溃疡愈合的最主要的措施。PPI 能抑制壁细胞泌酸的最后环节，能强力抑制胃酸分泌，减少胃酸对胃黏膜的刺激，起到保护溃疡面并促进其愈合的作用。患者出血后会引起血容量不足和营养不良，入院后又禁食，故需要补充能量、体液、电解质、维生素，扩容的同时给予营养支持。

二、胃食管反流病

胃食管反流病（gastro- esophageal reflux disease，GERD）是胃和十二指肠内容物反流入食管引起胃灼热感等症状的疾病，根据是否导致食管黏膜糜烂、溃疡，可将胃食管反流病分为糜烂性食管炎（erosive esophagitis）和非糜烂性反流病（non- erosive reflux disease）。GERD 也可引起咽喉、气道等食管邻近的组织损害，出现食管外症状。胃食管反流病的发病在不同地区和人群中存在差异，西方国家的发病率为 10% ~20%，而在亚洲国家中发病率为 2. 5% ~7. 1%。男女发病的比例约为 0. 72∶1。

（一）病因和发病机制

目前认为胃食管反流病是由多因素促成的上消化道动力障碍性疾病，直接损伤因素是胃酸、胃蛋白酶及胆汁（非结合胆盐和胰酶）等反流物。胃食管反流病的主要发病机制是抗反流防御机制减弱和反流物对食管黏膜攻击作用的结果。胃食管反流病的发生与下列因素有关：

1. 解剖及生理抗反流结构功能破坏　食管胃底连接处是第一抗反流屏障，最重要的结构是下食管括约肌，位于食管与胃交界线之上 3 ~5cm 的高压区。胃食管反流病患者尤其糜烂性食管炎患者的下食管括约肌静息压力明显低于正常，迷走神经反射无法引起有力的下食管括约肌收缩，抵抗病理性胃食管反流发生。下食管括约肌功能受损或减退，尤其是一过性下食管括约肌松弛是引起胃食管反流的最主要的因素。此外，胃食管连接部位的其他解剖结构包括膈肌脚、膈食管韧带、食管与胃之间的锐角（His 角）等异常均与食管抗反流功能破坏有关。

2. 食管的清除能力降低　食管蠕动排空、唾液中和以及食团自身重力产生的食管酸廓清可缩短食管黏膜在反流物中浸泡的时间，其中食管蠕动收缩对于防止反流物导致的食管炎更为重要。研究表明，糜烂性食管炎患者的食管收缩幅度降低、无蠕动性收缩发生率增加，且随着食管炎的程度加重而更加明显，这种食管蠕动功能障碍并不随食管炎的治愈而改善，可能参与了疾病的发生。

3. 食管黏膜的防御作用减退　食管黏膜表面的黏液层、上皮细胞膜、细胞间连接结构、细胞内缓冲液、细胞代谢等上皮因素以及组织内的基础酸状态、血供等共同组成食管黏膜防御屏障。屏障受损时，即使正常胃食管反流亦可引发食管炎。

4. 胃十二指肠功能异常 各种原因导致的胃十二指肠运动和功能异常均可导致反流物的损伤性增加。据报道，40%以上的胃食管反流病患者伴有餐后胃排空延迟；十二指肠胃反流所致的碱反流性食管炎可能与糜烂性食管炎的并发症之一食管癌的发生有关。

5. 食管感觉异常 食管敏感性与患者对症状的感觉有关。胃食管反流病患者特别是非糜烂性反流病患者食管对球囊扩张的感知阈和痛阈下降、酸敏感增加，可用于疾病诊断。

6. 其他因素 某些特殊人群例如婴儿、孕妇、肥胖者；某些不良生活习惯或方式例如吸烟、高脂饮食、睡前进食、衣带过紧、习惯性吞气、精神紧张和焦虑情绪等；以及某种特定的疾病状态例如硬皮病、糖尿病、大量腹水均易发生胃食管反流。国内外的大量研究资料表明，年龄增加、男性、吸烟、体重指数(BMI)增加、过度饮酒、阿司匹林等非甾体抗炎药和抗胆碱能药物使用、体力劳动、心理疾病及家族史是胃食管反流病发病的相关危险因素。

总之，下食管括约肌张力降低、食管清除能力下降、胃排空延迟是造成黏膜组织学损伤或激发临床症状的核心，导致的食管黏膜酸暴露时间延长、酸暴露程度增加是胃食管反流病的主要病理机制，也有研究显示糜烂性食管炎最主要的病理生理学基础是食管黏膜防御和自我修复能力下降；而导致非糜烂性反流病产生的最重要的因素是食管黏膜和(或)食管壁内脏感觉神经敏感性升高。食管腔内pH改变或食管蠕动异常等因素尽管在大多数非糜烂性反流病患者程度较轻，甚至在正常范围内，但起促进疾病发生的作用。另外非糜烂性反流病患者存在精神、情绪异常的比例远高于其他类型的胃食管反流病，因而非糜烂性反流病并不代表胃食管反流病的程度较轻。

(二)临床表现及诊断

胃食管反流病的临床表现多样，与内镜检查所见的损害程度无明显关联。糜烂性食管炎和非糜烂性反流病两组患者的症状、严重程度、频率或伴随症状相似，包括食管和食管外的一系列症状。

1. 临床表现

(1)食管症状：胃灼热感和反流是典型的反流相关症状群的特征性表现。胃灼热感是胸骨后或剑突下烧灼感，可向颈部放射，多于餐后出现。胃食管反流是引起胃灼热感的最主要的原因。反流是胃内容物在无恶心和不用力的情况下涌入咽部或口腔的感觉。夜间的胃灼热感和反流可使部分胃食管反流病患者伴有睡眠障碍。胃食管反流还可产生胸痛，引起与缺血性心脏病疼痛类似的胸痛发作，有时甚至不易与之相鉴别，可不伴有胃灼热感和反流。上腹痛也是胃食管反流病的主要症状，与胃灼热感相关，约69%。非糜烂性反流病患者除了胃灼热感之外还有上腹痛。部分患者感吞咽困难，可能由于反流损害所致的食管狭窄、食管痉挛或者蠕动功能障碍造成。体育运动可诱发胃食管反流病患者的不适症状发作，可能与运动时食管收缩的时间缩短、幅度和频率下降有关。其他少见或不典型的相关症状还包括嗳气、腹胀、上腹不适、咽部异物感、吞咽痛等。

(2)食管外症状：胃食管反流病患者可出现咳嗽、哮喘、反复发生的肺炎、肺纤维化，婴幼儿胃食管反流病可发生窒息，甚至有部分胃食管反流病患者有呼吸道症状而无食管症状。与胃食管反流病相关的咽喉部症状有咽喉部异物感、间歇性声音嘶哑、持久咽痛等，尤其在夜间反流更易出现。反流性喉炎和反流性哮喘综合征患者通常都有食管症状，但可不伴有胃灼热感和反流。此外，胃食管反流病患者中蛀牙尤其是发生于舌齿和腭齿表面的发生率增高。胃食管反流病的并发症包括出血、狭窄、Barrett食管和腺癌等。

2. 诊断　内镜是目前诊断胃食管反流病的主要方法。其他可用于证实反流或炎症存在的辅助检查包括食管腔内24小时pH监测、食管腔内测压、X线钡餐检查、放射性核素扫描、24小时食管胆汁监测、酸滴注试验以及PPI试验等。结合典型或不典型的食管症状及食管外症状，排除其他原因食管炎后可诊断。需要大剂量药物维持、药物治疗无效或不愿接受长期药物治疗的患者可考虑行内镜治疗。常用的内镜治疗方法包括内镜下射频治疗、局部注射治疗、贲门黏膜缝合皱褶成形术等。经严格内科治疗后仍有严重反流症状和(或)并发症、经常发生反流性吸入性肺炎或哮喘、不愿接受终身药物治疗或病情重、需要长期大剂量抗酸药维持治疗的年轻患者也可考虑手术。手术前应进行食管24小时pH监测及食管测压，了解下食管括约肌及食管体部的运动功能，指导选择手术方式。抗反流手术在缓解症状及愈合食管炎方面与药物治疗疗效相似，但手术存在腹胀、吞咽困难等并发症甚至可导致死亡。值得注意的是，相当一部分患者（11%～60%）术后仍需规则用药。另有研究表明抗反流手术并不能降低食管腺癌的风险。

非糜烂性反流病主要依赖症状学进行诊断，典型症状为胃灼热感和反流，当患者主诉胃灼热感时，如能排除可能引起胃灼热感的其他疾病，且内镜检查未见食管黏膜病变时可诊断非糜烂性反流病。症状不典型的患者须进行相关辅助检查以明确症状是否与异常胃食管反流有关。PPI试验是目前临床诊断非糜烂性反流病最为实用的方法。目前主张PPI试验的剂量是常规剂量的两倍，疗程为7～14天。

（三）治疗原则

胃食管反流病的治疗目的是缓解症状、治愈食管炎、提高生活质量、防治并发症及预防复发。方法包括一般治疗、药物治疗、内镜或手术治疗。

1. 一般治疗原则　首先应改变日常生活方式、纠正不良生活习惯。睡眠时抬高床头10～20cm，睡前不进食，白天进餐后3小时内不卧床，可减少卧位及夜间反流；不系紧身腰带，不穿紧身衣服，保持大便通畅，保持心情舒畅；戒烟、禁酒，控制体重，减少腹壁脂肪堆积；调整饮食结构，以高蛋白、高纤维素、低脂饮食为宜，避免过多进食刺激胃酸分泌的食物，如巧克力、薄荷、含咖啡因的饮料等辛辣刺激的食品等；避免使用抗胆碱能药、三环类抗抑郁药、钙离子拮抗药、茶碱、黄体酮类药物、地西泮等镇静药及多巴胺、β_2肾上腺素能受体激动剂等降低下食管括约肌压力或影响食管动力的药物。嚼口香糖可促进唾液分泌，改善部分患者的胃灼热感症状。20%～30%的患者可因此控制症状，服药的患者可减少药物的维持剂量、增强疗效。

2. 药物治疗原则　药物是治疗胃食管反流病的最主要的方法，手术或内镜治疗应综合考虑后慎重决定。药物治疗的目的是减低胃内容物的酸度和量；增强抗反流屏障能力；加强食管的酸清除力；增强胃排空能力；增强幽门括约肌张力，防止十二指肠胃反流，抑制酸分泌，降低反流的损害性；保护食管黏膜，促进修复，在有炎症的食管黏膜上形成保护层，以达到解除症状、治愈炎症、预防并发症、防止复发的目标。目前胃食管反流病的药物治疗以抑酸为中心，分为控制发作和维持治疗两个阶段。症状发作时，治疗药物应足量、足疗程，必要时多种药物联合使用，根据不同病情采用递增疗法或降阶疗法。维持期则以按需为主要策略。

（四）药物治疗方案

反流性食管炎的治疗目的是缓解症状、治愈食管炎、提高生活质量、预防复发和并发症。患者症状轻重及内镜所见是选用药物的基础。一般来说，症状轻、食管黏膜损害不严重的患者可选用常规剂量 PPI 或 H_2 受体拮抗药；而对症状重、食管黏膜损害严重的患者则应选用强效的抑酸药物 PPI，必要时加用胃肠动力药，以达到迅速缓解症状、快速治愈食管炎的目的。目前有效的治疗药物主要包括抑酸剂、胃肠动力药、黏膜保护剂和抗酸剂。使用抑制胃酸分泌的药物治疗时有两种方案可供选择，一是先用质子泵抑制剂取得疗效后再用 H_2 受体拮抗剂的降阶疗法（step-down）；以及初始使用 H_2 受体拮抗剂，效果不佳时再改用质子泵抑制剂的递增疗法（step-up）。目前多以降阶方案为主。

降阶疗法又称递减疗法，即药物种类和剂量逐渐递减，初始治疗首选 PPI，迅速控制症状，治愈炎症后再减量维持。此疗法适用于中、重度胃食管反流病患者尤其是内镜检查有糜烂性食管炎者。初始治疗可选用 1 种标准剂量的 PPI 制剂，2 次/天，餐前口服；必要时加用胃肠动力药，如多潘立酮 10mg，3 次/天，餐前口服。

糜烂性食管炎患者需正规治疗 8～12 周，炎症愈合后可逐步减少药物剂量和种类。内镜检查无食管糜烂、溃疡的中、重度胃食管反流病患者亦需在临床症状完全消失数天至数周后逐步减少 PPI 的用量。一般先减至原治疗剂量的一半，数天至数周后再减量一半并逐步过渡至隔天 1 次或与 H_2 受体拮抗药交替使用。症状缓解后胃肠动力药也可逐渐减量。目前普遍认为，降阶疗法优于传统的递增治疗方法，控制胃食管反流病更有效、更经济。

递增疗法即逐步增加抑酸强度，逐渐采用联合用药的分期治疗方法。基础治疗主要为改变生活方式，症状发作时可加用抗酸药或小剂量的 H_2 受体拮抗药。无缓解的患者可在上述治疗的基础上加用标准剂量的 H_2 受体拮抗药或胃肠动力药。当反流症状治疗无效或食管炎不愈合时应进行强化治疗，即联合使用 H_2 受体拮抗药和胃肠动力药；也可加大 H_2 受体拮抗药的用量或选用 PPI，当大剂量的 H_2 受体拮抗药或 PPI 无效时再加用胃肠动力药。虽然该法可使部分患者避免使用过强的抑酸药或过多的药物联合治疗，但治疗过程中部分患者症状控制不满意，要达到理想疗效常需摸索，临床操作时患者的满意率较低，从药物经济学角度反而不如降阶疗法优越。

1. 抑酸剂　抑酸剂是最常用、最有效的药物，主要包括 PPI 和 H_2 受体拮抗药两大类。PPI 特异性地不可逆抑制 H^+，K^+-ATP 酶，可长时间、高效地抑制基础胃酸以及刺激后胃酸分泌，明显减少反流物的酸度和数量。大量研究建议 PPI 用于以下情况：以重度反流症状（经常发生、重度或夜间出现的胃灼热感和反酸）为特征的胃食管反流病；经 H_2 受体拮抗药或其他抗反流治疗难以控制的反流症状；中、重症胃食管反流病或轻症胃食管反流病但症状严重或难以控制；伴食管外症状或并发症患者。几种 PPI 制剂在疗效上的差异并不明显，主要是起效时间和费用上的差别，在治疗重症胃食管反流病时，常规剂量的埃索美拉唑疗效优于奥美拉唑。

H_2 受体拮抗药与组胺竞争结合胃壁细胞的 H_2 受体，抑制食物、组胺及五肽促胃液素刺激壁细胞引起的胃酸分泌，尤其能减少夜间泌酸。

2. 胃肠动力药　可增加下食管括约肌压力、改善食管蠕动、促进胃排空，从而减少胃内容物食管反流及食管在反流物中的暴露时间。治疗胃食管反流病是否必须应用胃肠动力药物仍存在争议，有研究发现胃肠动力药物联合 PPI 治疗胃食管反流病的疗效与单用 PPI 无明显差异，现多建议将其作为抑酸剂治疗的辅助用药。

（1）多巴胺受体拮抗药：可拮抗食管、胃、肠道的多巴胺受体，使胆碱能受体相对亢进，促进食管、胃平滑肌动力，促进食管清除，加快胃排空，还可增加下食管括约肌张力及收缩幅度，阻止胃内容物反流；对十二指肠、空肠、回肠蠕动的促进可减少十二指肠反流；另外甲氧氯普胺具有拮抗 5-HT_3、激动 5-HT_4 及拟胆碱作用，其作用于脑干化学感受器的多巴胺受体还可起止吐作用。伊托必利（itopride）为苯甲酰胺衍生物，具有阻断多巴胺 2 型受体及抑制乙酰胆碱酯酶的双重作用，刺激内源性乙酰胆碱释放并抑制其水解，增强胃的内源性乙酰胆碱，增强胃和十二指肠运动。

（2）5-HT 受体激动剂：临床常用的莫沙必利（mosapride）、西沙必利（cisapride）均为选择性 5-HT_4 受体激动剂，作用于肠肌间神经丛，释放乙酰胆碱使下食管括约肌压力升高，食管蠕动增强，胃排空加快，可有效减少反流次数和时间，是新型的全胃肠道动力药。替加色罗（tegaserod）则选择性激动 5-HT_3 受体，但该药因发生严重的心血管不良事件的发生率高于安慰剂，目前已在包括中国在内的多个国家暂停生产和销售。

（3）胆碱能拟似药：包括阿托品（atropine）、贝胆碱（bethanechol）、哌仑西平（pirenzepine）等，可阻断乙酰胆碱的功能，抑制胃酸和胃蛋白酶分泌，解除平滑肌和血管痉挛，降低胃肠运动性，可增加下食管括约肌压力，加速胃排空。

（4）胃动素受体激动剂：大环内酯类抗菌药红霉素（erythromycin）与胃动素结构相似，可激动胃动素受体，促进内源性胃动素释放，并进一步激活胆碱能受体促进胃和胆囊排空，提高食管下端括约肌张力，促进胃肠平滑肌收缩，临床证明也有一定的促胃肠动力作用。空腹、进食服用均有效，且相对不良反应较小，安全性高。

3. 抗酸剂　常为弱碱性，可迅速中和胃酸，提高胃内及食管下段的 pH，降低反流物的酸性和胃蛋白酶活性，减轻酸性反流物对食管黏膜的损伤，并轻度增加下食管括约肌压力。

4. 黏膜保护剂　可覆盖病变表面，形成保护膜，可减轻症状，促进食管炎愈合。常用药物有硫糖铝、胶体铋剂及吉法酯等。

5. 其他　胆囊收缩素 A 受体阻断药如地伐西派（devazepide）、氯谷胺（loxiglumide）等，γ-氨基丁酸 β 受体兴奋剂如巴氯芬（baclofen）等均报道有降低一过性下食管括约肌松弛频率的作用，但多由于不良反应严重或特异性相对不高尚未能用于临床，但有望成为新药研制的方向。

（五）药物治疗管理

1. PPI　PPI 具有量效关系，首次使用为迅速控制症状，应予双倍剂量，维持量一般为减半剂量。治疗胃食管反流病时 PPI 的剂量一定要足，如奥美拉唑 20mg、兰索拉唑 30mg、泮托拉唑 40mg、雷贝拉唑 10mg、埃索美拉唑 40mg，1～2 次/天，餐前半小时口服。疗程至少 8～12 周，长期治疗的疗效甚至优于手术治疗。基于 PPI 较 H_2 受体拮抗药及胃肠动力药在疗效和症状缓解速度上的优势，治疗糜烂性胃食管反流病应当首选标准剂量的 PPI。部分患者症状控制不满意时可加大剂量或增加使用频率。PPI 缓解非糜烂性反流病患者胃灼热感症状的疗效低于糜烂性食管炎患者，但其改善症状的疗效仍优于 H_2 受体拮抗药及胃肠动力药。非糜烂性反流病患者应用 PPI 的治疗时限尚未明确，但不短于 4 周。

PPI 标准剂量晨服 1 次可以维持胃内 pH＞4.0 达 14～24 小时，作用时间较 H_2 受体拮抗药明显延长,患者至少需要连续4周服用该药,以便较好地控制症状。每日服药1次的患者将服用PPI的时间由早餐前改为晚餐前能更好地控制夜间睡眠酸分泌,每日多次服药者晚间给药也应由传统的晚睡前改为晚餐前效果更佳。

PPI均通过肝药酶CYP2C19代谢,对CYP2C19的抑制作用由强到弱依次是奥美拉唑>兰索拉唑>埃索美拉唑>泮托拉唑>雷贝拉唑。当与氯吡格雷联用时,应遵循以下原则:增加氯吡格雷的剂量;尽量使用雷贝拉唑或泮托拉唑;可改用 H_2 受体阻断药但不能选用西咪替丁;可加用糖蛋白Ⅱb/Ⅲa受体阻断药如依替非巴肽(integrilin)等。

PPI引起的不良反应呈现多样化,可能有消化系统、免疫系统、神经系统、呼吸系统、血液系统、泌尿系统等方面的不良反应,但大多数较轻,停药后可逐渐恢复,较重的及时停药和采取对症措施进行治疗后也大多能恢复正常,极少情况会危及生命。

2. H_2 受体拮抗剂　常用西咪替丁400mg,2次/天;雷尼替丁150mg,2次/天;法莫替丁20mg,2次/天;餐前半小时口服。西咪替丁、雷尼替丁、法莫替丁和尼扎替丁治疗胃食管反流病4~6周后大部分患者出现药物抵抗,长期疗效不佳。因需要频繁服用,且使用后产生快速抗药反应,故适用于轻至中度胃食管反流病的初始治疗和症状短期缓解,治疗重度患者愈合率差。抑酸疗效不如PPI,增加剂量在一定程度上可提高疗效,但剂量增大至常规剂量的2倍以上则疗效增高不明显,可改用PPI。

H_2 受体拮抗剂的不良反应较少,严重不良反应的发生率很低。年龄大、伴肾功能和其他疾病时易产生不良反应,常见腹泻、头痛、嗜睡、疲劳、肌痛、便秘。

3. 胃肠动力药　胃肠动力药对轻、中度胃食管反流病有一定的疗效,尤其适用于夜间反酸伴胆汁反流者,但单独使用疗效差,需与抑酸剂合用。治疗伴随腹胀、嗳气等动力障碍症状时效果优于抑酸剂。甲氧氯普胺常用5~10mg,3次/天,饭前服用或肌内注射,进入血脑屏障可引起倦怠、焦虑、锥体外系反应等精神神经症状。多潘立酮仅拮抗外周性多巴胺受体,无锥体外系反应,临床常用10~20mg,3次/天,餐前口服;但与甲氧氯普胺一样,有10%~15%的患者可引起可逆性血催乳素水平升高。莫沙必利的作用是多潘立酮的10~12倍,且可活化胆碱能神经元,使神经末梢释放内源性乙酰胆碱,无心血管不良反应;常用剂量为5mg,3次/日,饭前服用。伊托必利的作用达多潘立酮的10倍,常用剂量为50mg,3次/日,餐前口服。胆碱能药物由于不良反应明显,包括高酸、视力模糊、头痛、腹痛、腹泻、尿频等,且哮喘、消化性溃疡、缺血性心脏病、胃肠道或泌尿路梗阻性疾病患者均属禁忌,因而临床应用已较少,不作为理想的治疗用药。

4. 抗酸剂及黏膜保护剂　抗酸剂能有效缓解症状,联合海藻酸类黏膜保护剂使用效果更佳,但对食管炎的促愈合作用有限,适用于临时缓解症状,轻、中度或间歇发作胃食管反流病或作为初始治疗,常配合其他类药物使用。黏膜保护剂一般不单独使用,适用于胃食管反流病食管糜烂、溃疡的辅助治疗。

为减轻不良反应,目前抗酸剂常制成复合制剂,主要有氢氧化铝凝胶、复方氢氧化铝片、铝碳酸钙等,片剂嚼服效果佳。可溶性抗酸药如碳酸氢钠能很快溶解,与胃酸快速反应从而迅速止痛,但易于小肠吸收,导致碱中毒和钠潴留;而不溶性抗酸药如碳酸钙口服后在胃内的停留时间及中和胃酸的作用持续时间均较长,与胃酸反应后形成水和氯化钙,可引起高钙血症、胃酸反跳性升高、便秘等。且该类药物多为重金属盐类,长期反复服药的安全性尚待进一步评价,一般应用时间不超过3个月是安全的。

黏膜保护剂中硫糖铝最常用，覆盖于黏膜表面，阻止反流物的渗透和损害，并可中和胃酸并吸附胃蛋白酶和胆酸，促进炎症部位的黏膜修复及愈合。不良反应有便秘、头晕、口干等。铝碳酸镁因具有抗酸、吸附和黏膜保护作用，临床应用普遍，常用剂量为1.0g，3~4次/日，餐前嚼服。

胃食管反流病的药物及治疗机制见表5-8。

表5-8　胃食管反流病的药物及治疗机制

药物类别	药名	治疗机制
抑酸剂	奥美拉唑、泮托拉唑、雷贝拉唑、埃索美拉唑	质子泵抑制剂，特异性地不可逆抑制 H^+，K^+-ATP 酶
	西咪替丁、雷尼替丁、法莫替丁、尼扎替丁	H_2 受体拮抗剂，与组胺竞争性结合胃壁细胞的 H_2 受体
胃肠动力剂	甲氧氯普胺	中枢和周围多巴胺受体拮抗剂
	多潘立酮	多巴胺受体拮抗剂
	莫沙必利	部分选择性 5-HT_4 受体激动剂
	伊托必利	多巴胺受体拮抗剂和乙酰胆碱酯酶抑制剂
	红霉素类	胃动素受体激动剂
	哌仑西平	选择性 M_1 胆碱能受体拮抗剂
抗酸剂	氢氧化铝、氢氧化钠、氧化镁、三硅酸镁、碳酸钙	中和胃酸，降低反流物的酸性和胃蛋白酶活性
黏膜保护剂	硫糖铝、胶体果胶铋	覆盖病变表面，形成保护膜
	考来烯胺、铝碳酸镁	吸附并结合胃蛋白酶，结合胆汁酸，吸附溶血磷脂酰胆碱

胃食管反流病是一种慢性病，为防止食管炎反复复发引起的并发症，故在症状控制后还需要长期维持治疗，建议患者应于4周后复诊，调整治疗方案。在治疗胃食管反流病时有部分患者即使经正规、足量的长期维持治疗，症状和炎症仍不能控制，称为难治性患者。部分患者可加大药物剂量，如奥美拉唑可用至60mg/d、雷尼替丁可用至1200~3000mg/d，并可结合使用其他类的治疗药物。此外还需考虑可能误诊为胃食管反流病，或者是胃食管反流病但症状非胃食管反流病所引起，亦或确为胃食管反流病但对所使用的药物不敏感。

（六）案例分析

案例一：

1. 主题词　反流性食管炎；血糖控制；PPI。

2. 病史摘要　患者，女，68岁。2012年初开始无明显诱因出现纳差，伴反酸、嗳气、胃灼热感，无发热、恶心、呕吐、腹痛、腹胀、黑便、腹泻。外院查胃镜示"慢性浅表性胃炎，反流性食管炎（A级）"，Hp阴性。予抑酸、复方消化酶促消化、益生菌调节肠道菌群治疗后纳差、嗳气有所缓解，曾自服雷尼替丁2周。近1个月症状稍有加重，为进一步诊治收入院。既往史糖尿病病史5年，服用格列齐特等药物控制平素血糖良好，近来血糖控制不稳定。自患病以来，精神状态良好，体重无明显变化，纳差，大小便正常，睡眠无异常。

入院诊断：

（1）反流性食管炎。

（2）慢性浅表性胃炎。

（3）糖尿病。

辅助检查：血常规：白细胞 $7.2\times10^9/L$，中性粒细胞 59.2%，红细胞 $4.7\times10^{12}/L$，血红蛋白 133g/L，血小板 $131\times10^9/L$；肝功能：总胆红素 8μmol/L，结合胆红素 3μmol/L，总蛋白 61g/L，白蛋白 40g/L，丙氨酸氨基转移酶 10U/L；肾功能：血尿素氮 4.31mmol/L，血肌酐 49μmol/L，血尿酸 401μmol/L。

3. 治疗方案

（1）抑制胃酸分泌：奥美拉唑钠注射液 80mg（首次），40mg（维持）iv qd。

（2）降血糖：格列齐特缓释片 60mg po qd。

4. 药学监护要点

（1）监护患者的胃灼热感、嗳气是否缓解。

（2）患者近来血糖控制不佳，应为雷尼替丁增强格列美脲的降血糖作用的原因，监护患者的血糖控制情况。

（3）提醒患者奥美拉唑可引起皮疹、荨麻疹等过敏反应，还可能引起头痛、头晕、感觉异常等神经症状。

5. 药学监护过程　患者胃灼热感、纳差、嗳气已 1 年多，经奥美拉唑钠抑酸后，胃灼热感、纳差、嗳气明显缓解；患者患糖尿病 5 年多，近来血糖控制不佳，停用雷尼替丁改用奥美拉唑后血糖逐步稳定。

6. 药学分析与建议　患者入科前曾自服雷尼替丁，雷尼替丁等 H_2 受体拮抗药治疗胃食管反流病后大部分患者出现药物抵抗，长期疗效不佳。因需要频繁服用，且使用后产生快速抗药反应，故适用于轻、中度胃食管反流病患者，而伴有食管炎的胃食管反流病应首选 PPI 制剂。同时患者平素服用的降血糖药为格列齐特，雷尼替丁会增加糖尿病患者口服磺酰脲类药物的降血糖作用，有引起低血糖的危险，但也有雷尼替丁与格列本脲的作用减弱的报道，故联合应用时应警惕可能发生的低血糖或高血糖。患者自述服雷尼替丁后血糖控制不佳。

患者入院后改为注射用奥美拉唑钠，但一般的反流性食管炎不静脉使用 PPI，口服药物即可。出院带药为埃索美拉唑肠溶片。埃索美拉唑是奥美拉唑的异构体，比奥美拉唑效果更好且不良反应更少。PPI 具有量效关系，首次使用为迅速控制症状，应予双倍剂量，维持量一般为减半剂量，疗程为 4～8 周。患者至少需要连续 4 周服用该药，以便较好地控制症状。胃食管反流病是一种慢性病，为防止食管炎反复复发引起的并发症，故在症状控制后还需要长期维持治疗。

7. 药物治疗小结　抗酸治疗是胃食管反流病治疗的关键环节，其主要的目的是减少胃酸分泌和胃蛋白酶的自身消化作用。常见的抑酸药是 H_2 受体拮抗药和质子泵抑制剂两大类，它们都能有效抑制胃酸产生。但是 H_2 受体抑制剂有以下缺点：不良反应较多；患者会对它产生快速耐受；抑酸作用不如 PPI 强。而 PPI 能抑制壁细胞泌酸的最后环节，不能在胃腔内形成胃酸，减少胃酸对胃黏膜的刺激，起到保护溃疡创面并促进其愈合的作用。

案例二：

1. 主题词　反流性食管炎；代谢途径；PPI。

2. 病史摘要　患者，男，56岁。8个月前起自觉胃灼热感、反酸、嗳气，无纳差，无腹痛、腹泻，无排便习惯改变，无呕血、黑便，无眼黄、尿黄，无发热，无咳嗽、咳痰等不适。近来自觉胸部隐痛，至我院检查，胃镜提示食管下段条索状充血糜烂。患者有原发性高血压病史15年，最高可达160/90mmHg，现口服硝苯地平控制血压，血压控制可。平素喜食辛辣食物。

入院诊断：

（1）反流性食管炎。

（2）高血压（Ⅱ级）。

辅助检查：血常规：白细胞3.9×10^9/L，中性粒细胞67%，红细胞5.1×10^{12}/L，血红蛋白111g/L，血小板134×10^9/L；肝功能：总胆红素8μmol/L，结合胆红素5.3μmol/L，总蛋白69g/L，白蛋白40g/L，丙氨酸氨基转移酶22U/L；肾功能：血尿素氮4.7mmol/L，血肌酐65μmol/L，血尿酸177μmol/L。

3. 治疗方案

（1）抑制胃酸分泌：泮托拉唑肠溶片40mg po qd。

（2）降压：硝苯地平缓释片20mg po qd。

4. 药学监护要点

（1）观察患者的反酸、嗳气情况是否好转。

（2）监护患者的血压控制情况、泮托拉唑的服用是否对硝苯地平的降压作用产生影响。

（3）泮托拉唑肠溶片可引起嗜睡、失眠、眩晕等感觉异常症状，同时可能有可逆性精神错乱、激动、易攻击、抑郁和幻觉等，监护患者是否产生以上不良反应。

（4）鼓励患者克服不良饮食习惯，避免食入刺激性食物。

5. 药学监护过程　患者入院前反酸、嗳气8个月，近来自觉胸部隐痛，服用泮托拉唑肠溶片后嗳气、反酸明显缓解，并无其他不适；患者在院期间血压稳定。

6. 药学分析与建议　患者为老年男性，有高血压病史15年，平素硝苯地平控制血压。硝苯地平为P450酶系代谢药物，可能会受到PPI类药物代谢的影响；而泮托拉唑的代谢对P450酶的依赖性较低，并有Ⅱ期代谢的途径，因而与通过细胞色素P450酶系代谢的其他药物的相互作用较其他同类药物少，与硝苯地平合用时相互作用小；而PPI中的奥美拉唑则会导致硝苯地平的吸收率上升，消除率下降。因此本例中不必调整硝苯地平的剂量，但须加强观察。

7. 药物治疗小结　反流性食管炎的治疗目的是缓解症状、治愈食管炎、提高生活质量、预防复发和并发症。抗酸治疗是胃食管反流病治疗的关键环节，其主要的目的是减少胃酸分泌和胃蛋白酶的自身消化作用。本例选用泮托拉唑进行抑酸，泮托拉唑的代谢对P450酶的依赖性低，与硝苯地平合用时未发现有临床意义的相互作用。

三、炎症性肠病

炎症性肠病（inflammatory bowel disease，IBD）是一种病因尚不清楚的慢性非特异性肠道炎症性疾病。溃疡性结肠炎（ulcerative colitis，UC）和克罗恩病（Crohn disease，CD）是其主要的疾病类型。溃疡性结肠炎是发生于结肠的一种弥漫性、连续性、浅表且局限于黏膜层的炎症,常见于直肠和乙状结肠,以腹痛、腹泻、黏液脓血便和里急后重为主要临床表现。克罗恩病是一种慢性炎性肉芽肿性疾病,多见于末段回肠和邻近结肠,但从口腔至肛门的各段消化道均可受累,呈节段性或跳跃式分布。临床以腹痛、腹泻、体重下降、腹块、瘘管形成和肠梗阻为特点,可伴有发热等全身表现以及关节、皮肤、眼、口腔黏膜等肠外损害。重症者迁延不愈,预后不良。

炎症性肠病的发病率有明显的地域差异及种族差异,以北美、北欧最高,亚洲较低,同一地域的白人明显高于黑人、犹太人明显高于非犹太人;在亚洲,溃疡性结肠炎的患病率为4.0~44.3/10万,克罗恩病为3.6~7.7/10万。我国尚无流行病学的研究报道,但溃疡性结肠炎较北美少见,且病情一般较轻;克罗恩病相对较少见,发病的高峰年龄为15~25岁,亦可见于儿童或老年,男女发病率无明显差异。

溃疡性结肠炎和克罗恩病具有共同的地域及流行病学特征,有慢性、自发性、间歇发作的病程,且有5%~10%的溃疡性结肠炎和克罗恩病难以区分。这些重叠性表明溃疡性结肠炎和克罗恩病可能是同一疾病的不同亚类,组织损伤的基本病理过程相似,但可能由于致病因素不同,导致其组织损伤的表现不同。

(一)病因和发病机制

炎症性肠病的确切病因和发病机制尚不清楚,可能与下列因素有关。

1. 免疫反应　由于本病常并发关节炎、结节性红斑等自身免疫性疾病,用肾上腺皮质激素或其他免疫抑制药物治疗有一定疗效;部分患者血清中可检测出自身抗体,如抗结肠上皮细胞抗体、抗中性粒细胞质抗体(ANCA)、抗酵母菌细胞壁抗体(ASCA)等,阳性率为60%~85%,提示该病可能与自身免疫有关。其发病机制可能为回肠末端及结肠的细菌产物慢性刺激黏膜免疫系统,使黏膜细胞破损,内毒素容易吸收,局部炎症细胞浸润,细胞因子释放,从而形成炎症和溃疡。而食物过敏可能是炎症性肠病的加重因素。

2. 感染　微生物在炎症性肠病发病中的作用一直受到重视,但至今人们尚未找到一种特异的、单纯的微生物感染因子与炎症性肠病有恒定关系或可引起该病。

3. 遗传因素　炎症性肠病的白人发病率较高,犹太人的发病危险性比非犹太人高2~4倍;一级亲属的发病率显著高于普通人群,家族中多个成员患病,以及同卵双胞胎同时患病在克罗恩病为50%、在溃疡性结肠炎为20%,均提示炎症性肠病与遗传因素有关。近年欧美国家对炎症性肠病患者进行全基因组扫描发现位于16号染色体上的CARD15/NOD2基因、5号染色体上的OCTN基因和10号染色体上的GLD5基因突变与炎症性肠病有关。

4. 环境因素　高糖饮食、人造奶油、长期口服泻药等诱因可能参与致病。可以肯定的是吸烟与克罗恩病恶化有关,相反吸烟对溃疡性结肠炎可能有保护作用。

5. 精神因素　与精神障碍相关的自主神经功能失调可引发消化道运动功能亢进、平滑肌痉挛、血管收缩、组织缺血、毛细血管通透性增加等病理改变,导致肠壁炎症及溃疡形成。但精神因素尚不能构成本病的主要病因,可能为加重因素。

近年来的一些研究表明,肠黏膜细胞、炎症介质及免疫反应异常都是发病机制中的关键因素。某些遗传易感的个体由于感染因子、毒素等启动因子的作用,导致了黏膜免疫紊乱而引起组织损伤并发生疾病。

（二）临床表现及诊断

1. 症状和体征

（1）消化系统表现

1）腹泻：是炎症性肠病的常见症状，大便少则每日2~4次，多则可达10次以上；可为软便、糊状便、稀水样便、黏液便或血便等；病变在左半结肠，尤其是直肠乙状结肠者多有黏液脓血便及里急后重感。有黏液血便往往表示疾病有活动。

2）腹痛：50%~90%的患者有不同程度的腹痛，溃疡性结肠炎腹痛多在左下腹或下腹部，而克罗恩病多在脐周或右下腹，常为隐痛或阵发性痉挛性绞痛，多为间歇性发作；便后疼痛可缓解。严重者腹痛持续存在。

3）腹部包块：约1/3的克罗恩病患者出现腹块，以右下腹和脐周多见，大小不一，质地中等，有压痛，多因粘连而较固定。肠粘连、肠壁和肠系膜增厚、肠系膜淋巴结肿大、内瘘形成和腹内脓肿均可引起腹部包块，易与腹腔结核和肿瘤等相混淆。

4）瘘管形成：是克罗恩病的临床特征之一，可为内瘘或外瘘，而溃疡性结肠炎则罕有瘘管形成。

5）其他：有食欲减退、腹部饱胀、恶心、呕吐、乏力、纳差等非特异性表现。

（2）全身表现

1）发热：约1/3的患者可有中等度热或低热，呈间歇性；急性重症者或伴有化脓性并发症时可出现高热、畏寒等毒血症状。发热往往提示病变处于活动期。

2）营养及代谢障碍：因肠道吸引障碍和消耗过多，常有体重减轻、生长迟缓、电解质紊乱、低蛋白血症、贫血等。

3）肠外表现：骨、关节表现是最常见的肠外表现。皮肤和黏膜表现以坏疽性脓皮病、结节性红斑为常见。黏膜病变主要位于口腔，包括阿弗他溃疡、牙龈炎、口面部肉芽肿病、肉芽肿性腮腺炎等，其中以阿弗他溃疡最常见。循环系统表现包括血栓形成、血栓栓塞性病变、心肌炎、心内膜炎等。其他还可有胰腺炎、肾小球肾炎、慢性淋巴细胞性甲状腺炎、运动神经元疾病等。

2. 分型与诊断　溃疡性结肠炎根据病变范围可分为直肠炎、左半结肠炎以及广泛性结肠炎；根据病情活动性可分为初发型、急性暴发型、慢性复发型、慢性持续型。初发型：既往无病史而首次发病者；急性暴发型：起病急骤，腹部和全身表现严重，易发生大出血和其他并发症，如中毒性巨结肠、肠穿孔和肠梗阻等；慢性复发型：该型最常见，病变范围小，症状轻，常反复发作，但有缓解期；慢性持续型：病变范围广，症状持续半年以上。

根据症状和实验室检查将溃疡性结肠炎分为轻、中和重三度。轻度：最常见，起病缓慢，大便每日4次以下，便血轻或无，无发热、脉搏增快或贫血，血沉正常；中度介于轻、重度之间；重度：起病急骤，腹泻每日6次以上，明显黏液血便，体温>37.8℃，脉搏>90次/分，血红蛋白<105g/L，血沉>30mm/h。

克罗恩病的病变范围参考影像学和内镜检查结果确定，可发生在小肠、结肠、回肠及其他部位；根据病情严重度可分为轻度、中度及重度。轻度指无全身症状、腹部压痛、包块及梗阻者；重度指有明显的腹痛、腹泻、全身症状及并发症者；中度介于两者之间。世界卫生组织推荐的克罗恩病诊断标准详见表5-9。

表5-9 世界卫生组织推荐的克罗恩病诊断标准

项目	临床	放射影像	内镜	活检	手术标本
①非连续性或节段性改变		+	+		+
②卵石样外观或纵行溃疡		+	+		+
③全壁性炎性反应改变	+ （腹块）	+ （狭窄）a	+ （狭窄）		+
④非干酪样肉芽肿				+	+
⑤裂沟、瘘管	+	+			+
⑥肛周病变	+			+	+

注：有①、②、③者为疑诊；再加上④、⑤、⑥三者之一可确诊；具备第④项者，只要加上①、②、③三者之二亦可确诊；a 应用现代技术 CTE 或 MRE 检查多可清楚显示全壁炎而不必仅局限于发现狭窄

（三）治疗原则

1. 一般治疗原则　在急性发作期或病情严重时均应卧床休息，病情较轻的患者也应适当休息，注意劳逸结合；精神过度紧张者可适当给予镇静剂。所有的克罗恩病患者必须强调戒烟。食用富含营养、少渣、易消化的食物，避免食用牛奶和乳制品。注意多种维生素、叶酸和矿物质的补充，同时要纠正低蛋白血症，必要时禁食给予静脉高营养。腹泻等可采用乳酸菌素、双八面蒙脱石（dioctahedral smectite）等治疗，一般不用复方地芬诺酯（compound diphenoxylate）等止泻药，对于长期腹泻和严重病例应适当补充水和电解质；腹痛可用阿托品、匹维溴铵（pinaverium bromide），中毒性巨结肠不宜用阿托品；尽量避免用麻醉剂止痛。对有明显贫血的患者则应输血。

2. 药物治疗原则　由于炎症性肠病的病因未明，目前药物治疗主要是通过调节免疫反应和阻断炎症反应进行的。治疗前应对病情进行综合评估，包括病变累及范围、部位，病程长短，疾病严重程度及全身情况，根据病情制订个体化、综合化的治疗方案。药物治疗的目的在于控制急性炎症的发作，缓解或消除症状，预防复发，防止并发症的发生，改善患者的生活质量等。

（四）药物治疗方案

炎症性肠病是一种慢性复发性疾病，病理机制未明，一般认为与肠道免疫有关，遗传和环境因素也起着重要的作用。对于炎症性肠病治疗方案的选择主要取决于病变的范围及病情的严重程度。无论是活动期还是缓解期的维持治疗，溃疡性结肠炎和克罗恩病均有一定的差异，而且长期病变有恶变的可能性。溃疡性结肠炎临床主要表现以腹泻、腹痛、黏液脓血便为主，克罗恩病以腹痛、腹泻、腹部包块、肠狭窄、瘘管形成和肠梗阻为特点，两者均可伴有口腔溃疡、炎性眼病、关节炎及胆管炎等。药物治疗通常采用抗炎药物和免疫抑制剂。

1. 溃疡性结肠炎的治疗　溃疡性结肠炎的治疗目标是诱导并维持临床缓解及黏膜愈合，防治并发症，改善患者的生存质量。

(1)诱导缓解

1)轻度溃疡性结肠炎：可选用柳氮磺吡啶（sulfasalazine，SASP），每日 3～4g，或用相当剂量的5-氨基水杨酸（5-aminosalicylic acid，5-ASA）制剂。其剂量基于5-ASA的克分子含量计算，SASP 1g 相当于美沙拉秦（mesalazine）0.4g；巴沙拉秦 1g 相当于美沙拉秦 0.36g；奥沙拉秦（olsalazine）1g 相当于美沙拉秦 1g。病变分布于远段结肠者可酌用 SASP 或 5-ASA 栓剂 0.5～1g，每日 2 次；5-ASA 灌肠液 1～2g 或氢化可的松琥珀酸钠盐灌肠液 100～200mg，每晚

1 次保留灌肠。有条件者可用布地奈德(budesonide)2mg 保留灌肠,每晚 1 次;亦可用中药保留灌肠。

2)中度溃疡性结肠炎:可用上述剂量的水杨酸制剂治疗。反应不佳者适当加量或改用糖皮质激素,常用泼尼松 30～40mg/d,分次口服,用药 10～14 天,病情稳定后逐渐减量至停用。

3)重度溃疡性结肠炎:一开始应使用较大剂量的激素,尚未使用过口服糖皮质激素者可口服泼尼松 40～60mg/d,观察 7～14 天;也可直接静脉给药。已使用过口服糖皮质激素者静脉滴注氢化可的松 300/d 或甲泼尼龙 48mg/d,疗程一般为 10～14 天,病情控制后改为口服泼尼松 40mg/d,而后逐渐减量至停药,疗程为半年。肠外应用广谱抗生素控制肠道继发感染,如硝基咪唑类、喹诺酮类制剂、氨苄西林或头孢菌素类抗生素等。如大剂量激素治疗 7～10 天无效,可考虑使用环孢素(每天 2～4mg/kg)持续静脉滴注,用药期间严密监测血药浓度,维持血药浓度于 300～400ng/ml 的水平。也可选用英夫利昔单抗治疗,一般在第 0、2 和 6 周每次静脉注射 5～10mg/kg,此后每 8 周注射 1 次。

结直肠炎症的病变长度超过 25cm,但未超过脾曲,口服 + 局部应用 5-ASA 联合治疗优于单一治疗。病变长度超过脾曲到达盲肠(广泛性结肠炎)者根据直肠症状,最好选择口服 5-ASA 联合局部使用 5-ASA 或糖皮质激素(GCS)。如果患者经 2～4 周的 5-ASA 治疗无反应,则应开始口服糖皮质激素治疗,可采用口服泼尼松 40～60mg/d,2～3 周起效,症状控制后逐渐减量,通常每 7～10 天减 2.5～5mg;每日 20mg 后减量要缓慢,减至 10mg/d 后通常维持治疗 4～8 周后停用;不要突然停药,以免引起反跳,减量或停用激素后加用 SASP 或 5-ASA制剂进行维持治疗。

加强对症支持,监测脉率、排便频率、C 反应蛋白、腹部平片等,静脉补充液体和电解质,纠正和预防脱水或电解质紊乱,必要时皮下注射低分子量肝素,以降低血栓栓塞的危险。抗胆碱能药、止泻药、非甾体抗炎药和阿片类药有促发结肠扩张的危险,应停用。对于有中毒性巨结肠的患者,如大剂量皮质激素治疗 3 天后症状无任何改善者,则应考虑急诊手术或加用环孢素治疗。暴发型结肠炎的治疗方案与之相似,但应密切观察病情变化,7～14 天内根据治疗效果考虑是否行手术治疗。

激素依赖型溃疡性结肠炎是指激素开始治疗 3 个月内用量减少至相当于泼尼松 10mg/d 时疾病经常活动或激素停用 3 个月内复发的病例。对于慢性活动性或激素依赖型溃疡性结肠炎患者,免疫抑制剂往往有效,长期治疗的有效率为 60%～70%;硫唑嘌呤(azathioprine,AZA)和 6-巯基嘌呤(mercaptopurine,6-MP)可交替使用,开始剂量为 50mg/d,逐渐增至最大量[AZA 2.5mg/(kg·d),6-MP 1.5～2mg/(kg·d)];该类药物发挥作用的时间在 3～6 周,最大作用在 3 个月,治疗时间一般不超过 1～2 年;加用后可逐渐减少皮质激素的用量至停药。

总之,轻、中度溃疡性结肠炎患者选用 SASP 或 5-ASA 治疗,如对磺胺过敏或 SASP 有毒性不良反应者则应选用 5-ASA;疗效不佳者改为口服糖皮质激素。位于左半结肠患者可给予 5-ASA 或激素灌肠治疗,病变广泛累及全结肠亦可一开始即予口服激素治疗;重症患者除积极支持疗法外,常先静脉使用激素后改口服,足量治疗 7～10 天症状无改善需考虑环孢素静脉滴注或手术治疗。激素疗效不佳或激素依赖的慢性持续型患者加用免疫抑制剂如硫唑嘌呤或英夫利昔单抗治疗;病史超过 10 年者癌变机会较多,因而倾向于手术治疗。溃疡穿孔、癌变是手术指征。

(2)维持缓解:除初次轻度发作或病变局限,且经初始治疗获得完全缓解的患者外,推荐所有的患者接受维持治疗,尤其是左半结肠或广泛性溃疡性结肠炎和1年复发一次以上的远段结肠炎患者。缓解期患者以SASP或5-ASA制剂维持治疗为主,维持剂量减半。口服SASP 2g/d对维持缓解有效,但其不良反应较大;推荐美沙拉秦1~2g/d作为一线维持治疗;局部美沙拉秦1g/d可用于远段结肠炎患者。口服联合局部应用美沙拉秦优于单一治疗。激素不推荐用于维持治疗。

维持治疗时间尚无定论,2000年中华医学会消化病学分会在成都召开的对炎症性肠病诊断治疗规范的建议中指出维持时间至少1年,2004年在北京召开的亚太消化系疾病周(APDW)会议上提出的炎症性肠病处理共识中推荐3~5年甚至终身服药。英国胃肠病学会炎症性肠病组推荐所有患者终身维持治疗,因为维持治疗可降低结直肠癌的危险性;对不愿服药且已缓解两年的远段结肠炎患者可以停药。

如果最佳的5-ASA剂量未缓解症状,应仔细检查患者的依从性和服药情况。可加免疫抑制剂6-MP(每天0.75~1.5mg/kg)、AZA(每天1.5~2.5mg/kg)。如果复发严重,可应用初次诱导缓解的治疗方案,密切随访,直到缓解为止;还可试用益生菌。

2. 克罗恩病的治疗　克罗恩病的治疗目标是诱导缓解和维持缓解,防治并发症,改善生存质量。

(1)活动期的治疗:结肠型、末端回肠型和回肠型轻度克罗恩病应使用美沙拉秦;病变局限于回肠末端、回盲部或升结肠者使用布地奈德的疗效优于美沙拉秦。SASP无效或不能耐受者也可试用甲硝唑0.2~0.3g,3次/天,约半数患者可获得缓解。因甲硝唑常会引起周围神经病变,现多用环丙沙星(ciprofloxacin)取代甲硝唑。若无应答应口服激素治疗,泼尼松40~60mg/d,症状控制后逐渐减量,开始时每7~10天减2.5~5mg,至每日20mg以后减量要缓慢,减到一定量要用一段时间的维持量。维持剂量的大小和用药时间的长短应根据病情因人而异,通常为10mg/d,维持4~8周后停用。在减量过程中一旦复发,应提高皮质激素的用量。局部应用5-ASA对轻度活动性左半结肠克罗恩病可能有效。SASP对小肠克罗恩病疗效不稳定,且需要较大剂量。

糖皮质激素应作为中度克罗恩病的首选药物。常用泼尼松40~60mg/d,分次口服,用药10~14天,病情稳定后逐渐减量至停用。病变局限于回盲部者为减少全身作用激素的相关不良反应,可使用布地奈德,但其疗效对于中度克罗恩病患者不如全身作用激素。有研究证明硫嘌呤类药物或甲氨蝶呤(methotrexate,MTX)对诱导活动性克罗恩病缓解与激素有协同作用,但起效慢(硫唑嘌呤要在用药12~16周才能达到最大疗效),因此主要用于激素诱导症状缓解后继续维持撤离激素的缓解。不推荐应用5-ASA,局部应用5-ASA对活动性左半结肠克罗恩病有效。

重度克罗恩病应口服或静脉给予剂量相当于泼尼松0.75mg/(kg·d)的激素进行治疗,临床症状缓解后逐渐减量直至停药。可在激素治疗无效时使用infliximab诱导缓解,单剂量静脉注射Infliximab 5mg/kg,到第4周时临床有效率为81%。合并感染者应给予合适的广谱抗菌药物或环丙沙星和(或)甲硝唑。

所有重症患者均应考虑营养支持治疗,可选择要素饮食作为辅助治疗,严重营养缺乏者应采用全胃肠外营养(TPN),有脱水表现者应补充水和电解质,如有贫血或活动性出血应输血治疗。有肠梗阻者应予肠道休息及胃肠外营养支持,并根据临床过程及物理检查作出判断(炎性狭窄、纤维缩窄或粘连所致),根据不同的病因进行相应治疗,必要时可考虑手术治疗。

慢性活动性或激素依赖型克罗恩病如不能立即手术,应考虑免疫抑制剂治疗,AZA或6-MP往往是一线选择药物,特别适用于有瘘管的患者,其中以肛瘘、腹壁瘘效果最佳,对克罗恩病手术患者早期使用可预防术后复发。加用此类药物后可逐渐减少皮质激素的用量至停药;一般3~6周起效,然后以治疗剂量[AZA 1.5~2.5mg/(kg·d),6-MP 0.75~1.5mg/(kg·d)]长期维持治疗,一般不超过1~2年;用药期间注意监测血常规和肝功能,氨基转移酶轻度升高可减量继续用药,出现严重黄疸应立即停药。甲氨蝶呤25mg/w肌内注射,8周后改为10~15mg/w口服;或环孢素5~7.5mg/(kg·d)口服;疗程都为1年,对慢性活动性病变有效。也可选用infliximab,一般在第0、2和6周每次静脉注射5~10mg/kg,此后每8周注射1次;若无效,可增加至10mg/kg,每4周注射1次;若仍无效,则建议换药。

(2)维持治疗:激素不应用于维持缓解。现在主张使用5-ASA或免疫抑制剂维持治疗。5-ASA的不良反应小,但缓解效果有限。AZA每天1.5~2.5mg/kg和6-MP每天0.75~1.5mg/kg可有效维持缓解,但由于潜在的毒性而保留作为二线治疗用药;AZA和6-MP无效或不耐受时可肌内注射MTX(15~25mg/w)。对初始治疗12周有应答的患者用infliximab 5~10mg/kg,每8周注射1次,维持缓解有效,可用至44周,但其价格较昂贵。

(3)特殊类型的克罗恩病的治疗:口腔病变常与肠道病变共存,对针对肠道病变的治疗有效。含氢化可的松或硫糖铝的凝胶局部用药可取得较好疗效。累及胃、十二指肠的患者可用质子泵抑制剂、H_2受体拮抗药、硫糖铝等,能使症状部分或完全缓解。泼尼松40~60mg/d,可用于大多数中至重度患者,治疗反应常出现于用药2周内。AZA或6-MP可用于激素无效或依赖的患者。肛周出现急性化脓性感染、肛周或直肠旁脓肿时应进行外科引流,也可根据情况加用挂线治疗,非化脓性慢性瘘管应以抗菌药物、免疫抑制剂或infliximab等内科治疗为主。引流通畅的瘘管和小脓肿可先用甲硝唑10mg/(kg·d),2~4周仍无效可增至20mg/(kg·d),起效后以最低有效剂量维持至少12个月。亦可用环丙沙星500mg,每天2次,起效后亦需长期维持用药。上述治疗无效时可考虑给予AZA或6-MP。经上述治疗后瘘管仍不能闭合者可试用infliximab。据报道他克莫司(tacrolimus)可作为上述药物治疗无效者的替代治疗,瘘管虽不一定能完全闭合,但可明显改善症状。

克罗恩病在国内的发病率远较溃疡性结肠炎低,两者在治疗上有不少相似之处。但克罗恩病较溃疡性结肠炎难以缓解,并发症较多,在治疗上免疫抑制剂的应用及手术机会较溃疡性结肠炎多。

对于急性发作经内科保守治疗无效,合并出血、穿孔、肠梗阻、癌变、结肠外并发症及结肠瘘和肛周脓肿者应考虑手术治疗。

(五)药物治疗管理

1. 氨基水杨酸制剂　临床上较常用的有柳氮磺吡啶(sulfasalazine,SASP)和5-氨基水杨酸(5-ASA)。SASP通常用量为3~4g/d,适用于轻、中型患者或重型经糖皮质激素治疗已有缓解者。5-ASA的作用机制与SASP相似,直接口服在结肠内不能达到有效药物浓度,目前已研究出各种5-ASA的特殊制剂,使能到达远端回肠和结肠发挥药效,这类制剂有美沙拉秦(mesalazine)、奥沙拉秦(olsalazine)和巴柳氮(balsalazide)。美沙拉秦直肠给药的吸收率很低,口服后的吸收部位主要为小肠,给药后1~4小时内即可达到峰值,12小时后检测不到。

SASP的不良反应主要有两类：一类是剂量相关的不良反应如恶心、呕吐、畏食、上腹不适、头痛、皮肤青蓝色和精子减少；另一类为特异性过敏反应，主要有皮疹、肝细胞中毒、支气管痉挛、白细胞减少、再生障碍性贫血和自身免疫性溶血等。在治疗过程中要定期检查血常规和肝功能，并劝导患者多饮水，定期检查尿液。本药禁用于对磺胺类药物过敏者、孕妇及哺乳期妇女。5-ASA新型制剂的疗效与SASP相仿，优点是不良反应明显减少，主要不良反应有腹泻，极少数患者可出现变态反应，但价格较昂贵。

患者用药过程中应教导患者正确认识药物不良反应，嘱其坚持治疗，不要随意换药或停药，出现如恶心、呕吐、头晕、腹痛、手脚发麻、排尿不畅等情况及时就诊。

临床常用5-ASA类的用药方法、特点与相互作用详见表5-10。

表5-10 临床常用5-ASA类的用药方法、特点与相互作用

药物	用量（成人口服）/日	频次/日	用药说明	达峰时间（小时）	相互作用
柳氮磺吡啶	3～4g	3～4次	①固定时间服用；②第一次服用本药者初始剂量应为1～2g/d，几周内逐渐增加	3～5	①不宜与氨基苯甲酸、乌洛托品合用；②与本药合用时，口服抗凝药、口服降血糖药、洋地黄类、甲氨蝶呤、苯妥英钠、硫喷妥钠应调整剂量；③与骨髓抑制药、溶栓类药物、肝毒性药物以及磺吡酮、丙磺舒等合用时应密切观察可能产生的毒性反应
美沙拉秦	2～4g	4次	①用足够的水或橘汁送服；②餐前1小时服用	1～4	①与肾上腺皮质激素及口服抗凝药物合用时会增加出血倾向；②与磺酰脲类药物合用增加其降血糖作用；③能够降低螺内酯、呋塞米、丙磺舒和利福平等药物的作用；④与抗代谢药物如甲氨蝶呤、巯嘌呤、硫唑嘌呤等同时使用时增加其毒性
奥沙拉秦	1～3g	2～4次	餐时伴服	1～2	与华法林同服增加凝血酶原时间
巴柳氮钠	3～6g	3～4次	同美沙拉秦	1～2	①与肾上腺皮质激素及口服抗凝药物合用时会增加出血倾向；②与磺酰脲类药物合用增加其降血糖作用；③能够降低螺内酯、呋塞米、丙磺舒和利福平等药物的作用；④与抗代谢药物如甲氨蝶呤、巯嘌呤、硫唑嘌呤等同时使用时增加其毒性

2. 肾上腺皮质激素 适用于对氨基水杨酸制剂疗效不佳的轻、中型患者，尤其对重症和暴发型溃疡性结肠炎和克罗恩病病情活动性最强时应作为首选药物。常用药物有布地奈

德、氢化可的松、泼尼松、地塞米松和甲泼尼龙。

布地奈德经肝脏首过效应后迅速灭活，局部药物浓度明显高于血药浓度，全身不良反应小，临床多用于病变主要局限于远端回肠和右侧结肠的克罗恩病患者。

急性病情严重时每日静脉滴注氢化可的松 200～300mg 或地塞米松 10mg/d，待症状好转后改为口服泼尼松 30～40mg/d。病情缓解后逐渐减量至停药，注意减药速度不要太快以防反跳，减量期间加用氨基水杨酸制剂逐渐接替激素治疗。

本类药物的常见不良反应有：①类肾上腺皮质功能亢进症，表现为向心性肥胖、满月脸、痤疮、低血钾、高血压、糖尿病等，一般停药后自行消失；②诱发和加重感染；③诱发和加重消化性溃疡；④精神和行为异常；⑤骨质疏松等。

3. 免疫抑制剂　常用药物有硫唑嘌呤（AZA）、巯嘌呤（6-MP）、甲氨蝶呤和环孢素。免疫抑制剂主要用于克罗恩病的治疗，也用于顽固性即用水杨酸制剂和肾上腺皮质激素无效的溃疡性结肠炎的治疗。这些药物起效慢，毒性大，最主要的不良反应是骨髓抑制，应用受到限制，在治疗过程中应严密观察血常规、肝功能的变化。

4. 抗菌药物　主要用于重症或有中毒性巨结肠的溃疡性结肠炎或克罗恩病有肛周和结肠病变患者的治疗。最常用药物为甲硝唑，其他可选用的抗菌药物有氨基糖苷类、第三代头孢菌素类和喹诺酮类。

5. 生物制剂　英夫利昔单抗（infliximab）、阿达木单抗（adalimumab）和赛妥珠单抗（certolizumab）多用于常规保守治疗无效的中、重度溃疡性结肠炎和克罗恩病以及有活动性瘘管形成的克罗恩病患者。Infliximab 注射 5mg/kg，半衰期为 7.7～9.5 天，一般在第 0、2 和 6 周每次静脉注射 5～10mg/kg，此后每 8 周注射 1 次。常见的不良反应有：①输液反应：包括急性和迟发性输液反应（输液中和输液结束后的 2 小时内），多表现为皮疹、发热、头痛、头晕、咽喉痛、恶心、面部水肿、吞咽困难、呼吸困难等，低血压、支气管痉挛少见，罕见而严重的表现为过敏性休克、喉头水肿。激素和抗组胺药物可以预防和治疗输液反应，严重的输液反应如过敏性休克可以使用肾上腺素。②诱发和加重感染，尤其是增加患结核病的风险。③诱发自身免疫：临床研究报道 infliximab 治疗后抗核抗体（ANA）和抗 ds-DNA 阳性率分别为 46%～57% 和 23%～34%，少数患者出现狼疮样综合征如关节痛、面部蝶形红斑。④增加恶性肿瘤风险：包括淋巴瘤、乳腺癌、皮肤癌、直肠癌等，总体发生率低，而且也没有明确的流行病学依据；但长期随访仍有必要。⑤脱髓鞘疾病和神经系统疾病：如多发性硬化症、脊髓炎、视神经炎和吉兰-巴雷综合征。⑥心功能衰竭：可加重心力衰竭者的心功能不全，增加此类患者的病死率。⑦消化系统：可能造成患者恶心、腹泻、腹痛、呕吐、肝功能异常等。因此 infliximab 禁用于活动性感染，结核病，中、重度充血性心功能衰竭，脱髓鞘疾病及恶性肿瘤患者；同时禁用于孕妇及哺乳期妇女。

6. 特殊人群的治疗管理　老年人炎症性肠病的治疗与年轻人差别不大，但糖皮质激素和免疫抑制剂应慎重选用。对于儿童炎症性肠病患者，轻度者可选用 SASP 或 5-ASA 制剂，SASP 从小剂量每天 25～40mg/kg 开始，按病情需要可逐渐递增至每天 50～75mg/kg，过敏者选用 5-ASA。中度患者在应用 SASP 或 5-ASA 的基础上联合或单用糖皮质激素，剂量为每天 1～2mg/kg，症状缓解后每 1～2 周减量 2.5～5mg。重度患者上述治疗不佳时还可合用免疫抑制剂，如 AZA 每天 2mg/kg、6-MP 每天 1.0～1.5mg/kg。要尽量避免疾病活动期受孕，一般炎症性肠病患者的诊治措施均适宜妊娠期患者，但应尽量减少放射线检查，应用免疫抑制剂应严格掌握适应证。治疗量的氨基水杨酸制剂和糖皮质激素于孕期和哺乳期尚属安全,抗菌药物中头孢菌素、青霉素等在孕期也较安全。

(六)案例分析

案例一:

1. 主题词　克罗恩病;轻度;美沙拉秦;营养支持。

2. 病史摘要　患者,女,67岁,黏液便伴下腹痛8个多月。患者8个多月前进食西瓜等后出现腹泻,每天2~3次,量多,呈稀糊状,颜色正常,伴腹痛,便后腹痛缓解,无里急后重感,无畏寒、发热,无恶心、呕吐,有时自感无力。他院就诊时曾予头孢他啶、左氧氟沙星及蒙脱石散治疗,但症状一直无明显缓解,期间曾自服鸦胆子油软胶囊亦无明显缓解。近日腹泻加重,每天5~6次,解黏液便。曾在当地医院查肠镜,示回肠末端及回盲部见黏膜充血水肿,可见纵行溃疡。活检病理示回肠末端黏膜溃疡,黏膜固有层淋巴细胞浸润,局部肉芽肿形成,抗酸杆菌染色阴性,考虑为克罗恩病。至我院门诊以"克罗恩病"收入院。数月前患者曾有"肛周红肿"(具体不详),15年前因"子宫腺肌症"行"全子宫双附件"切除术。

入院诊断:

(1)克罗恩病(回结肠型)。

(2)子宫双附件切除术后。

辅助检查:血常规:白细胞 10.64×10^9/L,红细胞 3.1×10^{12}/L,中性粒细胞69.3%,血红蛋白101g/L,血小板 230×10^9/L;肝功能:总胆红素8.8μmol/L,结合胆红素2.5μmol/L,非结合胆红素5.4μmol/L,总蛋白74g/L,白蛋白30g/L,球蛋白37g/L,丙氨酸氨基转移酶8U/L,碱性磷酸酶47U/L,天冬氨酸氨基转移酶13U/L;肾功能:血尿素氮4.7mmol/L,血肌酐47μmol/L,血尿酸200μmol/L;血脂:总胆固醇3.63mmol/L,甘油三酯1.17mmol/L,低密度脂蛋白胆固醇1.85mmol/L,高密度脂蛋白胆固醇0.99mmol/L;凝血酶时间18.1秒,凝血酶原时间13.1秒;C反应蛋白1.46mg/L;红细胞沉降率20mm/h;小肠三维CT示回肠末端管壁环形增厚,肠系膜根部散在增大的淋巴结。

3. 治疗方案

(1)抑制炎症:美沙拉秦缓释颗粒剂1.5g po tid。

(2)调节肠道菌群:酪酸梭菌活菌片40mg po bid。

(3)抗菌治疗:环丙沙星片0.5g po bid。

(4)补液、肠内营养支持:20%脂肪乳注射液250ml ivgtt qd;维生素 B_6 注射液100mg ivgtt qd;维生素C注射液1g;氯化钾注射液10%　1.5g;5%葡萄糖注射液500ml。

4. 药学监护要点

(1)监测患者腹泻的情况,以了解病情进展,判断药物疗效。

(2)注意患者的营养支持情况以及维持水、电解质平衡情况。

(3)甲硝唑仅用于有合并感染者,本例患者程度较轻且无合并感染,不应使用环丙沙星或甲硝唑等抗菌药物。

(4)美沙拉秦的不良反应可能有恶心、呕吐、头痛、头晕、感觉异常等,特殊不良反应有急性胰腺炎、白细胞减少等。告知患者应正确认识药物的不良反应,服药期间配合医务人员应注意观察,一旦出现上述症状,立即告知医师,以及时采取相应的措施。

(5)患者为老年女性,因此药师询问是否在同服抗凝药物、磺酰脲类降血糖药物以及降压药等,嘱其向医务人员如实汇报现服药物,观察是否与美沙拉秦存在相互作用。

5. 药学监护过程　患者服用美沙拉秦缓释颗粒2日后晚间无解便,腹痛明显好转,密切注意美沙拉秦可能出现的不良反应如皮疹、药物热、支气管痉挛。整个药物治疗过程中积极对症处理,患者经治疗后病情稳定,无发热,无腹泻、便血,无特殊不适,出院后继续治疗。告知患者出院后坚持继续治疗,不要随意换药或停药,出现如恶心、呕吐、头晕、腹痛、手脚发麻、排尿不畅等情况及时就诊。

6. 药学分析与建议　对于炎症性肠病,美沙拉秦的疗效明显优于磺胺吡啶,而无磺胺所致的副作用。该药的作用机制为抑制自然杀伤细胞的活性,抑制花生四烯酸代谢产物环氧合酶和脂氧化酶的活性,使前列腺素、白三烯水平降低,抑制各种炎性细胞的活化,保护肠道黏膜免受破坏等。药师指导患者服用美沙拉秦时应注意用足够的水送服,与肾上腺皮质激素及口服抗凝药物合用时会增加出血倾向;与磺酰脲类药物合用增加其降血糖作用;能够降低螺内酯、呋塞米、丙磺舒和利福平等药物的作用;与抗代谢药物如甲氨蝶呤、巯嘌呤、硫唑嘌呤等合用时增强其毒性。同时5-ASA类制剂存在量效关系,剂量不足会影响疗效,而剂量太大则不良反应风险较大。欧洲共识推荐目标剂量范围为1.5~2.5g/(kg·d),有人认为对于亚裔人种剂量应偏小,如1mg/(kg·d)。药师应向患者宣教服用SASP过程中可能出现的不良反应,包括剂量相关的不良反应如恶心、呕吐、畏食、上腹不适、头痛、皮肤青蓝色和精子减少;以及特异性过敏反应,主要有皮疹、肝细胞中毒、支气管痉挛、白细胞减少、再生障碍性贫血和自身免疫性溶血等,以提高用药依从性。在治疗过程中要定期检查血常规和肝功能,并劝导患者多饮水,定期检查尿液。

本患者选用的酪酸梭菌活菌片属于肠道益生菌制剂,能耐受胃酸进入肠道,分泌肠黏膜再生和修复的重要营养物质酪酸,修复受损伤的肠黏膜,消除炎症,营养肠道。并能促进双歧杆菌等肠道有益菌生长,抑制痢疾志贺菌等肠道有害菌生长,恢复肠道菌群平衡,对克罗恩病患者的腹泻有一定的治疗作用。

由于营养摄入减少、吸收不良、丢失量大、需要量增加以及药物的影响,可能使克罗恩患者出现持续性的营养不良。营养不良是克罗恩病的主要临床表现之一,营养素的缺乏又加重原发病症,两者互为因果。因此,加强营养支持是该疾病重要的基础治疗手段。克罗恩病的营养支持可根据其需要性分为三种类型:①维持营养或纠正营养不良;②控制症状的急性发作和延长缓解期;③围术期的应用。患者入院查白蛋白水平30g/L,并且血红蛋白以及红细胞水平都较低,因此必须针对患者营养不良的现象进行有效的治疗。脂肪乳注射液是静脉营养的组成部分之一,为机体提供能量和必需脂肪酸,用于胃肠外营养补充能量及必需脂肪酸,预防和治疗人体必需脂肪酸缺乏症,也为经口服途径不能维持和恢复正常必需脂肪酸水平的患者提供必需脂肪酸。

7. 药物治疗小结　本例患者为克罗恩病轻度活动期。根据我国《炎症性肠病诊断治疗规范的共识意见》(2012年,中华医学会消化病学分会),克罗恩病的药物治疗原则是治疗急性病变,诱导疾病缓解并维持疾病缓解以提高患者的生活质量。

本例患者住院期间临床药师监护患者所用药物可能出现的不良反应,交代患者用药的注意事项及克罗恩病患者的饮食注意事项。使患者能正确使用药物,坚持药物治疗,以提高患者的生活质量。

案例二：

1. 主题词　溃疡性结肠炎；活动期；口服激素。

2. 病史摘要　患者，男，66岁。于1年前无明显诱因出现下腹部阵发性钝痛、恶心，并出现鲜红色不成形大便，每天8～10次，每次10～20ml，以夜间为重，有里急后重，体温36.8～37.4℃，无明显反酸、胃灼热感、腹胀，无头晕、心慌。至当地医院全腹CT平扫＋增强可见乙状结肠及部分直肠肠壁增厚、水肿；电子肠镜及病理检查：升结肠、横结肠、降结肠、乙状结肠和直肠黏膜广泛连续性充血水肿伴糜烂，40cm脾曲附近见一0.35cm×0.4cm的无蒂息肉；脾曲黏膜慢性炎，降结肠黏膜慢性炎伴糜烂，个体腺体上皮轻度异型增生。予美沙拉秦颗粒1.0g qd抗炎，左氧氟沙星、甲硝唑抗感染以及地塞米松灌肠、调整肠道菌群、保护肠道黏膜等对症支持治疗，症状稍缓解出院。出院后规律服用泼尼松2个月后因颜面部浮肿自行停药。今年10月再次出现鲜红色血便，就诊当地医院后加强抗感染等对症支持治疗后无明显缓解，后至我院就诊。

入院诊断：溃疡性结肠炎（慢性迁延型　全结肠活动期　中度）。

辅助检查：血常规：白细胞11.75×10^9/L，中性粒细胞66.6%，红细胞3.6×10^{12}/L，血红蛋白81g/L，血小板389×10^9/L；肝功能：总胆红素17.3μmol/L，结合胆红素3.1μmol/L，总蛋白63g/L，白蛋白36g/L，丙氨酸氨基转移酶30U/L；肾功能：血尿素氮4mmol/L，血肌酐53μmol/L，血尿酸170μmol/L；凝血酶时间22.7秒，凝血酶原时间15.1秒；C反应蛋白3.7mg/L；红细胞沉降率3mm/h。

3. 治疗方案

（1）诱导缓解：美沙拉秦肠溶片1g po tid；甲泼尼龙40mg po qd；美沙拉秦肠溶片1g；锡类散4.5g；利多卡因注射液5ml；地塞米松注射液5mg；0.9%氯化钠注射液100ml pr qd。

（2）抗菌治疗：甲硝唑0.4g po bid。

（3）调节肠道菌群：酪酸梭菌活菌片40mg po bid。

（4）补液、肠内营养支持：复方氨基酸注射液250ml ivgtt qd；维生素B_6注射液100mg ivgtt qd；维生素C注射液1g；10%氯化钾注射液1.5g；5%葡萄糖注射液500ml ivgtt qd。

4. 药学监护要点

（1）监测患者血便的情况，以了解病情进展，判断药物疗效。

（2）注意电解质的补充情况。

（3）美沙拉秦的不良反应可能有恶心、呕吐、头痛、头晕、感觉异常等，特殊不良反应有急性胰腺炎、白细胞减少等，上述症状极为罕见，停药后预后良好。用药期间如出现胸痛、气短、胸膜或心包摩擦等不良反应，以及急性不耐受综合征（主要表现为痉挛、急性腹痛、血性腹泻，有时可有发热、头痛和皮疹等）或溃疡性结肠炎的病情恶化应立即停药。

（4）告知患者治疗药物慎与其他肾上腺皮质激素、抗凝药物、磺酰脲类降血糖药物、抗代谢药以及螺内酯、呋塞米等同服，以免产生相互作用；若有在服药物，请向医师或药师询问是否可以继续服用。

5. 药学监护过程　患者入科时反复腹泻，解脓血便，且血钾降低，及时予静脉及口服加强补钾，其乏力情况有所缓解；服用美沙拉秦缓释颗粒后腹痛明显好转，解便次数明显减少。密切注意美沙拉秦可能出现的不良反应如皮疹、药物热、支气管痉挛。整个药物治疗过程中积极对症处理，患者经治疗后病情稳定，无发热，无腹泻、便鲜血，无特殊不适，出院后继续治疗。

6. 药学分析与建议　轻、中度溃疡性结肠炎的一线治疗方案是口服或局部应用氨基水杨酸类衍生物(SASP与5-ASA),而口服和局部应用联合可达最大效应。SAPA和奥沙拉秦(5-ASA)的不良反应发生率较高,全结肠炎患者最好避免使用奥沙拉秦,因可增加回肠黏膜Na^+和Cl^-的分泌作用,减少Cl^-的吸收致分泌性腹泻。值得注意的是,每日口服一次的缓释型美沙拉秦,治疗轻、中度UC安全、有效,患者的依从性可能优于多次服药。美沙拉秦的作用机制为抑制自然杀伤细胞的活性,抑制花生四烯酸代谢产物环氧合酶和脂氧化酶的活性,使前列腺素、白三烯水平降低,抑制各种炎性细胞的活化,保护肠道黏膜免受破坏等。指导患者服用美沙拉秦时应注意用足够的水送服,与肾上腺皮质激素及口服抗凝药物合用时会增加出血倾向;与磺酰脲类药物合用增加其降血糖作用;能够降低螺内酯、呋塞米、丙磺舒和利福平等药物的作用;与抗代谢药物如甲氨蝶呤、巯嘌呤、硫唑嘌呤等合用时增强其毒性。在治疗过程中要定期检查血常规和肝功能,并劝导患者多饮水,定期检查尿液。

有报道证明,糖皮质激素可迅速使活动性UC的病情缓解,普通糖皮质激素(氢化可的松、泼尼松、甲泼尼龙)比布地奈德更有效地诱导中、重度患者的症状缓解。口服泼尼松龙40mg/d适用于需要快速见效的患者,可使大部分的轻、中度UC患者于2周内获得临床缓解。值得注意的是,泼尼松龙的撤药应根据患者的应答和转归程度而定,每次减量均不宜超过原剂量的1/6～1/4,原剂量大时可减得快些,反之则应慢慢减量,任何快速的减量都会导致过早的复发。在减量过程中若疾病出现“反跳”现象,应当及时加大剂量,通常需超过原剂量才能控制病情。长期应用糖皮质激素可引起一系列不良反应,如水、盐、糖、蛋白质及脂肪代谢紊乱;诱发或加重细菌、病毒和真菌等各种感染;诱发或加剧胃十二指肠溃疡,甚至造成消化道大出血或穿孔;诱发高血压、充血性心力衰竭和动脉粥样硬化、血栓形成;此外还有焦虑、兴奋、欣快或抑郁、失眠、性格改变等精神症状,其严重程度与用药剂量及用药时间成正比。由于糖皮质激素影响骨代谢,指南推荐年龄大>65岁或患病前就已有骨质疏松的患者在使用糖皮质激素的同时合用双膦酸盐治疗。故本例中药师提醒在使用激素时应适当补充钙剂和维生素D。

7. 药物治疗小结　本例患者为溃疡性结肠炎活动期,采取综合性治疗。在药物的选择上,应根据患者具体情况,兼顾药物相互作用,以避免药物不良事件的发生,尤其是糖皮质激素长期应用不良反应较多,需告知患者,并做好相应的防范措施,且不可随意停药。同时在患者教育过程中,应告知患者注意饮食调节,进食少渣食物、忌乳类食品,以促进疾病缓解,提升患者生活质量。

四、门静脉高压症

门静脉高压症(portal hypertension)是指门静脉压力增加、门静脉系统血流受阻和(或)血流量增加,导致门静脉及其属支血管内静力压升高,伴侧支循环形成的一组临床综合征,包括腹水、肝性脑病、食管胃底静脉曲张出血(esophageal variceal bleeding,EVB)等。在肝硬化患者,参照Bayraktar等标准,符合以下两者或两者以上的诊断为门静脉高压症:①巨脾(B超下脾脏长轴超过13cm);②血小板计数少于100×10^9/L和(或)白细胞计数少于4.0×10^9/L(连续3次以上);③B超下门脉宽度超过14mm或脾静脉宽度超过10mm;④胃镜下食管静脉曲张;⑤存在腹水或胃镜下胃底静脉曲张。门静脉高压症是临床常见的综合征之一。

食管胃底曲张静脉破裂所致的消化道出血是门静脉高压症患者的重要死亡原因。鉴于门静脉高压症的治疗以非选择性β受体阻断药等降低门静脉压力的药物为主，常规治疗的疗效并不理想，而门静脉高压症食管胃底曲张静脉破裂出血是临床常见的急症，是危及门静脉高压症患者生命的重要情况，其处理不同于其他原因所致的上消化道出血。本部分主要介绍门静脉高压症食管胃底曲张静脉破裂出血的治疗原则、常用药物作用机制以及治疗方案。

（一）病因和发病机制

各种原因导致的肝硬化、血吸虫病、肝脏占位、血管性（门静脉、肝静脉及下腔静脉）疾病以及部分心脏疾病（如缩窄性心包炎）均可引起门静脉高压症。

1. 门静脉高压的形成　门静脉高压症是门脉血管阻力增加及门脉血流量增加的结果。门静脉高压症同时存在门脉血管的高阻力及高动力状态。其中门脉血管的高阻力状态是门静脉高压症的启动因素。随着侧支循环的广泛建立，门脉血流量增加对门静脉高压状态的维持至关重要。

（1）门脉阻力增加：引起门静脉高压症门脉血流高阻力状态的原因可能是肝前性、肝性、肝后性。肝前性及肝后性门静脉高压中阻力增高分别继发于门静脉血流流入或流出道的梗阻，而肝性门静脉高压的机制较为复杂，包括窦性和窦后性。产生的原因包括Disse间隙胶原沉积使肝窦变窄；再生结节压迫肝窦和肝静脉系统；肝动脉分支与门静脉属支沟通吻合。除这些形态学改变外，肝性门静脉高压的形成尚与具有扩血管作用的内皮因子（一氧化氮、前列环素、去极化因子）和具有缩血管作用的内皮因子（内皮素、前列腺素类物质）失衡有关。

（2）门静脉血流量增加：门脉血流量增加与全身体循环血量增加及门静脉血管扩张有关。原因包括体循环内扩血管物质浓度增高、内皮细胞分泌的扩血管物质增加、血管反应性降低等。

2. 食管胃底静脉曲张形成与破裂出血　门静脉高压时，为使淤滞在门静脉系统的血液回流，门体静脉之间的交通支大量开放，形成门脉侧支循环。常见的侧支循环可形成于食管下端胃底部、肝脏周围、前腹壁脐周、直肠下端肛周、腹膜后等部位，其中形成于食管下端及胃底部的侧支循环表现为食管胃底静脉曲张，由门静脉系的胃冠状静脉等和腔静脉系的肋间静脉、膈静脉、食管静脉和半奇静脉等吻合而成。当曲张静脉压力高达一定程度时可引起曲张静脉破裂出血。发生曲张静脉破裂出血的危险因素包括曲张静脉的大小、肝功能损伤情况、红色征、肝静脉压力梯度（hepatic venous pressure gradient，HVPG）等。

（二）临床表现及诊断

门静脉高压症的主要临床表现为：①脾大：一般为中度肿大，有时为巨脾，并可出现左上腹不适及隐痛、胀满，伴有脾功能亢进（血白细胞、红细胞及血小板数量减少）。②侧支循环建立与开放：门静脉与体静脉之间有广泛的交通支，门静脉高压时，为使淤滞在门静脉系统的血液回流，这些交通支大量开放，经扩张或曲张的静脉与体循环的静脉发生吻合而建立侧支循环。常见的侧支循环可形成于食管下端胃底部、肝脏周围、前腹壁脐周、直肠下端肛周、腹膜后等部位，其中形成于食管下端及胃底部的侧支循环表现为食管胃底静脉曲张，其破裂导致的出血是门静脉高压症患者的重要死亡原因之一。③腹水：是门静脉高压最突出的临床表现。

食管胃底曲张静脉破裂出血多表现为上消化道出血。约半数患者可见呕血，多为鲜红血液，也可为暗红色血液。出血量多，来势凶猛，可呈喷射状，一次可达1000ml。呕血之前可有上腹饱胀感、恶心加重及呃逆等先兆症状。部分患者可仅有黑便，多为柏油样或紫红色大便。出血量大时可伴心悸、心率加快、头晕、黑蒙或晕厥、皮肤灰白湿冷、血压下降，甚至可出现休克表现。

食管胃底曲张静脉破裂出血时实验室检查可表现为血小板、白细胞、红细胞及血红蛋白降低；大便隐血阳性；肝功能下降。随门静脉高压症病因的不同尚可出现特异性的异常检查结果，如肝炎肝硬化时病毒标志物阳性；自身免疫性肝病时自身抗体阳性、血沉加快；肝占位时甲胎蛋白（AFP）等肿瘤标志物可明显升高。

内镜是诊断食管胃底曲张静脉破裂出血及判断出血可能性的最可靠的方法。内镜下按照曲张静脉的形态和出血的危险程度将食管静脉曲张分为轻、中和重3级；而按胃静脉曲张的部位将胃静脉曲张分为胃贲门部静脉曲张、胃贲门胃底静脉曲张、胃底部孤立（或瘤样）静脉曲张。X线钡餐检查也可发现静脉曲张，食管胃底曲张静脉急性出血时钡餐检查相对禁忌。

（三）治疗原则

1. 一般治疗原则　患者应卧床休息、禁食，密切观察血压、脉搏，保持气道通畅，维持水、电解质和酸碱平衡。烦躁不安者可给予氯丙嗪或地西泮，禁用吗啡及哌替啶。大量出血时止血和纠正低血容量十分重要。因静脉压升高时容易导致再出血，食管胃底静脉破裂出血时并不要求迅速充分补足血容量，出血期保证重要脏器供血即可，一般将血红蛋白维持在8g/L左右，收缩压维持在90～100mmHg。出血量过大可予以输血，但以新鲜血为宜。由于门静脉高压症出血30%～50%由并存的充血性胃病变或消化性溃疡导致，胃降温、抗酸剂、抑酸剂、凝血酶等可作为一般止血措施采用。

2. 药物治疗原则　门静脉高压曲张静脉破裂出血时应尽快降低门静脉压力，迅速控制出血，维持血流动力学稳定，并积极防治并发症。降低门脉压力的药物首选生长抑素（somatostatin）及其类似物，疗效不佳时可联合应用加压素（vasopressin，VP）。为减少VP的致命性不良反应，应同时舌下含服或静脉缓慢滴注硝酸酯类药物；也可用加压素衍生物特利加压素（terlipressin，TP）替代VP。在降低门脉压力的同时，应给予PPI等抑制胃酸分泌的药物促进止血。由于门静脉高压曲张静脉破裂出血的患者往往有慢性肝病基础，出血时预防感染和肝性脑病等并发症发作也十分重要。抗感染治疗是肝硬化门静脉高压上消化道出血治疗的重要组成部分，所有的患者都应给予抗革兰阴性菌的抗菌药物预防感染，可根据患者的具体情况口服喹诺酮类抗菌药物或静脉使用头孢菌素类。

（四）药物治疗方案

1. 血管加压素及其类似物　包括垂体后叶素（pituitrin）、血管加压素、特利加压素等。VP与分布于血管平滑肌上的VP受体结合，收缩内脏血管，减少门脉血流量，降低门静脉及其侧支压力。加压素衍生物包括特利加压素、三甘氨酰酪氨酸加压素等。特利加压素又称三甘氨酰赖氨酸加压素，本身无活性，在体内经氨基肽酶作用，脱去其N末端的3个甘氨酰残基后，缓慢降解为有活性的赖氨酸加压素。其主要作用是收缩内脏血管平滑肌，减少内脏血流量，从而减少门静脉血流、降低门静脉压；收缩食管和子宫等平滑肌；降低血浆肾素浓度，减少血管紧张素Ⅱ产生，减轻肾血管收缩，改善肾功能。静脉使用VP的疗效已在一些临床试验中得到证实，其可明显控制曲张静脉出血。

垂体后叶素与血管加压素的用法相同，0.2～0.4U/min 连续静脉泵入，最高可加至 0.8U/min；常联合静脉输入硝酸酯类药物，并保证收缩压＞90mmHg。特利加压素是合成的血管加压素类似物，可持久有效地降低 HVPG、减少门静脉血流量，且对全身血流动力学的影响较小。特利加压素的推荐起始剂量为 2mg/4h，出血停止后可改为 1mg/次，2 次/天。一般维持 5 天，以预防早期再出血。为减少致命性不良反应，VP 常与硝酸酯类合用，硝酸酯类药物是一类静脉扩张剂，也能降低门脉压力，但可能持续时间很短。具体用法为静脉滴注 VP 的同时给予硝酸甘油（nitroglycerine）舌下含服 0.5mg，每 30 分钟一次，连续 6 小时；或以不超过 0.2μg/（kg·min）的速度静脉滴注，止血率可达 78.5%，而并发症大大减少。

由于 VP 的不良反应限制了其应用，近年来有研究以理化性质更为稳定、不良反应有所减小的加压素衍生物如特利加压素等代替 VP。使用方法为首剂 2mg 静脉注射，以后每 4～6 小时静脉注射 1mg，连续使用 24～36 小时。特利加压素治疗门静脉高压症曲张静脉出血的疗效与生长抑素类药物相近，24 小时内的止血有效率可达 60%～80%。特利加压素还适用于已服用过非选择性 β 受体阻断药后的急性出血，内镜介入（套扎或硬化）治疗前给予特利加压素静脉注射，能明显增加套扎及硬化治疗的安全性。

2. 生长抑素及其类似物　是目前治疗急性食管胃底曲张静脉破裂出血的主要和首选药物。这类药物能选择性收缩内脏血管平滑肌，抑制其他扩血管物质的作用；增加食管下端括约肌压力，减少侧支循环血流；抑制促胃液素分泌，减少胃酸形成，减少再出血危险性；减少肝动脉血流量，降低肝内血管阻力。

使用方法为：①生长抑素（somatostatin）首剂 250μg 快速静脉滴注，而后以 250μg/h 的速度持续静脉滴注 24～48 小时，前 24 小时内宜每隔 6 小时追加静脉注射 250μg。出血期间若停药时间超过 30 分钟，应追加静脉注射 250μg。②奥曲肽（octreotide）首剂 50μg 静脉注射，而后以 50μg/h 的速度持续静脉滴注，或每隔 6～8 小时静脉注射 100μg，总量达 400～600μg/d，最大时总量可达 1200μg/d。生长抑素和奥曲肽的疗效相当，治疗急性食管胃底曲张静脉破裂出血的总止血率达 73%、短期止血率达 90%，优于加压素，且对全身血液循环的影响较小，全身反应较少见。生长抑素和奥曲肽应用的疗程目前仍有争议，部分学者认为出血停止后应维持 48～72 小时，如应用 5 天仍未止血，可考虑停用该药。有研究表明，50μg/h 的奥曲肽对食管胃静脉曲张破裂出血的疗效优于 25μg/h，生长抑素也有类似效果。因此，有学者提出当标准剂量生长抑素或奥曲肽止血效果不佳时，将其剂量加倍，可明显提高止血效果。

3. 抗菌药物　25%～65%的肝硬化门静脉高压症食管胃底曲张静脉出血患者可合并感染（包括菌血症、自发性细菌性腹膜炎等），在严重肝衰竭或重度出血的患者中该比例甚至更高。伴有感染的肝硬化曲张静脉出血患者止血治疗效果差，再出血概率和发生肝肾综合征等严重并发症的可能性均明显升高，病死率大大增加。预防性应用喹诺酮类和头孢菌素类抗菌药物可明显降低感染导致的病死率和其他并发症的发生率，常使用肠道不吸收或很少吸收的抗革兰阴性菌药物如喹诺酮类药物等，也可选用诺氟沙星（norfloxacin）或环丙沙星（ciprofloxacin）0.8～1.0g/d，分 2～3 次口服。有报道采用磺胺甲噁唑/甲氧苄啶（SMZco）取得相似的疗效。由于喹诺酮类的耐药菌株逐渐增多，且在急性曲张静脉出血时不宜口服药物治疗，近年来多提倡采用第三代头孢菌素类药物静脉给药替代喹诺酮类口服，可给予头孢曲松（ceftriaxone sodium）1g/d，静脉注射。现认为静脉使用头孢曲松预防晚期肝硬化曲张静脉出血伴发感染的疗效优于口服诺氟沙星。预防性抗菌药物使用的疗程尚有争议,从少于3天至7~10天不等,应视患者的肝功能状况和出血情况而定,也有人提倡住院期间维持使用。

4. H_2 受体拮抗剂和质子泵抑制剂 H_2 受体拮抗剂和质子泵抑制剂能提高胃内pH,促进血小板聚集和纤维蛋白凝块的形成,避免血凝块过早溶解,有利于止血和预防再出血,因此临床常用来控制门静脉高压症的急性出血。

5. 其他 门静脉高压症食管胃底曲张静脉破裂出血的其他治疗手段包括内镜介入治疗、双气囊三腔管压迫、经颈静脉肝内门腔静脉内支架分流术(TIPSS)、外科手术等。当患者生命体征和血流动力学稳定时宜尽早行急诊内镜检查,并对适宜患者进行内镜下治疗。内镜介入治疗方法包括内镜下曲张静脉套扎术(endoscopic esophageal varix ligation,EVL)及硬化剂治疗(endoscopic injection sclerotherapy,EIS)等,是防治门静脉高压症食管胃底曲张静脉破裂出血的重要方法,可明显降低急性出血的病死率。双气囊三腔管可应用于急性食管胃底静脉曲张出血药物无法控制又无条件进行急诊内镜治疗或内镜治疗失败时。其急诊止血率为80%~90%,与药物无明显差异,但患者的耐受性较差,再出血率高达50%~60%。当药物治疗、内镜治疗和气囊压迫止血治疗疗效均不理想时,可考虑TIPSS和手术治疗。

(五)药物治疗管理

1. 加压素(VP)及其衍生物 VP静脉注射后起效快,经肝脏代谢后由肾脏排出,血浆半衰期短。其不良反应包括荨麻疹、发热、支气管痉挛、皮肤发红、胸闷等过敏症状,大剂量可诱引起冠状动脉痉挛、血栓形成、高血压、心肌梗死等严重的心脑血管并发症,还可因水钠潴留引起稀释性低钠血症。哮喘、癫痫、冠心病、心功能不全、偏头痛、高血压及肾功能损害者慎用。

特利加压素经静脉给药后约30分钟可在血浆中检测到有生物活性的赖氨酸加压素,60~120分钟达峰值。它较少引起促纤维蛋白溶解以及心血管系统方面的严重并发症。偶见腹部疼痛痉挛、头痛、暂时面色苍白以及动脉血压升高。禁用于孕妇;慎用于高血压、晚期动脉粥样硬化、心律失常或冠状动脉功能不全者。应监测血压、血清电解质及液体平衡。

2. 生长抑素及其类似物 常用药物包括生长抑素的人工合成物生长抑素(somatostatin)和生长抑素类似物奥曲肽(octreotide)。生长抑素是14肽胃肠激素,半衰期短(为2~3分钟),起效快,15分钟后可达稳态血药浓度;对全身血液循环的影响较小;少数患者可出现头晕、嗜睡、腹痛、腹泻、恶心、呕吐、血糖异常等,大剂量过快静脉注射时可导致一过性高血压、胸闷、心悸等,长时间使用应警惕缺血性肝坏死。奥曲肽是由8个氨基酸组成的环形多肽,具有天然生长抑素的作用,同时还可增加血小板聚集功能,有助于止血;奥曲肽皮下注射后30分钟可达峰值浓度,血浆半衰期为90~120分钟,静脉注射的半衰期稍短;不良反应与生长抑素类似,注射局部可出现红肿、疼痛、针刺或烧灼感;垂体增生或肿瘤患者慎用。

3. 扩张血管药 其中单硝酸异山梨酯(MSDN)、硝酸异山梨酯(消心痛,ISDN)及硝酸甘油(NG)最为常用。口服硝酸异山梨酯30mg/d可使门静脉压力下降18%~23%。由于其降低门脉压力的作用相对较弱,而扩血管作用可能加重血流动力学异常,该类药物并不单独用于肝硬化急性出血的治疗,主要与加压素联合使用,增强疗效,减少不良反应。

(六)案例分析

1. 主题词 肝硬化;门静脉高压症;奥曲肽。

2. 病史摘要 患者,男,50 岁。1990 年体检发现"乙肝小三阳",未治疗。2004 年无明显诱因解成形黑便 1 次,量少,不伴头昏、心慌、心悸、出汗、口干,不伴恶心、呕吐。就诊于我院查 B 超示"慢性肝病、脾大",胃镜示"食管-胃底静脉曲张(中-重度)",予抗病毒、降低门静脉压力、保肝等治疗后症状缓解,出院后口服恩替卡韦(0.5mg,1 次/日)、普萘洛尔(10mg,3 次/日)、复方氨基酸片(剂量不详)至今。两年前再次因黑便至我院就诊,当时出血量较大,伴失血性休克,予积极补液、降低门脉压、抑酸、止血等治疗后生命体征平稳,转至外科行"脾切除术+门奇静脉断流术",术后病情较平稳,未再出现黑便等症状。9 天前患者无明显诱因再次出现黑便,每次约 200g,无心悸、出冷汗,无头晕、乏力,无呕血,无腹痛、腹胀。

入院诊断:

(1)乙肝肝硬化失代偿期(Child-Pugh B 级)。

(2)食管胃底静脉曲张。

辅助检查:血常规:白细胞 2.5×10^9/L,中性粒细胞 47.6%,血红蛋白 113g/L,血小板 189×10^9/L;肝、肾功能:总胆红素 56.5μmol/L,结合胆红素 23.47μmol/L,丙氨酸氨基转移酶 63.9U/L,总蛋白 69g/L,白蛋白 28g/L;乙肝两对半:乙肝病毒表面抗原(+),乙肝病毒表面抗体(+),乙肝病毒核心抗体(+),乙肝病毒 e 抗原(-),乙肝病毒核心抗体(-);凝血功能:凝血酶原时间 22 秒,凝血酶时间 35.2 秒;肿瘤指标:甲胎蛋白 211.5ng/ml,癌胚抗原 2.09ng/ml,肿瘤抗原 CA 199 41.35U/ml,肿瘤抗原 CA 125 45.39U/ml;上腹部 CT 平扫:肝硬化,少量腹水;胃镜检查:食管胃底静脉曲张。

3. 治疗方案

(1)降门脉压:醋酸奥曲肽注射液 0.025mg/h ivgtt。

(2)抑酸:注射用埃索美拉唑钠 40mg ivgtt bid。

(3)保肝:注射用还原型谷胱甘肽 1200mg ivgtt qd;注射用门冬氨酸鸟氨酸 10g ivgtt qd;水飞蓟素片 77mg po tid。

(4)预防感染:环丙沙星氯化钠注射液 0.4g ivgtt。

(5)抗病毒:恩替卡韦片 0.5mg po qd。

(6)补液:维生素 B_6 注射液 100mg ivgtt qd;维生素 C 注射液 1g;10% 氯化钾注射液 1.5g;5% 葡萄糖注射液 500ml。

4. 药学监护要点

(1)观察患者黑便的情况是否有所好转。

(2)提醒护士注射门冬氨酸鸟氨酸时减慢滴速,以减轻恶心、呕吐等不良反应。

(3)醋酸奥曲肽注射液的不良反应可能有恶心、呕吐、腹痛、胀气、稀便、腹泻以及食欲缺乏等,腹部触痛、肌紧张和腹胀少见。注射时可能会产生注射部位疼痛、注射部位针刺或烧灼感,伴红肿,提醒患者不必过于担心,这类现象 15 分钟内一般会消失。醋酸奥曲肽的半衰期短,可持续静脉滴注或按时皮下注射。

(4)使用注射用埃索美拉唑钠后可能会产生头痛、头晕、嗜睡、皮炎、瘙痒等症状,应提醒患者并密切关注。

(5)肝硬化患者应长期服用恩替卡韦,不可自行停用,以免造成疾病恶化。

5. 药学监护过程　患者入科时黑便9天，诊断为食管胃底静脉曲张，予醋酸奥曲肽注射液降低门脉压、埃索美拉唑抑酸、还原型谷胱甘肽保肝、环丙沙星预防感染、恩替卡韦片抗病毒，以及一些补液支持治疗后未再解黑便。急性出血期予埃索美拉唑标准剂量，每日两次给药。整个药物治疗过程中积极对症处理，患者经治疗后病情稳定，无特殊不适，出院后继续治疗。

6. 药学分析与建议　患者入科时发现乙肝小三阳23年，黑便9年，再发9天，胃镜检查示食管胃底静脉曲张。药物治疗是静脉曲张出血的首选治疗手段，《肝硬化门静脉高压症食管胃静脉曲张出血的防治共识，2008》指出，奥曲肽是控制急性出血的安全而有效的药物。有研究表明，治疗急性食管静脉曲张破裂出血的最佳方法是内镜下硬化剂注射治疗、食管静脉套扎术或生长抑素/奥曲肽静脉滴注2~5天。生长抑素及其类似物主要起抑制胃肠道激素及其功能的作用。有研究提出高血糖素可以增加脾脏的血流30%~40%，生长抑素的重要作用机制就在于对高血糖素的抑制作用：①通过抑制高血糖素直接减少脾脏的血流量；②通过增加血管对收缩神经的反应性间接减少血流量；③降低肝脏的代谢以减轻肝静脉压。可见，奥曲肽可抑制胰高血糖素、血管活性肠肽等血管扩张肽的产生和释放，选择性地收缩内脏血管，使门脉主干血流减少，从而降低门脉压。奥曲肽是由8个氨基酸组成的环形多肽，具有天然生长抑素的作用，同时还可增加血小板聚集功能，有助于止血。奥曲肽皮下注射后30分钟可达峰值浓度，血浆半衰期为90~120分钟，静脉注射的半衰期稍短。不良反应为少数患者可出现头晕、嗜睡、腹痛、腹泻、恶心、呕吐、血糖异常等，大剂量过快静脉注射时可导致一过性高血压、胸闷、心悸等，长时间使用应警惕缺血性肝坏死；注射局部可出现红肿、疼痛、针刺或烧灼感。

病毒是我国肝硬化的主要病原，抗病毒治疗可减轻肝纤维化、降低门脉压力，从而起到预防静脉曲张发生或出血的作用。恩替卡韦能够强效抗病毒且耐药的发生率低，但要长期监测肝功能。活动性出血时常存在胃黏膜和食管黏膜炎症水肿，预防性使用抗生素具有防止肠道菌群易位、预防感染及其他并发症、提高生存率的作用。因此，对肝硬化急性静脉曲张破裂出血的患者应短期使用抗生素，可使用喹诺酮类抗菌药物，本案予患者环丙沙星氯化钠注射液4天预防感染。

7. 药物治疗小结　患者因“乙肝小三阳23年，黑便9年，再发9天”入院，住院8天，诊断为肝炎肝硬化失代偿期（Child-Pugh B级）、食管胃底静脉曲张。为乙肝后肝硬化患者，且有门静脉高压症。根据我国《慢性乙型肝炎防治指南（2012）》及《肝硬化门静脉高压症食管胃静脉曲张出血的防治共识（2008）》，予醋酸奥曲肽降低门脉压、注射用还原型谷胱甘肽减轻肝组织炎症，同时予水飞蓟素片抗炎抗氧化抗纤维化、改善肝脏生化学指标，恩替卡韦抗病毒治疗。

五、肠易激综合征

肠易激综合征（irritable bowel syndrome，IBS）是指一组包括腹痛、腹胀、排便习惯和大便性状异常，而缺乏特异性形态学、生化改变的综合征。肠易激综合征被国际专家组定义为一种慢性或反复发作的胃肠功能紊乱性疾病，但无法解释其各种胃肠道综合征的特异性形态学及生化改变。受累的器官包括食管、胃、胆道、大小肠和肛门、直肠，但其主要靶器官为肠道。IBS的特征性表现是疼痛或不适、排便习惯改变或腹胀。

（一）病因和发病机制

IBS的病因和机制还未明确，目前认为是多种因素作用的结果。

1. 心理因素　IBS患者的精神异常发生率高，可有焦虑、敌意、悲伤、抑郁和睡眠习惯紊乱，相当多的患者有负性事件的发生，如失业、家人死亡、体罚、手术和婚姻破裂等，是造成心理异常的重要原因，心理因素可造成胃肠道动力或感觉功能异常。

2. 感染　有10%～30%的IBS患者在出现症状前曾患细菌性痢疾等肠道感染性疾病。在肠道疾病痊愈、痢疾症状缓解、细菌学检查为阴性后逐渐出现IBS症状，而反复的细菌学检查均为阴性。此外在阿米巴性肠病、肠血吸虫病等感染性疾病患者在自身疾病治愈后出现IBS症状。肠道感染引起的黏膜炎症反应、通透性增加、局部免疫激活与发病有关。

3. 饮食因素　33%～66%的IBS患者出现食物不耐受，以碳水化合物不耐受为主。某些食物如奶制品、面类、谷类常诱发或加重IBS的症状。究其原因，可能是由于肠道菌群失调而影响食物的肠内代谢，或者因为食物产气而影响胃肠动力。少数IBS患者伴有食物过敏。

4. 胃肠运动紊乱　早期认为IBS患者结肠的电活动有异常，但近来的研究并不支持这种观点。腹泻型患者口-盲肠的食物通过时间显著短于正常人，而便秘型患者延长，后者结肠高幅蠕动性收缩减少。

5. 内脏感觉功能异常　IBS患者存在内脏高敏感性，可影响整个消化道，但以直肠敏感性增加为突出。除了外周致敏外，IBS患者还有中枢反应增强。

6. 家庭和遗传因素　部分IBS患者有家族性发病倾向，同卵双生患者双方的发病率显著高于异卵双生患者。

7. 自主神经功能异常　腹泻型IBS患者迷走神经活性显著增高，便秘型迷走神经张力降低，IBS患者自主神经对伤害性刺激反应异常。

（二）临床表现

IBS的临床表现并无特异性，慢性起病，反复发作。主要有以下几点特征：

1. 腹痛型IBS　腹痛是其最主要的症状，常于进食后发作或加重，并于排便后缓解，睡眠中无发作。部位以下腹部为最常见，也可发生于腹部的任何位置。疼痛的部位可广泛，也可局限于某一部位。疼痛性质以钝痛和胀痛最多，也可呈绞痛和刀割样痛等，但无放射样疼痛。

2. 腹泻型IBS　主要表现为大便次数增加，大便多呈稀糊状或伴有黏液便，还有少数患者呈水样便。腹泻在禁食72小时后消失。进食或进某些食物后诱发或加重腹泻。精神紧张或应激状态下也可使症状加重。

3. 便秘型IBS　多见于女性，常发生于病程早期，伴有腹痛或腹部不适。整个病程可以便秘为主，也可便秘和腹泻交替。

4. 其他消化道症状　如排便不尽感、便意窘迫感、恶心、嗳气和胃灼热等症状。

5. 神经精神症状　IBS患者多伴有抑郁、焦虑、紧张、多疑等精神症状。此外，亦常伴有心悸、失眠、气促、多汗、手心潮热等自主神经功能紊乱的表现。

大多数患者的营养情况良好，一般无明显体征。但有时可触及结肠的压痛，可触及腊肠样肠管。在右髂窝部位听诊有嘈杂音，肠鸣音亢进，但无病理性肠鸣音。直肠指诊感肛门张力较高，痛觉过敏。

（三）治疗原则

1. 一般治疗原则 该疾病的症状往往和精神因素密切相关，从患者初诊时就应注意建立良好的医患关系，有助于激发患者的自信心，获得对诊断和治疗有益的信息。教育患者正确认识病程，相信疾病能很好地得到控制。

饮食治疗需详细研究患者饮食成分与 IBS 症状之间的可能关系，便秘患者需要增加纤维素、多聚糖、果糖、山梨醇或者乳糖的摄入量，而腹泻患者则需要减少这些食物的摄入。排除性饮食疗法对部分患者有效，其方法是在两周内停止食用患者认为会引起症状的食品，然后依次摄入其中一种，详细记录饮食和症状的关系，以确定引起症状的食物，在此基础上制订个性化的食谱。

2. 药物治疗原则 IBS 的治疗应该遵循分级化、个体化和综合治疗的原则。

(1)对于轻度症状患者，首先让患者明确 IBS 仅为一种胃肠功能紊乱性疾病，其可能的病因是精神因素或不适当的饮食成分。详细研究患者的饮食成分与 IBS 之间的关系，避免敏感食物，减少产气食物，并根据胃肠动力的变化特点改变膳食结构。

(2)对于中度症状患者，由于临床表现各异，治疗应个体化。寻找触发症状可能的精神、行为因素。使患者认识到 IBS 为慢性疾病，需多种药物联合应用。用于治疗的药物包括促动力药、止泻药、解痉药、抗忧郁及焦虑药等。

(3)对于重度症状患者，此类患者具有显著的日常功能不全，疼痛呈持续性，抑郁、焦虑或行为紊乱，持续寻找证实疾病，否认心理状态是疾病影响因素，持续不必要的诊断和治疗，持有不现实的治愈期望。治疗原则应以神经系统调节为主，单纯作用于肠道的药物一般无效。抗抑郁药被用于消除疼痛，治疗至少应持续 3 ~ 4 周。患者应结合心理治疗。

（四）药物治疗方案

1. 对于便秘型 IBS 患者，当使用增加膳食纤维的治疗方法失败后，可试用通便药缓解症状。加拿大 IBS 指南推荐偶尔使用渗透性通便药，如氧化镁枸橼酸盐或乳果糖，这些药物通常耐受性良好但容易引起腹胀。渗透性通便药的其他不良反应包括腹泻、味觉障碍和高镁血症（尤其是肾脏损害患者），因此，建议便秘型 IBS 患者避免长期使用渗透性通便药。实际上腹部绞痛和通便药依赖限制了此类药物的长期应用。

刺激 5-HT_4 受体加快结肠通过时间已被用于靶向治疗便秘型 IBS 患者。最近美国已证明第一代药物替加色罗在治疗女性便秘型 IBS 患者中的作用。替加色罗是特异性 5-HT_4 受体部分激动剂，已有多项 12 周的临床试验对其进行了药物治疗评估。这些研究通过评价女性患者服用替加色罗(6mg/次，bid)3 个月后的疗效，与安慰剂组对照发现 IBS 整体症状的改善及腹痛、腹胀等特异性症状的改善显著。至少一项研究表明第 1 ~ 3 个月药物疗效降低，表明长时间应用该药物可能会导致药物失效。替加色罗最常见的不良反应是腹泻（约 9% 的患者），其他不良反应包括腹痛和头痛。

2. 对于腹痛型 IBS 患者，通过抗胆碱能通路使平滑肌松弛的药物早已用于 IBS 的治疗。两种最常见的解痉剂处方药物为莨菪碱及双环维林，两者具有显著的抗胆碱能作用。尽管目前缺乏有效性评价，但美国和加拿大的指南中均将解痉药列为治疗腹痛型 IBS 的药物。由于抗胆碱能药物的不良反应，“需要时服药”的策略要优于持续用药。

文献和指南推荐重度或持续腹痛患者使用三环类抗抑郁药，它的止痛效果很好。其对缓解腹痛、腹泻有效，同时也改善了患者的整体状态。研究验证了阿米替林（每日

75mg)在治疗 IBS 中的作用,发现活动期治疗可改善身体状况和腹痛,但由于不良反应中途停药的很多。低剂量的三环类抗抑郁药(如阿米替林睡前 10～25mg)常对缓解腹痛和腹泻有效。

3. 对于腹泻型 IBS 患者,其小肠和结肠蠕动加快,因此降低结肠蠕动的药物应该对缓解腹泻有效。洛哌丁胺、阿片样物质激动剂能透过中枢神经系统,是治疗腹泻型 IBS 的较好药物。研究发现洛哌丁胺是一种对于改善腹泻症状和改善一些患者的整体状态有效的药物。"需要时用药"的方法优于长期给药(如需要时每日 2～4mg 口服,一日 4 次以上),且应激性给药尤其有效。由于地芬诺酯和阿托品会增加胆碱能药物的不良反应,所以通常被认为是二线药物。而考来烯胺偶尔用于治疗难治性腹泻型 IBS。

2000 年 2 月,阿洛司琼成为 FDA 批准用于特异性治疗腹泻型 IBS 的第一个药物,这基于许多临床试验证明了它显著改善女性 IBS 患者的腹泻、便意急和腹痛症状。阿洛司琼是强效 5-HT_3 受体拮抗剂,能减慢结肠运转时间,增加肠腔内钠吸收并减少小肠分泌。药物生物利用度为 60%,且不受食物影响。便秘是最常见的药物不良反应(约为 30%)。

综上,将 IBS 治疗药物分为以下几类:

(1)胃肠解痉药:适用于腹痛型 IBS,常用药物有硝苯地平、匹维溴铵等。

(2)止泻药:适用于腹泻型 IBS,常用药物有洛哌丁胺、蒙脱石散等。

(3)泻药:适用于便秘型 IBS,常用药物有纤维素、乳果糖等。

(4)5-HT_3 受体拮抗剂:适用于腹泻型 IBS,常用药物为阿洛司琼等。

(5)5-HT_4 受体激动剂:适用于便秘型 IBS,常用药物为西沙必利、莫沙必利、替加色罗等。

(6)肠道菌群调节药:适用于伴菌群失调者,常用药物有双歧杆菌乳剂等活菌制剂。

(7)抗抑郁药:常用三环类药物,如阿米替林、盐酸丙米嗪等。

而药物治疗方案主要有以下几种:

(1)腹痛型 IBS 的治疗:除常规使用阿托品、颠茄类外,可用钙通道阻滞药维拉帕米或硝苯地平 10mg 舌下含化或口服,每日 3 次,以减轻腹痛和排便次数。匹维溴铵应用较广,50mg,每天 3 次。

(2)腹泻型 IBS 的治疗:可用抗胆碱能拮抗剂溴化赛米托品(cimetropin bromide)50mg,餐前服用;亦可用洛哌丁胺 2mg,每日 3 次。腹泻严重者可适当用小剂量的磷酸可待因 15mg,每日 3 次;或选用洛哌丁胺。

(3)便秘型 IBS 的治疗:大便干硬时可服石蜡油 20ml,每日 3 次;或服用蓖麻油 10～20ml,每日 3 次;或番泻叶 5～10g 泡水饮服;亦可用开塞露、甘油栓塞入肛内。对于便秘时间长,但大便不干硬者,可用胃肠动力药如多潘立酮(吗丁啉)10mg,每日 3 次。

(4)IBS 患者如为黏液便,可用吲哚美辛 25mg,每日服 3 次,以抑制前列腺素合成,减少黏液分泌。

(5)伴菌群失调者可用促菌生 2.5g,每日服 2 次;或双歧杆菌乳剂,每次服 50ml。

(6)对精神紧张、失眠较严重的神经官能症患者可适当治疗:地西泮 2.5mg(每日 3 次)或 5mg 每晚口服,亦可选用苯巴比妥等;抑郁症者适当用些阿米替林、盐酸丙米嗪等;并可用调节自主神经功能的谷维素 20～50mg,每日 3 次。

（五）药物治疗管理

1. 当采用替加色罗治疗便秘型 IBS 时，腹部手术包括胆囊切除术增加，应引起重视。替加色罗还未在男性患者中进行研究，故不推荐用于男性人群。严重肝肾损伤、胆囊功能异常或有肠梗阻患者禁用替加色罗。因为食物明显降低替加色罗的生物利用度，故应空腹服用。

2. 考来烯胺的药物相互作用较多，在联合使用该药物治疗腹泻型 IBS 时对危险性应进行充分评估。

3. 阿洛司琼的起始剂量为第 1 个月每日口服 1mg，4 周后若耐受良好但未很好控制 IBS 症状，则剂量可加至 2mg/d bid。若患者有便秘、肠梗阻或缺血性结肠炎、炎症性肠病或血栓疾病病史，则禁用阿洛司琼。若患者出现便秘、缺血性结肠炎症状，如新发或腹痛加重、血便或大便带血则应立即停药。若 2mg/d bid 给药治疗 1 个月后患者的 IBS 症状未缓解，则应停药。因为服用阿洛司琼的风险大，所以只有患腹泻型 IBS 6 个月以上且对标准治疗方法无效者才可考虑应用。

总之，本症的药物治疗应慎重，避免滥用药物。药物治疗主要适用于症状显著的患者，而对于部分患者，可能任何药物都无效。由于 IBS 患者症状复杂多变，且与中枢和肠神经系统间关系复杂，目前的药物都存在有效性和安全性的限制，只能在一定程度上发挥作用。

思考题

1. 简述抗幽门螺杆菌的常用治疗方案。

2. 简述临床常用的 H_2 受体拮抗药的治疗机制及其主要适应证。

3. 列举临床常用治疗消化性溃疡的抑酸药类别、作用特点及常用药。

4. 45 岁的男性，反复上腹痛 6 周，进食后 2 小时发生，胃镜检查提示“胃体溃疡”，Hp 阴性，试给出其治疗方案。

5. 简述胃食管反流病的药物治疗机制，列举常用药物。

6. 简述胃食管反流病的病因、发病机制以及药物治疗的一般原则。

7. 自行查阅国内外文献，简述使用 PPI 制剂可能产生的不良反应。

8. 列举临床常用的治疗炎症性肠病的 5-ASA 类药物与用药特点。

9. 简述炎症性肠病的分类、临床表现及其治疗的异同点。

10. 简述门静脉高压病的药学监护要点。

11. 在消化内科病区调查一位门静脉高压患者的病史，并对其诊疗方案予以评价。

（陈万生　赵青威　伊　佳撰稿；曾　欣　王　左审校）

参考文献

1. 国家药典委员会. 临床用药须知（化学药和生物制品卷）（2010 年版）. 北京：中国医药科技出版社，2010

2. 陆再英，钟南山. 内科学. 第 7 版. 北京：人民卫生出版社，2008

3. 程德云，陈文彬. 临床药物治疗学. 第 4 版. 北京：人民卫生出版社，2012

4. 姜远英. 临床药物治疗学. 第 3 版. 北京：人民卫生出版社，2011

5. 李益农. 消化系统疾病药物治疗学. 北京:清华大学出版社,2008
6. 施瑞华. 消化疾病诊断流程与治疗策略. 北京:科学出版社,2007
7. 房静远,陆伦根. 消化系药物临床研究和治疗学. 北京:人民卫生出版社,2007
8. 中华消化杂志编委会. 消化性溃疡病诊断与治疗规范建议(2008 年,黄山). 中华消化杂志,2008,28(7):447-450
9. 中华消化杂志编委会. 消化性溃疡病诊断与治疗规范(2013 年,深圳). 中华消化杂志,2014,34(2):73-76
10. 中华医学会消化病学分会. 第三次全国幽门螺杆菌感染若干问题共识报告. 胃肠病学,2008,13:42-45
11. Scheuflen M. Long-term use of proton pump inhibitors: Who needs prophylaxis? Internist(Berl),2013,54(3):366-372
12. Furuta T, Sugimoto M, Shirai N, et al. CYP2C19 pharmacogenomics associated with therapy of Helicobacter pylori infection and gastro-esophageal reflux diseases with a proton pump inhibitor. Pharmacogenomics,2007,8(9):1199-1210
13. Ament PW, Dicola DB, James ME. Reducing adverse effects of proton pump inhibitors. Am Fam Physician, 2012,86(1):66-70
14. Stedman CA, Barclay ML. Review article: comparison of the pharmacokinetics, acid suppression and efficacy of proton pump inhibitors. Aliment Pharmacol Ther,2000,14(8):963-978
15. Blume H, Donath F, Warnke A, et al. Pharmacokinetic drug interaction profiles of proton pump inhibitors. Drug Saf,2006,29(9):769-784
16. Inaba T, Mizuno M, Kawai K, et al. Randomized open trial for comparison of proton pump inhibitors in triple therapy for Helicobacter pylori infection in relation to CYP2C19 genotype. Gastroenterol Hepatol,2002,17(7):748-753
17. Kanazawa H, Okada A, Higake M, et al. Stereospecific analysis of omeprazole in human plasma as a probe for CYP2C19 phenotype. Pharm Anal,2003,30(6):1817-1827
18. 中华医学会消化病学分会. Barrett 食管诊治共识(修订版,2011 年 6 月,重庆). 中华消化杂志,2011,31(8):555-556
19. 中华医学会消化内镜学分会. 反流性食管炎诊断及治疗指南(2003 年). 中华消化内镜杂志,2004,21(4):221-222
20. 中华医学会消化病学分会胃肠动力学组. 胃食管反流病治疗共识意见(2007 年,西安). 中华消化杂志,2007,27(10):689-690
21. Gunaratnam NT, Jessup TP, Inadoml J, et al. Sub-optimal proton pump inhibitor dosing is prevalent in patients with poorly controlled gastro-esophageal reflux disease. Aliment Pharmacol Ther,2006,23(10):1473-1477
22. Ndraha S. Combination of PPI with a prokinetic drug in gastroesophageal reflux disease. Acta Med Indones, 2011,43(4):233-236
23. Bernstein CN, Fried M, Krabshuis JH, et al. World Gastroenterology Organization Practice Guidelines for the diagnosis and management of IBD in 2010. Inflamm Bowel Dis,2010,16(1):112-124
24. 郑家驹. 炎症性肠病的药物治疗. 胃肠病学,2012,(17):756-762
25. 中华医学会消化病学分会炎症性肠病学组. 炎症性肠病诊断与治疗的共识意见(2012 年,广州). 中华内科杂志,2012,17(12):763-781
26. Mackner L M, Clough Paabo E, Pajer K, et al. Psychoneuroimmunologic factors in inflammatory bowel disease. Inflamm Bowel Dis,2011,17(3):849-857
27. Mowat C, Cole A, Windsor A, et al. Guidelines for the management of inflammatory bowel disease in adults. Gut,2011,60(5):571-607

28. 中华医学会消化病学分会,中华医学会肝病学分会,中华医学会内镜学分会.肝硬化门静脉高压食管胃静脉曲张出血的防治共识(2008 年,杭州).中华消化杂志,2008,28(8):551-557

29. Bayraktar Y, Balkanci F, Uzunalimoglu B, et al. Is portal hypertension due to liver cirrhosis a major factor in the development of portal hypertensive gastropathy? Am J Gastroenterol, 1996, 91:554

30. Baumgart DC, Bemstein CN, Abbas Z, et al. IBD Around the world: comparing the epidemiology, diagnosis, and treatment: proceedings of the World Digestive Health Day 2010--Inflammatory Bowel Disease Task Force meeting. Inflamm Bowel Dis, 2011, 17(2):639-644

第六章 血液系统疾病

第一节 总 论

一、血液系统疾病概述

血液系统疾病是指原发或主要累及血液和造血组织及器官,以贫血、出血、发热为特征的疾病。

血液系统由血液和造血器官组成。人体内的血液总量约占体重的8%,一般成人的血液总量为4~5L。血液由细胞成分和液体成分组成,含有45%的有形成分和55%的液态血浆。液态血浆含90%的水分和8%~9%具有多种特殊功能的蛋白质、无机盐及其他有机物质。细胞成分包括红细胞、各种白细胞及血小板。造血组织及器官包括骨髓、脾、淋巴结以及分散在全身各处的淋巴和单核巨噬细胞组织。

正常人红细胞的平均寿命约为120天,每天约0.8%的衰老红细胞被破坏,90%的衰老红细胞被巨噬细胞吞噬。一般来说,中性粒细胞在循环血液中停留8小时左右即进入组织,4~5天后衰老死亡;单核细胞在血液中停留2~3天后进入组织,并发育成巨噬细胞,在组织中可生存约3个月。血小板进入血液后寿命为7~14天,但只有最初2天具有生理功能。

引起血液病的因素很多,诸如化学因素、物理因素、生物因素、遗传、免疫、污染等,都可以成为血液病发病的诱因或直接原因。由于这些原因多为现代工业的产物,从而使血液病的发病率有逐年增高的趋势。血液系统疾病一般可分为红细胞疾病(主要为各种贫血)、白细胞疾病(可分为粒细胞、单核巨噬细胞及淋巴与浆细胞疾病)和出血性疾病(分为血管性、血小板及凝血因子疾病)。

二、治疗血液系统疾病的常用药物

影响血液及造血系统的药物包括促凝血药、抗凝血药、抗贫血药、促进白细胞增生药、抗血小板药物、血浆及血浆代用品。

(一)促凝血药

促凝血药是指能加速血液凝固或降低毛细血管的通透性,促使出血停止的药物。血液系统中存在着凝血与抗凝血两种对立统一的机制,并因此保证了血液的正常流动性。其主要过程可以概括为以下四个步骤:①在血管或组织损伤后,经一系列凝血因子的递变而形成Xa因子;②在后者与Ca^{2+}、V因子和血小板磷脂的作用下,使凝血酶原(Ⅱ因子)变成凝血酶(Ⅱa因子);③在凝血酶的作用下,纤维蛋白原(Ⅰ因子)变成纤维蛋白(Ⅰa),产生凝血块而止血;④纤维蛋白在纤维蛋白溶酶的作用下,成为纤维蛋白降解产物而使纤维蛋白(凝血块)溶解。

1. 亚硫酸氢钠甲萘醌　为水溶性、人工合成的维生素K_3,用于维生素K缺乏引起的出血性疾病。维生素K是肝脏合成凝血因子Ⅱ、Ⅶ、Ⅸ、Ⅹ所必需的物质,一旦维生素K缺乏,未经羧化的异常“凝血因子”释放入血，即可引起维生素 K 依赖性凝血因子异常。

维生素 K_3 口服可直接吸收，且不依赖于胆汁，活性也较强。但与维生素 K_1 相比，维生素 K_3 显效较慢，作用较弱。被吸收后在肝内迅速代谢，经肾脏及胆道排泄，不在体内蓄积。肌内注射吸收后随 β 脂蛋白转运，8～24 小时作用才开始明显，并在肝内被利用，需数日才能使凝血酶原恢复至正常水平。以葡萄糖醛酸和硫酸结合物的形式经肾及胆道排泄。

2. 维生素 K_1　为脂溶性维生素，是肝内合成凝血酶原的必需物质，当缺乏时可造成凝血障碍。当血液中凝血酶原缺乏时，血液的凝固就会出现迟缓，此时补充适量的维生素 K_1 可促使肝脏合成凝血酶原，起到止血的作用。在临床上应用于凝血酶过低症、维生素 K_1 缺乏症、新生儿自然出血症的防治以及梗阻性黄疸、胆瘘、慢性腹泻等所致的出血，以及香豆素类、水杨酸钠等所致的低凝血酶原血症。肌内注射 1～2 小时起效，3～6 小时止血效果明显，12～14 小时后凝血酶原时间恢复正常。该药物在肝内代谢，经肾脏和胆汁排出，几乎无体内蓄积。

3. 氨甲苯酸　能抑制纤维蛋白溶酶原的激活因子，使纤维蛋白溶酶原不能激活为纤维蛋白溶酶，从而抑制纤维蛋白的溶解，产生止血作用。其作用机制与氨基己酸相同，但作用较之强 4～5 倍。口服后胃肠道吸收率为(69±2)%，生物利用度约为 70%。体内分布浓度依次为肾、肝、心、脾、肺、血液等。服药后 3 小时血药浓度达峰值，8 小时后血药浓度降至谷浓度；静脉注射后有效血药浓度可维持 3～5 小时；24 小时后(63±17)% 以原形随尿液排出，其余为乙酰化衍生物。

4. 血凝酶　是由巴西矛头蛇(*Bothrops atrox*)的毒液中分离、精制所得的一种巴曲酶制成的制剂，具有类凝血酶样作用及类凝血激酶样作用。其凝血酶样作用能促进出血部位(血管破损部位)的血小板聚集，释放一系列凝血因子，包括血小板因子 3(PF_3)，能促进纤维蛋白原降解生成纤维蛋白Ⅰ单体，进而交联聚合成难溶性纤维蛋白，促进在出血部位的血栓形成和止血。但在完整无损的血管内无促进血小板聚集的作用，也不激活血管内纤维蛋白稳定因子，因此它促进生成的纤维蛋白Ⅰ单体形成的复合物易在体内被降解而不致引起血管内弥散性凝血。静脉注射后 5～10 分钟起效，止血效应持续 48 小时；肌内或皮下注射后 20 分钟起效，40～45 分钟达血药浓度峰值。进入体内的酶被逐步代谢为无活性的复合物，代谢产物经肾脏排泄，3～4 天可全部清除。

5. 重组人血小板生成素(rhTPO)　是经提纯制成的全长糖基化血小板生成素。血小板生成素是刺激巨核细胞生长及分化的内源性细胞因子，对巨核细胞生成的各阶段均有刺激作用，包括前体细胞的增殖和多倍体巨核细胞的发育及成熟，从而升高血小板计数。药动学研究结果显示，成人隔日皮下注射 300U/kg，5 次给药后达稳态，血药峰浓度(C_{max})为(2135±1095)pg/ml；成人每日皮下注射 300U/kg，7 次给药后达稳态，C_{max} 为(4193±3436)pg/ml。该药物无时间依赖性的药动学变化，且在体内无蓄积倾向。

6. 重组人白介素-11　是应用基因重组技术生产的一种促血小板生长因子，可直接刺激骨髓造血干细胞和巨核祖细胞的增殖，诱导巨核细胞的成熟分化，增加体内血小板的生成，从而提高血液血小板计数，而血小板功能无明显改善。临床前研究表明，体内应用该药物后发育成熟的巨核细胞在超微结构上完全正常，生成的血小板形态、功能和寿命均正常。皮下注射的生物利用度为 65%～80%，终末半衰期为(6.9±1.7)小时。

（二）抗凝血药

抗凝血药是通过影响凝血过程的不同环节而阻止血液凝固的药物，主要用于血栓栓塞性疾病的预防与治疗。

1. 肝素钠　因最初得自肝脏，故名肝素，现多为由猪、牛、羊肠黏膜或猪、牛肺中提取的硫酸氨基葡聚糖的钠盐，属黏多糖类物质。按分子量大小，肝素可分为普通肝素和低分子量肝素。肝素钠在体内外均有很强的抗凝作用，可延长凝血时间、凝血酶原时间和凝血酶时间。目前认为该药物通过激活抗凝血酶Ⅲ而发挥抗凝作用。口服无效，可采用静脉注射、静脉滴注和深部皮下注射。静脉注射后均匀分布于血浆中并迅速发挥最大抗凝效果，作用维持3～4小时；血浆蛋白结合率高，约为80%；在肝脏代谢，经肾脏排出。

2. 肝素钙　药理作用与肝素钠相似。由于肝素钙以钙盐的形式在体内发挥作用，经皮下注射后在血液循环中缓慢扩散，不会减少细胞间毛细血管的钙胶质，也不改变血管的通透性，克服了肝素钠皮下注射导致出血的不良反应。口服不吸收，皮下或静脉注射吸收良好。分布于血细胞和血浆中，部分可弥散到血管外组织间隙。在肝内代谢，经肝内肝素酶的作用部分分解为尿肝素，大量静脉给药后约有50%可以原形由尿液排出。慢性肝肾功能不全者肝素的代谢排泄延迟，有体内滞留的可能。

3. 低分子量肝素　为低分子量的硫酸氨基葡聚糖，平均分子量为4000～6000。由各种解聚分组分法制成的短链肝素制剂根据分子量、链末端结构和化合物结合盐类的不同，可以分为不同的商品制剂，目前中国市场上使用的主要有达肝素钠、依诺肝素钠和那曲肝素钙。其机制是与抗凝血酶Ⅲ及其复合物结合，加强对Ⅹa因子和凝血酶的抑制作用。但由于其分子链较短，对抗Ⅹa的活性较强而久，对凝血酶的抑制作用较弱。其作用长于普通肝素，体内$t_{1/2}$约为普通肝素的8倍，其抗凝血因子Ⅹa活性的生物利用度是普通肝素的3倍。静脉注射维持12小时，皮下给药的生物利用度几乎达100%。

4. 华法林　为香豆素类抗凝剂的一种，化学结构与维生素K相似，其抗凝血作用机制是竞争性拮抗维生素K。可以抑制维生素K参与的凝血因子Ⅱ、Ⅶ、Ⅸ、Ⅹ在肝脏的合成。对血液中已有的凝血因子Ⅱ、Ⅶ、Ⅸ、Ⅹ并无抵抗作用。因此，不能作为体外抗凝药使用，体内抗凝也需在有活性的凝血因子耗竭后才能起效。该药物在胃肠道迅速吸收，生物利用度为100%，但不同患者对药品的反应不一，用量务必个体化。应依据国际标准化值（INR）和凝血酶时间调整用量，一般INR维持在2～3，凝血酶原时间维持在正常对照值的1.5～2.5倍。由于该药物为间接作用的抗凝药，半衰期长，给药5～7天后疗效才可稳定，维持量足够与否务必观察5～7天后方能下定论。当凝血酶原时间已显著延长至正常值的2.5倍以上或发生少量出血倾向时，应立即减量或停用。出血严重者可静脉推注维生素K_1 2.5～20mg，用量以能控制出血为指标，必要时可给予冷冻血浆沉淀物、全血、血浆或凝血酶原复合物。

5. 比伐卢定　是一种20个氨基酸合成肽，是重组水蛭素的一种人工合成类似物，为凝血酶直接的、特异的、可逆性抑制剂。它不依赖于抗凝血酶Ⅳ、肝素辅因子Ⅱ等，能使可溶性凝血酶、血块结合凝血酶失活，此作用是暂时的。比伐卢定不结合于血浆蛋白，在静脉推注时其剂量与血浆浓度呈线性关系。静脉推注比伐卢定1mg/kg和静脉滴注2.5mg/（kg·h），4小时后血浆浓度达稳态。比伐卢定通过肾脏以蛋白水解的方式中从血浆中清除，肾功能正常者的清除半衰期约为25分钟，中、重度肾功能不全患者的清除半衰期延长。25%的比伐卢定可被透析清除。治疗过程中须监测活化部分凝血活酶时间（activated partial thrombo-

plastin time，APTT）。本品静脉注射后立即出现抗凝作用，凝血酶原时间（prothrombin time，PT）、APTT时间延长，停药后1～2小时PT即可恢复正常范围。

6. 阿加曲班 是合成的精氨酸衍生物凝血酶抑制剂，可逆性地与凝血酶活性位点进行结合，从而发挥竞争性的抑制作用。与肝素和其他直接凝血酶抑制剂不同的是阿加曲班可抑制血凝块中的凝血酶。在游离和血凝块中凝血酶存在的情况下，阿加曲班也可有效地抑制血小板聚集和血栓素 A_2（TXA_2）的释放。阿加曲班从血中消除迅速，半衰期为15分钟（α相）、30分钟（β相）。与人血清蛋白及人血清白蛋白的结合率分别为53.7%及20.3%。给药后24小时内在尿、粪中的原药、代谢物的总排泄量为50.1%，主要代谢物为喹啉环的氧化物。

7. 达比加群酯 为一种小分子前体药物，在体内代谢后形成活性分子达比加群，后者为强效的、竞争性的、可逆的凝血酶直接抑制剂。可与凝血酶的纤维蛋白特异位点结合，阻止纤维蛋白原裂解为纤维蛋白，从而阻断凝血瀑布网络的最后步骤及血栓形成。达比加群的绝对生物利用度为3%～7%，血浆蛋白结合率为35%，分布容积为50～70L。

8. 磺达肝癸钠 为第一个人工合成的Ⅹa因子选择性抑制剂，通过对因子Ⅹa的抑制作用而影响凝血级联反应的进程，并抑制了凝血酶的形成和血栓的增大。但与普通肝素和低分子量肝素不同的是，磺达肝癸钠不仅不影响抗凝血酶对凝血酶（Ⅱa因子）的抑制，对于组织因子途径抑制物亦无影响。此外，磺达肝癸钠与血小板亦没有相互作用，也不影响出血时间，其抗凝作用不能被鱼精蛋白中和。皮下给药后，磺达肝癸钠能完全快速地被吸收（绝对生物利用度为100%），分布容积为7～11L。年轻和老年的健康受试者中的消除半衰期大约分别为17和21小时。64%～77%被肾脏以原形药物排泄。

9. 利伐沙班 是一种直接抑制Ⅹa因子的口服药物。能高度选择性和竞争性地与Ⅹa因子的活性位点结合，抑制游离和结合的Ⅹa因子以及凝血酶原的活性，这种结合是可逆的。利伐沙班可以剂量依赖的方式延长PT、APTT。其绝对生物利用度较高（80%～100%），吸收迅速，服用后2～4小时达到最大浓度（C_{max}）。进食对其 AUC 或 C_{max} 无明显影响。与血浆蛋白（主要是血清白蛋白）的结合率较高，在人体中为92%～95%。分布容积中等，稳态下分布容积约为50L。本品约有2/3通过代谢降解，其中一半通过肾脏排出，另一半通过粪便途径排出，其余1/3主要通过肾脏主动分泌的方式以活性药物原形直接通过肾脏从尿液中排泄。

10. 链激酶 是从β-溶血性链球菌培养液中提纯精制而成的一种高纯度酶，链激酶与纤溶酶原结合形成复合物，促使游离的纤溶酶原转变为有活性的纤溶酶，迅速水解血栓中的纤维蛋白，导致血栓溶解。静脉注射后的 $t_{1/2}$ 约为15分钟。

11. 尿激酶 是从健康人尿中提取的一种蛋白水解酶，亦可由人肾细胞培养制取，无抗原性。其由低分子量（31 300）及高分子量（54 700）两种组成，高分子量者比低分子量者的溶解血栓能力快且强。静脉给药后可经肝脏快速清除，少量药物随胆汁和尿液排泄。血浆 $t_{1/2}$ 约20分钟，肝功能损害者半衰期延长。

12. 阿替普酶 为含526个氨基酸的糖蛋白，可通过其赖氨酸残基与纤维蛋白结合，并激活纤溶酶原转化为纤溶酶。由于该药物选择性地激活与纤维蛋白结合的纤溶酶原，因而不产生应用链激酶时常见的出血并发症。经静脉注射后迅速自血中消除。用药5分钟后，总药量的50%自血中消除；用药10分钟后，体内剩余药量仅占总给药量的20%；用药20分钟后则剩余10%。药物主要在肝脏代谢。

(三)抗贫血药

根据贫血的原因和发病机制或细胞形态的不同,可分为由缺铁引起的小细胞性贫血、由叶酸或维生素 B_{12} 缺乏引起的大细胞性贫血和由骨髓造血功能低下所致的再生障碍性贫血。对贫血的治疗采用对因和补充疗法。

1. 铁剂 铁是构成血红蛋白、肌红蛋白、血红素酶、金属黄素蛋白酶等人体必需的元素。铁吸收进入骨髓,在幼红细胞线粒体内与原卟啉结合生成血红素,后者再与珠蛋白结合生成血红蛋白,进而发育为成熟的红细胞。铁剂可用于防治各种原因引起的缺铁性贫血,对失血性、营养不良、妊娠和儿童发育期等引起的缺铁性贫血疗效甚佳。常用的铁剂有富马酸亚铁、蔗糖铁、多糖铁复合物、硫酸亚铁等。

2. 叶酸 又称维生素 B_9,是一种水溶性 B 族维生素,因最初是从菠菜叶中提取得到的,故称为叶酸。叶酸缺乏时,脱氧胸苷酸、嘌呤核苷酸的形式及氨基酸的互变受阻,细胞内 DNA 合成减少,细胞的分裂成熟发生障碍,引起巨幼细胞贫血。叶酸在肠道吸收后,经门静脉进入肝脏,在肝内二氢叶酸还原酶的作用下转变为具有活性的四氢叶酸。后者是体内转移"一碳基团"的载体,是 DNA 合成的主要因素。口服后主要以还原型在空肠近端被吸收,5~20 分钟后可出现于血中,1 小时后可达最高血药浓度。在肝中的贮存量为全身总量的 1/3~1/2,$t_{1/2}$ 约为 40 分钟。

3. 维生素 B_{12} 能参与制造骨髓红细胞,防止恶性贫血。主要机制是:①提高叶酸利用率,与叶酸一起合成甲硫氨酸和胆碱,参与许多重要化合物的甲基化过程;②促进红细胞的发育和成熟。将甲基丙二酰辅酶 A 转化成琥珀酰辅酶 A,参与三羧酸循环,其中琥珀酰辅酶 A 与血红素的合成有关。口服维生素 B_{12} 在胃中与胃黏膜壁细胞分泌的内因子形成维生素 B_{12}-内因子复合物。当该复合物至回肠末端时与回肠黏膜细胞的微绒毛上的受体相结合进入肠黏膜细胞,再吸收入血液。口服后 8~12 小时血药浓度达到高峰,肌内注射 40 分钟后约 50% 吸收入血。肌内注射 1mg,血药浓度可维持在 1ng/ml 以上,其平均时间可达 2.1 个月。

4. 甲钴胺 是一种内源性的辅酶 B_{12},在由同型半胱氨酸合成蛋氨酸的转甲基反应过程中起重要作用。促进巨幼红细胞的分裂和成熟,改善贫血症状。口服 72 小时后,血、肾、肾上腺、胰、肝、胃的组织内依次检出药物浓度,且为高浓度,而肌肉、睾丸、脑神经等处则为低浓度。

5. 重组人促红素(rhEPO) 红细胞生成素是由肾脏分泌的一种活性糖蛋白,作用于骨髓中的红系造血祖细胞,能促进其增殖、分化。能经由晚期红系祖细胞(CFU-E)引导出明显的刺激集落生成的效果。在高浓度下亦可刺激早期红系祖细胞(BFU-E)而引导出集落的形成。皮下注射给药吸收缓慢,2 小时后可见血清红细胞生成素浓度升高,血药浓度达峰值时间为 18 小时。骨髓为特异性摄取器官,药物主要为肝脏和肾脏摄取。红细胞生成素给药后大部分在体内代谢,动物(大鼠)实验表明,除肝脏外,还有少部分药物在肾、骨髓和脾脏内降解。肾脏不是红细胞生成素的主要排泄器官,使用红细胞生成素的贫血患者药物以原形经肾脏排泄的量<10%。

(四)促进白细胞增生药

白细胞减少的机制不同,治疗选用的促白细胞增生的药物亦不同。对骨髓造血功能低下者一般选用兴奋骨髓造血功能、促进白细胞增生的药物。对免疫抗体形成而破坏中性粒细胞者应采用糖皮质激素类药物抑制抗体生成、减少白细胞破坏。

1. 鲨肝醇　为α-正十八碳甘油醚，为动物体内的固有物质，在骨髓造血组织中的含量较高，可能是体内的造血因子之一。有促进白细胞增生及抗放射线的作用，还可对抗由于苯中毒和细胞毒性药物引起的造血系统抑制。

2. 氨肽素　主要含有多种氨基酸、肽类和微量金属元素，能增强机体的代谢，促进血细胞的增殖、分化、成熟与释放，对升高白细胞及血小板均有作用。适用于治疗特发性血小板减少性紫癜（原发性血小板减少性紫癜）、过敏性紫癜、慢性白细胞减少症、慢性再生障碍性贫血。一般在用药1～2周后即可见效，大部分患者于服药后6～8周疗效最显著。长期应用能增加食欲、改善睡眠，且不抑制免疫功能，亦无反复感染等不良反应。

3. 肌苷　能提高ATP水平并可转变为各种核苷酸，可刺激体内产生抗体，还可提高肠道对铁的吸收，活化肝功能，加速肝细胞的修复。可用于治疗各种原因所致的白细胞减少、血小板减少等。其药动学尚不明确。

（五）抗血小板药物

血小板的聚集和释放过程可受前列腺素（PG）的调节。血小板内含有大量PG的前体花生四烯酸（AA），刺激物可激活血小板的磷脂酶而使AA游离出来，AA在PG合成酶的作用下生成许多不稳定的PG内过氧化物，其代谢产物血栓素 A_2（TXA_2）具有强烈的诱导血小板聚集的作用。

1. 阿司匹林　可抑制血小板释放与聚集，在体内能延长出血时间，减少血栓形成。其抗血小板作用机制在于使血小板的环氧酶乙酰化，抑制环内过氧化物的形成，使 TXA_2 的生成减少；此外，还可使血小板膜蛋白乙酰化，并抑制血小板膜酶，有助于抑制血小板功能。其对血小板的抑制是永久性的，直到血小板重新生成。本品口服后吸收迅速、完全。食物可降低吸收速率，但不影响吸收量。吸收后分布于各组织中，也能渗入关节腔、脑脊液中。半衰期为15～20小时，水杨酸盐的半衰期长短取决于剂量和尿液pH的大小，一次口服小剂量时为2～3小时，大剂量时可达20小时以上，反复用药时可达5～18小时。该药物大部分在胃肠道、肝及血液内迅速水解为水杨酸盐，然后在肝脏代谢。大部分以结合的代谢物、小部分以游离的水杨酸从肾脏排泄。

2. 氯吡格雷　为一种前体药物，通过氧化作用形成2-氧基-氯吡格雷，然后再经过水解形成活性代谢物（一种硫醇衍生物）。通过选择性抑制二磷酸腺苷（ADP）与它的血小板受体的结合及继发的ADP介导的糖蛋白GPⅡb/Ⅲa复合物的活化而抑制血小板聚集。除ADP外，氯吡格雷还能通过阻断由ADP引起的血小板活化扩增，抑制其他激动剂诱导的血小板聚集。氯吡格雷通过不可逆地修饰血小板ADP受体起作用。该药物吸收迅速，母体化合物的血浆浓度很低，一般在用药2小时后低于定量限（0.25μg/L）。多次口服75mg以后，血药浓度约在1小时后达峰（3mg/L）。在5天内约50%由尿液排出，约46%由粪便排出，其代谢产物的 $t_{1/2}$ 为8小时。

3. 西洛他唑　通过抑制血小板及血管平滑肌内磷酸二酯酶的活性，从而增加血小板及平滑肌内环磷腺苷（cAMP）的浓度、发挥抗血小板作用及扩张血管作用。该药物抑制ADP、肾上腺素、胶原及花生四烯酸诱导的血小板初期、二期聚集和释放反应，且呈剂量相关性。该药物不干扰血管内皮细胞合成前列环素（PGI_2），对血小板聚集的作用是可逆的，停药后可迅速恢复。口服后在肠道内吸收，血浆蛋白结合率超过95%，主要分布于胃、肝脏、肾脏中，但在中枢神经系统中分布很低,主要代谢产物为环氧化物和环羟化物,动物实验显示本药在体内无蓄积性。健康成年男子单次口服本药 100mg,约 3 小时后血药浓度达到峰值 736.9μg/L,72 小时后给药量的 42.7% 经尿液排泄、其余经粪便排出。

4. 双嘧达莫　可抑制血小板的第一相和第二相聚集,高浓度时可抑制血小板的释放反应。作用机制可能在于抑制血小板中磷酸二酯酶的活性,也可能是通过增强前列环素(PGI_2)的活性发挥作用。只有人体内存在 PGI_2 时才有效,而当 PGI_2 缺乏或应用了过大剂量的阿司匹林时则无效。其具有抗血栓形成作用,对出血时间无影响。口服后迅速吸收,血药浓度波动较大,普通制剂难以维持较稳定的有效抑制血小板聚集的血药浓度。血浆蛋白结合率为 97% ~99%,药物在肝内与葡萄糖苷酸结合后排入胆汁,进入小肠后再被吸收入血,故作用较持久。尿中排泄量较少,$t_{1/2}$为 2 ~3 小时。

5. 替罗非班　是一种非肽类的糖蛋白Ⅱb/Ⅲa 受体的可逆性拮抗药。通过选择性抑制凝血因子Ⅰ与Ⅱb/Ⅲa 结合,可逆转血栓形成而导致的缺血状态。可剂量依赖性地抑制 ADP、胶原、花生四烯酸、血栓烷类似物和凝血酶引起的体外血小板聚集。停药后,血小板功能可迅速恢复到基线水平。静脉给药后 5 分钟起效,作用持续 3 ~8 小时。稳态分布容积为 22 ~42L。在 0.01 ~25μg/ml 的浓度范围内,替罗非班与血浆蛋白的结合率为 65%,与药物浓度无关。替罗非班在体内很少代谢,多以原形经胆道和尿液排泄。在健康人中替罗非班的血浆清除率范围为 213 ~314ml/min,肾脏清除率占血浆清除率的 39% ~69%,半衰期范围从 1.4 ~1.8 小时。在冠心病患者中替罗非班的血浆清除率范围为 152 ~267ml/min,肾脏清除率占血浆清除率的 39%,半衰期范围为 1.9 ~2.2 小时。

6. 曲克芦丁　属生物黄酮类,是羟基芦丁中最重要的有效成分。具有抑制血小板凝聚的作用,防止血栓形成,同时能对抗 5-羟色胺、缓激肽引起的血管损伤,增加毛细血管抵抗力,降低毛细血管通透性,可防止血管通透性升高引起的水肿。口服主要从胃肠道吸收,达峰时间为 1 ~6 小时,药物在体内分布广泛,可通过血-脑屏障,血浆蛋白结合率约为 30%,消除 $t_{1/2}$为 10 ~25 小时。

(六)血浆及血浆代用品

血浆及血浆代用品主要用于大量失血、失血浆等所致的血容量降低、休克等应急情况,用以扩充血容量、改善微循环。

1. 右旋糖酐 40　为低分子量(40 000)的血容量扩充剂。可以提高血浆胶体渗透压,吸收血管外的水分以补充血容量,从而维持血压;可以使已聚集的红细胞和血小板解聚,降低血液黏滞性,从而改善微循环和组织灌流,防止休克后期的血管内凝血;可以抑制凝血因子Ⅱ的激活,使凝血因子Ⅰ和凝血因子Ⅷ的活性降低,可防止血栓形成。在体内的停留时间较短,半衰期约 3 小时,静脉滴注后立即开始从血流中清除。用药后 1 小时经肾脏排出 50%,24 小时排出 70%。

2. 羟乙基淀粉　为一种血容量扩充药。容量扩充效应和血液稀释效果取决于羟乙基淀粉的分子量大小、取代度、取代方式和药物浓度,以及给药剂量和速度。经静脉滴注后可较长时间地停留于血液中,从而提高血浆胶体渗透压,使组织液回流增多、血容量迅速增加,同时出现红细胞计数、血细胞比容、血红蛋白量和血液黏滞度均下降,并且可延缓血栓的形成和发展。在失血性休克时,输入该药可使血压回升、肾血流量和尿量增多、微循环障碍改善。6% 羟乙基淀粉(即高分子羟乙基淀粉,平均分子量为 450 000D)的胶体特性与人血白蛋白相似。临床用于低血容量性休克,如失血性休克、烧伤性及手术中休克等,以及血栓闭塞性疾患。羟乙基淀粉的药动学较为复杂,与分子量和摩尔取代度密切相关,药物的体内药动学显示非线性特征。当静脉给予本品时,低于肾阈(60 000 ~ 70 000D)的小分子很容易通过肾脏经尿排泄,大分子羟乙基淀粉在通过肾脏排泄之前被血浆 α 淀粉酶降解为小分子,此后排出体外。

3. 人血白蛋白　主要调节组织与血管之间水分的动态平衡,增加白蛋白能够增加血容量和维持血浆胶体渗透压。由于白蛋白的分子量较高,与盐类及水分相比,透过膜内的速度较慢,使白蛋白的胶体渗透压与毛细管的静力压抗衡,以此维持正常与恒定的血容量。本药的分子量为 33 000D(二聚体为 66 000D),较低,肾病患者可从尿液中排出。

第二节　常见血液系统疾病的药物治疗

一、缺铁性贫血

(一)病因和发病机制

缺铁性贫血(iron deficiency anemia,IDA)是由于各种不同的原因引起体内储存铁缺乏时,血红蛋白合成减少引起的小细胞低色素性贫血。缺铁性贫血是最常见的贫血,可在不同性别的各年龄组发生。它也是最常见的营养素缺乏症,至今仍是世界各国普遍而重要的健康问题,尤其是发展中国家,其高危人群为妇女、婴幼儿和儿童。

1. 病因

(1)营养因素:由于饮食中供铁不够或饮食结构不合理,导致铁吸收和利用减低。我国的食物结构以谷物、蔬菜为主,肉类较少,因此血红素铁含量较低,饮食中供铁量以非血红素铁为主,并含有大量抑制非血红素铁吸收的物质。当生理铁需要量增加时,如婴幼儿、青少年、妇女生育期,单纯从食物中很难获得所需的铁,因而发生缺铁性贫血。

(2)慢性失血:为缺铁性贫血常见的重要原因之一。消化道出血、女性月经量过多、痔出血、咯血、血尿、鼻出血、慢性肾功能不全接受血透等均可导致缺铁性贫血。

(3)吸收障碍:铁吸收的主要部位为十二指肠和空肠上段。胃酸有助于二价离子铁和血红素结合铁的吸收,胃全切或次全切术后、胃酸缺乏、慢性腹泻或小肠疾病均可引起铁吸收不良,导致缺铁性贫血。

2. 发病机制

(1)严重缺铁时血红蛋白的合成减少,血液中血红蛋白的携氧能力降低,导致全身组织器官的缺氧性损害。

(2)缺铁时各种重要的含铁酶或含铁蛋白质如细胞色素 C、琥珀酸脱氢酶、黄嘌呤氧化酶和肌红蛋白等的活性明显降低,导致许多组织和器官发生细胞呼吸障碍、代谢及功能紊乱,并易发感染。

(3)红细胞内含铁酶的活性减低,影响脂肪、蛋白质和糖代谢导致红细胞异常,红细胞的寿命缩短。

(二)临床表现及诊断

1. 临床表现　缺铁性贫血发病缓慢,在体内储备铁在耗竭前临床上可以没有症状。当储备铁耗竭后，临床上主要表现为皮肤黏膜苍白、头晕、疲乏无力、食欲缺乏、耳鸣、记忆力衰退等，严重者出现心悸气促、活动受限。偶尔有上皮细胞、组织异常所产生的症状，如萎缩性舌炎、口角炎、皮肤毛发干燥无光泽、指甲扁平甚至反甲。此外还可出现某些神经系统症状，如注意力不集中、兴奋、烦躁、易怒等，甚至出现嗜异物癖。

2. 诊断

(1)小细胞低色素性贫血：男性血红蛋白(Hb) <120g/L，女性 Hb <110g/L，孕妇 Hb <100g/L；平均红细胞体积(MCV) <80fl，平均红细胞血红蛋白量(MCH) <27pg，平均红细胞血红蛋白浓度(MCHC) <32%，红细胞形态可有明显的低色素表现。

(2)有明确的缺铁病因和临床表现。

(3)血清铁 <8.95μmol/L(50μg/dl)，总铁结合力 >64.44μmol/L(360μg/dl)。

(4)转铁蛋白饱和度 <15%。

(5)骨髓铁染色显示骨髓小粒可染铁消失，铁粒幼细胞 <15%。

(6)红细胞游离原卟啉(FEP) >0.9μmol/L(50μg/dl)(全血)，或血液锌原卟啉(ZPP) >0.96μmol/L(60μg/dl)(全血)，或 FEP/Hb >4.5μg/g Hb。

(7)血清铁蛋白(SF) <12μg/L。

(8)血清可溶性运铁蛋白受体(sTfR)浓度 >26.5nmol/L(2.25mg/L)。

(9)铁剂治疗有效。

符合第(1)条和第(2)~(9)条中的任何 2 条以上者可以诊断为缺铁性贫血。

(三)治疗原则

查明病因，根据不同病因采用不同手段治疗。婴幼儿应了解喂养情况，儿童及青年女性需询问饮食习惯。对由于摄入不足引起的缺铁性贫血应注意补充含铁丰富的食物，如动、植物蛋白质和绿色蔬菜等。所有病例均应详细询问有无慢性失血的病情，如胃肠道出血、痔疮、钩虫、胃肠道肿瘤、月经增多等，经有效的病因治疗后，补充铁剂即可纠正贫血。

(四)药物治疗方案

1. 治疗药物

(1)口服铁剂

1)有机铁剂：包括右旋糖酐铁、葡萄糖酸亚铁、山梨醇铁、富马酸亚铁、琥珀酸亚铁和多糖铁复合物等。其中多糖铁复合物(PIC)是以 Fe^{3+} 为核心、多糖为复合物的新型口服补铁制剂。PIC 以完整的分子形式存在，在消化道中能以分子形式被吸收，且吸收率不受胃酸减少、食物成分的影响，有极高的生物利用度。

口服铁剂的常规剂量一般为多糖铁复合物 0.15~0.3g po qd；富马酸亚铁 0.2~0.4g po tid；葡萄糖酸亚铁 0.3~0.6g po tid；琥珀酸亚铁 0.1~0.2g po bid 或 tid(缓释片为 0.2g po qd)。其他新型的有机铁剂包括氨基酸络合铁、血红素铁(卟啉铁)等。当前临床治疗以使用有机铁剂为主。

2)无机铁剂：硫酸亚铁 0.3g po tid。

(2)注射用铁剂

1)右旋糖酐铁：主要成分为右旋糖酐氢氧化铁复合物。首次给药需用 0.5ml(约 25mg 铁)作为试验剂量，如 1 小时后无不良反应，再给予剩余的剂量。推荐的标准剂量为根据血红蛋白水平每周2~3次，每次100~200mg铁（相当于2~4ml右旋糖酐铁），肌内注射、静脉注射或静脉滴注。如临床要求患者快速达到铁贮备，可采用最高20mg/kg的总剂量滴注的方式给药。

2）蔗糖铁：主成分为氢氧化铁蔗糖复合物，只能与生理盐水混合使用，以滴注或缓慢注射的方式静脉给药，该药不适合肌内注射或按照患者需要铁的总量一次全剂量给药。首次给药应先给予一个试验剂量：成人用1~2.5ml（20~50mg铁），体重>14kg的儿童用1ml（20mg铁），体重<14kg的儿童用日剂量的一半（1.5mg/kg）。治疗区域应备有心肺复苏设备。如果在给药15分钟后未出现任何不良反应，继续给予余下的药液。

2. 治疗方案　应尽可能地去除导致缺铁的病因，单纯的铁剂补充只能使血常规恢复。如对原发病忽视，不能使贫血得到彻底的治疗。

补充铁剂以口服为宜，注射铁剂的不良反应发生率高、后果严重，仅用于口服铁剂不能耐受或吸收障碍的患者。补充铁剂的目的在于恢复血红蛋白和补充储存铁。贫血患者血红蛋白恢复正常后，铁剂还需继续服用4~6个月，以补足铁储备量。因胃肠道吸收障碍、不耐受口服铁剂、大量失血、长期缺铁或口服补铁不能满足机体需要等的患者可选择注射铁剂。注射铁剂的不良反应较多，甚至可能发生致命的过敏反应。

注射用铁的总需量按公式计算：（Hb目标值－患者Hb实际值）（g/L）×0.33×患者体重（kg）。

（五）药物治疗管理

1. 疗效监测

（1）铁剂治疗后：Hb至少上升15g/L以上作为有效标准，上升20g/L以上更为可靠。

（2）治愈标准：需完全符合下述四条指标：①临床症状完全消失；②血红蛋白恢复正常，即男性>120g/L、女性>110g/L、孕妇>100g/L；③前述诊断缺铁的指标均恢复正常，特别是反映储存铁和红细胞内铁的指标，如血清铁蛋白、红细胞游离原卟啉、血清可溶性转铁蛋白受体等，即SF≥50μg/L、FEP<0.9μmol/L（50μg/dl）（全血）、ZPP<0.96μmol/L（60μg/dl）（全血）、sTfR≤2.25mg/L；④缺铁的病因消除。

（3）铁剂治疗有效者：当Hb恢复正常后仍需治疗一阶段，以补充储存铁。停用铁剂的标准建议为SF恢复到50μg/L，FEP<0.9μmol/L（50μg/dl）（全血），ZPP<0.96μmol/L（60μg/dl）（全血），sTfR≤2.25mg/L。

2. 药学监护及用药教育　本疾病除积极寻找、去除原发病外，其主要的治疗方法为口服或静脉注射补充铁剂。

口服铁剂常可刺激胃肠道出现上腹不适、恶心、呕吐等症状，此外还可引起便秘，并排黑便，可能干扰消化道出血的诊断。口服铁剂为了减少胃肠道的刺激，可于进餐时或餐后服用。食用鱼、肉及橘子汁可加强铁剂吸收；忌与茶同服。钙盐及镁盐亦可抑制铁的吸收，应避免同时服用。

注射铁剂可引起局部肌内注射部位严重疼痛或全身不良反应，如面部潮红、头痛、头晕、寒战、发热等症状，少数甚至出现过敏性休克的表现，以静脉给药不良反应居多且严重，故注射铁剂必须严格掌握应用指征及剂量。

注射铁剂药液的滴注速度要求：100mg铁至少滴注15分钟；200mg至少滴注30分钟；300mg至少滴注1.5小时；400mg至少滴注2.5小时；500mg至少滴注3.5小时。每次给药时应先缓慢滴注至少15分钟，如无不良反应发生，可将剩余剂量提高滴速至滴注完毕。由于其分子较大，需由淋巴管吸收再入血液，所以注射后血药浓度提升较慢，24～48小时才能达峰，故其疗效不可在给药后立即判定。

静脉用铁剂原则上可采用静脉滴注或缓慢静脉注射两种方式给药，也可不经稀释肌内注射，静脉滴注出现低血压的风险较小，应优先采用。患有哮喘、过敏反应和炎症的患者需肠胃外给药治疗时，应首先选择肌内注射的方式用药。如出现急性过敏反应，可用1∶1000注射用肾上腺素溶液及抗组胺剂和（或）皮质激素治疗。

（六）案例分析

案例一：

1. 主题词　缺铁性贫血；消化性溃疡；硫酸亚铁。

2. 病史摘要　患者，女，35岁，身高165cm，体重45kg。慢性病程，心率100次/分。主诉：乏力、头昏、上腹痛。既往史：消化道溃疡5年，严重月经过多10年，慢性头痛20年。生育史：2个子女，分别为5和1岁。平素口服阿司匹林100mg po qd治疗头痛，常规剂量服用抗酸药治疗消化道症状。查体：运动耐受能力下降，面色、甲床苍白，嗜睡，脾大，粪便潜血阳性（＋＋＋＋）。

入院诊断：缺铁性贫血，消化性溃疡。

3. 治疗方案

（1）补铁：硫酸亚铁0.3g po tid。

（2）抑酸：奥美拉唑肠溶片20mg po bid。

4. 药学监护要点

（1）寻找病因：停用可疑药物阿司匹林。阿司匹林为水杨酸制剂，可刺激胃肠道，尤其对于有消化性溃疡的患者属慎用药物。

（2）抗酸药物：抗酸药物会使铁剂的吸收受限，因此铁剂应在服用抗酸药后3小时或服用抗酸药物前1小时使用。

（3）铁剂：服用铁剂后5%～20%的患者会产生消化道的副作用，如恶心、呕吐等。为减少胃肠道的不适可于餐后或餐中服用药物，但会降低其吸收率。

（4）关注疗效：观察患者耐受的程度与检查指标，对疗效进行及时评价；如不耐受或指标好转不显著，可选择注射用铁剂。

5. 药学监护过程　患者形成缺铁性贫血的原因有严重的月经过多史、消化性溃疡史、粪便潜血阳性（＋＋＋＋），提示慢性失血。胃肠道的慢性出血可能继发于患者长期服用水杨酸药物或由于消化性溃疡复发，故暂停用阿司匹林。同时给予口服铁制剂，由于患者的消化道症状，常规服用抗酸药，但抗酸药物会使铁剂的吸收受限，因此告知患者铁剂应在服用抗酸药后3小时或服用抗酸药物前1小时使用。经过2周的治疗，患者的血红蛋白与血细胞比容均有所上升，各项指标趋于好转，1个月后各项指标恢复正常。继续口服3个月后停药。

6. 药学分析与建议　许多生育年龄的女性都处于缺铁的边缘，患者生育2个子女，并由于抗酸药亦会影响食物中铁的吸收，最终形成铁缺乏。患者的乏力、头昏均是由于贫血导致，心率增快、运动耐受降低、皮肤黏膜苍白均符合组织缺氧的表现。

患者最基本的治疗是控制导致贫血的原发病并给予铁剂补充，首选口服制剂，但患者同时还服用抗酸剂，其可提高胃 pH，降低二价铁盐的溶解度，从而抑制铁吸收。抗酸药物中的某些阴离子会与铁离子结合形成不可溶解的复合物，故抗酸药与铁制剂应间隔服用。

同为口服铁剂，二价铁离子要比三价铁离子容易吸收。如果患者选择最小的药片数的药物，可以提高依从性，因此硫酸亚铁和富马酸亚铁是较好的选择。

铁剂的治疗目标是使血红蛋白浓度和血细胞比容达到正常，并且补充足够的贮存铁。治疗初期如给予足够剂量的铁剂，网织红细胞计数将会在第 3～4 天上升，并在 7～10 天达到高峰。经过两周的铁剂治疗，网织红细胞计数会达到正常水平。对于门诊患者，血红蛋白是一种评估、判断治疗效果很方便的检测指标。血液反应通常在第 3 周可以看到，血红蛋白会上升 20g/L、血细胞比容会上升 6%。因此，可以预测该患者的贫血会在 1～2 个月内得到纠正。但是，铁剂治疗要在血红蛋白正常后再服 4～6 个月，以保证补充体内的贮存铁。

7. 药物治疗小结　缺铁性贫血的治疗首先要针对病因进行治疗，辅以补铁治疗。首选口服铁制剂，以二价铁离子为优。当患者对口服铁剂不能耐受、不能吸收或失血速度快须及时补充者，可改用胃肠外给药。治疗总剂量的计算方法是所需补充的铁(mg) = (150 - 患者 Hb g/L) × 体重(kg) ×0.33。当口服铁剂疗效不佳时可考虑注射铁剂，首次给注射量宜小，如无不良反应，可逐渐加量，直到总剂量用完。有 5%～13% 的患者于注射铁剂后可发生局部肌肉疼痛、淋巴结炎、头痛、头晕、发热、荨麻疹及关节痛等，多为轻度及暂时的。偶尔(约 2.6%)可出现过敏性休克，会有生命危险，故注射时应有急救的设备(肾上腺素、氧气及复苏设备等)。

案例二：

1. 主题词　缺铁性贫血；小儿；葡萄糖酸亚铁。

2. 病史摘要　患儿，女，2 岁，体重 15 kg。主诉：畏食、腹泻。实验室检查结果：血红蛋 95g/L，血细胞比容 35%，血小板 286 × 10^9/L，网织红细胞 0.1%，平均红细胞体积 80fl，平均红细胞血红蛋白量 2pg，平均红细胞血红蛋白浓度 30%，血清铁 40μg/dl，血清铁蛋白 12ng/ml，总铁结合力 450μg/dl。

入院诊断：小儿缺铁性贫血。

3. 治疗方案　补铁：葡萄糖酸亚铁口服液 90mg po 1 次/w。

4. 药学监护要点

(1) 寻找病因：婴儿体内储存的铁较少，如果没有及时摄入含铁丰富的食物，极易造成铁的摄入不足。由于部分儿童的饮食习惯不良，饮食结构不合理，挑食、畏食、偏食等原因，容易导致铁的供应缺乏、吸收不足。

(2) 铁剂选择：片剂对于小儿来说依从性差，因此铁剂口服液成为患儿的首选治疗。

(3) 铁剂的使用：服用铁剂后有 5%～20% 的患者会产生消化道的副作用，如恶心、呕吐等，为减少胃肠道的不适可于餐后或餐中服用药物，但会降低其吸收率。患儿应该先口服小剂量，再逐渐增加到常规量，一般选用刺激性较小的铁剂如葡萄糖酸亚铁口服治疗。

(4) 疗效评价：在治疗过程中，对于血红蛋白已经恢复至正常的患儿要继续服用铁剂至少 2 个月，以补充人体内铁的储备量。

5. 药学监护过程　患者为 2 岁患儿，入院前由于畏食、腹泻造成铁摄入不足。入院给予补铁治疗，但是片剂对于小儿来说依从性差，所以给予患儿铁口服液制剂。经过 2 周的治疗，患儿的血红蛋白与血清铁均有所上升，各项指标趋于好转，1 个月后各项指标恢复正常。

继续口服3个月后停药。

6. 药学分析与建议　缺铁性贫血是一种全球性的营养缺乏性疾病，儿童多见。我国学龄前儿童缺铁性贫血的患病率约为25%。缺铁性贫血除引起血液学方面的改变外，还可对血液系统外尤其神经系统产生影响。有资料显示，小儿早期缺铁性贫血可对大脑产生不可逆的、永久性的损害，严重危害儿童健康。本例患者由于入院前畏食，同时伴有腹泻，造成铁摄入不足，从而造成患儿的血液学指标下降，诊断为缺铁性贫血。该患者为2岁幼儿，服用片剂存在困难，如将铁片研碎服用将增加对胃肠道的刺激，糖浆、水剂、冲剂等较为合适。

7. 药物治疗小结　小儿缺铁性贫血是指制造血红蛋白所需要的铁缺乏、小儿体内铁储存量不足，是小儿的常见病，主要发生在3个月~3岁的婴幼儿。临床特点是小细胞低色素性、血清铁和转铁蛋白饱和度降低等。缺铁性贫血是目前我国儿童的四大常见病之一。除改变患者的饮食习惯外，首选二价铁离子口服制剂。当患者对口服铁剂不能耐受、吸收不佳或失血速度快须及时补充者，可改用胃肠外给药。儿童由于依从性较差，往往需要改变剂型及给药方式。

二、巨幼细胞贫血

（一）病因和发病机制

巨幼细胞贫血（megaloblastic anemia，MA）是指人体内的脱氧核苷酸（DNA）合成障碍所致的贫血。主要系体内缺乏维生素 B_{12} 和（或）叶酸所致，亦可是因遗传性或药物等获得性DNA合成障碍而引起的贫血。以外周血中的红细胞平均体积（MCV）和平均血红蛋白（MCH）高于正常，骨髓中出现大量形态和功能异常的巨幼红细胞和巨幼粒细胞为其特点。

叶酸在体内的活性形式为四氢叶酸，是体内一碳单位的载体，参与体内氨基酸、嘧啶和嘌呤核苷酸的代谢，为脱氧尿嘧啶核苷一磷酸（dUMP）转化为脱氧胸腺嘧啶核苷一磷酸（dTMP）提供甲基。叶酸缺乏时，dUMP转变成为dTMP的生化反应受阻，进而使DNA合成的原料dTTP缺乏。维生素 B_{12} 在体内的活性形式是甲基钴胺素和腺苷钴胺素，作为辅酶参与体内的多种代谢。当维生素 B_{12} 缺乏时，通过影响四氢叶酸的含量而使dTMP生成受阻，使得dTTP的合成障碍，进而发生与叶酸缺乏时相同的DNA合成与成熟障碍、细胞核浆发育失去平衡及巨幼细胞贫血。

（二）临床表现及诊断

1. 叶酸缺乏性贫血的临床表现及诊断

（1）临床表现：①贫血的症状；②常伴消化道症状，如食欲缺乏、恶心、腹泻及腹胀，舌质红，乳头萎缩，表面光滑。

（2）实验室检查：①大细胞性贫血［平均红细胞体积（MCV）>100fl］，多数红细胞呈大卵圆形，网织红细胞常减低；②白细胞和血小板正常或减少，中性粒细胞核分叶过多；③骨髓增生明显活跃，粒红比减低或倒置，幼红细胞体积增大，核浆比增大，呈“幼核老浆”现象，可见各阶段巨幼红细胞，粒系、巨核系亦可见巨幼样改变及核分叶过多；④生化检查：血清叶酸水平<6.91nmol/L（<3ng/ml），红细胞叶酸水平<227nmol/L（<100ng/ml）。

具备上述生化检查结果者，可能同时具有临床表现的①、②的诊断为叶酸缺乏；叶酸缺乏的患者如有临床表现，再加上实验室检查①及③或②项者则诊断为叶酸缺乏性贫血。

2. 维生素 B_{12} 缺乏性贫血的临床表现及诊断

(1)临床表现:①贫血症状;②消化道症状(食欲缺乏、恶心、腹胀或便秘等消化道症状)及口腔黏膜和舌乳头萎缩、舌面呈“牛肉样”舌,可伴舌痛;③神经系统症状,如脊髓后侧束变性,表现为下肢对称性深部感觉及振动感消失,严重的可有平衡失调及步行障碍,并可同时出现周围神经病变及精神忧郁。

(2)实验室检查:①大细胞性贫血(MCV > 100fl),红细胞呈大卵圆形,网织红细胞常减低;②白细胞和血小板亦常减少,中性粒细胞核分叶过多;③骨髓呈典型巨幼红细胞生成,巨幼红细胞 > 10%,粒细胞系统及巨核细胞系统亦有巨型变;④生化检查:血清维生素 B_{12} 水平 < 74 ~ 103pmol/L(< 100 ~ 140ng/ml),红细胞叶酸水平 < 227nmol/L(< 100ng/ml)。

具备上述生化检查结果者诊断为维生素 B_{12} 缺乏,这类患者可能同时伴有临床表现的①、②、③或仅有③;如加上实验室检查①及③或②项者则诊断为维生素 B_{12} 缺乏性贫血。

(三)治疗原则

查明原发病因并采取相应的治疗措施,改善患者的营养状态,改变不良的饮食习惯。婴幼儿要及时添加辅食,孕妇要多进食新鲜的蔬菜和动物蛋白,停用影响维生素 B_{12} 吸收的药物。老年人发生巨幼细胞贫血要考虑肿瘤的可能,如胃或结肠癌。必要时给予外源补充维生素 B_{12} 及叶酸治疗。

(四)药物治疗方案

1. 治疗药物

(1)叶酸制剂:①叶酸片 5 ~ 10mg po tid;②注射用亚叶酸钙 1mg im qd。

(2)维生素 B_{12} 制剂:①维生素 B_{12} 片 20 ~ 100μg,或隔日 50 ~ 200μg po 分次服用;②甲钴胺片 0.5mg po bid;③维生素 B_{12} 注射液 0.025 ~ 0.1mg 或隔日 0.05 ~ 0.2mg im;④甲钴胺注射液 0.5mg im 或 iv qd 或 tiw,维持治疗量每隔 1 ~ 3 个月给予 0.5mg。

(3)其他药物:①维生素 C 片 100mg po qd;②维生素 C 注射液 100 ~ 250mg im 或 iv。

2. 治疗方案　巨幼细胞贫血的治疗分为病因治疗、补充治疗和其他辅助治疗。

(1)病因治疗:应积极去除病因,治疗原发疾病。加强营养知识,纠正偏食习惯及不正确的烹饪习惯;婴儿应提倡母乳喂养、合理喂养,及时添加辅助食品;孕妇应多食新鲜的蔬菜和动物蛋白质,妊娠期注意补充叶酸;在营养性巨幼细胞贫血高发区应积极宣传改进食谱;对慢性溶血性贫血或长期服用抗癫痫药者应给予叶酸预防性治疗;全胃切除者应每月预防性注射维生素 B_{12} 一次。在骨髓检查结果未明确前不宜给予叶酸或维生素 B_{12} 治疗,不利于诊断。

(2)补充治疗:应补充足量的维生素 B_{12} 或叶酸,直到补充应有的贮存量。如不能明确是哪一种缺乏,也可用维生素 B_{12} 和叶酸联合应用。也有观点认为,对营养性巨幼细胞贫血,两种合用比单用叶酸效果佳。注意维生素 B_{12} 缺乏时单用叶酸是禁忌,会加重神经系统损害。

(3)其他辅助治疗:上述治疗后如贫血改善不满意,要注意是否合并缺铁,重症病例因大量红细胞新生,也可出现相对性缺铁,都要及时补充铁剂。因叶酸或维生素 B_{12} 治疗开始后 48 ~ 72 小时即可生效,故除严重贫血时可少量输血外,一般不需要输血。严重病例补充治疗后血钾可突然降低,要及时补钾,尤其对老年患者及原有心血管疾病者。营养性巨幼细胞贫血可同时补充维生素 C、维生素 B_1 和维生素 B_6。

（五）药物治疗管理

1. 疗效监测

(1)有效：①临床：贫血及消化道症状消失；②血常规：血红蛋白恢复正常，白细胞 $>4\times10^9/L$，粒细胞核分叶过多及核肿胀等现象消失，血小板在 $100\times10^9/L$ 左右；③骨髓象：粒细胞核肿胀、巨型变及红系巨型变消失，巨核细胞形态正常。

(2)部分有效：①临床症状明显改善；②血红蛋白上升 30g/L；③骨髓中粒、红系的巨型变消失。

(3)无效：经过治疗后患者的临床、血常规、骨髓象均无改变。

2. 药学监护及用药教育　治疗巨幼细胞贫血，在贫血恢复的过程中大量血钾进入新生成的细胞内，会突然出现低钾血症，因此在治疗起始的 48 小时宜监测血清钾离子以防止低钾血症。对老年患者和有心血管疾病、纳差及合并应用排钾利尿药等药物的患者应特别注意及时补充钾盐。

维生素 B_{12} 缺乏的患者可有神经系统症状，叶酸口服可以迅速改善巨幼细胞贫血，但不能阻止这种因维生素 B_{12} 缺乏而致的神经损害（如脊髓亚急性联合变性）的进展。因为叶酸参与 DNA 的合成过程依赖于维生素 B_{12} 的主要成分甲钴胺，如持续大剂量服用叶酸将加重维生素 B_{12} 的缺乏，可使血清维生素 B_{12} 的含量进一步降低，反而使神经损害向不可逆的方向发展。

维生素 B_{12} 不宜与维生素 B、维生素 C、维生素 K 等溶液混合给药。氯霉素、氨基糖苷类抗生素、苯巴比妥、苯妥英钠等药物可抑制维生素 B_{12} 在肠道的吸收。

维生素 B_{12} 可致过敏反应，甚至过敏性休克，不宜滥用。有条件时，用药过程中应监测血中维生素 B_{12} 的浓度。痛风患者使用维生素 B_{12} 可能发生高尿酸血症。

口服叶酸者，若胃肠道疾病使其难于吸收，可肌内注射叶酸或四氢叶酸钙。维生素 C 可促进叶酸转化成有生理活性的四氢叶酸，并提高四氢叶酸及其衍生素的稳定性，故叶酸治疗时可加用维生素 C。甲氨蝶呤、乙胺嘧啶及甲氧苄啶等药物为二氢叶酸还原酶抑制剂，可影响叶酸的吸收和利用。

（六）案例分析

1. 主题词　叶酸缺乏性贫血；叶酸；妊娠。

2. 病史摘要　患者，女，25 岁，身高 160cm，体重 45kg。中期妊娠，营养不良，7 年酗酒史，由于早孕反应恶心、呕吐、畏食，近期体重明显下降 8kg。主要症状为劳累性呼吸困难、心悸、腹泻。无既往用药史，无药物及食物过敏史。无神经精神症状。实验室检查结果：血细胞比容 5.5%，平均红细胞体积 112fl，平均红细胞血红蛋白量 34pg，红细胞 $11.2\times10^{12}/L$，叶酸 3.0ng/ml，血清维生素 B_{12} 250ng/ml，网织红细胞 1%，血小板 $75\times10^9/L$，白细胞 $0.2\times10^9/L$。

入院诊断：叶酸缺乏性贫血。

3. 治疗方案　纠正贫血：叶酸片 10mg po tid。

4. 药学监护要点

(1)寻找病因：该患者的病因主要为妊娠期恶心、呕吐所致。常年酗酒史为危险因素，可能会限制食物中叶酸的吸收。

(2)叶酸制剂的补充：首选口服制剂，当呕吐特别剧烈难以很好地吸收纠正时可选用注射给药。

(3)实验室指标监测:血清叶酸、维生素 B_{12}、血红蛋白、网织红细胞计数及铁含量。

(4)叶酸制剂不受进食影响,如发生胃部不适,嘱患者可与食物同服。

(5)大量使用叶酸时尿液可呈黄色,可告知患者此为正常现象。

(6)如果错过用药时间,应在记起时立即补用。但若已接近下一次用药时间,则无须补用,按平常的规律用药,勿一次使用双倍剂量。

5. 药学监护过程 患者贫血为妊娠引起的恶心、呕吐,畏食导致的叶酸缺乏造成的。若患者呕吐特别剧烈,口服吸收不佳时可选用注射给药。本患者无剧烈呕吐,给予口服叶酸片治疗。同时告知患者若尿液呈黄色不必惊慌,此为正常现象。3 天后复查网织红细胞计数开始升高,10 天后复查血清生化和血常规恢复正常,期间监测患者血钾基本正常。此后加强营养,2 个月后患者感觉良好,复查指标均恢复正常。

6. 药学分析与建议 患者具备叶酸缺乏的巨幼细胞贫血发病因素:酗酒,妊娠引起的恶心、呕吐、畏食造成营养不良。乙醇对肠道黏膜亦具有毒副作用,还可以影响骨髓利用叶酸,建议调整饮食结构,避免酗酒。

患者的实验室检查显示为巨幼细胞贫血,全血细胞减少。血清维生素 B_{12} 的浓度测定正常,叶酸浓度下降。但该患者为中期妊娠妇女,对维生素 B_{12} 的需求增加,该患者又经常性地剧烈呕吐、畏食,故治疗过程中为保证治疗效果,应持续监测患者的血清叶酸、维生素 B_{12}、血红蛋白、网织红细胞计数及铁含量。

正常摄入叶酸后能够提高血清中叶酸的水平,形成叶酸储存升高的假阳性,血清叶酸浓度总体上仅能反映 3 周前的叶酸水平。红细胞中以谷氨酸盐形式存在的叶酸是相应的血清叶酸浓度的 10~30 倍,能准确地反映组织中叶酸的储存量,有条件者可以查此项指标,能更准确地了解体内叶酸的储备情况。

该患者处于妊娠期间,需要足够的叶酸供胎儿发育,故建议应坚持服用叶酸,直到哺乳期结束后停用。

7. 药物治疗小结 巨幼细胞贫血的治疗首先要针对病因进行治疗,辅以补充治疗。口服叶酸制剂主要在空肠近端吸收,在二氢叶酸还原酶的作用下形成有活性的 N_5-甲基四氢叶酸,其在维生素 B_{12} 的作用下进行甲基转移反应形成四氢叶酸,然后进入细胞参与重要的代谢过程,特别是 DNA 的合成,进而治疗巨幼细胞贫血。吸收不良者口服叶酸的剂量不宜过大,通常 1~2 个月血象和骨髓象可恢复正常,纠正后不需维持治疗。若胃肠道疾患使口服制剂难于吸收,可肌内注射叶酸或亚叶酸钙,以及维生素 B_{12} 直至血红蛋白恢复正常;恶性贫血或胃全部切除者需终身采用注射维持治疗;维生素 B_{12} 缺乏伴有神经症状者对治疗的反应不一,有时需大剂量长疗程治疗,凡神经系统症状持续超过 1 年者难以恢复者、恶性贫血、胃切除者、先天性内因子缺陷者需终身维持治疗;对于单纯维生素 B_{12} 缺乏的患者不宜单用叶酸治疗,否则会加重维生素 B_{12} 缺乏,应特别警惕神经系统症状发生或加重。

三、再生障碍性贫血

(一)病因和发病机制

再生障碍性贫血(aplastic anemia,AA)简称再障,是一组由化学、物理、生物因素及不明原因引起的骨髓造血干细胞及造血微环境损害、骨髓造血衰竭及全血细胞减少的综合征。AA 的年发病率在欧美为 0.44~1.37/10 万人,日本为 1.47~2.4/10 万人,我国为 0.47/10

万人;可发生于各年龄段,老年人的发病率较高;男、女发病率无明显差别。再生障碍性贫血的确切病因尚未明确,已知再障发病与化学药物、放射线、病毒感染及遗传因素有关。

(二)临床表现及诊断

1. 临床表现　国际上根据外周血细胞水平和疾病发展的严重程度,将再生障碍性贫血(AA)分为重型 AA(SAA)与非重型 AA(NSAA)。其临床表现不同。

(1)重型再生障碍性贫血(SAA):起病急、进展快、病情重;少数可以由非重型 AA 进展而来,具有以下临床表现:

1)贫血:苍白、乏力、头昏、心悸和气短等症状进行性加重。

2)感染:多数患者有发热,体温在 39℃以上,个别患者自发病到死亡均处于难以控制的高热之中。合并感染以呼吸道感染最常见,其次有消化道、泌尿生殖道及皮肤、黏膜感染等。感染菌种以革兰阴性杆菌、金黄色葡萄球菌和真菌为主,常合并败血症。

3)出血:皮肤可有出血点或者大片瘀斑,口腔黏膜有血泡,有鼻出血、牙龈出血、眼结膜出血等。深部脏器出血时可见呕血、咯血、便血、血尿、阴道出血、眼底出血和颅内出血,后者常危及患者生命。

(2)非重型再生障碍性贫血(NSAA):起病和进展比较缓慢,贫血、感染和出血的程度较重型轻,也较易控制。久治无效者,可发生颅内出血。

2. 诊断

(1)血常规检查:全血细胞减少,校正后的网织红细胞比例 $<1\%$,淋巴细胞比例增高。至少符合以下三项中的两项:$Hb<100g/L$;外周血小板计数(BPC) $<50\times10^9/L$;中性粒细胞绝对值(ANC) $<1.5\times10^9/L$。

(2)骨髓穿刺:多部位(不同平面)骨髓增生减低或重度减低;小粒空虚,非造血细胞(淋巴细胞、网状细胞、浆细胞、肥大细胞等)比例增高;巨核细胞明显减少或缺如;红系、粒系细胞均明显减少。

(3)骨髓活检(髂骨):全切片增生减低,造血组织减少,脂肪组织和(或)非造血细胞增多,网硬蛋白不增加,无异常细胞。

(4)其他:必须除外先天性和其他获得性、继发性骨髓衰竭(BMF)性疾病。

(三)治疗原则

治疗手段的决策应依据患者病情的严重程度、年龄、有无匹配的同胞供者等,以及有无活动性出血或感染等危险因素。新诊断的再障患者标准疗法是人类白细胞抗原(HLA)相合的同胞供者同种异体干细胞移植(BMT)或是联合抗人 T 淋巴细胞免疫球蛋白(ATG)和环孢素(CsA)的免疫抑制疗法(IST)。

患者在进行特异性治疗之前必须控制出血及感染,给予有感染或难以控制的出血患者免疫抑制剂治疗是十分危险的。干细胞移植后出现感染是一个预后不良因素。预防感染包括加强支持治疗,重视个人卫生特别皮肤及口腔清洁,严格无菌操作技术,对粒细胞缺乏的患者采取保护性隔离预防感染。对感染的治疗应具有针对性,病因不明时可应用大剂量广谱抗菌药。对于干细胞缺陷引起的再障患者可行骨髓移植,移植后需预防卡氏肺孢子菌感染。

输血是一种重要的支持疗法,但要掌握指征。长期输血可导致血清铁蛋白水平升高,当超过 1000μg/L 时应给予祛铁治疗。

造血生长因子如重组人粒系集落刺激因子(G-CSF)和重组人促红素(EPO)不应用于初

诊的患者。应用造血因子可能造成特异性治疗的延期,在这个过程中患者可能出现感染或免疫紊乱、MDS、白血病、PNH 和实体肿瘤。

糖皮质激素对本疾病治疗无效,且会诱发细菌及真菌感染,当血小板严重减少时能导致严重的胃肠道出血。

(四)药物治疗方案

1. 治疗药物

(1)免疫抑制剂

1)抗人T淋巴细胞免疫球蛋白(抗胸腺细胞球蛋白,ATG):为T淋巴细胞选择性免疫抑制药,可与环孢素组成强化免疫抑制方案。其主要作用机制为使淋巴细胞衰竭。T细胞被补体依赖性细胞溶解,以及由单核吞噬细胞作用形成的 Fc-依赖性调理素机制从循环中清除;本药在衰竭T细胞作用的基础上可激发其他引起免疫抑制活性的淋巴细胞的功能。

2)环孢素:CsA 是含有 11 个氨基酸的环状多肽,为一种强力免疫抑制剂。能特异性和可逆性地作用于淋巴细胞,能抑制淋巴因子包括白细胞介素-2 的产生和释放。环孢素还可阻断细胞生长周期,使静止淋巴细胞停留在 G_0 或 G_1 期,抑制抗原激活的T细胞释放淋巴因子。与细胞抑制剂不同,环孢素并不抑制造血干细胞,亦不影响巨噬细胞的功能。与其他细胞抑制剂比较,应用环孢素的患者其感染的发生率较低。本药物的用量应参照患者的血药浓度、造血功能、T细胞免疫恢复情况、药物不良反应(如肝、肾功能损害,牙龈增生及消化道反应)等调整用药剂量和疗程,疗程一般长于1年。

3)其他:CD3 单克隆抗体、吗替麦考酚酯、环磷酰胺、甲泼尼龙等也可用于治疗 SAA。

免疫抑制剂(IST)适用于以下患者:①输血依赖性非重症再障患者;②非输血依赖的非重症再障患者,明显粒细胞缺少,有罹患感染的危险;③年龄 >40 岁的重症或极重症患者;④没有 HLA 相合供者的年轻重症或极重症再障患者。

由于联合治疗的疗效优于任何单一用药,ATG + CsA 的联合方案已成为目前治疗 AA 的标准疗法。具体用法为马源 ATG 10 ~15mg/(kg · d) ×5 天,或兔源 ATG 3 ~5mg/(kg · d) ×5 天联合 CsA 3 ~5mg/(kg · d)。

IST 有效者应继续服用 CsA,逐渐减量至可维持满意血细胞水平的最小剂量,早期或骤然停用 CsA 可致病情加重或反复。加用粒细胞集落刺激因子(G-CSF)可缩短粒细胞缺乏期,但不能降低早期感染的相关病死率,亦不能加速造血恢复及提高治疗反应率。在我国 NSAA 的治疗主要为 CsA 联合雄性激素,同时辅以中医中药治疗。多数患者坚持正规的治疗亦能够取得满意的疗效,达到长期缓解或基本治愈。

(2)雄激素:雄激素可以作用于肾和肾外组织,使其促红细胞生成素增多,从而刺激血红细胞的生成。雄激素还对蛋白合成代谢、骨骼肌发育和脂肪在机体的分布具有普遍意义的影响。①司坦唑醇:本品的蛋白同化作用较强,为甲睾酮的 30 倍,雄激素活性约为甲睾酮的 25%,常用剂量为 2mg po tid。②十一酸睾酮 40 ~80mg po tid。③达那唑 0.2g po tid。④丙酸睾酮:为睾酮的丙酸酯,肌内注射的作用时间较持久,雄激素作用与蛋白同化作用之比为 1:1,常用剂量为 100mg/d,应根据药物的作用效果和不良反应如男性化、肝功能损害等调整疗程和剂量。丙酸睾酮为油溶制剂,应做深部肌内注射,不能静脉注射。

(3)造血因子:特别适用于 SAA。①重组人粒系集落刺激因子(G-CSF),剂量为 5μg/(kg · d);②重组人促红素(EPO),常用 50 ~100U/(kg · d),一般在免疫抑制治疗 SAA 后使用,剂量可酌减,以维持3个月以上为宜。

(4)注射用甲磺酸去铁胺:该药是一种螯合剂,主要与三价铁离子和铝离子形成螯合物,能促进铁和铝从小便尿和粪便中排泄出,并因此而减少铁或铝在器官的病理性沉积。用于治疗在贫血治疗过程中患者因大量反复输血、补铁导致的慢性铁负荷过载,例如输血所致的含铁血黄素沉着病,如重症地中海贫血、铁粒幼细胞性贫血、自身免疫性溶血性贫血及其他慢性贫血。皮下注射给药最为常用,平均日剂量为20~60mg/kg;血清铁蛋白水平低于2000μg/L为25mg/kg,2000~3000μg/ml为35mg/kg;最大剂量为一日55mg/kg。使用高剂量治疗前应权衡利弊,不推荐平均日剂量超过50mg/kg。

2. 治疗方案　再障治疗前应首先确定临床类型是轻型还是重型。急性或重型再障以免疫抑制剂抗胸腺细胞球蛋白、抗淋巴细胞球蛋白、环孢素、肾上腺皮质激素及细胞因子等药物为主;慢性或轻型再障一般选用雄激素、环孢素等药物。

(1)AA治疗整体策略:对于整个AA患者群体,IST和BMT的长期生存率(63%:61%)并无差异性;但<20岁的SAA患者其BMT的疗效明显优于IST(64%:38%);>20岁且ANC(0.2~0.5)$\times 10^9$/L的SAA患者其IST的疗效优于BMT;极重型再生障碍性贫血(VSAA)患者倾向于接受BMT,因为BMT可明显缩短其中性粒细胞减少的持续时间;对于有匹配同胞供体的中年SAA患者,其治疗决策应综合考虑患者的整体状况、疾病的严重程度和患者愿望等。

(2)NSAA治疗策略:对于不依赖红细胞及血小板输注的NSAA患者应定期监测其血常规,如果病情进展为血制品输注依赖,及时予以强化IST(IIST,即ATG+CsA);依赖血制品输注的NSAA患者应及早接受ATG+CsA治疗,于3个月内出现治疗反应的患者保留维持剂量CsA>6个月,或外周血细胞水平完全恢复后CsA缓慢减量;于3个月时无治疗反应者可考虑行第2个疗程的ATG治疗;如第2个疗程的ATG治疗3个月时仍无治疗反应或疾病进展为SAA,则按SAA治疗。

(3)SAA治疗策略:SAA宜及早行HLA匹配同胞供体的异基因(Allo)-BMT或ATG+CsA的IIST:①<30岁选择HLA匹配同胞供体的Allo-BMT;②30~40岁选择ATG+CsA或HLA匹配同胞供体的Allo-BMT;③>40岁选择ATG+CsA治疗,后续治疗同NSAA。如第2个疗程的ATG治疗3个月时仍无治疗反应,<40岁的患者可考虑替代供体的Allo-BMT;>40岁的患者可考虑行第3个疗程的ATG治疗,或其他处于临床研究的试验性疗法,或支持治疗维持。

(五)药物治疗管理

1. 疗效监测

(1)基本治愈:贫血和出血症状消失,血红蛋白达120g/L(男)或110g/L(女),白细胞达4×10^9/L,血小板达100×10^9/L,随访1年以上未复发。

(2)缓解:贫血和出血症状消失,血红蛋白男性达120g/L、女性达100g/L,白细胞达3.5×10^9/L左右,血小板也有一定程度的增加,随访3个月病情稳定或继续进步。

(3)明显进步:贫血和出血症状明显好转,不输血,血红蛋白较治疗前1个月内常见值增长30g/L以上,并能维持3个月。

判定以上三项疗效标准者均应3个月内不输血。

(4)无效:经充分治疗后症状、血常规未达明显进步。

2. 药学监护及用药教育

(1)雄激素:常见的副作用有雄性化作用,女性出现多毛、闭经、阴蒂肥大、乳房缩小,男性则出现性欲亢进,并有一定程度的水钠潴留作用;另具一定的肝脏毒性。孕妇、哺乳期妇女禁用,已确诊或怀疑为前列腺癌或乳腺癌的男性禁用;青春期前男孩应慎用雄激素以避免骨骺早闭及性早熟。因雄激素可能偶尔会诱发液体潴留,如患者患有隐性或显性心脏衰竭、肾功能不全、高血压、癫痫、偏头痛应定期复查。十一酸睾酮必须在用餐时服用以产生适当的血浆睾酮水平。糖尿病患者用雄激素治疗可能会导致胰岛素敏感性增加。

(2)环孢素:不良反应通常与剂量相关,降低剂量即可减轻。不良反应发生的范围通常在所有适应证的患者中相同,但严重程度和发生频率存在个体差异。主要副作用为肾毒性,另外还有消化道反应、多毛症、总胆红素血症和末梢感觉异常等,用药期间需检测血药浓度,未控制的感染患者避免使用。高血压者如充分治疗后仍控制不佳,则环孢素应减量或停药。该药物与多种药物、食物存在有临床意义的相互作用,故应在医师、药师的密切监护下使用,并定期随访,监测血药浓度。

(3)抗人T淋巴细胞球蛋白:不良反应有发热、寒战、血小板减少、关节疼痛、血栓性静脉炎等。用药前需要做过敏试验,静脉滴注速度不宜过快,静脉滴注时间不得少于4小时,应选用大静脉滴注。每日剂量应维持静脉滴注12~16小时,用药过程中使用糖皮质激素防止过敏反应和血清病。用药过量(一日大于5mg/kg)会导致白细胞及血小板减少。长期使用(超过3周)会导致严重感染,并有增加淋巴瘤发生的危险。

(4)甲磺酸去铁胺:高剂量用药尤其对血浆铁蛋白水平低的患者可引起视力、听力障碍。建议使用本品治疗前以及治疗期间每3个月应做一次视力和听力的检查,特别是铁蛋白水平低的情况。铁螯合物排出可使尿液呈现棕红色。

(六)案例分析

1. 主题词 再生障碍性贫血;叶酸;维生素 B_{12};司坦唑醇。

2. 病史摘要 患者,男,66岁。2010年初因着凉后出现腹泻,口服氯霉素治疗后腹泻停止,而后逐渐出现全身乏力,自觉感冒口服去痛片、对乙酰氨基酚治疗,症状未见好转,并且发现面色逐渐苍白,检查发现全血细胞减少,骨穿检查后诊断为“再生障碍性贫血”,给予对症治疗病情稳定后出院。起初口服中药治疗,病情基本稳定,今年来因感冒、发热反复入院治疗,输血多次,间断口服青霉素V钾片抗感染治疗。2012年开始应用司坦唑醇治疗4mg po tid,同时口服其他辅助药物治疗,偶有齿龈出血、眼结膜出血、皮肤出血点。曾多次给予红细胞悬液输注,近日自觉头晕症状加重入院。辅助检查:白细胞 1.4×10^9/L,中性粒细胞百分比49.6%,血红蛋白29g/L,红细胞 0.88×10^{12}/L,血细胞比容8.7%,血小板 1×10^9/L,血沉150mm/h。

入院诊断:慢性再生障碍性贫血。

3. 治疗方案

(1)雄激素:司坦唑醇片4mg po tid。

(2)补充叶酸:叶酸片10mg po tid。

(3)纠正贫血:维生素 B_{12} 片50μg po tid。

(4)补气养血:十一味参芪片1.2g po tid。

4. 药学监护要点

(1)患者常年使用雄激素,应注意用药期间定期进行凝血功能、血清铁、铁结合力、血红蛋白、血脂、肝功能的检查。

(2)患者治疗过程中需要辅助输血治疗,注意监测血清铁蛋白,避免因铁超载而引起脏器损伤。

(3)叶酸长期用药可出现畏食、恶心、腹痛等胃肠道症状,一旦患者出现上述症状,应立即停药或对症处置。

(4)应用维生素 B_{12}期间应定期监测其血清浓度。

(5)十一味参芪片属于中成药,服药期间注意禁食生、冷、辣等刺激性食物。

(6)做好患者教育,注意清洁皮肤、口腔、肛门等感染门户,并预防感染。

5. 药学监护过程　患者由于服用氯霉素导致再生障碍性贫血,之后长期应用雄激素及中药治疗。患者此次自觉头晕症状加重入院,常年使用雄激素,应注意凝血功能、血清铁、铁结合力、血红蛋白、血脂、肝功能的检查。同时告知患者应特别注意清洁保暖,预防感染。给予输血对症治疗后,各项指标好转,病情稳定出院。

6. 药学分析与建议　患者患再生障碍性贫血的主要原因为服用氯霉素,而氯霉素最严重的不良反应即为导致再生障碍性贫血。

该患者发现贫血经骨穿检查确诊为再障。2012 年由于病情需要开始进行了雄激素(司坦唑醇 4mg po tid)刺激造血治疗,该药对于再障患者的治疗时间一般不少于 6 个月,持续 1 ~2 年。应加强患者教育,坚持长期治疗。

再障最常见与最严重的并发症为继发性中性粒细胞缺乏所致的感染、难以控制的败血症甚至真菌感染,为该类患者最常见的死因,故该患者除雄激素对症治疗外,尚积极进行了预防感染治疗。做好皮肤、口腔、肛门的清洁护理,生活上注意保暖,避免受凉感冒。

雄激素单药治疗期间注意监测患者的血象变化,一旦进展至输血依赖性,应及时给予标准的免疫抑制治疗。

7. 药物治疗小结　慢性再生障碍性贫血患者一般采用雄激素治疗,临床疗效可达 80% 左右,若病情相对较重或治疗半年以上无效,可加用环孢素进一步提高疗效。雄激素是一种蛋白同化激素,具有促进蛋白质合成、抑制蛋白质分解、降低血胆固醇和甘油三酯、促使钙磷沉积和减轻骨髓抑制等作用,可促进造血治疗。用药期间应定期进行凝血功能、血清铁、铁结合力、血细胞比容、血红蛋白、血脂、肝功能的检查。对于青年男性患者,应定期检查睾丸大小及精子数量。青春期前的男性需每 6 个月做一次 X 线骨龄检查。

四、慢性病性贫血

(一)病因及发病机制

慢性病性贫血(anemia of chronic disease, ACD)通常是指继发于其他系统疾病,如慢性感染、恶性肿瘤、肝脏病、慢性肾功能不全及内分泌异常等,直接或间接影响造血组织而导致的一组慢性贫血。

慢性病性贫血常指由慢性疾病引起的轻度和中度贫血。与贫血相伴随的慢性疾病有类风湿关节炎、系统性红斑狼疮、慢性感染、慢性肾衰竭、艾滋病等。由于贫血相关的慢性疾病十分常见,慢性病性贫血亦十分普遍,其发病率仅次于缺铁性贫血,是住院患者中最多见的一类贫血。

慢性病性贫血的发病机制尚未明确,炎症细胞因子如白细胞介素-1(IL-1)、肿瘤坏死因子-γ(TNF-γ)在发病机制中发挥了重要作用,这些因子抑制了红系早期祖细胞红系爆式集落形成单位(BFU-E)和红系集落形成单位(CFU-E)的生长。IL-1、TNF-γ可竞争性地与红细胞生成素(EPO)受体结合,导致EPO抵抗。IL-1、TNF-γ还可抑制肝脏和肾脏产生EPO,加重慢性疾病贫血。

(二)临床表现及诊断

1. 临床表现　慢性贫血常有慢性感染、炎症或肿瘤病史,持续时间多在1~2个月,贫血为轻度和中度、非进行性,常为基础疾病所掩盖。

贫血为正常细胞性、正常色素性,也可是小细胞和低色素性贫血。血清铁(SI)降低,总铁结合力(TIBC)也降低;血清铁蛋白(SF)增高,血清可溶性转铁蛋白受体(sTfR)并不增高,但慢性病性贫血伴缺铁时也可增高;红细胞游离原卟啉(FER)和锌原卟啉(ZPP)仅轻度升高;骨髓铁染色可染铁增多,但铁粒幼细胞数量减少;血清EPO水平降低。

2. 诊断

(1)具有贫血的临床表现,伴有慢性感染、炎症或肿瘤等疾病。

(2)实验室检查:①多为正细胞正色素性贫血,亦可为小细胞低色素性贫血,但红细胞平均体积(MCV)很少<72fl;②网织红细胞正常;③骨髓细胞铁染色示红系细胞中铁粒减少,而在巨噬细胞内铁粒增多;④红细胞游离原卟啉(FEP)增多;⑤血清铁(SI)及总铁结合力(TIBC)均低于正常,转铁蛋白饱和度(TS)正常或稍低;⑥血清铁蛋白(SF)水平高于正常。

(三)治疗原则

由于ACD的发病机制目前尚不完全清楚,因此缺少特效的治疗措施,对于轻度和中度慢性病性贫血的治疗主要是针对基础疾病的治疗。随着原发病的治疗缓解,贫血可被纠正。若贫血不严重,无生命危险,一般不需要特殊治疗。在严重贫血时可考虑输血。除非有明确证据表明缺乏铁、叶酸和维生素 B_{12},否则不需要做相应的补充。

(四)药物治疗方案

1. 治疗药物

(1)重组人促红素注射液(rhEPO):慢性肾衰竭患者首剂50~100U/kg,1周3次,血液透析患者用静脉注射,非透析患者皮下注射。如治疗8周后血细胞比容(HCT)增加<5%~6%,应增加剂量,维持剂量视患者情况而定。对于非肾性贫血患者初次剂量为100~150U/kg,根据治疗反应调整用量,治疗8周后HCT不上升或达不到40%者应逐渐增加剂量到300~350U/kg;HCT达到40%者减量25%维持,疗程视患者情况而定。

(2)铁剂:首选口服给药,如硫酸盐铁0.3g tid;或右旋糖酐铁5mg bid或tid。餐后服用对胃肠道的刺激较小且耐受性较好。口服不耐受者可给以铁剂肌内注射,右旋糖酐铁是最常见的注射铁剂,首次给药须以0.5ml作为试验剂量,1小时后无过敏反应可足量给予治疗。

(3)叶酸和维生素 B_{12}:叶酸缺乏者需口服叶酸,每日5~10mg tid,用至贫血表现完全消失。如同时伴有维生素 B_{12} 缺乏则需要同时注射维生素 B_{12},否则可加重神经系统损伤。肌内注射维生素 B_{12},每次500μg biw。无维生素 B_{12} 消化道吸收障碍者,可口服维生素 B_{12} 片剂500μg qd,直至血常规恢复正常。

2. 治疗方案　对于内分泌腺功能减退患者,在补足缺少的激素之后贫血即可纠正;若伴有叶酸或维生素 B_{12} 及铁剂缺乏,给予补充即有效;肾病性贫血患者可用重组人促红素(rhEPO)治疗,效果显著,疗效与剂量及用药时间相关。在 EPO 治疗 ACD 过程中应监测血清铁蛋白(SF),若 SF <100μg/L 时,可口服补充铁剂。

(五)药物治疗管理

1. 疗效监测

(1)有效:①血红蛋白(Hb)上升 >30g/L;②临床贫血症状改善。

(2)无效:血常规及临床症状无改变。

2. 药学监护及用药教育

(1)EPO 的耐受性通常良好,不良反应较轻微。少数患者用药初期可能出现头痛、低热、乏力等,个别可出现肌痛、关节痛等,绝大多数不良反应经对症处理后可以好转,不影响继续用药,极个别上述症状持续存在的应考虑停药。

(2)EPO 为生物制品且为肠道外给药,极少数患者用药后可能出现皮疹或荨麻疹等过敏反应。对有心肌梗死、肺梗死、脑梗死的患者,有药物过敏史及有过敏倾向的患者应慎重给药。高血压失控患者、对哺乳动物细胞衍生物过敏及对人血白蛋白过敏者禁用。对于初次使用或重新使用该药的患者建议先使用少量,确定无异常反应后再全量注射,发现异常应立即停药。

(3)治疗期间应定期观察血压的变化情况并酌情调整降压药物。

(4)定期检查血细胞比容(用药初期每周一次,维持期每两周一次),注意避免过度的红细胞生成,如发现过度的红细胞生长,应采取暂停用药等适当处理。

(5)随着血细胞比容增高,血液黏度可明显增高,因此应注意防止血栓形成,尤其是有脑梗死和心肌梗死的高危因素的患者。

(6)对于肿瘤患者使用 EPO 应充分评估使用的获益与风险,有研究表明促红细胞生成刺激剂可缩短短期患者的生存期和(或)增加肿瘤进展或复发的风险。

(7)有时会引起血清钾轻度升高,应适当调整饮食,若发生血钾升高,应调整剂量。

(8)治疗期间因出现有效造血,铁需求量增加。通常会出现血清铁浓度下降,如果患者血清铁蛋白浓度低于 100ng/ml 或转铁蛋白饱和度低于 20%,应每日补充铁剂。

(9)对于老年患者贫血的纠正速率较慢,维持剂量较大。不良反应主要为血压升高,治疗期间应根据疗效及不良反应及时调整剂量,密切观察血压并予以相应的处理。

(10)叶酸或维生素 B_{12} 不足会降低本品的疗效。严重铝过多也会影响疗效。

铁剂、叶酸及维生素 B_{12} 等其他药物的监护要点详见缺铁性贫血部分与巨幼细胞贫血部分。

(六)案例分析

1. 主题词　肾性贫血;重组人促红细胞生成素;富马酸亚铁。

2. 病史摘要　患者,男,37 岁,身高 170cm,体重 60kg。有 20 年的糖尿病病史,被诊断为肾衰竭并每周进行 3 次血液透析治疗。1 年前,为纠正贫血进行输血治疗。近期经常感到疲乏,没有食欲。实验室检查:血红蛋白 70g/L,血细胞比容 26%,血清铁蛋白 3600ng/L,血清铁 17μmol/L。

入院诊断:肾衰竭,肾性贫血,糖尿病。

3. 治疗方案

(1)促进红细胞生成:重组人促红细胞生成素6000U ih tiw。

(2)补铁:富马酸亚铁胶囊1粒 po tid。

4. 药学监护要点

(1)患者肾功能不全,使用重组人促红细胞生成素易诱导高血压,应注意监测血压,必要时减量或停药,也可加用降压药控制;随着血细胞比容增高,血液黏度可明显增高,应注意防止血栓形成。

(2)定期检查血细胞比容(用药初期每周一次,维持期每两周一次),注意避免过度的红细胞生成,如发现过度的红细胞生长,应采取减量或停用药等治疗。

(3)铁制剂不能与含鞣酸成分的药物、食物同服。

(4)治疗期间铁需求量增加,通常会出现血清铁浓度下降,当患者血清铁蛋白低于100ng/ml或转铁蛋白饱和度低于20%时应每日补充铁剂。

5. 药学监护过程　患者为肾衰竭、肾性贫血,接受每周3次的血液透析治疗。重组人促红细胞生成素可应用于需要血液透析治疗的慢性肾衰竭纠正贫血治疗。住院期间注意监护患者的血压、肝功能及血细胞比容,检查血细胞比容以调整剂量,避免红细胞生成过速,维持血细胞比容和血红蛋白在适当水平。经过1个月的治疗,患者的血细胞比容(HCT)持续升高,贫血得以纠正。

6. 药学分析与建议　慢性肾衰竭患者与大多数慢性疾病相关的贫血不同,其血细胞比容是显著降低的。造成贫血的原因很复杂,包括红细胞生成素生成的减少和红细胞寿命周期的缩短。过去治疗这些患者的方法是输血和使用雄激素,虽然有效,但重复输血会导致铁过载、感染、白细胞抗原反应或产生细胞毒性抗原。另外只有少数的患者对雄激素有反应,而且反应是剂量依赖性的,常因为肝功能受损、多毛症等不良反应而终止治疗。

红细胞生成素于缺氧反应下由肾脏分泌,在干细胞向红细胞的分化过程中发挥重要作用。重组人促红细胞生成素用于需要血液透析治疗的慢性肾衰竭患者。此患者用药指征明确,接受促红素治疗后每1~2周应复查一次血细胞比容,防止红细胞过度生成。

7. 药物治疗小结　慢性病贫血的治疗主要为基础疾病治疗,当基础疾病纠正后,贫血即可得以改善。通常贫血症状不严重,不需要进行特殊治疗。但肾性贫血为慢性疾病性贫血中最为严重的一种,许多病例可出现铁代谢异常和血清叶酸、铁、铁蛋白浓度的改变。治疗上以给予EPO为主,并根据情况给予叶酸、铁的补充治疗。

五、药源性溶血性贫血

(一)病因和发病机制

药源性溶血性贫血(drug-induced hemolytic anemia,DHA)是指药物直接或间接引起红细胞破坏增加导致的贫血。红细胞的破坏可发生在血管内(血管内凝血)和血管外(血管外凝血),当溶血速度超过骨髓造血时就会发生贫血。药源性溶血性贫血的主要机制为:

1. 遗传性的酶缺陷或血红蛋白病直接损伤细胞。上述遗传异常的红细胞在接触某些药物和化学品时易发生溶解。

2. 一些能引起免疫反应的药物导致正常的红细胞破坏,也可以引起溶血性贫血。这种情况是特异性的,患者不可能预期发病。目前已经证明多种药物可引起直接抗人球蛋白试验阳性或免疫性溶血，主要有第二和第三代头孢菌素、双氯芬酸、氟达拉滨、卡铂和β-内酰胺酶抑制剂等。

(二)临床表现及诊断

1. 临床表现

(1)起病急骤者可有发热、腰背痛、乏力、酱油样尿。

(2)贫血。

(3)恶心、呕吐、皮肤黄染、肝脾大。

可根据病程缓急分为急性、慢性两型：①急性型：起病急，病情重，病程短。全身不适，寒战、高热、头疼，腰背、四肢酸痛及腹痛，有时伴恶心、呕吐、腹泻，有些患者腹痛严重，有腹肌痉挛，甚似急腹症；同时出现贫血、黄疸、尿色棕红(血红蛋白尿)，严重者可有呼吸急促、心率增快、烦躁不安、急性心功能不全或休克、急性肾衰竭、弥散性血管内凝血、中枢神经系统损害等。②慢性型：起病缓慢，病情轻，病程长。全身症状轻，常伴有贫血、黄疸、肝脾大等特征。

2. 诊断　诊断为排除性，根据患者的用药史、有意义的临床表现和实验室检查进行确诊。即仔细询问服药史，如有肯定的用药史，尤其要询问是否接受过青霉素类和头孢菌素类抗菌药等可疑性大的药物治疗。用药过程中出现溶血性贫血，应首先考虑药源性溶血性贫血，停用涉嫌药物后溶血迅速停止即可确诊。

(三)治疗原则

药源性溶血性贫血的治疗分为“去因治疗”和“解症治疗”两类。

1. 去因治疗　一旦明确或怀疑为化学物及药物所致的贫血，应迅速脱离对上述物质的暴露。严重溶血者需输血及使用糖皮质激素，交叉配血无困难者可输全血，最好输浓缩的红细胞悬液或洗涤红细胞。要注意血液循环中仍有药物或其活性代谢产物，则输入的红细胞仍有可能和患者本身的红细胞一样被破坏，故输血过程应密切监护。对用青霉素类或头孢菌素类抗生素发生过DHA者以后还能否用该类药物尚无定论。因为抗头孢菌素抗体与红细胞在其他头孢菌素类和青霉素类时有交叉反应，为安全起见，最好换用其他类的抗感染药。

2. 解症治疗　消除因贫血或其他血细胞减少所引起的可显著影响生活质量和危及生命的症状。贫血严重者需输血。以血红蛋白浓度确定是否输血，一般Hb>100g/L不予输注，多在Hb<70g/L时进行；Hb于70～100g/L间尚无统一意见，建议不进行输注，但最终由临床医师决定。老年(>65岁)、存在心肺疾患、其他脏器功能不全者建议根据情况上调输注标准，比如在Hb<80g/L时进行输注。

化学物及药物对造血干/祖细胞损伤所致的贫血常合并有粒细胞缺乏和血小板减少，并且骨髓抑制时间较长，要加强支持治疗。再障患者应参照再生障碍性贫血的治疗原则选择相应的治疗措施。

(四)药物治疗方案

1. 治疗药物

(1)集落细胞刺激因子：①重组人促红素(EPO)：75～100IU/kg ih qd；②重组人促红素-β：20IU/kg tiw；③重组人粒细胞刺激因子：1μg/kg ih qd；④重组人血小板生成素：300U/kg ih qd。

(2)单克隆抗体:利妥昔单抗(CD20 单抗)是一种人鼠嵌合性单克隆抗体,能特异性地与跨膜抗原 CD20 结合,启动介导 B 细胞溶解的免疫反应。第一次输注利妥昔单抗后,外周 B 淋巴细胞计数明显下降,低于正常水平,6 个月后开始恢复,治疗完成后 9～12 个月恢复正常。用量为 375mg/m^2 ivgtt qw,共 4 次。

2. 治疗方案　首先要停用所有的可疑药物,然后针对患者的临床表现与实验室检查进行对症治疗。血小板减少者可给予血小板生成素;粒细胞缺乏者给予粒细胞刺激因子;对于骨髓抑制者需要使用环孢素等免疫抑制剂治疗;严重者需要输血对症治疗。

(五)药物治疗管理

1. 疗效监测　停药后溶血停止,不再贫血,直接抗球蛋白试验(DAT)转阴即为治愈。

2. 药学监护及用药教育

(1)重组人粒细胞刺激因子可能引起头痛、过敏反应、发热、倦怠、骨痛、关节肌肉酸痛、心悸、尿酸和肌酸酐升高、肝功能损害、急性肾衰竭等;长期用药可能引起脾大。配制时只能与 5% 葡萄糖溶液或生理盐水混合,不能与其他药物混用。静脉内给药时速度要尽量缓慢,快速静脉用药可使其作用降低,一次滴注的持续时间不少于 1 小时。当使用超过安全剂量时会出现尿隐血、尿蛋白阳性、血清碱性磷酸酶活性明显提高,但在 5 周的恢复期后各项指标均可恢复正常。当使用剂量严重超过安全剂量时会出现食欲减退、体重偏低、活动减弱等现象,出现尿隐血、尿蛋白阳性,肝脏出现明显病变,这些变化可以在恢复期后消除或减轻。

(2)重组人血小板生成素使用后偶有发热、肌肉酸痛、头晕等症状,一般不需处理,多可自行恢复,个别患者症状明显时可对症处理。使用过程中应定期检查血常规,一般隔日一次,密切注意外周血小板计数的变化,血小板计数达到所需的指标时应及时停药。使用过量或常规应用于特异体质者可造成血小板过度升高,应密切监测。

(3)超过 50% 的使用利妥昔单抗的患者会出现输液相关不良反应,主要出现于第 1 次滴注时,而且常常是在滴注开始的第 1～2 小时内出现,如发热、畏寒和寒战。其他症状有脸部潮红、血管性水肿、恶心、荨麻疹/皮疹、疲劳、头痛、咽喉刺激、鼻炎、呕吐。约 10% 的病例症状加重伴随低血压和支气管痉挛。减缓或中断利妥昔单抗的滴注并给予支持治疗(静脉滴注生理盐水、苯海拉明和对乙酰氨基酚)后输液相关不良反应一般会消失。利妥昔单抗还可介导良性和恶性 CD20 阳性细胞的快速溶解。在具有大量循环恶性淋巴细胞的患者,首次滴注利妥昔单抗后的 1～2 小时内出现肿瘤溶解综合征(TLS)(例如高尿酸血症、高钾血症、低钙血症、急性肾衰竭和 LDH 升高)。应对有 TLS 高风险的患者密切监护,并进行适当的实验室检查。出现 TLS 症状和体征的患者应给予适当的治疗。

(4)重组人促红素的药学监护:参见“慢性病性贫血”章节的内容。

(六)案例分析

1. 主题词　药源性溶血性贫血;地塞米松;硫酸亚铁。

2. 病史摘要　患者,男,65 岁,退休工人。因左侧坐骨结节囊肿行囊肿切除术,术后每日静脉滴注青霉素 800 万 U q8h。术后第 3 天,输液即将结束时突发寒战、高热,伴腰酸背痛、轻度气促、全身乏力、尿色加深。次日出现轻度黄疸,以双侧巩膜黄染明显,伴皮肤、黏膜苍白。血常规示白细胞计数 5.2 × 10^9/L,中性粒细胞百分比 66.2%,淋巴细胞百分比 32.8%,血红蛋白 68g/L,红细胞计数 2.25 × 10^{12}/L,血细胞比容 21.4%,网织红细胞 12.8%;血清总胆红素 68.7μmol/L,结合胆红素 12.2μmol/L,非结合胆红素 56.5μmol/L;尿

常规示尿胆原 + + +，尿胆素 -；抗人球蛋白试验（Coombs 试验）呈阳性反应。

入院诊断：

（1）左侧坐骨结节囊肿切除术后。

（2）药源性溶血性贫血。

3. 治疗方案　立刻停用可疑药物青霉素。

（1）抗炎：地塞米松 5mg ivgtt。

（2）碱化尿液：碳酸氢钠片 0.5g po tid。

（3）补铁：硫酸亚铁缓释片 450mg po qd。

4. 药学监护要点

（1）碳酸氢钠片不得与牛奶同服，可能会导致肾结石。口服该药物后 1 ~ 2 小时内不宜服用其他药物。

（2）服用铁剂时，如同时饮用含鞣酸（如浓茶）的饮料，易产生沉淀从而影响铁的吸收。

（3）使用糖皮质激素时注意监测患者的血糖、血压及离子水平，观察是否出现精神症状。

5. 药学监护过程　考虑该患者为应用青霉素引起的溶血性贫血，立即停用青霉素，同时监测尿常规，1 周后尿色恢复正常，黄疸消退，巩膜无黄染，尿常规示尿胆原、尿胆素均阴性。红细胞、血红蛋白、血细胞比容等 1 个月后逐渐恢复正常。

6. 药学分析与建议　药物造成免疫性溶血性贫血按照免疫原理分为 3 类，即①半抗原型：亦称抗原/药物吸附型，代表药物为青霉素类和头孢菌素类；②免疫复合物/新抗原型：代表药物有奎尼丁、异烟肼、头孢菌素类、利福平、胰岛素等；③自身抗体型：代表药物有甲基多巴、左旋多巴、头孢菌素类、普鲁卡因胺等。由于患者每天接受青霉素治疗，其溶血性贫血很可能是应用青霉素所致。青霉素是典型的免疫原性药物诱导溶血性贫血的半抗原，以剂量相关的方式青霉素和青霉素代谢产物牢固黏附在红细胞膜上，大约 3% 接受高剂量青霉素的患者产生直接对抗青霉素-膜复合物的 IgG，可通过 Coombs 试验阳性来证实。本病例用药 3 天后出现反应，Coombs 试验阳性，高度怀疑青霉素导致溶血性贫血。因此停用可疑药物青霉素，并告诫患者不可再次接受青霉素类药物治疗。

7. 药物治疗小结　药源性溶血性贫血的治疗首先要脱离可疑药物的暴露，停用青霉素。然后根据患者的贫血程度选择药物进行对症治疗。针对患者的具体病情，可个体化、按需使用多种造血刺激因子如血小板生成素、粒细胞刺激因子等；骨髓抑制者可给予环孢素等免疫抑制治疗，严重者需输血对症治疗。根据检查结果，该患者暂不需要使用以上治疗，故给予碳酸氢钠片碱化尿液以减少肾脏损害、使用地塞米松减轻炎症反应、使用铁剂以适当补充铁。

六、白细胞减少症和粒细胞缺乏症

（一）病因和发病机制

白细胞减少症（leukopenia）指外周血白细胞绝对计数持续低于 $4.0\times10^9/L$。外周血中性粒细胞绝对计数在成人低于 $2.0\times10^9/L$ 时，在儿童≥10 岁低于 $1.8\times10^9/L$ 或 <10 岁低于 $1.5\times10^9/L$ 时称为中性粒细胞减少（neutropenia）；低于 $0.5\times10^9/L$ 时称为粒细胞缺乏症（agranulocytosis）。根据病因和发病机制大致可以分为三类：①中性粒细胞生成缺陷：电离辐射、化学毒物等物理或化学因素可直接损伤骨髓干细胞、祖细胞或骨髓造血微环境，造成全

血细胞减少；多种药物可抑制或干扰粒细胞合成，影响细胞代谢和细胞分裂，如细胞毒性药物、β-内酰胺类抗生素、卡托普利等；疾病因素如巨幼细胞贫血、白血病等均可抑制骨髓的造血功能。②中性粒细胞破坏或消耗过多：如细菌感染特别是败血症时粒细胞过度消耗造成粒细胞减少。③中性粒细胞分布异常：由某种原因如异种蛋白反应和某些感染引起贴附于血管的粒细胞比例增高，而循环血流的中性粒细胞减少，造成假性粒细胞减少。

（二）临床表现及诊断

1. 临床表现

（1）白细胞减少症常继发于多种全身性疾病，临床表现以原发病为主。多数白细胞减少者的病程短暂呈自限性，无明显的临床症状，仅有头晕、乏力、失眠、低热、咽喉炎等非特异性表现。

（2）根据中性粒细胞减少的程度可分为轻度 $\geq 1.0 \times 10^9$/L、中度 $(0.5 \sim 1.0) \times 10^9$/L 和重度 $< 0.5 \times 10^9$/L，重度减少者即为粒细胞缺乏症。轻度减少患者临床上不出现特殊症状，多表现为原发病的症状。中度和重度减少的患者易发生感染和出现疲乏、无力、头晕、食欲减退、心悸、失眠及低热等非特异性症状。常见的感染部位是呼吸道、消化道及泌尿生殖道，可出现高热、黏膜坏死性溃疡及严重的败血症、脓毒血症或感染性休克。粒细胞严重缺乏时，感染部位不能形成有效的炎症反应，常无脓液，X 线检查可无炎症浸润影像；脓肿穿刺可无脓液。

2. 诊断

（1）白细胞减少症的诊断标准：外周血白细胞绝对计数成人低于 4.0×10^9/L，10 ~ 12 岁的儿童低于 4.5×10^9/L，< 10 岁的儿童低于 5.0×10^9/L。

（2）粒细胞缺乏症的诊断标准：外周血中性粒细胞绝对计数低于 0.5×10^9/L。

（三）治疗原则

尽可能查明白细胞减少的原因，针对病因进行治疗。停止接触有害的化学物质，停用可疑药物，控制感染，对继发于其他疾病者积极治疗原发疾病。根据粒细胞减少的病理生理情况选择治疗方案。对粒细胞轻度减少且无感染倾向、骨髓检查无明显异常者以追踪观察为主。严重的可采用提高粒细胞的药物、异基因骨髓移植进行治疗，脾功能亢进者可行脾切除术。

（四）药物治疗方案

1. 治疗药物

（1）免疫抑制剂：自身免疫性粒细胞减少或免疫介导机制所致的粒细胞缺乏可用糖皮质激素等免疫抑制剂治疗。可使用泼尼松 10 ~ 20mg po tid，因其副作用较多，不宜长期应用；地塞米松注射液 5 ~ 10mg ivgtt qd，或氢化可的松 200 ~ 300mg ivgtt qd。地塞米松为强效糖皮质激素，抗炎、抗过敏、抗休克作用比泼尼松更显著，对水钠潴留和促进排钾的作用很轻，但对丘脑-垂体-肾上腺轴的抑制作用较强。半衰期（$t_{1/2}$）为 190 分钟，组织 $t_{1/2}$ 为 3 天。血浆蛋白结合率较其他皮质激素类药物低。对免疫介导的中性粒细胞减少也可用静脉注射用人免疫球蛋白，剂量为 0.4g/(kg·d)，连用 5 天。

（2）促粒细胞生成药物：①重组人粒细胞刺激因子，2 ~ 5μg/kg ih 或 iv qd；②利可君（利血生），为半胱氨酸衍生物，服用后在十二指肠的碱性条件下与蛋白结合形成可溶性物质后迅速被肠道吸收，增强骨髓造血系统的功能，一般剂量为 20mg po tid；③脱氧核苷酸，50 ~

150mg ivgtt 或 im qd；④维生素 B_4、维生素 B_6、鲨肝醇、茜草双酯等。一般 2～3 种药物合用，疗效不定。

2. 治疗方案

(1)白细胞减少症：促进白细胞生长，减少白细胞破坏，预防和治疗感染。

(2)粒细胞缺乏症：隔离，支持疗法，抗感染治疗，重组人粒细胞-巨噬细胞集落刺激因子(rhGM-CSF)或重组人粒细胞集落刺激因子(rhG-CSF)治疗。

感染是粒细胞减少和缺乏的原因也是其结果，对已发感染的患者须应用抗菌药治疗。粒细胞缺乏患者极易发生危及生命的细菌和真菌感染，在致病菌尚未明确之前可经验性地应用覆盖革兰阴性菌和革兰阳性菌的广谱抗生素治疗，之后再根据病原体的培养结果针对性用药，做到早期、广谱、联合和足量给药。若 3～5 天无效，可加用抗真菌药物治疗。病毒感染可加用抗病毒药物。同时应加强支持疗法。

（五）药物治疗管理

1. 疗效监测　外周血常规的变化：每周进行血液分析 2 次，白细胞低于 2×10^9/L 时每天查血常规 1 次。肿瘤患者使用易导致白细胞减少的化疗药物时，需观察化疗前后血常规的变化及评价骨髓毒性。毒性评分参照 WHO 急性、亚急性毒副作用分度标准。

2. 药学监护及用药教育

(1)重组人粒细胞刺激因子：常见的不良反应有骨痛、肌肉酸痛、发热、头痛、皮疹等。主要给予抗过敏、对症、支持治疗，症状多缓解或消失。严重不良反应的发生率较低。

(2)糖皮质激素：①长期使用大剂量的皮质激素可以引起水、盐、糖、蛋白质及脂肪代谢紊乱，称之为库欣综合征。这些症状可以不做特殊治疗，停药后一般会逐渐自行消退，数月或较长时间后可恢复正常。必要时可配用降压、降血糖药物，并给予低盐、低糖、高蛋白饮食及补钾等对症治疗。②诱发或加重感染：皮质激素有抗炎作用，但不具有抗菌作用，并且能降低机体的抗感染能力，使机体的抗病能力下降，利于细菌的生长、繁殖和扩散。因此，长期应用皮质激素可诱发感染或使机体内潜在的感染灶扩大或扩散，在用药过程中应注意病情变化及是否有诱发感染的现象，同时给予抗感染治疗。③诱发或加重消化性溃疡：糖皮质激素除妨碍组织修复、延缓组织愈合外，还可使胃酸及胃蛋白酶分泌增多，诱发或加重胃、十二指肠溃疡出血，甚至造成消化道穿孔。因此，在长期大剂量使用时应适当给予胃黏膜保护剂等药物。

(3)脱氧核苷酸：其为生物大分子物质，注射时不要与其他注射液混用。偶见一过性血压下降，用药时应注意监测血压。用于白细胞减少时，治疗过程中应定期监测血常规，如治疗期间中性粒细胞计数升到 5×10^9/L 以上，应监测病情并停止给药。

(4)维生素 B_6：维生素 B_6 在肾功能正常时几乎不产生毒性，但长期、过量应用本品可致严重的周围神经炎，出现神经感觉异常、步态不稳、手足麻木。

(5)鲨肝醇：此药治疗剂量偶见口干、肠鸣亢进，若可耐受，不予特殊处理。

（六）案例分析

1. 主题词　白细胞减少症；乳腺癌；化疗；重组人粒细胞刺激因子。

2. 病史摘要　患者，老年女性，80 岁，身高 155cm，体重 45kg。入院前 10 天因“乳腺癌”行第 3 个周期的多西他赛单药化疗，在家中进食花椒后出现口腔疼痛，疼痛为烧灼样疼痛、疼痛持续、程度较剧烈；于进食、吞咽后加重，饮冰水后缓解；患者自行服用消炎药(具体药物不详)后症状无明显缓解;偶有畏寒。体格检查:体温37.9℃,脉搏112次/分钟,呼吸21次/分钟,血压144/78mmHg;辅助检查:外院血常规检查:白细胞$1.8\times10^9/L$,中性粒细胞$0.6\times10^9/L$,血红蛋白108g/L,血小板$400\times10^{12}/L$;余正常。

入院诊断:

(1)乳腺癌晚期。

(2)白细胞减少症。

(3)口腔溃疡。

3. 治疗方案

(1)升白细胞:重组人粒细胞刺激因子300μg ih。

(2)局部止痛:盐酸利多卡因200mg漱口qid。

(3)退热:柴胡注射液2~4ml im qd~bid。

(4)抗感染:左氧氟沙星0.5g ivgtt qd。

4. 药学监护要点

(1)化疗导致的血液系统毒性应根据毒副作用分度进行分类治疗,并同时监测血象,避免rhG-CSF,rhGM-CSF用量过大或疗程过长导致幼稚细胞增加。

(2)化疗后的白细胞减少症患者一般同时伴有免疫力低下,易发生感染,应嘱患者做好防护,避免发生交叉感染。

(3)重组人粒细胞刺激因子等生物制剂的不良反应发生率较高,一般表现为发热、肌痛,在用药后1~2天后可自动消失,应严密监测患者的临床症状,并嘱患者无须担忧。

(4)白细胞减少症患者一旦出现感染,应及时给予抗感染治疗,避免延误病情。左氧氟沙星的抗菌谱广,可用于粒细胞缺乏伴发热患者的初始经验性治疗,注意监护抗感染治疗过程中可能发生的不良反应。

(5)化疗后应避免进食辛辣或刺激性的食物,并做好防护,防止黏膜进一步损伤。

5. 药学监护过程　采用重组人粒细胞刺激因子进行升白治疗,单次300μg,3日后复查白细胞为$4.2\times10^9/L$;使用盐酸利多卡因注射液200mg加入生理盐水中漱口,每日4次;使用柴胡注射液进行退热治疗、左氧氟沙星抗感染治疗,治疗效果明显。

6. 药学分析与建议　该患者为典型的肿瘤化疗后导致血液系统毒性的病例。多西他赛为植物类细胞毒性药物,最常见的不良反应为血液毒性,表现为粒细胞减少。患者为高龄老人,已进行两个周期的化疗,骨髓储备不足且免疫力低下,粒细胞缺乏通常在化疗后的7~14天出现。

患者的实验室检查结果显示为粒细胞减少,红细胞和血小板基本正常,血液系统毒性仅表现在粒系。患者无全血细胞减少,可单独使用粒细胞刺激因子,而无须联合升红细胞和升血小板的药物。

肿瘤化疗后出现粒细胞减少的患者,根据WHO急性、亚急性毒副作用分度标准,通常0~Ⅰ度骨髓抑制无须使用药物治疗;出现Ⅱ度骨髓抑制时,患者既往如无Ⅲ~Ⅳ度骨髓抑制情况,可不进行治疗;出现Ⅲ~Ⅳ度骨髓抑制时,应按照人粒细胞刺激因子的治疗用量2~5μg/(kg·d)进行治疗,直至血常规检查结果恢复正常。

该患者除出现血液系统毒性外,还出现黏膜溃疡等消化道反应,应及时给予止痛、补充维生素等治疗。

7. 药物治疗小结　白细胞减少症的治疗首先要明确发病原因,化疗所致的白细胞减少症通常需根据 WHO 急性、亚急性毒副作用分度标准进行治疗。同时监测血象,避免药物用量过大或疗程过长导致幼稚细胞增加。此外,化疗后的白细胞减少症患者一般同时伴有免疫力低下,易发生感染,应嘱患者做好防护,避免发生交叉感染。一旦出现感染情况或有经验性使用抗菌药物的指征时,应及时给予抗感染治疗,避免延误病情。

七、特发性血小板减少性紫癜

(一)病因和发病机制

紫癜系指皮下或黏膜毛细血管出血。血小板减少或过敏引发毛细血管壁损伤是紫癜最常见的病因,其中血小板减少性紫癜以特发性血小板减少性紫癜(idiopathic thrombocytopenic purpura,ITP)最常见,其又称免疫性血小板减少性紫癜,是一种自身免疫性疾病。本病分急性型和慢性型。急性 ITP 以儿童多见,认为与病毒感染有关,可能是病毒感染后与其抗体形成免疫复合物,后者与血小板膜上的 Fc 受体结合,引起血小板破坏增加或病毒抗原与血小板结合后改变血小板的结构,使血小板的抗原性改变,产生自身抗体,使血小板破坏增加等。慢性型主要是由于体液免疫异常或细胞免疫异常等造成血小板破坏增加,使血小板减少,引发 ITP。

(二)临床表现及诊断

1. 临床表现

(1)急性型半数以上发生于儿童,多数患者发病前 1～2 周有上呼吸道感染的病史,特别是病毒感染史。起病急骤,部分患者可有畏寒、寒战、发热。临床上常表现为出血,主要有皮肤黏膜出血以及内脏出血等,有的患者出血量过大,会出现程度不等的贫血、血压下降甚至失血性休克。

(2)慢性型多起病隐匿,多在常规检查血时偶然发现。多数患者出血轻而局限,但易反复发生。表现为皮肤、黏膜出血,如瘀点、紫癜、瘀斑及创伤后止血不易等,鼻出血和牙龈出血亦很常见。严重的内脏出血较少见,但月经过多较常见,在部分患者可为唯一的临床症状。患者病情可因感染等而骤然加重,出现广泛、严重的皮肤黏膜及内脏出血。

2. 诊断

(1)多次化验检查血小板计数减少。

(2)脾脏不增大或轻度增大。

(3)骨髓检查巨核细胞数增多或正常,有成熟障碍。

(4)以下五点具备任何一点:①糖皮质激素治疗有效;②切脾治疗有效;③血小板抗体 IgG(PAIgG)增多;④血小板补体 3(PAC3)增多;⑤血小板寿命测定缩短。

(5)排除其他继发性血小板减少症。

(三)治疗原则

根据病情的急缓采用紧急治疗和长期治疗。紧急治疗主要针对有严重出血、血小板在 $10\times10^9/L$ 以下的患者,方法包括输注新鲜血小板、大剂量静脉注射糖皮质激素、大剂量静脉注射免疫球蛋白、血浆置换和脾切除。经急救处理病情稳定后可转入长期治疗,方法有糖皮质激素、脾切除、免疫抑制剂等。

（四）药物治疗方案

1. 治疗药物

（1）糖皮质激素：是治疗本病的首选药。其主要作用机制为抑制血小板破坏系统，尤其是脾脏巨噬细胞对血小板的吞噬能力，抑制抗血小板抗体生成，减低毛细血管脆性。泼尼松剂量从1.0mg/(kg·d)开始，分次或顿服，病情严重者可用等效剂量的地塞米松、甲泼尼龙等药物经非胃肠道方式给药，待病情好转时改为口服。稳定后剂量快速减少至最小维持量（<15mg/d），若泼尼松治疗4周仍无反应，说明糖皮质激素治疗无效，应迅速减量至停用。

（2）人免疫球蛋白（丙种球蛋白）：含有广谱抗病毒、细菌或其他病原体的IgG抗体，具有免疫替代和免疫调节的双重治疗作用。经静脉滴注后，能迅速提高受者血液中的IgG水平，增强机体的抗感染能力和免疫调节功能。在本疾病治疗中的作用机制为封闭巨噬细胞的Fc受体，从而减少对结合了抗体的血小板的破坏。常用剂量为0.4g/(kg·d)×5天或1.0g/(kg·d)×1天（严重者连用2天），必要时可以重复。

（3）免疫抑制剂：对糖皮质激素有禁忌、长期激素治疗效果不佳、脾切除无效或出血倾向严重的患者可单用或联用免疫抑制剂。

1）环磷酰胺：多与糖皮质激素合用，1～2mg/kg（或100～200mg）分3次口服。本治疗起效慢，常于治疗后的2～10周出现疗效；若能获得完全缓解则继续治疗2～3个月。静脉给药按300～600mg/m^2，每3周1次。环磷酰胺治疗后15%～25%的患者可获完全缓解，脾切除后和近期发病者效果更好。

2）长春新碱：见效较快，完全缓解率为5%～10%。用法用量为1～2mg ivgtt qw，共3～6次。

3）硫唑嘌呤：1～4mg/kg（常用剂量为100～150mg/d），分3次口服。根据患者的白细胞计数调整剂量。该药物起效较慢，需长期治疗。

4）环孢素：通过抑制由T细胞释放白介素-2而起作用。常规剂量为5mg/(kg·d)，分2次口服，4～6周为一个疗程。

（4）抗Rh(D)免疫球蛋白：通过调节免疫系统使血小板上升。推荐剂量为25～50μg/kg ivgtt，可一天内或分两天给予。有效率为80%。血小板上升不及静脉注射大剂量丙种球蛋白的作用快，有效者作用持续数周至1个月。仅适用于Rh(D)抗原阳性患者，副作用是引起溶血。

（5）CD20单克隆抗体（利妥昔单抗）：推荐剂量为375mg/m^2 ivgtt qw，共4次。一般在首次应用后的4～8周内起效。

（6）其他：出血倾向严重可危及生命时，输注血小板悬液可有短暂效果，血小板有效作用的持续时间为1～3天。对重症暴发性ITP，常输血小板成分，也可配合使用血浆置换术。

2. 治疗方案　关于特发性血小板减少性紫癜的药物治疗方案参见图6-1。

（1）PLT≥30×10^9/L、无出血表现且不从事增加出血危险的工作或活动的成人ITP患者发生出血的危险性比较小，可予观察和随访。

（2）下列因素增加出血风险：①随着患者年龄增加和患病时间延长，出血风险加大；②血小板功能缺陷；③凝血因子缺陷；④未被控制的高血压；⑤外科手术或创伤；⑥感染；⑦必须服用阿司匹林、非甾体抗炎药、华法林等抗凝药物。

（3）若患者有出血症状，无论此时血小板减少程度如何，都应该积极治疗。在以下临床诊疗过程中，血小板计数的参考值分别为口腔科检查：≥20×10^9/L；拔牙或补牙：≥30×10^9/L；小

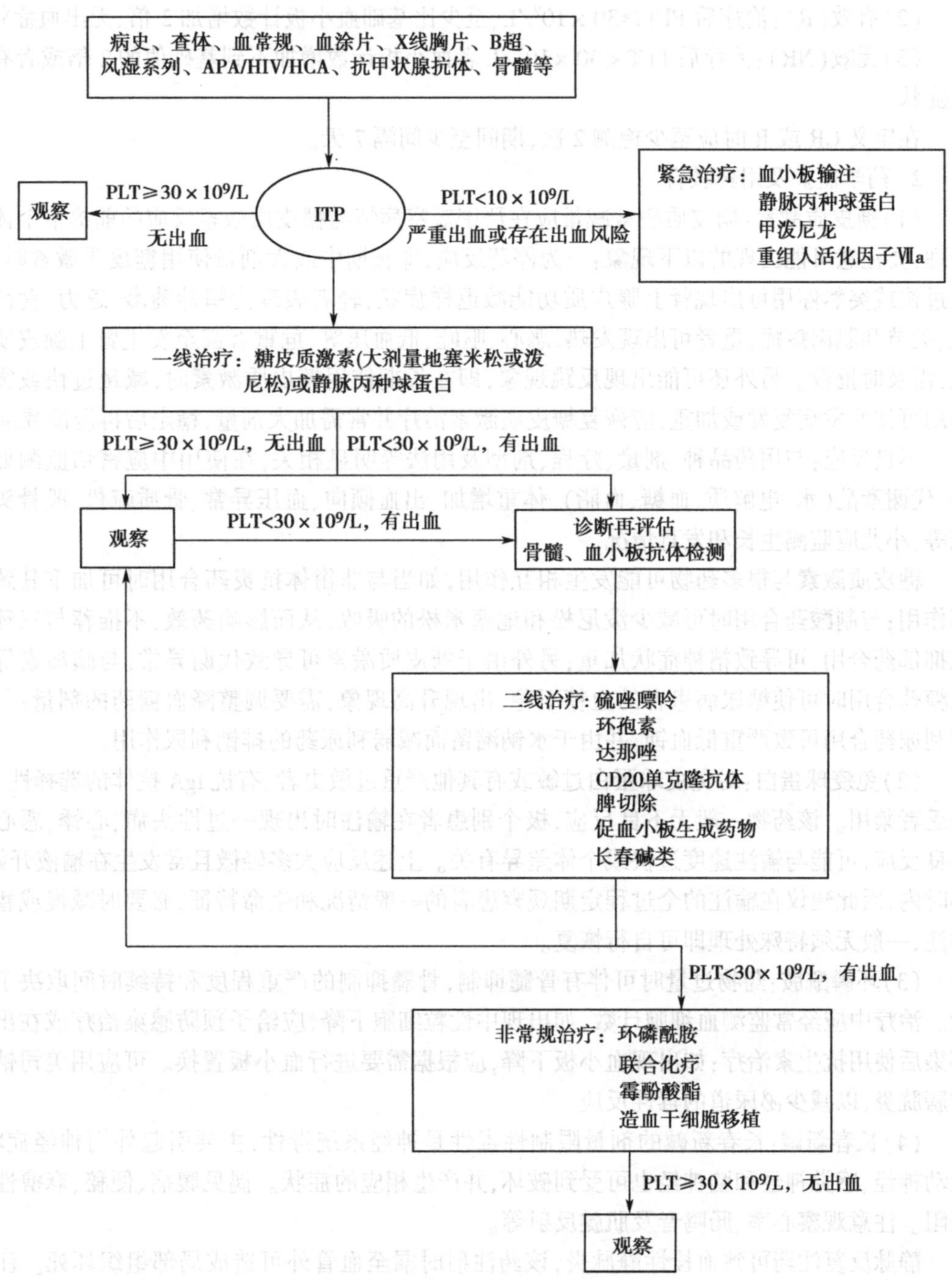

图 6-1 药物治疗方案选择流程

（引自：成人原发免疫性血小板减少症诊断与治疗中国专家共识 2012 年版）

手术：$\geq 50\times10^9$/L；大手术：$\geq 80\times10^9$/L；自然分娩：$\geq 50\times10^9$/L；剖宫产：$\geq 80\times10^9$/L。

（五）药物治疗管理

1. 疗效监测

(1)完全反应(CR)：治疗后 PLT$\geq 100\times10^9$/L、无出血症状。

(2)有效(R):治疗后 PLT≥30×10^9/L、至少比基础血小板计数增加 2 倍、无出血症状。

(3)无效(NR):治疗后 PLT<30×10^9/L 者血小板计数增加不到基础值的 2 倍或者有出血症状。

在定义 CR 或 R 时应至少检测 2 次,期间至少间隔 7 天。

2. 药学监护及用药教育

(1)糖皮质激素:糖皮质激素减量应在严密观察病情与糖皮质激素反应的前提下个体化处理,要注意可能出现的以下现象:一为停药反应,即长期中或大剂量使用糖皮质激素时,减量过快或突然停用可出现肾上腺皮质功能减退样症状,轻者表现为精神萎靡、乏力、食欲减退、关节和肌肉疼痛,重者可出现发热、恶心、呕吐、低血压等,危重者甚至发生肾上腺皮质危象,需及时抢救。另外还可能出现反跳现象,即在长期使用糖皮质激素时,减量过快或突然停用可使原发病复发或加重,应恢复糖皮质激素治疗并常需加大剂量,稳定后再慢慢减量。

不良反应:与用药品种、剂量、疗程、剂型及用法等明显相关,在使用中应密切监测如感染、代谢紊乱(水、电解质、血糖、血脂)、体重增加、出血倾向、血压异常、骨质疏松、股骨头坏死等,小儿应监测生长和发育情况。

糖皮质激素与很多药物可能发生相互作用,如当与非甾体抗炎药合用时可加重其致溃疡作用;与制酸药合用时可减少泼尼松和地塞米松的吸收,从而影响药效;不推荐与三环类抗抑郁药合用,可导致精神症状加重;另外由于糖皮质激素可导致代谢异常,与胰岛素等降血糖药合用时可使糖尿病患者的血糖不稳,出现升高现象,需要调整降血糖药的剂量;与排钾利尿药合用可致严重低血钾,并由于水钠潴留而减弱利尿药的排钠利尿作用。

(2)免疫球蛋白:对免疫球蛋白过敏或有其他严重过敏史者、有抗 IgA 抗体的选择性 IgA 缺乏者禁用。该药物一般无不良反应,极个别患者在输注时出现一过性头痛、心悸、恶心等不良反应,可能与输注速度过快或个体差异有关。上述反应大多轻微且常发生在输液开始 1 小时内,因此建议在输注的全过程定期观察患者的一般情况和生命特征,必要时减慢或暂停输注,一般无须特殊处理即可自行恢复。

(3)环磷酰胺:药物过量时可伴有骨髓抑制,骨髓抑制的严重程度和持续时间取决于药量。治疗中应经常监测血细胞计数,如出现中性粒细胞下降,应给予预防感染治疗或在出现感染后使用抗生素治疗;如出现血小板下降,应根据需要进行血小板置换。可应用美司钠预防膀胱炎,以减少泌尿道的毒性反应。

(4)长春新碱:长春新碱的剂量限制性毒性是神经系统毒性,主要引起外周神经症状。运动神经、感觉神经和脑神经也可受到破坏,并产生相应的症状。偶见腹痛、便秘、麻痹性肠梗阻。注意观察心率、肠鸣音及肌腱反射等。

静脉反复注药可致血栓性静脉炎,该药注射时漏至血管外可造成局部组织坏死。注射时药液漏至血管外应立即停止注射,以氯化钠注射液稀释局部,或以 1% 普鲁卡因注射液局部封闭,温湿敷或冷敷,发生皮肤破溃后按溃疡处理。注入静脉时避免日光直接照射。

可干扰血钾、血尿酸及尿尿酸的检验结果。用药期间应定期检查血常规、肝肾功能。

(5)硫唑嘌呤:不良反应与巯嘌呤相似但毒性稍轻,可致骨髓抑制、肝功能损害、畸胎,亦可发生皮疹,偶见肌萎缩,故肝功能差者忌用。用药期间严格检查血常规。

(六)案例分析

1. 主题词　特发性血小板减少性紫癜;乙肝疫苗;甲泼尼龙琥珀酸钠;人免疫球蛋白。

2. 病史摘要　男童,6 岁,因双下肢瘀点、瘀斑 3 天入院。患儿入学前体检发现乙型肝炎表面抗体阴性而接种乙肝疫苗,注射疫苗后 2 周余发现双腿散在分布大小不等的瘀点,有的融合成片形成瘀斑,不凸出皮面,压之不褪色,无瘙痒,无压痛。无药物过敏史无特殊食物摄入史。查体心肺未见异常,肝脾不大。实验室检查:血常规:白细胞计数 $8.1\times10^9/L$,中性粒细胞百分比 67%,淋巴细胞百分比 23%,红细胞计数 $4.25\times10^{12}/L$,血红蛋白 121g/L,血小板 $31\times10^9/L$,网织红细胞 0.5%;凝血时间正常,出血时间明显延长;血小板抗体(+);尿、便常规无异常。行骨穿检查示粒红两系形态大致正常,巨核细胞成熟未释放型占 81%。

入院诊断:特发性血小板减少性紫癜(ITP)。

3. 治疗方案

(1)免疫抑制:人免疫球蛋白 8g ivgtt qd,连用 5 天;甲泼尼龙琥珀酸钠粉针剂 20mg ivgtt qd。

(2)升血小板治疗:重组人血小板生成素注射液 7500IU ih qd。

4. 药学监护要点

(1)寻找病因:患儿为接种乙肝疫苗后出现血小板减少、皮肤紫癜,血小板抗体阳性,无其他血小板减少的诱因,考虑为特发性血小板减少性紫癜。

(2)糖皮质激素:患者为学龄儿童,长期大量使用糖皮质激素会干扰生长发育,故给予大剂量短疗程注射治疗以减少不良反应的发生。加用碳酸钙及维生素 D_3 补充钙剂,预防骨相关不良事件。

(3)疗效评估:观察患者用药后的耐受情况,同时复查血小板计数。若患者指标未见好转,需要进一步明确诊断,并考虑使用免疫抑制剂治疗。

5. 药学监护过程　患者经上述药物治疗后 10 天皮肤瘀点消失,复查血小板升至 $137\times10^9/L$,停用甲泼尼龙琥珀酸钠粉针剂,改为口服制剂。1 周后停药,再次复查血小板计数稳定。用药过程中未出现腹痛、头晕等不良反应,食欲未见明显改变,体重无明显变化。

6. 药学分析与建议　患儿发病 2 周前曾接受乙肝疫苗注射,无其他疫苗接种史及病毒感染史,无明确过敏因素,故考虑此次血小板减少性紫癜与乙肝疫苗接种后激活免疫反应有关。

患儿处于生长发育期,使用糖皮质激素应格外谨慎,尽量避免使用对肾上腺皮质轴影响较大的地塞米松长期治疗,因而选用甲泼尼龙琥珀酸钠进行治疗。用药过程中需密切监测常见的不良反应,并特别关注药物对骨骼发育、蛋白代谢的影响。

人免疫球蛋白为生物制品,从健康人的血浆或血清中提取。大剂量使用起到“被动免疫”作用,可以封闭单核巨噬细胞的 Fc 受体,抑制抗体产生,中和抗血小板抗体和调节机体免疫反应。对特发性血小板减少性紫癜的患者通常需要连用 5 天,5~10 天起效。患者用药期间需监测血小板变化值。

重组人血小板生成素可以刺激巨核细胞增殖生长的内源性细胞因子,从而升高血小板计数,适用于血小板低于 $50\times10^9/L$ 者,通常需要连用 14 天。

7. 药物治疗小结　患儿特发性血小板减少性紫癜,故首先明确诱因能否去除,明确诊断后给予糖皮质激素联合人免疫球蛋白治疗,另加用重组人血小板生成素有效刺激血小板生成。患者接受治疗 5 日后,皮肤瘀斑明显减轻,第 10 天瘀斑消失,血小板恢复正常,治疗有效。用药期间患者未出现皮疹等过敏反应,无头晕、头痛、肌肉酸痛等不良反应,未发生感染事件。

八、血栓性血小板减少性紫癜

（一）病因和发病机制

血栓性血小板减少性紫癜（thrombotic thrombocytopenic purpura，TTP）为一组微血管血栓出血综合征，其主要临床特征包括微血管病性溶血性贫血、血小板减少、神经精神症状、发热和肾脏受累等。TTP 的主要发病机制涉及血管性血友病因子（vWF）裂解蛋白酶（ADAMTS13）活性缺乏、血管内皮细胞 vWF 异常释放、血小板异常活化等方面。

TTP 分为遗传性和获得性两种，后者根据有无原发病分为特发性和继发性。遗传性 TTP 系 ADAMTS13 基因突变导致酶活性降低或缺乏所致，常在感染、应激或妊娠等诱发因素的作用下发病。特发性 TTP 多因患者体内存在抗 ADAMTS13 自身抗体（抑制物）导致 ADAMTS13活性降低或缺乏，是主要的临床类型。继发性 TTP 系因感染、药物、肿瘤、自身免疫性疾病、造血干细胞移植等因素引发，发病机制复杂，预后不佳。

（二）临床表现及诊断

1. 临床表现

（1）出血：以皮肤、黏膜为主，严重者可有内脏或颅内出血。

（2）微血管病性溶血性贫血：多为轻、中度贫血，可伴黄疸，反复发作者可有脾大。

（3）神经精神症状：表现为意识紊乱、头痛、失语、惊厥、视力障碍、谵妄、偏瘫以及局灶性感觉或运动障碍等，以发作性、多变性为特点。

（4）肾脏损害：可出现蛋白尿、血尿、管型尿，血尿素氮及肌酐升高；严重者可发生急性肾衰竭。

（5）发热。

2. 诊断

（1）具备 TTP 的临床表现，如微血管病性溶血性贫血、血小板减少、神经精神症状“三联征”，或具备“五联征”。

（2）典型的血细胞计数变化和血生化改变。贫血、血小板计数显著降低，尤其是外周血涂片中红细胞碎片明显增高；血清游离血红蛋白增高，血清乳酸脱氢酶明显升高。凝血功能检查基本正常。

（3）血浆 ADAMTS13 活性显著降低，在特发性 TTP 患者中常检出 ADAMTS13 抑制物，部分患者此项检查正常。

（4）排除溶血尿毒综合征（HUS）、弥散性血管内凝血（DIC）、HELLP 综合征、Evans 综合征、子痫等疾病。

（三）治疗原则

在诊断明确或高度怀疑本病时，不论轻型或重型都应尽快开始积极治疗。本疾病首选血浆置换治疗，以药物治疗为辅。置换液采用新鲜血浆、新鲜冷冻血浆。血浆置换量推荐为每次 2000ml（或为 40～60ml/kg），每日 1～2 次，直至症状缓解、PLT 及 LDH 恢复正常，以后可逐渐延长置换间隔。其次对暂时无条件行血浆置换治疗或遗传性 TTP 患者可输注新鲜血浆或新鲜冷冻血浆，推荐剂量为 20～40ml/（kg·d）。也可给予免疫抑制剂等药物治疗。对高度疑似和确诊病例，输注血小板应十分谨慎，仅在出现危及生命的严重出血时才考虑使用。

（四）药物治疗方案

1. 治疗药物

(1)免疫抑制剂:①甲泼尼龙200mg/d或地塞米松10~15mg/d静脉滴注3~5天,后过渡至泼尼松(或相当剂量的其他糖皮质激素)1mg/(kg·d),病情缓解后减量至停用;②抗CD20单克隆抗体,推荐剂量为每周375mg/m^2,连续应用4周。

(2)人免疫球蛋白:常用剂量为400mg/(kg·d)×5天或1.0g/(kg·d)×1天(严重者连用2天),必要时可以重复。

(3)抗血小板药物:①双嘧达莫25~50mg po tid;②阿司匹林100mg po qd。

2. 治疗方案

(1)免疫抑制治疗:发作期TTP患者辅助使用甲泼尼龙或地塞米松,3~5天后过渡至泼尼松,病情缓解后减量至停用。伴抑制物的特发性TTP患者也可加用长春新碱或其他免疫抑制剂,减少自身抗体产生。复发和难治性(或高滴度抑制物)特发性TTP患者也可加用抗CD20单克隆抗体,清除患者体内的抗ADAMTS13自身抗体,减少复发。

(2)免疫球蛋白:大剂量的免疫球蛋白可以抑制血小板聚集和脾脏对血小板、红细胞的破坏,1g/(kg·d),连用5天。此法不宜为一线治疗措施,一般与血浆置换联用。免疫球蛋白的效果不及血浆置换疗法,适用于血浆置换无效或多次复发的病例。

(3)抗血小板治疗:病情稳定后可选用抗血小板药物,对减少复发有一定的作用。有研究表明能降低急性TTP的病死率,但有待大样本的研究证实。

（五）药物治疗管理

1. 疗效监测 达到下列标准、持续6个月以上者为治愈:①一切临床症状、体征消失;②血红蛋白恢复到正常范围内;③血小板计数恢复到正常范围内;④尿常规、血尿素氮、肌酐恢复正常;⑤其他异常表现消失。

2. 药学监护及用药教育

(1)糖皮质激素为首选药物,一般在用药后2~3周内出血症状改善、血小板计数升高。缓解后,可将泼尼松减量至最小维持量,维持3~4周后逐渐减量至停药。若停药后复发,重新使用糖皮质激素治疗仍可有效。泼尼松治疗4周仍无效者也应迅速减量直至停药,维持治疗不宜超过6个月。初治成年患者也可选用地塞米松10~15mg/d,连续4天,若无效可2周后重复,但不可长期使用地塞米松。对于AIDS的TTP患者,免疫抑制剂尤其是糖皮质激素和细胞毒性药物应慎用,因这类药物可以增加AIDS患者发生感染的概率。其余糖皮质激素的使用注意事项参见"七、特发性血小板减少性紫癜"中糖皮质激素部分的内容。

(2)抗CD20单抗(利妥昔单抗)以其相对高选择性的靶向治疗在TTP的治疗中越来越受到重视,通过从分子水平阻断特异性抗血小板抗体产生的途径及干预抗体产生的过程(主要是T细胞和B细胞的激活及其相互作用),从而达到减少抗体产生和血小板破坏的目的。临床应用期间药师需要关注药物静脉滴注相关事件,包括寒战、发热、恶心、一过性高血压、头痛、支气管痉挛、疲乏、瘙痒和血管水肿。这些症状常发生于首次注射后的30分钟~2小时内,并受限于输注的持续时间。通常缓慢输注或暂时停止输注可以缓解上述症状。也可提前使用盐酸异丙嗪、吲哚美辛,并准备肾上腺素、激素、抗组胺药等防治变态反应。症状轻重与给药剂量无关,随着多次给药,症状会逐渐减轻或消失。血液学毒性发生较少,严重的血小板减少、贫血、粒细胞减少的发生率低。利妥昔单抗很少引起明显的肝、肾功能损害。由于浆细胞不表达 CD20，不被利妥昔单抗所清除，从而使血清免疫球蛋白保持在基线水平，不会引起严重的免疫抑制及感染。

（六）案例分析

1. 主题词　血栓性血小板减少性紫癜；血栓；长春新碱；泼尼松。

2. 病史摘要　患者，男，50 岁，因反复黑便伴鼻出血 2 周入院。入院前半个多月开始出现反复黑便、鼻出血，伴发热，无呕血，双下肢散在出血点。在当地医院按“上消化道出血”治疗，体温降至正常，双下肢无新发出血点，仍有黑便及鼻出血。入院后实验室检查：白细胞 4.5×10^9/L，血红蛋白 78g/L，血小板 28×10^9/L，网织红细胞 15%；血总胆红素 102μmol/L，结合胆红素 72μmol/L；抗人球蛋白试验：阴性；骨髓穿刺：有核细胞增生明显活跃，粒细胞：红细胞 = 0.5∶1，红细胞增生明显活跃，巨核细胞成熟障碍；粪潜血试验：+ +；尿常规：未见异常；凝血七项示：血浆纤维蛋白原 1.8g/L，纤维蛋白降解产物 101mg/L；外周血涂片可见 5% 的破碎红细胞。胃镜：食管炎、十二指肠炎，未见活动性出血。入院前一日突发意识不清。查体：贫血外观，巩膜黄染，心肺未见异常，腹平软，肝脾肋下未触及。既往体健。

入院诊断：血栓性血小板减少性紫癜。

3. 治疗方案

（1）长春新碱 1.4mg/m^2 ivgtt，第 1 和第 7 天。

（2）泼尼松片 60mg po qd。

4. 药学监护要点

（1）因糖皮质激素具有引发神经系统的副作用，而患者因 TTP 出现精神错乱，因此口服泼尼松时应注意监测患者的意识状态，是否继续应用糖皮质激素需权衡利弊决定；服用期间遵循糖皮质激素的应用原则，监测血糖及离子水平。

（2）长春新碱最常见的不良反应为外周神经损害，尤其是对末梢神经的损害，因此可适量使用 B 族维生素保护神经组织；同时长春新碱为免疫抑制剂，使用此类药物患者往往免疫力低下，因此应预防感染。

5. 药学监护过程　主要治疗过程及转归：患者入院后完善相关检查：血红蛋白 78g/L，网织红细胞百分比 15%；血总胆红素 102μmol/L，1 分钟胆红素 10μmol/L；抗人体球蛋白试验：阴性；骨髓象：有核细胞增生明显活跃，粒细胞：红细胞 = 0.5∶1，红细胞增生明显活跃，巨核细胞成熟障碍。予以 3 次血浆置换、输注新鲜血浆、口服泼尼松、静脉滴注长春新碱，4 日后黑便、鼻出血等症状消失，但仍有尿黄、眼黄。14 日后上述症状均消失，实验室指标转为正常。出院后继续口服泼尼松至最小维持剂量，加用阿司匹林 100mg qd，6 个月未复发。

6. 药学分析与建议　TTP 病例临床罕见，病理改变为毛细血管内透明血栓形成。典型的临床五联征为：①微血管病性溶血性贫血；②血小板减少与出血倾向；③神经精神异常；④肾脏损害；⑤发热。本病例先后出现出血、发热、溶血性贫血、精神异常，结合实验室检查，明确 TTP 的诊断。治疗上以血浆置换为主，同时给予免疫抑制治疗。患者对上述药物敏感，达到完全缓解，6 个月未复发。该患者应定期检测 PLT 和 ADAMTS13 活性有助于预后判断。

7. 药物治疗小结　对于 TTP 患者首选血浆置换，建议在发病时每日给予单一体积的血浆置换，而且最好在发病的 24 小时内实施，在取得完全缓解后每日血浆置换至少再持续 2 天。尽管糖皮质激素对 TTP 的疗效不明确，但仍然被广泛使用，建议所有患者都应采用辅助性糖皮质激素治疗。为取得有效的免疫抑制作用并减少由于长期激素使用引起的副作用,建议使用静脉注射短期给药。尽管长春新碱经常用于难治性 TTP 的治疗,但只有个别病例或者回顾性的研究报道了其治疗的有效性,不过这仍然提示在难治性患者中长春新碱与血小板的暂时恢复有关联。每隔 3 ~4 天给予 1mg 长春新碱,总数为 4 次的使用方法被推荐用于难治性 TTP 的治疗。抗血小板药物在 TTP 中的使用还存在争议,在血小板恢复期(血小板计数 $>50\times10^9/L$)推荐使用低剂量的阿司匹林(75 ~100mg qd)。

九、药源性血小板减少症

(一)病因和发病机制

药源性血小板减少症(drug-induced thrombocytopenia,DITP)是因某些药物致使周围血液中的血小板计数减少(或低于正常值)而导致的出血性疾病。当药物所致的血小板计数 $<100\times10^9/L$ 时可诊断为血小板减少症,重症可致血小板计数 $<5.0\times10^9/L$。

药物造成血小板减少症的主要机制有三种:

1. 免疫介导的血小板抑制或破坏。

2. 骨髓抑制。通过直接抑制血小板产生造成血小板生成减少。

3. 直接破坏作用。为一种明显剂量相关的、非免疫因素直接作用于循环中的血小板的作用,导致血小板破坏增多,如肝素抗凝病例。

引起血小板减少所涉及的药物有 100 多种,如多种化疗药、肝素及低分子量肝素、奎尼丁及奎宁、利福平、磺胺、甲基多巴、对乙酰氨基酚、地高辛、达那唑、双氯芬酸、氨鲁米特、两性霉素 B、对氨基水杨酸、氧烯洛尔、万古霉素、利奈唑胺、左旋咪唑、胺碘酮等。其中,最严重、可危及生命的是肝素诱导的血小板减少。

(二)临床表现及诊断

1. 临床表现

(1)发病时间:患者常有数日、数周或数月的用药史,发病时间因药物及其作用机制不同而异,时间短者用药后数小时发病,一般在用药后 1 ~2 周发病,时间长者数周甚至数月发病。骨髓抑制性药物多在疗程后期剂量足够时发病。多数免疫性血小板减少症发生在用药后的 24 小时 ~7 天以内,少数药物(如金盐)因可在体内长期滞留,可于数周至数月后引起血小板数减少。

(2)出血症状:轻者仅表现为皮肤瘀点、瘀斑和黏膜出血,这是最早、最常见的出血症状,有些患者于皮肤出血的同时伴有鼻出血、牙龈出血;严重者可有消化道出血、血尿或阴道出血,甚至颅内出血。

(3)全身症状:较严重的患者可在出血症状的同时出现全身症状,在敏感性患者中也可于用药后的数分钟内发生,主要有寒战、发热、无力、全身酸痛、恶心、呕吐、头痛、腹痛、关节痛、皮肤瘙痒与潮红等。这些症状既可单发也可多发,可能与血小板在循环血中的大量破坏有关。

2. 诊断

(1)发生血小板减少前有确切应用某种可引起血小板减少症的药物史,且停用该药后血小板减少症状减轻或血小板计数恢复正常。

(2)起病前仅用了某一种药物或同时使用了其他药物,但在停用该药后继续使用其他药物不影响血小板计数。

(3)排除其他可导致血小板减少症的原因。

(4)重新使用该药后血小板减少症又复发。

4 项都符合可确诊,符合前 3 项为很可能相关,符合第(1)项为有可能,不符合第(1)项为不可能。除以上用药史、较典型的临床表现外,还应做相应的实验室检查,如外周血检查血小板计数减少($<100\times10^9/L$),重症$<5\times10^9/L$;骨髓象分析若为骨髓抑制性 DITP 则巨核细胞常减少,若为免疫性 DITP 则巨核细胞数正常或增生,常伴有巨核细胞成熟障碍;酶联免疫分析法(ELISA)或荧光免疫分析法(FIA)可检测血小板相关抗体,但其特异性尚不强。

(三)治疗原则

药物性血小板减少症一经确诊,应立即停用可疑药物,避免应用影响血小板功能的药物,并教育患者严禁重复使用有关药物。同时给予糖皮质激素,可使毛细血管的渗透性降低,还能抑制单核巨噬细胞的吞噬作用及抗体产生,使血小板破坏减轻。出血严重者停药的同时输注新鲜血小板。

(四)药物治疗方案

1. 治疗药物

(1)糖皮质激素类药物:常用泼尼松 1mg/(kg·d),分次或顿服,待血小板升至正常或接近正常后,1 个月内快速减至最小维持量 5~10mg/d,无效者 4 周后停用。也可口服大剂量的地塞米松,剂量为 40mg/d,连续 4 天,无效患者可在半个月后重复一次。

(2)人免疫球蛋白:400mg/(kg·d)ivgtt qd,通常连用 5 天。

(3)重组血小板生成素:糖皮质激素治疗无效者可用血小板生成素 300U/kg ih qd,连用 14 天。用药过程中待血小板计数恢复到 $100\times10^9/L$ 时或血小板计数绝对值升高$\geq50\times10^9/L$ 时即可停药。

2. 治疗方案立即停用可疑的药物,避免使用同类药物,同时慎用或禁用影响凝血功能的药物,如非甾体类药物、华法林等。

作用机制不同的药物引起血小板减少症的处理有所不同:

(1)应用可引起骨髓抑制性 DITP 的药物时,DITP 症状轻者及时停药,于 1~7 天出血可逐渐停止,不需其他治疗;严重者输注血小板后症状可缓解。

(2)轻型免疫性 DITP 者一般停药后 1 周左右可以恢复;有严重出血症状者停药后短期内给予糖皮质激素可促进血小板回升,出血停止后药物减量,疗程为 7~10 天,至血小板计数正常后停药。

(3)由重金属如金盐及砷化合物引起的血小板减少可使用二巯丙醇络合,以加速重金属离子排出。以 5%~10% 二巯丙醇 0.1~0.2g 肌内注射,第 1~2 天每天 2 次,以后每天 1~2 次,7~10 天为一个疗程。

(4)由洋地黄毒苷引起者,可使用相应的抗体。

(5)奎尼丁、可卡因等免疫机制导致的血小板减少可使用大剂量的人免疫球蛋白静脉注射。

(五)药物治疗管理

1. 疗效监测　药源性血小板减少症一般是可逆的,停药后 7~10 天内可望恢复,药物引起的自身免疫性紫癜的恢复可能需要更长的时间。如果停药后 2~6 周内血小板数量仍未上升，则可能存在其他致病药物。一般情况下，如果药物的半衰期长，则恢复的时间更长。

2. 药学监护及用药教育

(1)使用糖皮质激素时应注意是否出现骨痛、肌痛等症状，适当补充钙剂，避免骨质疏松。监测血糖、血压的变化，糖尿病患者注意血糖波动，调整降血糖治疗方案。长期大量用药可能发生库欣综合征或股骨头坏死等，用药时需谨慎。同时糖皮质激素停药时需缓慢减量，不能突然停药或减量过快，可能导致反跳现象的发生。使用糖皮质激素时尽量避免使用非甾体抗炎药，联合使用三环类抗抑郁药及免疫抑制剂时则需警惕糖皮质激素的不良反应加重的可能。为减少泼尼松对肾上腺分泌轴生物钟的影响，早晨 1 次服药较分次服药更合理。

(2)人免疫球蛋白的使用应严格遵循个体化用药，根据患者的体重计算给药剂量。大剂量使用或用药速度过快时可能引起头痛、心悸、恶心和暂时性体温升高，故使用时注意滴速，监测患者的生命体征。当患者存在严重的酸碱平衡紊乱或有肾脏疾病时，使用该药需谨慎。

(3)血小板生成素为生物制剂通过刺激巨核细胞生长及分化的内源性细胞因子，从而升高血小板计数。该药适用对象为血小板低于 50×10^9/L 且有必要升高血小板治疗的患者。使用过程中应定期检查血常规，一般应隔日一次，因其可导致特异性体质的患者血小板升高过多，故应密切注意外周血小板计数的变化，血小板计数达到所需的指标时应及时停药。此外，该药可能引起轻微的发热、寒战、全身不适、乏力、膝关节痛、头痛、头晕、血压升高等不良反应，需经医师和临床药师评估，选择性停药。

(六)案例分析

1. 主题词　药源性血小板减少症；肝素。

2. 病史摘要　患者，女，74 岁，身高 165cm，体重 60kg。无吸烟、饮酒史，无药物及食物过敏史。既往史：有原发性高血压病史 3 年，血压控制尚可。因"发作性胸骨后疼痛 3 年，加重 8.5 小时"入院。

入院诊断：冠状动脉粥样硬化性心脏病，急性冠状动脉综合征，原发性高血压。

3. 治疗方案

(1)抗血小板聚集：阿司匹林肠溶片 100mg po qd；硫酸氢氯吡格雷 75mg po qd。

(2)抗凝：依诺肝素钠注射液 40mg ih qd。

(3)扩张冠状动脉：硝酸异山梨酯注射液 20mg ivgtt qd。

(4)抑酸保胃：奥美拉唑肠溶片 20mg po qd。

患者行冠状动脉造影及 PCI 术，植入药物涂层支架 2 枚。术后给予阿司匹林 300mg po qd；氯吡格雷 150mg po qd；低分子量肝素 0.4ml ih bid。患者血小板逐渐下降，入院时为 260×10^9/L，术后第 3 天血小板下降至 90×10^9/L，疑为 HIT，停用低分子量肝素，更换抗凝药为磺达肝癸钠。

4. 药学监护要点

(1)病因处理：患者诊断为 HIT 后停用肝素类药物，改用磺达肝癸钠抗凝治疗。该药对血小板的影响较小，且可用于 PCI 术后患者，但不推荐作为单一抗凝药物。对本类患者应监测血小板计数，若血小板计数恢复良好，必要时需联合抗凝药。

(2)病情评估：如该患者停用肝素后血小板下降明显缓解，则不用其他处理；若患者血小板持续下降，则需要进一步干预治疗，通常选择糖皮质激素、免疫球蛋白或者血小板生成素治疗。

(3)抗血小板：PCI 患者需长期服用阿司匹林与氯吡格雷双联抗血小板治疗，用药期间应关注是否有胃部不适，同时观察是否有血便、血尿或有牙龈出血。若发现活动性出血或有出血倾向，需及时调整抗血小板治疗或加用保护胃黏膜的治疗。

5. 药学监护过程　更换抗凝药为磺达肝癸钠 3 天后，血小板恢复至 $198\times10^9/L$。患者未出现皮肤黏膜瘀斑、齿龈出血、咳痰带血、便血及尿血等活动性出血症状，也未发生新发血栓事件。住院第 10 天病情平稳，顺利出院。

6. 药学分析与建议　该患者使用肝素后血小板显著下降，第 3 天下降至 $90\times10^9/L$，与使用肝素的时间有一定的相关性。肝素诱导的血小板减少症(HIT)是肝素治疗过程中出现的严重并发症，发病率为 1%～5%，临床上分为Ⅰ和Ⅱ型。Ⅰ型 HIT 是非免疫介导的血小板下降，通常出现在肝素应用后的 1～4 天，血小板数量仅轻度下降，罕见低于 $100\times10^9/L$，即使在不停用肝素的情况下，血小板也可在 3 天内恢复正常；Ⅱ型 HIT 是一种抗体介导的免疫反应，通常发生在首次应用肝素后的 5～14 天，临床表现为血小板下降并伴有动静脉血栓形成风险。从该患者的血小板下降时间上分析，属于Ⅰ型 HIT。临床中发现后及时做了治疗药物调整，患者好转出院。

7. 药物治疗小结　HIT 的治疗主要是停用普通肝素(UFH)、低分子量肝素(LMWH)，用非肝素类抗凝药物替代，同时常规筛查深静脉血栓。目前常使用的抗凝药物有达那肝素(1B)、来匹卢定(1C)、阿加曲班(1C)、磺达肝癸钠(2C)、比伐卢定(2C)。由于没有活动性出血，不建议输注血小板。本病例将依诺肝素钠改为仅有抗Ⅹa 作用的磺达肝癸钠后，血小板数量逐渐恢复至正常。

附：特殊的药源性血小板减少症——肝素诱导的血小板减少症(HIT)

(一)病因和发病机制

肝素诱导的血小板减少症(heparin-induced thrombocytopenia，HIT)是由肝素诱发的、抗体介导的一种促凝状态综合征。其结果可引起血栓形成，造成肢体及器官血栓栓塞，严重者危及生命。

临床上把 HIT 分为 HIT Ⅰ型和 HIT Ⅱ型两种类型。HIT Ⅰ型约占 10%，属于一种非免疫性肝素相关性血小板减少症(non-immune heparin-associated thrombocytopenia)，通常发生在普通肝素(UFH)或低分子量肝素(LMWHs)治疗后的 48～72 小时，是由于肝素与循环血小板直接相互作用引起血小板聚集，造成一过性、无症状性的轻度血小板减少(血小板计数很少低于 $100\times10^9/L$)，一般在停用肝素后的 4 天内血小板计数恢复正常，是一种良性过程，并不增加血栓栓塞的危险性。而 HIT Ⅱ型则由免疫介导，与血栓形成的危险性相关。现在，HIT Ⅰ型被“非免疫性肝素相关性血小板减少症”所取代，而 HIT 则特指 HIT Ⅱ型。

根据 HIT 发生的时间，可分为典型 HIT(typical onset)、速发型 HIT(rapid onset)和迟发型 HIT(delayed onset)。以典型 HIT 最常见，占 70%，血小板计数下降通常发生于肝素治疗后的 5～10 天。速发型 HIT 见于 25%～30% 的患者，血小板计数在肝素治疗后的 24 小时内快速下降，患者常在数周内(＜100 天)有过肝素暴露史、体内已然存在循环性 HIT 抗体。迟发型 HIT 较罕见，可发生在应用极小剂量肝素的患者(如肝素冲管或肝素封管)，也可发生在应用大剂量肝素的患者，血小板计数下降发生于停用肝素后的数天，通常 HIT 抗体滴度较高，临床情况可能更严重。

根据 HIT 的临床表现，还可分为孤立性 HIT（isolated HIT）和 HIT 伴血栓形成综合征（heparin-induced thrombocytopenia and thrombosis syndrome，HITT）。孤立性 HIT 是指只有血小板减少而无血栓形成，HITT 则指 HIT 合并有静脉或动脉血栓栓塞性疾病。

HIT 主要是由于免疫系统对肝素-血小板因子 4（platelet factor 4，PF4）复合物的识别所造成的。PF4 是存在于血小板表面、颗粒及内皮细胞表面等的带高正电荷的蛋白，它与带负电荷的肝素分子有很高的亲和性。两者结合形成肝素-PF4 复合物，复合物形成后可结合于血小板表面，而其抗体（IgG）的 Fab 段对其识别并形成肝素-PF4-IgG 复合物，Fc 段则通过与自身结合或邻近的血小板 FcYI1a 受体交联结合，进一步触发自身或邻近血小板活化、引起血小板凝集、形成血栓素，增强凝血反应。而活化的血小板又释放更多的 PF4，导致更多的肝素-PF4 复合物的形成，使上述反应呈几何式放大，最终导致血小板数量下降及高凝状态。

总体来说，应用牛源性肝素的患者 HIT 的发生率高于应用猪源性肝素的患者，应用普通肝素的患者 HIT 的发生率高于低分子量肝素，外科患者（心脏外科 > 矫形外科 > 血管外科 > 普通外科）HIT 的发生率高于内科患者。

（二）临床表现及诊断

1. 临床表现　应用肝素制剂后出现血小板减少、新发血栓形成（静脉多于动脉），还可出现全身症状如胸痛、脸红、头痛、发热、寒战、心动过速、高血压、低血压、一过性贫血等，多在数小时内出现，局部注射部位可有皮肤损害如皮肤红斑、硬节等。

2. 诊断

（1）使用肝素前血小板计数正常。

（2）血小板减少被定义为血小板计数降至 $50 \times 10^9/L \sim 80 \times 10^9/L$，或比原基础值下降 >50%。

（3）典型病例血小板减少一般出现于应用肝素初始治疗后的 5～10 天，之前有过肝素暴露者（肝素暴露史 <100 天）血小板减少可更早出现。

（4）急性血栓事件发生。

（5）除外其他原因的血小板减少。

（6）停止使用肝素后血小板计数恢复正常。

（7）HIT 抗体阳性。

即使符合 HIT 的诊断，血小板减少症仍需与其他原因所致的血小板减少进行鉴别，如肝素相关性血小板减少症、抗磷脂综合征、弥散性血管内凝血、血栓性血小板减少性紫癜、非肝素药物性血小板减少症和输血后紫癜等。HIT 可与其他原因所致的血小板减少症同时存在，包括抗磷脂综合征和慢性弥散性血管内凝血。

（三）治疗原则

一旦发生 HIT，处理原则是：①立即停用肝素治疗，包括肝素冲管、肝素涂层导管、肝素化透析及其他任何来源的肝素药物；②常规行超声检查；③留取血标本送实验室检查；④开始替代抗凝治疗，为预防复发性血栓形成至少应持续 2～3 个月；⑤密切监测血栓事件；⑥监测血小板计数直至恢复正常；⑦血小板计数恢复后才可应用华法林治疗；⑧应避免预防性的血小板输注，避免加重高凝状态而导致新的血栓形成，如果患者有出血或正在进行较大的外科介入手术，可以考虑治疗性的血小板输注。

（四）药物治疗方案

1. 治疗药物

(1)直接凝血酶抑制剂:①重组水蛭素(recombinant hirudin)、来匹卢定(lepirudin):推荐用量为无血栓形成的 HIT 患者以 0.1mg/(kg·h)静脉滴注;有血栓形成的 HIT 患者先予 0.4mg/kg 静脉推注,之后以 0.15mg/(kg·h)的速度静脉滴注。②比伐卢定(bivalirudin):是水蛭素类似物,可与凝血酶短暂可逆性结合。推荐用量为静脉滴注速度为 0.15~0.20mg/(kg·h)。③阿加曲班(argatroban):推荐用量为静脉滴注速度为 2μg/(kg·min);需行经皮冠状动脉介入治疗(percutaneous coronary interventions,PCI)的 HIT 患者初始静脉推注 350μg/kg,之后以 25μg/(kg·min)的速度静脉滴注。

(2)凝血因子Ⅹa 抑制剂:①达那肝素(danaparoid):推荐用量为无血栓形成的 HIT 患者预防血栓形成可予 750U 皮下注射,每日 2~3 次;有血栓形成的 HIT 患者先予静脉推注 1500U(<60kg)、2250U(60~74kg)、3000U(75~90kg)、3750U(>90kg),之后先以 400U/h 静脉滴注 4 小时,再以 300U/h 静脉滴注 4 小时,然后以 150~200U/h 静脉滴注 5 天。监测血浆抗凝血因子Ⅹa 浓度为 0.5~0.8U/ml。②磺达肝癸钠(fondaparinux):尚未批准用于 HIT 患者,目前主要用于矫形手术后预防深静脉血栓及不稳定型心绞痛或非 ST 段抬高型心肌梗死患者的治疗。推荐剂量为每日皮下注射 2.5mg,治疗持续的最长时间为 8 天。多项个案报告、病例系列及临床资料回顾分析均支持磺达肝癸钠对 HIT 的应用前景,但更确切的证据支持尚待大规模的随机临床试验。

(3)维生素 K 抑制剂:代表药物为华法林,最初的 3 日使用 5mg(年老体弱及糖尿病患者半量即可),每日一次,监测 INR 值,3 天后可给维持量。定期复查凝血指标,调整剂量控制 INR 为 2~3。

2. 治疗方案 HIT 治疗包括停用肝素、采取血浆置换、输新鲜冷冻血浆及大剂量静脉丙种球蛋白等以去除循环中的免疫复合物、抗体以及血小板活化释放的聚集和凝血因子。伴有血栓栓塞的 HIT 的抗凝疗程一般为 3~6 个月,无血栓栓塞 HIT 的抗凝疗程无明确推荐意见,但大多数学者认为不应短于 1 个月。HIT 时应尽量避免输注血小板,只有在严重出血或具有出血高风险时才可考虑输注。

（五）药物治疗管理

1. 疗效监测 监测血小板计数,若血小板计数不低于 50×10^9/L,而且无明显的临床症状,则可以继续应用肝素治疗,一般血小板计数可以自行恢复,若停用肝素可使血栓症状加重或复发。若血小板计数低于 50×10^9/L 或者有血栓形成的表现时,则应立即停用肝素治疗,常常在停药后数小时血小板即开始升高,2~3 天内血小板计数开始恢复,通常在 4~10 天内所有由肝素引起的血小板和凝血的变化均可得到纠正。若发生严重的血小板减少伴随血栓形成,可进行血浆置换及血小板输注。停用肝素 2~3 个月后 HIT 抗体消失。

2. 药学监护及用药教育

(1)重组水蛭素-来匹卢定已被美国 FDA 批准用于治疗 HIT 患者的血栓并发症。使用时需监测 APTT,应为正常范围的 1.5~2.5 倍,血浆药物浓度为 0.6~1.4mg/ml。接近 50% 的患者可产生抗水蛭素抗体,与药物结合形成复合物,分子量加大,从肾脏排泄困难,从而导致半衰期延长;个别患者有过敏反应甚至死亡,初次暴露于肝素的患者发生率约为 0.15%,再次暴露于肝素的患者 HIT 的发生率约为 0.2%;出血的发生率为 13%~19%。

(2)比伐卢定的不良反应报道很少,与来匹卢定和阿加曲班相比较,免疫原性低、对国际标准化比率(INR)的影响小。使用时需监测 APTT 为正常范围的 1.5~2.5 倍。

(3)阿加曲班用于预防及治疗 HIT 相关性血栓形成,当肝素禁用时,可用作血管成形术中的抗凝药物。使用时需监测 APTT 为正常范围的 1.5~3.0 倍。不良反应主要是出血并发症,发生率为 6%~7%。

(4)华法林为间接作用的抗凝药,半衰期长,约 37 小时,起效缓慢,服药后 12~18 小时起效,36~48 小时达抗凝高峰,维持 3~6 天。治疗初 3 天由于血浆抗凝蛋白细胞被抑制可以存在短暂的高凝状态,过量易致各种出血,给药 5~7 天后疗效才可稳定。因此,维持量足够与否务必观察 5~7 天后方能定论。口服胃肠道吸收迅速而完全,生物利用度高达 100%,吸收后与血浆蛋白的结合率达 98%~99%。主要在肺、肝、脾和肾中储积,由肝脏代谢,代谢产物由肾脏排泄。个体差异较大,治疗期间应严密观察病情,并依据凝血酶原时间 INR 值调整用量。治疗期间还应严密观察口腔黏膜、鼻腔、皮下出血及大便隐血、血尿等情况,用药期间应避免不必要的手术操作,选期手术者应停药 7 天。由于香豆素类抗凝剂(如华法林)应用的早期可导致维生素 K 依赖蛋白 C 的耗竭,加重高凝状态,可导致皮肤、肢体坏疽的形成,故应避免在 HIT 早期使用该类药物。

(5)磺达肝癸钠是目前推荐的治疗肝素诱导血小板减少性紫癜的抗凝药,该药常用于重大手术的抗凝治疗。肾功能不全的患者用药需谨慎,根据肌酐清除率的变化调整剂量,当肌酐清除率为 20~50ml/min 时应将剂量调整为一次 1.5mg,一日 1 次;对于严重肾功能不全者,当肌酐清除率 <20ml/min 时该药存在禁忌证。与其他抗凝药一样,该药用药期间可出现出血(如术后出血、血肿、血尿、咯血、齿龈出血、鼻出血、胃肠道出血)、贫血,也有个别报道见颅内出血、腹膜后出血,故用药期间需要监测患者的凝血功能。使用该药期间若加用其他中成药需谨慎,当归、黄芩、甘草、银杏叶、益母草等常见的中药成分可增强磺达肝癸钠的抗凝作用,诱发出血。饮食上注意避免摄入芹菜、大蒜、生姜及富含维生素 A 的食物,此类食物也可增加出血风险。同时,用药患者也不宜饮茶,可能导致抗凝作用减弱,发生血栓风险。故建议患者使用该药与其他药物联用,或饮食结构改变,需及时与医师或药师沟通。

十、弥散性血管内凝血

(一)病因和发病机制

弥散性血管内凝血(disseminated intravascular coagulation,DIC)是在许多疾病的基础上,致病因素损伤微血管体系,导致凝血活化,全身微血管血栓形成、凝血因子大量消耗并继发纤溶亢进,引起以出血及微循环衰竭为特征的临床综合征。DIC 不是一个独立的疾病,而是众多疾病复杂病理过程中的中间环节。其主要的基础疾病包括严重感染、恶性肿瘤、手术及创伤等。

DIC 的发病机制甚为复杂,涉及血管内皮细胞损伤、血小板活化、凝血途径激活、抗凝系统受损及纤维蛋白溶解系统的功能紊乱。但发生 DIC 的关键机制是促凝物质进入血液激活凝血系统和血小板,导致弥散性纤维蛋白-血小板血栓形成。最常见的促凝物质是组织因子(TF)通过组织损伤、恶性细胞合成进入血液,通过炎性介质使单核细胞和内皮细胞表面合成与表达增多。

（二）临床表现及诊断

1. 临床表现　DIC 的临床表现因原发病不同而差异较大，其病理生理过程相关的临床表现为：

（1）出血：特点为自发性、多部位出血，常见于皮肤、黏膜、伤口及穿刺部位，严重者可发生危及生命的出血。

（2）休克或微循环衰竭：DIC 诱发休克具有一定的特点，如不能用原发病解释，顽固不易纠正，早期即出现肾、肺、大脑等器官功能不全。

（3）微血管栓塞：可发生在浅层的皮肤、消化道黏膜的微血管，但较少出现局部坏死和溃疡。发生于器官的微血管栓塞其临床表现各异，可表现为顽固性的休克、呼吸衰竭、意识障碍、颅内高压和肾衰竭等，严重者可导致多器官功能衰竭。

（4）微血管病性溶血：较少发生，贫血程度与出血量不成比例，偶见皮肤、巩膜黄染。

2. 诊断　必须存在基础疾病，结合临床表现和实验室检查才能作出正确诊断。由于 DIC 是一个复杂和动态的病理变化过程，不能仅依靠单一的实验室检测指标及一次检查结果得出结论，需强调综合分析和动态监测。一般诊断标准包括：

（1）临床表现：①存在易引起 DIC 的基础疾病。②有下列一项以上的临床表现：多发性出血倾向；不易用原发病解释的微循环衰竭或休克；多发性微血管栓塞的症状、体征。

（2）实验室检查指标：同时有下列 3 项以上异常：①PLT $< 100 \times 10^9/L$ 或进行性下降；②血浆纤维蛋白原含量 $< 1.5g/L$ 或进行性下降，或 $> 4g/L$；③血浆 FDP $> 20mg/L$，或 D-二聚体水平升高或阳性，或 3P 试验阳性；④PT 缩短或延长 3 秒以上，或 APTT 缩短或延长 10 秒以上。

（三）治疗原则

目前的观点认为，原发病的治疗是终止 DIC 的最为关键和根本的治疗措施。在某些情况下，凡是病因能迅速去除或控制的 DIC 患者，凝血功能紊乱往往能自行纠正。但多数情况下相应的治疗，特别是纠正凝血功能紊乱的治疗是缓解疾病的重要措施。

（四）药物治疗方案

1. 治疗药物

（1）抗凝药物：抗凝治疗的目的是阻止凝血过度活化、重建凝血-抗凝平衡、中断 DIC 的病理过程。一般认为，DIC 的抗凝治疗应在处理基础疾病的前提下与凝血因子补充同步进行。临床上常用的抗凝药物为肝素，主要包括普通肝素和低分子量肝素。

1）普通肝素：一般不超过 12 500U/d，每 6 小时的用量不超过 2500U，静脉或皮下注射。根据病情决定疗程，一般连用 3 ~ 5 天。

2）低分子量肝素：剂量为 3000 ~ 5000U/d，皮下注射。根据病情决定疗程，一般连用 3 ~ 5 天。

（2）抗纤维蛋白溶解药物：氨基己酸的初始剂量为 4 ~ 6g，溶于 100ml 生理盐水或葡萄糖溶液中，15 ~ 30 分钟内滴完；维持剂量为每小时 1g。可口服也可注射，维持 12 ~ 24 小时或更久，根据病情决定。

（3）糖皮质激素：不作常规应用，但下列情况可予以考虑：①基础疾病需糖皮质激素治疗者；②感染中毒性休克合并 DIC 已经有效抗感染治疗者；③并发肾上腺皮质功能不全者。

2. 治疗方案

(1)治疗基础疾病及去除诱因:大量证据表明,凡是病因能迅速去除或者控制的DIC患者,其治疗较易获得疗效。根据基础疾病分别采取控制感染、治疗肿瘤、积极处理病理产科及创伤等措施,是终止DIC病理过程的最为关键和根本的治疗措施,为人体正常凝血-抗凝血平衡的恢复创造条件。

(2)抗凝治疗:抗凝治疗的目的是阻止凝血过度活化、重建凝血-抗凝平衡、中断DIC病理过程。一般认为,DIC的抗凝治疗应在处理基础疾病的前提下与凝血因子补充同步进行。如DIC早期(高凝期)、血小板及凝血因子呈进行性下降、微血管栓塞表现(如器官功能衰竭)明显者、消耗性低凝期但病因短期内不能去除者、在补充凝血因子的情况下,除外原发病因素,顽固性休克不能纠正者。临床上常用的抗凝药物为肝素,主要包括普通肝素和低分子量肝素。

(3)替代治疗:临床有活动性出血症状,并有明显的血小板或凝血因子减少的证据且已进行病因及抗凝治疗、DIC未能得到良好控制、有明显的出血表现者可给予替代治疗,补充血小板或凝血因子。

(4)其他治疗

1)支持对症治疗:抗休克治疗,纠正缺氧、酸中毒及水、电解质平衡紊乱。

2)纤溶抑制药物治疗:临床上一般不使用,仅适用于DIC的基础病因及诱发因素已经去除或控制,并有明显纤溶亢进的临床及实验证据,继发性纤溶亢进已成为迟发性出血的主要或唯一原因的患者。

3)糖皮质激素治疗:不常规应用,但下列情况可考虑:基础疾病需糖皮质激素治疗者;感染中毒性休克合并DIC已经有效抗感染治疗者;并发肾上腺皮质功能不全者。

(五)药物治疗管理

1. 疗效监测

(1)痊愈:①引起DIC的基础疾病治愈或病情转为稳定;②DIC引起的出血、休克、血栓栓塞等症状、体征消失,脏器功能不全恢复正常或回到DIC前的状态;③血小板计数、纤维蛋白原含量、其他凝血试验和实验室指标恢复正常或回到DIC前的水平。

(2)显效:以上三项指标中有两项符合要求者。

(3)无效:经过治疗,DIC症状、体征和实验室指标无好转,或病情恶化、死亡。

2. 药学监护及用药教育

(1)普通肝素使用的血液学监测最常用者为APTT,肝素治疗使其延长为正常值的1.5~2.0倍时即为合适剂量。普通肝素过量可用鱼精蛋白中和,鱼精蛋白1mg可中和肝素100U。

(2)低分子量肝素目前应用较为广泛,常规剂量下无须严格的血液学监测;使用低分子量肝素时常见的不良反应为皮下水肿,若程度轻微,可暂不予以处理,一般5~7天可自行逐渐消散,避免局部热敷、理疗及用力按压。此外,低分子量肝素主要经肾脏排泄,当老年人或者患者存在中、重度肾功能损害时,低分子量肝素的暴露量增加,会导致出血的危险性增大,需调整剂量。正常情况下或患者存在轻度肾功能损害(肌酐清除率≥50ml/min)时无须调整用药剂量。中度肾功能损害(肌酐清除率为30~50ml/min)者应减少药物剂量的25%~33%。重度肾功能损害(肌酐清除率<30ml/min)者需禁用低分子量肝素。此外,在使用低分子量肝素钙的初期应监测患者血小板的变化,一旦发生肝素诱导的血小板减少症,需停药

并给予及时治疗，具体处理方案参考第八节。

(3)氨基已酸主要用于弥散性血管内凝血(DIC)晚期(低凝期)，以防继发性纤维蛋白溶解亢进。当出现继发性纤维蛋白溶解亢进，还可考虑采用抗纤维蛋白溶解药与肝素联用治疗。弥散性血管内凝血的高凝期及有血栓形成倾向或有血管栓塞性疾病史者严禁使用。日剂量超过16g时更易出现不良反应。大剂量或长期(疗程超过4周)用药后可能出现肌痛、软弱、疲劳、肌红蛋白尿、肾衰竭等，停药后可缓解恢复。静脉给药过快可能出现低血压、心律失常(心动过速等)。该药排泄快，需持续给药，否则难以维持稳定的有效血药浓度。氨基已酸主要分布于血管内外间隙，并迅速进入细胞、胎盘中，故孕妇用药需慎重。

(六)案例分析

1. 主题词　弥散性血管内凝血；感染；美罗培南；卡泊芬净；甲泼尼龙琥珀酸钠；依诺肝素。

2. 病史摘要　患者，男，48岁，BMI 22.9，因重症肺炎入院。患者进行性呼吸困难，肺部CT提示双肺大片炎症改变。既往有糖尿病病史10年，结肠癌术后3年。吸烟史20年，已戒烟2年；饮白酒30年，2两/天。否认其他特殊嗜好。否认药物及食物过敏史。T 36.9℃，HR 170次/分，RR 24次/分，BP 93/53mmHg。口腔多发溃疡伴出血。双肺呼吸音减弱，未闻及干湿啰音。血常规：白细胞32×10^9/L，红细胞4.34×10^{12}/L，血红蛋白121g/L，血小板61×10^9/L(后来一度降至11×10^9/L)；肝功能：总胆红素16.5μmol/L，结合胆红素8.1μmol/L，天冬氨酸氨基转移酶22.1g/L，丙氨酸氨基转移酶14U/L；肾功能：血尿素氮40.43mmol/L，血肌酐251μmol/L，血尿酸491μmol/L；B型钠尿肽30 112.5pg/ml；凝血功能：纤维蛋白原5.33g/L，血浆纤维蛋白降解产物>20μg/ml；多次痰培养及涂片：真菌、G^-杆菌，治疗后期痰内检出肠球菌；血培养：光滑念珠菌(氟康唑耐药)。

入院诊断：双肺肺炎，多器官功能障碍综合征(MODS)，DIC，结肠癌术后，糖尿病。

3. 治疗方案

(1)抗感染

1)抗细菌感染：美罗培南1g ivgtt tid；利奈唑胺片0.6g po bid。

2)抗真菌感染：卡泊芬净首剂70mg ivgtt；维持剂量为50mg ivgtt qd。

(2)抗炎、抗休克：甲泼尼龙琥珀酸钠20mg ivgtt qd，连用5天。

(3)抗凝：依诺肝素钠注射液15mg(肾功能改善后升至40mg)ih qd。

(4)持续CRRT治疗，清除炎性介质。

(5)间断输注新鲜冷冻血浆、血小板、冷沉淀。

4. 药学监护要点

(1)原发病的治疗：重症感染为诱发DIC的主要原因，该患者存在混合感染，给予美罗培南联合卡泊芬净，后期加用利奈唑胺。但患者同时行连续性肾脏替代治疗(CRRT)治疗清除炎性介质，因此用药剂量与给药时间均需特殊调整方案。卡泊芬净的蛋白结合率为97%，CRRT不能消除，因此该药剂量不做调整。美罗培南的蛋白结合率低，血液透析容易清除，药效可能受透析影响，故使用1g q8h静脉泵入4小时。同时因患者的血小板持续下降，使用利奈唑胺时需密切监测血小板变化。

(2)抗凝治疗：依诺肝素钠较普通肝素更为安全，但用药期间仍应监测APTT变化。当APTT升高时，提示外源性凝血物质过量，肝素可适当减量或停用。

（3）血浆制品的使用：输血时可输注血小板，直接改善血小板不足；新鲜冷冻血浆中含有全部凝血因子及血浆蛋白，对 DIC 患者更为适合；同时对于凝血因子及纤维蛋白原缺乏者，适当补充冷冻血浆冷沉淀非常必要。输血前需行防过敏处理，输血过程中应警惕输血反应，观察是否有过敏表现，一旦发生呼吸困难、血压下降等应及时给予抗过敏及补液等处理。

5. 药学监护过程　患者双肺肺炎，菌血症，多脏器功能衰竭。后期痰培养及血培养中均见真菌，同时伴有细菌感染。给予卡泊芬净联合美罗培南抗感染治疗，同时辅助 CRRT 清除炎性介质。在治疗期间患者血小板进行性下降，血浆纤维蛋白原及纤维蛋白降解产物异常，提示 DIC，给予依诺肝素钠、肾上腺皮质激素治疗，间断输注血小板、新鲜冷冻血浆及冷沉淀。经长时间治疗，患者病情渐稳定，最终痊愈出院。

6. 药学分析与建议　患者发生弥散性血管内凝血的原因考虑继发于重症感染。其明确诊断为双肺肺炎，并出现血小板进行性下降、血浆纤维蛋白原 >4g/L、纤维蛋白降解产物 >20μg/ml，均提示凝血功能异常，符合 DIC 的诊断标准，因此行 DIC 常规治疗。

在 DIC 治疗中，原发病的治疗尤为重要。该患者存在细菌和真菌混合感染，故给予美罗培南联合卡泊芬净治疗。美罗培南作为碳青霉烯类抗菌药，抗菌谱广，作用强，可覆盖患者初期培养出的革兰阴性杆菌。卡泊芬净的抗菌谱广，抗真菌效果佳，氟康唑耐药菌株对本药仍敏感。该患者病原学检查多次提示光滑念珠菌感染，氟康唑耐药，故给予卡泊芬净抗真菌治疗。后期患者痰培养发现肠球菌，加用利奈唑胺，该药有片剂和注射液两种剂型。由于患者脑钠肽（BNP）高达 30 112. 5pg/ml，心力衰竭严重，需限制液体入量，故选择利奈唑胺片剂口服以减少入液量，资料显示利奈唑胺片剂的生物利用度与注射液在药效上是等效的，故选用片剂更适合该患者。

患者发生 DIC 后，及时给予抗凝治疗。依诺肝素分离自普通肝素，平均分子量为 4000 ~ 6000。与普通肝素相比，依诺肝素延长 APTT 的作用很弱，血中半衰期延长两倍，具有对血小板功能、脂质代谢影响少的特点，抗Ⅹa/APTT 活性比肝素大，极少增加出血风险。依诺肝素在治疗 DIC 方面弱于普通肝素，但在预防 DIC 的发生方面却比普通肝素效果更好，更安全，引起出血率低于普通肝素。

患者凝血系统异常，APTT 正常高值，给予依诺肝素治疗时剂量选择较谨慎，每日监测 APTT。同时间断补充血小板、新鲜冷冻血浆及冷沉淀，起到提高血小板、补充凝血因子的作用，这种外源性补充血浆制品是较为直接有效的缓解 DIC 的治疗方法。

7. 药物治疗小结　患者为重症感染、MODS、DIC。治疗原发病非常关键，同时纠正 DIC 也是治疗重点。本病例使用广谱抗感染药物对所检出及怀疑的致病菌做到了全面覆盖，且抗感染力度较强。用药期间考虑到 CRRT 对抗菌药物疗效的影响，对给药剂量及时机、方案及时作出调整，保证其有效性。抗感染治疗过程中患者对抗菌药的耐受性较好，未见明显的不良反应。抗凝治疗全程监护患者的凝血指标，监测 APTT 的变化，未提示有外源性凝血物质过量的现象。

思考题

1. 缺铁性贫血的常用治疗药物有哪些？
2. 再生障碍性贫血的药物治疗与药学监护要点是什么？
3. 如何制订粒细胞缺乏症伴发热患者的抗感染策略？

4. 药源性血小板减少症的治疗方案有哪些？

5. 弥散性血管内凝血的治疗应考虑哪些方面？

（史国兵　樊　蓉撰稿；党大胜　周　凡审校）

参考文献

1. 陈新谦，金有豫，汤光. 新编药物学. 第17版. 北京：人民卫生出版社，2011
2. 葛均波，徐永健. 内科学. 第8版. 北京：人民卫生出版社，2013
3. 张之南，沈悌. 血液病诊断及疗效标准. 第3版. 北京：科学出版社，2007
4. 王卫平. 儿科学. 第8版. 北京：人民卫生出版社，2013
5. Goddard AF，James MW，McIntyre AS，et al. Guidelines for the management of iron deficiency anaemia. Gut，2011，60（10）：1309-1316
6. Brian K Alldredge，Robin L Corelli，Michael E Ernst，et al. Applied therapeutics，the clinical use of drugs. 10th ed. Lippincott Williams and Wilkins，2012
7. 葛均波，徐永健. 血液病学. 北京：科学出版社，2012
8. 中华医学会血液学分会红细胞疾病（贫血）组. 再生障碍性贫血诊断治疗专家共识. 2010
9. Guidelines for the diagnosis and management of aplastic anaemia. JCW Marsh，SE Ball，J Cavenagh. 2009
10. 张之南，单渊东，李蓉生，等. 协和血液病学. 北京：中国协和医科大学出版社，2004
11. 林凤茹. 药源性溶血性贫血. 国际输血及血液学杂志，2009，32（6）：490-493
12. 《临床输血技术规范》卫医发［2000］184号文件
13. 陈文彬，潘祥林. 诊断学. 第7版. 北京：人民卫生出版社，2010
14. 中华医学会血液学分会，中国医师协会血液科医师分会. 中国中性粒细胞缺乏伴发热患者抗菌药物临床应用指南. 2012
15. Guidelines. guidelines for the investigation and management of idiopathic thromobocytopenic purpura in adults，children and in pregnancy. British Journal of Haematology，2003，120：574-596
16. 中华医学会血液学分会血栓与止血组. 成人原发免疫性血小板减少症诊断与治疗中国专家共识. 中华血液学杂志，2012，33（11）：975-977
17. 中华医学会血液学分会血栓与止血学组. 血栓性血小板减少性紫癜诊断与治疗中国专家共识. 中华血液学杂志，2012，33（11）：983-984
18. 王延港，高清平. 血栓性血小板减少性紫癜的研究进展. 临床内科杂志，2009，26（9）：589-592
19. 曹磊，谭颖，吕继成，等. 肝素诱导的血小板减少症. 中国血液净化，2009，8（3）：163-166
20. 申玉静. 肝素诱导的血小板减少症诊断与治疗. 中华心血管病杂志，2009，37（4）：381-384
21. 王京华，王春颖，谢蕊，等. 肝素诱导的血小板减少症的临床研究. 中华血液学杂志，2011，32（2）：115-117
22. 赵青. 肝素诱导的血小板减少：从机制到决策. 中华内科杂志，2013，52（4）：348-350
23. 季闽春，钱庆庆，杨耀芳. 肝素诱导的血小板减少症的病因、诊断和治疗研究进展. 中国临床药理学杂志，2007，23（6）：461-465
24. 弥散性血管内凝血诊断与治疗中国专家共识. 中华血液学杂志，2012，33（11）：978-979
25. Kleber FX，Witt C，Vogel G，et al. Randomized comparison of enoxaparin with unfractionated heparin for the prevention of venous thromboembolism in medical patients with heart failure or severe respiratory disease. Am Heart J，2003，145（4）：614-621

第七章 内分泌系统疾病

第一节 总 论

一、内分泌系统疾病概述

内分泌系统(endocrine system)是机体的重要调节系统,它与神经系统相辅相成,共同调节机体的生长发育和各种代谢,维持机体内环境的稳定,并影响行为和控制生殖等。内分泌系统除其固有的内分泌腺(垂体、甲状腺、甲状旁腺、肾上腺、性腺和胰岛)外,尚有分布在心血管、胃肠、肾、脑,尤其是下丘脑的内分泌组织和细胞。

随着现代医学诊断水平的提高,内分泌系统疾病的患病率也在持续增长。内分泌系统疾病可由多种原因引起病理生理改变,表现为功能亢进、功能减退或功能正常。根据其病变发生在下丘脑、垂体或周围靶腺而有原发性和继发性之分。而就其发病机制来说,内分泌腺或靶组织对激素的敏感性或应答反应降低可导致疾病;非内分泌组织恶性肿瘤可异常地产生激素过多。此外,因医疗预防而应用药物或激素均可导致医源性内分泌系统疾病。

(一)功能减退的原因

1. 内分泌腺的破坏　可因自身免疫性疾病(慢性淋巴细胞性甲状腺炎、原发性慢性肾上腺皮质功能减退症、卵巢早衰、多内分泌腺衰竭综合征)、肿瘤、放射性损伤、出血、梗死、炎症、坏死、手术切除等所致。

2. 内分泌腺激素合成障碍　如生长激素、生长激素释放激素基因缺失或突变、胰岛素基因突变、甲状腺激素和类固醇激素合成过程中的酶基因缺陷均可导致激素合成障碍。

3. 内分泌腺以外的疾病　如肾破坏性病变,不能对25-羟维生素 D_3 进行 1α 羟化,因而无法使其转变为具有活性的1,25-二羟维生素 D_3,也不能合成红细胞生成素,从而导致疾病。

(二)功能亢进的原因

1. 内分泌腺肿瘤　如垂体各种肿瘤(促肾上腺皮质激素瘤、生长激素瘤、泌乳素瘤、促甲状腺激素垂体瘤、促性腺激素瘤)、甲状腺瘤、甲状旁腺瘤、胰岛素瘤、胰升糖素瘤、醛固酮瘤、嗜铬细胞瘤等。

2. 多发性内分泌腺瘤　是一组遗传性多种内分泌组织发生肿瘤综合征的总称,有2个或2个以上的内分泌腺体病变,包括 MEN 1、MEN 2A、MEN 2B 型及混合型。

3. 异位内分泌综合征　由非内分泌组织肿瘤分泌过多激素或类激素所致。

4. 激素代谢异常　如严重肝病患者的血中雌激素水平增加,雄烯二酮在周围组织转变为雌二醇增多。

5. 医源性内分泌紊乱　见于应用糖皮质激素治疗结缔组织病而出现库欣综合征。

(三)激素的敏感性缺陷

表现为对激素发生抵抗,主要由于受体和(或)受体后缺陷,使激素不能发挥正常的作用引起。涉及的激素很多,如糖皮质激素、甲状腺激素、甲状旁腺激素、生长激素、雄激素、胰岛素等,临床大多表现功能减退或正常,但血中的激素水平异常增高;也有表现为功能亢进者,如甲状腺激素抵抗综合征、生长激素不敏感或抵抗综合征、胰岛素抵抗综合征等。

二、内分泌系统疾病的一般治疗原则

随着医疗水平的提高，人们对内分泌系统和内分泌系统疾病的认识已有了很大的发展；同时，随着医学研究的不断深入，防治内分泌系统疾病已成为可能。如席汉综合征（Sheehan syndrome）可以通过加强围生期医疗保健来防治；一些内分泌系统疾病的危象如垂体功能减退性危象、黏液性水肿，只要加强对患者及其家属的教育、尽早诊断、遵循治疗、消除诱发因素等，防治其发展是完全可能的。

（一）腺体功能亢进

1. 手术治疗　由肿瘤引起者应切除肿瘤，达到治愈的目的，如肾上腺皮质或髓质肿瘤、性腺肿瘤、胰岛素瘤、甲状腺高功能腺瘤等可以直接进行手术切除肿瘤。对于某些增生性疾病也可进行手术治疗。

2. 放射治疗　是一种常用的治疗方法，如^{131}I 治疗甲状腺功能亢进症（hyperthyroidism）取得较好疗效；垂体泌乳素瘤多为微腺瘤，应用放射治疗可以达到很好的疗效。使用放射治疗可以预防某些肿瘤的术后复发，如垂体瘤的治疗。

3. 药物治疗　药物能抑制激素的合成和释放，如用抗甲状腺药物治疗甲状腺功能亢进症；用生长抑素抑制多种激素（生长激素、泌乳素、胰岛素等）的分泌；用多巴胺受体激动剂溴隐亭（bromocriptine）抑制泌乳素的分泌，治疗泌乳素瘤等。但鉴于内分泌系统疾病中原发性醛固酮增多症、嗜铬细胞瘤、库欣综合征等目前的药物治疗较少，故在本章节主要讨论垂体瘤、甲状腺功能亢进症、甲状腺功能减退症、慢性肾上腺皮质功能减退症的药物治疗与管理。

（二）腺体功能减退

腺体功能减退者一般采用激素替代或补充治疗，补充激素的生理需要量；原则是“缺什么，补什么；缺多少，补多少；不多不少，一直到老”。如甲状腺功能减退者补充甲状腺激素（左甲状腺素），肾上腺皮质功能减退者补充皮质醇（氢化可的松），垂体性侏儒症患者则补充人生长激素等；多种靶腺功能减退者如腺垂体功能减退，应注意各靶腺功能减退的程度，在甲状腺功能、肾上腺皮质功能均不足的情况下应先补充肾上腺皮质激素，然后补充甲状腺激素，防止发生肾上腺危象；对一些生理性的激素分泌水平下降者，如更年期综合征患者可酌情补充性腺激素治疗。在本章节中对于腺体功能减退的治疗，主要讨论内分泌系统疾病中较常见的慢性肾上腺皮质功能减退症，包括原发性和继发性；以及甲状腺功能减退症。

另外，可以应用激素治疗某些疾病，如应用皮质醇治疗先天性肾上腺皮质增生；用雄性同化激素治疗负氮平衡；由肾上腺结核所致的肾上腺功能减退应用抗结核药物治疗等。有些疾病并发心、脑、肾等脏器功能不全者需对症处理。

第二节　常见内分泌系统疾病的药物治疗

一、垂　体　瘤

垂体瘤（pituitary tumor）是一组起源于腺垂体的肿瘤。广义的垂体瘤还包括起源于腺垂体及颅咽管残余鳞状上皮细胞来源的肿瘤。在颅内肿瘤中垂体瘤的发病率仅低于胶质细胞瘤和脑膜瘤，约占颅内肿瘤的15%。垂体瘤以腺垂体的腺瘤占大多数，来自神经垂体者少见。此外，鞍旁组织发生的肿瘤如脑膜瘤、胶质瘤、室管膜细胞瘤等可侵入鞍内，多种转移癌可累及垂体，须与原发性垂体瘤相鉴别。本病患者男性略多于女性，可发生于任何年龄，在30～50岁的年龄段多见。

（一）病因和发病机制

垂体瘤的病因及发病机制尚未完全阐明，其研究曾出现过两种学说，即垂体细胞自身缺陷学说和下丘脑调控失常学说。一般认为垂体瘤的发展可分为两个阶段——起始阶段和促进阶段。在起始阶段垂体细胞自身缺陷是起病的主要原因，在促进阶段下丘脑调控失常等因素中发挥主要作用。即某一垂体细胞发生突变，导致癌基因激活和（或）抑癌基因的失活，然后在内外因素的促进下，单克隆的突变细胞不断增殖，逐渐发展为垂体瘤。

（二）临床表现及诊断

1. 临床表现　垂体瘤起病大都缓慢而隐匿，早期可无症状，有些始终无症状，或仅在头部CT或MRI检查时发现（意外瘤）。临床表现主要有下列三类综合征：

（1）腺垂体本身受压综合征：由于腺瘤体积增大，正常的垂体组织受压而萎缩，引起垂体促激素分泌减少和相应的周围靶腺萎缩。尤其以黄体生成素（luteinizing hormone，LH）、促卵泡激素（follicle-stimulating hormone，FSH；尿促性素）分泌减少而闭经、不育或阳痿最早发生而多见，其次为促甲状腺激素（thyroid stimulating hormone，TSH）分泌不足引起继发性甲状腺功能减退症，促肾上腺皮质激素（adrenocorticotropic hormone，ACTH）不足引起继发性肾上腺皮质功能减退症者较少见，临床上以复合综合征较常见。有时肿瘤可累及垂体柄和垂体-门脉系统，使泌乳素释放抑制因子（prolactin inhibiting factor，PIF）作用减弱，垂体泌乳素（prolactin，PRL）增高，女性多诉闭经、不育，男性伴阳痿。

（2）垂体周围组织压迫综合征：此组综合征除头痛外多属晚期表现。

1）神经刺激症状：大多数患者诉头痛，早期呈持续性钝痛，位于前额、双颞侧、眶后等处，也可呈胀痛伴阵发性加剧，系由于肿瘤压迫或侵蚀硬脑膜或蝶鞍隔膜或牵引血管外膜神经纤维所致。

2）视神经、视交叉及视神经束压迫症状：肿瘤向上前方鞍外生长时常压迫视神经、视交叉和（或）神经束而引起双颞侧、同侧或1/4视野缺损等，视力常减退，甚至失明。眼底检查可见视神经色泽浅淡，视神经乳头萎缩。

3）下丘脑综合征：肿瘤向上生长可影响下丘脑的功能和结构，发生下丘脑综合征。

4）海绵窦综合征：当肿瘤向两侧及后方发展可侵蚀海绵窦而发生第Ⅲ、Ⅳ、Ⅵ脑神经受压，眼球运动障碍与突眼；当第Ⅴ神经受累时可发生三叉神经痛或面部麻木等。

5）脑脊液鼻漏：见于腺瘤向下发展破坏蝶鞍鞍底与蝶窦时，常合并脑膜炎。

（3）激素分泌异常综合征

1）腺垂体功能亢进：由于肿瘤细胞分泌激素过多而引起垂体功能亢进症。

①巨人症与肢端肥大症：由于生长激素（growth hormone，GH）腺瘤分泌过多GH所致。发病在青春期前，骨骺未融合者为巨人症；发生在青春期后，骨骺已融合者为肢端肥大症。巨人症患者有时在骨骺融合后继续受GH过度刺激可发展为肢端肥大性巨人症。

②库欣综合征（Cushing综合征）：系垂体ACTH瘤分泌过多ACTH所引起的，表现为双侧肾上腺皮质增生、外周血皮质醇增高。

③闭经-溢乳综合征：垂体瘤的发生闭经-溢乳综合征有两种机制，一是由于垂体瘤分泌PRL过多，二是由于肿瘤向蝶鞍上扩展使下丘脑的PIF分泌减少。

④垂体性甲状腺功能亢进症：垂体TSH瘤罕见。临床特点为甲状腺功能亢进、甲状腺肿大及血清TSH水平显著增高，且不受促甲状腺素释放激素（thyrotro-pin-releasing hormone，TRH）兴奋。

⑤纳尔逊综合征（Nelson综合征）：双侧肾上腺被全切除后，原已存在的ACTH瘤进行性增大，分泌大量ACTH和（或）黑色素细胞刺激激素（melanocyte stimulating hormone，MSH，为ACTH与β-LPH的片段）。临床表现除原有的皮质醇增多症外，还有全身皮肤色素沉着呈进行加重及垂体瘤逐渐增大产生的压迫综合征。血清ACTH及MSH明显升高。

2）垂体卒中：有时瘤内出血，引起剧烈头痛伴腺垂体功能突然减退或伴视力视野急性减退甚而失明，临床上称垂体卒中。轻者于数日后可自行缓解，甚至无明显症状；重者应按垂体性危象抢救。

3）腺垂体功能减退：垂体瘤患者垂体激素分泌减少的表现一般较轻，进展较慢，直到腺体有3/4被毁坏后临床上才出现明显的腺垂体功能减退症状。故一般情况下垂体瘤较少出现垂体激素分泌减少的症状，尤其是功能性腺瘤。但是，有时垂体激素分泌减少也可成为本病的突出表现，在儿童期尤为明显，表现为身材矮小和性发育不全。有时肿瘤还可影响下丘脑及神经垂体，血管加压素的合成和排泌障碍引起尿崩症。在出现腺垂体功能减退症的垂体瘤患者中，性腺功能减退约见于3/4的患者。甲状腺功能减退不如性腺功能减退常见，但亚临床型甲状腺功能减退（仅有甲状腺功能减退的实验室依据而无临床症状）仍较为多见。如不出现严重的应激状态，肾上腺皮质功能通常可以维持正常，但由于垂体ACTH储备不足，在应激时可出现急性肾上腺皮质功能减退（肾上腺危象）。

2. 实验室及辅助检查

（1）无功能性垂体瘤：不分泌具有生物学活性的激素，但仍有合成和分泌糖蛋白激素的α亚单位，血中有过多的α亚单位可作为肿瘤的标志物，对于动态观察病情也有一定的价值。

（2）功能性垂体瘤：如病情活动期的肢端肥大症患者的血清GH持续升高且不被高血糖所抑制，因此GH腺瘤患者的诊断不仅要看空腹或随机的GH水平，还应通过口服葡萄糖耐量试验（OGTT）观察血清GH是否被抑制判断。空腹或随机血清GH $<2.5\mu g/L$ 时可判断为GH正常；若GH $\geq 2.5\mu g/L$ 时需要进行口服葡萄糖负荷试验确定诊断；如果OGTT GH谷值 $<1\mu g/L$，则判断为被正常抑制。另外，GH的作用主要经类胰岛素一号增长因子（IGF-1）介导来完成，血清IGF-1水平与肢端肥大症患者病情活动的相关性较血清GH更密切。肢端肥大症患者的IGF-1水平呈特征性增高，可达3～4倍。IGF-1与GH不同，它在一天之中保持一个相对稳定的水平。标准化血清IGF-1水平也是判断肢端肥大症生化指标是否缓解的主要标准，可作为治疗反应的监测指标，因为持续发病的患者一般IGF-1的水平均升高。需要注意的是，由于血清IGF-1水平的正常值随人的性别和年龄而变化，因此在判断测定结果时应与性别、年龄相匹配。

3. 诊断　本病诊断须根据病史、症状、体征、结合实验室检查和影像学发现进行全面分析，排除其他影响因素和疾病后才能诊断。垂体瘤的诊断须包括三部分：①垂体瘤的确定；②明确垂体瘤的类型和性质；③了解垂体功能及其周围组织的受累情况。

垂体瘤的分类:①按内分泌功能分类:根据肿瘤细胞有无合成和分泌具有生物活性激素的功能,可分为功能性垂体瘤和无功能性垂体瘤。功能性垂体瘤又可按其分泌的激素不同而命名,如泌乳素(PRL)腺瘤、生长激素(GH)腺瘤、促肾上腺皮质激素(ACTH)腺瘤、促甲状腺激素(TSH)腺瘤、促黄体素/促卵泡素(LH/FSH)腺瘤及混合瘤等。②根据影像学检查特征分类:如根据垂体肿瘤的大小可分为微腺瘤(直径<10mm)和大腺瘤(直径>10mm);根据肿瘤扩展情况及发生部位可分为鞍内、鞍外和异位性垂体瘤;根据有无侵袭周围组织可分为侵犯性和非侵犯性垂体瘤。③按免疫组化和电镜特征分类:根据免疫组化结果在高倍镜下就可将不同的腺瘤进行分类,必要时亦可根据其超微结构特征来协助分类。电镜下发现PRL及GH瘤细胞内颗粒较大,PRL细胞内致密型颗粒的直径可达1200nm,稀少型颗粒的直径约为250nm;GH细胞内的颗粒次之,直径为350~450nm。ACTH瘤细胞内致密型颗粒的直径为250~450nm。TSH瘤及LH/FSH瘤极罕见,仅从电镜形态尚难以确定其分泌功能,需结合免疫组织化学方法来识别分泌功能和细胞类型。

(三)治疗原则

垂体瘤的治疗目标:①减轻或消除肿瘤占位病变的影响;②纠正肿瘤分泌过多激素;③尽可能保留垂体功能;④防止肿瘤对邻近结构的损毁;⑤激素的替代治疗。应从肿瘤的解剖、病理生理和患者的全身情况来研究具体的治疗措施。

除对症与支持治疗外,垂体瘤的治疗手段主要有手术治疗、放射治疗和药物治疗。

1. 手术治疗 除PRL腺瘤一般首先采用药物治疗外,所有垂体瘤尤其大腺瘤和功能性肿瘤均宜考虑手术治疗。除了大腺瘤已向鞍上和鞍旁伸展,要考虑开颅经额途径切除肿瘤外,鞍内肿瘤一般均采取经蝶显微外科手术切除微腺瘤。

2. 放射治疗 放射治疗适用于手术切除不彻底或可能复发的垂体瘤及原发性或转移性癌病例。年老体弱不适于手术者也可以采用。

3. 药物治疗 按腺垂体功能情况,治疗上可分为两组:对于腺垂体功能减退者,根据靶腺受损的情况,给予适当的激素替代治疗;对于腺垂体功能亢进者,在于减少激素的异常分泌,缓解内分泌症状,尽可能缩小肿瘤体积甚至消除肿瘤。

(四)药物治疗方案

1. 泌乳素腺瘤 多巴胺(dopamine,DA)受体激动剂用于治疗PRL腺瘤可取得确切的疗效已得到国内外专家的认可,其主要是通过与细胞表面的D_2受体结合,一方面使细胞内的腺苷酸环化酶活性降低,抑制泌乳素的合成和释放;另一方面导致肿瘤细胞内的线粒体、内质网、高尔基复合体等减少或消失,从而缩小瘤灶。代表药物有溴隐亭(bromocriptine,BRC)、卡麦角林(cabergoline,CAB)、喹高利特(quinagolide)等。

(1)溴隐亭是治疗PRL腺瘤的经典药物,对于垂体PRL微腺瘤或大腺瘤而无鞍上发展或无视野缺损者为首选药物。半衰期为3~4小时,最大效应维持5~8小时,作用持续8~12小时。多数学者推荐初始剂量为2.5mg,需每天服药2~3次,逐步加量并根据血清PRL水平作出相应调整。常见的不良反应有头晕、头痛、胃肠道不适等。溴隐亭治疗后多数育龄期女性患者可恢复月经及生育能力,多数男性患者可恢复血清睾酮水平并提高精子质量等。术前使用溴隐亭可使肿瘤体积缩小,减轻对周边组织的压迫和侵犯,有利于减少手术创伤。但溴隐亭仍存在以下不足:溴隐亭与D_2受体结合的特异性稍差,副作用相对较重,部分患者不能耐受;半衰期短,需每日多次服药,患者的依从性相对较差;停药后容易出现肿瘤重新增大、PRL 再度升高的反跳现象；用药后肿瘤质地变韧，增加手术难度等。

(2)卡麦角林是长效新型麦角生物碱类 DA，对 D_2 受体有着高度的选择性和亲和力。卡麦角林与溴隐亭相比，抑制 PRL 分泌的作用更强，0.6mg 卡麦角林与 2.5mg 溴隐亭效价相当；半衰期高达 62～115 小时，每周给药 1～3 次即可，且停药后的较长一段时间内仍有抑制 PRL 分泌的效应；降低血清 PRL 水平及恢复排卵性月经的有效率高于溴隐亭；不良反应轻，耐受性好。卡麦角林的缺点是价格较贵。

(3)喹高利特是人工合成的非麦角类的 DA，显著抑制 PRL 分泌而不影响其他垂体激素的正常分泌。与溴隐亭相比，抑制 PRL 分泌的作用更强，75μg 喹高利特相当于溴隐亭 2.5mg；半衰期长达 17 小时，每天给药一次即可，一般开始 3 天 25μg/d，以后 3 天加至 50μg/d，第 7 天开始加至 75μg/d，逐步增加达到维持剂量；缩小肿瘤体积的效果显著；引起催吐及直立性低血压等不良反应比溴隐亭强 13 倍。

2011 年美国内分泌学会的《高催乳素血症诊治指南与共识》推荐使用 DA 来降低催乳素水平，控制垂体瘤体积，恢复患者的性腺功能；推荐优先选用卡麦角林，比其他 DA 更有效地降低催乳素水平，缩小垂体瘤体积。

2. GH 腺瘤　GH 腺瘤在功能性垂体腺瘤中仅次于 PRL 腺瘤，早期为微腺瘤，生长缓慢，主要因过多的 GH 刺激骨/软组织及内脏过度生长，出现典型的肢端肥大、巨人症、垂体功能低下、代谢紊乱、呼吸道及心血管等改变，其病死率较高。手术治疗 GH 微腺瘤的治愈率可达 80%～90%，但对于大腺瘤、巨大腺瘤的治愈率不足 50%。生长激素腺瘤的药物治疗包括生长抑素受体配基(SRL)即生长抑素类似物(SSTA)、多巴胺受体激动剂(DA)、GH 受体拮抗剂(GHA)，其中生长抑素类似物目前是药物治疗中的首选。

(1)多巴胺受体激动剂：除了用于 PRL 腺瘤的治疗外，多巴胺受体激动剂在 GH 腺瘤的药物治疗中也扮演着重要角色，其主要通过抑制垂体 GH 瘤细胞的多巴胺 D_2 受体而抑制 GH 的释放。但 DA 用于治疗 GH 腺瘤存在以下不足：治疗 GH 腺瘤所需的剂量一般较 PRL 腺瘤更高，不良反应更重；DA 能够改善部分肢端肥大患者的症状，但难以使 GH 和 IGF-1 水平恢复正常，减小肿瘤体积的效果更不肯定。该类药适合用于 GH 水平轻度升高而由于其他原因未能使用 SSTA 的患者。

(2)生长抑素类似物(SSTA)：生长抑素受体(SSTR)分 1～5 五种亚型，90%的 GH 腺瘤表达 SSTR2 及 SSTR5，SSTA 可以结合 SSTR2 及 SSTR5 抑制 GH 腺瘤的分泌，这使 SSTA 用于治疗 GH 腺瘤成为可能。药物与 SSTR2 和 SSTR5 亲和力的差异很大程度上影响了治疗效果。人类生长抑素(SST)是由下丘脑分泌的 14 个氨基酸组成的环状多肽。天然的 SST 其血浆半衰期不足 3 分钟；人工合成的 SST 类似物奥曲肽(octreotide)、奥曲肽长效制剂(octreotide LAR)、缓释兰瑞肽(lanreotide)、帕瑞肽(pasireotide)等可以模拟 SST 的生理作用，抑制 GH 过度分泌，同时有半衰期长的特点。

1)奥曲肽是治疗 GH 腺瘤最常用的药物，LAR 为其长效制剂。该药与 SSTR2 的结合力很高，与 SSTR5 的结合力稍低，多数患者能够取得较为理想的效果。但部分患者肿瘤细胞的 SSTR2 数目较少，则该药的效果会降低。奥曲肽不仅可以显著降低 GH 水平，而且 53%的患者血 IGF-1 可降至正常。但是奥曲肽对缩小肿瘤体积并不令人满意，且停药 4 个月后 20%的垂体瘤可再度增大。奥曲肽对 GH 的抑制较强，半衰期为 80～113 分钟，皮下注射后 2～6 小时对 GH 的抑制达到高峰。推荐剂量为 50～500μg，每天 3 次皮下注射。奥曲肽 LAR 每

28 天肌内注射 1 次(10 ~ 30mg),可以产生与每天 3 次皮下注射奥曲肽相同的临床效果,提高了患者的依从性。心动过缓和消化道反应是奥曲肽的主要不良反应,奥曲肽的中、长期治疗中半数患者出现胆结石可能与其抑制胆囊收缩及减少胆囊收缩素分泌相关。

2)缓释兰瑞肽是新研发的缓释型 SSTA,与奥曲肽相比,半衰期更长,与受体的结合能力更强,消化道不良反应轻微,但胆石症的发生风险仍较高。

生长抑素类似物在肢端肥大症治疗中的 5 个阶段发挥作用:①一线治疗:适用于预期手术无法完全切除的大腺瘤且无肿瘤压迫症状的患者;不愿意接受手术以及不适合接受手术的患者,包括全身情况较差,难以承受手术的风险;因气道问题麻醉风险较高的患者;有严重的肢端肥大症全身表现(包括心肌病、重度高血压和未能控制的糖尿病等)的患者。②手术前治疗:对有严重并发症、基本情况较差的患者,如明显的呼吸功能障碍、心功能不全以及代谢紊乱严重的患者,术前药物治疗可降低血清 GH、IGF-1 水平,结合相关内科治疗可以改善心肺功能以降低麻醉和手术风险,同时可缩小肿瘤体积,故有可能改善手术效果,术前使用 SSTA 可以提高大腺瘤患者的术后缓解率。③肿瘤切除后残余肿瘤的辅助治疗:研究表明,如果以葡萄糖负荷(100g)GH 谷值 <1.0μg/L 为治愈目标,则约 10% 的微腺瘤和 55% 的大腺瘤患者手术后需要辅助治疗。因此推荐:a. 术后葡萄糖负荷 GH 谷值 <1.0μg/L 且 IGF-1 在正常范围内的患者定期随访;b. 术后葡萄糖负荷(100g)GH 谷值 >1.0μg/L,或 IGF-1 升高,或者仍有明显的肢端肥大症症状如头痛等的患者应接受 SSTA 治疗,至少使用 3 ~ 6 个月,根据 GH、IGF-1 的变化决定是否长期治疗或联合放射治疗。④放疗后的过渡治疗:由于放疗后血清 GH 和 IGF-1 水平下降缓慢,所以在放疗充分发挥作用之前的等待期可以用 SSTA 进行过渡期的治疗。⑤并发症治疗:SSTA 治疗可改善高血压、心功能不全、呼吸功能障碍等肢端肥大症的相关并发症。

(3)GH 受体拮抗剂培维索孟:通过基因工程的方法将 GH 进行人工改造,研发出培维索孟。该药物与天然 GH 竞争性结合 GH 受体,直接阻断 GH 的作用,导致 IGF-1 的合成减少。此药在阻断 GH 的作用和降低血清 IGF-1 水平的作用上有效率高、起效快的优点;缺点是 GH 不降低并有升高,部分患者肿瘤增大及氨基转移酶增高。

(4)治疗方案的确定:在制定治疗方案时,应保证对 GH 分泌的抑制控制在最佳水平。在决定哪种方法更有利于获得生化指标的控制和缓解肿瘤压迫效应时,应该为每一位患者权衡风险和利益、治疗禁忌证和副作用。需考虑的因素包括疾病的严重程度、肿瘤对周围结构的压迫效应、潜在的远期垂体损害,特别是对于年轻的生育期患者,垂体功能的保全应充分考虑。

《中国肢端肥大症诊治指南(2013)》(图 7-1)建议多数患者将手术作为一线治疗,如果手术未能治愈,则可接受药物治疗。如果最大剂量的 SSTA 或多巴胺受体激动剂或 GH 受体拮抗剂仍不能充分地控制病情,则应根据疾病的临床活动性和生化指标考虑进行放疗或者再次手术。也有部分患者先使用 SSTA 药物治疗,如果血清 GH 和 IGF-1 生化指标仍异常,则使用 SSTA 和 GH 受体拮抗剂治疗。

(五)药物治疗管理

选择好治疗方案后,药师可以从疗效评价、监测、随访方案的制订和药物不良反应监测等方面进行治疗管理。

1. 疗效评价和监测　不管采用何种手段进行治疗,疗效评价的标准应统一,应采用临

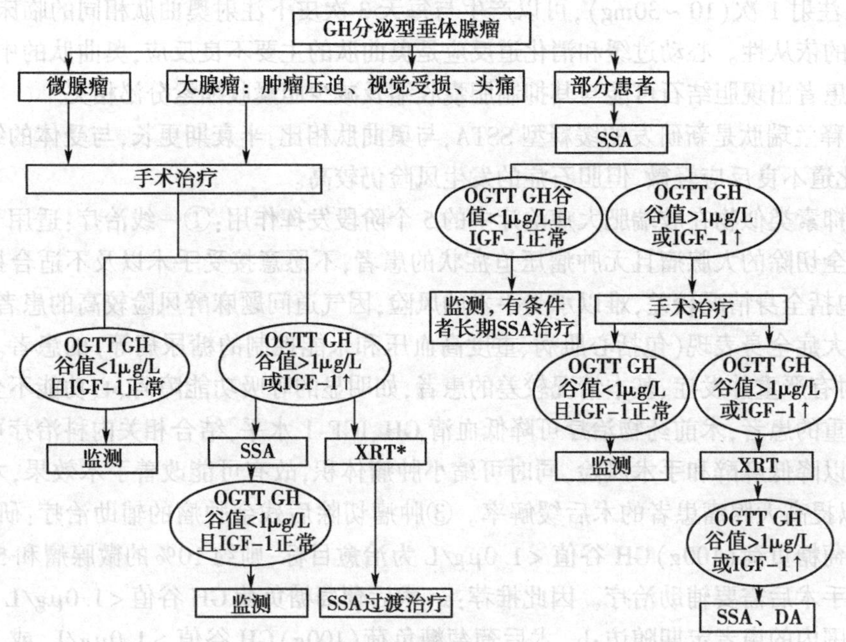

图 7-1　垂体生长激素腺瘤推荐治疗流程

SSTA:生长抑素类似物;DA:多巴胺受体激动剂;XRT:放疗;部分患者:预期手术无法完全切除的大腺瘤且无肿瘤压迫症状的患者、不适合接受手术的患者或不愿意做手术的患者

床表现、内分泌学和影像学检查相结合来评价疗效,尤其应重视内分泌学检查指标。以垂体GH 腺瘤为例,治疗后第 1 年每 3 ~6 个月应定期随诊,重新评价垂体功能,必要时做鞍区影像学检查;1 年后推荐常规每年检查 1 次,适时调整治疗方案及相关并发症的处理。垂体GH 腺瘤的并发症可由肿瘤局部压迫、血清 GH 和 IGF-1 水平过高以及其他垂体激素分泌减少引起。为了降低心血管疾病、呼吸系统疾病和恶性肿瘤导致的病死率,应积极控制危险因素和早期筛查,使生长激素腺瘤并发症的管理规范化。

2. 术后监测与长期随访　以垂体 GH 腺瘤为例:①术后 1 天及出院时测定血 GH;②患者出院时强调健康宣教,嘱长期随访对其病情控制及提高生存质量的重要性,并给予随访卡,告知随访流程,患者每年将接受随访问卷调查,若有地址电话变动时及时告知随访医师;③术后第 6 ~12 周进行垂体激素检测,以评估垂体功能和激素替代治疗的需要,对于有并发症的患者随访相应的检查项目;④术后 3 个月复查葡萄糖负荷 GH 试验、IGF-1,并复查垂体增强 MRI;⑤根据术后 3 个月随访结果,在术后 6 个月选择性地复查葡萄糖负荷 GH、IGF-1 和垂体 MRI 等;⑥对于控制良好的患者,术后每年复查 1 次葡萄糖负荷 GH 试验及 IGF-1,术后每年根据患者病情控制的程度复查鞍区 MRI;对于有并发症的患者,应每年进行 1 次并发症的评估(表 7-1)。

由于生长激素腺瘤是一种比较少见的慢性疾病,涉及多个学科、领域,容易延误诊断及治疗,易造成患者的并发症和病死率相应增加。因此生长激素腺瘤的治疗方案最好由一个专家小组制订,根据每例患者的具体情况,权衡利弊,制订个体化治疗方案,以达到最理想的治疗效果。结合我国的实际情况,尽可能规范和提高生长激素腺瘤的诊治水平、提高治愈率、降低并发症和病死率是一项非常重要的工作,需要多学科的专家协作完成。

表7-1 肢端肥大症术后不同时间的随访项目

	临床评估	血清 GH①	血 IGF-1	垂体 MRI②	并发症评估
3~6个月	√	√	√	√	√
1年	√	√	√		√
2年	√	√	√	√	√
3年	√	√	√	√	√
4年	√	√	√	√	√
5年	√	√	√	√	√
终身随诊③	√	√	√	√	√

注：①有条件的医院需进行葡萄糖负荷 GH 测定，否则至少也要进行随机 GH 测定；②处于活动期的患者可按需进行 MRI 检查；③术后5年以后适当延长随访间隔时间，应终身随诊

3. 不良反应监测

(1)SSTA 的主要不良反应为注射部位反应和胃肠道症状，一般为轻至中度，因不良反应停止用药的比例非常小。10%~20%的患者注射局部出现不适、红斑或肿胀、疼痛和瘙痒。5%~15%的患者有胃肠道症状，如腹泻、腹痛、腹胀、脂肪泻、恶心和呕吐，但通常是一过性的。长期使用 SSTA 可以使胆囊淤积或胆结石的发病率增加，通常没有症状，没有显著的临床意义，一般不需要手术干预，可定期超声检测。少见的不良反应还包括脱发、心动过缓和便秘。

(2)DA(溴隐亭)的不良反应与其对 D_1 和 D_3 受体、肾上腺素能受体及血清素受体的活性作用有关，常表现为胃肠黏膜的刺激，出现恶心、呕吐的症状，严重者可以用胃肠动力药如多潘立酮对症治疗。较大剂量可因出现内脏平滑肌松弛及交感神经活动受抑制而出现眩晕、头痛、嗜睡、便秘、直立性低血压、鼻塞等反应，因此该药应该小剂量开始缓慢应用。

(3)GH 受体拮抗剂(培维索孟)一般能很好耐受，少数患者垂体瘤出现进展性增长；个别患者肝功能检测出现丙氨酸氨基转移酶(ALT)、天冬氨酸氨基转移酶(AST)中等程度升高；一些患者发现有抗 GH 的中和抗体，但在治疗过程中这些抗体似乎没有影响药物的作用。

(六)案例分析

1. 主题词 肢端肥大症；垂体 GH 腺瘤；经蝶垂体腺瘤切除术；随访和教育。

2. 病史摘要 患者，男，42岁，主因“发现容貌改变5年余”入院。患者5年多前始逐渐出现容貌改变，表现为额部皮肤皱褶增厚、眉弓隆起、唇增厚、鼻子及下颌增大，手指、脚趾较前明显粗大、增厚、增宽，鞋码由42码增至44码。半年前查空腹血糖5.3mmol/L，生长激素13.9ng/ml，无视力下降，无头痛、头晕，无恶心、呕吐，无突眼，无性欲减退、阳痿，无胸闷、憋气、心慌及心前区疼痛，此次为进一步诊治收入院。患者自发病以来食欲可，每天饮水2000ml，主食500g多，肉食不多，睡眠可，近1年偶尔便秘，小便无明显异常，体重增长25kg。

既往史：10年前及3个月前两次出现睾丸肿胀，当地医院输液治疗，具体不详；5年前后背脂肪瘤手术治疗，否认肝炎、结核、疟疾病史，否认高血压、心脏病病史，否认糖尿病、脑血管疾病、精神疾病病史，否认创伤、输血史，青霉素皮试阳性，否认食物过敏史，预防接种史不详。

查体：BP 140/80mmHg，神清，额部皮肤皱褶增厚、眉弓隆起、唇厚、鼻子及下颌增大，齿

距增宽，手指、脚趾粗大。浅表淋巴结未触及肿大，甲状腺未触及肿大。双肺呼吸音清，未闻及干湿啰音。心界不大，心率85次/分，律齐，未闻及病理性杂音。腹略膨隆，腹软，无压痛、反跳痛，肝脾肋下未及。双下肢不肿，双侧足背动脉搏动可。

初步诊断：肢端肥大症。

入院后明确诊断：入院后第1～5天完善葡萄糖生长激素抑制试验、OGTT试验、垂体激素；完善垂体增强磁共振；完善超声心动、双手正位片，必要时行呼吸睡眠监测明确有无阻塞性睡眠呼吸暂停综合征(OSAS)；查视力、眼底及视野。入院后第5天结果回报：OGTT空腹葡萄糖4.7mmol/L，0.5小时葡萄糖6.6mmol/L，1小时葡萄糖7.2mmol/L，2小时葡萄糖4.7mmol/L，3小时葡萄糖4.3mmol/L。葡萄糖抑制试验：空腹INS 7.9μU/ml，GH 12.2ng/ml；0.5小时INS 53μU/ml，GH 11.2ng/ml；1小时INS 94.2μU/ml，GH 9.5ng/ml；2小时INS 44.8μU/ml，GH 10.9ng/ml；3小时INS 13.2μU/ml，GH 11.6ng/ml。甲功正常；ACTH、皮质醇结果正常。眼科会诊视野：右眼：中心暗点；左眼：中心及颞上暗点(颞上暗点可疑为眼皮遮挡)。双手正位片提示双手诸骨改变，符合肢端肥大症的改变。垂体磁共振示垂体左翼低强化结节，提示垂体微腺瘤。葡萄糖抑制试验提示生长激素升高不受抑制，肢端肥大症的诊断明确。

3. 治疗方案　患者垂体磁共振示垂体微腺瘤，有手术指征，且生长抑素类似物的费用高，与患者沟通后考虑行“经蝶垂体腺瘤切除术”；药师建议预防性抗生素选择注射用头孢曲松钠2.00g，静脉滴注，每天一次。

4. 药学监护要点

(1)术前、术后患者的肝肾功能、电解质和一般状况评估：血清肌酐；血清ALT；血清AST；血电解质、血糖；尿量；液体出入量；血常规、凝血功能。注意体温、WBC的变化。

(2)神经外科围术期抗生素的应用：抗生素种类的选择、应用时机是否恰当，根据患者的肝、肾功能剂量是否合适。

5. 药学监护过程　患者于入院后第11天在全身麻醉下予行经鼻蝶入路垂体瘤切除术。术中病理诊断：垂体嗜酸细胞腺瘤，结合免疫组化，符合生长抑素腺瘤。术后予抗感染、激素、抑酸、补液、对症支持等治疗。术后特别注意有无视力下降、视野缺损、尿崩、脑脊液鼻漏等情况。

术后第1天鼻腔有少量淡血性液体流出，无视力下降、视野缺损，纳可，大小便正常，入量4020ml，尿量3200ml。查体：体温37.1℃，血压143/79mmHg，神志清，精神好。术后第1天自觉手部胀满感明显减轻，鼻腔有少量淡血性液体流出，较昨日有所减少，无视力下降、视野缺损，纳可，大小便正常，入量2980ml，尿量2600ml。查体：体温36.3℃，神志清，精神好，心率78次/分。化验回报：血常规：白细胞9.28×10^9/L，血红蛋白142g/L，血小板计数160×10^9/L，中性粒细胞百分率78.6%；生化：葡萄糖4.4mmol/L，白蛋白40g/L，肌酐64μmol/L，钾3.6mmol/L，钠140.4mmol/L，氯101.9mmol/L，尿素4.68mmol/L，总胆红素16.1μmol/L，天冬氨酸氨基转移酶20U/L，丙氨酸氨基转移酶14U/L，空腹GH 7.3ng/ml。

患者术后第5天血常规：白细胞4.22×10^9/L，血红蛋白152g/L，血小板计数152×10^9/L，中性粒细胞百分率52.4%；生化：钾4mmol/L，钠138.7mmol/L，氯98.3mmol/L，二氧化碳25.9mmol/L。患者仍有少许脑脊液鼻漏，再次反复向患者交代严格卧床可获益，嘱严格卧床。

患者术后第7天未再出现鼻腔流液,未诉其他不适,复查空腹GH 2.3ng/ml。

术后第9天患者病情平稳,准予出院。出院后嘱避免抠鼻、用力擤鼻等;1个月后门诊随访。

6. 药学分析与建议 患者垂体磁共振示垂体微腺瘤,手术治疗GH微腺瘤的治愈率可达80% ~90%,患者首选手术治疗是正确的。而肢端肥大症的主要治疗药物生长抑素类似物的作用主要体现在:①适用于预期手术无法完全切除的大腺瘤且无肿瘤压迫症状的患者、不愿意接受手术以及不适合接受手术的患者;②对有严重并发症的手术前治疗。本患者诊断为垂体微腺瘤,不伴呼吸功能障碍、心功能不全以及代谢紊乱严重等并发症,因此无SSTA的用药指征。本例患者术后未查OGTT GH,术后空腹生长激素水平分别为7.3ng/ml(术后第1天)和2.3ng/ml(术后第7天)。指南中建议OGTT GH谷值<1.0μg/L为治疗目标,但也有研究以空腹GH<2.5μg/L作为目标值。结合患者的一般体征缓解,准许出院,但是必须定时随访。

本例经鼻蝶入路垂体瘤切除术属于颅脑手术,预防感染需要兼顾当地的抗菌谱和国家的相关政策。《神经外科围术期抗菌药用药方案》、《抗菌药物临床应用指导原则》和《卫生部办公厅关于抗菌药物临床应用管理有关问题的通知》选用的抗菌药物应是疗效肯定、安全、使用方便及价格相对较低的品种。头孢曲松是唯一推荐为预防用药的第三代头孢菌素,半衰期长(7~8小时),以原形经肝(40% ~50%)和肾(50% ~60%)消除,可以穿透血脑屏障;本药对G^+菌和G^-菌都有抗菌活性,但是对G^+菌的作用不如第一和第二代头孢菌素,所以对高度G^+菌感染风险的细菌,患者预防手术部位感染或全身性感染,需依据手术野污染或可能的污染菌种类选用。原则上颅脑手术一般应针对金黄色葡萄球菌(以下简称金葡菌)选用药物,但是在某些地区和医疗机构G^-菌日益成为手术感染的主要致病菌,因此可以选择头孢曲松。

垂体瘤作为一种良性肿瘤,患者的带瘤生存期一般很长,故对垂体瘤患者的治疗过程可以认为是医护人员协助患者与肿瘤长期斗争的过程。在长期的诊疗过程中,患者的心理状态会随着疾病的病情变化而发生改变。有的患者在垂体瘤术后可能出现腺垂体功能减退症,需要长期接受激素替代治疗的垂体瘤患者,其心理情绪的变化由多个方面的因素引起,药师可以参与进来积极给予患者指导和教育。药师可以在明确诊断和获取医师充分信任的前提下,与患者沟通使之对其疾病更加了解,并积极配合医师的治疗,以达到更好的治疗效果。并且在患者出院时对随访环节充分告知,避免患者延误病情。本例垂体瘤虽未进行药物治疗,但是患者经"蝶垂体腺瘤切除术"后需要长期随访,而患者缺乏医学的专业知识,存在忽视后继随访的状况。药师可协助医疗团队加强随访了解患者的病情变化,及时发现问题并修正治疗方案,与患者合作共同治疗疾病,会达到更好的效果。

7. 药物治疗小结 药物治疗在本例患者中虽不是主要的治疗手段,但是作为治疗的可选项之一药师应向患者说明药物治疗的利弊。作为医疗团队的一员,药师更需关注的是患者的整体需求,包括患者生理、心理的变化和需求,从患者整体角度指导、教育患者如何正确地应对垂体瘤治疗后的各种挑战。

二、甲状腺疾病

根据甲状腺的功能状态,可分为甲状腺功能亢进类型和非甲状腺功能亢进类型。

（一）甲状腺功能亢进症

1. 病因和发病机制　甲状腺毒症（thyrotoxicosis）是指组织暴露于过量的甲状腺激素条件下发生的一组临床综合征。甲状腺功能亢进症（hyperthyroidism）简称甲亢，是指甲状腺腺体本身产生甲状腺激素过多而引起的甲状腺毒症，包括弥漫性毒性甲状腺肿、结节性毒性甲状腺肿、甲状腺自主性高功能腺瘤。

甲亢是一种临床综合征，而非具体的疾病。本章主要介绍临床上最常见的弥漫性毒性甲状腺肿（diffuse toxic goiter，亦称 Graves 病，GD）。弥漫性毒性甲状腺肿是一种伴有甲状腺激素分泌增多的器官特异性自身免疫病。GD 为一常见的内分泌疾病，中国人群的患病率为 1.3% 左右，多见于成年女性，男性与女性比为 1∶4～1∶6，以 20～40 岁最多见。GD 的确切病因未明。一般认为本病以遗传易感性为背景，在感染、精神创伤等因素作用下诱发体内的免疫系统功能紊乱，免疫耐受、识别和调节功能减退，抗原特异性或非特异性 Ts 细胞功能缺陷，机体不能控制针对自身组织的免疫反应，Ts 细胞减弱了对 Th 细胞的抑制，特异 B 淋巴细胞在特异性 Th 细胞的辅助下产生异质性自身抗体，其中的甲状腺刺激抗体（TSAb）是介导甲亢的最主要的组分。

2. 临床表现及诊断

（1）临床表现：相关症状和体征主要由循环中甲状腺激素过多所致，其严重程度与病史长短、激素升高的程度和患者年龄等因素相关。

1）症状：症状主要有易激动、烦躁失眠、心悸、乏力、怕热、多汗、消瘦、食欲亢进、大便次数增多或腹泻、女性月经稀少。可伴发周期性瘫痪（亚洲、青壮年男性多见）和近端肌肉进行性无力、萎缩，后者称为甲亢性肌病，以肩胛带和骨盆带肌群受累为主。Graves 病有 1% 伴发重症肌无力。少数老年患者高代谢的症状不典型，相反表现为乏力、心悸、畏食、抑郁、嗜睡、体重明显减少，称为淡漠型甲亢（apathetic hyperthyroidism）。

2）体征：Graves 病的大多数患者有程度不等的甲状腺肿大。甲状腺肿为弥漫性，质地中等（病史较久或食用含碘食物较多者可坚韧），无压痛。甲状腺上、下极可以触及震颤，闻及血管杂音。也有少数的病例甲状腺不肿大；结节性甲状腺肿伴甲亢可触及结节性肿大的甲状腺；甲状腺自主性高功能腺瘤可扪及孤立结节。心血管系统表现有心率增快、心脏扩大、心律失常、心房纤颤、脉压增大等。少数病例下肢胫骨前皮肤可见黏液性水肿。

3）甲亢的眼部表现：分为两类。一类为单纯性突眼，病因与甲状腺毒症所致的交感神经兴奋性增高有关；另一类为浸润性突眼，也称为 Graves 眼病（Graves ophthalmopathy，GO），亦称 Graves 眶病（Graves orbitopathy，GO），与眶周组织的自身免疫炎症反应有关。

（2）实验室检查

1）血清 TSH 和甲状腺激素：目前国内普遍采用的第二代测定方法（以免疫放射法 IRMA 为代表，灵敏度达 0.1～0.2mIU/L）和第三代测定方法（以免疫化学发光法 ICMA 为代表，灵敏度为 0.01～0.02mIU/L）称为敏感 TSH（sensitive TSH，sTSH）。sTSH 是国际上公认的诊断甲亢的首选指标，可作为单一指标进行甲亢筛查。一般甲亢患者 TSH <0.1mIU/L，但垂体性甲亢 TSH 不降低或升高。

血清游离 T4（FT4）和游离 T3（FT3）水平不受甲状腺激素结合蛋白的影响，较总 T4（TT4）、总 T3（TT3）测定能更准确地反映甲状腺的功能状态。临床有影响甲状腺激素结合蛋白的因素存在时应测定 FT3、FT4，如妊娠、服用雌激素、肝病、肾病、低蛋白血症、使用糖皮质激素等。但目前测定 FT3、FT4 的方法均非直接测定游离激素水平。而 TT3、TT4 指标稳定，可重复性好，不存在甲状腺结合蛋白影响因素时仍然推荐测定 TT3、TT4。

2）甲状腺自身抗体：Graves 病患者体内可有针对多种甲状腺成分的抗体，如 TSH 受体抗体（TRAb）、甲状腺过氧化物酶抗体（TPOAb）、甲状腺微粒体抗体（TMAb）、甲状腺球蛋白抗体（TGAb），其中以 TRAb 最为重要。TRAb 又称 TSH 受体抗体，是直接作用于甲状腺细胞上的促甲状腺受体的多克隆抗体，与 Graves 病的发病关系密切。TRAb 分为三种类型，即 TSH 受体刺激性抗体（TSAb）、TSH 刺激阻断性抗体（TSBAb）、甲状腺生长免疫球蛋白（TGI），其中 TSAb 与 TSH 受体结合产生类似于 TSH 的效应，引起甲状腺增生及甲状腺激素产生和分泌过多，被认为是 Graves 病直接致病原因的主要原因。因为 TSAb 的测定条件复杂，未能在临床广泛使用，而 TSH 受体抗体（TRAb）测定已经有商业试剂盒，可以在临床开展。所以在存在甲亢的情况下，一般都把 TRAb 阳性视为 TSAb 阳性。TSAb 也被作为判断 Graves 病预后和抗甲状腺药物停药的指标。TSAb 可以通过胎盘导致新生儿甲亢，所以对新生儿甲亢有预测作用。甲状腺过氧化物酶抗体（TPOAb）和甲状腺球蛋白抗体（TgAb）的阳性率在 Graves 病患者中显著升高，是自身免疫病因的佐证。

3）甲状腺摄 ^{131}I 功能试验：由于甲状腺激素测定的普遍开展及 TSH 检测敏感度的提高，甲状腺 ^{131}I 摄取率已不作为甲亢诊断的常规指标，T3 抑制试验也基本摈弃。但是甲状腺 ^{131}I 摄取率对甲状腺毒症的原因仍有鉴别意义。甲状腺功能本身亢进时 ^{131}I 摄取率增高，摄取高峰前移（如 Graves 病、多结节性甲状腺肿伴甲亢等）；破坏性甲状腺毒症时（如亚急性甲状腺炎、安静型甲状腺炎、产后甲状腺炎等）^{131}I 摄取率降低。采取 ^{131}I 治疗甲亢时，计算 ^{131}I 的放射剂量需要做本试验。

4）甲状腺核素静态显像：主要用于对可触及的甲状腺结节性质的判定，对多结节性甲状腺肿伴甲亢和自主高功能腺瘤的诊断意义较大。

（3）诊断

1）甲亢的诊断：①临床高代谢的症状和体征；②甲状腺体征：甲状腺肿和（或）甲状腺结节；少数病例无甲状腺体征。③血清激素：TT4、FT4、TT3 和 FT3 增高；TSH 降低，一般 <0.1mIU/L。T3 型甲亢时仅有 TT3、FT3 升高。

2）Graves 病的诊断标准：①临床有甲亢的症状和体征；②甲状腺弥漫性肿大（触诊和 B 超证实），少数病例可以无甲状腺肿大；③血清 TSH 浓度降低，甲状腺激素浓度升高；④眼球突出和其他浸润性眼征；⑤胫前黏液性水肿；⑥甲状腺 TSH 受体抗体（TRAb 或 TSAb）阳性。以上标准中，①、②和③项为诊断的必备条件，④、⑤和⑥项为诊断的辅助条件。临床也存在 Graves 病引起的亚临床甲亢。

3. 治疗原则　目前尚无有效的针对病因和发病机制的根治方案。对症治疗主要是控制高代谢症状，促进器官特异性自身免疫的消退。一般治疗包括注意休息，补充足够的热量和营养，包括糖、蛋白质和 B 族维生素。对症处理包括失眠可给予苯二氮䓬类药物。心悸明显者可给予 β 受体阻断药，如普萘洛尔 10～20mg/次，每日 3 次；或美托洛尔 25～50mg/次，每日 2 次。GD 的治疗可选择 ^{131}I、抗甲状腺药物（ATD）和甲状腺切除术中的任何一种治疗方式，临床实际选择时还应充分考虑上述方法的适应证、禁忌证及相关影响因素。不论选择何种治疗方式，都应在治疗前准备、方案实施和治疗后随访等方面做充分考虑。治疗期间一旦发生甲亢危象，应采用 β 受体阻断药、ATD、无机碘、糖皮质激素、急速降温（对乙酰氨基酚和凉毯)、容量复苏和呼吸支持等多种模式联合治疗,并进行重症监护。

4. 治疗方案 针对GD的治疗有三种方式:①内科治疗;②放射性核素治疗(^{131}I);③甲状腺次全切除手术治疗。三种疗法各有利弊。内科药物治疗可以保留甲状腺产生激素的功能,但是疗程长、治愈率低、复发率高;^{131}I和甲状腺次全切除都是通过破坏甲状腺组织来减少甲状腺激素的合成和分泌,疗程短、治愈率高、复发率低,但是甲减的发生率显著增高。

(1)内科治疗

抗甲状腺药物(antithyroid drugs,ATD):ATD是GD主要的治疗药物,代表药物有甲巯咪唑(MMI)、丙硫氧嘧啶(PTU)。ATD治疗Graves病的缓解率为30%~70%不等,平均为50%。适用于病情轻,甲状腺轻、中度肿大的甲亢患者。年龄在20岁以下、妊娠甲亢、年老体弱或合并严重心、肝、肾疾病不能耐受手术者均宜采用药物治疗。一般情况下治疗方法为MMI 30~45mg qd po,MMI的半衰期长,可每天单次服用;或者PTU 100~150mg tid po。当症状消失、血中甲状腺激素水平接近正常后逐渐减量。由于T4的血浆半衰期为7天,加之甲状腺内储存的甲状腺激素释放需要约2周的时间,所以ATD开始发挥作用多在4周以后。减量时每2~4周减药一次,每次MMI减量5~10mg/d(PTU 50~100mg/d),减至最低有效剂量时维持治疗,MMI为5~10mg/d、PTU为50~100mg/d,总疗程一般为1~1.5年。起始剂量、减量速度、维持剂量和总疗程均有个体差异,需要根据临床实际掌握。近年来提倡MMI小剂量服用法,即MMI 15~30mg/d,治疗效果与40mg/d相同。治疗中应当监测甲状腺激素的水平,但是不能用TSH作为治疗目标,因为TSH的变化滞后于甲状腺激素水平4~6周。停药时甲状腺明显缩小及TSAb阴性者停药后的复发率低;停药时甲状腺仍肿大或TSAb阳性者停药后的复发率高。复发多发生在停药后的3~6个月内。在治疗过程中出现甲状腺功能低下或甲状腺明显增大时可酌情加用左甲状腺素或甲状腺片。

其他治疗药物还包括β受体阻断药、碘剂、锂制剂及地塞米松等。

β受体阻断药:甲状腺激素可以增加肾上腺能受体的敏感性。本药的作用有:①从受体部位阻断儿茶酚胺的作用,减轻甲状腺毒症的症状,在ATD作用完全发挥以前控制甲状腺毒症的症状;②具有抑制外周组织的T4转换为T3的作用;③β受体阻断药还可以通过独立的机制(非肾上腺能受体途径)阻断甲状腺激素对心肌的直接作用。④对严重心动过速导致的心功能不全有效。目前使用最广泛的β受体阻断药是普萘洛尔,20~80mg/d,每6~8小时一次。哮喘和慢性阻塞性肺疾病禁用;甲亢的妊娠期女性患者慎用;心脏传导阻滞和充血性心力衰竭禁用,但是严重心动过速导致的心力衰竭可以使用。

碘剂:主要作用是抑制甲状腺激素从甲状腺释放。适应证:①甲状腺次全切除的准备;②甲状腺危象;③严重的甲状腺毒症心脏病;④甲亢患者接受急诊外科手术。碘剂通常与ATD同时给予。控制甲状腺毒症的碘剂量大约为6mg/d,相当于饱和碘化钾溶液(SSKI)1/8滴、复方碘溶液(Lugol液)0.8滴的剂量。临床上实际给予上述一种碘溶液5~10滴,一日3次。这个剂量显著超过了抑制甲状腺毒症的需要量,容易引起碘化物黏液性水肿。《Williams内分泌学》(第10版)推荐的最大剂量是SSKI 3滴,一日3次。

锂制剂:碳酸锂(lithium carbonate)可以抑制甲状腺激素分泌,与碘剂不同的是它不干扰甲状腺对放射碘的摄取。主要用于对ATD和碘剂都过敏的患者,临时控制他们的甲状腺毒症,碳酸锂的这种抑制作用随时间延长而逐渐消失。剂量是300~500mg/次,每8小时一次。因为锂制剂的不良反应较大,仅适用于短期治疗。

地塞米松：地塞米松(dexamethasone)2mg/次，每6小时一次，可以抑制甲状腺激素分泌和外周组织的T4转换为T3。PTU、SSKI和地塞米松三者同时给予严重的甲状腺毒症患者，可以使其血清T4的水平在24～48小时内恢复正常。本药主要用于甲状腺危象的抢救。

(2)^{131}I：^{131}I治疗甲亢已有60多年的历史，现已是美国和其他西方国家治疗成人甲亢的首选疗法。我国由1958年开始用^{131}I治疗甲亢至今已有数十万例患者，在用^{131}I治疗难治性重度甲亢方面积累了较丰富的经验，但欧美国家的使用频度明显高于我国和其他亚洲国家。现已明确：①此法安全简便，费用低廉，效益高，总有效率达95%，临床治愈率85%以上，复发率<1%。第1次^{131}I治疗后3～6个月，部分患者如病情需要可做第2次^{131}I治疗。②不增加患者甲状腺癌和白血病等癌症的发病率。③不影响患者的生育能力和遗传缺陷的发生率。④^{131}I在体内主要蓄积在甲状腺内，对甲状腺以外的脏器例如心脏、肝脏、血液系统等不造成急性辐射损伤，可以比较安全地用于治疗患有这些脏器并发症的重度甲亢患者。⑤我国的专家对年龄的适应证比较慎重，对于ATD治疗失败、拒绝手术或有手术禁忌证者可考虑使用。

《^{131}I治疗格雷夫斯甲亢指南(2013版)》细化了^{131}I治疗的适应证：^{131}I治疗可以作为成人Graves病的首选治疗方法之一。^{131}I治疗尤其适用于下述情形：对ATD过敏或出现其他不良反应；ATD疗效差或多次复发；有手术禁忌证或手术风险高；有颈部手术或外照射史；病程较长；老年患者(特别是有心血管疾病的高危因素者)；合并肝功能损伤；合并白细胞或血小板减少；合并心脏病等。在Graves病合并慢性淋巴细胞性甲状腺炎的患者中，RAIU增高者可以进行^{131}I治疗。^{131}I治疗GD甲亢的禁忌证包括妊娠、哺乳；GD患者确诊或临床怀疑甲状腺癌(此时首选手术治疗)；不能遵循放射性治疗的安全指导。在未来6个月内计划妊娠的女性也不适用^{131}I治疗。此外，育龄期女性在^{131}I治疗前应注意排除妊娠。^{131}I治疗甲亢后的主要并发症是甲减。国外报告甲减的发生率每年增加5%，5年达到30%，10年达到40%～70%。国内报告早期甲减的发生率约10%，晚期达59.8%。核医学和内分泌学专家都一致认为，甲减是^{131}I治疗甲亢难以避免的结果，选择^{131}I治疗主要是要权衡甲亢与甲减后果的利弊关系。发生甲减后，可以用LT4替代治疗，可使患者的甲状腺功能维持正常，患者可以正常生活、工作和学习，育龄期妇女可以妊娠和分娩。由于甲减并发症的发生率较高，在用^{131}I治疗前需要患者知情并签字同意。医师应同时告知患者^{131}I治疗后有关辐射防护的注意事项。

(3)手术：手术治疗的治愈率为95%左右，复发率为0.6%～9.8%。手术治疗的适应证：①中、重度甲亢长期药物治疗无效或效果不佳；②停药后复发，甲状腺较大；③结节性甲状腺肿伴甲亢；④对周围脏器有压迫或胸骨后甲状腺肿；⑤疑似与甲状腺癌并存者；⑥儿童甲亢用抗甲状腺药物治疗效果差者；⑦妊娠期甲亢药物控制不佳者，可以在妊娠中期(第13～24周)进行手术治疗。手术方式现在主张一侧行甲状腺全切，另一侧次全切，保留4～6g的甲状腺组织；也可行双侧甲状腺次全切除，每侧保留2～3g的甲状腺组织。手术的并发症：①永久性甲减：术后甲减发生的原因除了手术损伤以外，Graves病本身的自身免疫损伤也是致甲减的因素。②甲状旁腺功能减退症：分为一过性甲状旁腺功能减退症和永久性甲状旁腺功能减退症。前者是由于甲状旁腺部分损伤或供应血管损伤所致，一般在术后1～7天内恢复；后者的发生率为0%～3.6%，需要终身治疗。③喉返神经损伤：发生率为0%～3.4%。如果损伤是单侧性的，患者出现发音困难，症状可以在术后数周内恢复，可能遗留声音嘶哑;如果损伤是双侧性的,患者可以出现气道阻塞,需要紧急处理。近年来随着^{131}I应用的增多,手术治疗者较以前减少。

(4)特殊人群的治疗

1)Graves病妇女怀孕前治疗方法的选择:如果Graves病患者选择甲状腺手术切除或者^{131}I治疗,有下述推荐要点:①患者TRAb高滴度、计划在2年内怀孕者,应当选择甲状腺手术切除。因为应用^{131}I碘治疗后,TRAb保持高滴度持续数月之久,影响胎儿的健康。②^{131}I碘治疗前48小时需要做妊娠试验,核实是否怀孕,以避免^{131}I对胎儿的辐射作用。③甲状腺手术或者^{131}I治疗后6个月方可怀孕。这个阶段接受LT4的替代治疗,使血清TSH维持在0.3~2.5mIU/L的水平。

如果Graves病患者选择ATD治疗有下述推荐要点:①甲巯咪唑(MMI)和PTU对母亲和胎儿都有风险;②MMI有致胎儿畸形的风险,所以建议计划怀孕前停用MMI,改换PTU。妊娠初期(T1期)优先选用PTU,MMI为二线选择。③T1期过后再改换为MMI,避免PTU的肝脏毒性发生。妊娠期间甲状腺功能状态与妊娠结局直接相关。甲状腺毒症控制不良与流产、妊娠高血压、早产、低体重儿、宫内生长限制、死产(胎儿在分娩时死亡)、甲状腺危象及孕妇充血性心力衰竭相关。

2)妊娠期的ATD治疗:常用的ATD有两种:MMI和PTU。MMI致胎儿发育畸形已有报道,主要是皮肤发育不全和"甲巯咪唑相关的胚胎病",包括鼻后孔和食管的闭锁、颜面畸形。所以在怀孕前和妊娠T1期优先选PTU,避免使用MMI。但是最近美国FDA报告PTU可能引起肝脏损害,甚至导致急性肝衰竭,建议仅在妊娠T1期使用PTU,以减少造成肝脏损伤的概率。所以除T1期外,优先选择MMI。PTU与MMI的等效剂量比是10:1~15:1(即PTU 100mg=MMI 7.5~10mg)。ATD的起始剂量取决于症状的严重程度及血清甲状腺激素的水平。总的来说,ATD的起始剂量为MMI 5~15mg/d或者PTU 50~300mg/d,每日分次服用。对于PTU引起的急性肝衰竭国内尚缺乏调查报告。在PTU和MMI转换时应当注意监测甲状腺功能的变化及药物不良反应(特别是血象和肝功能)。β肾上腺素受体阻断药普萘洛尔20~30mg/d,每6~8小时服用,对控制甲亢高代谢症状有帮助。应用β受体阻断药长期治疗与宫内生长限制、胎儿心动过缓和新生儿低血糖症相关,使用时应权衡利弊,且避免长期使用。

3)哺乳期的ATD治疗:近20年的研究表明,哺乳期ATD的应用对于后代是安全的,哺乳期使用PTU 150mg/d或MMI 10mg/d对婴儿的脑发育没有明显影响,但是应当监测婴儿的甲状腺功能;哺乳期应用ATD进行治疗的母亲,其后代未发现有粒细胞减少、肝功能损害等并发症。母亲应该在哺乳完毕后服用ATD,之后要间隔3~4小时再进行下一次哺乳。MMI的乳汁排泌量是PTU的7倍,所以哺乳期治疗甲亢PTU应当作为首选。

孕妇和哺乳期妇女禁用^{131}I治疗甲亢。育龄妇女在行^{131}I治疗前必须确定未孕。如果选择^{131}I治疗,治疗后的6个月内应当避免怀孕。

4)新生儿甲亢和儿童甲亢:Graves病母亲的TSAb可以通过胎盘到达胎儿,引起新生儿甲亢。有的母亲的甲亢已经得到控制,但是由于循环内TSAb的存在,依然可以引起新生儿甲亢。新生儿甲亢呈一过性,随着抗体消失,疾病自发性缓解,临床病程一般在3~12周。新生儿甲亢一般在出生后数天发作,表现为易激惹、皮肤潮红、高血压、体重增加缓慢、甲状腺肿大、突眼、心动过速、黄疸、心力衰竭。诊断依赖新生儿血清TT4、FT4、TT3的增高。治疗目的是尽快降低新生儿循环血内的甲状腺激素浓度。①MMI 0.5～1.0mg/(kg·d)或者PTU 5～10mg/(kg·d),每8小时一次;②普萘洛尔1～2mg/d,减慢心率和缓解症状;③Lugol碘溶液每8小时1滴(相当于8mg碘)。如果上述治疗在24～36小时效果不显著,可以增加50%的剂量,并且给予糖皮质激素治疗。

儿童甲亢的药物治疗分为长程抗甲状腺药物治疗和超长程抗甲状腺药物治疗两种。①长程抗甲状腺药物治疗:基本同成人甲亢。药物治疗宜选用MMI 1～2mg/(kg·d),分1或3次口服;对MMI不能耐受者才可选用PTU 5～10mg/(kg·d),分3次口服,但必须密切监测肝功能的变化,好转后逐渐减至维持量2.5～10mg/d。总疗程为1.5～3年,青春发育期可适当延长用药时间。心率较快者可加用普萘洛尔。②超长程抗甲状腺药物治疗:用抗甲状腺药物治愈的儿童GD患者仅占少数。大多数患者用抗甲状腺药物不能治愈,对这些患者的治疗只能采用超长程的抗甲状腺药物疗法,即一直将抗甲状腺药物应用到青春期发育完成后的2～3年(尤其是女性患者和伴有明显突眼的患者)。只要药物的不良反应未出现且甲亢症状可被控制,可以使用MMI治疗更长时间。由于超长程抗甲状腺药物的时间一般都大于5年,有的患者长达10多年,因此在实施过程中要特别注意以下几点:①可在甲亢症状控制后长期采用阻滞-替代治疗方法,即在抗甲状腺药物治疗的同时加用TH制剂,使患者的血T3和T4长期维持在正常范围内(不要求血TSH正常);②杜绝或尽量减少药物性甲减的发生;③早期防治GD眼病(防治的重点是突眼);④维持正常的生长发育和身心健康;⑤如病情不允许(如突眼)或患者不能主动配合治疗,应在必要时改用其他治疗(如^{131}I治疗或手术治疗)。

5. 药物治疗管理

(1)疗效监测:GD的治疗目的旨在控制甲状腺毒症而非病因学(如控制TRAb)治疗,因此对疗效的评估主要是GD的甲状腺毒症的缓解与复发,难以达到GD的治愈。评价GD疗效的参考标准如下:①完全缓解(临床治愈):随访半年以上,患者的甲亢症状和体征完全消失,血清TT3、TT4、FT3、FT4恢复正常;②部分缓解:甲亢症状减轻,体征部分消失,血清TT3、TT4、FT3、FT4明显降低,但未降至正常水平;③无效:患者的症状和体征均无改善或反而加重,血清甲状腺激素水平无明显降低;④复发:治疗达完全缓解标准之后再次出现甲亢的症状和体征,血清甲状腺激素水平再次升高;⑤甲减:治疗后出现甲减的症状和体征,血清甲状腺激素水平低于正常,TSH高于正常。通常①、②和⑤均被认为治疗有效。

使用ATD的患者应该定期评估甲状腺的临床和生化情况。在治疗前后同时监测游离T4和TSH是必需的,在治疗后数月内血清TSH都有可能处于抑制水平,所以TSH并不是监测治疗效果的良好指标。在开始ATD治疗后的4周需监测血清游离T4水平,并根据结果调整剂量;同样也应该监测血清T3水平,因为在游离T4水平正常的情况下可能伴随着T3的持续升高。在最小治疗剂量后甲状腺功能正常时,每4～8周监测一次较为合适;在甲状腺功能完全正常后,评估生化和临床情况的间隔可延长至2～3个月。

治疗后的疗效监测是^{131}I治疗GD甲亢非常重要的环节。轻、中度GD且无严重并发症者可在治疗后的1～3个月内随访,初步评价疗效;病情较重者或临床表现发生较大变化者应视需要密切观察。治疗后6个月应常规复诊,如确定已完全缓解,随访间隔时间可延长,建议至少每年随访复查1次。随访内容:①患者的症状和体征;②实验室检查:FT3、FT4、TSH,必要时可以检测TPOAb、TgAb和TRAb等;③伴有并发症的甲亢,应注意评价并发症异常指标治疗后的变化，相关疾病症状、体征的控制情况等。

GD行甲状腺切除术后还需进行血清钙或甲状旁腺激素全段水平测定，并根据结果给予口服钙和钙化三醇治疗。

1）抗甲状腺药物的不良反应监测：抗甲状腺药物的不良反应有皮疹、皮肤瘙痒、白细胞减少症、粒细胞减少症、中毒性肝病和血管炎等。MMI的不良反应是剂量依赖性的，PTU的不良反应则是非剂量依赖性的，两药的交叉反应发生率为50%。发生白细胞减少（$<4.0\times10^9/L$）通常不需要停药，减少抗甲状腺药物的剂量，加用一般升白细胞药物。注意甲亢在病情还未被控制时也可以引起白细胞减少，所以应当在用药前常规检查白细胞计数作为对照。皮疹和瘙痒的发生率为10%，用抗组胺药物多可纠正。如皮疹严重应停药，以免发生剥脱性皮炎等。出现关节疼痛者应当停药，否则会发展为"ATD关节炎综合征"，即严重的一过性游走性多关节炎。

a. 粒细胞缺乏症（外周血中性粒细胞绝对计数$<0.5\times10^9/L$）是ATD的严重并发症。服用MMI和PTU发生的概率相等，在0.3%左右。老年患者发生本症的危险性增加。多数病例发生在ATD最初治疗的2～3个月内或再次用药的1～2个月内，但也可发生在服药的任何时间。患者的主要临床表现是发热、咽痛、全身不适等，严重者出现败血症，病死率较高。建议在治疗中应定期检查白细胞，若中性粒细胞少于$1.5\times10^9/L$应当立即停药。治疗中若出现发热、咽痛均要立即检查白细胞。粒细胞集落刺激因子（G-CSF）可以促进骨髓恢复，但是对骨髓造血功能损伤严重的病例效果不佳。在一些情况下，糖皮质激素在粒细胞缺乏症时也可以使用。PTU和MMI都可以引起本症，两者有交叉反应，一种药物引起本症，不要换用另外一种药物继续治疗。

b. 中毒性肝病的发生率为0.1%～0.2%，多在用药后3周发生，表现为变态反应性肝炎。氨基转移酶显著上升，肝脏穿刺可见片状肝细胞坏死，病死率高达25%～30%。PTU引起的中毒性肝病与PTU引起的氨基转移酶升高很难鉴别。PTU可以引起20%～30%的患者氨基转移酶升高，升高幅度为正常值的1.1～1.6倍。另外甲亢本身也有氨基转移酶增高，在用药前检查基础的肝功能，以区别是否是药物的不良反应。MMI导致的胆汁淤积性肝病罕见，肝脏活体检查肝细胞结构存在，小胆管内可见胆汁淤积，外周有轻度炎症，停药后本症可以完全恢复。

c. 血管炎罕见，由PTU引起的多于MMI。血清学检查符合药物性狼疮。抗中性粒细胞胞浆抗体（antineutrophil cytoplasmic antibodies，ANCA）阳性的血管炎主要发生在亚洲患者，与服用PTU有关。这些患者的大多数存在抗髓过氧化物酶-抗中性粒细胞胞浆抗体（antimyeloperoxidase antineutrophil cytoplasmic antibodies），这种抗体与髓过氧化物酶结合，形成反应性中间体，促进了自身免疫炎症。ANCA阳性的血管炎多见于中年女性，临床表现为急性肾功能异常、关节炎、皮肤溃疡、血管炎性皮疹、鼻窦炎、咯血等，停药后多数病例可以恢复。少数严重病例需要大剂量糖皮质激素、环磷酰胺或血液透析治疗。近年来的临床观察发现，PTU可诱发33%的Graves患者产生ANCA。正常人群和未治疗的Graves病患者4%～5% ANCA阳性，多数患者无血管炎的临床表现。故有条件者在使用PTU治疗前应检查ANCA，对长期使用PTU治疗者定期监测尿常规和ANCA。

2）患者健康教育和用药指导

a. 心理指导：焦虑为甲亢患者最常见、最突出的心理反应。缺乏疾病的相关知识、担忧预后及经济负担等原因更加重患者的心理负担。做好心理护理对甲亢的预后有良好的促进作用,详细讲解甲亢的病因、表现、治疗手段及预后,安慰、劝解患者,鼓励其树立战胜疾病的信心。指导患者训练自我调控情绪的方法,以减少应激反应。

b. 饮食管理:甲亢患者处于高代谢状态,营养物质消耗增加,指导患者进食高热量、高蛋白质、易消化的食品。宜少量多餐,不可暴饮暴食。鼓励家属携带患者爱吃的食物,禁食含碘量高的食品尤其是海带,有条件患者食用生盐或代盐,禁饮兴奋性饮料。

c. 生活指导:饮食起居要有规律,注意防寒保暖和个人卫生,充分休息和高质量的睡眠有利于甲亢症状的控制。指导患者采用一些放松手法如深呼吸、听音乐等缓解紧张情绪,必要时遵医嘱服用安眠药以助睡眠。甲亢患者不宜从事重体力和剧烈运动,以减少心脏负担和氧的消耗,重症患者或合并心脏病者应卧床休息。避免精神刺激、劳累感染、暴饮暴食等诱因加重病情或诱发甲状腺危象。

d. 长期 ATD 治疗指导:ATD 治疗的疗程较长,复发率高,让患者了解治疗目的,说明药物治疗的优势,使其积极配合治疗。药师向患者详细讲解药物的药理作用、服药方法、副作用及注意事项,强调长期有规律服药的目的、意义和重要性。某些患者在甲亢症状控制后误认为甲亢已治愈或听信某些宣传而中断治疗,导致病情加重或甲亢复发,药师要告诫患者不可擅自停药、换药或随意减量。指导患者观察甲亢好转的指征,如体温、脉搏是否正常,体重的增加,血清 T3、T4 水平的下降等。讲解服抗甲亢药可能发生的副作用,服药期间密切观察病情控制情况及不良反应,定期复查甲状腺功能及血象、肝功能,发现异常如咽痛、发热、乏力等及时就诊。

e. 做好出院指导:嘱咐患者定时定量服药,定期复查争取痊愈,避免复发,发现不适随时就诊。

3)药物相关性甲状腺毒症的识别和治疗:药物相关性甲状腺毒症包括碘甲亢、干扰素(IFN)-α 或白介素(IL)-2 等细胞因子治疗期间发生甲状腺毒症和胺碘酮诱发的甲状腺毒症等。碘甲亢可采用 β 受体阻断药单独治疗或联合甲巯咪唑治疗。用 IFN-α 或 IL-2 等细胞因子治疗期间发生甲状腺毒症者应明确病因并区别治疗。

使用胺碘酮治疗之前和开始的 1 和 3 个月建议监测甲状腺功能,之后每隔 3 ~ 6 个月检测 1 次。对胺碘酮诱发的甲状腺毒症应进行相关检测以分辨Ⅰ型(碘甲亢)和Ⅱ型(甲状腺炎)。胺碘酮(amiodarone)含碘 37.2%,它引起的甲状腺毒症分为Ⅰ型是碘甲亢,甲状腺合成甲状腺激素增加;Ⅱ型是碘导致的甲状腺细胞的损伤,甲状腺毒症是由于甲状腺滤泡破坏、甲状腺激素漏出所致。两型的相同点在于都存在高甲状腺激素血症。区别点在于:①^{131}I 摄取率:Ⅰ型正常,Ⅱ型低下或被抑制;②血清 IL-6:Ⅰ型正常或者轻度增加,Ⅱ型显著增加;③彩色超声:Ⅰ型显示甲状腺血流正常或者增加,Ⅱ型无血流显示。胺碘酮引起的甲状腺毒症是严重的,因为患者通常已有心脏疾病。甲巯咪唑与过氯酸钾合并治疗效果较好。对于Ⅱ型患者的甲状腺毒症期给予泼尼松 40mg/d 治疗。

(2)并发症

1)甲状腺危象(thyroid storm):甲状腺危象也称为甲亢危象,表现为所有甲亢症状的急骤加重和恶化,多发生于较重甲亢未予治疗或治疗不充分的患者。常见的诱因有感染、手术、创伤、精神刺激等。临床表现有高热或过高热、大汗,心动过速(140 次/分以上),烦躁、焦虑不安、谵妄,恶心,呕吐,腹泻;严重患者可有心力衰竭、休克及昏迷。甲亢危象的诊断主要靠临床表现综合判断。临床高度疑似本症及有危象前兆者应按甲亢危象处理。甲亢危象的病死率为20%以上。

治疗:去除诱因。注意保证足够的热量及液体补充,每日补充液体3000~6000ml。高热者积极降温,必要时进行人工冬眠。有心力衰竭者使用洋地黄及利尿药。优先使用PTU,因为该药可以阻断外周组织中的T4向具有生物活性的T3转换。首剂600mg口服或经胃管注入,继之200mg/次,每8小时一次;或甲巯咪唑首剂60mg口服,继之20mg/次,每8小时一次。使用抗甲状腺药物1小时后使用碘剂,复方碘溶液(Lugol液)5滴/次,每6小时一次;或碘化钠1.0g,溶于500ml液体中静脉滴注,第一个24小时可用1~3g。糖皮质激素如地塞米松2mg/次,每6~8小时静脉滴注一次;或氢化可的松50~100mg/次,每6~8小时静脉滴注一次。无心力衰竭者或者心脏泵衰竭被控制后可使用普萘洛尔20~40mg/次,每6小时一次,有心脏泵衰竭者禁用。经上述治疗有效者病情在1~2天内明显改善,1周内恢复,此后碘剂和糖皮质激素逐渐减量,直至停药。在上述常规治疗效果不满意时,可选用腹膜透析、血液透析或血浆置换等措施迅速降低血浆甲状腺激素浓度。

2)甲状腺毒症性心脏病(thyrotoxic heart disease):甲状腺毒症对心脏有三个作用:①增强心脏β受体对儿茶酚胺的敏感性;②直接作用于心肌收缩蛋白,增强心肌的正性肌力作用;③继发于甲状腺激素的外周血管扩张,阻力下降,心排血量代偿性增加。上述作用导致心动过速、心排血量增加、心房纤颤和心力衰竭。心房纤颤是影响心脏功能的因素之一,甲亢患者中10%~15%发生心房纤颤,甲亢患者发生心力衰竭时30%~50%与心房纤颤并存。

治疗:①ATD治疗。立即给予足量的抗甲状腺药物,控制甲状腺功能至正常。②^{131}I治疗。经ATD控制甲状腺毒症的症状后,尽早给予大剂量的^{131}I破坏甲状腺组织。为防止放射性损伤后引起的一过性高甲状腺激素血症加重心脏病变,给予^{131}I的同时需要给予β受体阻断药保护心脏;^{131}I治疗后2周恢复ATD(MMI)治疗,等待^{131}I发挥其完全破坏作用;^{131}I治疗后12个月内调整ATD的剂量,严格控制甲状腺功能在正常范围内;如果发生^{131}I治疗后甲减,应用尽量小剂量的LT4控制血清TSH在正常范围内,避免过量LT4对心脏的不良反应。③β受体阻断药。普萘洛尔可以控制心动过速,也可以用于由于心动过速导致的心力衰竭。为了克服普萘洛尔引起的抑制心肌收缩的不良反应,需要同时使用洋地黄制剂。④处理甲亢合并的充血性心力衰竭的措施与未合并甲亢者相同,但是纠正的难度加大,洋地黄的用量也要增加。⑤心房纤颤可以被普萘洛尔和(或)洋地黄控制,控制甲亢后若心房纤颤仍持续存在可以施行电转律。

6. 案例分析

(1)主题词:甲状腺功能亢进症;Grave病;原发性高血压;甲巯咪唑;丙硫氧嘧啶;中性粒细胞减少;ANCA阳性。

(2)病史摘要:患者,女,66岁,主因"乏力、怕热、食欲增加、体重减轻1个多月"入院。患者于1个多月前无明显诱因出现心慌,活动后憋气,心率最快140次/分,出汗明显,食欲增加,体重下降2kg,腹泻4次/日,乏力明显,手抖明显,烦躁明显,无发热、恶心、呕吐,无头痛、头昏、精神障碍,无畏光、流泪、复视、眼部肿痛,无异物感、肌肉酸困、疼痛。患者20天前于门诊就诊,查甲状腺功能T3、T4升高,TSH降低(FT3>20pg/ml,FT4 6.6ng/dl,TSH 0μIU/ml,TgAb>500U/ml,TPOAb>1300U/ml);甲状腺B超提示甲状腺弥漫性肿大,甲状腺双叶实性小结节,吸碘率接近正常上限,诊断为“甲状腺功能亢进症”;血常规示 WBC $2.8\times10^9/L$;血生化示氨基转移酶(ALT 55U/L)及胆红素(总胆红素 22.3μmol/L)轻度升高。

患者原发性高血压 11 年,血压最高 180/110mmHg。5 年前因结肠腺癌行左半结肠切除术,术后化疗 6 个疗程。2007 年左侧肾上腺瘤。否认肝炎、结核、疟疾病史、心脏病病史,否认糖尿病、脑血管疾病、精神疾病病史,否认食物、药物过敏史,预防接种史不详。

入院查体:T 36.8℃,P 92 次/分,R 22 次/分,BP 160/65mmHg。甲状腺弥漫肿大Ⅲ度,质韧;双肺清;心界左大,心尖部可闻及 2/6 级收缩期杂音,P2 亢进;肝脾肋下未及;双下肢浮肿。

入院诊断:①甲状腺功能亢进症,Grave 病,甲亢性心脏病:白细胞减少;②原发性高血压 3 级,极高危;③结肠癌术后,化疗 6 个疗程后;④左侧肾上腺腺瘤。

(3)治疗方案

1)生活饮食:免碘饮食,注意休息,避免劳累。

2)抗高血压药物:苯磺酸氨氯地平片 5mg po qd。

3)Graves 病治疗药物:丙硫氧嘧啶片 100mg po q8h。

4)白细胞减少治疗药物:利可君片 20mg po tid;盐酸小檗胺片 50mg po tid。

5)控制心室率:盐酸普萘洛尔片 10mg po q8h。

(4)药学监护要点

1)Graves 病:丙硫氧嘧啶(PTU)的免疫调节作用较好,直接抑制 T4 转化为 T3,起效更快,因此临床选择丙硫氧嘧啶片治疗。治疗期间药师需要关注 PTU 的不良反应。由于患者入院时白细胞减少(WBC $2.8\times10^9/L$、中性粒细胞 $1.5\times10^9/L$)、氨基转移酶轻度升高(ALT 55U/L),因为甲亢本身也会造成上述情况,因此治疗期间药师应密切关注患者的肝功能、白细胞变化。同时关注 PTU 的其他不良反应表现:凝血相变化、皮疹、关节痛、脉管炎(表现为患部红、肿、痛;关注 ANCA 相关指标的变化)、淋巴结肿大。

2)升白细胞药物的疗效:监测白细胞变化。

3)抗高血压药物:患者既往长期口服苯磺酸氨氯地平片,氨氯地平为二氢吡啶类钙离子拮抗剂,副作用较少,患者长期服用自述血压稳定。药师仍需监测患者血压是否达标,并询问踝部水肿等 CCB 类降压药的常见不良反应情况。

4)β 受体阻断药普萘洛尔的应用:普萘洛尔除了降低心率,治疗、改善心肌耗氧外,还有抑制 T4 向 T3 转化的作用。监测患者的心率变化,监测手抖等交感神经神经兴奋症状的缓解状况,适时调整剂量。

5)患者予生活饮食调整:对甲亢患者进行生活饮食的口头和纸质教育。教育内容包括甲状腺疾病患者应减少碘的摄入量,禁食海鲜、海带、紫菜,不用含碘的药物。提倡低盐、低碘饮食。应注意少吃致甲状腺肿的食物,如萝卜和卷心菜;少吃含异性蛋白质的食物,如虾、蟹等。甲亢患者的代谢率增高,消耗增加,应给予高热量、高蛋白质及富含维生素的饮食,以满足机体的需要。患者心率增快、怕热多汗,应保证患者的休息,避免剧烈运动。甲状腺疾病患者应保障充足的睡眠,定时休息,过于持久或强烈的精神应激是引起甲状腺疾病的重要因素。药师也有义务对患者进行心理护理,消除焦虑及抑郁情绪。

(5)药学监护过程:患者入院后病情平稳,主诉心慌手抖症状好转,一般情况可,血压 120/50mmHg,HR 80 次/分,律齐,双下肢浮肿。予呋塞米 10mg qd,尿量较多。继续观察病情。

甲亢治疗方面选择丙硫氧嘧啶治疗,监测血常规和氨基转移酶,入院后8天患者血结果回报ANCA(+),因丙硫氧嘧啶更易导致ANCA相关性血管炎,换用甲巯咪唑治疗。

患者白细胞减低、中性粒细胞减少,考虑甲亢所致,应用PTU有进一步减少的可能。盐酸小檗胺和利可君的升白细胞作用较弱(应用3天后白细胞和中性粒细胞未升高),因此加用粒细胞集落刺激因子(75μg皮下注射),用药后第2天WBC升至$10.43\times10^9/L$。后白细胞一直稳定在$3.0\times10^9/L$以上,粒细胞在$1.5\times10^9/L$以上。

患者处于高分解代谢状态,加用复合维生素B治疗。

入院后第17天患者病情平稳,无不适主诉,二便及睡眠可。查体:血压120/60mmHg,双下肢不肿。血常规:WBC $3.32\times10^9/L$,NEUT $1.86\times10^9/L$。血生化:ALT 47U/L。患者目前甲状腺功能较前好转,心功能好转,粒细胞无明显下降,氨基转移酶稳定未进行性升高,无腹泻,病情平稳,准备出院。

出院带药:①降血压:苯磺酸氨氯地平片5mg qd。②升白药:利可君片20mg tid;盐酸小檗胺片50mg tid。③降低心率:盐酸普萘洛尔片10mg qid。④补充维生素:复合维生素B片1片qd。⑤治疗Grave病:甲巯咪唑片10mg qd。

(6)药学分析与建议

1)抗甲状腺药物(antithyroid drugs,ATD)的选择:硫氧嘧啶类中的丙硫氧嘧啶(PTU)和咪唑类中的甲巯咪唑(即他巴唑,MMI)都属于硫脲类抗甲状腺药,是治疗甲状腺功能亢进的基础用药。这两种药物在不同地区、不同医师之间,依据其习惯和经验而有其不同的选择。PTU具有影响脱碘酶、减弱周围组织中的T4转变为T3的作用;MMI对甲状腺激素的合成具有较长时间的抑制作用,可以每日1次给药。但如果仅给予常用的治疗剂量,这两种药的起效时间则没有不同,因为PTU抑制T4转变为T3的甲状腺外的作用在用药剂量为每日600mg时才更加明显。PTU和MMI都可产生肝功能异常,但有些差别。肝功能方面,PTU是“全或无”的副作用,MMI与剂量相关。且PTU多引起氨基转移酶升高,MMI多引起淤胆。另外两种药物在孕妇和青少年治疗方面也有所区别。就本例患者而言,选择MMI和PTU都可以,两者并没有明确的优缺点。

2)ANCA相关性血管炎的处理:1992年首先报道丙硫氧嘧啶所致的ANCA相关性小血管炎,临床表现为出血和呼吸衰竭,而后国内外陆续有类似报道。丙硫氧嘧啶引起的ANCA相关性小血管炎临床表现多种多样,可累及全身各个系统,非特异性表现为发热、乏力,肾脏表现为急性肾衰竭或肾炎综合征,肾外可有肺、关节、肌肉、皮肤、血液多脏器受累等。国内以肾脏受累报道较多,占60.6%。数据显示PTU的ANCA阳性发生率显著高于MMI,因此本例患者由于ANCA阳性由丙硫氧嘧啶换成甲巯咪唑有一定的依据。但是有的专家认为甲巯咪唑也可引起小血管炎,丙硫氧嘧啶引起的ANCA相关性小血管炎患者简单换用甲巯咪唑值得商榷。

3)中性粒细胞减少的治疗:是ATD治疗过程中主要的不良反应,除药物原因外,甲状腺功能亢进本身也可造成白细胞减少。《中国甲状腺疾病诊治指南-甲状腺功能亢进症》认为,若发生WBC减少或出现中性粒细胞减少后,如果情况不严重(如$N>1.5\times10^9/L$),可暂不停药,用效果可靠的升白细胞药物,在严密观察下继续药物治疗,经一段时间后白细胞可能回升。

(7)药物治疗小结:Grave 病的药物治疗、疗效观察和不良反应监测是药师可以参与的地方。丙硫氧嘧啶和甲巯咪唑引起的粒细胞减少(或缺乏)、肝功能损害、ANCA 相关性血管炎等的监测方法和处理方法是药师必须要掌握的。

(二)甲状腺功能减退症

甲状腺功能减退症(hypothyroidism,简称甲减)是由于甲状腺激素合成和分泌减少或组织利用不足导致的全身性代谢减低综合征。临床甲状腺功能减退症的患病率为1%左右,女性较男性多见;可发生在任何年龄,随年龄增加患病率上升。

1. 病因和发病机制　甲状腺功能减退症的病因较复杂(表 7-2),根据病变发生的部位分为原发性甲减、中枢性甲减、甲状腺激素抵抗综合征;其中以原发性甲减最为多见,其次为中枢性甲减,其他均属少见。原发性甲减中以慢性淋巴细胞性甲状腺炎(桥本甲状腺炎)最常见,发病机制随病因和类型不同而异。

表 7-2　甲状腺功能减退症的分型及发病机制

疾病类型	机制	病因
原发性甲减	甲状腺破坏性损害	慢性淋巴细胞性甲状腺炎(桥本甲状腺炎);甲状腺全切或次全切除术后;甲亢^{131}I 治疗后;亚急性甲状腺炎(一般为暂时性);甲状腺内广泛病变(如甲状腺癌、转移癌或淀粉样变性等浸润)
	甲状腺激素合成障碍	缺碘性地方性甲状腺肿;碘摄入过多;药物诱发;长期接触致甲状腺肿的物质(如长期大量食用某些卷心菜、芜菁、甘蓝、木薯等)
	先天性疾病	孕妇缺碘或口服过量的抗甲状腺药物;先天性甲状腺不发育;异位甲状腺;受体基因突变(促甲状腺激素不敏感综合征);甲状腺激素合成障碍(碘化酶基因突变、脱碘酶基因突变等)
中枢性甲减	下丘脑和垂体病变	垂体肿瘤;垂体手术或放射治疗后;席汉综合征;先天性促甲状腺激素分泌异常;促甲状腺激素释放激素受体基因突变
甲状腺激素抵抗综合征	甲状腺激素实现生物效应障碍	全身型甲状腺激素抵抗综合征;垂体选择型甲状腺激素抵抗综合征;外周组织选择型甲状腺激素抵抗综合征

2. 临床表现及诊断　TSH 和 TT4、FT4 是诊断甲减的第一线指标,诊断思路见图 7-2。

(1)原发性甲减

1)甲减表现为血清 TSH 增高,TT4 和 FT4 均降低;而亚临床甲减仅有 TSH 增高,TT4 和 FT4 均正常。甲状腺过氧化物酶抗体(TPOAb)、甲状腺球蛋白抗体(TGAb)是确定原发性甲减病因的重要指标,同时也是诊断自身免疫性甲状腺炎(包括慢性淋巴细胞性甲状腺炎、萎缩性甲状腺炎)的主要指标。

2)详细地询问病史有助于本病的诊断。如甲状腺手术、甲亢^{131}I 治疗;Graves 病、慢性淋巴细胞性甲状腺炎病史和家族史等。

3)本病发病隐匿,病程较长,不少患者缺乏特异性的症状和体征。

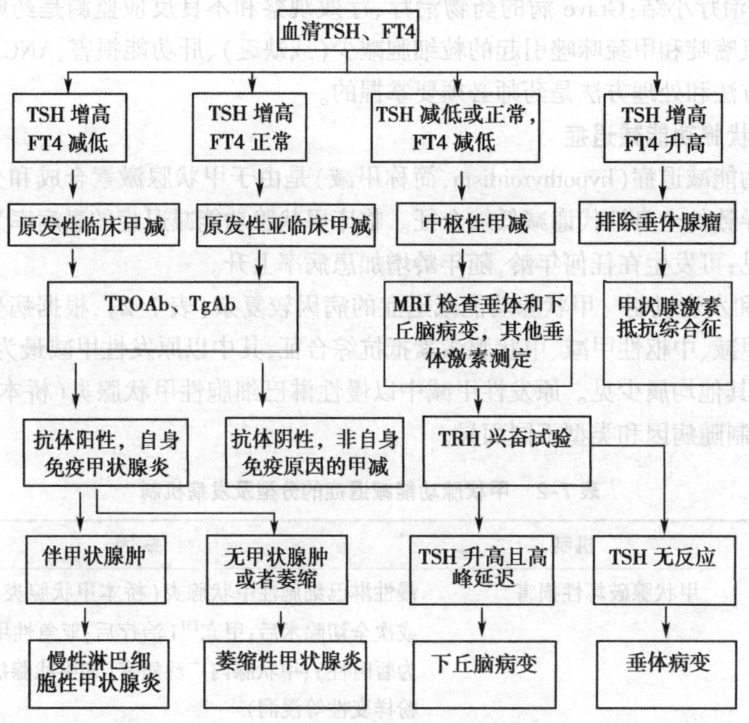

图 7-2　甲状腺功能减退症的诊断思路

4）症状主要表现以代谢率减低和交感神经兴奋性下降为主，病情轻的早期患者可以没有特异性症状。

5）典型患者表现为畏寒、乏力、手足肿胀感、嗜睡、记忆力减退、少汗、关节疼痛、体重增加、便秘、女性月经紊乱或者月经过多、不孕。

（2）中枢性甲减

1）典型病例的血清 TSH 和甲状腺激素的表现是 TSH 减低、TT4 减低，但约有 20% 的患者基础血清 TSH 浓度也可以正常或者轻度升高（10mIU/L）。

2）多见于儿童和 30～60 岁的成人。

3）本病常有性腺、肾上腺受累，应该注意询问相关症状，如女性产后无乳及闭经、男性性功能减退、皮肤色素变浅、腋毛和阴毛脱落等。同时应当检查性腺和肾上腺皮质功能。

（3）甲状腺激素抵抗综合征：本病可分为 3 个亚型。

1）全身型甲状腺激素抵抗综合征（generalized resistance to thyroid hormones，GRTH）：①血清 TT4、TT3、FT4 增高（从轻度增高到 2～3 倍的增高）。②TSH 增高或者正常；甲状腺肿、生长缓慢、发育延迟、注意力不集中、好动以及静息时心动过速；缺乏甲减的临床表现。③75% 的患者具有家族史，遗传方式为常染色体显性遗传。

2）垂体选择型甲状腺激素抵抗综合征（selective pituitary resistance to thyroid hormones，PRTH）：①血清 T3、T4 增高，TSH 增高或者正常；②有轻度的甲亢症状、甲状腺肿。

3）外周组织选择型甲状腺激素抵抗综合征（selective peripheral resistance to thyroid hormones，perRTH）：①GRTH 和 PRTH 的实验室结果均可出现；②有甲减的临床表现。

甲状腺功能减退症的一些症状需要和以下几种疾病进行鉴别，但这些患者的甲状腺功能均正常，通过临床表现和相应的实验室检查一般较易鉴别。①贫血：由血液系统疾病引起者，再生障碍性贫血表现为三系减少（即红细胞系、白细胞系、血小板系减少），缺铁性贫血具有一定的病因，表现为小细胞、低色素性贫血；而甲状腺功能减退引起的贫血仅有血红蛋白降低，而无粒细胞、血小板的减少。②浮肿：慢性肾炎表现为蛋白尿，尿中可有颗粒管型，伴有高血压、肾性贫血，浮肿呈凹陷性，由于低蛋白血症所致；肥胖病多有肥胖、高血压、糖尿病等家族遗传史，呈单纯性肥胖，而无浮肿及贫血等表现；特发性浮肿无明显病因可寻，浮肿但不伴有高血压、贫血、蛋白尿等表现，查血浆蛋白、甲状腺功能均正常；而甲状腺功能减退引起的浮肿一般无蛋白尿及高血压，呈黏液性水肿。

3. 治疗原则　有症状者需要对症治疗：有贫血者可补充铁剂、维生素 B_{12}、叶酸等；胃酸不足者应补充稀盐酸，但必须与甲状腺激素合用才能取得疗效。

甲状腺激素的替代一般需要终身替代。治疗的目标是临床甲减症状和体征消失，TSH、TT4、FT4 值维持在正常范围内，血清 TSH 的上限一般控制在 <3.0mIU/L。继发于下丘脑和垂体的甲减不能把 TSH 作为治疗指标，而应该把血清 TT4、FT4 达到正常范围作为治疗目标。

4. 药物治疗方案　应根据引起甲状腺功能减退的病因进行相应的处理。本部分重点介绍原发性甲减的治疗。

（1）治疗药物的分类：甲状腺制剂的长期替代治疗是本病主要和有效的治疗方法，常用的制剂有甲状腺片、左甲状腺素（LT4）（表 7-3）。

表 7-3　甲状腺制剂的种类及特点

药品名称	半衰期	分服次数	每日的起始剂量	每日的维持剂量	主要的不良反应
甲状腺片	6~7 天	1 次	10~20mg	40~120mg	过量则引起心悸、心律不齐、心动过速、失眠、烦躁、多汗等甲亢症状
左甲状腺素（LT4）	7 天	1 次	<50 岁，既往无心脏病病史可尽快达到完全替代剂量；≥50 岁，25~50μg/d	成人 50~200μg，平均为 125μg（1.6~1.8μg/kg）	

（2）治疗方案

1）原发性甲减的药物治疗：治疗目标为临床甲减症状和体征消失，TSH、TT4、FT4 值维持在正常范围内。

甲状腺片是动物甲状腺的干制剂，因其甲状腺激素含量不稳定和 T3 含量过高，现已很少使用。左甲状腺素（LT4）是目前本病的主要替代治疗药物，一般需要终身替代；也有慢性淋巴细胞性甲状腺炎所致的甲减自发缓解的报道。

LT4 治疗的剂量：成年患者的替代剂量为 50~200μg/d，平均为 125μg/d；按体重计算的剂量是 1.6~1.8μg/（kg·d）。具体取决于患者的病情、年龄、体重和个体差异，起始剂量和达到完全替代剂量所需的时间要根据年龄、体重和心脏状态确定。<50 岁、既往无心脏病史患者可以尽快达到完全替代剂量；≥50 岁的患者服用 LT4 前要常规检查心脏状态，一般从 25~50μg/d 开始，每天 1 次口服，每 1~2 周增加 25μg，直至达到治疗目标。患缺血性心

脏病者起始剂量宜小,调整剂量宜慢,防止诱发和加重心脏病。

2)亚临床甲减的药物治疗:2004 年,美国甲状腺学会(ATA)、美国临床内分泌医师学会(AACE)和美国内分泌学会(TES)召开专门会议,达成以下共识:将本病划分为两种情况,第一种是 TSH > 10mIU/L,主张给予 LT4 替代治疗;治疗的目标和方法与临床甲减一致,替代治疗中要定期监测血清 TSH 浓度,因为 LT4 过量可以导致心房颤动和骨质疏松。第二种是 TSH 处于 4 ~ 10mIU/L 之间,不主张给予 LT4 治疗,定期监测 TSH 的变化。对 TSH 4 ~ 10mIU/L 伴 TPOAb阳性的患者,要密切观察 TSH 的变化,因为这些患者容易发展为临床甲减。

3)妊娠期甲减的药物治疗:一般认为在妊娠早期 TSH 的参考范围应该低于非妊娠人群 30% ~50%,目前国际上学者提出将 2.5mIU/L 作为妊娠早期 TSH 正常范围的上限,超过这个上限可以诊断为妊娠期甲减。

治疗:妊娠前已经确诊的甲减需要调整 LT4 的剂量,使血清 TSH 达到正常值范围内,再考虑怀孕;妊娠期间 LT4 替代的剂量通常较非妊娠状态时增加 30% ~50%。既往无甲减病史,妊娠期间诊断为甲减,应立即进行 LT4 治疗,目的是使血清 TSH 尽快达到妊娠期特异性正常值范围内,国外部分学者提出这个范围应当是 0.3 ~2.5mIU/L,达标的时间越早越好(最好在妊娠 8 周之内)。每 2 ~4 周测定 1 次 TSH、FT4 和 TT4,根据监测结果调整 LT4 的剂量。TSH 达标以后,每 6 ~ 8 周监测 1 次 TSH、FT4 和 TT4。对亚临床甲减、低 T4 血症和 TPOAb 阳性孕妇的前瞻性干预研究正在数个国家进行,目前尚无一致的治疗意见。

4)新生儿甲减的药物治疗:本病的诊断标准是新生儿 1 ~4 周期间 TSH > 7.0mIU/L, TT4 < 84nmol/L(6.5μg/dl)。采集标本时间应当在产后的 3 ~5 天内。治疗原则是早期诊断,足量治疗。甲状腺激素治疗启动得越早越好,必须在产后 4 ~6 周之内开始。随访研究发现,如果在 45 天内启动治疗,患儿 5 ~7 岁时的智商水平与正常儿童相同,延迟治疗将会影响患儿的智力发育。治疗药物首选 LT4,LT4 的起始剂量为 10 ~15μg/(kg · d)。治疗目标是使血清 TT4 水平尽快达到正常范围,并且维持在新生儿正常值的上 1/3 范围,即 129 ~206nmol/L(10 ~16μg/dl)。为保证治疗的确切性,达到目标后要再测定 FT4,使 FT4 维持在正常值的上 1/3 范围。血清 TSH 值一般不作为治疗目标值,因为增高的 TSH 要持续很长时间,这是由于下丘脑-垂体-甲状腺轴的调整需要时间。一过性新生儿甲减治疗一般要维持 2 ~3 年,根据甲状腺功能的情况停药。发育异常者则需要长期服药。

5)儿童和老人甲减的药物治疗:儿童患者治疗甲减需要较高的 LT4 剂量,大约 2.0μg/(kg · d);老年患者治疗甲减则需要较低的 LT4 剂量,大约 1.0μg/(kg · d)。其他与一般甲减的治疗相同。

6)分化型甲状腺癌术后甲减的药物治疗:首先对 TSH 抑制治疗的不良反应风险(表 7-4)和分化型甲状腺癌(DTC)的复发危险度(表 7-5)进行分层,然后结合上述两个风险评估,设立 DTC 患者术后 TSH 抑制治疗的个体化目标(表 7-6):< 0.1mU/L、0.1 ~ 0.5mU/L、0.5 ~1.0mU/L、0.5 ~2.0mU/L 或 1.0 ~2.0mU/L。对患者个体而言,抑制治疗的 LT4 剂量为达到其 TSH 抑制目标所需的剂量。对已清除全部甲状腺的 DTC 患者,抑制治疗的 LT4 剂量通常高于单纯替代的剂量,平均为 1.5 ~2.5μg/(kg · d);老年(尤其年龄 80 岁以上)患者中达到 TSH 抑制的 LT4 剂量较年轻人低 20% ~30%,原因在于老年人甲状腺激素在外周降解的程度率的降低要大于甲状腺激素口服吸收率的下降程度。

表 7-4 TSH 抑制治疗的不良反应风险分层

不良反应风险分层	适应人群
低危	符合下述所有情况:①中青年;②无症状者;③无心血管疾病;④无心律失常;⑤无肾上腺素能受体激动的症状或体征;⑥无心血管疾病的危险因素;⑦无合并疾病;⑧绝经前妇女;⑨骨密度正常;⑩无骨质疏松症(osteoporosis,OP)的危险因素
中危	符合下述所有情况:①中年;②高血压;③有肾上腺素能受体激动的症状或体征;④吸烟;⑤存在心血管疾病的危险因素或糖尿病;⑥围绝经期妇女;⑦骨量减少;⑧存在 OP 的危险因素
高危	符合下述任一情况:①临床心脏病;②老年;③绝经后妇女;④伴发其他严重的疾病

表 7-5 分化型甲状腺癌(DTC)的复发危险度分层

复发危险度组别	符合条件
低危组	符合以下全部条件者:①无局部或远处转移;②所有肉眼可见的肿瘤均被彻底清除;③肿瘤没有侵犯周围组织;④肿瘤不是侵袭型的组织学亚型,并且没有血管侵犯;⑤如果该患者清甲后行全身^{131}I 显像,甲状腺床以外没有发现^{131}I 摄取
中危组	符合以下任一条件者:①初次手术后病理检查可在镜下发现肿瘤有甲状腺周围软组织侵犯;②有颈淋巴结转移或清甲后行全身^{131}I 显像发现有异常放射性摄取;③肿瘤为侵袭型的组织学类型,或有血管侵犯
高危组	符合以下任一条件者:①肉眼下可见肿瘤侵犯周围组织或器官;②肿瘤未能完整切除,术中有残留;③伴有远处转移;④全甲状腺切除后血清 TG 水平仍较高;⑤有甲状腺癌家族史

表 7-6 基于双风险评估的 DTC 患者术后 TSH 抑制治疗的目标

TSH 抑制治疗的不良反应风险	DIC 的复发危险度			
	初治期(术后 1 年)		随访期	
	高、中危	低危	高、中危	低危
高、中危	<0.1	0.5~1.0	0.1~0.5	1.0~2.0
低危	<0.1	0.1~0.5	<0.1	0.5~2.0

对于甲状腺癌及手术切除甲状腺的患者,需定期停药扫描检查者以 LT3 较为方便,其维持量为 60~100μg/d。

7)黏液性水肿昏迷的药物治疗:黏液性水肿昏迷是一种罕见的危及生命的重症,多见于老年患者,通常由并发疾病所诱发。临床表现为嗜睡、精神异常、木僵甚至昏迷、皮肤苍白、低体温、心动过缓、呼吸衰竭和心力衰竭等。本病预后差,病死率达到 20%。

治疗:①去除或治疗诱因:感染诱因占 35%。②补充甲状腺激素:LT4 300~400μg 立即静脉注射,继之 LT4 50~100μg/d 静脉注射,直至患者可以口服后换用片剂。如果没有 LT4 注射剂,可将 LT4 片剂磨碎后由胃管鼻饲。如果症状无改善,改用 T3(liothyronine)静脉注射,10μg/次,每4小时1次;或者25μg/次,每8小时1次。黏液性水肿昏迷时T4向T3转换受到严重抑制,口服制剂的肠道吸收差,补充甲状腺激素过急、过快可以诱发和加重心力衰竭。③吸氧,保持呼吸道通畅,必要时行气管切开、机械通气;保温,避免使用电热毯,因其可以导致血管扩张、血容量不足。④补充糖皮质激素:静脉滴注氢化可的松200~400mg/d。⑤对症治疗:伴发呼吸衰竭、低血压和贫血者采取相应的抢救治疗措施;补液要慎重,入水量不宜过多,并监测心肺功能,水、电解质,血FT4,皮质醇,酸碱平衡及尿量和血压等。⑥其他支持疗法。

5. 药物治疗管理

(1)疗效监测:补充甲状腺激素,重新建立下丘脑-垂体-甲状腺轴的平衡一般需要4~6周的时间,所以治疗初期每间隔4~6周测定相关的激素指标:TSH、FT3、FT4。然后根据检查结果调整LT4的剂量,直至达到治疗目标。治疗达标后,需要每6~12个月复查1次有关的激素指标。

(2)并发症的防范及处理

1)甲减的一般并发症:有贫血者可补充铁剂、维生素 B_{12} 和叶酸;胃酸不足者应补充稀盐酸;缺碘者应补充碘剂,但必须与甲状腺激素合用才能取得疗效。

2)甲减性心脏病:甲状腺功减退患者易有高血压及冠心病,故降低血压及治疗高脂血症是有益的。如伴有心包积液,应尽早用甲状腺激素;有心绞痛者可用硝酸甘油、长效硝酸酯及β受体阻断药。如同时存在冠心病,甲状腺激素的应用必须谨慎,甲状腺片从每日10mg开始,缓慢增加剂量,必要时应进行心电监护。LT4起效慢,更适合于对此种患者的治疗。为缓解症状,防止心脏压塞,有时对大量心包积液的患者可行心包穿刺;当甲状腺功能恢复正常,心包积液仍不消退,或出现心脏压塞,必要时考虑心包切开手术。若合并心力衰竭,应用洋地黄治疗应慎重,因甲减时洋地黄分解代谢缓慢,且心脏对洋地黄的耐受性差,极易蓄积中毒。

(3)不良反应防范及处理

1)LT4过量可引起甲状腺功能亢进的症状,如心悸、多汗、失眠、食欲亢进、大便次数增多和体重减轻等;重者可出现呕吐、腹泻及发热等。出现上述症状应及时减量。

2)老年或患有心脏病者服药后可发生心悸、心绞痛、心力衰竭和心律失常等。一旦发生应立即停药,可用β受体阻断药、扩血管药及抗心律失常等药物治疗。停药1周后再考虑从小剂量开始服用。对合并冠心病、心功能不全或者心动过速性心律不齐的患者须注意避免左甲状腺素引起的即便是轻度的甲亢症状。因此,应该经常对这些患者进行甲状腺激素水平的监测。

3)对于患有甲状腺功能减退症和骨质疏松症风险增加的绝经后妇女,应避免给予超过生理血清水平的左甲状腺素,因此应密切监测其甲状腺激素水平。

(4)患者健康教育和用药指导

1)饮食教育

①供给足量的蛋白质:甲减时因小肠黏膜的更新速度减慢,消化液分泌腺体也受到影响而导致酶活性下降,从而导致白蛋白下降。氨基酸是组成蛋白质的基本成分,应补充必需氨基酸,供给足量的蛋白质,每天的摄入量应不低于60g,维持人体的蛋白质平衡,改善病情。②限制脂肪和富含胆固醇的饮食:甲减患者往往伴有高脂血症,因此应限制脂肪摄入,

每天脂肪的供热量在20%左右，并限制富含胆固醇的食物。

③纠正贫血，供给丰富的维生素：有贫血者应补充富含铁质的饮食，同时补充维生素 B_{12}，例如摄入动物肝脏等，必要时还应供给富含叶酸的食物或药物等。

2）运动教育：理解本病是可治可控的，需要保持心情舒畅，杜绝不良的精神刺激，以避免情绪波动和产生悲观心理。

患者需要适当参加体育锻炼，注意保暖，预防感冒，提高机体的抵抗力。

3）加强安全防范措施：甲减患者活动能力可下降，注意力不集中，容易发生碰伤、烫伤等事故，所以需要加强日常生活中的安全意识。

4）用药教育：左甲状腺素（LT4）是甲状腺功能减退症的主要替代治疗药物，应于早餐前30～60分钟服用，与其他药物的服用间隔应当在4小时以上。肠道吸收不良以及氢氧化铝、碳酸钙、考来烯胺、硫糖铝、硫酸亚铁、食物纤维添加剂等均可影响小肠对LT4的吸收；苯巴比妥、苯妥英钠、卡马西平、利福平、异烟肼、洛伐他汀、胺碘酮、舍曲林、氯喹等药物可以加速LT4的清除。甲减患者同时服用这些药物时需要增加LT4的用量。

5）自我监测及随访计划：补充甲状腺激素治疗的初期每间隔4～6周测定相关的激素指标。然后根据检查结果调整LT4的剂量，直至达到治疗目标。治疗达标后，需要每6～12个月复查1次有关的激素指标。

当出现以下症状加重时，应及时就诊：①怕冷少汗、乏力嗜睡；②少言懒语、表情淡漠、反应迟钝、记忆力减退；③心动过缓、血压偏低；④胃酸缺乏、食欲缺乏、腹胀便秘；⑤性欲减退、男性勃起功能障碍、女性月经紊乱或不孕；⑥体重增加；⑦关节或肌肉疼痛。

6. 案例分析

（1）主题词：甲状腺功能减退症；高脂血症；甲状腺激素；替代治疗。

（2）病史摘要：患者，女，47岁，身高162cm，体重64kg，体重指数24.3kg/m²，因“怕冷、嗜睡、乏力伴体重增加3个多月”入院。患者3个月前无明显诱因下出现怕冷、嗜睡、全身乏力伴体重增加，1个月内体重增加约5kg，同时有颜面部浮肿，偶有活动后心慌、胸闷，未予重视，后症状无缓解。2个月前于当地医院就诊查血生化：丙氨酸氨基转移酶93U/L，天冬氨酸氨基转移酶198U/L，碱性磷酸酶148U/L，总胆固醇6.33mmol/L，低密度脂蛋白5.22mmol/L，甘油三酯4.63mmol/L；腹部B超：肝脂肪浸润，诊断为“非乙醇性脂肪肝肝炎”，予水飞蓟素片保肝治疗，后症状未见明显好转。1个月前患者就诊于当地医院查甲状腺功能示TSH 146.99mIU/L，FT3 1.01pmol/L，FT4 1.22pmol/L，诊断为“甲状腺功能减退症”，予以左甲状腺素钠片25μg qd替代及保肝治疗，症状稍好转，为进一步诊治入院。发病以来患者体重增加约8kg。

入院诊断：甲状腺功能减退症，高脂血症，非乙醇性脂肪肝肝炎。

（3）治疗方案

1）甲减替代治疗：左甲状腺素钠片（LT4）50μg po qd。

2）保肝治疗：水飞蓟素片140mg po tid；多烯磷脂酰胆碱胶囊456mg po tid。

3）消肿利尿：复方盐酸阿米洛利片1片 po qd。

（4）药学监护要点

1）甲减替代治疗：入院后，根据患者病史、体格检查及辅助检查确定其甲减的类型，并结合患者的年龄、体重等制订个体化的替代治疗目标。

甲状腺激素的半衰期长，一般需要每 4 ~ 6 周测定相关的激素指标：TSH、FT3、FT4。然后根据检查结果调整 LT4 的剂量，直至达到治疗目标。

替代治疗开始时剂量增加不宜太快，太快可能会发生典型的甲亢症状，如心悸、心律失常、胸闷、震颤、神经质、失眠、多汗、体重减少和腹泻等，若发生上述反应可以减少剂量或者停药数天。一旦症状消失，可重新开始治疗。有些药物和食物会影响甲状腺激素的吸收和代谢，如食物纤维添加剂、氢氧化铝、碳酸钙、考来烯胺、硫糖铝、硫酸亚铁等均可影响小肠对 LT4 的吸收；洛伐他汀等药物可以加速 LT4 的清除。提醒患者出院后如服用上述药物，需要分开服用。

嘱患者 4 ~ 6 周后复查甲状腺激素指标，治疗达标后需要每 6 ~ 12 个月复查 1 次甲状腺激素指标。

2）保肝治疗：多烯磷脂酰胆碱胶囊在大剂量服用时偶尔会出现胃肠道紊乱，例如胃部不适的主诉、软便和腹泻，需随餐服用，建议用足够量的液体整粒吞服，不要咀嚼；服用水飞蓟素片偶有轻度腹泻的现象，应于餐前用适量液体吞服。出院半个月后复查生化全套，根据肝功能恢复状况调整保肝药物的种类、剂量和疗程。

3）消肿利尿：长期服用复方盐酸阿米洛利片应定期查血钾、钠、氯水平。嘱患者面部浮肿好转后可停用。

（5）药学监护过程：入院后给予患者甲减教育、用药指导，因患者 1 个月前开始口服左甲状腺素钠片 25μg qd 替代治疗，怕冷、嗜睡、全身乏力症状稍好转，结合患者的体重为 64kg，理论的替代剂量为 102.4 ~ 115.2μg/d［成人的替代治疗剂量为 1.6 ~ 1.8μg/(kg · d)］，但患者病程中偶有活动后心慌、胸闷，调整剂量宜慢。临床药师与主管医师分析讨论后，决定将患者入院后的左甲状腺素钠片剂量上调至 50μg qd 替代治疗，并建议其于早餐前 30 ~ 60 分钟服用，与其他药物的服用间隔最好在 4 小时以上。

入院第 3 天甲功五项：TSH > 100mIU/L，FT3 3.06pmol/L，FT4 4.51pmol/L，TSH 仍高，FT4 仍低，支持替代剂量不足。嘱患者出院后每 4 ~ 6 周复查甲功三项，调整替代剂量。入院后同时予水飞蓟素片 140mg po tid、多烯磷脂酰胆碱胶囊 456mg po tid 保肝治疗，第 4 日患者诉仍有颜面部浮肿，给予复方盐酸阿米洛利片 1 片 po qd。经过以上治疗 5 天，患者的甲减症状怕冷、乏力逐渐好转，病情平稳，予以出院。嘱其 4 ~ 6 周后门诊复查甲状腺激素指标，定期复诊。

（6）药学分析与建议：该患者病程中有明显的代谢率减低和交感神经兴奋性下降的症状：怕冷、嗜睡、乏力、水肿、体重增加等症状；1 个月前查血清 TSH 增高，FT3 和 FT4 均降低，原发性甲状腺功能减退症的诊断明确。根据 2007 版《中国甲状腺疾病诊治指南》，原发性甲减的原因中自身免疫、甲状腺手术和甲亢 ^{131}I 治疗这三大原因占 90% 以上。甲状腺过氧化物酶抗体（TPOAb）、甲状腺球蛋白抗体（TgAb）是确定原发性甲减病因的重要指标和诊断自身免疫甲状腺炎（包括慢性淋巴细胞性甲状腺炎、萎缩性甲状腺炎）的主要指标。该患者入院后查甲状腺 B 超示甲状腺弥漫性病变，结合患者甲状腺无肿大、TPOAb 升高，考虑为慢性淋巴细胞性甲状腺炎。

根据 2007 版《中国甲状腺疾病诊治指南》，甲状腺功能减退症一般需要终身替代治疗；也有慢性淋巴细胞性甲状腺炎甲状腺炎所致的甲减自发缓解的报道。左甲状腺素（LT4）是其主要的替代治疗药物。LT4 的治疗剂量取决于患者的病情、年龄、体重和个体差异。成年患者的 LT4 替代剂量为 50 ~ 200μg/d，平均为 125μg/d；按体重计算的剂量是 1.6 ~ 1.8μg/(kg · d)。原发性甲状腺功能减退症的治疗目标为临床甲减的症状和体征消失，TSH、TT4、FT4 值维持在正常范围内。该患者 1 个月前开始口服左甲状腺素钠片 25μg qd 替代治疗，仍有怕冷、嗜睡、全身乏力的症状，较前稍好转。患者体重为64kg，理论的替代剂量为102.4～115.2μg/d，考虑目前的替代剂量不足，但患者病程中偶有活动后心慌、胸闷，调整剂量宜慢。临床药师与主管医师分析讨论后，决定将患者入院后的左甲状腺素钠片剂量调整为50μg qd替代治疗。入院第3天甲功五项示TSH >100mIU/L，FT3 3.06pmol/L，FT4 4.51pmol/L，TSH仍高，FT4仍低，支持替代剂量不足。嘱患者出院后每4～6周复查甲功三项，根据相关的激素水平调整替代剂量。

(7)药物治疗小结：甲状腺功能减退症一般需要终身替代，左甲状腺素(LT4)是其主要的替代治疗药物。LT4的治疗剂量取决于患者的病情、年龄、体重和个体差异。成年患者的LT4替代剂量为50～200μg/d，平均为125μg/d；按体重计算的剂量是1.6～1.8μg/(kg·d)。以本案例为例，患者病程中偶有活动后心慌、胸闷，调整剂量宜慢。补充甲状腺激素，重新建立下丘脑-垂体-甲状腺轴的平衡一般需要4～6周的时间，所以治疗初期每间隔4～6周测定相关的激素指标。然后根据检查结果调整LT4的剂量，直至达到治疗目标。治疗达标后，需要每6～12个月复查1次有关的激素指标。

三、慢性肾上腺皮质功能减退症

（一）病因和发病机制

慢性肾上腺皮质功能减退症(chronic adrenocortical hypofunction)按病因可分为原发性和继发性(表7-7)。

表7-7　慢性肾上腺皮质功能减退症的病因及发病机制

疾病类型	机制		病因
原发性肾上腺皮质功能减退症	肾上腺皮质萎缩		自身免疫性多内分泌腺体综合征
	感染		肾上腺结核、真菌、病毒等感染
	其他原因		恶性肿瘤转移，白血病浸润，淀粉样变，肾上腺手术切除、放射治疗破坏，先天性酶缺乏，肾上腺皮质激素合成阻断药和糖皮质激素长期应用等
继发性肾上腺皮质功能减退症	原发性	先天遗传性	如Kallmann综合征、Lawrence-Moon-Biedl综合征等
		感染	如脑炎、脑膜炎、流行性出血热、梅毒等
		垂体缺血性坏死	如产后大出血(席汉综合征)
		垂体区肿瘤	原发性(鞍内和鞍旁肿瘤)及转移性癌瘤
		垂体卒中	一般发生在垂体瘤时
		医源性	蝶鞍区放射治疗后、手术创伤
		其他	免疫性疾病、各种浸润性病变、海绵窦血栓形成、原发性空蝶鞍征及创伤
	继发性	垂体柄损伤破坏	创伤性、肿瘤、动脉瘤压迫及手术创伤
		下丘脑或其他中枢神经系统病变	肿瘤、炎症、浸润性病变、肉芽肿和营养不良等

原发性慢性肾上腺皮质功能减退症是由于自身免疫、结核、真菌等感染或肿瘤等原因破坏双侧肾上腺皮质而引起的肾上腺皮质功能减退，也称艾迪生病（addison disease）。多见于中年人，老年人和幼年者较少见，结核性者男性多于女性，自身免疫所致的“特发性”者以女性多见，遇有应激、手术、创伤、感染等情况可诱发急性肾上腺皮质功能减退症。

继发性肾上腺皮质功能减退症即腺垂体功能减退症，是因腺垂体激素分泌功能部分或全部丧失的结果。临床表现和发病的年龄、性别、受累激素的种类及分泌受损的程度及原发病的病理性质有关。产后大出血引起的腺垂体功能减退症病因与发病时间明确，腺垂体功能减退的表现典型，激素替代治疗有效，预后也较好。

（二）临床表现及诊断

1. 原发性慢性肾上腺皮质功能减退症　主要诊断指标为血浆皮质醇、24 小时尿 17-羟皮质类固醇或游离皮质醇、血浆 ACTH，而 ACTH 兴奋试验最具诊断价值（表 7-8）。

表 7-8　原发性慢性肾上腺皮质功能减退症诊断的实验室检查

检查项目	诊断标准
血浆皮质醇	本病患者血浆皮质醇降低，昼夜节律消失。清晨血皮质醇值 <5μg/dl 为诊断依据，>20μg/dl 可排除本症
24 小时尿 17-羟皮质类固醇或游离皮质醇	排量低于正常，部分性肾上腺皮质功能减退症患者也可在正常低限
血浆 ACTH	本病患者表现为升高；如降低则为下丘脑或垂体功能低下引起的继发性肾上腺皮质功能减退症；正常排除本症，但不排除轻度继发性肾上腺皮质功能减退症
ACTH 兴奋试验	本病患者兴奋后无反应，提示肾上腺皮质贮备功能有限；而非本病患者经 ACTH 兴奋后，血、尿皮质类固醇明显上升

原发性慢性肾上腺皮质功能减退症在临床上可表现为皮质醇和醛固酮分泌不足、ACTH 及相关肽的分泌增多等。

症状表现为皮肤黏膜色素沉着、乏力、消瘦、食欲缺乏、恶心、血压偏低、低血钠、低血糖、高血钾；其中，皮肤黏膜色素沉着为原发性肾上腺皮质功能减退症特有的体征。另外，如病因为肾上腺结核病活动期或其他脏器活动性结核者，可呈现低热、盗汗等；伴其他自身免疫性内分泌疾患时可呈现自身免疫性多腺体功能衰竭综合征；合并全腺垂体功能减退时可有甲状腺和性腺功能减退，表现为怕冷、便秘、闭经、腋毛阴毛稀少、性欲下降、阳痿等，青少年患者表现为生长发育迟缓和青春期延迟；下丘脑或垂体占位病变可有头痛、尿崩症、视力下降和视野缺陷等症状。

2. 继发性慢性肾上腺皮质功能减退症　需要评估腺垂体及其靶腺功能，结合血生化检查，以及 CT 或 MRI 检查判断（表 7-9）。

在临床上可表现为促性腺激素、GH 和 PRL 缺乏为最早出现；TSH 缺乏次之；然后可伴有 ACTH 缺乏。据估计，约 50% 以上的腺垂体组织破坏后才有症状。席汉综合征患者往往因围生期大出血休克，使腺垂体组织缺氧、变性坏死，继而纤维化，最终导致全垂体功能减退症，即所有垂体激素均缺乏；垂体及鞍旁肿瘤引起者则除有垂体功能减退外，还伴占位性病变的体征。GH 缺乏在成人表现为胰岛素敏感和低血糖，而在儿童可引起侏儒症。

表7-9　继发性慢性肾上腺皮质功能减退症诊断的实验室检查

检查项目	诊断标准
腺垂体及其靶腺功能	可见降低的或正常水平的TSH、LH、ACTH、FSH、GH、PRL和伴有低水平的T4、F、E_2及尿游离皮质醇水平低下。低于正常水平的IGF-1提示GH的缺乏，证实GH的缺乏可行GH兴奋试验
血生化检查	血钾可轻度降低，个别患者血镁过少并可伴有心律失常。发生感染，并发危象时可血钠水平可降至110mmol/L以下。约50%的患者尿素氮水平升高，在危象纠正后恢复正常。危象患者多数有低血糖，低血糖昏迷时血糖水平可低至1.12mmol/L(20mg/dl)以下
CT或MRI检查	CT或MRI用于鉴别腺垂体功能减退的病因，如鞍区占位性病变、鞍区呈空蝶鞍改变或只有少量残存垂体组织可见。在严重的低血钠垂体危象时MRI观察到脑水肿、脑白质脱髓鞘改变，纠正低血钠后消失

主要表现为各靶腺(性腺、甲状腺、肾上腺)功能减退。

(1)性腺(卵巢、睾丸)功能减退：女性有产后大出血、休克、昏迷病史，产后无乳、月经不再来潮、性欲减退、不育、阴道分泌物减少、外阴子宫和阴道萎缩、阴道炎、性交痛、毛发脱落，尤以阴毛、腋毛为甚。成年男子性欲减退、阳痿、睾丸松软缩小，胡须稀少，无男性气质、肌力减弱、皮脂分泌减少，骨质疏松。

(2)甲状腺功能减退：其表现与原发性甲状腺功能减退症相似，但通常无甲状腺肿。

(3)肾上腺功能减退：其表现与原发性慢性肾上腺皮质功能减退症相似，所不同的是本病由于缺乏黑素细胞刺激素，故有皮肤色素减退、面色苍白、乳晕色素浅淡，而原发性慢性肾上腺功能减退症则通常表现为皮肤色素加深。

值得注意的是垂体功能减退性危象(简称垂体危象)。在全垂体功能减退症的基础上，各种应激如感染、败血症、腹泻、呕吐、失水、饥饿、寒冷、急性心肌梗死、脑血管意外、手术、创伤、麻醉及使用镇静药、安眠药、降血糖药等均可诱发垂体危象。临床表现呈现：①高热型(>40℃)；②低温型(<30℃)；③低血糖型；④低血压、循环虚脱型；⑤水中毒型；⑥混合型。各种类型可伴有相应的症状，突出表现为消化系统、循环系统和神经系统方面的症状，诸如高热、循环衰竭、休克、恶心、呕吐、头痛、神志不清、谵妄、抽搐、昏迷等严重垂危的状态。

(三)治疗原则

1. 原发性肾上腺皮质功能减退症

(1)糖皮质激素替代治疗：根据身高、体重、性别、年龄、体力劳动强度等确定一合适的基础量。宜模仿激素分泌昼夜节律在清晨睡醒时服全日量的2/3，下午4时前服余下的1/3；在有发热等并发症时适当加量。

(2)一般治疗：应进高盐饮食，食盐摄入量应充分；如有大量出汗、腹泻时应酌加食盐摄入量。防止感冒、劳累及各种应激反应。进食高糖类、高蛋白、富含维生素而易消化吸收的饮食。

(3)病因治疗：肾上腺结核所致的Addison病需要抗结核治疗。如病因为自身免疫者，则应检查是否有其他腺体功能减退，如存在则需进行相应的治疗。应积极控制感染，去除诱因。同时应给予全身性的支持疗法。

2. 继发性肾上腺皮质功能减退症

(1)病因治疗：本病其可由多种原因所引起，治疗应针对病因治疗，尤其肿瘤患者可通过手术、放疗和化疗等措施解除压迫及破坏作用，减轻和缓解颅内高压症状；对于出血、休克而引起缺血性垂体坏死者关键在于预防，加强产妇围生期的监护，及时纠正产科病理状态。

(2)激素替代治疗：根据患者腺垂体功能减退的程度，肾上腺皮质功能、甲状腺和性腺功能减退的情况，予以相应的激素：糖皮质激素、甲状腺激素、性激素（女性：雌激素、孕激素；男性：睾酮）替代治疗，剂量以生理性分泌量为度。

（四）药物治疗方案

1. 治疗药物的分类　见表 7-10。

表 7-10　慢性肾上腺皮质功能减退的治疗药物

药物	半衰期	每日剂量	分服次数	注意事项	不良反应
			糖皮质激素		
氢化可的松	1.3 ~ 1.9 小时	20 ~ 30mg/d	上午 8 时服全日量的 2/3 下午 2 时服全日量的 1/3	如有上呼吸道感染、拔牙等应激情况，将糖皮质激素量适当增加，直至该病痊愈	过量表现为肥胖、多毛、痤疮、血糖升高、高血压、眼压升高、水钠潴留、低血钾、精神兴奋、消化性溃疡、骨质疏松、低钙、病理性骨折、伤口愈合不良等；不足则表现乏力、皮肤色素沉着
可的松	1.3 ~ 1.9 小时	25 ~ 37.5mg/d			
泼尼松	60 分钟	5 ~ 7.5mg/d			
			甲状腺激素		
甲状腺片	6 ~ 7 天	40 ~ 80mg/d	1 次	席汉综合征患者应先补充糖皮质激素，然后再补充甲状腺激素类药物	过量则引起心悸、心律不齐、心动过速、失眠、烦躁、多汗等甲亢症状
左旋甲状腺素	7 天	25 ~ 50μg/d	1 次		
			性腺激素		
			女性激素		
炔雌醇	5 ~ 14 小时	0.02 ~ 0.05mg	每晚 1 次，连服 3 周，第 3 周配用孕激素进行人工周期治疗	与雌激素有关的肿瘤，如乳腺癌、子宫颈癌；血栓性静脉炎、肺栓塞患者慎用	可有恶心、呕吐、头痛、乳房胀痛、腹胀等。偶有阴道不规则流血、闭经、尿频、尿痛、头痛、血压升高、皮疹、乳腺小肿块等
甲羟孕酮（安宫黄体酮）	4 ~ 5 小时	4 ~ 8mg	连服 5 ~ 10 天	肝、肾功能不全，血栓病史，未确诊的性器官出血，尿路出血，对本品过敏的患者慎用	个别有不规则出血。长期应用可出现肝功能异常

续表

药物	半衰期	每日剂量	分服次数	注意事项	不良反应
黄体酮	仅数分钟	10mg 肌内注射	每日1次，共5天	肝功能不全、不明原因的阴道出血、动脉疾患高危者、乳腺癌患者慎用	在停用黄体酮后可出现撤退性子宫出血
			男性激素		
丙酸睾酮	10～20分钟	25～50mg 肌内注射	每周2～3次	应做深部肌内注射，不能静脉注射	注射部位可出现疼痛、硬结、感染及荨麻疹。大剂量可致女性男性化，男性睾丸萎缩、精子减少，以及浮肿、黄疸、肝功能异常、皮疹
十一酸睾酮	(18.3±2.3)天	口服：40～120mg/d；肌内注射：一般每次0.25g	口服：每日2次；肌内注射：每月1次	前列腺癌及可疑者、水肿倾向的肾脏病、心脏病和高血压患者慎用	可以引起与其男性化和同化作用有关的副作用，如多毛、痤疮、食欲提高、体重增加及妇女停经等
			生长激素		
基因重组人生长激素(rh-GH)	4小时	每周给药4mg(12IU)/m^2或每周给药0.2mg(0.6IU)/kg	每周剂量肌内注射分3次给药，皮下注射分6或7次给药，最好晚上给药	为含苯甲醇的制剂，3岁以下的儿童慎用	偶可引起注射部位疼痛、麻木、发红和肿胀等

2. 治疗方案

(1)原发性肾上腺皮质功能减退症：糖皮质激素替代治疗需要根据身高、体重、性别、年龄、体力劳动强度等确定一合适的基础量。宜模仿激素分泌昼夜节律在清晨睡醒时服全日量的2/3，下午4时前服余下的1/3；在有应激情况与并发症时可适当加量。

(2)继发性肾上腺皮质功能减退症：对于腺垂体功能减退症采用相应的靶腺激素替代治疗能取得满意的效果，如改善精神和体力活动、改善全身代谢及性功能、防治骨质疏松，但需要长期、甚至终身维持治疗。应激情况下需要适当增加糖皮质激素的剂量。所有替代治疗均宜口服给药，下述药物剂量为生理剂量供参考(表7-10)：左甲状腺素50～150μg/d；甲状腺干片40～120mg/d；氢化可的松20～30mg/d；泼尼松5～7.5mg/d；炔雌醇5～20mg/d；甲羟孕酮(安宫黄体酮)5～10mg/d(月经周期的第12～25天)以形成人工周期性月经；丙酸睾酮50mg/w肌内注射，对男子性腺功能减退症有效；十一酸睾酮40mg每日3次口服，但应防治前列腺癌的发生。

治疗过程中应先补充糖皮质激素，然后再补充甲状腺激素，以防肾上腺危象的发生。

对于老年人、冠心病、骨密度低的患者,甲状腺激素宜从小剂量开始,并缓慢递增剂量为原则。一般不必补充盐皮质激素。除儿童垂体性侏儒症外,一般不必应用人 GH。

若需要生育者,女性可先用雌激素促进子宫生长;然后周期性雌激素和黄体酮 3 ~ 4 个月诱导月经;其后可用尿促性素(HMG)75 ~ 150IU/d,持续 2 周,刺激卵泡生长,并肌内注射绒促性素(HCG)2000IU 诱导排卵。男性可用 HCG 2000IU 肌内注射,1 周 3 次,持续 4 个月;然后肌内注射 HMG 75IU,1 周 3 次,以期精子形成。

(3)垂体危象

1)纠正低血糖:①紧急处理:昏迷、神志不清或有不同程度的精神异常的患者立即以 50% 葡萄糖溶液 40 ~ 80ml 静脉注射,纠正低血糖,多数患者可很快恢复神志。低血糖昏迷的时间越久,神志恢复越慢。②维持治疗:静脉注射 50% 葡萄糖溶液后以 10% 葡萄糖溶液持续滴注维持,或在数小时后再注射 50% 葡萄糖溶液 40 ~ 60ml,以免再次陷入昏迷。患者清醒后能进食的可进糖水、食物,这样也能防止再度发生低血糖。第 1 个 24 小时内的糖摄入量不应低于 150 ~ 200g(包括口服)。在患者血压稳定、饮食基本恢复危象前的水平时停用静脉输液。

2)肾上腺皮质激素:危象时需静脉给予应激剂量。在注射 50% 葡萄糖溶液后加氢化可的松 100mg 于输液中 2 ~ 4 小时内滴入。第 1 个 24 小时用氢化可的松 200 ~ 300mg,持续滴注。剂量过大可引起兴奋、躁动等反应。血压明显下降的患者可先静脉注射 50mg 氢化可的松琥珀酸钠,病情稳定后逐渐减量,通常在 3 ~ 8 天后视病情改为口服,2 ~ 3 周内递减到维持量。

3)纠正水和电解质紊乱:液体和电解质的补充按危象前、危象期患者的入量、呕吐情况和失水体征、血清电解质测定和血气分析结果调整。血钠严重降低的患者可补充高浓度的氯化钠溶液。有些患者需适量输血,有利于血容量的恢复和血压稳定。病情严重的患者需密切监测血电解质、血糖,随时调整,并应监测血气和中心静脉压等。注意出入液量,避免输液过量。

4)纠正休克:腺垂体功能减退症危象患者血压下降是很常见的,失水、血容量不足及低血糖、皮质激素缺乏等都是重要原因。经以上治疗,多数病例不必用升压药物血压即可逐渐恢复,休克得到纠正。在另外一些病例中血压严重下降。上述处理后血压恢复不满意及感染严重的病例,仍要及时使用升压药物和综合性的抗休克措施。

5)去除诱因及一般处理:危象的发作可能有多种诱发因素,感染是最常见、最重要的诱因,控制感染是使尽快治愈危象的关键之一。根据感染的性质、细菌学检查结果选用安全有效的抗生素,剂量和疗程要足够。

患者应安置在有良好抢救措施的病房内,注意保暖,环境安静。正确记录出入液量。少数患者醒后有精神兴奋、谵妄,须注意鉴别究竟为皮质激素用量过大引起的不良反应还是低血糖引起的脑功能障碍。镇静药要慎用。

甲状腺制剂的补充应在应用糖皮质激素后,待患者的急性症状缓解后由小剂量开始,逐渐递增到需要的维持量。如果危象被诊断为黏液性水肿性昏迷、低体温时应使用 LT4,没有注射剂时可用鼻饲。

(4)肾上腺危象:肾上腺危象患者失水失盐明显,应积极补充水分,每日输注盐水及葡萄糖盐水 2000 ~ 3000ml,补充葡萄糖溶液以控制低血糖。氢化可的松在开始的 24 小时内应补充400mg，积极控制感染及其他诱因，如病情好转，自第2、第3日起激素的用量可减至每日300mg，继续减至每日200mg，继而每日100mg。病情稳定后逐渐减量，呕吐停止、可进食者可改为口服。口服剂量为氢化可的松片20～40mg或泼尼松片5～10mg，每日3～4次。注意病情反跳。

（五）药物治疗管理

1. 疗效监测

（1）血浆皮质醇和促肾上腺皮质激素：是判断激素替代治疗效果的主要指标，但是判断糖皮质激素替代治疗是否合适，相当程度上还需要依靠患者的症状及体征。糖皮质激素过量通常表现为体重过度增加，而剂量不足则表现乏力、皮肤色素沉着。

（2）血压、血钾、血浆肾素活性：正常的血压、血钾和血浆肾素活性提示盐皮质激素替代适量，过量则引起高血压和低血钾，而剂量不足则表现为倦怠、直立性低血压、低血钠、高血钾和血浆肾素活性升高。

（3）甲状腺功能：补充甲状腺激素治疗中TSH水平已不能正确反映甲状腺功能，应维持至血中T3、T4水平（或同时FT3、FT4水平）恢复正常。但甲状腺片中T3、T4的比例与甲状腺自身分泌的不同，用药后期T3水平相对较高。

（4）电解质、血糖：对于腺垂体危象的患者应密切监测血电解质、血糖，随时调整，并应监测血气和中心静脉压等。

2. 并发症的防范及处理　原发性肾上腺皮质功能减退症并发症如病因为肾上腺结核病活动期或其他脏器活动性结核者，可呈现低热、盗汗等；伴其他自身免疫性内分泌疾患时可呈现自身免疫性多腺体功能衰竭综合征；合并全腺垂体功能减退时可有甲状腺和性腺功能减退，表现为怕冷、便秘、闭经、腋毛阴毛稀少、性欲下降、阳痿等，青少年患者表现生长迟缓和青春期延迟；下丘脑或垂体占位病变可有头痛、尿崩症、视力下降和视野缺陷。如病因为自身免疫者，则应检查是否有其他腺体功能减退，如存在则需做相应的治疗。应积极控制感染，去除诱因。同时应给予全身性的支持疗法。

3. 用药教育及生活方式教育

（1）用药教育：糖皮质激素是肾上腺皮质功能减退症及腺垂体功能减退症的主要替代治疗药物，因患者长期使用糖皮质激素，抵抗力低，应注意预防感冒，避免劳累，注意饮食和个人卫生，防止感染；不要空腹口服，用药须注意消化道反应，如恶心、呕吐、畏食、腹痛、黑便等症状；定期进行骨密度检查，如发生骨质疏松症或无菌性股骨头坏死则必须停药；长期使用糖皮质激素易出现高血糖，告知患者积极治疗并密切监测血糖；糖皮质激素可导致高血压、高血脂、低血钾和动脉粥样硬化，告知患者注意有无头晕、头痛症状，监测血压、血脂、血钾变化情况；糖皮质激素还可引起神经精神异常，监测患者是否出现激动、烦躁、失眠等，如出现严重的精神症状及癫痫，应及时停药。尤其是告知患者激素不可随意减量或停药，必须遵医嘱服用，否则可能使病情复发或加重。

LT4是甲状腺功能减退症的主要替代治疗药物，具体内容见甲状腺功能减退症部分。

（2）生活方式教育：腺皮质功能减退症应进食高盐、高糖、高蛋白及富含维生素的饮食，如有大量出汗、腹泻时应酌情加大食盐的摄入量。腺垂体功能减退症患者宜进食高热量、高蛋白及富含维生素的膳食，但不宜过度饮水。

目的是防止低血糖，防止体重减轻，纠正营养不良，防止脱水。根据治疗所用药物的情况确定饮食中的含钠量，防止低钠血症。

应用皮质激素，纠正代谢紊乱是本病的主要治疗手段。膳食治疗是综合治疗的重要环节。其目的是通过调整营养素来改善代谢失常，增强机体免疫力，恢复患者的劳动力。

1）高蛋白质摄入：由于皮质激素分泌不足而导致胃蛋白酶和胃酸分泌减少，患者常出现畏食、恶心、呕吐及腹泻等症状，影响蛋白质的消化和吸收。另一方面，患者常因伴有结核感染，所以蛋白质分解增多，出现负氮平衡现象，机体的抵抗能力下降，因此必须提供高质量的蛋白质膳食以增强机体的免疫功能。但由于患者的胃口往往不佳，应根据实际情况，每日膳食中的蛋白质占总热量的15% ~20%。但如果因循环衰竭而出现急性肾衰竭，应根据肾功能的变化而提供以优质蛋白为主的低蛋白膳食。

2）碳水化合物：由于皮质激素不足而影响糖代谢，肠道吸收葡萄糖的能力减弱，血糖降低，常出现热能不足，因此需要提供富含碳水化合物的食物。必要时供给含糖的饮料以补充水分和增加热量。

3）适当限制单糖（如葡萄糖、果糖）或双糖（蔗糖、乳糖）的摄入：以防止过度刺激胰岛素分泌，防止出现低血糖。

4）无机盐：在皮质功能低下的患者，醛固酮类皮质激素分泌不足，致使肾小管再吸收钠的能力下降，尿钠排出增多，水及氯化物丢失增加，钾、氢、氨潴留体内，有时可出现酸中毒。为了纠正电解质的代谢异常，膳食中应多供给食盐，每天至少10 ~15g。如果患者食量少，添加食盐有困难，给予盐片口服，也可供给盐水饮料。同时存在潴钾情况时，应限制钾的摄入。当使用大剂量激素治疗时可能出现水肿、高血压，此时应限制食盐的摄入量。

5）补充富含维生素B族和维生素C的膳食：以增加代谢效率。肾上腺皮质功能减退的患者常因全身衰竭、代谢紊乱而导致维生素的需要量增加，因此膳食中应多供给维生素A、维生素B、维生素C、维生素D和维生素E。维生素C和维生素E补充后可能使色素沉着减退。绿色蔬菜和水果中含有的维生素C较多，但因这类食物多数含钾量比较高，因此应注意营养素之间的平衡，必要时可给予维生素C制剂补充，同时监测血电解质的变化，根据结果决定补充量。

6）慎用高钾食物：当应用排钾药物治疗时也应注意可能出现低钾的问题。

7）适度运动：尽量预防感染，避免过度劳累与应激刺激。

4. 自我监测及随访计划　慢性肾上腺皮质功能减退患者定期检查电解质、皮质醇、促肾上腺皮质激素，激素过量表现为体重过度增加，补充不足则表现乏力、皮肤色素沉着。如出现逐渐加重的乏力、纳差、体重减轻、头晕、直立性低血压等是肾上腺功能减退的表现，要及时门诊复诊，调整激素用量。并关注患者在院外长期使用糖皮质激素后的不良反应，定期复查电解质、骨密度、胰腺B超等。

在甲状腺激素替代治疗的初期每间隔4 ~6周测定相关的激素指标。然后根据检查结果调整LT4的剂量，直至达到治疗目标。治疗达标后，需要每6 ~12个月复查1次有关的激素指标。

（六）案例分析

1. 主题词　原发性肾上腺皮质功能减退症；2型糖尿病；糖皮质激素；替代治疗；降糖治疗。

2. 病史摘要　患者,女,44 岁,身高 160cm,体重 55kg,BMI 18.8kg/m^2,因"乏力伴皮肤色素沉着 10 年,乏力加重 1 个月"入院。患者 10 年前无明显诱因下出现乏力,伴有皮肤发黑、食欲减退,于当地医院就诊,诊断为"原发性肾上腺皮质功能减退症"。之后长期服用醋酸泼尼松片早、晚各 5mg 治疗,皮肤色素沉着明显减退,食欲好转。之后检查示血钠降低,予醋酸泼尼松加量。目前服用泼尼松早 12.5mg、下午 10mg 治疗,1 个月前患者无明显诱因下出现乏力症状加重,遂于南京某医院就诊,查血钠 126.9mmol/L、促甲状腺激素 TSH 6.06mIU/L,予以补液、补钠排钾等治疗,但仍有低钠血症,为进一步诊治,于我院拟"肾上腺皮质功能减退症"收治入院。自发病以来患者有持续性纳差、乏力,偶有头晕、心慌、多汗,睡眠可,大小便正常。

患者 2 年前诊断为 2 型糖尿病,降糖治疗(具体治疗方案不详)后血糖正常,自行停用降血糖药物。

入院诊断:原发性肾上腺皮质功能减退症,2 型糖尿病。

3. 治疗方案　患者入院后予以糖皮质激素替代、补钠、降糖治疗(表 7-11)。

表 7-11　患者住院期间的主要治疗药物

药品名称	用法用量	用药时间
醋酸氢化可的松片	20mg bid po	第 1 ~ 5 日
	早 20mg、晚 10mg po	第 5 ~ 9 日
10% 浓氯化钠注射液	20ml qd po	第 1 ~ 5 日
门冬胰岛素注射液	4U-4U-4U 早、中、晚;餐前 5 分钟皮下注射	第 2 ~ 5 日
	6U-6U-6U 早、中、晚;餐前 5 分钟皮下注射	第 5 ~ 9 日

4. 药学监护要点

(1)糖皮质激素替代治疗:原发性肾上腺皮质功能减退需坚持长期激素替代治疗,包括短期的应激替代和长期生理剂量的替代治疗,平时采用补充适当的基础生理需要量,基础生理需要量可根据身高、体重、性别、年龄、体力劳动强度等确定;如发生并发症或实施手术等应激状态时为防止肾上腺危象,必须增加糖皮质激素的剂量,手术期间可改用氢化可的松琥珀酸盐静脉滴注。

替代治疗期间需要监测血浆皮质醇、血浆促肾上腺皮质激素、血钠、血钾、血浆肾素活性以及血压,还要结合患者的症状、体征综合判断激素替代治疗是否合适。

由于患者长期使用糖皮质激素,抵抗力低,应注意预防感冒,避免劳累,注意饮食和个人卫生,防止感染;氢化可的松不要空腹口服,但需要注意消化道反应,如恶心、呕吐、畏食、腹痛、黑便等症状;定期进行骨密度检查,如发生骨质疏松症或无菌性股骨头坏死则必须停药;长期服用糖皮质激素易出现高血糖,告知患者积极治疗并密切监测血糖;糖皮质激素可导致高血压、高血脂、低血钾和动脉粥样硬化,告知患者注意有无头晕、头痛症状,同时注意监测血压、血脂、血钾变化情况;还可引起神经精神异常,监测患者是否出现激动、烦躁、失眠等,如出现严重的精神症状及癫痫,应及时停药。此外,应当尤其告知患者激素不可随意减量或停药,必须遵医嘱服用,否则可能使病情复发或加重。

(2)降糖治疗:建议患者空腹血糖控制在 3.9 ~ 7.2mmol/L,非空腹血糖控制在 ≤10.0mmol/L。

监测血糖，根据血糖监测结果调整降血糖药物的用量。

告知患者胰岛素的常见不良反应是低血糖，常见的低血糖症状包括出冷汗、皮肤发冷苍白、神经紧张或震颤、焦虑、不同寻常的疲倦或衰弱、混乱、难以集中精力、瞌睡、过度饥饿、暂时的视觉改变、头痛、恶心和心悸，可以突然发生，建议患者经常随身携带糖块、糖果、饼干或含糖的果汁。并告知患者注射胰岛素后5分钟内必须进食含碳水化合物的食物，如果不进餐或进行无计划的、高强度的体力活动，可导致低血糖症。

患者使用多次胰岛素注射治疗，需要每天监测5~7次血糖，涵盖空腹、三餐前后及睡前；如有低血糖表现需及时测血糖；达到治疗目标后可改为每日监测血糖2~4次。

5. 药学监护过程　患者入院后，考虑其肾上腺皮质功能减退，盐皮质激素分泌不足导致低钠血症，予以口服浓氯化钠注射液补钠治疗，并予口服醋酸氢化可的松口服补充糖皮质激素。治疗期间监测血浆皮质醇、血浆促肾上腺皮质激素、血钠、血钾、血浆肾素活性和血压。住院第5天检查示血浆促肾上腺皮质激素低于检出限，临床药师考虑促肾上腺皮质激素降低与近期糖皮质激素剂量过大有关，建议主管医师将患者的激素剂量减量，且模仿激素分泌昼夜节律在清晨睡醒时服全日量的2/3、下午4时前服余下的1/3；主管医师接受临床药师建议，将醋酸氢化可的松片由20mg bid改为早20mg、晚10mg。

另外，患者一般情况改善后，予门冬胰岛素控制偏高的餐后血糖；3天后根据血糖监测结果，增加胰岛素的用量；住院9天后患者血糖基本平稳，空腹血糖在7.8mmol/L以下，餐后血糖在10.0mmol/L左右，血压稳定，乏力、纳差等肾上腺皮质功能减退的症状较前明显改善，故予以出院。嘱其出院后监测血压，定期复查皮质醇、促肾上腺皮质激素、肾素活性、电解质和血糖。

6. 药学分析与建议　患者10年前无明显诱因下出现乏力，伴有皮肤发黑、食欲减退，诊断为原发性肾上腺皮质功能减退症，长期服用醋酸泼尼松片治疗。本次因乏力症状加重、低钠血症入院，故患者原发性肾上腺皮质功能减退症的诊断明确。原发性肾上腺皮质功能减退症的药物治疗主要是激素替代治疗；糖皮质激素替代治疗需要根据身高、体重、性别、年龄、体力劳动强度等确定一合适的基础量，在有应激情况与并发症时可适当加量。

糖皮质激素替代治疗：患者入院前使用醋酸泼尼松片治疗，而醋酸泼尼松的抗炎作用较强，对钠潴留的作用微弱，所以肾上腺皮质功能减退首选对盐皮质作用较强的醋酸氢化可的松。入院后，考虑患者存在低钠血症，且处于应激状态，故改用氢化可的松片20mg bid，防止应激状态下导致激素水平不足而产生肾上腺危象；同时予补钠纠正低钠血症。之后监测血浆促肾上腺皮质激素低于检出限，且患者应激状态已解除，故建议将氢化可的松减量；另外，考虑人体肾上腺激素分泌有两个高峰，分别是早晨与傍晚，因此在这两个时间段补充外源性激素不易反馈性地抑制下丘脑-垂体-肾上腺轴，导致肾上腺皮质功能减退加重，所以建议醋酸氢化可的松清晨服2/3、下午4时服1/3，即早上服用20mg、下午4时服用10mg。出院后，告知患者激素的替代量应根据患者本身的状态来调整，如患者的体力、食欲等。

患者2年前诊断为2型糖尿病，且长期使用糖皮质激素，故需要考虑糖皮质激素对血糖的影响。糖皮质激素对血糖的影响导致其血糖分布特点为餐后血糖较高，而由于内源性皮质醇分泌被抑制，在凌晨4点至上午10点期间缺少内源性糖皮质激素的糖异生作用，此时血糖可偏低或正常。对于此类型患者，胰岛素可拮抗糖皮质激素对糖代谢的影响，并能增加免疫功能、防止感染、纠正代谢紊乱，是治疗类固醇糖尿病的首选药。因此，患者入院后予门冬胰岛素注射液餐前5分钟皮下注射来控制餐后血糖是合理并有效的。

7. 药物治疗小结 原发性肾上腺皮质功能减退症的药物治疗需用激素进行替代,激素替代主要以糖皮质激素为主,糖皮质激素又首选氢化可的松。糖皮质激素替代治疗需要根据身高、体重、性别、年龄、体力劳动强度等确定合适的基础量;在有应激情况与并发症时可适当加量。本案例中患者既往长期使用泼尼松片治疗,出现低钠血症,改用氢化可的松治疗,并监测血浆皮质醇、血浆促肾上腺皮质激素、血钠、血钾、血浆肾素活性和血压,根据监测结果调整了氢化可的松的用量,患者的低钠血症得到纠正,症状明显改善。出院后需要监测血压,定期复查皮质醇、促肾上腺皮质激素、肾素活性、电解质和血糖。

思考题

1. 对1例GH腺瘤患者如何选择治疗手段?怎样评价治疗效果?

2. Graves病患者的主要治疗手段有哪些?如果采用药物治疗(ATD)?如何选择药物品种?怎样用药以及如何进行治疗监护?

3. 妊娠期的Graves病患者应怎样治疗?如何选择合适的治疗药物?为什么?

4. 儿童甲亢如何治疗?与成人甲亢的治疗有何不同?

5. 对于甲减患者,为了达到最优化治疗和减少不良反应的目的,有哪些必要的临床及实验室指标可用于评估甲减替代治疗?

6. 对冠心病患者而言,甲减替代疗法对心血管可能会有什么影响?怎样才能抑制或减少这些影响?

7. 原发性和继发性慢性肾上腺皮质功能减退症治疗的异同点有哪些?

8. 急性肾上腺危象有哪些症状和体征?如何治疗?

9. 不同的糖皮质激素作用时间有何差异?糖皮质激素作用与盐皮质激素作用的强弱有何不同?

(方 芸 计 成 张亚同撰稿;黄 亮审校)

参考文献

1. 中华医学会内分泌学分会,中华医学会神经外科学分会,中国垂体腺瘤协作组,等. 中国肢端肥大症诊治指南(2013版). 中华医学杂志,2013,93(27):2106-2111

2. 王吉耀. 内科学. 第2版. 北京:人民卫生出版社,2012

3. 中华医学会神经外科学分会,中华医学会妇产科学分会,中华医学会内分泌学分会,等. 高催乳素血症诊疗共识. 中华医学杂志,2011,91(3):147-154

4. 中华医学会内分泌学分会《中国甲状腺疾病诊治指南》编写组. 中国甲状腺疾病诊治指南——甲状腺功能亢进症. 中华内科杂志,2007,46(10):876-882

5. 中华医学会核医学分会. ^{131}I治疗格雷夫斯甲亢指南(2013版). 中华内分泌代谢杂志,2013,29(6):448-459

6. 中华医学会内分泌学分会,中华医学会围产医学分会. 妊娠和产后甲状腺疾病诊治指南. 中华内分泌代谢杂志,2012,28(5):354-371

7. 蔡大勇,王坚. 中枢性甲状腺功能减退的病因及临床特点分析. 中国全科医学,2011,14(5B):1545-1547
8. Garber JR,Cobin RH,Gharib H,et al. Clinical Practice Guidelines for Hypothyroidism in Adults:Cosponsored by American Association of Clinical Endocrinologists and the American Thyroid Association. Endocr Pract,2012,18(6):988-1028
9. 任卫东,史丽,王俊明,等. 甲状腺功能减退症患者的左甲状腺素钠替代治疗剂量研究. 山东医药,2012,52(32):74-75
10. Baloch Z,Carayon P,Conte-Devolx B,et al. Laboratory medicine practice guidelines. Laboratory support for the diagnosis and monitoring of thyroid disease. Thyroid,2003,13(1):3-126
11. 王吉耀. 内科学. 第2版. 北京:人民卫生出版社,2012:926-930
12. 罗斌钰,赵咏桔,刘建民. 生长激素替代治疗改善甲状腺素生物学效应:在治疗中枢性甲状腺功能减退中的意义. 中华内分泌代谢杂志,2008,24(1):107-108
13. 罗敏. 临床诊疗指南——内分泌及代谢性疾病分册. 北京:人民卫生出版社.
14. 陈家伦. 临床内分泌学. 上海:上海科学技术出版社.
15. Perez A,Jansen-Chaparro S,Saigi I,et al. Glucocorticoid-induced hyperglycemia. Intensive Care Med,2013,39(2):165-228

第八章　代谢性疾病

第一节　总　论

一、代谢性疾病概述

随着人们饮食结构以及生活方式的改变,我国糖尿病、痛风、高脂血症等代谢性疾病的患者人数不断上升并呈现出年轻化的趋势,代谢性疾病已成为世界性的健康问题。机体的代谢包括合成代谢及分解代谢两个过程。合成代谢是由简单成分合成大分子物质,以维持组织结构和功能。分解代谢是由大分子物质分解成小分子物质,同时为机体提供所需能量。主要的代谢物质为碳水化合物、脂肪与蛋白质。代谢性疾病即因代谢问题(代谢障碍和代谢旺盛等)引起的疾病,主要包括糖尿病、糖尿病酮症酸中毒、高血糖高渗综合征、低血糖症、痛风、蛋白质-能量营养不良症、维生素A缺乏症、维生素C缺乏症、维生素D缺乏症和骨质疏松症等。近年来,我国代谢性疾病的发病率逐年上升,尤其是糖尿病,患病率显著增加。2007~2008年糖尿病的流行病学调查结果显示,我国20岁以上的成年人糖尿病的患病率为9.7%,其中2型糖尿病占90%以上。

代谢性疾病在发生过程中机体的生化代谢发生了明显变化,主要涉及能量代谢、氨基酸代谢、脂代谢等。另外,高血压、高血脂和糖尿病之间还呈现相互关联、互为因果的关系,在其相互引发过程中,脂肪酸的代谢可能是一个关键的桥梁。此外,氧化应激、胰岛素抵抗和交感神经的兴奋等相互影响的因素也起着重要作用,导致单一的代谢性疾病发展成各种疾病的并存状态。临床可分为下列两类:

1. 遗传性代谢病(先天性代谢缺陷)　部分有遗传性的染色体异常,范围很广但发病率不高,例如糖原积存症、家族性高胆固醇血症、家族性高甘油三酯血症、痛风等。根据临床表现所提示的线索,以及特异性代谢产物的测定,诊断并不困难,但因较为罕见,易延误诊治。

2. 获得性代谢病　许多其他系统性疾病可能在某一阶段引起机体的代谢异常,使临床表现和诊断治疗更复杂化,例如肝硬化。肝硬化、肝功能不全时可能出现低血糖和高血糖、高胰岛血症;肾病晚期可能发生电解质紊乱和低蛋白血症;甲状腺功能减退时经常伴高脂血症;肾上腺皮质固醇过多可致负氮平衡等。

此外,代谢和免疫系统是生命所必需的两个基本系统。许多营养物和病原体识别系统及代谢和免疫应答途径在进化上高度保守,彼此之间相互整合、互相调节,处于一种精细的动态平衡状态。其平衡失调导致了肥胖、2型糖尿病(type 2 diabetes mellitus,T2DM)等代谢性疾病的发生。近年来发现炎症反应和内质网应激在肥胖、胰岛素抵抗及T2DM等代谢性疾病的发生中也起着重要的作用。

二、代谢性疾病的一般治疗原则

当今社会人们的饮食、营养结构和生活方式发生了巨大改变,这种多个方面的生活规律的改变严重冲击着人类在数千万年的进化过程中形成的相对稳定的体内环境和生化代谢速度。人体为适应这种剧烈的变化,被动、本能地作出了反应,即调整一系列生化代谢的速度。高糖、高脂、精神紧张等因素可以导致糖代谢、脂代谢、内分泌等一系列的异常变化。现代社会中高血压、高血脂、动脉粥样硬化、糖尿病以及痛风等代谢性疾病的发病率日趋升高主要就是上述变化因素影响的结果。另外,高血压、高血脂、糖尿病等代谢性疾病密切关联,并互为因果,导致多种并发症的出现甚至形成代谢综合征,进一步诱发各种心脑血管疾病。

因此在代谢性疾病的治疗上,为了达到对机体代谢进行整体联合的调整及治疗,改善整体代谢率,在治疗手段上也做了相应的调整和补充。除了常规的药物治疗外,还需要饮食、运动、手术及预防接种等各种治疗方法,加强对此类患者的宣教,全面改善代谢性疾病。

1. 饮食治疗　慢性代谢性疾病是一组以肥胖、糖尿病、高血压、血脂异常、冠心病、脑卒中等疾病为主的代谢性临床综合征。循证医学证据显示,一些不良的生活方式如体育活动不足和不健康的饮食、吸烟、酗酒等与慢性代谢性疾病的关系密切。

人们的饮食、营养结构和生活方式的改变都可能影响糖、脂肪、蛋白质在体内的平衡,而高血压、脂质紊乱、糖尿病以及肿瘤等都与这些体内营养物质的代谢密切相关。由于胰岛素抵抗、氧化应激及交感神经的兴奋等因素的作用,这些代谢性疾病彼此之间可以相互转化,导致代谢综合征的发生,甚至演化成心血管疾病,严重危害人类的健康。

饮食治疗的意义在于:①减轻代谢系统的负担。摄入的热量过高时,代谢系统的工作负荷加重。②控制体重。安排减肥,适量饮食,可减少过剩的脂肪,减轻代谢紊乱的发生。③纠正已发生的代谢紊乱。获得最佳的血糖水平,补充蛋白质的缺乏,使体瘦的患者达到标准体重。④有利于预防和治疗代谢性急性并发症,改善身体状况。

2. 运动治疗　运动疗法是糖尿病、高脂血症、骨质疏松等代谢性疾病最基本的治疗方法之一,已逐步应用于临床。

(1)运动治疗糖尿病的机制:①运动可以增加机体能量的消耗,减少脂质在体内的堆积,从而减少脂质在骨骼肌细胞、胰腺细胞及肝细胞中的堆积,降低脂质对以上细胞的毒性作用,从而增加骨骼肌细胞摄取葡萄糖和胰腺细胞分泌胰岛素的能力;②运动能够通过促进骨骼肌细胞葡萄糖运载体4(glucose transporter-4,GLUT-4)从细胞内转位到细胞膜上,增加骨骼肌细胞膜上 GLUT-4 的数量,从而增加骨骼肌细胞对葡萄糖的摄取,改善骨骼肌细胞的胰岛素敏感性;③长期运动除了通过 GLUT-4 途径改善骨骼肌细胞的代谢功能之外,尚可作为一个生理性刺激,诱导骨骼肌细胞线粒体适应并修复糖尿病对肌肉线粒体构成的损伤,纠正糖尿病时线粒体内能量代谢的异常。

(2)运动疗法治疗高脂血症的作用机制:①耐力性运动可引起血浆甘油三酯(TG)下降,可能原因是耐力性运动引起脂蛋白脂肪酶活性升高,进而导致 TG 分解代谢加强;②运动使血浆高密度脂蛋白(high-density lipoproteincholesterol,HDL-C)升高,主要是由于运动使脂蛋白脂肪酶(lipoprotein lipase,LPL)的活性增加所致;③运动引起血低密度脂蛋白(low-density lipoproteincholesterol,LDL-C)浓度下降,主要与运动引起的 LDL-C 受体活性升高有关。

(3)运动疗法治疗骨质疏松的作用机制:①运动可通过直接刺激和肌肉牵拉两种机制来增加机械应力,进而刺激成骨细胞成骨;②运动尚能通过影响性激素水平来治疗骨质疏松症;③运动还能提高钙的吸收和利用。

对于其他代谢性疾病诸如高尿酸血症、甲状腺功能异常性疾病、肥胖症等,运动疗法也能对这些疾病产生治疗作用。

3. 手术治疗　传统的应对方法诸如饮食控制、运动锻炼以及药物治疗等很难从根本上治愈或是控制这些代谢性疾病,无法有效地提高患者远期的生活质量,也不能确切地降低严重并发症的发生率以延长患者的生命。自从20世纪50年代开始,胃肠外科手术逐渐被引入到代谢性疾病的治疗领域中。如今,手术是唯一能使重度肥胖获得长期而稳定减重的方法,并且能有效治疗或控制与其相关的代谢性疾病,尤其是2型糖尿病。内科或外科专家均认为手术缓解糖尿病的三大机制为:①限制摄入,减少吸收;②减轻体重,减少胰岛素抵抗;③手术后胃肠道激素的改变,为最主要的机制。

目前,被广泛接受的主要有5种手术治疗方式,分别为Y形胃肠短路术、改良简易型胃肠短路术、胆胰旷置术或十二指肠转位术、管状胃切除术和可调节胃绑带术,而这些手术绝大多数都可以在腹腔镜的条件下完成。随着手术治疗糖尿病研究的逐渐深入,越来越多的新技术不断出现,其中十二指肠空肠短路术(duodenum-jejunal bypass,DJB)和回肠间置术(ileal transposition,IT)在代谢性疾病的治疗中亦显示出了较好的效果。

4. 预防接种　预防接种泛指用人工制备的疫苗类制剂(抗原)或免疫血清类制剂(抗体)通过适宜的途径接种到机体,使个体和群体产生对某种传染病的自动免疫或被动免疫,其目的是预防和根除疾病。儿童的计划免疫是针对某些传染病采取按免疫程序有计划地预防接种,其目的更加明确、管理更加科学、措施更加具体。从公共卫生的角度而言,接种疫苗无疑会给人类预防和根除疾病带来好处;但对个体而言,接种疫苗可能引起轻微、局灶的甚至是全身性不良反应。目前已明确预防接种的高危人群包括过敏体质、免疫缺陷病患者、慢性肾功能不全者、孕妇等。

遗传代谢性疾病是指由于基因突变引起酶缺陷、细胞膜功能异常或受体缺陷,从而导致机体的生化代谢紊乱,造成中间或旁路代谢产物蓄积、终末代谢产物缺乏而引起一系列临床症状的一组疾病。虽然遗传代谢病单一病种的发生率较低,但累积发病率高。遗传代谢病患儿的体内代谢自稳平衡能力十分低下,即便是很轻微的感染都可能使原本脆弱的机体出现代谢紊乱,从而使病情雪上加霜。为此,预防感染有助于降低发病率和病死率,从这个角度来说,接种疫苗对这类患儿十分必要。

5. 药物治疗　代谢性疾病的治疗药物众多。糖尿病、痛风、血脂异常症和骨质疏松作为常见的代谢性疾病,其治疗药物分列如下:

(1)治疗糖尿病的药物主要有两大类,一类是口服降血糖药,包括双胍类、噻唑烷二酮类胰岛素增敏剂、磺脲类胰岛素促泌剂、格列奈类、α-糖苷酶抑制剂、二肽基肽酶Ⅳ(DPP-Ⅳ)抑制剂以及需皮下注射的GLP-1受体激动剂;另一类是胰岛素,包括速效、短效、中效、长效以及基础、预混的各型胰岛素。

(2)治疗痛风的药物主要分为四类,分别是抑制黄嘌呤氧化酶,阻断黄嘌呤转化为尿酸,减少尿酸生成的尿酸合成抑制剂;抑制近端肾小管对尿酸的重吸收,以利尿酸排泄的促尿酸排泄药物;抑制炎性细胞趋化,对制止炎症、止痛有特效的抑制白细胞游走进入关节的药物;抑制PG合成,起到镇痛、缓解炎症反应作用的非甾体抗炎药。

(3)治疗血脂异常症的药物基本分为两大类,一类以降低血清LDL-C为主,包括他汀类、肠道胆固醇吸收抑制剂、胆酸螯合剂、普罗布考等;另一类以降低血清TG为主,有贝丁酸类、烟酸类、ω-3脂肪酸等。

(4)治疗骨质疏松症的药物主要有两大类,一类为骨吸收抑制剂,如钙剂、降钙素、双膦酸盐、维生素D及其衍生物、雌激素和选择性雌激素受体调节剂;另一类为骨形成促进剂,如氟化物、合成类固醇、甲状旁腺激素和维生素 D 及其衍生物，后者具抑制骨吸收和促进骨形成的双相作用。

第二节　常见代谢性疾病的药物治疗

一、糖　尿　病

（一）病因和发病机制

糖尿病（diabetes mellitus，DM）是一组由于胰岛素分泌缺陷或在靶组织的作用减低（胰岛素抵抗），或两者并存所引起的糖、脂肪、蛋白质紊乱，并以长期高血糖为特征的代谢性疾病。目前糖尿病一般可分为 1 型糖尿病（胰岛素依赖型）、2 型糖尿病（非胰岛素依赖型）、其他特殊类型的糖尿病及妊娠期糖尿病。不同类型糖尿病的病因及发病机制见表 8-1。

表 8-1　糖尿病的分型及发病机制

糖尿病的类型	病因与发病机制
1 型糖尿病（胰岛素依赖型）	遗传上的易感人群在环境因素作用下发生自身免疫反应，引起胰岛 B 细胞破坏，导致绝对的胰岛素缺乏或分泌不足，血液中能检测到自身抗体
2 型糖尿病（非胰岛素依赖型）	易感基因；高热量饮食、精神紧张、缺少运动、肥胖；周围组织胰岛素抵抗；肝糖原增加；胰岛素释放延迟；胰岛素分泌不足
其他特殊类型的糖尿病	基因变异引起的胰岛细胞功能缺陷、胰岛素作用缺陷、胰腺疾病（胰腺炎、胰腺创伤、囊性纤维化和血红蛋白沉积症）、内分泌疾病（库欣综合征、肢端肥大症）、营养不良引发的继发性糖尿病
妊娠期糖尿病	易感基因；妊娠导致的一定程度的胰岛素抵抗

（二）临床表现及诊断

空腹血糖≥7.0mmol/L 和（或）餐后 2 小时血糖≥11.1mmol/L 即可确诊为糖尿病，同时可参照 WHO1999 糖尿病诊断标准（表 8-2）或 ADA（美国糖尿病协会）2010 糖尿病诊治指南（表 8-3）做进一步的判断。

表 8-2　糖尿病的诊断标准（WHO 1999）

	静脉血浆葡萄糖[mmol/L（mg/dl）]
糖尿病	
空腹	≥7.0（126）
和（或）	
75g 葡萄糖负荷后 2 小时或随机	≥11.1（200）
糖耐量减退（IGT）*	
空腹（如果测定）	<7.0（126）
和	
75g 葡萄糖负荷后 2 小时	≥7.8（140）～<11.1（200）
空腹血糖受损（IFG）*	
空腹	≥6.1（110）～<7.0（126）
75g 葡萄糖负荷后 2 小时	<7.8（140）

注：* IGT 和 IFG 是指正常葡萄糖耐量与糖尿病之间的一种状态，称为“糖尿病前期”

表 8-3 糖尿病的诊断标准(ADA 2010 糖尿病诊治指南)

	静脉血浆葡萄糖[mmol/L(mg/dl)]	糖化血红蛋白(HbA1c)%
糖尿病		
空腹	≥7.0(126)	
和(或)75g 葡萄糖负荷后 2 小时或随机	≥11.1(200)	
和(或)		≥6.5
糖尿病风险增加状态▲		
糖耐量减退(IGT)*		
空腹(如果测定)	<7.0(126)	
和		
75g 葡萄糖负荷后 2 小时	≥7.8(140)~<11.1(200)	
空腹血糖受损(IFG)*		≥5.7~<6.5
空腹	≥5.6(100)~<7.0(126)	
75g 葡萄糖负荷后 2 小时	<7.8(140)	
糖化血红蛋白异常		

注:*IGT 和 IFG 是指正常葡萄糖耐量与糖尿病之间的一种状态,称为"糖尿病前期"。▲糖尿病风险增加状态包括糖尿病前期和 HbA1c 在 5.7%~6.5%之间的状态

诊断为糖尿病后,需结合临床进行分型。

1. 1 型糖尿病

(1)任何年龄均可发病,但常见于 30 岁以前。

(2)起病急,病情重,多有典型的"三多一少"症状,即多饮、多食、多尿和消瘦。

(3)血糖显著增高,常出现酮症酸中毒。

(4)胰岛素水平很低,胰岛功能基本丧失,需要终身应用胰岛素治疗。

(5)成年人晚发自身免疫性糖尿病的发病年龄多在 20~48 岁,易出现大血管病变。

2. 2 型糖尿病

(1)多见于中老年人,一般有家族遗传性。

(2)起病缓慢,病情相对平稳,无症状的时间可达数年至数十年。

(3)多数人肥胖、食欲好、精神体力与常人无异,偶有疲乏无力,个别人可出现低血糖。

(4)多在体检时发现。

(5)随着病程延长,血糖逐渐升高,可出现糖尿病慢性并发症。

此外,一些疾病状态亦可干扰糖尿病的诊断,从而影响后续治疗。如肝硬化患者常有糖代谢异常,典型者空腹血糖正常或偏低、餐后血糖迅速上升,病程长者空腹血糖也可升高;慢性肾功能不全者可出现轻度糖代谢异常;许多应激状态如心、脑血管意外,急性感染,创伤,外科手术都可能导致血糖一过性升高,应激因素消除后 1~2 周可恢复;多种内分泌疾病如肢端肥大症,库欣综合征、甲亢、嗜铬细胞瘤,胰升糖素瘤可引起继发性糖尿病,除血糖升高外,尚有其他特征性表现,不难鉴别。

(三)治疗原则

糖尿病治疗的近期目标是控制血糖,防止出现急性并发症。远期目标是通过良好的代谢控制达到预防慢性并发症,提高糖尿病患者的生活质量和延长患者寿命。世界权威机构对糖化血红蛋白(HbA1c)有明确的控制目标,国际糖尿病联盟(International Diabetes Federation,IDF)、美国糖尿病学会(American Diabetes Association,ADA)及我国的指南均建议控制在7%以下,美国临床内分泌专家协会(American Association of Clinical Endocrinologists,AACE)建议对于部分无明显低血糖或其他治疗不良反应的患者,采用更严格的HbA1c目标(如<6.5%)。此外,还应使患者的血压、血脂、血液流变学指标控制在正常水平,没有急性代谢性并发症,体重稳定,能保持较正常的工作与生活能力。建立完善的糖尿病教育管理体系,为患者提供生活方式干预和药物治疗的个体化指导。

根据《中国2型糖尿病防治指南(2013年版)》,2型糖尿病的控制目标见表8-4。

表8-4 2型糖尿病的控制目标

检测指标		目标值
血糖(mmol/L)[a]		
	空腹	4.4~7.0
	非空腹	<10.0
HbA1c(%)		<7.0
血压(mmHg)		<140/80
总胆固醇(mmol/L)		<4.5
HDL-C(mmol/L)		
	男性	>1.0
	女性	>1.3
TG(mmol/L)		<1.7
LDL-C(mmol/L)		
	未合并冠心病	<2.6
	合并冠心病	<1.8
BMI(kg/m^2)[a]		<24.0
尿白蛋白/肌酐比值[mg/mmol(mg/g)]或	男性	<2.5(22.0)
尿白蛋白排泄率[μg/min(mg/d)]	女性	<3.5(31.0)
		<20(30)
主要有氧活动(min/周)		≥150

注:[a] 毛细血管血糖

(四)药物治疗方案

1. 治疗药物的分类 目前糖尿病的治疗药物包括口服降血糖药物(表8-5)、胰岛素制剂(表8-6)以及胰高糖素样多肽1(glucagon-like peptide,GLP-1)受体激动剂(表8-7)等。

表8-5 口服抗糖尿病药物的种类及特点

药品名称/分类	每日剂量(mg)	分服次数	主要的不良反应
磺酰脲类胰岛素促泌剂			
甲苯磺丁脲	1000~2000(最大3000)	2~3	低血糖、消化道反应、过敏、白细胞减少
格列本脲	1.25~10(最大15)	1~3	低血糖、消化道反应、过敏
格列齐特	80~240(最大320)	1~3	低血糖、消化道反应、过敏
格列齐特缓释片	30~120(最大120)	1	低血糖、过敏

续表

药品名称/分类	每日剂量(mg)	分服次数	主要的不良反应
格列吡嗪	2.5~15(最大30)	2~3	低血糖、消化道反应、过敏
格列吡嗪控释片	5~20(最大20)	1	低血糖、过敏
格列喹酮	15~120(最大180)	1~3	低血糖、消化道反应、过敏
格列美脲	1~4(最大6)	1	低血糖、消化道反应、过敏、肝功异常
非磺酰脲类胰岛素促泌剂			
瑞格列奈	0.5~4(最大16)	3	胃肠道反应、过敏、肝功能异常、低血糖
那格列奈	60~120	3	肝功能异常、低血糖、皮疹瘙痒、腹痛
双胍类			
二甲双胍	1000~1500(最大2000)	2~3	消化道反应、疲乏、皮疹、体重减轻
α-糖苷酶抑制剂			
阿卡波糖	50~600	2~3	腹胀、肠鸣音亢进、腹泻、皮肤反应
伏格列波糖	0.6~0.9	3	腹胀、肠鸣音亢进、腹痛、皮肤反应
噻唑烷二酮类胰岛素增敏剂			
罗格列酮	4~8	1~2	肝功能异常、头痛、上呼吸道感染、水肿
吡格列酮	15~45	1	头痛、肌痛、上呼吸道感染、水肿、贫血
二肽基肽酶Ⅳ(DPP-Ⅳ)抑制剂			
西格列汀	100	1	可能出现超敏反应、氨基转移酶升高、上呼吸道感染、鼻咽炎
沙格列汀	2.5~5	1	淋巴细胞减少、皮疹、血肌酐及磷酸肌酸激酶升高、上呼吸道及泌尿道感染、头痛
维格列汀	100	2	鼻塞、头痛、上呼吸道感染

表8-6 胰岛素制剂的种类与特点

类别	名称	起效时间(小时)	作用峰时(小时)	维持时间(小时)	给药时间
超短效	门冬或赖脯胰岛素	0.17~0.25	1~2	4~6(皮下)	餐前10分钟
短效	正规胰岛素	0.5~1	2~3	3~6(皮下、肌内)	餐前15~30分钟
		0.17~0.5	0.17~0.5	0.5~1(静脉注射)	酮症昏迷,即刻
中效	低精蛋白锌胰岛素	2.5~3	5~7	13~16(皮下)	餐前30~60分钟
长效	精蛋白锌胰岛素	3~4	8~10	20(皮下)	早餐前30~60分钟,一日1次
超长效	地特胰岛素	3~4	3~14	24(皮下)	睡前30~60分钟,一日1~2次
	甘精胰岛素	2~3	无峰值	30(皮下)	睡前30~60分钟,一日1次
预混	精蛋白锌重组人胰岛素	0.5	2~8	24(皮下)	早餐前30分钟,一日1~2次
	门冬胰岛素30/50	0.17~0.33	1~4	14~24(皮下)	餐前或餐后即时注射
	双时相低精蛋白锌赖脯胰岛素	0.25	0.5~1.17	16~24(皮下)	餐前或餐后即时注射

表 8-7　目前临床使用的 GLP-1 受体激动剂

通用名	每次剂量的给药频率
艾塞那肽	5 ~ 10U, bid
利拉鲁肽	0.6 ~ 1.8mg, qd

(1) 双胍类药物

1) 代表药物：二甲双胍。

2) 药物特点：①双胍类药物的主要药理作用是通过减少肝脏葡萄糖的输出和改善外周胰岛素抵抗而降低血糖；②二甲双胍可减少肥胖的 2 型糖尿病患者的心血管事件和死亡；③许多国家和国际组织制定的糖尿病指南中推荐二甲双胍作为 2 型糖尿病患者控制高血糖的一线用药和药物联合中的基本用药；④主要不良反应为胃肠道反应，因此在服用二甲双胍时需餐时服用以减少胃肠道不适；⑤罕见乳酸性酸中毒。

3) 剂量选择：①二甲双胍具有明显的量效关系，为减少胃肠道不适需从小剂量开始并逐渐加量，中国人群可用至 2000mg；②通常对老年患者不应接受最大剂量的本品治疗，对 80 岁以上的老年患者不应使用本品，除非其肌酐清除率显示其肾功能确实没有降低；③可用于 10 岁以上的儿童患者。

4) 常见的药物相互作用：①二甲双胍可与多种降血糖药物联合使用；②单独使用二甲双胍不导致低血糖，但二甲双胍与胰岛素或促胰岛素分泌剂联合使用时可增加低血糖发生的危险性；③在造影检查使用碘化造影剂时应暂时停用二甲双胍。

5) 常见并发症的治疗药物选择：①双胍类药物禁用于肾功能不全（血肌酐水平男性 > 1.5mg/dl、女性 > 1.4mg/dl 或肾小球滤过率 < 45ml/min）、肝功能不全、严重感染、缺氧或接受大手术的患者；②老年患者随年龄增大肾功能会出现生理性减退，因此需注意剂量的选择及定期检查肾功能；③对 1 型糖尿病患者不宜单独使用本品，而应与胰岛素合用。

(2) 磺脲类药物

1) 代表药物：格列本脲、格列吡嗪、格列喹酮、格列齐特、格列美脲。

2) 药物特点：①磺脲类药物属于促胰岛素分泌剂，主要药理作用是通过刺激胰岛 B 细胞分泌胰岛素，增加体内的胰岛素水平而降低血糖；②可有效降低糖尿病微血管病变和大血管病变发生的风险；③可以使 HbA1c 降低 1% ~ 1.5%，是目前许多国家和国际组织制定的糖尿病指南中推荐的控制 2 型糖尿病患者高血糖的主要用药；④最常见的不良反应是低血糖反应；⑤罕见的不良反应有恶心、呕吐、消化不良、胆汁淤积性黄疸、肝功能损害、白细胞减少、粒细胞缺乏、血小板减少、皮肤瘙痒、皮疹等，一旦出现应立即停药，并做相应的处理。

3) 剂量选择：①目前磺脲类药物的剂型多为缓释及控释剂，一般每日只需早起服用一次即可，餐前半小时服药效果最佳；②因磺脲类药物的降糖效果强，通常对老年患者不应接受最大剂量的本品治疗，避免引起低血糖。

4) 常见的药物相互作用：①一般不与其他促胰岛素分泌剂合用；②联用其他口服降血糖药时应从最低推荐剂量开始，注意监测血糖。

5) 常见并发症的治疗药物选择：①有轻度肾功能不全的糖尿病患者宜选用主要经胆道排泄的药物——格列喹酮；②老年人宜选用作用温和的降血糖药如格列喹酮、格列齐特，而不宜服用降血糖作用强大而且持久的格列本脲，以免引起严重的低血糖；③对合并血管并发症的糖尿病患者最好选用格列齐特，因为该药除降糖外，还具有减少血小板聚集、降低血脂及血黏度、改善血液循环的作用；④对一般磺脲类药物失效的糖尿病患者可换用最新第三代磺脲类的格列美脲，它具有独特的胰外降糖作用，对继发性磺脲类药物失效的 2 型糖尿病患者可能仍然有效。

(3) α-葡萄糖苷酶抑制剂

1) 代表药物：阿卡波糖、伏格列波糖、米格列醇。

2) 药物特点：①α-葡萄糖苷酶抑制剂是一类以延缓肠道碳水化合物吸收而达到治疗糖尿病的口服降血糖药物；②其作用机制为竞争性抑制位于小肠的各种 α-葡萄糖苷酶，使淀粉类分解为葡萄糖的速度减慢，从而减缓肠道内葡萄糖的吸收，降低餐后高血糖；③α-葡萄糖苷酶抑制剂可以使 HbA1c 下降 0.5% ~1.4%，同时伴随体重下降；④胃肠道反应是 α-葡萄糖苷酶抑制类药物最常见的不良反应，包括腹泻、便秘、腹胀、胃胀、上腹部不适等。

3) 剂量选择：①就餐时服用，服药时从小剂量开始，逐渐加量是减少不良反应的有效方法；②患者坚持严格的糖尿病饮食仍有不适时，不能再增加剂量。

4) 常见的药物相互作用：①可与双胍类、磺脲类、噻唑烷二酮类或胰岛素合用；②联用 α-葡萄糖苷酶抑制剂的患者如果出现低血糖，治疗时需使用葡萄糖或蜂蜜，而食用蔗糖或淀粉类食物纠正低血糖的效果差；③避免同时服用考来烯胺、肠道吸附剂和消化酶类制剂，以免影响药效。

5) 常见并发症的治疗药物选择：①一般无需调整服药的剂量和次数，亦不增加低血糖的发生率，且耐受性良好；②严重肾功能损害的患者禁用。

(4) 噻唑烷二酮类药物(TZDs)

1) 代表药物：罗格列酮、吡格列酮。

2) 药物特点：①为胰岛素增敏剂，通过增加外周组织对胰岛素的敏感性、改善胰岛素抵抗而降低血糖，并能改善与胰岛素抵抗有关的多种心血管危险因素；②对于肥胖或超重的 2 型糖尿病患者，以及不肥胖但伴有代谢综合征的 2 型糖尿病患者可给予 TZDs；③TZDs 可以使 HbA1c 下降 1.0% ~1.5%，降糖效果明显；④体重增加和水肿是 TZDs 的常见不良反应，这种不良反应在与胰岛素联合使用时表现更加明显；⑤TZDs 的使用与骨折和心力衰竭的风险增加相关。

3) 剂量选择：①应从最低推荐剂量开始服用，以防止体液潴留及心脏不良事件的发生；②TZDs 的起效时间较慢，一般需数周乃至数月才能达到最大作用效果，治疗时需达到足够的疗程。

4) 常见的药物相互作用：①一般不与胰岛素合用，以免加重水肿和体重增加等不良反应；②TZDs 单独使用时不导致低血糖，但与胰岛素或促胰岛素分泌剂联合使用时可增加低血糖发生的风险。

5) 常见并发症的治疗药物选择：①有心力衰竭、活动性肝病或氨基转移酶升高超过正常上限的 2.5 倍以及严重骨质疏松和骨折病史的患者应禁用本类药物；②水肿患者应慎用。

(5) 格列奈类药物

1) 代表药物：瑞格列奈、那格列奈、米格列奈。

2) 药物特点：①为非磺脲类促胰岛素分泌剂，通过与胰岛 B 细胞膜上的磺酰脲受体结合，刺激胰腺在进餐后更快、更多地分泌胰岛素，从而有效地控制餐后高血糖；②格列奈类药物起效快、清除也快，有利于降低餐后血糖及全天的平均血糖，减少并发症；③格列奈类刺激胰岛素的早时相分泌，可以使 HbA1c 下降 0.5%～1.5%；④常见的不良反应是低血糖和体重增加，但低血糖的风险和程度较磺脲类药物轻。

3）剂量选择：①由于格列奈类药物具有“按需促泌”的特点，通常在餐前15分钟内服用，不进餐则不用服药；②推荐小剂量开始，避免引起低血糖。

4）常见的药物相互作用：①可单独使用或与其他降血糖药联合应用（磺脲类除外）；②与其他降血糖药联合使用时可增加低血糖发生的风险。

5）常见并发症的治疗药物选择：①格列奈类药物的不良反应少，老年糖尿病患者及轻度肾功能不全的患者可以使用；②轻、中度肝病患者的药物剂量不需调整，严重的肝病患者应慎用。

（6）二肽基肽酶-4（DPP-4）抑制剂

1）代表药物：西格列汀、沙格列汀、维格列汀、阿格列汀、利格列汀。

2）药物特点：①DPP-4 抑制剂通过抑制 DPP-4 而减少胰高血糖素样肽-1（GLP-1）在体内的失活，使内源性 GLP-1 的水平升高；②增强胰岛素分泌，抑制胰高血糖素分泌；③DPP-4 抑制剂可降低 HbA1c 1%左右，不增加患者的体重；④常见的不良反应有咽炎、头痛、上呼吸道感染等；⑤少见的不良反应包括超敏反应、血管神经水肿、氨基转移酶升高、腹泻咳嗽等。

3）剂量选择：通常每日仅需服用一次常规剂量。

4）常见的药物相互作用：①单独使用 DPP-4 抑制剂不增加低血糖发生的风险；②临床上国内通常与二甲双胍联用，国外 DPP-4 抑制剂也与其他降血糖药物联用。

5）常见并发症的治疗药物选择：①在有肾功能不全的患者中使用时，应注意按照药物说明书来减少药物剂量；②活动性肝病或氨基转移酶升高超过正常上限的2.5倍的患者禁用。

（7）胰高血糖素样肽-1（GLP-1）受体激动剂

1）代表药物：艾塞那肽、利拉鲁肽。

2）药物特点：①GLP-1 受体激动剂通过激动 GLP-1 受体而发挥降低血糖的作用；②GLP-1 受体激动剂以葡萄糖浓度依赖的方式增强胰岛素分泌、抑制胰高血糖素分泌，并能延缓胃排空，通过中枢性的食欲抑制来减少进食量；③可用于超重或肥胖的 2 型糖尿病患者，帮助减轻体重；④常见的胃肠道不良反应（如恶心、呕吐等）多为轻到中度，主要见于初始治疗时，可随着治疗时间延长逐渐减轻；⑤有胰腺炎病史的患者禁用此类药物。

3）剂量选择：①GLP-1 受体激动剂需皮下注射；②艾塞那肽的起始剂量为5μg，一日两次，餐前60分钟使用；利拉鲁肽的起始剂量为0.6mg，一日一次。

4）常见的药物相互作用：①单独使用不易引起低血糖，联合磺脲类药物治疗的患者发生低血糖的风险可能增加；②可与二甲双胍联合治疗，而无需改变二甲双胍的剂量。

5）常见并发症的治疗药物选择：①轻度肾功能损害的患者不需要进行剂量调整，慎用于包括终末期肾病患者在内的重度肾功能损害的患者；②肝功能受损的患者慎用。

（8）胰岛素

1）代表药物：超短效胰岛素、短效胰岛素、中效胰岛素、长效胰岛素、预混胰岛素。

2）药物特点：①胰岛素是人体内唯一的一种降血糖的激素，调节糖、脂肪及蛋白质的代谢；②1 型糖尿病患者在发病时就需要胰岛素治疗，而且需终身胰岛素替代治疗；③可应用于各种类型的糖尿病；④不良反应有低血糖反应、过敏反应、胰岛素水肿和屈光失常等；⑤胰岛素注射过量会造成低血糖休克。

3)剂量选择:①胰岛素需静脉或皮下注射;②超短效及短效胰岛素需餐前注射,中、长效胰岛素一日注射一次,预混胰岛素通常一日注射两次。

4)常见的药物相互作用:①胰岛素可以单独使用,也可以与口服降血糖药物联合使用;②同类胰岛素一般不合用。

5)常见并发症的治疗药物选择:①肝、肾功能不全患者适用;②患者需根据自身情况选择合适的胰岛素,使用前应接受与胰岛素注射技术相关的教育以掌握正确的胰岛素注射技术,使用胰岛素期间应监测血糖,合理调整剂量并防止低血糖的出现。

2. 治疗方案

(1)1 型糖尿病:1 型糖尿病患者需终身使用胰岛素治疗,根据病情和疗效可选择常规治疗(基础胰岛素或预混胰岛素)和强化治疗(餐时 + 基础胰岛素)。胰岛素的剂量必须个体化,大多数患者应该接受皮下注射(每天 3 ~4 次),根据血糖水平每 3 ~4 天调整一次,每次调整 1 ~4IU,直至血糖达标。

(2)2 型糖尿病(图 8-1):2 型糖尿病可分为肥胖和非肥胖两种类型,肥胖的 2 型糖尿病患者需要做到低脂低热量饮食、加强运动、控制体重,必要时进行抗肥胖药物治疗以及手术减肥。二甲双胍作为抗糖尿病的一线药物,能够抑制食欲、减轻体重,目前已经广泛应用于肥胖的 2 型糖尿病患者甚至存在 IGT 的肥胖人群。同时大多数肥胖的 2 型糖尿病患者存在胰岛素抵抗,可选用能够增加胰岛素敏感性的药物如噻唑烷二酮类,但有时也可导致体重的进一步增加。

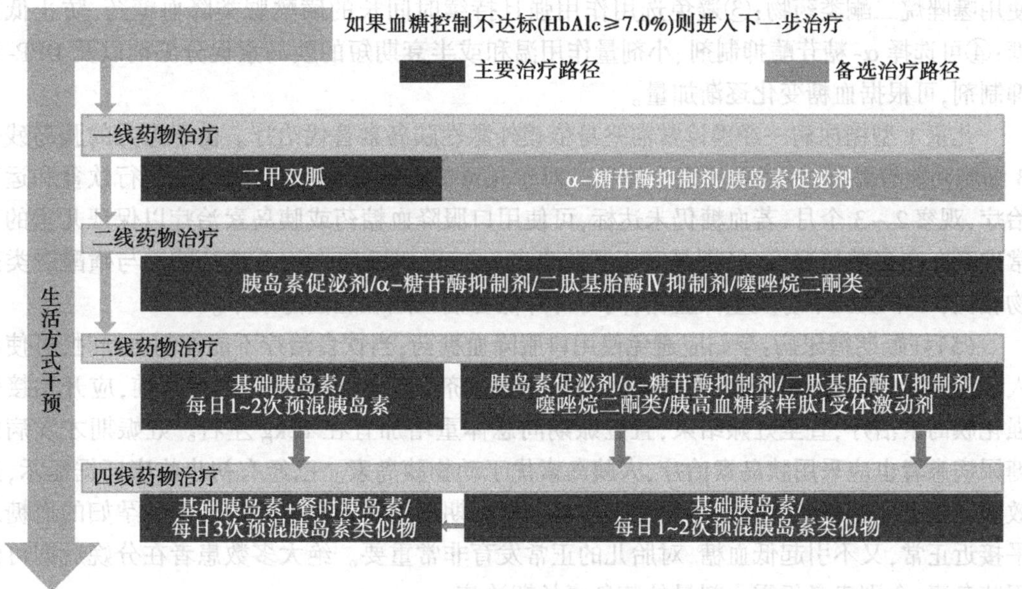

图 8-1　2 型糖尿病的治疗路径

[来自《中国 2 型糖尿病防治指南(2013 年版)》]

非肥胖患者可首先选用磺酰脲类药物,逐渐可加入二甲双胍或 α-糖苷酶抑制剂,口服降血糖药物用至较大剂量仍无法控制血糖的患者应加用或改用胰岛素制剂。症状严重者可先使用胰岛素治疗,待血糖控制后根据胰岛功能判断是否改用口服降血糖药物。各种磺酰脲类药物不宜联合应用,也不宜与非磺酰脲类促泌剂合用,还应注意与其他药物之间的相互作用。

(3)肝、肾功能不全时的糖尿病:口服降血糖药物对肝功能的影响并不严重,但糖尿病伴有肝功能严重受损的患者在选择降血糖药时应慎用口服降血糖药,以免因药物消除减慢引起药物不良反应,加重肝脏负担,使肝功能进一步受损。降血糖药物治疗中,二甲双胍慎用于肝功能不全患者,TZD 禁用于活动性肝病或氨基转移酶升高超过正常上限的 2.5 倍的患者。基本上所有的口服降血糖药物都经过肝脏代谢并起效,因此在临床上如果患者肝功能严重受损,则必须选择胰岛素治疗,待肝功能恢复后才能改用口服药。

肾功能不全时应选用不经肾脏排泄、而主要在肝脏代谢经胆道排泄的药物治疗,如格列喹酮。瑞格列奈绝大部分经胆汁排泄,且不易引起低血糖反应,故轻、中度肾功能不全时仍可应用。对胰岛素治疗的患者,可因胰岛素在肾脏的降解减少而减少胰岛素的用量,也可因肾功能不全产生胰岛素抵抗而需增加胰岛素的用量,因此需密切监测患者的血糖变化以调节胰岛素的剂量。双胍类药物和多数磺酰脲类药物主要经肾排泄,也应慎用。

(4)老人和儿童糖尿病:由于老年糖尿病存在以下特点:肝肾功能差、合并疾病多、自我管理能力下降、糖尿病病程长、并发症较多、还伴有多种代谢异常,特别需要注意的是老年糖尿病的治疗需在控制高血糖的同时防止低血糖反应。因此可设定相对宽松的治疗目标,即将空腹血糖控制在 8mmol/L 以下、餐后 2 小时血糖控制在 12mmol/L 以下。对较长时间饮食和运动疗法未能达到治疗效果的老年 2 型糖尿病患者,可口服药物治疗。在选择口服降血糖药物时应注意:①老年人伴有心、肾、肝功能不良者忌用二甲双胍;②有心功能不全者避免使用噻唑烷二酮类药物;③避免选用作用强且持续时间长的磺酰脲类降血糖药,防止低血糖;④可选择 α-糖苷酶抑制剂、小剂量作用温和或半衰期短的胰岛素促分泌剂以及 DPP-Ⅳ抑制剂,可根据血糖变化逐渐加量。

儿童 1 型糖尿病一经确诊常需终身依赖外源性胰岛素替代治疗。由于患儿的胰岛残余 B 细胞功能有差异,治疗要注意个体化。对于儿童 2 型糖尿病,原则上可先进行饮食和运动治疗,观察 2~3 个月,若血糖仍未达标,可使用口服降血糖药或胰岛素治疗以保证儿童的正常发育。在多数情况下(特别是对于肥胖患者),二甲双胍应作为首选药物。与磺酰脲类药物相比,二甲双胍不易发生低血糖,同时可降低甘油三酯和胆固醇水平。

(5)妊娠期糖尿病:孕妇应避免使用口服降血糖药,当饮食治疗不能控制血糖时,可使用人胰岛素治疗,首选短效制剂,必要时加用中效制剂。糖尿病妇女计划怀孕前,应开始接受强化胰岛素治疗,直至妊娠结束,且妊娠期间总体重增加宜在 12kg 左右。妊娠期才发病的糖尿病患者也应采用胰岛素治疗,人胰岛素优于动物胰岛素。已经有初步临床证据显示,速效胰岛素类似物赖脯胰岛素和门冬胰岛素在妊娠期使用是安全有效的。保持孕妇的血糖水平接近正常,又不引起低血糖,对胎儿的正常发育非常重要。绝大多数患者在分娩后即可停用胰岛素,个别患者仍需小剂量的胰岛素长期治疗。

(6)糖尿病并发症及慢性并发症:糖尿病合并高血压时,血压控制的目标为 130/80mmHg 以下,以降低心血管病变及微血管并发症发生的危险性。药物治疗首选 ACEI 和 ARB。为达到降压目标,通常需要多种降压药联合应用,使用 β 受体拮抗药和噻嗪类利尿药时应注意药物对糖代谢的不良影响。2 型糖尿病合并以总胆固醇或低密度脂蛋白胆固醇增高为主的血脂异常者,宜选用他汀类药物,以甘油三酯升高为主的可选用贝特类药物。烟酸类调脂药可升高血糖,故应慎用,并根据血糖水平调整降血糖药的剂量。对糖尿病肾病患者,限制蛋白质摄入量、严格控制高血压、预防和治疗尿路感染是治疗的主要措施,降血糖药物的选用同前述肾功能不全时糖尿病的治疗。

(五)药物治疗管理

1. 疗效监测　HbA1c 是长期控制血糖最重要的评估指标(正常值为4% ~6%),也是指导临床治疗方案调整的重要依据之一。患有血红蛋白异常性疾病的患者 HbA1c 的检测结果不可靠,应以空腹和(或)餐后静脉血浆血糖为准。

自我血糖监测的频率取决于治疗的目标和方式:

(1)血糖控制差或病情危重者应每天监测 4 ~7 次,直到病情稳定、血糖得到控制。当病情稳定或已达血糖控制目标时可每周监测 1 ~2 天。

(2)使用胰岛素治疗者在治疗开始的阶段每日至少监测血糖 5 次,达到治疗目标后每日监测 2 ~4 次;使用口服药和生活方式干预的患者达标后每周监测血糖 2 ~4 次。

2. 并发症的防范及处理

(1)糖尿病慢性并发症:微血管病变是糖尿病视网膜病变、肾病和神经病变的发病基础;大血管病变会导致冠心病、高血压,周围血管病变、糖尿病足病和脑血管疾病。

1)糖尿病性心脏病:造成心脏代谢紊乱、心功能减退,出现易倦、乏力、心慌气短、心绞痛,严重者发生急性心力衰竭、休克、心律失常甚至猝死。单纯强化降糖治疗不能显著降低糖尿病大血管并发症的风险,因此,对糖尿病大血管病变的预防需要全面评估和控制心血管病的危险因素。糖尿病合并高血压的患者应将血压控制在 140/85mmHg 以下,LDL-C <2.6mmol/L,甘油三酯(triglyceride,TG)<1.7mmol/L,男性 HDL-C >1.0mmol/L、女性 HDL-C >1.3mmol/L,同时对于具有高危心血管病风险的患者应使用阿司匹林和(或)氯吡格雷作为预防心血管疾病的预防措施。当存在自主神经病变时,发生心绞痛或心肌梗死时可能是无痛的,且体格检查难以检出缺血性心脏病。

因此,应严格控制所有可治疗的危险因素,以最大可能地降低大血管病变的风险,而不能只关注血糖。其高危因素的评估和处理包括控制高血糖、高血压,纠正血脂异常,并进行抗血小板治疗。

2)糖尿病眼病:常见视网膜病变、白内障、视神经损伤、继发性青光眼,眼部并发症往往导致失明,早发现、早治疗十分关键。患者一经确诊为糖尿病,医务人员应告知患者糖尿病可能会造成视网膜损害以及首次接受眼科检查和随诊的时间(表 8-8)。临床随访期间的主要观察指标包括全身指标和眼部指标,全身指标有糖尿病病程、血糖(含糖化血红蛋白)、血脂、血压、肥胖、肾病及用药史等;眼部指标有视力、眼压、房角、眼底(微血管瘤、视网膜内出血、硬性渗出、棉绒斑、视网膜内微血管异常、静脉串珠、新生血管、玻璃体积血、视网膜前出血、纤维增生等)。

3)糖尿病足病:是一种慢性致残性并发症,一旦发生很难得到有效治疗,往往需要截肢,严重时可致死,必要时需外科手术干预。糖尿病足溃疡的患者容易合并感染,感染又是加重糖尿病足溃疡甚至是导致患者截肢的因素。糖尿病足轻度感染的抗生素治疗主要是针对金黄色葡萄球菌和链球菌;中度或重度感染、严重感染多为多重细菌感染,包括金黄色葡萄球菌和链球菌,以及革兰阴性菌和厌氧菌。对于严重的感染,经验性治疗是比较重要的。它往往需要应用广谱抗生素,应使用覆盖金黄色葡萄球菌、链球菌、革兰阴性杆菌、专性厌氧菌等，如β-内酰胺酶/β-内酰胺酶抑制剂混合制剂（如氨苄西林-舒巴坦、哌拉西林-他唑巴坦）。对于尚未接受抗生素治疗的急性轻度感染患者，通常认为仅合并需氧革兰阳性球菌感染。既往抗生素治疗失败的慢性中度或重度感染患者通常需要广谱抗生素治疗，且要覆盖MRSA或者大肠埃希菌，然后依据培养结果和药敏试验结果来选择抗生素。

表8-8　糖尿病患者接受眼科检查的首诊和随诊时间建议

糖尿病类型	首次检查的时间	随诊时间
1型	发病3年后	每年1次
2型	确诊时	每年1次
妊娠前	妊娠前或妊娠前3个月早期	DR0-NPDR中度：每3～12个月；NPDR重度：每1～3个月

注：NPDR：非增殖型糖尿病视网膜病变；DR0：糖尿病视网膜病变0期

糖尿病足治疗困难，但预防则十分有效。应给予所有的糖尿病患者年度足部检查，包括足有否畸形、胼胝、溃疡、皮肤颜色变化；足背动脉和胫后动脉搏动、皮肤温度以及有否感觉异常等。如果患者足部动脉搏动正常、尼龙丝触觉正常、没有足畸形以及没有明显的糖尿病慢性并发症，则这类患者属于无足病危险因素的患者，可进行一般的糖尿病足病预防教育。对于有足病危险因素的糖尿病患者，应该由糖尿病足病的专业人员进行教育与管理，尽可能地降低糖尿病足病的危险。对于已经发生合并感染的足溃疡，需定期去除感染和坏死的组织。只要患者局部供血良好，对于感染的溃疡必须进行彻底清创。根据创面的性质和渗出物的多少，选用合适的敷料。在细菌培养的基础上选择有效的抗生素进行治疗。

(2)糖尿病急性并发症：糖尿病急性并发症有糖尿病酮症酸中毒（DKA）、高渗性高血糖状态（HHS）、乳酸性酸中毒等。

1）糖尿病酮症酸中毒（DKA）：是由于胰岛素不足和升糖激素不适当升高引起的糖、脂肪和蛋白代谢严重紊乱的综合征，临床以高血糖、高血酮和代谢性酸中毒为主要表现。

常见的诱因有急性感染、胰岛素不适当减量或突然中断治疗、饮食不当、胃肠疾病、脑卒中、心肌梗死、创伤、手术、妊娠、分娩、精神刺激等。对单有酮症者仅需补充体液和胰岛素治疗，直到酮体消失。DKA应按以下方法积极治疗：

①小剂量胰岛素治疗方案：胰岛素的起始剂量推荐为0.1U/(kg·h)，如在第1小时内血糖下降不明显，且脱水已基本纠正，则胰岛素剂量可加倍。每1～2小时测定血糖，并根据血糖下降情况调整胰岛素的用量。当血糖降至13.9mmol/L时，胰岛素剂量应减至0.05～0.1U/(kg·h)。

②补液：补液治疗能纠正失水，恢复肾灌注，有助于降低血糖和清除酮体。补液速度应先快后慢，并根据血压、心率、每小时尿量及周围循环状况决定输液量和输液速度，患者清醒后鼓励饮水。

③纠正电解质紊乱和酸中毒：在开始胰岛素及补液治疗后患者的尿量正常、血钾低于5.5mmol/L时，即可静脉补钾。治疗前已有低钾血症、尿量≥40ml/h时，在胰岛素及补液治疗的同时必须开始补钾。严重低钾血症（<3.3mmol/L）可危及生命，此时应立即补钾；当血钾升至3.5mmol/L时再开始胰岛素治疗，以免发生心律失常、心脏骤停和呼吸肌麻痹。血pH<7.0时，应考虑适当补碱，直到pH上升至7.0以上。

④去除诱因和治疗并发症:如休克、心力衰竭和心律失常、脑水肿和肾衰竭等。

此外,保持良好的血糖控制,预防并及时治疗感染及其他诱因,加强糖尿病教育,并增强糖尿病患者和家属对 DKA 的认识是预防 DKA 的主要措施,并有利于本病的早期诊断和治疗。

2)高渗性高血糖状态(HHS):高渗性高血糖状态(HHS)是糖尿病的严重急性并发症之一,临床以严重高血糖而无明显的酮症酸中毒、血浆渗透压显著升高、失水和意识障碍为特征。HHS 的预后不良,病死率为 DKA 的 10 倍以上,抢救失败的主要原因是高龄、严重感染、重度心力衰竭、肾衰竭、急性心肌梗死和脑梗死等。HHS 的发生率低于 DKA,且多见于老年 2 型糖尿病患者。HHS 起病常常比较隐匿。典型的 HHS 主要有严重失水和神经系统两组症状体征,主要的治疗措施包括积极补液、纠正脱水;小剂量胰岛素静脉滴注控制血糖,纠正水、电解质和酸碱失衡;以及去除诱因、治疗并发症等。

3)糖尿病乳酸性酸中毒:糖尿病合并乳酸性酸中毒的发生率较低,但病死率很高。大多发生在伴有肝、肾功能不全,慢性心肺功能不全等缺氧性疾病的患者,尤其见于服用苯乙双胍者。主要临床表现为疲乏无力、恶心、畏食或呕吐、呼吸深大、嗜睡等。实验室检查存在明显的酸中毒,但血、尿酮体不升高,血乳酸水平升高。一旦发现,应积极抢救。治疗包括补液、扩容,纠正脱水、休克、补碱应尽早且充分。必要时透析治疗。同时应去除诱发因素。主要的预防措施包括严格掌握双胍类药物的适应证,尤其是苯乙双胍,对伴有肝、肾功能不全,慢性缺氧性心肺疾病,食欲不佳,一般情况差的患者忌用双胍类降血糖药。二甲双胍引起乳酸性酸中毒的发生率大大低于苯乙双胍,因此建议需用双胍类药物治疗的患者尽可能选用二甲双胍。使用双胍类药物的患者在遇到急性危重疾病时应暂停本药,改用胰岛素治疗。

(3)糖尿病并发感染:糖尿病患者易发生细菌和真菌感染,最常见的是黏膜皮肤的真菌感染以及足部的细菌感染。良好的血糖控制、加强自身卫生,以及必要的免疫接种在一定程度上可有效预防严重感染的发生。同时,严格控制血糖,进行有效的抗感染治疗,并根据药敏试验结果及时调整抗生素的种类均有利于对糖尿病并发感染的控制。

3. 低血糖风险的防范及处理(图 8-2) 糖尿病低血糖是指糖尿病药物治疗过程中发生的血糖过低现象,可导致患者不适,甚至发生生命危险。这也是血糖控制达标的主要障碍,应该引起特别注意和重视。接受药物治疗的糖尿病患者只要血糖水平≤3.9mmol/L 就属低血糖范畴。而糖尿病患者常伴有自主神经功能障碍,影响机体对低血糖的反馈调节能力,增加了严重低血糖发生的风险。同时,低血糖也可能诱发或加重患者的自主神经功能障碍,形成“恶性循环”。

目前,可引起低血糖的降血糖药物有胰岛素、磺脲类和非磺脲类胰岛素促泌剂,以及 GLP-1 激动剂。这些种类的降血糖药物单独使用时一般不会导致低血糖,但其他降血糖药物和上述药物合用会增加低血糖发生的风险,应注意监测和防范。如胰岛素或胰岛素促分泌剂应从小剂量开始,逐渐增加剂量,谨慎调整剂量;患者应定时定量进餐,如果进餐量减少,应相应减少药物剂量,有可能误餐时应提前做好准备;在运动量增加的情况下,运动前应增加额外的碳水化合物摄入;应避免酗酒和空腹饮酒;低血糖反复发生者应调整糖尿病的治疗方案或适当放宽血糖控制目标。

此外,糖尿病患者应常规备用碳水化合物类食品,以便及时食用。糖尿病患者血糖低于 3.9mmol/L(70mg/dl)即需要补充葡萄糖或含糖食物。

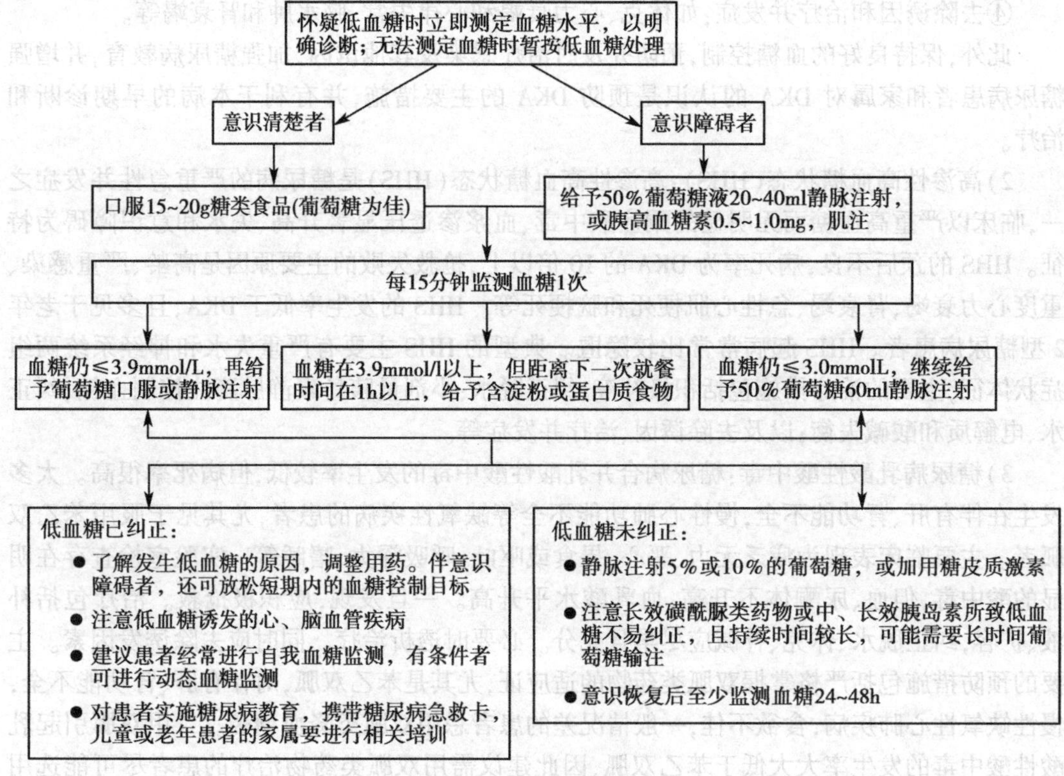

图 8-2 低血糖的处理

4. 糖尿病的管理

(1)基本原则:限于目前的医学水平,糖尿病仍然是一种不可根治的疾病,因此应给予糖尿病患者终身的密切医疗关注。糖尿病治疗的近期目标是控制糖尿病进程,防止出现急性代谢并发症;远期目标是通过良好的代谢控制,达到预防慢性并发症,提高糖尿病患者的生活质量,并延长寿命。为了达到这些目标应建立较完善的糖尿病教育管理体系,为患者提供生活方式干预和药物治疗的个体化指导。

(2)糖尿病教育和管理:每位糖尿病患者一旦诊断就必须接受糖尿病教育,可以是糖尿病教育课堂、小组式教育或个体化的饮食和运动指导,后两者的针对性更强。这样的教育和指导应该是长期、随时随地进行的,特别是当血糖控制较差需要调整治疗方案或因出现并发症需要进行胰岛素治疗时,具体的教育和指导是必不可少的。

1)教育管理的形式:每个糖尿病治疗单位最好有一名受过专门培训的糖尿病教育护士,定期开设教育课程。另外,专业的糖尿病药师不仅能够在患者用药指导教育、个体化治疗方案制订、医护用药指导及解释方面发挥其独特的作用,还可以参与患者的随访并制订评估系统;若条件允许,可以开设糖尿病药师特色门诊,提供糖尿病患者一对一的教育指导,最大限度地帮助患者控制血糖。药学服务的内容可包括糖尿病疾病简介,降血糖药物的用法用量指导,降血糖药物间及降血糖药物与其他药物间的相互作用、配伍禁忌,胰高血糖素样肽-1(GLP-1)、胰岛素的首次使用指导,降血糖药物不良反应的防治,低血糖的预防及处理,糖尿病合并其他疾病及糖尿病并发症药物治疗的使用指导等。因此,最好的糖尿病管理是团队式管理,主要成员应包括执业医师[基层医师和(或)专科医师]、糖尿病教育者(教育护士)、临床药师、营养师、运动康复师、患者及其家属,必要时还可以增加眼科医师、心血管医师、肾病医师、血管外科医师、产科医师、足病医师和心理医师。逐步建立定期随访和评估系统,以确保所有患者都能进行咨询和得到及时正确的指导,这种系统也可以为基层医护人员提供指导和服务。

2)教育的内容:包括疾病的自然进程,糖尿病的临床表现,糖尿病的危害(急、慢性并发症的防治,特别是足部护理),个体化治疗目标,个体化生活方式干预措施和饮食计划,规律运动和运动处方,饮食、运动与口服药、胰岛素治疗或其他药物之间的相互作用,规范的胰岛素注射技术,自我血糖监测和尿糖监测(当血糖监测无法实施时),血糖结果的意义和应采取的相应干预措施,自我血糖、尿糖监测,胰岛素注射的具体操作程序,当发生紧急情况时如疾病、低血糖、应激和手术时的应对措施,以及糖尿病妇女受孕必须做到有计划并全程监护。

(3)制订标准随访方案:可参考表8-9。

表8-9　糖尿病的临床监测方案(来自2010 CDS中国2型糖尿病防治指南)

监测项目	初访	随访	每季度随访	年随访
体重/身高	√	√	√	√
BMI	√			√
血压	√	√	√	√
空腹/餐后血糖	√	√	√	√
HbA1c	√		√	√
尿常规	√	√	√	√
胆固醇/高/低密度脂蛋白、胆固醇、甘油三酯	√			√
尿微量白蛋白/尿肌酐*	√			√
肌酐/BUN	√			√
肝功能	√			√
心电图	√			√
眼:视力及眼底	√			√
足:足背动脉搏动,神经病变的相关检查	√		√	√

注:*在条件允许的情况下进行

(4)血糖监测:HbA1c是长期控制血糖最重要的评估指标(正常值为4%~6%),也是指导临床治疗方案调整的重要依据之一。在治疗之初至少每3个月检测一次,一旦达到治疗目标可每6个月检查一次。患有血红蛋白异常性疾病的患者HbA1c的检测结果是不可靠的,应以空腹和(或)餐后静脉血浆血糖为准。如果没有实验室,则可以应用指尖毛细血管血糖测定,但须定期校准;这样的中心应定期介绍患者到有条件的中心检查,或与上级中心实验室建立联系,转送标本。

HbA1c测定应采用可溯源到糖尿病控制与并发症试验曾使用的方法进行。

1)自我血糖监测:自我血糖监测是指导血糖控制达标的重要措施,也是减少低血糖风险的重要手段。指尖毛细血管血糖检测是最理想的方法,但如条件所限不能查血糖,定量的尿糖检测也是可以接受的。

自我血糖监测适用于所有的糖尿病患者,但对注射胰岛素和妊娠期患者,为了达到严格控制血糖,同时减少低血糖的发生,这些患者必须进行自我血糖监测。对于那些没有使用胰岛素治疗的患者,有证据显示自我血糖监测有利于改善血糖控制,但也有持反对意见的证据。

自我血糖监测的频率取决于治疗的目标和方式。血糖控制差的患者或病情危重者应每天监测 4 ~7 次,直到病情稳定、血糖得到控制。当病情稳定或已达血糖控制目标时,可每周监测 1 ~2 天。使用胰岛素治疗者在治疗开始阶段每日至少监测血糖 5 次,达到治疗目标后每日监测 2 ~4 次;使用口服药和生活方式干预的患者达标后每周监测血糖 2 ~4 次。

餐前血糖检测:当血糖水平很高时空腹血糖水平是首先需要关注的,有低血糖风险者(如老年人或血糖控制较好者)也应测定餐前血糖。

餐后 2 小时血糖监测适用于空腹血糖已获良好控制,但仍不能达到治疗目标者。

睡前血糖监测适用于注射胰岛素的患者,特别是注射中、长效胰岛素的患者。夜间血糖监测适用于胰岛素治疗已接近治疗目标,而空腹血糖仍高者。

出现低血糖症状时应及时监测血糖。

剧烈运动前后宜监测血糖。

2)血糖监测方案:使用基础胰岛素的患者在血糖达标前每周监测 3 天空腹血糖,每 2 周复诊 1 次,复诊前一天加测 5 点血糖谱;在血糖达标后每周监测 3 次血糖,即空腹、早餐后和晚餐后,每月复诊 1 次,复诊前一天加测 5 点血糖谱。

使用预混胰岛素者在血糖达标前每周监测 3 天空腹血糖和 3 次晚餐前血糖,每 2 周复诊 1 次,复诊前一天加测 5 点血糖谱;在血糖达标后每周监测 3 次血糖,即空腹、晚餐前和晚餐后,每月复诊 1 次,复诊前一天加测 5 点血糖谱。

未使用胰岛素治疗者的强化血糖监测方案:每周 3 天,每天 5 ~7 点血糖监测,主要在药物调整期间使用。

未使用胰岛素治疗者的低强度血糖监测方案:每周 3 天,每天一餐前后;或每周 3 天,早餐前与睡前的血糖监测,以此既掌握血糖控制趋势,又能了解进餐对血糖的影响。如疑有无症状的低血糖,则应重点监测餐前血糖。

3)血糖监测的指导和质控:开始自我血糖监测前,应由医师或护士对糖尿病患者进行监测技术和监测方法的指导,包括如何测血糖、何时监测、监测频率和如何记录监测结果。医师或糖尿病管理小组每年应检查 1 ~2 次患者的自我血糖监测技术,并校准血糖仪,尤其是自我监测结果与糖化血红蛋白或临床情况不符时。

4)血糖监测时间:血糖监测时间点包括餐前血糖监测、餐后血糖监测、睡前血糖监测、夜间血糖监测、出现低血糖症状或怀疑低血糖时应及时监测血糖、剧烈运动前后宜监测血糖。

5)尿糖的自我监测:虽然自我血糖监测是最理想的血糖监测手段,但有时受条件所限,无法做血糖监测时,也可以采用尿糖测定来进行自我监测。尿糖的控制目标是任何时间尿糖均为阴性,但是尿糖监测对发现低血糖没有帮助。在一些特殊的情况下如肾糖阈增高(如在老年人)或降低(妊娠)时,尿糖监测没有意义。

(5)医学营养治疗:医学营养治疗是糖尿病综合治疗的重要组成部分,是糖尿病的基础治疗。对医学营养治疗依从性差的患者很难得到理想的代谢控制。不良的饮食结构和习惯还可能导致相关的心脑血管危险因素，如高血压、血脂异常和肥胖等的发生或加重。

营养治疗总则：糖尿病及糖尿病前期患者都需要依据治疗目标，接受个体化医学营养治疗，在熟悉糖尿病治疗的营养（医）师的指导下完成更佳。

控制总能量的摄入，合理均衡分配各种营养物质。营养治疗的目标包括达到并维持理想的血糖水平，减少心血管疾病的危险因素，包括控制血脂异常和高血压，提供均衡营养的膳食，减轻胰岛B细胞负荷，并维持合理的体重（即超重/肥胖患者的目标是在3～6个月期间减轻体重5%～10%；消瘦患者应通过均衡的营养计划，恢复并长期维持理想的体重）。

脂肪：膳食中由脂肪提供的能量不超过饮食总能量的30%；饱和脂肪酸和反式脂肪酸的摄入量不应超过饮食总能量的10%；单不饱和脂肪酸是较好的膳食脂肪来源，在总脂肪摄入中的供能比宜达到10%～20%；可适当提高多不饱和脂肪酸的摄入量，但不宜超过总能量摄入的10%；食物中的胆固醇摄入量应少于300mg/d。

碳水化合物：膳食中碳水化合物所提供的能量应占总能量的50%～60%；低血糖指数的食物有利于血糖控制；蔗糖引起的血糖升高幅度与同等数量的淀粉类似，应不超过总能量的10%；糖尿病患者适量摄入糖醇和非营养性甜味剂是安全的；每日定时进三餐，碳水化合物宜均匀分配。

蛋白质：肾功能正常的糖尿病个体推荐的蛋白质摄入量占供能比的10%～15%。有显性蛋白尿的患者蛋白摄入量宜限制在0.8g/(kg·d)，从肾小球滤过率下降起即应实施低蛋白饮食，推荐蛋白质的摄入量为0.6g/(kg·d)，并同时补充复方α-酮酸制剂。摄入蛋白质不引起血糖升高，但可增加胰岛素的分泌反应。

饮酒：不推荐糖尿病患者饮酒。饮酒时需把饮酒中所含的热量计算入总能量范围内；每日不超过1～2份标准量/日（一份标准量为啤酒350ml、红酒150ml或低度白酒45ml，各约含乙醇15g）。乙醇可能引起使用磺脲类或胰岛素治疗的患者出现低血糖。

盐：食盐摄入量限制在每天6g以内，高血压患者更应严格限制摄入量；限制摄入含盐量高的食物，例如味精、酱油、加工食品、调味酱等。

（6）生活方式干预

1）体力活动：体力活动在2型糖尿病的管理中占有重要的地位。运动增加胰岛素敏感性，有助于血糖控制，还有利于减轻体重、炎症控制、疾病预防和心理健康等。坚持规律运动12～14年的糖尿病患者病死率显著降低。

糖尿病患者的运动治疗应在医师的指导下进行。血糖＞14～16mmol/L、明显的低血糖症或者血糖波动较大、有糖尿病急性代谢并发症以及各种心、肾等器官严重慢性并发症者暂不适宜运动。运动频率和时间为每周至少150分钟，如1周运动5天，每次30分钟。研究发现即使进行少量的体力活动（如平均每天≤10分钟）也是有益的。因此，如果患者觉得达到所推荐的运动时间太困难，应该鼓励他们尽一切可能进行适当的体力活动。

中等强度的体力活动包括快走、打太极拳、骑车、打高尔夫球和园艺活动；较强的体力活动为舞蹈、有氧健身、慢跑、游泳、骑车上坡；每周最好进行2次肌肉运动如举重训练，训练时阻力为轻或中度。联合进行抗阻运动和有氧运动可获得更大程度的代谢改善。

运动项目要和患者的年龄、病情、社会、经济、文化背景及体质相适应。养成健康的生活习惯，将有益的体力活动融入到日常生活中。活动量大或程度较激烈时应建议糖尿病患者调整食物及药物，以免发生低血糖。

2)戒烟:吸烟有害健康,尤其对有大血管病变高度危险的 2 型糖尿病患者,应劝诫每一位吸烟的糖尿病患者停止吸烟,这是生活方式干预的重要内容之一。

5. 糖尿病的预防　2 型糖尿病的一级预防是预防尚未发生糖尿病的高危个体或糖尿病前期患者发展为 2 型糖尿病。二级预防是在已诊断的 2 型糖尿病患者中预防 2 型糖尿病并发症的发生和发展。三级预防就是减少 2 型糖尿病并发症的加重,降低致残率和病死率,改善 2 型糖尿病患者的生活质量。

(1) 2 型糖尿病一级预防的策略:2 型糖尿病的风险主要取决于不可改变危险因素和可改变危险因素(表 8-10)的数目和严重度。

表 8-10　2 型糖尿病的危险因素

不可改变因素	可改变因素
年龄	IGT 或合并 IFG(极高危)
家族史或遗传倾向	代谢综合征或合并 IFG(高危人群)
种族	超重肥胖与体力活动减少
妊娠期糖尿病(GDM)史	饮食因素与抑郁
多囊卵巢综合征(PCOS)	致糖尿病药物
宫内发育迟缓或早产	致肥胖或糖尿病环境

限于资源的限制,预防 2 型糖尿病应采取分级干预和高危人群优先干预的策略。

(2)糖尿病高危人群的筛查:预防 2 型糖尿病的初级方案应包括针对社会中高危人群(如 IGR 或肥胖患者)的方案和一般人群的方案,并重点筛查高危人群。具体要素如下:有糖调节受损史;年龄≥40 岁;超重、肥胖(BMI≥24),男性腰围≥90cm、女性腰围≥85cm;2 型糖尿病者的一级亲属;高危种族;有巨大儿(出生体重≥4kg)生产史,妊娠期糖尿病病史;高血压(血压≥140/90mmHg),或正在接受降压治疗;血脂异常[HDL-C≤35mg/dl(0.91mmol/L)及 TG≥200mg/dl(2.22mmol/L)],或正在接受调脂治疗;心脑血管疾病患者,多采用静坐生活方式;有一过性类固醇诱导性糖尿病病史者;BMI≥30kg/m^2 的PCOS 患者;严重精神病和(或)长期接受抗抑郁症药物治疗的患者。如果筛查结果正常,3 年后重复检查。糖调节受损是最重要的 2 型糖尿病的高危人群,筛查方法推荐采用 OGTT,进行 OGTT 有困难的情况下可仅监测空腹血糖,但仅监测空腹血糖会有漏诊的可能性。

(3)强化生活方式预防 2 型糖尿病:IGT、IFG 患者减轻体重,增加运动,并定期随访进行血糖监测以确保患者能坚持下来;同时密切关注心血管疾病的危险因素(如吸烟、高血压和血脂紊乱等),并给予适当治疗。具体目标是:①使肥胖者的 BMI 达到或接近 24,或体重至少减少 5% ~10%;②至少减少总热量每日 400 ~500kcal;③饱和脂肪酸摄入占总脂肪酸摄入的 30% 以下;④体力活动增加到 250 ~300 分钟/周。

(4)药物干预预防 2 型糖尿病:高危人群如 IGT 患者,仅靠生活方式干预往往不能达到 100% 预防 2 型糖尿病发生的目标,因而药物治疗可能会有所帮助。有证据表明二甲双胍、α-糖苷酶抑制剂、噻唑烷二酮类药物(TZD)和减肥药奥利司他等可以降低糖尿病前期人群发生糖尿病的危险性,但因目前尚缺乏药物干预长期有效性的数据,药物干预作为预防糖尿病的手段尚未在各国的临床指南中被广泛推荐。

（六）案例分析

案例一：

1. 主题词 糖尿病足；肺部感染；抗菌药物；剂量调整。

2. 病史摘要 患者，男，67岁，体重67kg，身高174cm。9年前患者因左足钉子刺伤后1个多月不愈，到社区医院检查发现血糖升高，诊断为“糖尿病”，予口服药物治疗。3年前患者左小腿色素沉着变黑，皮肤粗糙。2年前改用精蛋白生物合成人胰岛素（预混30R）治疗，饮食未控制，未监测血糖。半年前患者左足后跟出现溃烂到医院予以换药、消炎等治疗后好转。半个月前患者洗脚时发现患者左足跟出现皮肤破溃，破溃面积逐渐增大、加深，伴渗液、恶臭，患者精神变软，言语少，胃纳差，今到社区医院就诊，测体温39.5℃，血糖19.4mmol/L，予以创口换药、吲哚美辛栓塞肛、头孢替安注射剂、胰岛素等对症处理后无好转，为进一步治疗转来我院内分泌科就诊。

患者既往有高血压史半年，现服用氨氯地平片、替米沙坦片治疗；20年前因创伤导致“右侧肋骨及右肱骨骨折”，予以右肱骨钢板内固定术，此后遗留“轻度精神异常”；否认输血、中毒史；既往有少量吸烟、饮酒史；否认药物、食物过敏史。

体格检查：体温38.6℃，心率76次/分，呼吸频率18次/分，血压160/90mmHg。神志尚清，语言欠流利，轮椅推入病房，被动体位，双下肢无水肿，足背动脉波动微弱。双侧生理反射减退，病理征阳性。

入院诊断：2型糖尿病，糖尿病足伴感染，高血压。

3. 治疗方案

（1）抗感染治疗：头孢唑林注射剂1.5g ivgtt q8h；替硝唑注射剂0.2g ivgtt qd。

（2）降血糖治疗：重组甘精胰岛素注射液20U皮下注射qn；门冬胰岛素注射液14U皮下注射qd8；门冬胰岛素注射液12U皮下注射qd11；门冬胰岛素注射液12U皮下注射，qd17。

（3）降压治疗：替米沙坦片80mg po qd；氨氯地平片5mg po qd。

4. 药学监护要点

（1）抗感染治疗：每日监护反映感染的各项指标，如血常规、体温、C反应蛋白（CRP）、前降钙素原（PCT）及左足跟微生物培养结果，以及左足跟皮肤破溃愈合情况。

（2）降血糖治疗：控制患者的餐前血糖在3.9～6.1mmol/L、餐后血糖<11.1mmol/L，根据患者的血糖控制水平调整胰岛素的剂量，谨防低血糖的发生。告知患者如发生头晕等症状，应及时告知医师或药师。

（3）降压治疗：每日监护患者的血压是否控制于130/80mmHg以下，以及是否有低血压症状如头晕的发生。氨氯地平的主要不良反应为头痛和水肿，替米沙坦可引起高钾血症及血肌酐升高，在用药过程中应予注意。

5. 药学监护过程 患者入科时神志模糊，测血糖4.3mmol/L；血常规：白细胞（WBC）31.6×10^9/L，中性粒细胞（N）93.6%，血红蛋白（Hb）93g/L，血小板（PLT）306×10^9/L，C反应蛋白（CRP）160mg/L，血钾2.6mmol/L；足后跟创口有渗液，创面约8cm×10cm，创面深，上覆黑色坏死物质，恶臭，立即予以创口换药。治疗2日后患者开始有咳嗽、咳痰，痰为白色黏稠状，不易咳出，听诊两下肺可闻及少许细湿啰音。治疗第4日患者体温再度升高，最高38.8℃，查肺部CT：两肺感染伴胸腔积液。患者痰培养连续两次示白念珠菌+++，对氟康唑敏感。血培养未见异常，抗酸杆菌（-），复查肌酐显示 Cr 195μmol/L，持续上升。临床药师与主管医师分析讨论后，根据肌酐清除率，建议临床医师采用氟康唑 0.2g 静脉滴注 qd（首剂 0.4g）抗真菌治疗，同时加强创面 1% PVP-1 湿敷每日 1 次换药加压包扎治疗。治疗第 6 日，患者左足部分泌物培养结果为金黄色葡萄球菌，对万古霉素及替考拉宁敏感。临床药师与主管医师分析讨论后决定停用头孢唑林、替硝唑，选择替考拉宁抗感染，药师进一步建议药物剂量应为第 1 日 400mg qd，第 2、第 3 日 200mg qd；如肌酐继续升高，剂量调整为 200mg qod。治疗第 15 日复查肾功能，血肌酐 Cr 157μmol/L，较前明显下降，继续予氟康唑注射液 0.2g qd 及替考拉宁注射剂 200mg qd 抗感染。治疗第 18 日，左足创口无明显渗液，创面新鲜肉芽组织生长，体温 36.7℃，无咳嗽、咳痰，血糖、血压控制良好，病情基本平稳，予出院。

6. 药学分析与建议　糖尿病足部病变是糖尿病患者面临的一个严峻问题。糖尿病足不但导致糖尿病患者的生活质量下降，而且造成巨大的经济和社会负担，其中有 5%～10% 的患者需行截肢手术。糖尿病患者由于其存在糖代谢异常，同时又存在白细胞功能和细胞免疫功能受损，故易感染。

糖尿病足急性感染常见的致病菌是金黄色葡萄球菌，病程较长的患者致病菌复杂，常为混合感染，感染部位取样送培养常可分离出 3～5 种致病菌。常见的病原体为：①需氧革兰阳性球菌（尤其是葡萄球菌）通常是最初的，经常是唯一的，而且几乎总是软组织和骨感染最常见的病原体；②革兰阴性和厌氧菌也可以分离到，但通常是多种细菌感染、慢性或坏死性感染的一部分。国际糖尿病组工作组（IDF）发布的临床指南中推荐：①一般原则：临床感染伤口应立即用药，不包括非感染伤口。轻度或中度感染时选择窄谱抗生素。根据最常见的病原体和已知的当地抗生素敏感性资料选择初始治疗。根据培养结果和临床对初始治疗方案的反应调整经验性用药。②特殊选择：几乎所有的病例中均应覆盖葡萄球菌和链球菌。根据临床情况或既往培养和目前的革兰染色结果，如果有必要可以选择广谱抗生素。严重感染时建议胃肠外给药（至少初始治疗时）。对于糖尿病足感染的患者，应该及早诊断、及早治疗、及早控制；而早期有效的抗菌药物使用是控制感染的关键，而感染部位伤口的清创换药是保证疗效的基础。

患者入科时诊断明确为“糖尿病足急性感染”，符合糖尿病足的临床路径。根据 2007 年《糖尿病足处置和预防实用指南》，研究表明革兰阳性需氧菌是皮肤的主要定植菌，也是引起糖尿病患者发生皮肤急性感染的主要致病菌。革兰阴性和厌氧菌也可以分离到，但通常是多种细菌感染、慢性或坏死性感染的一部分，因此患者分别给予头孢唑林注射剂和替硝唑注射液抗感染治疗。入院后体温一度正常，但之后体温上升，肺部 CT 检查示两肺感染，痰培养连续两次示白念珠菌 + + +，对氟康唑敏感。主管医师考虑肺部真菌感染，加用氟康唑 0.2g 静脉滴注 qd（首剂 0.4g），并予化痰、吸氧等对症治疗。但患者出现肌酐升高，除疾病进展原因（糖尿病肾病Ⅳ期）外，需谨防药物不良反应导致肾功能损害的加重。本案例中除替米沙坦片外，头孢唑林、氟康唑等主要通过肾脏排泄，可加重肾功能不全。根据 CG 公式计算患者的肌酐清除率 $(140-65)\times69/(0.818\times195)=32.4$ml/min，因此建议氟康唑剂量减半使用，调整为 0.2g qd；同时根据患者的肌酐变化情况随时调整剂量，并停用头孢唑林。根据《抗菌药物临床应用指导原则》及 MRSA 药敏试验结果，选择了替考拉宁进行抗 MRSA 治疗，药师进一步建议药物剂量应为第 1 日 400mg qd，第 2、第 3 日 200mg qd；如肌酐继续升高，剂量改为 200mg qod，同时严密监测患者的肾功能。第 15 日复查肾功能，血肌酐 Cr

157μmol/L，较前明显下降，继续予氟康唑注射液 0.2g qd、替考拉宁针 200mg qd 抗感染。治疗第 18 日患者左足创口无明显渗液，创面新鲜肉芽组织生长，T 36.7℃，患者无咳嗽、咳痰，血糖、血压控制良好，病情基本平稳，予出院。

7. 药物治疗小结　以本案例为例，立足病原菌的药敏试验结果以及依据肾功能不全时药物剂量的调整是保证合理用药的关键，充足的支持治疗也是控制感染不可或缺的条件。

案例二：

1. 主题词　糖尿病；糖尿病酮症；血糖控制；降压治疗。

2. 病史摘要　患者，男，51 岁。8 年前无明显诱因下出现多饮、多尿、乏力，到社区医院检查发现血糖 11mmol/L，诊断为"糖尿病"，予阿卡波糖片 50mg tid 等口服药物治疗，曾间断使用过胰岛素，饮食未控制，未监测血糖。3 年前患者自行停药，2 天前患者无明显诱因出现恶心、呕吐 5 次，伴深呼吸，患者乏力、头晕明显，今到社区医院就诊，急测血糖 25mmol/L，尿常规：酮体 + + +，为进一步治疗转来我院内分泌科就诊。

患者既往有高血压史 20 多年，服用可乐定片 75μg bid 及左旋氨氯地平片 2.5mg qd 治疗。有动脉粥样硬化史。否认输血、中毒史。既往有吸烟、饮酒史。否认药物、食物过敏史。

体格检查：体温 37.1℃，心率 93 次/分，呼吸频率 22 次/分，血压 174/94mmHg。血气分析提示 pH 7.02。被动体位，双下肢略水肿。

入院诊断：2 型糖尿病，糖尿病酮症酸中毒，高血压。

3. 治疗方案

（1）抗糖尿病酮症治疗：胰岛素持续静脉滴注 4～7U/h。

（2）补充液体及电解质：氯化钾注射液 15ml + 氯化钠注射液 500ml ivgtt qd。

（3）降压治疗：氯沙坦片 50mg po qd；氨氯地平片 5mg po qd。

4. 药学监护要点

（1）抗糖尿病酮症治疗：每日监护反映酮症的各项指标，如随机血糖、尿常规、体温、血气分析、电解质结果等。

（2）补充液体及电解质：补液后保持尿量在每分钟 2ml 以上，为了避免脑水肿，不宜输入过多钠盐、低张液体和使血糖下降过速。

（3）降压治疗：每日监护患者的血压是否控制于 130/80mmHg 以下，以及是否有低血压症状如头晕的发生。氨氯地平的主要不良反应为头痛和水肿，氯沙坦可引起高钾血症及血肌酐升高，在用药过程中应予注意。

（4）降血糖治疗：监护患者的空腹血糖 <6mmol/L、糖化血红蛋白 ≤6.5%，在没有低血糖发生的情况下，HbA1c 的目标要尽可能地接近 6%。

5. 药学监护过程　患者入科时神志模糊；血常规：白细胞（WBC）5.6×10^9/L，中性粒细胞（N）73.6%，血钾 3.6mmol/L；入院当日查生化：胆固醇（TC）7.28mmol/L，甘油三酯（TG）3.91mmol/L，高密度脂蛋白（HDLC）0.56mmol/L，低密度脂蛋白（LDLC）3.64mmol/L，尿酸 473μmol/L，肝、肾功能无殊；糖化血红蛋白 11.4%；主管医师补充诊断为高脂血症。药师根据患者血压情况建议停用可乐定及左旋氨氯地平，改用氯沙坦片 50mg qd 及氨氯地平片 5mg qd 降压。根据《糖尿病患者多重心血管危险因素综合管理中国专家共识》、美国 ADA 糖尿病诊疗指南，该患者降压的目标值应 <130/

80mmHg。血管紧张素受体拮抗剂(ARB)与血管紧张素转换酶抑制剂(ACEI)为治疗2型糖尿病(T2DM)伴高血压的基石药物,其中ARB类药物具有更为充分的研究证据,推荐首先考虑选用。现有研究证实氯沙坦钾是唯一一种能降低血尿酸水平的ARB类药物,其机制是通过增加尿酸的排泄而降低血尿酸水平,且该药口服吸收后在肝脏代谢,主要由尿和胆汁排泄。该患者肌酐属轻度升高,因此药师建议选用氯沙坦钾片100mg qd。又根据该患者的胆固醇及甘油三酯,药师建议患者选择他汀类药物调节血脂。主管医师采纳药师建议,给予阿托伐他汀片20mg qd;同时给予肠溶阿司匹林片100mg qd进行二级预防。患者治疗2天后血糖平稳下降,监测血糖有波动,在4.2～14.5mmol/L之间。药师建议医师该患者胰岛素方案改为一日4次、甘精胰岛素12U皮下注射qn联合门冬胰岛素三餐前注射。该患者运用此方案治疗后,血糖一直控制较为平稳,血压、血脂逐步趋于稳定。治疗15日后测血常规:WBC 7.4×10^9/L,N 68.2%,血钾5.1mmol/L;生化:TC 4.27mmol/L,TG 3.2mmol/L,HDLC 0.88mmol/L,LDLC 2.74mmol/L,尿酸368μmol/L。各项指标趋于好转,予以出院。

6. 药学分析与建议　患者入科时诊断明确为“糖尿病酮症酸中毒”。属于急性并发症,应首先解决患者的糖毒性,故给予胰岛素治疗。糖毒性解除后,根据患者的既往病史及糖化血红蛋白,口服药物对该患者不是首选,临床仍需用胰岛素控制高血糖,以减少糖尿病急、慢性并发症的发生,胰岛素治疗可能是最佳的、甚至是必需的控制血糖的措施。理想的胰岛素治疗应接近生理性胰岛素分泌的模式,包括基础胰岛素和餐时胰岛素两部分的补充。该患者的治疗目标是空腹血糖<6mmol/L、糖化血红蛋白≤6.5%,在没有低血糖发生的情况下,HbA1c的目标要尽可能地接近6%。甘精胰岛素作为基础胰岛素的作用应能覆盖24小时,无明显峰值,避免空腹和餐前低血糖。门冬胰岛素作为餐时胰岛素,注射后胰岛素水平能在进餐后30分钟左右达到峰值,从而通过抑制肝糖输出和促进葡萄糖的利用以降低餐后高血糖。

对于糖尿病患者不仅需要科学合理地控制血糖,还应积极干预其他危险因素。在生活方式管理的基础上,糖尿病与高血压均为心血管系统最重要的危险因素,当两者并存时可对心血管系统产生更大危害。因此,在降糖治疗的同时还应积极干预高血压,以最大限度地降低患者发生心血管并发症的危险性。目前指南仍推荐将<130/80mmHg作为多数T2DM患者的降压治疗目标值。基于大量临床试验证据,ARB与ACEI类药物被视为治疗T2DM伴高血压的基石药物。在T2DM的降压治疗与相关并发症(特别是肾脏损害)的防治方面,ARB类药物具有更为充分的研究证据,推荐首先考虑选用。因此,针对该患者,药师建议临床选择不但具有降压作用,还具有独特降尿酸作用的氯沙坦钾。尿酸是嘌呤的代谢产物,DNA、RNA降解成核苷酸及基质,经黄嘌呤氧化酶代谢为嘌呤及尿酸,并产生超氧阴离子,尿酸则通过肾脏及肠道排泄。血尿酸是心血管和肾脏疾病特别是高血压、心力衰竭、糖尿病的重要的独立危险因素。

对于已经发生动脉粥样硬化性心血管疾病的T2DM患者,无论其血脂水平如何,均应在改善生活方式的基础上予以他汀治疗。年龄≥40岁的T2DM患者虽然其血脂水平无增高且无心血管并发症,应用他汀类药物亦可使其获益。对于已经发生动脉粥样硬化性心血管疾病的患者,LDLC控制于<2.6mmol/L、TG<1.7mmol/L、HDLC>1.0mmol/L。该患者TC、TG均升高,且肝功能尚可,因此药师建议该患者在饮食控制的基础上启用阿托伐他汀药物治疗。

《阿司匹林在动脉硬化性心血管疾病中的临床应用——中国专家共识》推荐，若无禁忌证，所有具有心血管事件史的T2DM患者均应服用小剂量的阿司匹林进行二级预防。阿司匹林长期应用的最适剂量证实为75～150mg/d，增加剂量将大大增加其不良反应，而预防收益并无明显增加。具有使用阿司匹林适应证但不能耐受治疗者可应用氯吡格雷替代。根据该患者的情况，因药师建议该患者用小剂量的阿司匹林药物治疗。经过采取上述措施，患者无咳嗽、咳痰，血糖、血压控制良好，病情基本平稳，予出院。

7. 药物治疗小结　2型糖尿病患者虽然不需要胰岛素来维持生命，但口服降血糖药失效和出现口服药物使用的禁忌证时仍需用胰岛素控制高血糖，以减少糖尿病急、慢性并发症的发生。在出现急性并发症时，应首先解决患者的糖毒性，此时应首先给予短效胰岛素治疗。该患者糖尿病酮症酸中毒，需要迅速缓解症状，因此选择了胰岛素静脉维持。对于糖尿病患者不仅需要科学合理地控制血糖，还应积极干预其他危险因素。在降糖治疗的同时还应积极干预高血压，以最大限度地降低患者发生心血管并发症的危险性。在选择抗高血压药物时，根据患者的病情选用最合适的药物，本例患者在降压药物的选择上，临床医师采纳了药师的建议，不但患者的血压控制良好，也降低了尿酸。他汀类药物不但具有调节血脂的作用，还具有抗炎、抗动脉粥样硬化的作用，因此对于已经发生动脉粥样硬化性心血管疾病的T2DM患者，无论其血脂水平如何，均应在改善生活方式的基础上予以他汀治疗，故该患者启用了阿托伐他汀进行药物治疗。在此基础上，该患者还需小剂量的阿司匹林进行二级预防。

二、痛　风

（一）痛风的定义、病因及发病机制

1. 痛风的定义　痛风是嘌呤代谢紊乱和尿酸排泄减少而致血尿酸水平升高，尿酸盐晶体沉积于组织或器官并引起组织损伤的一组临床综合征。其临床特点是高尿酸血症和结缔组织结构（特别是软骨、滑膜）的尿酸盐结晶、沉积，以及由此而引起的痛风性急性关节炎反复发作、痛风石沉积、痛风石性慢性关节炎和关节畸形，常累及肾脏引起慢性间质性肾炎和尿酸性肾结石形成。累及血管可引起高血压，累及心脏可引起冠状动脉粥样硬化性心脏病，并且常常伴发高脂血症、糖尿病等疾病。因此，尽管痛风多表现在关节引起关节炎，但实际上它是一种全身病变，可引起多脏器损害。

2. 痛风的分类及病因　痛风的发病受种族、饮食、饮酒、职业、环境和受教育程度等多个因素的影响，随着人类生活水平的逐渐提高，其发病率不断攀升。流行病学资料显示痛风的发病率在世界范围内呈逐年上升的趋势。近年来痛风在我国的发病率也呈上升趋势，普通人群的患病率约1.14%，其中中国台湾地区和青岛地区是痛风的高发区。痛风的发生与性别、年龄相关，多见于中老年人，约占90%，发病高峰年龄为40～50岁，患病率随年龄增长而增加，且男性高于女性。

高尿酸血症是痛风最重要的生化基础。按高尿酸血症形成原因可分为原发性和继发性痛风，其中原发性痛风约占90%，且有一定的家族遗传倾向。

（1）原发性痛风：原发性痛风占90%以上，属先天性代谢缺陷疾病，多具有家族性，男性

多见,女性较少见,仅在绝经期后偶有发生。临床一般所说的痛风多指原发性痛风,常伴有血脂代谢异常、肥胖症、糖尿病、原发性高血压、冠心病及动脉硬化等。

1)原因未明的分子缺陷:①产生过多:尿酸产生过多,可能属多基因遗传缺陷,发病率占10%;②排泄减少:肾小管分泌尿酸功能障碍,使肾脏尿酸排泄不足,可能属多基因遗传缺陷,发病率占90%。

2)酶及代谢缺陷:磷酸核糖焦磷酸(PRPP)合成酶活性增加,引起PRPP合成过多、尿酸产生过多,遗传特征为X-联;PRPP合成酶亢进症,尿酸产生过多;次黄嘌呤-鸟嘌呤磷酸核糖转移酶(HGPRT)部分缺乏,尿酸产生过多。

原发性痛风由酶缺陷引起者占1%~2%,而大多数则病因未明。有学者认为部分可能与抗氧化物质、营养素或白蛋白缺乏有关。

(2)继发性痛风:继发性痛风占痛风病的10%左右,主要由肾脏病、血液病及药物、高嘌呤食物等多种原因引起。

1)酶及代谢缺陷:ruLesch-Nyhan综合征是一种HGPRT完全缺乏症。由于HGPRT缺乏、尿酸产生过多,遗传特征为X-联,女性为携带者,男性发病;糖原积累病Ⅰ型(VonGierke病),这是第一个发现的由特异性酶(葡萄糖-6-磷酸酶)缺陷而导致的糖原代谢病,可表现为尿酸产生过多和肾脏尿酸清除减少,遗传特征为自体、隐性,是常染色体隐性遗传;还有PRPP合成酶亢进症、腺嘌呤磷酸核糖转移酶(APRT)缺失症等都可以导致尿酸产生过多。

2)其他致尿酸产生过多的因素:①细胞过量破坏:慢性溶血、红细胞增多症、烧伤、创伤、化疗、放疗、过多运动;②细胞增殖:可因体内细胞中大量核酸分解,生成大量尿酸所致,如红细胞增多症、慢性白血病、慢性溶血性贫血、淋巴瘤、骨髓增生等;③外因性:高嘌呤饮食、过量饮酒等均可使尿酸生成过多;④其他可能因素:高血压、甲状腺功能不足、肥胖、饥饿时等引起。

3)肾脏清除减少:①肾衰竭、酮症酸中毒等肾脏功能减退致尿酸排泄减少;②妊娠高血压综合征、药物(如服用氨苯蝶啶等利尿药、阿司匹林、抗结核药物、维生素B_{12}、磺胺类药物、肝浸膏等)、中毒或内源性代谢产物抑制尿酸排泄和(或)吸收增加;③细胞外液减少:脱水、尿崩症等亦可致尿酸排泄减少。

3. 痛风的发病机制

(1)尿酸的生成增多:尿酸排泄减少和生成增加是原发性高尿酸血症的主要病因,其中只有不到10%的患者是因尿酸生成增多所致。尿酸增多的主要原因是嘌呤代谢酶的缺陷,磷酸核糖焦磷酸合成酶活性过高,次黄嘌呤-鸟嘌呤磷酸核糖转移酶活性低,腺嘌呤磷酸核糖转移酶活性低,黄嘌呤氧化酶活性增强,致使嘌呤核苷酸的从头合成及补救合成均增加,分解代谢增多,大量尿酸生成。

(2)尿酸的排泄减少:肾脏功能正常,但是尿酸排泄减少,该病因占原发性高尿酸血症和痛风的90%以上。尿酸排泄减少可能与多基因遗传有关,具体的分子机制目前仍不清楚。肾脏对尿酸盐的排泄主要包括4个过程:肾小球滤过、近曲小管重吸收、主动分泌和分泌后的重吸收。近年来研究发现,有一些尿酸盐转运蛋白参与了近曲肾小管对尿酸盐的重吸收和主动分泌,其基因变异可能是高尿酸血症的重要发病机制。目前已发现有4个尿酸盐转运蛋白通道参与了肾近曲小管对尿酸盐的转运。任何一个转运蛋白基因表达或功能障碍都会引起尿酸排泄障碍，包括人尿酸盐转运子基因、人尿酸盐阴离子交换器基因、人有机阴离子转运子基因、人有机阴离子转运子基因。

此外，有研究发现，2 型糖尿病的血尿酸水平也会升高，是因为高血糖常合并高血压、高甘油三酯等。高血压、高血糖易累及肾脏，使肾近曲小管排泄尿酸减少。高甘油三酯也可使血尿酸水平升高，具体机制不明，可能也与肾脏清除尿酸的能力下降有关。

目前随着分子生物学技术的发展，痛风的遗传学特点已成为越来越多的学者关注的焦点。越来越多的研究表明，高尿酸血症和痛风为常染色体多基因显性遗传病，可能存在导致疾病发生的易感基因或者致病基因。

（二）临床表现

1. 关节病变　急性痛风性关节炎多起病急骤，首次发作常始于凌晨，通常只累及外周个别关节，约 50% 的病例中第 1 跖趾关节为首发关节。在整个病程中，约 90% 以上的患者均有第 1 跖趾关节受累。关节局部疼痛、皮色潮红，甚至发亮，有时可见静脉扩张和瘀斑，活动受限。局部症状迅速加重，数小时内可达高峰，以至患者辗转反侧，难以忍受。除蹠趾关节外，四肢关节均可受累，但大多数为下肢关节，越是肢体远端关节受损，其症状也愈典型。炎症消退后，局部皮肤呈暗红、偏微紫色，皮肤皱缩，伴有脱屑和轻度瘙痒，以后逐渐恢复。常伴有全身不适，体温升高，高热者可达 39℃以上，甚至出现寒战，且常伴有心动过速、肝大、明显多尿等症状。初次发作后，轻者在数小时或一两日内可自行缓解，重者持续数日或数周后消退。随着急性发作次数的增多和病程的演进，尿酸盐在关节内外和其他组织中的沉积逐步加重，受累关节呈非对称性不规则肿胀和进行性强直、僵硬，以致受累关节持续性疼痛、广泛破坏并有较大皮下结节形成，终致病变关节畸形而丧失功能。虽然慢性痛风性关节炎可侵犯各部位的关节，并使许多关节同时受累，但很少侵及脊柱关节和肋软骨，即使侵犯，也症状轻微，有时可表现为胸痛、腰背痛、肋间神经痛等。

2. 痛风结节　又称痛风石，是尿酸钠沉积于组织中所致。由于尿酸盐不易透过血脑屏障，故除中枢神经系统外，几乎在所有的组织中均可形成痛风结节，但以关节软骨及关节周围组织多见。一般在发病 10 年左右出现体表痛风结节。体表痛风结节的好发部位是外耳，尤其以耳轮和对耳轮多见；其次为尺骨鹰嘴、膝关节囊和肌腱；少数见于指、掌、脚、眼睑、鼻软骨、角膜或巩膜。

3. 肾脏损害　20% ~ 40% 的痛风患者伴有肾脏病变。常见的肾脏损害有以下几种：①尿酸盐肾病：微小的尿酸盐晶体沉积于肾间质，特别是肾髓质部乳头处，导致慢性肾小管一间质性肾炎，引起肾小管萎缩变形、间质纤维化，严重者可引起肾小球缺血性硬化。临床表现为尿浓缩功能下降，出现夜尿增多、低比重尿、小分子蛋白尿、白细胞尿、轻度血尿及管型等。晚期可致肾小球滤过功能 F 降，出现肾功能不全及高血压、水肿、贫血等。②尿酸性尿路结石：尿中尿酸浓度增加呈过饱和状态，在泌尿系统沉积并形成结石。在痛风患者中的发生率在 20% 以上，且可能出现于痛风关节炎发生之前。结石较小者呈砂砾状随尿排出，可无明显症状；较大者可阻塞尿路，引起肾绞痛、血尿、排尿困难、泌尿系感染、肾盂扩张、积水等。③急性尿酸性肾病：血及尿中尿酸水平急骤升高，大量尿酸结晶沉积于肾小管、集合管等处，造成急性尿路梗阻。临床表现为少尿、无尿，急性肾功能衰竭；尿中可见大量尿酸晶体。这种情况在原发性痛风中少见，多由恶性肿瘤及其放射治疗、化学治疗（即肿瘤溶解综合征）等继发原因引起。

4. 心脏病变　尿酸盐可在心脏内膜、外膜、瓣膜、心肌、心肌间质和传导系统中沉积，甚至形成结石，引起心肌损害，导致冠状动脉供血不足、心律失常和心功能不全，也称之为“痛风性心脏病”。

（三）治疗原则

痛风并非不治之症，关键是早预防、早发现、早治疗。早期治疗一般预后良好，到了晚期尿酸广泛弥漫性在组织中沉积，或发生肾功能不全，则预后不佳。

因此，痛风的药物治疗原则一般是尽快终止急性关节炎发作，纠正高尿酸血症，防止关节炎复发，防止尿酸结石形成和肾功能损害。坚持长期用药，将血液中尿酸浓度控制在正常水平是治疗成功的关键。此外，还需同时治疗伴发的高脂血症、糖尿病、原发性高血压、冠心病、脑血管病等。

此外痛风的治疗还需要合理的饮食控制、充足的水分摄入、规律的生活节奏、适当的体育活动以及定期的健康检查。

（四）药物治疗方案

药物治疗常用抑制尿酸生成、促尿酸排泄和镇痛消炎的药物，详见表 8-11。痛风的药物治疗应按照临床分期进行，并遵循个体化原则。

表 8-11　痛风的治疗药物

治疗药物	作用机制	代表药物
尿酸合成抑制剂	抑制黄嘌呤氧化酶，阻断黄嘌呤转化为尿酸，减少尿酸生成	别嘌醇
促尿酸排泄药物	抑制近端肾小管对尿酸的重吸收，以利于尿酸排泄	丙磺舒、磺吡酮、苯溴马隆
抑制白细胞游走进入关节的药物	抑制炎性细胞趋化，对制止炎症、止痛有特效	秋水仙碱
非甾体抗炎药	抑制 PG 合成，起到镇痛、缓解炎症反应的作用	阿司匹林、对乙酰氨基酚、塞来昔布

1. 急性期的治疗　治疗药物应及早、足量使用，见效后逐渐减停。暂缓使用降尿酸药物，以免引起血尿酸波动，延长发作时间或引起转移性痛风。同时卧床休息，抬高患肢，避免负重。

(1)非甾体抗炎药：非甾体抗炎药已逐渐成为治疗急性痛风的一线用药，通常开始使用足量，一旦症状减轻即逐渐减量，5～7 天后停用。禁止同时服用两种或多种非甾体抗炎药，否则不仅不增加疗效，反而增加不良反应。不良反应主要表现为消化性溃疡、出血和穿孔，以及对肾脏、心血管系统和神经系统的损害。用药期间应密切监测肝、肾功能。非甾体抗炎药慎用于使用抗凝抗血小板治疗或有心血管疾病的患者，禁用于有活动性消化性溃疡和严重肾功能不全者。

(2)秋水仙碱：传统的秋水仙碱口服用法为 0.5mg，每 1～2 小时 1 次，直到临床症状缓解、或出现严重的胃肠道反应、或者达到预定的最大剂量(5～7mg)。但大多数患者在疼痛减轻过半时即出现胃肠道不良反应，特别是严重腹泻，往往影响用药剂量的递增，从而影响急性关节炎的治疗效果。新的指南推荐使用秋水仙碱 0.5mg，每日 2 或 3 次，可以减少不良反应。严重的消化性溃疡，肾、肝、心功能不全或血液系统疾患者禁用。

(3)糖皮质激素：对单个或两个关节受累的急性痛风患者可行关节腔抽液及注射长效糖皮质激素，以减轻全身不良反应，但应排除合并感染。口服用药一般只用于不能耐受秋水仙碱和非甾体抗炎药或有相对禁忌证的多关节炎患者。肾上腺皮质激素 25U 静脉滴注或 40～80U肌内注射，必要时可重复；或口服泼尼松每日 20～30mg，3～4 天后逐渐减量停服。当肾功能不全的患者发作急性痛风时，或慢性痛风患者晚期合并肾功能不全时，患者的疼痛常常持续不缓解并间有急性加重，这类患者的治疗关键在于尽量控制症状，减轻患者痛苦，避免或减少药物不良反应，力求维持各器官功能的相对稳定。根据《中国痛风临床诊治指南》的建议，不宜选用秋水仙碱或 NSAIDs，以免加重肾功能恶化；而应选用糖皮质激素或促皮质激素。而如果患者同时合并糖尿病，用药将十分棘手，需要根据患者的血糖或肾功能情况具体考虑，用药过程中需密切监测血糖和肾功能的变化。

2. 间歇期和慢性期的治疗　该阶段治疗旨在控制血尿酸在正常水平，促进痛风石和肾脏尿酸盐结石的溶解排泄，预防痛风急性炎症反复发作。对无痛风石的痛风患者宜将血尿酸控制在 6.0mg/dl 以下，有痛风石者的血尿酸应保持在更低水平(4.0mg/dl 以下)，以有利于痛风石溶解。主要治疗手段包括给予黄嘌呤氧化酶抑制剂以抑制尿酸生成，促尿酸排泄药物以促进肾脏对尿酸的排泄，尿酸氧化酶以促进尿酸降解。血尿酸的波动易诱发“二次痛风”，故降尿酸治疗的初期应给予 NSAIDs 或小剂量的秋水仙碱预防痛风炎症急性发作，同时辅以碳酸氢钠碱化尿液。

(1)抑制尿酸生成药物

1)别嘌醇：是治疗高尿酸血症常用的药物，作用机制为别嘌醇及其主要活性产物别嘌呤二醇通过抑制嘌呤和嘧啶代谢的酶而竞争性地抑制黄嘌呤氧化酶，抑制尿酸生成。其不良反应包括发热、过敏反应、肝毒性等。美国 FAD 推荐别嘌醇的用量为 100mg/d 逐渐加量到 800mg/d，直到血尿酸控制在目标值(6.0mg/dl)以下。但研究发现别嘌醇的总量从 300mg/d 增加到 600mg/d，可让 80% 的患者血尿酸恢复正常。别嘌醇禁用于重度肝、肾功能损害和过敏患者。2012 年《美国风湿病学会痛风治疗指南》指出，别嘌醇单药治疗，如剂量≤300mg/d，有一半以上的患者不能将血尿酸降至目标值(＜6mg/dl 或＜5mg/dl)。因此，别嘌醇的维持剂量可以超过 300mg/d，即使慢性肾脏病(chronic kidney disease，CKD)患者也如此，当然也要对患者进行充分的教育及各种不良反应的密切监测。别嘌醇超敏综合征(allopurinol hypersensitivity syndrome，AHS)是影响别嘌醇用药的主要原因，在美国的发生率约为 1∶1000，其中严重的 AHS 在 20%～25%。同时使用噻嗪类利尿药和肾脏受累是 AHS 发生的危险因素，AHS 常常发生在开始治疗的前几个月，初始小剂量能减少其发生风险。由于 HLA-B*5801 基因阳性的患者发生严重 AHS 的风险明显增高，指南建议在别嘌醇开始治疗之前对高危人群进行快速 PCR 筛查 HLA-B*5801 基因。

2)非布索坦：非布索坦是新型的黄嘌呤氧化酶非嘌呤特异性抑制剂，与别嘌醇的作用机制不同，其通过占据进入酶活性部位的通道而阻止底物进入嘌呤氧化酶的蝶呤钼部位。非布索坦主要经肝脏代谢，经肠道和尿排泄的量几乎相同。研究表明，肾功能不全患者对非布索坦的耐受性好，表明其对有不同程度的肾功能不全的高尿酸血症和痛风患者安全、有效。肾损害的痛风患者服用非布索坦的疗效优于别嘌醇。非布索坦禁用于重度肝损害、冠心病和心力衰竭患者。

(2)促进尿酸排泄药:常见的促尿酸排泄药物有丙磺舒和苯溴马隆,两者均通过抑制肾脏近端小管内皮细胞对尿酸的重吸收而达到促进尿酸排泄的作用。因促尿酸排泄剂能引起尿酸盐晶体在尿路的沉积及肾功能损害,故应从小剂量开始缓慢增量,同时多饮水、碱化尿液,以利于尿酸排出。研究发现对别嘌醇无效的痛风患者,苯溴马隆的疗效明显优于丙磺舒,不良反应亦明显少于丙磺舒。另一项研究发现常规剂量的苯溴马隆其疗效优于别嘌醇。但因在美国曾经发现服用苯溴马隆导致肝衰竭,故该药被FDA禁止使用,目前美国市场已经没有苯溴马隆供应,但在国内目前使用仍较为广泛。

(3)尿酸氧化酶:尿酸氧化酶为一种可以直接将尿酸氧化并分解为可溶性尿囊素的氧化酶,尿酸氧化酶能够加速痛风石的溶解,可用于治疗其他降尿酸治疗无效或有禁忌的痛风患者,其在过去10年已用于防治肿瘤溶解综合征。目前,尿酸氧化酶包括非重组氧化酶及重组氧化酶两类。研究发现非重组尿酸氧化酶的临床耐受性差,易诱发过敏反应。普瑞凯希(pegloticase)是一种高聚合的重组尿酸氧化酶,于2010年由美国FDA批准上市。多项Ⅱ或Ⅲ期临床试验研究发现,静脉用普瑞凯希对大部分难治性痛风疗效肯定,可用于传统降尿酸治疗无效的成年难治性痛风患者,长期用药安全且疗效好。普瑞凯希可能的不良反应有输液反应、发热、贫血、过敏、胃肠不适、非心源性胸痛或肌肉痉挛等。

另外,非诺贝特、氯沙坦等药物原本并非用于降尿酸治疗,但是在使用中发现这几种药物能促进肾脏尿酸的排泌,因此高尿酸血症患者在选择降脂药、降压药时应优先选择这些药物。但是在痛风患者中不推荐单独采用这些药物来进行降尿酸治疗,而是可以与黄嘌呤氧化酶抑制剂合并使用,以提高降尿酸治疗的效果。国际上一些痛风治疗指南包括中国指南大多认为,降尿酸治疗均应在急性发作平息至少2周后方可开始,理由是急性痛风发作期采用降尿酸治疗可能会加重痛风的症状。《指南》首次提出,在有效抗炎药物的保护下,降尿酸治疗并非禁忌。这一新观点值得在以后的临床实践中加以证实。

3. 肾脏病变的治疗　除积极控制血尿酸水平外,碱化尿液、多饮多尿也十分重要。在使用利尿药时应避免使用影响尿酸排泄的噻嗪类利尿药、呋塞米、依他尼酸等,可选择螺内酯等。碳酸酐酶抑制剂乙酰唑胺兼有利尿和碱化尿液的作用,亦可选用。降压可用ACEI,避免使用减少肾脏血流量的β受体阻断药和钙离子拮抗剂。其他治疗同各种原因引起的慢性肾损害。对于尿酸性尿路结石,大部分可溶解,自行排出,体积大且固定者可体外碎石或手术治疗。对于急性尿酸性肾病,除使用别嘌醇积极降低血尿酸外,应按急性肾衰竭进行处理。对于慢性肾功能不全可行透析治疗,必要时可做肾移植。

4. 无症状高尿酸血症的治疗　对于血尿酸水平在535μmol/L(9.0mg/dl)以下、无痛风家族史者一般无需用药治疗,但应控制饮食、避免诱因,并密切随访;反之应使用降尿酸药物。如果伴发原发性高血压、糖尿病、高脂血症、心脑血管病等,应在治疗伴发病的同时适当降低血尿酸。

(五)药物治疗管理

1. 降尿酸的用药指导　凡是确诊有痛风石的痛风患者、频繁发作的痛风(每年发作≥2次)患者以及痛风合并慢性肾病(2期或以上)的患者,或者过去有过尿路结石的患者,均建议采用降尿酸治疗。其最低治疗目标是将血清尿酸水平降低到6mg/dl以下,能降到5mg/dl以下则更理想。目前推荐别嘌醇或非布司他作为一线降尿酸用药。根据2012年《美国风湿病学会痛风治疗指南》,为了减少开始降尿酸治疗后的痛风复发,以及减少别嘌醇严重超敏反应综合征(AHS)的发生,初始剂量必须≤100mg/d;如果有中至重度慢性肾脏疾病(CKD),初始剂量应小于50mg/d,然后逐渐增加剂量,2~5周达到合适的治疗量。每个患者的剂量应根据个体原则确定。

如果痛风已经发作,则需要考虑联合使用降尿酸药物和抗炎药物。如果尿酸水平顽固性增高,则可以考虑联用黄嘌呤氧化酶抑制剂(别嘌醇或非布司他)和促进尿酸排泄的药物(如丙磺舒),其中丙磺舒是促进尿酸排泄的最佳选择。指南建议如果患者对黄嘌呤氧化酶抑制剂有禁忌或不耐受,丙磺舒作为促尿酸排泄的一线药物,可用于降尿酸治疗。但如果患者的肌酐清除率<50ml/min,则丙磺舒不被推荐单独用于降尿酸治疗。

利尿药、抗结核病药如吡嗪酰胺和乙胺丁醇、NSAIDs、小剂量的阿司匹林、左旋多巴、烟酸或环孢素等均可使肾小管排泌尿酸减少,抵消降尿酸药物的作用。降尿酸药物与尿酸化药同用可增加肾结石形成的可能。丙磺酸与口服降血糖药合用可使降糖效应加强。丙磺酸与吲哚美辛、萘普生、氨苯砜、甲氨蝶呤及磺胺药合用,可使这些药物的血药浓度升高,毒性加强。丙磺酸与呋喃妥因合用,可使后者的肾小管分泌受抑制,尿中浓度降低。别嘌醇可使硫唑嘌呤、巯嘌呤、抗凝药如双香豆素的血药浓度升高,作用加强,故应注意调整剂量。别嘌醇不宜与铁剂同服,与环磷酰胺合用会增加对骨髓的抑制,与氨苄西林合用时皮疹的发生率增多(尤其在高尿酸血症患者中)。秋水仙碱可影响消化道中维生素 B_{12} 的吸收,可使中枢神经系统抑制药增效,拟交感神经药的反应性加强。

2. 营养治疗 痛风与肥胖、糖尿病、高血压及高脂血症等关系密切,故应降低体重,控制每天总热量的摄入,少吃碳水化合物。此外,还要少吃蔗糖、蜂蜜,因为它们含果糖量很高,会加速尿酸生成。每天需保证适量蛋白质的摄入,牛奶、奶酪、脱脂奶粉和蛋类所含的嘌呤较少,可选用。酸奶因含乳酸较多,因此对痛风患者不利。豆制品中因嘌呤成分含量较高,痛风患者不宜食用。

脂肪可减少尿酸正常排出,应适当限制脂肪摄入。清淡的饮食一方面可以减少能量的摄入,有助于减轻体重;另一方面也可以减少由脂肪分解所产生的酮体对肾脏排泄尿酸的抑制作用。

限制嘌呤摄入,动物性食品中的嘌呤含量较多,含量高的食物包括动物内脏、牛肉、羊肉、鸡鸭、鹅肉、海产品、坚果、全麦制品、乳酸饮品。植物幼芽部分一般含中度的嘌呤成分,不可多食,如菜花类、豆苗、笋类、豆类。

多食以新鲜的蔬菜、水果为主的碱性食品。增加碱性食物的摄入可升高尿液的pH,有利于尿酸盐的溶解。碱性食物是指含有较多的钾、钠、钙、镁等元素的食物,可在体内氧化生成碱性离子,如青菜、紫菜、海带、马铃薯、水果等。西瓜和冬瓜不但是碱性食品,而且具有利尿作用,对痛风患者更有利。但是蔬菜中的嫩扁豆、青蚕豆、鲜豌豆含嘌呤量高,要限制食用。

避免饮酒,乙醇不仅增加尿酸合成,而且使血乳酸浓度升高,抵制肾小管分泌尿酸,造成肾脏排泄尿酸减少。近年来研究发现,痛风与饮酒的相关性不仅与酒量有关,而且与酒的类型也有关。啤酒与痛风的相关性最强、烈酒次之,在2012年《美国风湿病学会痛风治疗指南》中将所有葡萄酒都列入"少食(饮)"的范围。

痛风与糖尿病一样是终身性疾病。治疗的关键是教育患者控制饮食,多食含嘌呤低的碱性食物,做到饮食清淡、低脂低糖,多饮水,以利于体内尿酸的排泄。

3. 痛风患者生活习惯的调整　根据《中国痛风临床诊治指南》,低热能膳食、避免高嘌呤食物、保持理想的体重是非常有益且低成本的治疗手段,特别是对于早期痛风或高尿酸血症患者。低嘌呤饮食、低脂饮食应特别强调避免红肉、海产品的摄入。新近的研究特别指出要避免摄入含糖的软饮料和乙醇。至于鼓励每天两杯咖啡的建议,临床医师可以在观察下进行。为减少肾结石的形成,每日饮水应在2000ml以上,并服用碳酸氢钠碱化尿液。

循证医学证据表明,通过饮食和生活方式的改变可以有效改善糖尿病、高血压和冠心病患者的预后,特别是对于早期患者。因此,对于早期发现的无症状高尿酸血症者和早期急性发作性痛风性关节炎患者,相信通过生活方式的改变、危险因素的去除以及合理规范的药物治疗,同样有望改变其痛风的病程。一项对经至少5年降尿酸治疗的患者展开的回顾性研究显示,停用降尿酸药物后6年,痛风发作仍可以得到有效控制,表明经持续而有效地长期降尿酸治疗,也许患者可以逐步降低治疗强度甚至停药。这样不仅能够提高医疗质量、改善患者的预后,同时有利于降低医疗成本,具有显著的经济价值和社会价值。

4. 其他　研究表明,有效地控制血糖、血脂或高血压也可能改善血尿酸水平。因此在治疗痛风的同时,要积极治疗伴发的高脂血症、糖尿病、高血压、冠心病和脑血管疾病等。

如果可能,应停用诱发痛风的相关药物,包括抗肿瘤药物、阿司匹林、环孢素、肾上腺素、烟酸、吡嗪酰胺、麦角胺或利尿药等。但关键在于平衡不同治疗的重要性以及了解相关药物对尿酸的影响,需要根据患者的情况综合考虑。

(六)案例分析

1. 主题词　痛风;关节疼痛;秋水仙碱;塞来昔布。

2. 病史摘要　患者,男,38岁。患者6年来每次饮酒或劳累后反复出现双下肢第1跖趾关节、踝关节、足背、足跟疼痛,程度较剧,伴关节肿胀、关节活动僵硬、关节皮肤发红。服用秋水仙碱后症状缓解,间歇期无明显不适。3天前患者饮酒后即出现右足背及双侧膝关节疼痛,为刺痛,程度剧烈难忍,伴关节肿胀、关节活动受限,患者遂至当地医院就诊,摄双膝关节X线片提示"双膝关节积液",考虑"痛风急性发作",予以秋水仙碱片2mg q4h(共口服6mg)、塞来昔布(西乐葆)200mg qd口服治疗,并予以左膝关节抽液等对症处理,疼痛有所缓解。现患者为求进一步治疗来我院就诊。查体:体温37.3℃,右膝关节及右足背肿胀、有触痛,右膝关节活动受限,双侧足背动脉搏动无明显减弱;神经系统检查阴性。门诊拟"痛风"收住入院。

入院诊断:痛风(急性发作期),痛风性关节炎。

3. 治疗方案

(1)抗炎镇痛:双氯芬酸胶囊(戴芬)75mg qd口服。

(2)碱化尿液:碳酸氢钠片500mg tid口服。

(3)促尿酸排泄:苯溴马隆片(立加利仙)50mg qd口服。

4. 药学监护要点

(1)抗炎镇痛:监护反映炎症的各项指标,如血常规、超敏C反应蛋白、红细胞沉降率(ESR)、关节液微生物培养结果等。观察用药后关节的肿胀、压痛情况。此外,还应监护非甾体抗炎药(双氯芬酸)引起的胃肠道出血穿孔、肾脏损伤(肌酐水平)等不良反应。

(2)碱化尿液:注意定期监测清晨第1次尿pH,将尿pH维持在6.2~6.9之间。同时保证每日饮水量在1500ml以上。碱化尿液为防治尿酸结石的重要措施,可使尿酸结石溶解。

(3)促尿酸排泄:监护血清尿酸水平,及使用促尿酸排泄剂是否引起肾功能损害。

5. 药学监护过程 患者长期关节肿胀、活动僵硬,饮酒后症状加剧,关节活动受限,当地医院开具秋水仙碱2mg q4h 和塞来昔布 200mg qd 对症治疗暂时缓解疼痛。患者在服药后疼痛消失,但患者服药后出现腹泻,故临床药师建议停用秋水仙碱,改用非甾体抗炎药双氯芬酸胶囊 75mg qd 口服缓解痛风急性期发作症状。口服碳酸氢钠 500mg tid 碱化尿液,并每天大量饮水不少于 2000ml。

治疗 2 天后,患者腹泻止,右足背及膝盖疼痛不剧,可下地行走,无发热,右膝盖轻度水肿,右足背浮肿基本消退,尿常规检查正常,血沉 109mm/h 增高明显。因此,药师建议可停用双氯芬酸胶囊,待血清尿酸结果后再考虑是否增加其他降低尿酸及减少尿酸合成的药物。因右膝关节活动受限,医师做了右膝关节滑液穿刺术,抽出约 150ml 黄色液体,结果诊断为"痛风"。血清尿酸结果 785μmol/L,因此药师建议加用苯溴马隆片 50mg qd 口服促尿酸排泄,口服碳酸氢钠片 1000mg tid。患者在加用苯溴马隆片促进尿酸排泄及碳酸氢钠片后复查血清尿酸 474μmol/L,血沉 32mm/h。自诉疼痛明显好转,无活动障碍,要求出院。

6. 药学分析与建议 患者长期以来饮酒或劳累后关节肿胀、活动受限,给予秋水仙碱对症治疗后症状有所缓解。由于痛风性关节炎常被诊断为丹毒或创伤,根据《2010 年中国痛风临床诊治指南》推荐,应该行关节穿刺术抽取滑液在偏振光显微镜下观察,若在滑液中或白细胞内找到负性双折光的针状尿酸盐结晶,可诊断为"痛风"。高尿酸血症为痛风发生的最重要的生化基础。痛风的自然病程包括 3 个阶段,即无症状高尿酸血症、急性痛风性关节炎和慢性痛风,这一点对于进一步为不同阶段的患者合理制订个体化治疗决策至关重要。而血尿酸应在反复测定后,才能为临床医师确诊患者是否为真正的高尿酸血症提供依据。本案例中患者在做了右膝关节滑液穿刺术后诊断为"痛风"。

痛风在急性发作期应以消炎镇痛为主,可使用秋水仙碱、非甾体抗炎药和糖皮质激素消炎镇痛。服用秋水仙碱片应注意呕吐、腹泻等反应,严重者应立即停药,同时在用药期间应定期检查血象及肝、肾功能。本案例中患者服用秋水仙碱后出现腹泻症状,因此药师建议改用非甾体抗炎药双氯芬酸钠胶囊。非甾体抗炎药的不良反应主要表现为消化性溃疡、出血和穿孔,以及对肾脏、心血管系统和神经系统的损害。因此,药师建议在用药期间应该密切监测肝、肾功能和消化道出血情况。一旦症状得到控制,应逐渐减少剂量。为碱化尿液,药师建议口服碳酸氢钠片。根据《中华医学会风湿病学会痛风指南》的建议,对于急性发作的痛风患者,应在急性发作平息 2 周后开始降尿酸治疗。本案例中,患者尿酸偏高(血清尿酸 785μmol/L),因此加用促尿酸排泄剂苯溴马隆片和口服碳酸氢钠片加量减少促尿酸排泄剂对肾脏造成的损害。患者在服用苯溴马隆片和碳酸氢钠片后疼痛明显好转,血清尿酸 474μmol/L,血沉 32mm/h,无活动障碍,要求出院。

临床药师建议患者出院后在痛风发作期间避免饮酒,非发作期间也需严格限酒。避免食用富含高嘌呤的动物内脏、高果糖饮料及嘌呤含量高的海鲜,如沙丁鱼和贝壳类等。

7. 药物治疗小结 痛风的治疗方案及具体用药根据疾病处于不同的阶段及是否合并其他代谢性疾病而定,在急性期以抗炎镇痛、缓解症状为主,在发作间歇期和慢性期则以控制血尿酸水平、预防反复发作为主;治疗合并其他代谢性疾病应选择不影响尿酸排泄甚至有利于排泄的药物,同时需注意药物之间的相互影响。

本案例患者在痛风急性期发作时服用了秋水仙碱和塞来昔布,临床药师在用药过程中注意监护肝、肾功能和消化道出血情况。在疼痛得到缓解后，加用了促尿酸排泄剂降尿酸，临床药师建议碳酸氢钠加量碱化尿液以防尿酸结石。此外，临床药师还对患者出院后的饮食进行了建议，以减少患者痛风的发作。

三、高脂蛋白血症

高脂蛋白血症(hyperlipoproteinemia)是指血浆中总胆固醇(total cholesterol,TC)和(或)甘油三酯(triglyceide,TG)水平升高，实际上是血浆中某一类或某几类脂蛋白水平升高的表现。

血脂是血浆中的TC、TG和类脂如磷脂等的总称。与临床密切相关的血脂主要是胆固醇和TG，在人体内胆固醇主要以游离胆固醇及胆固醇酯的形式存在。TG是甘油分子中的三个羟基被脂肪酸酯化而形成的。循环血液中的胆固醇和TG必须与特殊的蛋白质即载脂蛋白(apolipoprotein,apo)结合形成脂蛋白，才能被运输至组织进行代谢。

应用超速离心方法，可将血浆脂蛋白分为乳糜微粒(chylomicron,CM)、极低密度脂蛋白(very low density lipoprotein,VLDL)、低密度脂蛋白(low density lipoprotein,LDL)和高密度脂蛋白(high density lipoprotein,HDL)。此外，还有一种脂蛋白称为脂蛋白(a)[lipoprotein(a),Lp(a)]。各类脂蛋白的物理特性、主要成分、来源和功能已列于表8-12中。

表8-12　血浆脂蛋白的特性及功能

分类	水合密度(g/ml)	颗粒大小(nm)	主要脂质	主要的载脂蛋白	来源	功能
CM	<0.950	80~500	TG	apoB48、apoAⅠ、apoAⅡ	小肠合成	将食物中的TG和胆固醇从小肠转运至其他组织
VLDL	<1.006	30~80	TG	apoB100、apoE、apoCs	肝脏合成	转运TG至外周组织，经酯酶水解后释放游离脂肪酸
IDL	1.006~1.019	27~30	TG、胆固醇	apoB100、apoE	VLDL中TG经酯酶水解后形成	属LDL前体，部分经肝脏摄取
LDL	1.019~1.063	20~27	胆固醇	apoB100	VLDL和IDL中TG经酯酶水解形成	胆固醇的主要载体，经LDL受体介导摄取而被外周组织利用，与冠心病直接相关
HDL	1.063~1.210	5~17	磷脂、胆固醇	apoAⅠ、apoAⅡ、apoCs	肝脏和小肠合成，CM和VLDL脂解后表面物衍生、肝脏合成后与LDL形成复合物	促进胆固醇从外周组织移去，转运胆固醇至肝脏或其他组织中再分布，此过程称为胆固醇逆转运。HDL-C与冠心病呈负相关
Lp(a)	1.050~1.120	26	胆固醇	apoB100、Lp(a)		可能与冠心病相关

(1)CM:CM是血液中颗粒最大的脂蛋白,含TG近90%,因而其密度也最低。正常人空腹12小时后采血时,血清中无CM。为检查有无CM存在,将血清放在4℃静置过夜,如血清含有CM,则CM会漂浮到血清表面,状如奶油。餐后以及某些病理状态下血液中含有大量的CM时,因其颗粒大能使光发生散射,血液甚至外观混浊。

(2)VLDL:VLDL是由肝脏合成的,其TG含量约占55%,胆固醇含量为20%,磷脂含量为15%,蛋白质含量约为10%。在没有CM存在的血清中,其TG的水平主要反映VLDL的多少。由于VLDL的分子比CM小,空腹12小时的血清清亮透明,当空腹血清TG水平>3.39mmol/L(300mg/dl)时血清才呈乳状光泽直至混浊。

(3)LDL:LDL由VLDL转化而来,LDL颗粒中含胆固醇酯40%、游离胆固醇10%、TG 6%、磷脂20%、蛋白质24%。血液中的胆固醇约60%是在LDL内,单纯性高胆固醇血症时血清胆固醇浓度的升高与血清LDL-C水平呈平行关系。由于LDL颗粒小,即使LDL-C的浓度很高,血清也不会混浊。

(4)HDL:HDL主要由肝脏和小肠合成。HDL是颗粒最小的脂蛋白,其中脂质和蛋白质部分几乎各占一半。HDL是一类异质性的脂蛋白,由于HDL颗粒中所含的脂质、载脂蛋白、酶和脂质转运蛋白的量和质均不相同,采用不同的分离方法,可将HDL分为不同的亚组分。这些HDL亚组分在形状、密度、颗粒大小、电荷和抗动脉粥样硬化特性等方面均不相同。

(5)Lp(a):Lp(a)是利用免疫方法发现的一类特殊的脂蛋白。Lp(a)的脂质成分类似于LDL,但其所含的载脂蛋白部分除一分子apoB100外,还含有另一分子apo(a)。有关Lp(a)合成和分解代谢的机制目前了解尚少。

(一)病因和发病机制

根据疾病发展程度高脂蛋白血症可分为:

(1)临界高胆固醇血症:除了其基础值偏高外,主要是饮食因素即高胆固醇和高饱和脂肪酸摄入以及热量过多而引起超重,其次包括年龄效应和女性更年期的影响。

(2)轻度高胆固醇血症:一般是由于临界高胆固醇血症所致,同时合并有遗传基因的异常。已知的能引起轻度高胆固醇血症的因素包括LDL产生过多、清除率低下,以及LDL富含胆固醇酯。

(3)重度高胆固醇血症:重度高胆固醇血症是由下列多种因素共同导致的:LDL分解代谢减少、产生增加,LDL-apoB代谢缺陷,以及LDL颗粒富含胆固醇酯。由此可见,大多数的重度高胆固醇血症很可能是多基因缺陷与环境因素相互作用的结果。

(4)高甘油三酯血症:血浆中的CM、VLDL为富含TG最多的两类脂蛋白。凡引起血浆中CM和(或)VLDL升高的原因均可导致高甘油三酯血症。

(二)临床表现

脂质在真皮内沉积可引起黄色瘤;脂质在血管内皮沉积可引起动脉粥样硬化,产生冠心病和外周血管病等;脂质在全身的沉积表现为黄色瘤、脂性角膜弓和高脂血症眼底改变及动脉粥样硬化病变。

1. 表型分型 根据各种血浆脂蛋白升高的程度不同,高脂蛋白血症可分为6型(表8-13)。

表 8-13　高脂蛋白血症的表型分型

表型	血浆 4℃过夜后的外观	TC	TG	CM	VLDL	LDL	备注
Ⅰ	奶油上层，下层清	↑	↑↑	↑↑	→	→	易发胰腺炎
ⅡA	透明	↑↑	→	→	→	↑↑	易发冠心病
ⅡB	透明	↑↑	↑↑	→	↑	↑	易发冠心病
Ⅲ	奶油上层，下层混浊	↑↑	↑↑	↑	↑	↓	易发冠心病
Ⅳ	混浊	↑→	↑↑	→	↑↑	→	易发冠心病
Ⅴ	奶油上层，下层混浊	↑	↑↑	↑↑	↑	↓	易发胰腺炎

2. 临床分型

(1)高胆固醇血症：血清 TC 水平升高。

(2)高甘油三酯血症：血清 TG 水平升高。

(3)混合型高脂血症：血清 TC 与 TG 水平均升高。

(4)低高密度脂蛋白血症：血清 HDL 水平减低。

3. 基因分型　部分高脂血症患者存在单一或多个遗传基因缺陷，多具有家族基因聚集性，有明显的遗传倾向，称为家族性高脂血症。包括家族性高胆固醇血症、家族性载脂蛋白 β_{100}缺陷症、家族性混合型高脂血症和家族性异常 β-脂蛋白血症等。

(三)治疗原则

高脂血症治疗的最主要的目的是为了防治冠心病，所以应根据是否已有冠心病或冠心病等危症，以及有无心血管危险因素，结合血脂水平进行全面评价，以决定治疗措施及血脂的目标水平。

由于血脂异常与饮食和生活方式有密切关系，所以饮食治疗和改善生活方式是血脂异常治疗的基础措施。无论是否进行药物调脂治疗都必须坚持控制饮食和改善生活方式。对于原发性高脂蛋白血症，若为高胆固醇血症者，应限制高胆固醇食物的摄入，宜多食植物油等不饱和脂肪酸含量丰富的食品；对内源性高甘油三酯血症者，应限制总热量的摄入，加强体育锻炼，控制体重。经调整饮食及改善生活方式 3～6 个月后，血脂仍不能控制于理想水平的，尤其并存多种危险因素时，应开始药物治疗。根据高脂蛋白血症的分型、危险因素、血脂水平等选择适宜的药物。用药期间应监测血脂水平及其可能的不良反应。对于继发性高脂蛋白血症者如糖尿病、甲状腺功能减退者，应积极治疗原发病。

另外，适度的运动可增加体内胆固醇的降解，使 TC、LDL 降低，也可增加脂蛋白脂肪酶的活性，使得血中的脂质降低。应根据患者的身体条件选择运动量，如慢跑、骑车、游泳等。

(四)药物治疗方案

经过 3 个月的饮食和运动疗法无法将血脂控制到目标水平的患者，建议根据血脂异常的类型进行药物治疗。常见的调脂药包括他汀类、贝特类、烟酸类、胆酸螯合剂、胆固醇吸收抑制剂及其他类调脂药物。

1. 常用的治疗药物

(1)三羟基三甲基戊二酰辅酶 A(HMA-CoA)还原酶抑制剂(他汀类)：这类药物是目前临床上应用最广泛的一类调脂药。其降脂作用的机制目前认为是由于该类药能竞争性地抑制细胞内 TC 合成早期阶段的限速酶,即 HMA-CoA 还原酶,阻碍肝脏内源性胆固醇的合成,进而代偿性增加肝细胞表面 LDL 受体的合成,因而使细胞 LDL 受体的数目增多及活性增强,循环血液中大量的 LDL 被摄取,并代谢为胆汁酸排出体外,加速了血液中 LDL 的清除。近年来大量研究证实,他汀类药物除了调节血脂作用外,还有调节内皮功能、抗血栓形成、稳定斑块、抗氧化、抑制血管炎症等多个方面的作用。

常用他汀类药物的用法用量见表 8-14。

表 8-14　常用他汀类药物的用法用量

通用名	商品名	规格	用法用量
阿托伐他汀	立普妥	10mg/片	5～40mg,每晚一次口服
辛伐他汀	舒降之	20mg/片	10～20mg,每晚一次口服
普伐他汀	普拉固	10mg/片	10～40mg,每晚一次口服
洛伐他汀	美降之	10mg/片	10～40mg,每晚一次口服
氟伐他汀	来适可	20mg/片	10～40mg,每晚一次口服

除了单独用于调脂治疗外,他汀类药物也常与其他调脂药联用,以增强加疗效,增加患者的耐受性,或用于单种药物难以控制的血脂异常。

如依折麦布与低剂量的他汀联合治疗使降脂疗效大大提高,达到高剂量他汀类药物的效果,但无大剂量他汀类药物易发生不良反应的风险。依折麦布的不良反应小,联合使用他汀类药物和依折麦布的患者耐受性好,且联合治疗不增加肝脏毒性、肌病和横纹肌溶解的发生率。

他汀类与小剂量的烟酸缓释剂联用,在常规他汀类药物治疗的基础上加用小剂量的烟酸是一种合理的联合治疗方法,其结果表明联合治疗可显著升高 HDL,而不发生严重的不良反应。在联合使用他汀类和烟酸缓释剂的患者中,仍有 6% 因潮红难以耐受而停药。目前并未发现他汀类药物和烟酸缓释剂联用会增加肌病和肝脏毒性的发生,但由于烟酸增加他汀类药物的生物利用度,可能有增加肌病的风险。联合治疗较单用他汀类治疗有升高血糖的危险,但缓释制剂能大大缓解这一问题。联合使用他汀类和烟酸时应加强血糖监测,但糖尿病也并非是这种合用的禁忌证。

他汀类与胆酸螯合剂联用,两药合用有协同降低血清 LDL 水平的作用。他汀类与胆酸螯合剂联用可增加各自的降脂作用;两者联用可延缓动脉粥样硬化的发生和发展进程,减少冠心病事件的发生。他汀类与胆酸螯合剂合用并不增加其各自的不良反应,且可因减少用药剂量而降低发生不良反应的风险。但由于胆酸螯合剂服用不便,此种联合方案仅用于其他治疗无效或不能耐受者。

他汀类可与多不饱和脂肪酸联合,用于混合型高脂血症的治疗。他汀类药物同 ω-3 脂肪酸制剂合用是临床治疗混合型高脂血症有效而安全的选择。他汀类药物与鱼油制剂联合应用并不会增加各自的不良反应。由于服用较大剂量的 ω-3 多不饱和脂肪酸有增加出血的危险,并且对糖尿病和肥胖患者因增加热量的摄入而不利于长期应用。

(2)贝特类(苯氧芳酸类):贝特类能增强脂蛋白脂肪酶的活性,加速 VLDL 的分解代谢,并能抑制肝脏中 VLDL 的合成和分泌。这类药物可显著降低 TG(接近 30%),适度降低

LDL,并有不同程度的升高 HDL 的作用。

常用贝特类药物的用法用量见表 8-15。

表 8-15 常用贝特类药物的用法用量

通用名	规格	用法用量	药物特点
吉非贝齐	300mg/片	剂量为 600~1200mg/天,分 3 次口服。一般在用药 2~4 周即可使血脂明显下降达到理想水平,后减至每日 300~600mg 维持治疗	该药具有明显的降低 TG 的作用(平均下降 50% 左右),同时能使 HDL 升高 20%~25%,还能使 TC 下降 15%左右
非诺贝特	200mg/片	剂量为 100~400mg/d,分 1~3 次服用。血脂明显下降达到理想水平后减量至 100~200mg/d 维持	有微粒化制剂,疗效与吉非贝齐相似。微粒型非诺贝特可引起天冬氨酸氨基转移酶与丙氨酸氨基转移酶的轻度升高,偶尔也可引起肌病
苯扎贝特	200mg/片	剂量为 200~400mg/d	疗效与吉非贝齐、非诺贝特相似

(3)烟酸及其衍生物:属 B 族维生素,当用量超过作为维生素作用的剂量时可有明显的降脂作用。烟酸的降脂作用机制可能与抑制脂肪组织中的脂解和减少肝脏中极低密度脂蛋白的合成有关。此外,烟酸还具有促进脂蛋白脂肪酶(LPL)活性的作用,使得 VLDL、CM 分解增加,血中 VLDL 下降,同时烟酸也有部分加速 LDL 代谢的作用,使 LDL 下降。临床上观察到,烟酸既降低胆固醇又降低甘油三酯,同时还具有升高 HDL-C 的作用。该类药物的适用范围较广,可用于除纯合子型家族性高胆固醇血症及Ⅰ型高脂蛋白血症以外的任何类型的高脂血症,但主要作为他汀类药物和饮食的辅助用药,用于血脂障碍,特别是低 HDL-C 和高 TG 的患者。

常用烟酸类药物的用法用量见表 8-16。

表 8-16 常用烟酸类药物的用法用量

通用名	规格	用法用量	药物特点
阿昔莫司	250mg/片	剂量为 250~750mg/d,分 1~3 次服用;维持剂量为 250~500mg/d	能使 TG 明显降低,同时具有升 HDL-C、降低 TC 的作用。不良反应少,偶有皮肤血管扩张、潮红、瘙痒等。对糖代谢和尿酸代谢无不良反应
烟酸	100mg/片	为减少服药的不良反应,可从小剂量开始,逐渐加量至 300mg/d,分 3 次服用,以后酌情调整维持剂量	本药的常见不良反应为颜面潮红、皮肤瘙痒及胃部不适等,长期使用可出现糖耐量减退、血尿酸水平升高,故不宜用于伴有糖尿病及高尿酸血症的患者

(4)胆酸螯合树脂:在肠道内能与胆酸呈不可逆性结合,阻碍胆酸的重吸收,而中断肠肝循环,减少外源性胆固醇的吸收,促进内源性胆固醇在肝脏代谢成为胆酸,进而排出体外;同时伴有肝内胆酸合成增加,引起肝细胞内游离胆固醇含量减少,导致肝细胞表面 LDL 受体增

加或活性增加，使血浆 TC 和 LDL 浓度降低。本类药物可使血浆 TC 水平降低 15% ~20%，使 LDL 降低 20% ~25%，但不影响 HDL，且对 TG 无降低作用甚或稍有升高，故仅适应于单纯高胆固醇血症或与其他降脂药物合用治疗混合型高脂血症。另外，该类药物可反馈性地增强 HMG-CoA 还原酶的活性，因此本类药物与他汀类药物合用可增强其降脂作用。

常用胆酸螯合树脂药物的用法用量见表 8-17。

表 8-17　常用胆酸螯合树脂药物的用法用量

通用名	规格	用法用量	药物特点
考来替泊	5g/包	每日 5 ~20g，分 3 次口服	疗效与考来希胺相似
考来烯胺	4g/包	每日 4 ~16g，分 3 次服用	为了减少不良反应，增加患者的耐受性，可从小剂量开始用药，慢慢达最大耐受量

因为应用的剂量较大，本类药物的不良反应较多，常引起消化道不良反应，如恶心、畏食、便秘，大剂量时可致脂肪痢。长期用药可能干扰脂溶性维生素和一些药物的吸收，如干扰地高辛和华法林的吸收，应尽量避免配伍使用，必要时可在应用本类药物前 1 小时前或 4 ~6 小时后再应用其他药物。考来烯胺因以氯化物的形式应用，长期用药可引起高氯酸血症。

(5)胆固醇吸收抑制剂：依折麦布(ezetimibe)是目前已经上市的唯一一种胆固醇吸收抑制剂，主要阻断胆固醇的外源性吸收途径。依折麦布及其糖脂化代谢产物反复作用于胆固醇的吸收部位——小肠细胞刷状缘，通过抑制表达胆固醇吸收的 NPC1L1 转运蛋白的活性，选择性抑制饮食和胆汁中的胆固醇跨小肠壁转运到肝脏中，持久抑制胆固醇的吸收，进而降低血浆 LDL 水平。初步研究显示，该药能使小肠吸收胆固醇的数量降低 50% 以上。本品几乎不经细胞色素 P450 酶系代谢，很少与其他药物相互影响。常规剂量口服时，其生物利用度也不受食物影响。环孢素可增高该药的血药浓度。

(6)其他降脂药物：普罗布考(又名丙丁酚，probucol)0.25g/片，常用剂量为 0.5g，每日 2 次服用。本品吸收入体内后，通过掺入脂蛋白颗粒中影响脂蛋白代谢而产生调脂作用，同时有明显的抗脂蛋白氧化修饰的作用。可使血浆 TC 降低 20% ~25%，LDL 降低 5% ~15%，而 HDL 也降低约 25%。可用于高胆固醇血症。普罗布考的常见不良反应包括恶心、腹泻、消化不良等，最严重的不良反应是引起 QT 间期延长。因此，室性心律失常或 QT 间期延长者禁用。

(7)ω-3 脂肪酸：ω-3 长链多不饱和脂肪酸有多烯康、脉络康及鱼烯康制剂，主要含二十碳戊烯酸(EPA，C20:5n-3)和二十二碳乙烯酸(DHA，C22:6n-3)，两者为海鱼油的主要成分，为其乙酯的高纯度的制剂用于临床。其降低血脂的作用机制可能与抑制肝脏合成 VLD 有关。ω-3 脂肪酸制剂仅有轻度降低 TG 和稍升高 HDL 的作用，对 TC 和 LDL 无影响。主要用于高甘油三酯血症。常见的不良反应为鱼腥味所致的恶心，一般难以长期坚持服用，服药后可能出现消化道症状如恶心、消化不良、腹胀、便秘等。

2. 药物治疗方案

(1)单纯性高胆固醇血症：指血浆 TC 水平高于正常，而血浆 TG 则正常。可选用胆酸螯合剂、他汀类等，其中以他汀类为最佳选择。

1)他汀类：一般耐受性较好，服用方便，有时出现胃肠道反应，需定期监测肝、肾功能及肌酸磷酸激酶。常用药物有瑞舒伐他汀、阿托伐他汀、洛伐他汀、普伐他汀、辛伐他汀和氟伐他汀，均为睡前一次服用。

2)胆酸螯合剂：考来替泊和考来烯胺，不良反应主要是便秘，目前这类药物临床较少选用。

3)胆固醇吸收抑制剂：如依折麦布，与他汀类联用可以使其调脂作用进一步加强。不良反应有头痛和恶心，偶有肌酶和氨基转移酶升高。

4)其他类调脂药物：如普罗布考，尤其家族性高胆固醇血症患者首选，偶有肝功能损伤、肌酶一过性升高。

(2)单纯性高甘油三酯血症：大规模流行病学调查资料进行综合分析的结果提示，TG升高是冠心病的独立危险因素。在临床实践中，TG升高最常见于代谢综合征患者。轻至中度的高甘油三酯血症常可通过饮食治疗使血浆TG水平降至正常，不必进行药物治疗。中度以上的高甘油三酯血症可选用鱼油制剂和贝特类调脂药物。

1)贝特类药物：一般耐受性较好，不良反应为胃肠道反应、一过性氨基转移酶升高和肾功能改变等。常用药物有非诺贝特、吉非贝齐、苯扎贝特、环丙贝特及特调脂，均为饭后服用。

2)ω-3脂肪酸：有轻度降低TG和升高HDL的作用，如多不饱和脂肪酸制剂多烯康胶丸。

(3)混合型高脂血症：指既有血浆TC水平升高，又有TG水平升高。若以TC升高为主，首选他汀类；若以TG升高为主，可先用贝特类。如果单一药物控制效果不够好，则需同时选用两种制剂，均从小剂量开始，采用早晨用贝特类、晚上用他汀类，避免血药浓度升高，同时严密监测肝功能和肌酶水平。联合应用降脂药物治疗具有如下优点：①相当一部分患者使用单一的降脂药物不能达标时，联合用药可提高血脂水平的达标率；②联合用药充分发挥药物的互补协同作用，有利于全面调整血脂异常；③避免增大一种药物剂量而产生不良反应。烟酸类制剂对于这种类型血脂异常也较为适合，但由于烟酸会加重糖尿病，不适用于合并有糖尿病的家族性混合型高脂血症患者。胆酸分离剂会加重高甘油三酯血症，不适合用于本类患者的治疗。

血液透析方法可以加速降低LDL，改善皮肤黄色瘤和心血管病变；透析疗法能降低TC、LDL，但不能降低TG，也不能升高HDL。这种措施降低LDL的作用也只能维持1周左右，故需每周重复1次。每次费用昂贵，且是有创性治疗，甚至可能同时移出血液中的某些有益成分，因此不适用于一般的血脂异常治疗，仅用于极个别的对他汀类药物过敏或不能耐受者，或罕见的纯合子家族性高胆固醇血症患者。

(4)低高密度脂蛋白血症：首要目标是降低LDL并达到目标值。单纯低HDL时以增加体力活动为主，必要时可考虑采用烟酸、他汀类或贝特类等升高HDL的药物，但主要是针对合并冠心病或冠心病等危症者。另外，还应治疗引起HDL水平降低的原发病，如肾病综合征、糖尿病等。部分患者需要联合应用调脂药物，其中常用他汀类与其他调脂药物联用(参见他汀类药物治疗方案)。

(五)药物治疗管理

1. 调脂治疗监测的目标值　当前药物治疗的主要治疗对象是冠心病患者和心血管病高危人群，首选他汀类药物，所采用的药物剂量是以LDL达标为度(表8-18)。

表 8-18　血脂异常患者开始治疗的 TC 和 LDL 值及其目标值

患者类别		TLC 开始 (mmol/L)	药物治疗开始 (mmol/L)	目标值 (mmol/L)
无冠心病，有两个以下的危险因子	TC	≥6.22	≥6.99	<6.22
	LDL	≥4.14	≥4.92	<4.14
无冠心病，但有两个或两个以上的危险因子	TC	≥5.18	≥6.22	<5.18
	LDL	≥3.37	≥4.14	<3.37
冠心病或冠心病等危症	TC	≥4.14	≥4.14	<2.6
	LDL	≥2.59	≥2.59	<2.59
急性冠状动脉综合征或缺血性心血管疾病＋糖尿病	TC	≥3.11	≥4.14	<3.11
	LDL	≥2.07	≥2.07	<2.07

注：TLC：治疗性生活方式改变

2. 不良反应管理　使用降脂药物治疗时必须监测其不良反应，主要是定期检测肝功能和血肌酸磷酸激酶，详见表 8-19。

表 8-19　主要降脂药物的监测指标、相互作用及不良反应

药物	不良反应	药物相互作用	检测指标
胆酸螯合树脂	消化不良、胃胀气、恶心、便秘、腹痛和肠胀气	胃肠结合并使带有阴离子的药物吸收减少（华法林、地高辛、甲状腺素、噻嗪类利尿药）；在服用树脂前 1～2 小时或 4 小时后服前述药物	每 4～8 周复查血脂情况，直到控制为止；此后长期监测，每 6～12 个月复查；达到稳定用药水平后检查 TG，此后需要时复查
烟酸	颜面潮红、瘙痒、刺麻感、头痛、恶心、胃灼热感、乏力皮疹，更严重的有消化性溃疡、血糖升高和痛风、肝炎及肝氨基转移酶升高	与降压药如 α 受体阻断药合用时可能引起低血压；应用胰岛素或口服药的患者可能要调整用药剂量，因为会使血糖水平增加	达到 1000～1500mg/d 的剂量后检查血脂情况，此后达到稳定用药剂量后复查。LFTS 基础值，并在第 1 年中每 6～8 周复查，此后有症状时复查。检查尿酸和血糖基础水平，并在达到稳定剂量后复查。糖尿病患者测量坐位和立位血压
他汀类	头痛、消化不良、肌炎（肌肉痛，且 CPK > 正常值的 10 倍）、肝氨基转移酶升高	与抑制或影响 CYP450 3A4 系统的药物（如环孢素、红霉素、钙离子拮抗剂、烟酸、纤维酸衍生物）合用时使肌炎的风险增加；与洛伐他汀和辛伐他汀合用的危险更大；与烟酸、纤维酸衍生物合用时应谨慎；洛伐他汀与华法林合用时使凝血时间延长	改变剂量后每 4～8 周复查血脂情况，此后长期监测，每 6～12 个月复查。3 个月时 LFTS 基础值，此后定期复查。检查 CPK 基础值，并在患者有肌肉痛的症状时复查

注：LFTS：肝功能检查

3. 患者健康教育和用药指导　降脂药物治疗需要个体化，治疗期间必须监测安全性，药师除了应询问患者有无肌痛、肌无力、乏力和发热的症状外，还要提醒患者注意药物间的相互作用，依据患者的心血管状况和血脂水平选择药物和起始剂量。在药物治疗时必须监测不良反应，主要是定期检测肝功能和血肌酸磷酸激酶。用药期间如有其他可能引起肌溶解的急性或严重情况，如败血症、创伤、大手术、低血压和抽搐等，应暂停给药。药师还应经常督促、指导患者坚持饮食调整和改善生活方式，以提高药物的疗效。

4. 基于基因检测的个体化治疗管理　随着对高脂血症疾病原因研究的深入，发现很多高脂血症与遗传因素有关，是由于单基因缺陷或多基因缺陷，使参与脂蛋白转运和代谢的受体、酶或载脂蛋白异常所致。高血脂的相关基因有多种，主要有载脂蛋白 apoB 基因、apoE 基因、apoCⅢ基因等。这些基因的多态性对于在结合和转运脂质及稳定脂蛋白的结构上、调节脂蛋白代谢关键酶活性、参与脂蛋白受体的识别以及在脂蛋白代谢上均有重要影响。

基因检测是通过血液、其他体液或细胞对 DNA 进行检测的技术。基因检测可以诊断疾病，也可以用于疾病风险的预测。疾病诊断是用基因检测技术检测引起遗传性疾病的突变基因。利用基因检测技术在疾病发生前就发现疾病发生的风险，提早预防或采取有效的干预措施。

有以下情况的人群建议做高脂血症基因检测：

(1)有高脂血症史的人，需要确定其基因是否异常时。

(2)有高脂血症史的人，想了解自己及子女患糖尿病的风险时。

(3)有明确的冠心病、高血压、脑卒中、糖尿病等病史的人。

(4)有不良的生活习惯，如嗜食肉类、运动量小、吸烟等的人。

(5)患有甲状腺功能减退，或患有肾脏疾病、银屑病等疾病的人。

高脂血症疾病的基因检测可以发现人们是否携带高脂血症的致病基因，预测高脂血症的患病风险，提前做好预防。未发病的健康个体可以通过调整膳食营养、改变生活方式、增加体检频度、接受早期诊治等多种方法，有效地规避疾病风险。对于已有症状的高脂血症患者，基因检测能够确定其病因是否由基因异常引起的，可以为其后代预测高脂血症的患病风险而加以预防。

（六）案例分析

案例一：

1. 主题词　冠状动脉粥样硬化性心脏病；血脂异常；他汀；非乙醇性脂肪性肝病；氨基转移酶异常。

2. 病史摘要　患者，男，47 岁，身高 175cm，体重 80kg，因"反复活动后胸痛 1 个月，再发加重 5 小时"入院。患者 1 个月前出现爬 2 层楼后胸骨中段后压榨样疼痛不适，每次持续数分钟，无明显放射痛，休息后可好转。5 小时前患者上述症状再发，胸痛放射至左手，伴恶心、呕吐胃内容物 1 次，无呛咳，伴大汗、心悸、胸闷。2 小时前患者来我院就诊，查心电图示广泛前壁 ST 段抬高、下壁 ST 段压低，诊断为"急性心肌梗死"。急诊冠状动脉造影示前降支近段全闭，予开通前降支植入药物涂层支架 1 枚，术毕转入病房。

2 年前体检发现血压升高，最高血压 150/90mmHg，口服"氯沙坦 50mg qd"控制血压在 130/80mmHg 左右；同时发现血脂升高和脂肪肝，未服药治疗。有吸烟史 20 余年，未戒烟，每天吸烟20支左右。否认药物及食物过敏史。

家族中父亲40岁时起患有高血压，53岁时发现冠心病。

入院查体：体温36.6℃，脉搏80次/分，呼吸20次/分，血压139/95mmHg；神志清，精神可；呼吸平稳，双肺呼吸音清，双下肺未闻及干湿啰音；心率80次/分，律齐，杂音未闻及；腹平软，无压痛、反跳痛，肝脾肋下未及；双下肢无水肿；神经系统检查阴性；Allen试验阳性。

辅助检查：

心肌酶谱：肌酸激酶（CK）5109U/L，肌酸激酶同工酶（CK-MB）450U/L，天冬氨酸氨基转移酶（AST）257U/L，乳酸脱氢酶（LDH）639U/L，肌钙蛋白-I 22.01U/L。

血常规：白细胞 8.1×10^{9}/L，红细胞 4.74×10^{12}/L，血红蛋白158g/L，血小板 192×10^{9}/L。

肝功能：总胆红素0.67mg/dl，结合胆红素0.20mg/dl，非结合胆红素0.47mg/dl，总蛋白6.73g/dl，白蛋白4.24g/dl，丙氨酸氨基转移酶（ALT）87U/L，γ-谷氨酰转肽酶50U/L。

肾功能：血尿素氮18.6mg/dl，血肌酐0.70mg/dl，血尿酸6.73mg/dl。

血脂：总胆固醇（TC）153mg/dl（4.0mmol/L），甘油三酯（TG）222mg/dl（2.5mmol/L），低密度脂蛋白胆固醇（LDL-C）101mg/dl（2.6mmol/L），高密度脂蛋白胆固醇（HDL-C）44mg/dl（1.2mmol/L）。

心电图：广泛前壁ST段抬高，下壁ST段压低。

腹部超声：脂肪肝。

入院诊断：

（1）冠状动脉粥样硬化性心脏病　急性前壁心肌梗死 Killip Ⅰ级。

（2）高甘油三酯血症。

（3）原发性高血压1级，极高危组。

（4）脂肪肝。

3. 治疗方案

（1）抗栓治疗：阿司匹林肠溶片100mg po qd；硫酸氢氯吡格雷片75mg po qd；低分子量肝素钙注射液0.4ml ih q12h。

（2）调脂、稳定斑块：阿托伐他汀钙片20mg po qn。

（3）抗心绞痛治疗：琥珀酸美托洛尔缓释片47.5mg po qd。

（4）降压治疗：氯沙坦片50mg po qd。

4. 药学监护要点

（1）抗栓治疗：每日监护心电图、心肌酶谱等心肌坏死指标，观察心电图ST段抬高有无回落、心肌酶谱达峰时间及达峰后有无进行性下降；抗血小板药物阿司匹林与氯吡格雷和低分子量肝素联用可增加出血风险，需监护患者有无皮肤瘀点和瘀斑、牙龈和鼻出血、胃部不适、黑便等；低分子量肝素偶可引起血小板减少，使用期间需监测血常规。

（2）调脂、稳定斑块：1个月后复查血脂，评估降脂效果；他汀类药物可引起氨基转移酶增高和肌病，1个月后需复查肝功能和肌酸激酶。

（3）抗心绞痛治疗：每日评估患者的胸痛情况；美托洛尔同时具有降压和减慢心率的作用，每日监护血压和心率，若血压低于90/60mmHg、心率低于50次/分，需考虑减量或停药。

（4）降压治疗：患者入院时血压偏高，可能与患者刚做完手术情绪紧张有关，每日监测血压,看是否需要调整降压药物的剂量。

5. 药学监护过程　患者存在脂肪肝、肝脏氨基转移酶轻度升高,临床药师建议主管医师将阿托伐他汀改为“瑞舒伐他汀 10mg qn”、将美托洛尔改为“比索洛尔 10mg qd”,医师采纳。患者入院后无明显的胸闷、胸痛,第 2 天起心电图示 ST 段基本回落正常,心肌酶谱进行性下降。入院第 3 天停用低分子量肝素,治疗 7 天后心肌酶谱均降至正常范围,复查血常规和肝功能均无明显变化,予以出院。住院期间血压控制在 130/85mmHg 左右,心率控制在 60～70次/分,无胃部不适、出血等情况,出院前复查血常规,无明显变化。

6. 药学分析与建议　血脂异常的患者通常不会单纯因为血脂升高而住院治疗,而是由于发生心血管事件而入院。血脂异常作为脂质代谢障碍的表现,也属于代谢性疾病,但其对健康的损害则主要在心血管系统,导致冠心病和其他动脉粥样硬化性疾病。血脂异常是心血管病发病的重要危险因素,但心血管病的危险性不仅取决于个体具有某一危险因素的严重程度,而且更取决于个体同时具有危险因素的数目。是危险因素的数目和严重程度共同决定了个体发生心血管病的危险程度,称之为多重危险因素的综合危险。根据心血管病发病的综合危险大小来决定干预的强度,是国内外相关指南所共同采纳的原则。因此,全面评价心血管病的综合危险是预防和治疗血脂异常的必要前提。

血脂异常治疗最主要的目的是为了防治心血管病,所以根据 2007 年《中国成人血脂异常防治指南》,应根据患者的心血管病危险因素,结合血脂水平进行全面评价,了解患者危险分层(表 8-20),以决定治疗措施及血脂的目标水平(表 8-21)。本患者的心血管病危险因素包括冠心病、高血压、年龄(男≥45 岁)、吸烟、肥胖和早发缺血性心血管病家族史;患者本次为急性 ST 段抬高型心肌梗死入院,属心血管病极高危,因此血脂控制目标为 TC < 3.11mmol/L(120mg/dl)、LDL-C < 2.07mmol/L(80mg/dl)。由于不同的患者心血管病风险不同,所以在解读患者的血脂化验单时不能仅凭升高或降低的箭头来判断是否存在血脂异常,以及是否需要治疗,而应根据患者的血脂控制目标来判断。本例患者虽然化验单上显示 TC 和 LDL-C 在“正常范围”(根据普通人群的血脂水平制定)内,但根据患者存在的心血管病危险,需对患者进行调脂治疗。

血脂异常与饮食和生活方式有密切关系,所以饮食治疗和改善生活方式是血脂异常治疗的基础措施。无论是否进行药物调脂治疗,都必须坚持控制饮食和改善生活方式。治疗性饮食和生活方式改变包括:①减少饱和脂肪酸和胆固醇的摄入;②选择能够降低 LDL-C 的食物(如植物固醇、可溶性纤维);③减轻体重;④增加有规律的体力活动;⑤采取针对其他心血管病危险因素的措施如戒烟、限盐等。由于治疗性饮食和生活方式改变具有明显的降脂效果,在依从性良好的情况下效果可与他汀类药物相媲美,并具有更好的成本效果。因此,无论对于缺血性心血管病的一级预防还是二级预防,均应作为所有血脂异常患者的首选治疗措施。针对本例患者,临床药师在住院期间对患者进行了生活方式的指导,建议该患者低盐低脂饮食、戒烟、增加有规律的体力活动和减轻体重,相信可有效降低患者血甘油三酯的水平。

由于 LDL-C 增高是动脉粥样硬化发生、发展的主要脂质危险因素,因此在进行调脂治疗时应将降低 LDL-C 作为首要目标。重度高甘油三酯血症[≥5.65mmol/L(500mg/dl)]为防止急性胰腺炎的发生,需首先降低 TG。调脂药物的选择需根据患者血脂异常的类型及治疗需要达到的目的,选择合适的药物。临床上使用的调脂药物包括:①他汀类;②贝特类;

③烟酸类;④树脂类;⑤胆固醇吸收抑制剂;⑥其他。他汀类(statins)也称3-羟基-3-甲基戊二酰辅酶A(3-hydroxy-3-methylglutaryl-coenzyme A,HMG-CoA)还原酶抑制剂,具有竞争性抑制细胞内胆固醇合成早期过程中的限速酶的活性,继而上调细胞表面的LDL受体,加速血浆LDL的分解代谢的作用。因此能显著降低TC和LDL-C,也降低TG水平和轻度升高HDL-C。此外,他汀类还可能具有抗炎、保护血管内皮功能等作用,可能与其减少冠心病事件有关,是当前防治高胆固醇血症和动脉粥样硬化性疾病的最重要的药物。因此,虽然本例患者从化验单上看是甘油三酯有升高的箭头,但根据患者的心血管病危险因素和血脂水平,应首选他汀类药物进行降脂治疗。

表8-20 血脂异常的危险分层方案

危险分层	TC 5.18~6.19mmol/L(200~239mg/dl)或 LDL-C 3.37~4.12mmol/L(130~159mg/dl)	TC≥6.22mmol/L(240mg/dl)或 LDL-C≥4.14mmol/L(160mg/dl)
无高血压且其他危险因素数<3	低危	低危
高血压或其他危险因素数≥3	低危	中危
高血压且其他危险因素数≥1	中危	高危
冠心病及其等危症	高危	高危

注:其他危险因素包括年龄、吸烟、低HDL-C、肥胖和早发缺血性心血管病家族史。高血压:血压≥140/90mmHg(1mmHg=0.133kPa)或接受降压药物治疗。低HDL-C血症:HDL-C<1.04mmol/L(40mg/dl)。肥胖:体重指数(BMI)≥28kg/m^2。早发缺血性心血管病家族史:一级男性亲属发病时<55岁,一级女性亲属发病时<65岁。年龄:男性≥45岁,女性≥55岁。冠心病包括急性冠状动脉综合征(包括不稳定型心绞痛和急性心肌梗死)、稳定型心绞痛、陈旧性心肌梗死、有客观证据的心肌缺血、冠状动脉介入治疗(PCI)及冠状动脉旁路移植术(CABG)后的患者。冠心病等危症:①有临床表现的冠状动脉以外动脉的动脉粥样硬化,包括缺血性脑卒中、周围动脉疾病、腹主动脉瘤和症状性颈动脉病(如短暂性脑缺血)等;②糖尿病;③有多种危险因素其发生主要冠状动脉事件的危险相当于已确立的冠心病,心肌梗死或冠心病死亡的10年危险>20%

表8-21 血脂的目标水平

危险等级	生活方式改变开始	药物治疗开始	治疗目标值
低危:10年危险性<5%	TC≥6.22mmol/L(240mg/dl) LDL-C≥4.14mmol/L(160mg/dl)	TC≥6.99mmol/L(270mg/dl) LDL-C≥4.92mmol/L(190mg/dl)	TC<6.22mmol/L(240mg/dl) LDL-C<4.14mmol/L(160mg/dl)
中危:10年危险性为5%~10%	TC≥5.18mmol/L(200mg/dl) LDL-C≥3.37mmol/L(130mg/dl)	TC≥6.22mmol/L(240mg/dl) LDL-C≥4.14mmol/L(160mg/dl)	TC<5.18mmol/L(200mg/dl) LDL-C<3.37mmol/L(130mg/dl)

续表

危险等级	生活方式改变开始	药物治疗开始	治疗目标值
高危:冠心病或冠心病等危症,或10年危险性为10%～15%	TC≥4.14mmol/L (160mg/dl) LDL-C≥2.59mmol/L (100mg/dl)	TC≥4.14mmol/L (160mg/dl) LDL-C≥2.59mmol/L (100mg/dl)	TC<4.14mmol/L (160mg/dl) LDL-C<2.59mmol/L (100mg/dl)
极高危:急性冠状动脉综合征或缺血性心血管病合并糖尿病	TC≥3.11mmol/L (120mg/dl) LDL-C≥2.07mmol/L (80mg/dl)	TC≥4.14mmol/L (160mg/dl) LDL-C≥2.07mmol/L (80mg/dl)	TC<3.11mmol/L (120mg/dl) LDL-C<2.07mmol/L (80mg/dl)

国内已上市的他汀类药物有洛伐他汀、辛伐他汀、普伐他汀、氟伐他汀、阿托伐他汀、瑞舒伐他汀和匹他伐他汀。不同的他汀类药物降低TC和LDL-C的幅度不同,需根据患者的血脂水平和降脂目标决定选择何种他汀。他汀类药物降低胆固醇的作用虽与药物剂量有相关性,但不呈直线相关。标准剂量的他汀类药物剂量增大1倍时,其降低TC的幅度仅增加5%、降低LDL-C的幅度仅增加7%。不同剂量的他汀降低LDL-C的幅度如表8-22所示。本例患者初始治疗时医师使用阿托伐他汀,阿托伐他汀主要通过肝脏代谢,而瑞舒伐他汀仅少量(约10%)通过肝脏代谢,绝大多数以原形随粪便排出。临床药师考虑到患者存在脂肪肝,同时伴有肝氨基转移酶升高,虽然目前尚无循证医学证据显示阿托伐他汀和瑞舒伐他汀对于氨基转移酶升高的脂肪肝患者何者更优,但出于药物代谢途径的考虑,建议主管医师将阿托伐他汀换成瑞舒伐他汀。

表8-22　不同剂量的他汀类药物的降胆固醇幅度

强效他汀	中效他汀	弱效他汀
每日剂量可使LDL-C平均降低>50%	**每日剂量可使LDL-C平均降低30%～50%**	**每日剂量可使LDL-C平均降低<30%**
阿托伐他汀40～80mg 瑞舒伐他汀20(40)mg	阿托伐他汀10(20)mg 瑞舒伐他汀10(5)mg 辛伐他汀20～40mg 普伐他汀40(80)mg 洛伐他汀40mg 氟伐他汀缓释剂80mg 氟伐他汀40mg bid 匹伐他汀2～4mg	辛伐他汀10mg 普伐他汀10～20mg 洛伐他汀20mg 氟伐他汀20～40mg 匹伐他汀1mg

他汀类药物使用期间需要定期进行调脂疗效和药物不良反应的监测。血脂水平可在开始治疗3～6个月后进行复查;如能达到要求则继续治疗,此后每6个月～1年复查;如持续达到要求,可每年复查1次。大多数人对他汀类药物的耐受性良好,副作用通常较轻且短暂,有0.5%～2.0%的病例发生肝脏氨基转移酶如丙氨酸氨基转移酶和天冬氨酸氨基转移酶升高,且呈剂量依赖性,但由他汀类药物引起并进展成肝衰竭的情况罕见。减少他汀类药

物的剂量常可使升高的氨基转移酶回落；当再次增加剂量或选用另一种他汀类药物后，氨基转移酶常不一定再次升高。胆汁淤积和活动性肝病被列为使用他汀类药物的禁忌证。在启用他汀类药物时，要检测肝脏氨基转移酶，轻度的氨基转移酶升高（少于正常上限的3倍）并非是他汀治疗的禁忌证。因此，本例患者虽然存在氨基转移酶异常，考虑到患者可从他汀类药物治疗中取得心血管获益，权衡利弊后，仍予他汀类药物治疗。目前，以脂肪肝为代表的非乙醇性脂肪性肝病（nonalcoholic fatty liver disease，NAFLD）已成为发达国家和富裕地区慢性肝病与氨基转移酶异常的首要病因，累及高达15%～30%的普通成人。NAFLD是一种与内脏性肥胖和胰岛素抵抗密切相关的肝病，是代谢综合征的组成之一，与酒精性肝病不同，影响该病远期预后的主要因素是心脑血管疾病而非肝硬化，因此对于合并LDL-C增高的NAFLD患者根据需要可安全使用他汀类药物进行治疗，通常无需减量和加强氨基转移酶监测。美国食品药品监督管理局（Food and Drug Administration，FDA）在2012年2月已删除他汀类药物说明书中“患者需定期做氨基转移酶监测”的内容，推荐患者在用药前检测，治疗期间仅在出现临床指征（如易疲劳或无力、食欲欠佳、腹痛、尿液颜色深或皮肤巩膜黄染）时才需监测肝功能，理由是他汀类药物引起的不可逆的肝损伤非常罕见，且可能是特异质反应；目前无数据显示定期日常的氨基转移酶监测可有效识别他汀引起的正在恶化的肝损害，而只因氨基转移酶单独升高而停用他汀类药物的行为却将患者置于心血管事件风险增大的境地。但根据我国目前的血脂异常指南，在他汀治疗期间仍建议定期监测氨基转移酶。考虑到我国他汀类药物的说明书和指南推荐，主管医师在本例患者出院前予以复查肝功能，患者的氨基转移酶无明显变化，因此无需调整剂量。除了氨基转移酶升高外，他汀类药物有可能引起肌病，包括肌痛、肌炎和横纹肌溶解。因此，临床药师也提醒患者服用他汀类药物期间注意有无肌肉酸痛等症状，并定期监测肌酸激酶。

7. 药物治疗小结　血脂异常的危害主要是引起冠心病和其他动脉粥样硬化性疾病，治疗最主要的目的是为了防治心血管病，所以应根据患者的心血管病危险因素，结合血脂水平进行全面评价，选择合适的治疗措施，并确定血脂控制的目标。降低LDL-C是调脂治疗的首要目标，他汀类药物是所有血脂异常患者降低心血管病风险的首选治疗。他汀类药物使用期间需监测血脂、氨基转移酶和肌酸激酶，但轻度氨基转移酶升高并非是他汀治疗的禁忌证。

案例二：

1. 主题词　辛伐他汀；氨氯地平；不良反应；肌病。

2. 病史摘要　患者，女，70岁，因“双下肢肌痛伴乏力10天”入院。患者10天前无明显诱因下出现双下肢肌肉酸痛，与活动无关，伴乏力感明显。来我院门诊检查发现肌酸激酶水平升高，以“肌病”收治入院。

3年前发现“高血脂”，长期服用“辛伐他汀 40mg qn”治疗，自述血脂控制正常；3年前发现血压升高，最高160/90mmHg，最初服用“缬沙坦 80mg qd”降压，近1个月来因血压控制不佳，改用“缬沙坦氨氯地平1片 qd”降压，血压控制在120/80mmHg左右。

既往有吸烟史30年，已戒烟3年；饮白酒50年，4两/天。否认其他特殊嗜好。否认药物及食物过敏史。

入院查体：体温36.4℃，脉搏80次/分，呼吸17次/分，血压128/74mmHg；神志清，精神可；呼吸平稳，双肺呼吸音清，双下肺未闻及干湿啰音；心率80次/分，律齐，杂音未闻及；腹平软，无压痛、反跳痛，肝脾肋下未及；双下肢无水肿，足背动脉搏动可及；神经系统检查阴性。

辅助检查：

血常规：白细胞 $5.2 \times 10^9/L$，红细胞 $4.34 \times 10^{12}/L$，血红蛋白 147g/L，血小板 $112 \times 10^9/L$。

肝功能：总胆红素 21.5μmol/L，结合胆红素 5.1μmol/L，非结合胆红素 16.4μmol/L，总蛋白 67.1g/L，白蛋白 38.8g/L，丙氨酸氨基转移酶 14U/L。

肾功能：血尿素氮 5.31mmol/L，血肌酐 86μmol/L，血尿酸 491μmol/L。

血脂：总胆固醇(TC)185mg/dl(4.83mmol/L)，甘油三酯(TG)191mg/dl(2.16mmol/L)，低密度脂蛋白胆固醇(LDL-C)93mg/dl(2.44mmol/L)，高密度脂蛋白胆固醇(HDL-C)74mg/dl(1.93mmol/L)。

住院期间的肌酶水平见表 8-23。

表 8-23 患者住院期间的肌酸激酶变化(U/L)

	CK	CK-MB	AST	LDH	Trop-I
D1	9573	253	603	1911	0.04
D3	3060		226	1463	
D10	106		39		
D12	100		36		

注：CK：肌酸激酶；CK-MB：肌酸激酶同工酶；AST：天冬氨酸氨基转移酶；LDH：乳酸脱氢酶；Trop-I：肌钙蛋白-I

超声：双下肢动脉粥样硬化伴多发硬化斑块形成。

入院诊断：药物性肌病，原发性高血压，高脂血症，双下肢动脉粥样硬化。

3. 治疗方案

(1)肌病的对症治疗：辅酶 Q_{10}片 10mg po qd。

(2)降压治疗：缬沙坦氨氯地平片 80/5mg po qd。

(3)抗血小板：阿司匹林肠溶片 100mg po qd。

(4)暂停使用他汀类降血脂。

4. 药学监护要点

(1)肌病的对症治疗：每天关注患者肌痛的改善情况，注意有无褐色尿、腰痛等情况；每周至少 2 次监测肌酸激酶(CK)。

(2)降压治疗：监测患者的血压是否控制在 140/90mmHg 以下。

(3)抗血小板：关注患者有无间歇性跛行等下肢动脉闭塞的表现。阿司匹林可引起出血，每日监护患者有无黑便、胃部不适等出血表现。

(4)患者需长期使用他汀治疗，但因患者目前存在的肌病考虑与辛伐他汀使用有关，因此暂停他汀类药物，待 CK 降至正常水平后再重新启用他汀治疗。

5. 药学监护过程 患者入院治疗 4 天后下肢肌痛和乏力症状明显改善，治疗 10 天后复查 CK 已下降至正常范围，医师欲重新启用他汀，临床药师考虑到患者使用氨氯地平降压，建议将原来的辛伐他汀改为瑞舒伐他汀，主管医师采纳。住院第 12 天复查 CK 无升高，予以出院。出院1个月后临床药师对该患者进行随访,患者无肌痛,复查CK亦正常。住院期间患者血压控制良好,无间歇性跛行等下肢动脉闭塞表现,无出血表现。

6. 药学分析与建议 本患者为无症状性下肢动脉粥样硬化,该病的药物治疗主要为抗血小板和调脂治疗。入院时由于患者存在肌病,考虑与他汀的使用有关,因此初始治疗中暂停了他汀类药物的使用。他汀类药物引起的肌病包括肌痛、肌炎和横纹肌溶解。肌痛表现为肌肉疼痛或无力,不伴CK升高。肌炎有肌肉症状,并伴CK升高。横纹肌溶解是指有肌肉症状,伴CK显著升高超过正常上限的10倍和肌酐升高,常有褐色尿和肌红蛋白尿,这是他汀类药物最危险的不良反应,严重者可以引起死亡。本例患者出现肌痛症状,并伴有CK的显著升高,但肾功能正常,因此考虑为他汀类药物引起的肌炎。

肌炎很少发生于单用标准剂量的他汀治疗的患者。他汀类药物相关性肌病的发生通常存在以下情况:①高龄(尤其>80岁)患者(女性多见);②体型瘦小、虚弱;③伴发多系统疾病(如慢性肾功能不全,尤其由糖尿病引起的慢性肾功能不全);④合用多种药物;⑤围手术期;⑥合用下列特殊的药物或饮食,如贝特类(尤其是吉非贝齐)、烟酸(罕见)、环孢素、吡咯抗真菌药、红霉素、克拉霉素、HIV蛋白酶抑制剂、奈法唑酮(抗抑郁药)、维拉帕米、胺碘酮和大量西柚汁及酗酒(肌病的非独立易患因素);⑦剂量过大。本例患者为老年女性,既往使用辛伐他汀40mg/d治疗已3年,无不良反应发生,最近1个月降压药改为缬沙坦氨氯地平,临床药师分析该患者本次肌病的发生是由于辛伐他汀和氨氯地平的相互作用所导致的。

辛伐他汀主要通过肝脏细胞色素(CYP450)3A4代谢,因此与其他抑制该酶的药物联用时,可导致辛伐他汀的浓度升高,同时可抑制他汀的葡糖醛酸化,从而导致副作用发生的风险增加。美国FDA曾就辛伐他汀与其他药物相互作用增加肌病发生风险的安全性问题发出过多次警告。2008年8月,FDA警告辛伐他汀剂量超过20mg时,和胺碘酮联用增加横纹肌溶解症发生的风险。2010年3月,FDA警告华裔患者不要联合使用80mg的辛伐他汀与胆固醇修饰剂量的烟酸产品,对联合使用40mg或更低剂量的辛伐他汀与烟酸产品也应慎重;同时,对辛伐他汀与其他药物的联用和剂量进行了限制(表8-24),并建议辛伐他汀使用期间避免服用大剂量的葡萄柚汁(>1夸脱/天)。2011年6月,FDA建议辛伐他汀80mg只允许给予已使用12个月或以上且没有出现肌病的患者,而不应给新患者。根据FDA的药物警戒信息,辛伐他汀与氨氯地平联用时剂量不应超过20mg,而门诊医师为本例患者调整降压药时未了解到相关药物联用信息的更新,未能及时进行辛伐他汀的剂量调整,患者本身为老年女性,因此发生了此次不良反应。

表8-24 FDA对辛伐他汀与其他药物联用的剂量限制

辛伐他汀联用的剂量	2010年	2011年
避免联用	伊曲康唑	伊曲康唑
	酮康唑	酮康唑
	红霉素	红霉素
	克拉霉素	克拉霉素
	泰利霉素	泰利霉素
	HIV蛋白酶抑制剂	HIV蛋白酶抑制剂
	奈法唑酮	奈法唑酮

续表

辛伐他汀联用的剂量	2010 年	2011 年
		泊沙康唑(新) 吉非贝齐 环孢素 达那唑
<10mg	吉非贝齐 环孢素 达那唑	维拉帕米 地尔硫䓬
<20mg	胺碘酮 维拉帕米	胺碘酮 氨氯地平(新) 雷诺嗪(新)
<40mg	地尔硫䓬	

他汀类药物引起肌病的致病机制目前尚无统一的认识,有毒性学说和免疫介导学说,并认为与基因(如 *SLCO1B1* 基因、CYP450 相关基因等)多态性有关。不少研究显示高剂量的他汀可抑制线粒体中辅酶 Q_{10}的合成,从而影响呼吸链的正常运转,进而损害线粒体的正常功能,不能为肌肉细胞提供足够的能量,由此产生了各种肌病。虽然辅酶 Q_{10}治疗他汀引起的肌病尚缺乏大规模临床研究的证实,但在一些小样本研究上显示了其安全有效的作用。本例患者经过停药和辅酶 Q_{10}的对症治疗后,CK 恢复至正常范围。考虑到患者存在动脉粥样性疾病,需要长期服用他汀类药物以减少心血管病事件的发生,医师考虑重新启用他汀治疗,本打算医嘱阿托伐他汀,临床药师认为虽然目前尚无证据证实阿托伐他汀与氨氯地平联用会增加肌病风险,但阿托伐他汀与辛伐他汀类似,属脂溶性他汀,主要通过肝脏 CYP3A4 代谢,FDA 对阿托伐他汀与一些特殊药物(如 CYP3A4 抑制剂)的联用也有限制(表 8-25)。此外,虽然尚缺乏临床研究的相关证据,但在横纹肌瘤细胞上发现水溶性他汀(如普伐他汀和瑞舒伐他汀)的肌肉毒性低于脂溶性他汀(如辛伐他汀、洛伐他汀、氟伐他汀、阿托伐他汀、匹伐他汀),因此建议医师采用主要以原形排泄、少量经肝脏代谢的水溶性他汀瑞舒伐他汀,以避免潜在的不良反应(不同他汀的药物代谢比较见表 8-26)。患者出院 1 个月后,临床药师也对患者进行了随访,无肌病等不良反应发生。

表 8-25　FDA 对阿托伐他汀与其他药物联用的建议

药品	处方推荐
环孢素、HIV 蛋白酶抑制剂(替拉那韦加利托那韦)、丙型肝炎蛋白酶抑制剂(特拉匹韦)、吉非贝齐	避免联用
HIV 蛋白酶抑制剂(洛匹那韦加利托那韦)	谨慎使用最小需要量
克拉霉素、伊曲康唑、HIV 蛋白酶抑制剂(沙奎那韦加利托那韦、达如那韦加利托那韦)	阿托伐他汀的剂量<20mg/d
HIV 蛋白酶抑制剂(那非那韦)	阿托伐他汀的剂量<40mg/d

表 8-26　不同他汀的药物代谢途径比较

	洛伐他汀	普伐他汀	辛伐他汀	氟伐他汀	阿托伐他汀	瑞舒伐他汀	匹伐他汀
CYP 途径	3A4	无	3A4 > 3A5	2C9,3A4（少量）	3A4	2C9（ < 10%），2C19（少量）	葡萄糖醛酸反应，2C9（少量），3A4（少量）
生物利用度(%)	<5	18	<5	19 ~ 29	12	20	51
吸收(%)	30	34	60 ~ 80	98	30	快速	50
脂溶性	是	否	是	是	是	否	是
半衰期(小时)	2.9	1.3 ~ 2.8	2 ~ 3	0.5 ~ 2.3	15 ~ 30	15 ~ 30	8 ~ 12
经尿排泄(%)	10	20	13	5	2	10	15
经粪排泄(%)	83	70	58	95	98	90	79

7. 药物治疗小结　他汀类药物可引起肌病，但通常发生在他汀剂量过大、存在药物相互作用或患者存在某些易患因素的情况下，因此需关注患者存在的肌病风险和相关药物警戒信息。当为患者开具他汀与一些存在药物相互作用的特殊药品的处方时，需及时进行他汀类药物的更换或剂量更改，以避免不良反应的发生。

四、骨质疏松症

骨质疏松症（osteoporosis，OP）是一种以单位骨量减少和组织细微结构退变为特征，并导致骨脆性增加、骨强度降低，而易于骨折的渐进性全身性代谢性骨病。OP 好发于绝经后女性和中老年人群。随着人类寿命延长和老龄化社会的到来，OP 已成为人类的重要健康问题。

OP 是一种退化性疾病，随着年龄增长，患病风险也增加。据 WHO 预测，至 2050 年亚洲 65 岁以上得老年人将达 9 亿，每年将有 320 万髋部骨折患者，其中最主要的原因为骨强度减低和骨质疏松。目前，我国 60 岁以上的老龄人口估计有 1.73 亿，是世界上老年人口绝对数量最多的国家。在我国随着人口的老龄化，OP 现已成为威胁公共健康最严重的问题之一，预计未来几十年中国人的髋部骨折率还会明显增长。据估算，女性一生发生 OP 性骨折的危险性为 40%，显著高于乳腺癌、子宫内膜癌和卵巢癌的总和；而男性一生发生 OP 性骨折的危险性为 13%，也高于前列腺癌。

OP 的严重后果是发生 OP 性骨折（脆性骨折），即在受到轻微创伤或日常活动中即可发生骨折。OP 性骨折的常见部位是脊椎、髋部和前臂远端，病残率和病死率较高，如发生髋部骨折后 1 年之内，死于各种并发症者达 20%，而存活者中约 50% 致残，生活不能自理，生命质量明显下降。而且，对于 OP 及 OP 性骨折的治疗和护理需要投入巨大的人力和物力，费用高昂，会造成沉重的家庭、社会和经济负担。

值得强调的是 OP 性骨折是可防、可治的,尽早预防可以避免 OP 及其骨折。即使发生过骨折,只要采用适当合理的治疗仍可有效降低再次骨折的风险。因此,普及 OP 知识,做到早期诊断,及时预测骨折风险,并采用规范的防治措施是十分重要的。

(一)病因和发病机制

OP 可由多种因素所诱发,其基本致病机制是骨代谢过程中骨吸收和骨形成的偶联功能异常,导致人体内的钙磷代谢失衡,使骨密度逐渐减少而引起临床症状。OP 可发生于不同的年龄和性别,但多见于绝经后妇女和老年男性,可分为原发性、继发性和特发性三大类(图 8-3),其中原发性 OP 是 OP 中最常见和最主要的一种。

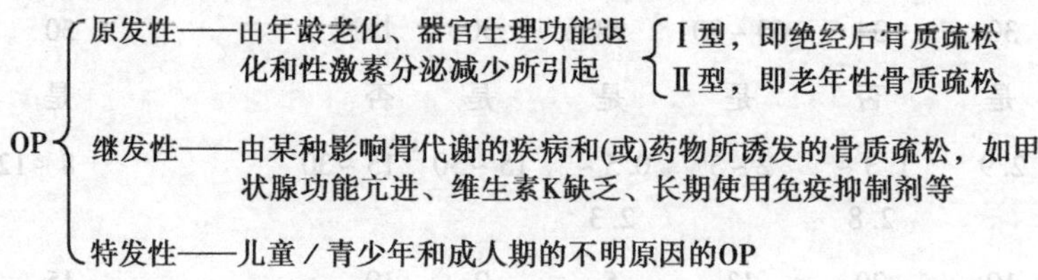

图 8-3 骨质疏松的病因及分类

原发性 OP-Ⅰ型一般发生在妇女绝经后的 5 ~ 10 年内,原发性 OP-Ⅱ型一般指老年人 70 岁后发生的骨质疏松;继发性 OP 指由任何影响骨代谢的疾病和(或)药物导致的骨质疏松;而特发性 OP 主要发生在青少年,病因不明。

(二)临床表现及诊断

1. 临床表现 许多患者早期常无明显的症状,往往在骨折发生后经 X 线或骨密度检查时才发现已患 OP。其经典的临床表现包括:

(1)疼痛:是原发性 OP 最常见的症状,多见腰背痛,占疼痛患者的 70% ~80%。疼痛沿脊柱向两侧扩散,仰卧或坐位时疼痛减轻,直立后伸或久立、久坐时疼痛加剧,身体负荷增加时疼痛加重或活动受限。一般骨量丢失 12% 以上即出现骨痛。

(2)脊柱变形:多在疼痛后出现。严重的 OP 患者可出现身长缩短、驼背、脊柱畸形和伸展受限,随着年龄增长,OP 加重,驼背曲度加大,致使膝关节挛拘显著。老年人 OP 时椎体压缩,身长平均缩短 3 ~6cm。

(3)骨折:这是退行性 OP 最常见和最严重的并发症,常见部位为胸、腰椎、髋部、桡、尺骨远端和肱骨近端。发生过一次脆性骨折后,再次发生骨折的风险明显增加。

(4)呼吸功能下降:胸、腰椎压缩性骨折,脊椎后弯,胸廓畸形,可使肺活量和最大换气量显著减少,患者往往出现胸闷、气短、呼吸困难等症状。

2. 危险因素 OP 的危险因素多样,包括:

(1)固有因素:人种(白种人和黄种人患 OP 的危险高于黑人)、老龄、女性绝经、母系家族史。

(2)非固有因素:低体重、性腺功能低下、长期吸烟、酗酒及长期中等量饮酒、长期饮过多咖啡、体力活动缺乏或过度、制动、饮食中营养失衡、蛋白质摄入过多或不足、高钠饮食、钙和(或)维生素 D 缺乏(光照少或摄入少)、有影响骨代谢的疾病和应用影响骨代谢的药物,以及年龄因素(50 岁之后,年龄每增加 5 ~10 岁,各种骨折的危险性将增高 1 倍,在女性中表现得更为明显)。

3. 诊断 临床上用于诊断OP的通用指标是发生了脆性骨折及(或)骨密度低下。目前尚缺乏直接测定骨强度的临床手段(图8-4)。因此,骨密度或骨矿含量测定是OP临床诊断以及评估疾病程度的客观量化指标。

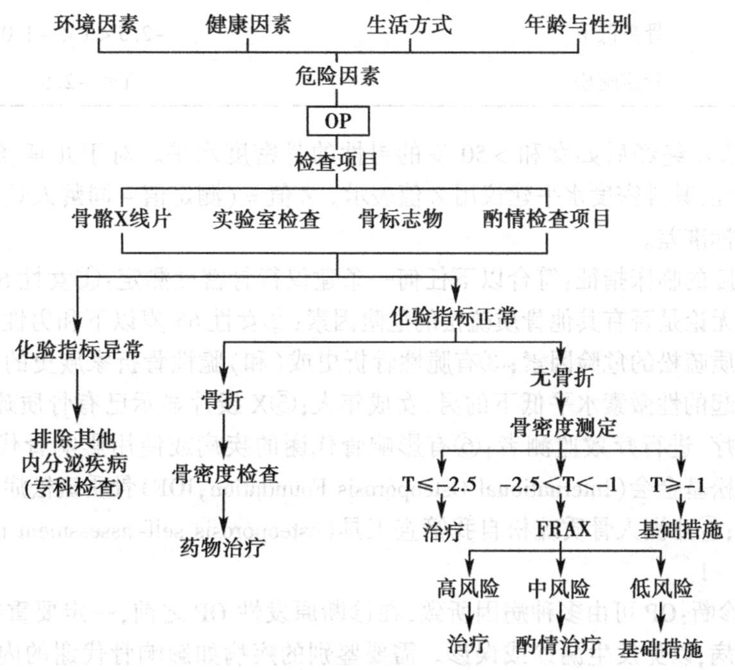

图8-4 OP的临床诊断流程

(1)脆性骨折:指非创伤或轻微创伤发生的骨折,这是骨强度下降的明确体现,故也是OP的最终结果及并发症。发生了脆性骨折,临床上即可诊断为OP。

(2)诊断标准(基于骨密度测定):OP性骨折的发生与骨强度下降有关,而骨强度是由骨密度和骨质量所决定的。骨密度约反映骨强度的70%,若骨密度低,同时伴有其他危险因素,则会增加骨折的危险性。因目前尚缺乏较为理想的骨强度的直接测量或评估方法,故临床上采用骨密度(BMD)测量作为诊断OP、预测OP性骨折风险、监测自然病程以及评价药物干预疗效的最佳定量指标。

骨密度是指单位体积(体积密度)或者是单位面积(面积密度)的骨量,两者能够通过无创技术对活体进行测量。骨密度及骨测量的方法也较多,不同方法在OP的诊断、疗效监测以及骨折危险性的评估方面也有所不同。临床应用的有双能X线吸收测定法(DXA)、外周双能X线吸收测定法(pDXA),以及定量计算机断层照相术(QCT)。其中DXA测量值是目前国际学术界公认的OP诊断的金标准。

建议参照世界卫生组织(WHO)推荐的诊断标准(表8-27)。基于DXA测定:骨密度值低于同性别、同种族正常成人的骨峰值不足1个标准差属正常;降低1~2.5个标准差之间为骨量低下(骨量减少);降低程度等于和>2.5个标准差为OP;骨密度降低程度符合OP的诊断标准,同时伴有一处或多处骨折时为严重OP。骨密度通常用T-score(T值)表示,T值=(测定值-骨峰值)/正常成人骨密度的标准差。

表8-27　基于骨密度测定的诊断标准

诊断	T值
正常	T≥-1.0
骨量低下	-2.5<T<-1.0
骨质疏松	T≤-2.5

T值用于表示绝经后妇女和>50岁的男性的骨密度水平。对于儿童、绝经前妇女以及<50岁的男性,其骨密度水平建议用Z值表示。Z值=(测定值-同龄人骨密度均值)/同龄人骨密度的标准差。

测定骨密度的临床指征:符合以下任何一条建议行骨密度测定:①女性65岁以上和男性70岁以上,无论是否有其他骨质疏松的危险因素;②女性65岁以下和男性70岁以下,有一个或多个骨质疏松的危险因素;③有脆性骨折史或(和)脆性骨折家族史的男、女成年人;④各种原因引起的性激素水平低下的男、女成年人;⑤X线片显示已有骨质疏松改变者,接受骨质疏松治疗、进行疗效监测者;⑥有影响骨代谢的疾病或使用影响骨代谢的药物史;⑦国际骨质疏松基金会(International Osteoporosis Foundation,IOF)骨质疏松症1分钟测试题回答结果阳性;⑧亚洲人骨质疏松自我筛查工具(osteoporosis self-assessment tool for Asians,OSTA)结果≤-1。

(3)鉴别诊断:OP可由多种病因所致,在诊断原发性OP之前,一定要重视排除其他影响骨代谢的疾病,以免发生漏诊或误诊。需要鉴别的疾病如影响骨代谢的内分泌疾病(性腺、肾上腺、甲状旁腺及甲状腺疾病等),类风湿关节炎等免疫性疾病,影响钙和维生素D吸收和调节的消化道和肾脏疾病,多发性骨髓瘤等恶性疾病,长期服用糖皮质激素或其他影响骨代谢的药物,以及各种先天和获得性骨代谢异常疾病等。

(三)治疗原则

一旦发现为脆性骨折,生活质量下降,出现各种并发症,可致残或致死,因此OP的预防比治疗具有更为重要的现实意义。OP的预防和治疗策略较完整的内容包括基础措施、药物干预及康复治疗。

1. 基础措施　适用于预防期间及治疗阶段,具体内容包括适当地调整生活方式及摄入骨健康基础补充剂等。

2. 药物治疗　根据《原发性骨质疏松症诊治指南(2011年)》,具备以下情况之一者需考虑药物治疗:

(1)确诊的OP患者(骨密度:T≤-2.5),无论是否发生过骨折。

(2)骨量低下的患者(骨密度:-2.5<T值≤-1.0),并存在一项以上的OP危险因素,无论是否发生过骨折。

(3)无骨密度测定条件时,具备以下情况之一者也需考虑用药治疗:①已发生过脆性骨折;②OSTA筛查为“高风险”;③FRAXOR工具计算出髋部骨折的风险≥3%或任何重要的OP骨折的发生率≥20%。

3. 康复治疗　运动主要可从提高骨密度和预防跌倒这两个方面来预防脆性骨折。大量的基础研究及临床研究证明,运动是保证骨骼健康的重要措施之一,目前针对OP制订的以运动疗法为主的康复治疗方案已被大力推广。

（四）药物治疗方案

1. 原发性Ⅰ型 OP　即绝经后 OP，为高转换型 OP，其骨形成和骨吸收均增高，但骨吸收的速度大于骨形成，主要与绝经后雌激素的减少有关，因此应选用骨吸收抑制剂如雌激素、双膦酸盐类、降钙素和钙制剂等。

（1）雌激素制剂：雌激素类药物能抑制骨转换、阻止骨丢失，但因激素替代治疗尚存一定的安全隐患，常见的不良反应为畏食、恶心等，长期大剂量应用会引起子宫内膜过度增生、子宫出血，故子宫内膜炎患者慎用；可致水钠潴留，引起高血压、水肿，并加重心力衰竭；雌激素主要在肝内代谢，故肝功能不良者慎用；除绝经期后乳腺癌、前列腺癌外，禁用于其他肿瘤患者。因此使用该类药物应遵循以下原则：①有明确的适应证和禁忌证（以保证利大于弊为基础）；②绝经早期开始使用（<60 岁），可保证收益更大、风险更小；③应用最低有效剂量；④治疗方案个体化；⑤局部问题局部治疗；⑥坚持定期随访和安全性监测（尤其是乳腺和子宫）；⑦是否继续用药应根据每位妇女的特点每年进行利弊评估。

（2）双膦酸盐类：双膦酸盐与骨骼羟磷灰石的亲和力很高，可在骨转换活跃的骨表面与之特异性结合，进而抑制破骨细胞的功能，发挥抑制骨吸收的作用。多数国家的防治指南推荐阿仑膦酸盐和利塞膦酸盐作为绝经后骨质疏松症治疗的一线药物。该类药物不能与食物、牛奶或饮料同服。若早餐前未服药，则当日停服，不可在餐后补服。低钙血症和维生素 D 缺乏者不宜使用该药物，但可在纠正后再用。

阿仑膦酸钠 70mg/w 或 10mg/d，早餐前至少半小时用温开水送服，服药后 30 分钟内不要平卧，应保持直立体位（站立或坐立）。必须连续用药，停止治疗后 3～6 个月内抑制骨转换的作用消失。依替膦酸二钠 400mg/d 或 200mg/bid，需间歇、周期服药，服药 2 周后需停药 11 周，然后重新开始第 2 个周期，停药期间可补充钙剂及维生素 D。服药 2 小时内避免使用高钙食品（如牛奶或奶制品）以及含矿物质的营养补充剂或抗酸药。

国家食品药品监督管理总局于 2011 年 4 月 15 日发布警示，双膦酸盐药物可能导致颌骨坏死、食管癌和肾衰竭等严重的不良反应。其他不良反应主要包括发热、呕吐、皮疹、腹泻、头晕、腹痛、肌肉骨骼痛、头痛、过敏性反应、胸痛、流感样症状、溃疡性口炎、低钙血症、心悸、畏食、消化不良、水肿、眼部症状等。

（3）降钙素类：降钙素是一种钙调激素，能抑制破骨细胞的活性，并减少破骨细胞的数量，从而阻滞骨量丢失，有助于缓解骨痛，因而更适合有疼痛症状的 OP 患者。鲑鱼降钙素 50IU/次，皮下或肌内注射，每日 1 次，根据病情每周 2～7 次；鼻喷剂 200IU/d。鳗鱼降钙素 10IU/次，肌内注射，每周 2 次，连续 4 周后疼痛明显减轻，停药后仍维持一段无痛期，疗程不定。降钙素可引起恶心、呕吐、面部潮红、手部麻刺感，这些症状可随用药时间延长而减轻。注射部位可能出现炎症反应，长期使用血中可产生抗体，一般不影响疗效，对动物来源的降钙素产生耐受性后，合成的人降钙素仍然有效。其他一些不良反应包括头痛、发冷、胸压迫感、虚弱、头晕、鼻塞、气短、眼痛、皮疹、口中异味、腹痛和下肢水肿等。应警惕由低血钙造成的四肢搐搦现象。由于本品为蛋白质，应考虑引起全身性过敏的可能性并做好相应的抢救准备，对怀疑过敏或有过敏史的患者在用鲑鱼降钙素前应先做皮试（1∶100 稀释）。

2. 原发性Ⅱ型 OP　为老年性 OP，多见于 65 岁以上的人群，其体内反映骨形成和骨吸收的生化指标正常或降低，为低转换型 OP，主要与年龄老化相关，宜应用骨形成促进剂，如活性维生素 D 及其类似物、蛋白同化激素、钙制剂、氟化剂等。同化激素（anabolic steroid）亦称蛋白同化激素，是一种能够促进细胞的生长与分化，使肌肉扩增，增强骨头的强度与大小的甾体激素。长期应用可引起水钠潴留及女性轻微男性化的现象，有时引起肝内毛细胆管胆汁淤积而发生黄疸。肾炎、心力衰竭和肝功能不良者慎用，孕妇及前列腺癌患者禁用。研究发现氟化物用于骨质疏松症，虽然它确实可以增加骨密度，但是没有显示可预防骨折。

目前应用最广泛的制剂有1，25-双羟维生素 D_3（骨化三醇）和1α-羟基维生素 D_3（α-骨化醇）。前者无须经肝、肾羟化，故得名为活性维生素 D，更适用于老年人、肾功能不全及1α-羟化酶缺乏的患者。口服0.25～0.5μg/d，长期使用应注意检测血钙和尿钙水平。α-骨化醇则需经肝脏代谢为骨化三醇后才具活性效应，0.5～1.0μg/d，长期服用（3～6个月以上），肝功能不全者可能会影响疗效，不建议使用。

其他治疗方案还包括：①苯丙酸诺龙25mg肌内注射，每周或每3周1次；②服维生素 K_2 15mg，一日3次。

3. 继发性 OP　去除病因是治疗继发性 OP 的关键。

（1）糖皮质激素引起的 OP 应积极采取手术切除或减少糖皮质激素的用量等方式纠正高皮质醇血症。去除病因后，保证充足的钙剂和维生素 D 的摄入，还要预防跌倒。双膦酸盐对此类 OP 治疗效果明显。

（2）糖尿病性 OP 则应及时使用胰岛素或口服降血糖药控制糖尿病的发展。在糖尿病长骨治疗的基础上，补充钙剂、维生素 D 和适当的微量元素可纠正患者的负氮平衡。雌激素可用于绝经期糖尿病患者。双膦酸盐类和氟化物均可改善糖尿病性骨矿代谢紊乱，对于合并尿钙过多者可加用噻嗪类利尿药。

（3）甲状腺激素相关的 OP 应以治疗甲亢为主，每日补充钙剂4～8g、维生素 D 2000IU。雌激素替代疗法也能降低甲状腺素相关性 OP 带来的骨量丢失。此外，如骨痛明显伴高血钙可加用降钙素。

（五）药物治疗管理

1. 疗效监测　临床上抗 OP 药物的疗效判断应当包括是否能提高骨量和骨质量，最终降低骨折风险。一般每6～12个月系统地观察中轴骨骨密度的变化有助于对药物疗效的评价。骨转换生化标志物可以在药物治疗后1～6个月发生明显变化，因此，骨转换生化标志物常常被用作大样本临床研究的观察终点之一。但由于骨转换生化标志物可能存在变异、不同测量方法测得的结果也有差别，因此对于评价患者个体的疗效，需要充分考虑到骨密度最小有意义的变化值（LSC），同时也要尽可能采用相同的采血时间和测量方法。如何评价和计算 ISC，可以参考国际临床骨密度测量协会的网站 www.ISCD.org。

2. 联合用药指导　联合使用 OP 治疗药物要考虑到药物间的相互影响，应评价潜在的不良反应和治疗获益，此外，还应充分考虑药物经济学的影响。根据药物作用机制和各种药物的特点，对联合用药可提出以下建议：

（1）同时联合方案：钙剂及维生素 D 作为 OP 的基础治疗药物，可与骨吸收抑制剂或骨形成促进剂联合使用。通常情况下，不论对于骨吸收抑制剂还是骨形成促进剂，不建议同时应用作用机制相同的药物来治疗 OP；同时应用双膦酸盐及甲状旁腺激素制剂不能取得加倍的疗效。

（2）序贯联合方案：尚无明确证据表明各种抗骨质疏松药物的序贯应用存在禁忌，可根据个体情况酌情选择。有研究表明序贯应用骨形成促进剂和骨吸收抑制剂能达到较好的治疗效果。

此外，钙剂不宜与洋地黄类药物合用；与苯妥英钠及四环素类同用时两者的吸收减少；大量饮用含乙醇和咖啡因的饮料以及大量吸烟均会抑制钙剂的吸收；大量进食富含纤维素的食物能抑制钙的吸收，因钙与纤维素结合成不易吸收的化合物；维生素 D、避孕药、雌激素能增加钙的吸收；钙剂与噻嗪类利尿药合用时易发生高钙血症（因增加肾小管对钙的重吸收），而与含钾的药物合用时应注意心律失常的发生。

3. 辅助用药指导　建议摄入适当的骨健康基本补充剂（维生素 D 和钙剂）。目前钙剂的推荐剂量为绝经后妇女和老年人 500～600mg/d。维生素 D 的推荐剂量为成年人 200IU（5μg）/d；老年人因缺乏日照以及摄入和吸收障碍，常有维生素 D 缺乏，故推荐剂量为 400～800IU（10～20μg）/d。

（六）案例分析

1. 主题词　骨质疏松；压缩性骨折；塞来昔布；碳酸钙 D_3；阿仑膦酸钠。

2. 病史摘要　患者，女，79 岁，主诉“反复腰背痛 6 年，加重 1 周”。患者于 6 年前提重物后突发腰背疼痛，被诊断为 L_2 压缩性骨折，之后有反复腰背疼痛。1 周前再次出现腰背痛加重，以胸腰段为著，X 线片提示 T_6、T_7、L_2 压缩性骨折。该患者 54 岁时骑车摔倒右前臂骨折，年轻时身高 164cm，近 6 年驼背明显，身高缩短为 158cm，体重 45kg，体质指数（BMI）为 $18kg/m^2$。原从事财务工作退休 14 年，活动少，日照极少，平素喜肉食，基本不喝牛奶，喝牛奶后腹胀，无吸烟、饮酒史。月经婚育史：15 岁初潮，周期为 7～8 天/25 天，45 岁绝经。适龄婚育，妊娠 5 次，育有 3 个子女，均母乳喂养半年左右。家族史：母亲 86 岁时摔倒后左股骨颈骨折。辅助检查：患者血、尿、粪、血沉和肝肾功能检查、血气分析均正常。血钙水平 2.25mmol/L，血磷水平 1.11mmol/L，甲状旁腺激素（PTH）水平 72pg/ml，25（OH）-D_3 水平 12ng/ml。双能 X 线骨密度仪（DXA）测量的骨密度：腰椎 2～40.682g/cm^2，T 评分 -3.0；右股骨颈 0.503g/cm^2，T 评分 -3.2；右大粗隆 0.578g/cm^2，T 评分 -3.4；右全髋 0.633g/cm^2，T 评分 -3.0。

入院诊断：骨质疏松症，压缩性骨折。

3. 治疗方案

（1）抗炎止痛治疗：塞来昔布胶囊 200mg po qd。

（2）骨健康基本补充剂治疗：碳酸钙 D_3 600mg po qd；骨化三醇胶丸 0.25g po bid。

（3）抗骨质疏松治疗：鲑鱼降钙素鼻喷剂 200U 鼻喷 qd；阿仑膦酸钠片 70mg po qw。

4. 药学监护要点

（1）抗炎止痛治疗

1）心血管病风险：塞来昔布可能使严重心血管血栓事件、心肌梗死和卒中的风险增加，其风险可能是致命的。这种风险可能随药物使用时间的延长而增加，应关注患者的相关临床症状。

2）胃肠道风险：塞来昔布会使严重胃肠道不良事件的风险增加，包括胃或肠道出血、溃疡和穿孔，其风险可能是致命的，但发生率较低。这些事件可以在用药期间的任何时间出现，并且可以没有警示症状。老年患者发生严重胃肠道事件的风险更大。观察患者有无胃肠道不适等症状。

（2）骨健康基本补充剂治疗：由于骨化三醇是现有的最有效的维生素 D 代谢产物，故不需其他维生素 D 制剂与其合用,从而避免高维生素 D 血症。饮食改变(例如增加奶制品的摄入)以至钙摄入量迅速增加或不加控制的服用钙制剂均可导致高血钙。告知患者及其家属,必须严格遵守处方饮食,并教会他们如何识别高钙血症的症状。一旦血钙浓度比正常值(9~11mg/100ml 或 2250~2750μmol/L)高出 1mg/100ml,或血肌酐升高到 >120μmol/ml,应立即停止服用骨化三醇直至血钙正常。

(3)抗骨质疏松治疗:指导患者正确使用鲑鱼降钙素鼻喷剂,正确服用阿仑膦酸钠片。鲑鱼降钙素鼻喷剂可以出现恶心、呕吐、头晕、轻度的面部潮红伴发热感,会降低血钙水平,用药期间监测血钙浓度。阿仑膦酸钠对上消化道黏膜可产生局部刺激,关注有无出现吞咽困难、吞咽痛、胸骨后疼痛或新发胃灼热或胃灼热加重等症状,阿仑膦酸钠也会降低血钙水平,用药期间注意监测。

5. 药学监护过程

(1)抗炎止痛治疗:患者住院期间未出现胃肠道和心血管方面的不适症状。患者在住院后期腰背部疼痛减轻,出院后不再服用塞来昔布胶囊。药师告知患者出院后不要擅自服用止痛药,出现疼痛明显等症状要及时就医,在医师或药师的指导下服用止痛药物。

(2)骨健康基本补充剂治疗:监测患者血钙水平和血肌酐均处于正常范围内,告知患者出院后必须定期复查血生化指标,特别关注血钙水平。一旦血钙浓度高于正常值,要及时寻找医师或药师的帮助。

(3)抗骨质疏松治疗:药师在患者使用阿仑膦酸钠片剂和鲑鱼降钙素鼻喷剂之前,详细告知了这两种药物的正确服用和使用方法,强调了错误用法的危害性。患者在正确服用阿仑膦酸钠后未出现食管不适、胸骨后疼痛和吞咽痛等症状;使用鲑鱼降钙素鼻喷剂后未出现头晕、面部潮红等不良反应。再次叮嘱患者出院后监测血钙水平的必要性。

患者经以上治疗后,腰背部疼痛好转,予以出院。

6. 药学分析与建议　依据 WHO 和中华医学会骨质疏松和骨矿盐疾病分会所推荐的骨质疏松症诊断标准,骨密度值在同性别青年健康人骨峰值的正、负 1 个标准差内属正常,低于 1~2.5 个标准差为骨量减少,低于 2.5 个标准差以上为骨质疏松症,低于 2.5 个标准差以上且伴有脆性骨折史为严重骨质疏松。

该患者 DXA 骨密度提示髋部股骨颈和全髋部的 T 评分分别为 -3.2 和 -3.0;胸腰椎片发现多发椎体骨折;既往曾有右前臂骨折史,诊断为严重骨质疏松症。根据相关指南,对于已经诊断骨质疏松的患者,或骨量减少合并骨质疏松性骨折高风险的患者,都需要给予积极的治疗。该例患者符合上述标准,应接受积极治疗。

(1)抗炎止痛治疗:患者腰背疼痛明显,给予塞来昔布抗炎镇痛治疗合理。注意关注心血管和胃肠道不良反应,疼痛缓解后逐步减量至停用,不建议长期使用。

(2)骨健康基本补充剂治疗:该患者极少进食牛奶,可能存在钙摄入不足。我国骨质疏松诊疗指南建议绝经后妇女每日的钙摄入量为 1000mg,目前的膳食营养调查显示我国的老年人平均每日从饮食中获得钙 400mg,所以建议该患者每日补充元素钙 600mg 左右。钙摄入可减缓骨的丢失,改善骨矿化。用于治疗骨质疏松症时,应与其他药物联合应用。目前尚无充分的证据表明单纯补钙可替代其他抗骨质疏松的药物治疗。此外,该患者的血 25(OH)-D_3 水平为 12ng/ml,存在维生素 D 缺乏。维生素 D 缺乏会引起继发性甲状旁腺功能亢进，增加骨吸收，从而引起和加重骨质疏松。国际骨质疏松基金会建议老年人的血清 25(OH)-D_3 水平等于或高于 30ng/mL(75nmol/L)，以降低跌倒和骨折的风险。医嘱给予患者碳酸钙 D_3 600mg qd 补充钙，骨化三醇胶丸 0.25μg bid 促进钙的吸收。药师建议由于骨化三醇是最有效的维生素 D 代谢产物，故不需其他维生素 D 制剂与其合用，碳酸钙 D_3 中含有碳酸钙和维生素 D_3，为了避免出现高钙血症，建议选择单纯的钙剂。

(3)抗骨质疏松治疗：阿仑膦酸钠为双膦酸盐类药物，可抑制破骨细胞活性、明显增加骨密度、降低椎体和非椎体的骨折率。该患者选用阿仑膦酸钠 70mg/w 合理，由于患者腰背部疼痛卧床时间较多，药师告知患者服用该药物时必须注意以下几点：①必须在每天第一次进食、喝饮料或应用其他药物治疗之前的至少半小时内用白水送服，因为其他饮料(包括矿泉水)、食物和一些药物有可能会降低本品的吸收；②应该只能在每周固定的一天晨起时使用，为尽快将药物送至胃部，降低对食管的刺激，应在清晨用一满杯白水送服，并且在服药后至少 30 分钟之内和当天第一次进食前患者应避免躺卧；③不应在就寝时及清早起床前服用，否则会增加发生食管不良反应的危险。

鲑鱼降钙素可有效抑制破骨细胞活性、增加骨密度、降低椎体骨折的风险，但对非椎体骨折的作用尚未被证实。该药物具有中枢和外周镇痛作用。由于该患者骨质疏松病情严重、骨痛明显，可考虑短期使用降钙素治疗，以改善临床症状。

(4)调整生活方式：该患者需要合理膳食，多摄入含钙丰富的食品，适量活动，戒烟，适当户外活动和日照，进行有助于骨健康的体育锻炼和康复治疗。避免嗜烟、酗酒，慎用影响骨代谢的药物。要强调防止跌倒，注意改善居室环境、穿防滑鞋、在浴室和卫生间安装扶手等。新发椎体骨折可以考虑佩戴围腰、使用髋部保护器。

7. 药物治疗小结 骨质疏松症由多种因素所致，它的基本病理机制是骨代谢过程中骨吸收和骨形成的偶联出现缺陷，导致人体内的钙磷代谢不平衡，使骨密度逐渐减少而引起的临床症状。骨质疏松是个缓慢的渐进过程，可一旦形成，就无法根治，不能完全恢复至正常的骨骼状态。因此，早期的预防是延缓骨质疏松的最好方法。树立预防意识及合理饮食、适量运动、定期检测等都对预防骨质疏松有很大的帮助。本例患者原从事财务工作，活动少，日照少，钙摄入少，出现了骨质疏松骨折。经补充钙剂、维生素 D_3 和抗骨质疏松药物治疗后症状好转出院。今后要积极做好骨质疏松骨折的二级预防工作。

思考题

1. 目前我国常见的代谢性疾病有哪些？其主要致病因素是什么？
2. 您认为 2 型糖尿病药物治疗的新兴发展方向在哪里？
3. 糖尿病药物治疗管理方案设计应包括哪些项目？
4. 痛风发作不同时期的治疗策略有何异同？
5. 不同类型的高脂血症患者治疗药物选择的依据有哪些？
6. 骨质疏松联合用药方案设计要点有哪些？
7. 在代谢性疾病治疗过程中，您认为实施个体化药物治疗的关注点可以有哪些？

(张幸国 羊红玉 吴佳莹撰稿；董凤芹审校)

参考文献

1. Mark H Beers. 默克诊疗手册. 第 18 版. 王卫平等译. 北京:人民卫生出版社,2009:1630-1654
2. 中华医学会糖尿病学分会. 中国 2 型糖尿病防治指南(2010 年版). 北京:北京大学医学出版社,2010
3. 姜远英. 临床药物治疗学. 第 3 版. 北京:人民卫生出版社,2011:321-328
4. 王秀兰,洪旭,张淑文. 临床药物治疗学. 第 8 版. 北京:人民卫生出版社,2007:49,4-17
5. 孙淑娟,康东红. 内分泌疾病药物治疗学. 北京:化学工业出版社,2010:149-154
6. 姜远英. 临床药物治疗学. 第 3 版. 北京:人民卫生出版社,2011:332-339
7. 石白,殷海波,张锦花. 痛风现代流行病学及其发病机制研究进展. 风湿病与关节炎,2012,1(6):51-55
8. Schumacher HR Jr, Becker MA, Wortmann RL, et al. Effects of febuxostat versus allopurinol and placebo in reducing serum urate in subjects with hyperuricemia and gout: a 28-week, phase, randomized, double blind, parallel-group trial. Arthritis Rheum, 2008, 59:1540-1548
9. 曾学军.《2010 年中国痛风临床诊治指南》解读. 中国实用内科杂志,2012,32(6):438-441
10. 宋文宣,李德爱. 实用心血管药物学. 北京:人民卫生出版社,2010:2
11. 陈维洲,许玉韵,吕俊升. 心血管病治疗学. 杭州:浙江科学技术出版社,2001:12
12. 闫西艴,陈灏珠. 高血压与相关疾病. 郑州:郑州大学出版社,2003:9
13. 朱依谆,殷明. 药理学. 第 7 版. 北京:人民卫生出版社,2011:8
14. 程德云,陈文彬. 临床药物治疗学. 北京:人民卫生出版社,2012:7
15. 中华医学会风湿病学分会. 原发性骨质疏松症诊治指南(2011 年). 中华骨质疏松和骨矿盐疾病杂志,2011,4(1):2-17
16. 中华医学会风湿病学分会. 原发性痛风诊断和治疗指南(2011 年). 中华风湿病学杂志,2011,15(6):410-413
17. 王秀兰,李强,张淑文. 临床药物治疗学(骨关节疾病). 第 8 版. 北京:人民卫生出版社,2007:42,3-21
18. Dinesh Khanna, John D Fitzgerald, Puja P Khanna, et al. 2012 American College of Rheumatology Guidelines for Management of Gout. Part 1 Systematic nonpharmacologic and pharmacologic therapeutic approaches to hyperuricemia. Arthritis Care & Research, 2012, 64(10):1431-1446
19. Dinesh Khanna, John D Fitzgerald, Puja P Khanna, et al. 2012 American College of Rheumatology Guidelines for Management of Gout. Part 2 Therapy and Antiinflammatory Prophylaxis of Acute Gouty Arthritis. Arthritis Care & Research, 2012, 64(10):1447-1461
20. 陆再英,钟南山. 内科学. 第 7 版. 北京:人民卫生出版社,2008:1

第九章 泌尿系统疾病

第一节 总 论

一、泌尿系统疾病概述

泌尿系统包括肾脏、输尿管、膀胱、尿道、前列腺(男性)等器官,主要功能是形成和排泄尿液,并以此排泄人体的代谢废物,调节内环境和水、电解质及酸碱平衡。同时,肾脏还具有某些内分泌功能,在调节血压、红细胞生成和骨骼生长等方面起重要作用。

肾脏疾病主要包括肾小球疾病、肾小管疾病、肾间质疾病及肾血管疾病等。慢性肾脏病(chronic kidney disease,CKD)是指肾功能损伤的所有阶段,从早期肾病一直到终末期肾病(end stage renal disease,ESRD)。CKD具有高患病率、低知晓率、治疗费用高的特点。美国肾脏数据系统(USRDS)显示,2005～2010年间美国的CKD患病率为14%,其中估计肾小球滤过率(estimated GFR,eGFR)<60ml/(min·1.73m²)的患病率为6.7%。2009～2010年我国的一项横断面调查显示,我国的CKD患病率为10.8%,其中eGFR<60ml/(min·1.73m²)的患病率为1.7%。

近年来CKD尤其是终末期肾病患者的发病率、住院率均有明显升高,严重威胁着人类的健康与生命。据国际肾脏病协会统计,本症的自然人群年发病率为98～198例/百万人口,其中经济发达国家的发病率明显上升。我国近年的流行病学调查资料显示,每年每百万人口中约有300人死于肾衰竭。近年来,慢性肾衰竭(chronic renal failure,CRF)的原发病有所变化,在西方国家继发性因素已占主要原因,其中糖尿病和高血压是CRF的两大首位因素,约占50%。在我国目前仍以IgA肾病为主的原发性肾小球肾炎最为多见,其次为糖尿病肾病、高血压肾病、狼疮性肾炎肾病、梗阻性肾病以及多囊肾等。但近年来随着人口老龄化,糖尿病和高血压的发病率在我国有明显上升的趋势,因此,糖尿病肾病、高血压肾病的发病率也较以前明显升高。

此外,良性前列腺增生(benign prostatic hyperplasia,BPH)是中老年男性泌尿系统疾病中最为常见的一种良性疾病。组织学上BPH的发病率随年龄的增长而增加,最初通常发生在40岁以后,到60岁时大于50%,80岁时高达83%。与组织学表现相类似,随着年龄的增长,排尿困难等症状也随之增加。大约有50%的组织学诊断为BPH的男性有中到重度的下尿路症状。

二、泌尿系统疾病的一般治疗原则

(一)肾脏疾病治疗的一般原则

1. 一般治疗　避免劳累,去除感染等诱因,避免接触有肾毒性的药物或毒物,采取健康的生活方式(如戒烟、限制饮酒、休息与锻炼相结合、控制情绪等),以及合适的饮食。合适的饮食不仅可以减轻肾脏疾病对人体的影响,还可以避免加重肾脏负担、延缓肾脏病进展。肾脏病饮食治疗方案涉及水、钠、钾、磷、蛋白质、脂类、糖类、嘌呤等多种物质摄入的调整和控制。

2. 针对免疫发病机制的治疗　肾脏疾病尤其是肾小球疾病，其发病机制主要是异常的免疫反应，所以治疗常包括糖皮质激素及免疫抑制剂治疗。某些血液净化治疗（如免疫吸附、血浆置换等）能有效清除体内的自身抗体和抗原-抗体复合物，可用于治疗危重的免疫相关性肾病。

3. 针对非免疫发病机制的治疗　高血压、高血脂、高血糖、高尿酸血症、肥胖、蛋白尿及肾内高凝状态、肾素-血管紧张素系统激活、氧化应激等都是肾脏病发生和发展的促进因素，所以针对这些非免疫因素的治疗也是肾脏病治疗的重要组成部分。

4. 并发症及并发症的治疗　肾病的多种并发症如各种代谢异常、高血压，或其他脏器疾病如冠心病、心力衰竭、肝硬化等都可能加重肾脏病的进展，应该积极治疗。肾脏病的并发症可能涉及全身各个系统，如感染，凝血功能异常，肾性高血压，肾性贫血，肾性骨病，水、电解质和酸碱平衡紊乱，急性左心衰竭，肺水肿，胃肠道症状，尿毒症脑病等。这些并发症不仅影响肾脏病患者的生活质量和寿命，还可能进一步加重肾脏病，形成恶性循环，严重影响患者的预后。

5. 肾脏替代治疗　肾脏替代治疗包括血液透析、腹膜透析及肾移植。当慢性肾衰竭患者的 GFR 下降至 6～10ml/min（血肌酐高于 707μmol/L）并有明显的尿毒症临床表现，经治疗不能缓解时，则应进行透析治疗。对糖尿病肾病，可适当提前（GFR 10～15ml/min）安排透析。

选择血液透析还是腹膜透析无绝对标准，经治医师对患者病情的分析、对某种技术的熟练程度、有无相关设备以及患者的经济状况均是决定对患者选择何种透析方式的影响因素。但下列患者应首选腹膜透析：①严重心脏病或冠状动脉病变不能耐受血液透析者；②无法建立血管通路者；③有严重出血倾向，尤其是伴有眼底出血者。若患者有腹部大手术病史、广泛肠粘连、晚期妊娠、腹腔内巨大肿瘤及多囊肾患者应选择血液透析治疗。

与血液透析和腹膜透析相比，肾移植可获得更好的生活质量，成功的肾移植不仅可以恢复肾脏的排泄功能，还可以恢复其内分泌和代谢功能。但肾移植术后，患者需长期使用糖皮质激素及免疫抑制剂以预防排斥反应。

（二）良性前列腺增生治疗的一般原则

1. 观察等待　轻、中度下尿路症状同时生活质量尚未受到明显影响的患者可以采用观察等待。研究显示接受观察等待的患者在随访至 1 年时 85% 保持病情稳定。

观察等待的内容包括：①患者教育。应该向接受观察等待的患者提供 BPH 疾病的相关知识，包括下尿路症状和 BPH 的临床进展，特别应该让患者了解观察等待的效果和预后。②生活方式的指导。适当限制饮水可以缓解尿频症状，例如夜间和出席公共社交场合时限水，但每日水的摄入量不应少于 1500ml。乙醇和咖啡具有利尿和刺激作用，可以引起尿量增多、尿频、尿急等症状，因此应适当限制乙醇类和含咖啡因类饮料的摄入。指导排空膀胱的技巧，如重复排尿等。精神放松训练，把注意力从排尿的欲望中转移开。膀胱训练，鼓励患者适当憋尿，以增加膀胱容量和排尿间歇时间。③合并用药的指导。BPH 患者常因为合并其他全身性疾病同时使用多种药物，应了解和评价患者这些合并用药的情况，必要时在其他专科医师的指导下进行调整以减少合并用药对泌尿系统的影响。④随访。观察等待开始后第 6 个月进行第一次随访，以后每年进行一次随访。随访的目的主要是了解患者的病情发展状况，是否出现临床进展以及 BPH 相关并发症和（或）绝对手术指征，并根据患者的愿望转为药物治疗或外科治疗。

2. 药物治疗　目标是缓解患者的下尿路症状、延缓疾病的临床进展、预防并发症的发生。

3. 外科治疗　前列腺增生导致以下并发症时建议采用外科治疗：①反复尿潴留（至少在一次拔管后不能排尿或两次尿潴留）；②反复血尿，5α-还原酶抑制剂治疗无效；③反复泌尿系感染；④膀胱结石；⑤继发性上尿路积水（伴或不伴肾功能损害）。外科治疗包括经尿道前列腺切除术、经尿道前列腺切开术、开放性前列腺摘除术、等离子双极电切术、经尿道钬激光前列腺剜除术等。

4. 其他治疗　对于不能接受外科手术的高危患者，可考虑经尿道微波热疗法、经尿道针刺消融术和前列腺支架置入术等。

第二节　常见泌尿系统疾病的药物治疗

一、肾病综合征

肾病综合征（nephrotic syndrome，NS）是肾小球疾病中最常见的一组临床综合征。其临床特点是大量蛋白尿、低蛋白血症、高脂血症和水肿，即所谓的"三高一低"特征。其中以大量蛋白尿及低蛋白血症为诊断肾病综合征的必备条件。

（一）病因和发病机制

肾病综合征可分为原发性及继发性两大类，可由多种不同病理类型的肾小球病所引起（表 9-1）。

表 9-1　肾病综合征的分类和常见病因

分类	儿童	青少年	中老年
原发性	微小病变型肾病	系膜增生性肾小球肾炎	膜性肾病
		微小病变型肾病	
		局灶节段性肾小球硬化	
		膜增生性肾小球肾炎	
继发性	过敏性紫癜肾炎	系统性红斑狼疮肾炎	糖尿病肾病
	乙型肝炎病毒相关性肾炎	过敏性紫癜肾炎	肾淀粉样变性
	系统性红斑狼疮肾炎	乙型肝炎病毒相关性肾炎	骨髓瘤性肾病
			淋巴瘤或实体肿瘤性肾病

肾小球滤过屏障异常是肾病综合征蛋白尿的基本原因。肾小球滤过屏障异常可分为电荷屏障异常、分子屏障异常，导致部分带负电荷的白蛋白或血浆蛋白自肾小球滤过膜滤出。

（二）临床表现及诊断

1. 一般表现

(1)大量蛋白尿:大量蛋白尿是肾病综合征的最主要的特征。主要成分为白蛋白,也可包括其他血浆蛋白成分。肾病综合征24小时尿蛋白定量>$3.5g/1.73m^2$,即可认为大量蛋白尿。

(2)低白蛋白血症:见于绝大多数肾病综合征患者,即血浆白蛋白<30g/L,是肾病综合征必备的第二个特征。其主要原因是尿中丢失白蛋白,但两者可不完全平行,因为血浆白蛋白值是白蛋白合成与消除平衡的结果。

(3)高脂血症:患者血浆中几乎各种脂蛋白均增加,血浆胆固醇、甘油三酯和磷脂均明显增加,低密度及极低密度脂蛋白浓度升高,高密度脂蛋白正常或稍下降。脂质增高的持续时间及严重程度与病程及复发频率明显相关。

(4)水肿:典型病例为高度体位性水肿,并常伴浆膜腔积液。一般认为,水肿及其严重的程度与低蛋白血症程度呈正相关。患者水肿常渐起,最初多见于踝部,呈可凹性,晨起时眼睑、面部可见水肿,随着病情的进展,水肿发展至全身,严重时引起胸腔积液、腹水、心包积液、头部及颈部皮下水肿及纵隔积液。

2. 诊断

(1)大量蛋白尿(尿蛋白定量>3.5g/d)。

(2)低白蛋白血症(血浆白蛋白<30g/L)。

(3)高度水肿。

(4)高脂血症(血浆胆固醇、甘油三酯均明显增高)。

前2项是诊断肾病综合征的必要条件,后2项为次要条件。临床上只要满足上述2项必要条件,肾病综合征的诊断即成立。对肾病综合征患者应肾活检明确病理类型,指导临床治疗。

（三）治疗原则

1. 药物治疗的目的　控制或消除临床表现;减少或消除蛋白尿;减轻或恢复肾脏的病理改变;维持或恢复肾功能;防治急、慢性并发症(包括疾病本身的并发症及药物的毒副作用)。

2. 药物治疗的目标　无水肿,尿蛋白≤0.5g/d,血浆白蛋白及血脂正常,肾功能正常或较治疗前好转,无进行性减退,无急、慢性并发症,特别是无各种感染的发生,无复发。

3. 药物治疗的措施　主要是利尿消肿及免疫抑制剂的应用。对微小病变型肾病中的激素依赖型应注意防止复发。病因明确者要设法去除病因,继发性肾病综合征则应以治疗原发病为主。

（四）药物治疗方案

1. 常用的治疗药物

(1)利尿药:根据作用机制不同可分为五类,主要通过影响肾小管对原尿中水、钠的重吸收而发挥作用。①袢利尿药:作用于髓袢升支髓质部,干扰钠、氯的重吸收,且在利尿的同时能扩张肾血管,降低肾血管阻力,增加肾血流量而不降低肾小球滤过率,利尿作用强,为高效利尿药。常用药物有呋塞米(furosemide)、托拉塞米(torasemide)、布美他尼(bumetanide)。②渗透性利尿药:常称为脱水药,主要作用于髓袢及肾小管的其他部位,能提高血浆及原尿渗透压，增加血容量和肾小球滤过，抑制肾小管对水和钠的重吸收。常用药物有甘露醇（mannitol）。③噻嗪类：主要抑制近曲和远曲小管前段钠的重吸收，利尿作用中等，为中效利尿药。常用药物有氢氯噻嗪（hydrochlorothiazide）。④保钾利尿药：抑制末端远曲小管和集合管的 Na^+-K^+ 交换，故排钾减少。常用药物有螺内酯（spironolactone）、氨苯蝶啶（triamterene）、阿米洛利（amiloride）。⑤碳酸酐酶抑制剂：作用于近曲小管，利尿作用弱。

（2）抗高血压药

1）血管紧张素转化酶抑制剂（ACEI）和血管紧张素Ⅱ受体拮抗剂（ARB）：这两类药物通过阻滞肾素-血管紧张素-醛固酮系统，降低全身血压。此外，可通过降低肾小球内压和直接影响肾小球基底膜对大分子的通透性，有不依赖于降低全身血压的减少尿蛋白的作用。使用 ACEI 还可抑制血管紧张素Ⅱ促心肌、血管平滑肌增生肥大和血管壁中层增厚的作用，对防止慢性肾炎高血压患者的血管壁增厚和心肌细胞增生肥大十分有益。但 ACEI 引起出球小动脉张力降低，有时可使肾小球滤过率（GFR）下降。血肌酐 <265μmol/L 的肾功能不全患者可以应用 ACEI，但宜选用经双通道（肝及肾）排泄的药物，并根据肾功能不全的程度适当减量；血肌酐 >265μmol/L 时是否仍能应用 ACEI 认识尚未统一。有资料报道，血肌酐 >265μmol/L 的患者此时应用（尤其原已用 ACEI 者继续应用）ACEI 仍能有效延缓肾损害进展，不过 ACEI 的用量需相应减少，必须高度警惕高钾血症的发生。部分患者首次应用 ACEI 与 ARB 后 2 周左右出现血肌酐升高，需要检查有无危险因素，如果未超过基础水平的 30%，仍然可以继续应用。有双侧肾动脉狭窄者禁用。少数患者应用 ACEI 后有持续性干咳的不良反应，可以换用 ARB 类。常用的 ACEI 有依那普利（enalapril）、贝那普利（benazepril）、福辛普利（fosinopril）、赖诺普利（lisinopril）、雷米普利（ramipril、培哚普利（perindopril）等。常用的 ARB 有氯沙坦（losartan）、缬沙坦（valsartan）、替米沙坦（telmisartan）、厄贝沙坦（irbesartan）、奥美沙坦（olmesartan）、坎地沙坦（candesartan）等。该类药均需从低剂量开始应用，然后逐渐加量至起效，老年人尤应如此，避免过度降血压。若非血压极高需迅速降压，一般宜首选长效药物。使用该类药物前应评估患者是否存在有效循环血量不足的状态，宜先纠正低血容量再用此类药物，否则易出现急性肾损伤。

2）钙通道阻滞药：作用于 L 型钙离子通道，干扰钙离子进入心肌-小动脉血管壁的平滑肌细胞；也可作用于肌浆网上的钙通道，使钙贮存减少，从而使心肌或血管平滑肌的钙离子浓度降低、兴奋性减弱，导致心肌收缩力降低、血管扩张。二氢吡啶类钙通道阻滞药在降低血压的同时能明显增加肾血流，但对肾小球滤过的作用小。钙通道阻滞药还有排钠利尿作用，这种作用与影响肾小管对电解质的转运有关。常用药物有非洛地平（felodipine）、氨氯地平（amlodipine）、拉西地平（lacidipine）、硝苯地平（nifedipine）等。心肌梗死急性期、心源性休克、颅内出血与脑卒中急性期颅内压增高的患者禁用钙通道阻滞药。

3）β 受体拮抗剂：该类药物通过改变中枢性血压调节机制；阻断突触前膜的 β 受体，取消血管平滑肌神经突触前膜的 β 受体正反馈作用；抑制肾小球入球动脉上的 β 受体，减少肾素的释放，阻碍肾素-血管紧张素-醛固酮系统对血压的影响；阻断 β 受体、降低心排血量这些作用而降低血压。非选择性同时具有 α_1 拮抗作用的 β 受体拮抗剂如卡维地洛能降低全身血压，降低肾血管阻力，并可显著提高肾血流。除此以外，卡维地洛还可减慢肾间质纤维化及小管萎缩，并减少肾血管变性。因此卡维地洛还同时具有降低蛋白尿及延缓肾病进程的作用。常用药物有卡维地洛（carvedilol）、美托洛尔（metoprolol）、阿替洛尔（atenolol）、比索洛尔(bisoprolol)等。严重左心室功能不全,窦性心动过缓,二、三度房室传导阻滞,支气管哮喘患者禁用β受体拮抗剂。

4) α_2 肾上腺素受体激动剂:通过兴奋中枢的 α_2 肾上腺素受体,激活抑制性肾上腺素神经元,降低交感神经活性,使周围血管阻力降低,同时也激活周围血管的 α_2 受体,抑制儿茶酚胺释放,而达到中枢性降压的作用。常用药物为可乐定。

(3)糖皮质激素:糖皮质激素可通过多个环节抑制免疫反应,并有抗炎作用,是治疗原发性肾病的基础药物。它能减轻急性炎症时的渗出,抑制单核细胞、淋巴细胞,减轻肾间质炎症改变;稳定溶酶体膜,降低毛细血管的通透性而减少尿蛋白漏出;抑制多种细胞因子的合成。在肾脏病临床治疗上最为常用的是中效糖皮质激素制剂,即泼尼松(prednisone)、泼尼松龙(prednisolone)、甲泼尼龙(methylprednisolone,MP)。糖皮质激素可用于原发性肾小球疾病、继发性肾小球疾病、肾小管-间质疾病及肾移植的排异反应。

乙肝病毒携带者用药前须查病毒载量,若乙肝病毒大量复制时需并用抗病毒药物;糖尿病患者应定期检测血糖及时调整胰岛素的用量。老年患者应警惕高血压、糖尿病、骨质疏松的发生。

(4)免疫抑制剂

1)环磷酰胺(cyclophosphamide,CTX):是一种细胞毒性药物,能抑制细胞 DNA 合成、干扰细胞增殖并降低 B 淋巴细胞的功能,产生免疫抑制,有防治肾小球硬化及肾小管间质纤维化的作用。可用于治疗激素抵抗或依赖的肾病综合征、紫癜性肾炎和 IgA 肾病等,常和糖皮质激素并用。

2)环孢素(cyclosporin A,CsA):能选择性抑制 T 辅助细胞及 T 细胞毒效应细胞,可减少肾血流量,降低肾小球滤过率。作为二线药物用于难治性肾病综合征或对使用糖皮质激素有效但不能耐受者。对儿童肾病综合征或对使用糖皮质激素有顾虑者也可作为一线药物。CsA 治疗原发性肾病综合征有一定的疗效,有效率与病理类型有关。对激素依赖者的疗效比对激素抵抗者更好。减药、停药过快较易复发。CsA 复发病例再用 CsA 治疗仍然有效。对于治疗前已有血肌酐升高者($>200\mu mol/L$)或(和)肾活检有明显肾间质小管病变者应慎用。CsA 也可用于治疗狼疮性肾炎。

3)吗替麦考酚酯(mycophenolate mofetil,MMF):在体内代谢为霉酚酸,后者是高效、选择性、非竞争性、可逆性的次黄嘌呤单核苷酸脱氢酶抑制剂,抑制鸟嘌呤核苷酸的经典合成途径,故而选择性抑制 T、B 淋巴细胞增殖及抗体形成达到治疗目的。MMF 可用于治疗重症系统性红斑狼疮、特别是狼疮性肾炎肾炎,对于其他如膜性肾病、局灶节段性肾小球硬化、IgA 肾病等也有临床疗效。常见的副作用是胃肠道症状、血药系统损伤、机会感染等。

4)他克莫司(tacrolimus):又称 FK506,在体内该药与 FK506 结合蛋白(FKBPs)结合成复合物,抑制钙调磷酸酶,从而抑制 T 细胞钙离子依赖型信息传导,抑制细胞毒性淋巴细胞的生成。其临床应用与 CsA 一样,用于治疗原发性肾病综合征及狼疮性肾炎。副作用主要是头痛、腹泻、高血压、糖耐量减低和肾功能减退。

5)雷公藤总苷:有抗炎及抑制细胞免疫和体液免疫等作用,抑制肾小球系膜细胞增生的作用,并能改善肾小球滤过膜的通透性。作为肾病综合征维持阶段的辅助性治疗药物,主要副作用为性腺抑制、肝功能损害及外周血白细胞减少等,及时停药后可恢复。

(5)抗凝血药:肾病综合征患者的止血、凝血、纤溶系统均发生变化,易致静脉血栓形成,因此抗凝治疗具有重要意义。肝素或低分子量肝素可降低血液黏度，主要通过激活抗凝血酶Ⅲ(ATⅢ)的活性，并加强ATⅢ抑制凝血因子Ⅱ、Ⅸ、Ⅹ、Ⅺa、Ⅻa等的作用，发挥抗凝作用。肝素与白蛋白均为带负电荷的物质，两者电荷相斥，故可减少肾病综合征的尿蛋白排出。有出血倾向及凝血机制障碍者需慎用或禁用本类药物。

(6)降脂药：治疗肾病综合征高脂血症常用羟甲基戊二酰辅酶A(HMG-CoA)还原酶抑制剂、贝丁酸类、胆酸螯合剂等。HMG-CoA还原酶抑制剂能可逆性地抑制HMG-CoA还原酶，阻断肝内胆固醇的生物合成，增加肝细胞表面低密度脂蛋白受体的表达，使低密度脂蛋白胆固醇的清除增加。这类药物还能抑制系膜细胞、上皮细胞及血管平滑肌细胞增生，降低Ⅳ型胶原的分泌，减少单核巨噬细胞的浸润及各种炎症细胞因子的表达，显著降低蛋白尿，延缓肾功能减退。常用药物有洛伐他汀、辛伐他汀、普伐他汀、氟伐他汀、阿托伐他汀、非诺贝特、吉非贝齐、依折麦布、普罗布考等。

2. 治疗方案

(1)抑制免疫与炎症反应

1)糖皮质激素(简称激素)：可能是通过抑制炎症反应、抑制免疫反应、抑制醛固酮和抗利尿激素分泌，影响肾小球基底膜的通透性等综合作用而发挥其利尿、消除尿蛋白的疗效。使用原则和方案一般是：①起始足量：常用药物为泼尼松1mg/(kg·d)，口服8周，必要时可延长至12周；②缓慢减药：足量治疗后每2~3周减原用量的10%，当减至20mg/d左右时症状易反复，应更加缓慢减量；③长期维持：最后以最小的有效剂量(10mg/d)再维持半年左右。激素可采取全日量顿服或在维持用药期间两日量隔日一次顿服，以减轻激素的副作用。水肿严重、有肝功能损害或泼尼松疗效不佳时，可更换为甲泼尼龙(等剂量)口服或静脉滴注。病情严重者也可应用甲泼尼龙(MP)静脉冲击治疗，适用于急进性肾炎、重症的狼疮性肾炎(Ⅳ型狼疮肾炎伴急性肾衰竭)及某些难治性肾病综合征(如微小病变肾病、膜性肾病等)。对于膜增生性肾炎、Ⅱ期后膜性肾病、重症的系膜增生性肾炎，MP冲击很难显效。原发性肾病综合征合并感染或肾静脉血栓等并发症则不适用MP冲击。剂量为250~1000mg/d×3天，必要时重复1~2个疗程。

在肾病综合征时，根据应用激素后患者蛋白尿量的变化判断治疗反应。①激素连续3天尿蛋白<0.3g/24h。局灶节段性肾小球硬化患者对糖皮质激素的治疗反应较慢，有学者提出对于局灶节段性肾小球硬化，判断激素疗效的时间可延长到16周。②激素依赖：激素治疗有效，激素减量过程中或停药后2周内复发，连续2次以上。③激素抵抗：使用足量的泼尼松(龙)1mg/(kg·d)或甲泼尼龙0.8mg/(kg·d)治疗8周无效，局灶节段性肾小球硬化的判断时间可延长为16周。

2)环磷酰胺：适用于对激素治疗无效，或激素依赖型或反复发作型，或因不能耐受激素副作用且全身情况尚可而无禁忌证的肾病综合征患者。应用剂量为2mg/(kg·d)，分1~2次口服；或200mg，隔日静脉注射；累积量达6~8g后停药。对于微小病变、膜性肾病引起的肾病综合征，有主张用环磷酰胺间歇静脉滴注治疗，剂量为8~10mg/(kg·次)，每3~4周1次，连用5~6次；以后按患者的耐受情况延长用药间歇期，总剂量可达6~12g。间歇静脉治疗的目的为减少激素用量、降低感染并发症并提高疗效，但应根据肝、肾功能和血白细胞计数选择剂量或忌用。对于严重肾病综合征特别是高度水肿、血白蛋白在20g/L或以下的患者，不建议选择环磷酰胺治疗。

3）环孢素：与激素和环磷酰胺相比，应用 CsA 的最大优点是减少蛋白尿及改善低蛋白血症的疗效可靠，不影响生长发育或抑制造血细胞功能。作为二线药物用于治疗激素及细胞毒性药物无效的难治性 NS。常用量为 3～5mg/(kg·d)，分两次空腹口服，服药期间需监测并维持其血药浓度谷值为 100～200ng/ml。一般在用药后 2～8 周起效，服药 2～3 个月后缓慢减量，疗程为半年至 1 年。因长期应用可导致肾间质纤维化，故不宜长期应用此药治疗肾病综合征，更不宜轻易将此药作为首选药物。

4）吗替麦考酚酯：常用量为 1.5～2g/d，分 2 次口服，共用 3～6 个月，减量维持半年。已有导致严重贫血和伴肾功能损伤者应用后出现严重感染的个案报道，应引起足够重视。

5）雷公藤总苷：常用剂量为 10～20mg，每日 3 次口服，可配合激素使用。

（2）各种病理类型的原发性肾病综合征的治疗

1）微小病变型肾病：常对激素治疗敏感，初治者可单用激素治疗。因感染、劳累而短期复发，去除诱因后仍不缓解者可再使用激素，疗效差或反复发作者应并用免疫抑制剂，力争达到完全缓解并减少复发。

2）膜性肾病：对于本病的治疗目前有较大的争议。单用激素无效者必须激素联合免疫抑制剂（常用环磷酰胺）。效果不佳的患者可试用小剂量的环孢素，一般用药应在半年以上；也可与激素联合应用。以上治疗方案对早期膜性肾病的疗效相对较好，若肾功能严重恶化、血肌酐＞354μmol/L 或肾活检示严重间质纤维化则不应给予上述治疗方案。激素联合免疫抑制剂治疗的对象主要为有病变进展高危因素的患者，如严重、持续性 NS，肾功能恶化和肾小管间质病变较重的可逆性病变等应给予治疗；反之，可先密切观察 6 个月，控制血压和用 ACEI 或（和）ARB 降尿蛋白，病情无好转再接受激素联合免疫抑制剂治疗。另外，膜性肾病易发生血栓、栓塞并发症，应予以积极防治。

3）局灶节段性肾小球硬化：既往认为本病的治疗效果不好，循证医学表明部分患者（30%～50%）激素有效，但显效较慢，建议足量激素治疗 1mg/(kg·d)应延长至 3～4 个月；上述足量激素用至 6 个月后无效才能称之为激素抵抗。激素效果不佳者可试用环孢素。

4）膜增生性肾炎：本病的治疗效果差，长期足量激素治疗可延缓部分儿童患者的肾功能恶化。对于成年患者，目前没有激素和免疫抑制剂治疗有效的证据。临床研究仅发现口服 6～12个月的阿司匹林（325mg，每日 1 次）和（或）双嘧达莫（50～100mg，每日 3 次）可以减少尿蛋白，但对延缓肾功能恶化无作用。

5）IgA 肾病：肾功能正常、病理改变轻微者单独给予糖皮质激素常可得到缓解。肾功能受损、病变活动者则需激素及免疫抑制剂联合应用。如病理变化重者则疗效较差。大量蛋白尿长期得不到控制者常进展至慢性肾衰竭，预后较差。

（3）对症治疗

1）利尿消肿：一般患者在使用激素并限制水、钠摄入后可达到利尿消肿的目的。对于水肿明显、经上述处理仍不能消肿者可适当选用利尿药，可使用氢氯噻嗪、呋塞米、托拉塞米、螺内酯等。

也可使用白蛋白或血浆，提高血浆胶体渗透压，促进组织中的水分重吸收并利尿，如继而用呋塞米 60～120mg 加于葡萄糖溶液中缓慢静脉滴注，有时能获得良好的利尿效果。但由于输入的蛋白均将于 24～48 小时内由尿中排出，可引起肾小球高滤过及肾小管高代谢造成肾小球脏层及肾小管上皮细胞损伤、促进肾间质纤维化，轻者影响糖皮质激素疗效、延迟疾病缓解,重者可损害肾功能。故应严格掌握适应证,对严重低蛋白血症、高度水肿而又少尿(尿量<400ml/d)的肾病综合征患者,在必须利尿的情况下方可考虑使用,但也要避免过频过多。心力衰竭患者应慎用。

对肾病综合征患者利尿治疗的原则是不宜过快过猛,以免造成血容量不足,加重血液高黏倾向,诱发血栓、栓塞并发症。

2)减少尿蛋白:持续性大量蛋白尿本身可导致肾小球高滤过、加重肾小管-间质损伤、促进肾小球硬化,是影响肾小球病预后的重要因素。已证实减少尿蛋白可以有效延缓肾功能的恶化。可应用ACEI或ARB,该类药物除降血压外,还可减少尿蛋白,所用剂量一般应比常规降压的剂量大,才能获得良好的疗效。

3)降压治疗:肾病综合征患者应严格控制血压,降压的靶目标应低于130/80mmHg,虽然ACEI和ARB能有效控制血压、降低蛋白尿、延缓肾衰竭进展、降低心血管并发症的发生率和病死率等,但在肾病综合征严重水肿、存在肾血流量相对不足时应避免使用,以免引起肾前性急性肾衰竭。在肾病综合征部分缓解或稳定后开始应用。

4)降脂治疗:高脂血症可加速肾小球疾病的发展,增加心、脑血管疾病的发生率,因此,肾病综合征患者合并高脂血症应使用降脂药物,尤其是有高血压及冠心病家族史、高LDL及低HDL血症的患者更需积极治疗。

5)抗凝治疗:当血浆白蛋白低于20g/L时,提示存在高凝状态,即应开始预防性抗凝治疗。可给予肝素钠1875~3750U皮下注射,每6小时1次(或可选用低分子量肝素4000~5000U,皮下注射,每日1~2次),维持试管法凝血时间于正常值的1倍;也可服用华法林,维持凝血酶原时间国际标准化比值(INR)于1.5~2.5。抗凝的同时可辅以抗血小板药,如双嘧达莫300~400mg/d,分3~4次服;或阿司匹林40~300mg/d,单次口服。

(五)药物治疗管理

1. 疗效评价　密切监测24小时尿蛋白定量、血肌酐评估对原发病治疗的反映;定期监测血压,根据情况调整抗高血压药物治疗方案;随访患者的水肿消退情况,决定利尿药的使用;高脂血症患者需定期监测血脂水平;有血尿的患者需定期监测尿常规和血红细胞计数;必要时复查肾活检,评估治疗反应及疾病进展情况,指导制订后续治疗策略以及明确最初诊断。

2. 药物不良反应评价

(1)药物不良反应及防治

1)糖皮质激素:长期大剂量应用激素可引起库欣综合征(Cushing syndrome),一般不需特殊治疗,停药后症状自行消退,低盐、低糖、高蛋白饮食及适量补钾可减轻这些症状。可诱发胃、十二指肠溃疡,甚至造成消化道出血或穿孔,长期应用时可考虑加用抗胆碱药或抗酸药。为了预防糖皮质激素骨质疏松症,应尽量减少激素的用量,更换剂型或给药途径,换用其他免疫抑制剂,除了保证营养和足够的饮食钙摄入、适当的负重体育活动、戒烟、避免酗酒外,可联合应用钙剂和维生素D作为基础药物治疗,必要时可给予抗骨质疏松药物治疗。双膦酸盐类(如阿仑膦酸钠)被推荐作为防治糖皮质激素性骨质疏松症的一线用药,若有禁忌可应用二线药物降钙素。

医源性肾上腺皮质功能不全:长期应用糖皮质激素后,如果减量过快或突然停药,外源性糖皮质激素减少,而内源性肾上腺皮质激素又不能立即分泌补足,可出现肾上腺皮质功能不全。表现为恶心、呕吐、乏力、低血压、低血糖等，尤其是机体处于应激状态如感染、创伤、手术、出血时可发生肾上腺危象，需及时抢救。肾上腺皮质功能的恢复时间与用药剂量、用药时间长短和个体差异等有关。停用激素后垂体分泌促肾上腺皮质激素的功能一般需经3~5个月才恢复；肾上腺皮质对促肾上腺皮质激素起反应的功能需6~9个月，甚至1~2年才能恢复。因此对长期使用糖皮质激素的患者：①停药须经缓慢的减量过程，不可骤然停药；②尽量减低每日维持量或采用隔日给药法；③停用激素后可连续应用促肾上腺皮质激素(ACTH)7日左右，ACTH只能注射给药，通常在给药后2小时肾上腺皮质才开始分泌氢化可的松；④停药1年内如遇感染或手术等，应及时给予足量的糖皮质激素。

常见的不良反应还包括诱发感染、高血压、高血糖、高血脂、低血钾、糖皮质激素性青光眼、欣快、激动、食欲增加、失眠等。

2)环磷酰胺：骨髓抑制绝大多数与剂量相关，常发生在给药后的10~14天，多在2~3周后恢复。胃肠道反应尤以大剂量静脉注射更为常见，一般停药1~3天可消失。大剂量环磷酰胺静脉滴注可致出血性膀胱炎，用药期间可适量饮水，保持一定的尿量，可应用美司钠预防出血性膀胱炎。具体用法为美司钠常用量为环磷酰胺的20%，静脉注射或滴注，给药时间为0小时(用环磷酰胺的同一时间)、4小时后及8小时后的时段，共3次；使用环磷酰胺做连续性静脉滴注时，在治疗的0小时一次大剂量静脉注射美司钠，然后再将本药加入环磷酰胺输注液中同时给药(剂量可高达环磷酰胺剂量的100%)，在输注液用完后的6~12小时内连续使用本品(剂量可高达环磷酰胺剂量的50%)以保护尿道。

3)环孢素：长期应用的不良反应主要为肾毒性，即使小剂量使用也可能出现，建议长期使用的患者每2~3年行重复肾活检以判断潜在的肾损害，血肌酐>200μmmol/L的患者不推荐该药治疗。肝毒性的发生率为5%~10%，多发生在用药的头3个月内，因此需密切监测肝功能。高血压的发生率为10%~14%，一般能用降压药控制。其他不良反应还包括胃肠道不适、高尿酸血症、血糖升高、感染等。

4)降压药物：ACEI的主要不良反应有干咳，多见于用药的开始几周内，依那普利与赖诺普利发生咳嗽的比率高于卡托普利，而福辛普利的发生率较低。ACEI有可能降低血细胞比容，因此当其与促红细胞生成素(EPO)同用时，EPO的用量需要增加，ARB则无此现象。ARB类少见干咳及血管神经性水肿，发生高钾血症的概率比ACEI类低。ACEI和ARB类降压药使肾小球滤过率下降，应用后如GFR降低基础值的15%，或降低15%~30%但未继续降低，可继续应用；若降低>30%，应减量并观察5~7天，如果GFR未恢复到基础值时应停用；GFR降低>50%时应立即停药。

钙通道阻滞药具有良好的耐受性，大多数不良反应是轻-中度的，常见踝部水肿、皮肤潮红、头痛、心悸；还可引起氨基转移酶一过性升高，通常见于治疗后的2~3周，一般不需停药。

非选择性β受体拮抗剂可阻断支气管平滑肌上的β_2受体，使支气管收缩，诱发或加重哮喘；选择性β_1受体拮抗剂如美托洛尔的支气管收缩作用较弱，一般不诱发或加重哮喘；糖尿病患者应用胰岛素用时应用β受体拮抗剂可加强降血糖作用，并可掩盖低血糖时出汗和心悸的症状，出现严重后果；长期应用β受体拮抗剂突然停药后，常使原来的病症加重，如血压上升、严重心律失常或心绞痛发作次数增加、程度加重，甚至产生急性心肌梗死或猝死，此种现象称为停药反跳，这是由于长期用药后β受体上调，对内源性儿茶酚胺的敏感性增高的结果，因此在病情控制后应逐渐减量停药。

5)降脂药:他汀类可能会发生肝脏氨基转移酶如丙氨酸氨基转移酶(ALT)和天冬氨基酸氨基转移酶(AST)升高,呈剂量依赖性,减少他汀类药物的剂量常可使升高的氨基转移酶回落;当再次增加剂量或选用另一种他汀类药物后,氨基转移酶不一定再次升高。他汀类药物可引起肌病,包括肌痛、肌炎和横纹肌溶解,一旦患者有肌肉触痛、压痛或疼痛,血肌酸激酶(CK)高于正常值上限的10倍,应停止他汀类药物治疗;CK升高不超过3倍的正常值上限应进行随访,每周检测CK水平直至排除了药物作用或症状恶化至上述严重程度(应及时停药);如果患者有肌肉不适和(或)无力,且连续检测CK有进行性升高,应慎重考虑减少他汀类药物剂量或暂时停药。其他不良反应包括头痛、失眠、抑郁以及消化不良、腹泻、腹痛、恶心等消化道症状,一般较轻微。

(2)药物不良反应监护及监测指标

1)应用激素的患者需关注患者有无失眠、胃内反酸、黑便等,必要时给予镇静催眠药、抑酸药等对症治疗。用药期间需定期测定血压、血脂、血糖、电解质(尤其是血钾)、大便潜血。必要时定期进行眼科检查、骨质疏松检查。

2)应用环磷酰胺应关注患者有无食欲减退、恶心、呕吐,有无膀胱刺激症状、少尿、血尿,有无脱发、月经紊乱等症状。定期监测血常规、血小板计数、肝功能、尿常规,注意造血功能抑制、病毒和细菌感染及出血性膀胱炎等。

3)应用环孢素应关注患者有无腹泻、血压升高、血糖升高、多毛的症状。定期监测肝、肾功能。

4)应用利尿药应关注患者有无耳鸣、听力障碍的表现。定期监测体重、血压、肾功能、电解质、血糖、糖化血红蛋白、血脂、凝血功能等。

5)应用ACEI、ARB类降压药期间应监测肾功能。监测血钾,尤其是合并应用保钾利尿药、补钾药物时。密切观察患者是否出现咳嗽、血管神经性水肿等不良反应。应用钙通道阻滞药应关注患者有无脚踝水肿、面色潮红、心悸等表现。应用β受体拮抗剂期间严密监测血压、心率,若收缩压<90mmHg或心率<50次/分,应停药。

6)应用他汀类降脂药应关注患者有无肌痛、肌无力、褐色尿,特别是合并使用贝丁酸类(尤其是吉非贝齐)、环孢素、维拉帕米、胺碘酮、大量葡萄柚汁及酗酒的患者;有无消化不良、腹泻等症状。定期监测ALT、AST、CK。

7)应用肝素或低分子量肝素(LMWH)的患者应密切观察有无出血表现,如各种黏膜出血、关节积血和伤口出血。对轻度出血患者停药即可;严重者可静脉缓慢注射硫酸鱼精蛋白,1mg鱼精蛋白可中和100U肝素的抗凝作用,1mg鱼精蛋白可抑制100IU LMWH的抗FXa作用。定期监测凝血时间或APTT、血小板计数,必要时监测血浆抗Xa因子活性。

3. 患者健康教育和用药指导 目的是使患者了解用药目的,掌握正确的药物使用方法,了解药物常见的不良反应及其预防方法,提高患者用药的依从性。

(1)用药教育

1)糖皮质激素是治疗肾病综合征的基础药物,但长期应用或大剂量应用时会存在很多不良反应。刚开始应用时可能出现兴奋失眠、食欲增加和(或)体重增加,如果不能耐受,可服用镇静催眠药、控制饮食进行预防;如果出现血压高、血糖高、血脂高,可应用降压药、降血糖药和调脂药进行预防治疗;如出现胃痛、反酸等表现,可预防性应用抑酸剂如法莫替丁、奥美拉唑等;糖皮质激素可降低机体的免疫力,使得感染的概率增加,平时注意预防感冒、避免摄入不洁食物、养成良好的卫生习惯。长期应用可出现激素样貌,如满月脸、水牛背、痤疮等,这些症状会随着药量的减少会逐渐改善;也会出现皮肤紫纹、皮肤变薄、伤口愈合慢等情况;长期服用激素还可能发生骨质疏松,可通过补钙、补充双膦酸盐进行预防。服用激素宜采用为清晨顿服的方法,减少对肾上腺的抑制。服用激素治疗的过程中要遵医嘱用药,不能随意加、减剂量、缩短疗程、骤然停药。骤然停药容易出现肾上腺皮质功能低下,如恶心、呕吐、乏力、低血压、低血糖等;随意减量容易使病情反复,前功尽弃。

2)环磷酰胺、环孢素能降低蛋白尿,缓解病情。应用环磷酰胺可能会出现恶心、呕吐,一般停药1~3天可消失;用药期间需适量饮水,可以预防膀胱出血。应用环孢素可能会出现血压高、多毛、腹泻、牙龈增生等症状,如不能耐受,需及时就医,请医师给予相应处理,不可随意减药、停药。避孕药、葡萄柚汁会增加环孢素的浓度,增加其毒性反应,如同时服用,需告知医师,严密监测血药浓度,医师将根据血药浓度调整剂量;使用环孢素最好固定一个厂家的药物,以保证环孢素浓度的稳定性,如更换厂家,最好于用药后1~2周就医监测血药浓度。

3)控制血压能减少蛋白尿,控制病情。服用普利类药物可能出现干咳、颜面部浮肿,一般过段时间会消失,如症状一直持续不能耐受,应及时就医。普利和沙坦类服用期间若出现尿量明显减少,颜面部、手脚浮肿,应及时就医。地平类药物的一般不良反应较少,常见心率快、脚踝水肿,一般较轻微。洛尔类药物有减慢心率的作用,如发现心率<50次/分,应及时停用药物,就医换用其他合适药物。每日一次服用的降压药物通常早上服用,缓释制剂应整片吞服,不能碾碎。

4)他汀类是降血脂的药物。洛伐他汀、辛伐他汀在晚餐时服用;普伐他汀睡前服用;氟伐他汀晚餐时或睡前服用;阿托伐他汀和瑞舒伐他汀可在全天的任何时间服用。他汀类药物若出现胃口差、恶心、眼睑发黄、乏力等症状,需及时就医,因他汀类能引起肝功能异常。若出现肌痛、肌无力、小便褐色,可能出现另一种严重的不良反应——横纹肌溶解症,需停用他汀类药物,及时就医治疗。

5)肾病综合征时身体处于高凝状态,需要应用抗凝抗血小板药物。应用肝素、低分子量肝素、双嘧达莫、华法林期间需观察有无牙龈出血、皮肤瘀斑、大便发黑等表现,若出现上述症状,需及时就医检查。服用华法林期间需保持每日的饮食相对固定,以免影响其血药浓度,引起疗效不佳或出血。低分子量肝素的给药方式为皮下注射,注射时应平躺后进行,注射时针头应垂直刺入皮肤而不应呈角度,在整个注射过程中用拇指和示指将皮肤捏起,并将针头全部扎入皮肤皱褶内注射;多次注射应于左、右腹壁的前外侧或后外侧皮下组织内交替给药。

6)肾病综合征治疗期间应定期门诊复查,向医师说明目前服用的所有药物,包括非肾脏病治疗药物,因多种药物之间可能会产生相互作用,使药效减弱或增强,不可随意增加、减量使用、停用药物。长期糖皮质激素治疗的患者需每月随访药物疗效及不良反应,若第一个疗程反应良好,则随访间隔可延长至3~4个月。

(2)随访及自我监测项目:定期门诊随访;定期自我监测血压、心率、血糖、尿色、尿中泡沫、夜尿次数;注意观察全身水肿情况、有无出血点、大便颜色。

(3)药品储存:所有药品均需注意有效期,避免使用失效药物;药品存放于干燥阴凉的地方。

4. 肾病综合征的并发症及防治 肾病综合征的并发症是影响患者长期预后的重要因素,应积极防治。

（1）感染：通常在激素治疗时无需应用抗生素预防感染，否则不但达不到预防目的，反而可能诱发真菌二重感染。免疫增强剂（如胸腺肽、转移因子及左旋咪唑等）能否预防感染尚不完全肯定。一旦发现感染，应及时选用对致病菌敏感、强效且无肾毒性的抗生素积极治疗，有明确感染灶者应尽快去除。严重感染难控制时应考虑减少或停用激素，但需视患者的具体情况决定。

（2）血栓及栓塞并发症：一般认为，当血浆白蛋白低于20g/L时，提示存在高凝状态，即应开始预防性抗凝治疗。可给予肝素钠、低分子量肝素、华法林，可辅以抗血小板药。对已发生血栓、栓塞者应尽早（6小时内效果最佳，但3天内仍可望有效）给予尿激酶或链激酶全身或局部溶栓，同时配合抗凝治疗，抗凝药一般应持续应用半年以上。抗凝及溶栓治疗时均应避免药物过量导致出血。

（3）急性肾损伤：肾病综合征并发的急性肾损伤如处理不当可危及生命，若及时给予正确处理，大多数患者可望恢复。可采取以下措施：①袢利尿药：对袢利尿药仍有效者应予以较大剂量，以冲刷阻塞的肾小管管型；②血液透析：利尿无效，并已达到透析指征者，应给血液透析以维持生命，并在补充血浆制品后适当脱水，以减轻肾间质水肿；③原发病的治疗：因其病理类型多为微小病变型肾病，应予以积极治疗；④碱化尿液：可口服碳酸氢钠碱化尿液，以减少管型形成。

（4）蛋白质及脂肪代谢紊乱：在肾病综合征缓解前常难以完全纠正代谢紊乱，但应调整饮食中蛋白和脂肪的量和结构，力争将代谢紊乱的影响减少到最低限度。饮食的推荐热量为每日每千克体重不少于126～147kJ（30～35kcal），优质蛋白0.8～1.0g/（kg·d）。水肿时应低盐（<3g/d）饮食。为减轻高脂血症，应少进含动物油脂的饮食，而多吃植物油、鱼油及富含可溶性纤维（如燕麦、米糠及豆类）的饮食。目前，不少药物可用于治疗蛋白质及脂肪代谢紊乱。如ACEI及ARB均可减少尿蛋白。降脂药物可选择降胆固醇为主的他汀类药物；或降甘油三酯为主的贝丁酸类，如非诺贝特（fenofibrate）等。肾病综合征缓解后高脂血症可自然缓解，则无需再继续药物治疗。

（六）案例分析

案例一：

1. 主题词　肾病综合征；微小病变；环孢素；氨氯地平。

2. 病史摘要　患者，男，17岁，体重81kg，身高175cm，因“反复浮肿伴蛋白尿8个多月”入院。患者8个月前无明显诱因下出现颜面及双下肢水肿，伴尿量减少，伴腰酸，活动后胸闷、气促。当地医院查尿白蛋白3+，血白蛋白15.4g/L，总胆固醇17.9mmol/L，甘油三酯2.2mmol/L，血肌酐78μmol/L。考虑诊断为肾病综合征。予口服泼尼松60mg qd+泼尼松10mg qn治疗，患者尿量增加，全身水肿消退后出院。出院后足量服用泼尼松2个月，病情缓解，后以5mg/w的速度减量，当减至15mg/d时又出现颜面部浮肿，查尿常规：蛋白3+，隐血阴性，血白蛋白19.4g/L，总胆固醇19.2mmol/L，甘油三酯6.4mmol/L，24小时尿蛋白定量4.037g。予泼尼松加至40mg/d，浮肿无明显好转。1个月前复查24小时尿蛋白2.55g，血白蛋白15.4g/L，血肌酐76μmol/L，行肾穿刺活检术，病理诊断为微小病变。予口服泼尼松40mg/d，近半个月以来浮肿渐加重，1日前查尿蛋白3+、血白蛋白25g/L。

体格检查：体温37℃，脉搏95次/分，呼吸18次/分，血压136/80mmHg，双下肢可凹陷性水肿。

实验室检查：血肌酐 113μmol/L，血白蛋白 14g/L，血总胆固醇 12.43mmol/L，血甘油三酯 2.53mmol/L，血钙 1.87mmol/L；凝血酶原时间 10.7 秒；凝血酶原时间比值 0.94；国际正常化比值 0.94；凝血酶时间 17.9 秒；活化部分凝血活酶时间 29.0 秒；纤维蛋白原 683mg/dl；尿蛋白 3+，24 小时尿蛋白 13.65g。

病理诊断：肾小球微小病变。

入院诊断：肾病综合征，肾小球微小病变。

3. 治疗方案

(1)抑制免疫与炎症反应：甲泼尼龙 40mg qd ivgtt；加用环孢素 100mg po q12h。

(2)降压：贝那普利片 10mg po qd。

(3)利尿消肿：托拉塞米 20mg iv qd。

(4)降脂治疗：阿托伐他汀片 20mg po qn。

(5)抗凝治疗：双嘧达莫片 50mg po tid；加用低分子量肝素钙 4100IU ih qd。

4. 药学监护要点

(1)抑制免疫与炎症反应：观察患者的尿泡沫情况，1 周后随访 24 小时尿蛋白定量、肾功能情况。用药 5 天后监测环孢素的全血谷浓度，维持在 100～200ng/ml。

(2)降压：每天监测血压，将血压控制在 130/80mmHg 以下。

(3)利尿消肿：每日监测尿量、双下肢水肿的消退情况。每周 2 次监测血电解质水平。

(4)降脂治疗：每 2 周监测血脂，控制血胆固醇 <6.5mmol/L。观察患者的尿色、有无肌痛的情况。

(5)抗凝治疗：监测凝血功能，每日关注患者有无黑便、皮肤瘀斑、牙龈出血的情况；有条件可 B 超检查下肢静脉有无血栓形成。

(6)环孢素、他汀类降脂药能引起肝功能损害，因此初始每周监测肝功能，稳定后可每 1～2个月监测一次。

5. 药学监护过程　临床药师考虑患者目前低蛋白血症、双下肢浮肿，可能存在有效血容量不足、肾血流灌注不足，此时应用贝那普利可能引起肾功能损害；而钙离子拮抗剂可增加环孢素的血药浓度，不增加该药的肾毒性，建议停用贝那普利改用氨氯地平 5mg po qd，并建议监测环孢素的谷浓度。患者入院治疗 3 天，每日尿量为 1600～2000ml，双下肢水肿有减轻，将静脉注射甲泼尼龙改成泼尼松 30mg po qd。1 周后，双下肢水肿大致消退，环孢素的谷浓度为 116.7ng/ml，未发生药物不良反应。半年后随访，患者泼尼松已减为 10mg po qd，环孢素 100mg po bid。随访血压 128/80mmHg，24 小时尿蛋白 0.62g，尿蛋白 +，血白蛋白 31g/L，血胆固醇 4.5mmol/L，环孢素谷浓度 190.6ng/ml，肝肾功能、电解质、凝血功能正常。

6. 药学分析与建议　患者为青少年男性，以大量蛋白尿、低蛋白血症、高脂血症、水肿为主要临床表现，诊断为肾病综合征。肾脏病理提示为肾小球微小病变，该类型肾病是构成儿童及青少年单纯性肾病综合征的常见疾病，激素疗效好，初始治疗可用足量激素 1mg/(kg·d)(一般最大剂量为 60mg)治疗 6 周，再逐渐减量，90% 的患者可以达到肾病综合征的缓解，但易复发。对于第一次复发者，再次单用激素仍有效。本例患者足量激素使用 2 个月，病情有好转，在减量过程中出现复发；再次使用激素 40mg/d 治疗，效果不明显，肾病综合征反复复发(6 个月内≥2 次复发或 1 年内≥3 次复发)，24 小时尿蛋白未有明显下降，血肌酐从 78μmol/L 上升至 113μmol/L。因此该患者不宜再单独使用激素治疗，可考虑加用免疫抑制剂联合治疗。免疫抑制剂可选用环磷酰胺、环孢素等，环磷酰胺在减少复发方面优于环孢素，但鉴于患者只有 17 岁，环磷酰胺为细胞毒性药物，对患者的生长发育、生殖系统有影响，可选用环孢素联合治疗。一般环孢素的用量为 3～5mg/(kg·d)，分两次口服。因此加用环孢素 100mg bid，疗程为半年至 1 年，同时监测环孢素的谷浓度于 100～200ng/ml。

患者入院之前服用贝那普利片 10mg po qd，血压控制尚可，但目前患者的水肿明显，需警惕血容量不足引起的肾前性肾衰竭，可换成氨氯地平控制血压。而氨氯地平可增加环孢素的血药浓度，不增加该药的相关肾毒性，并可减少环孢素的用量。

7. 药物治疗小结　患者为反复发作的肾病综合征，病理类型为微小病变，使用泼尼松单药治疗不能控制，可加用免疫抑制剂联合治疗，同时辅以肾病综合征的对症治疗，取得了良好的疗效。临床药师在治疗过程中，通过参与治疗方案的制订、优化降压药物的选择、监测环孢素的药物浓度、监护药物不良反应发挥作用。

案例二：

1. 主题词　难治性膜性肾病；环磷酰胺。

2. 病史摘要　患者，男，64 岁，体重 78kg，身高 170cm，因"蛋白尿、水肿伴血肌酐升高 10 个多月"入院。患者于 1 年之前出现晨起时颜面部水肿，活动后可以缓解，当时未予重视。11 个月之前开始出现颜面伴双下肢水肿，小便泡沫增多，无皮疹、关节痛、反复发热等不适。查尿常规示尿蛋白 3+，尿红细胞-，24 小时尿蛋白 10.05g，血白蛋白 23g/L，血肌酐 135μmol/L。给予奥美沙坦 20mg po qd、阿司匹林肠溶片 0.1 po qd 以及利尿等治疗，患者的水肿有所缓解。10 个月之前查 24 小时尿蛋白定量 12.2g，血白蛋白 25g/L，血肌酐 143μmol/L，血总胆固醇 12.88mmol/L。8 个月前行肾穿刺，病理诊断为膜性肾病，开始服用他克莫司 2.5mg po bid 至今，并于 6 个月之前加用泼尼松 30mg po qd。随访他克莫司的浓度为 2.5～5ng/ml，24 小时尿蛋白 6.42～16g，血白蛋白 20～25g/L，血肌酐从 135μmol/L 升至 214μmol/L。患者多次因双下肢水肿进行性加重入院，经消肿利尿、抗血小板聚集、降压、降糖、调脂等治疗后好转出院。本次患者因双下肢浮肿加重、尿蛋白增加、血肌酐再次升高入院。

体格检查：体温 36.5℃，脉搏 110 次/分，呼吸 18 次/分，血压 129/78mmHg，双下肢可凹陷性水肿。

实验室检查：尿蛋白 3+，24 小时尿蛋白 21.09g，血白蛋白 24g/L，血肌酐 284μmol/L，空腹血葡萄糖 5.0mmol/L，血总胆固醇 10.27mmol/L，血甘油三酯 3.10mmol/L，糖化血红蛋白 6.1%，血红蛋白 135g/L；凝血酶原时间 9.5 秒；凝血酶原时间比值 0.83；国际正常化比值 0.84；凝血酶时间 18.4 秒；活化部分凝血活酶时间 24.0 秒；纤维蛋白原 490mg/dl；D-二聚体 0.37mg/L；他克莫司浓度 4.2ng/ml。

病理诊断：膜性肾病。

入院诊断：肾病综合征，膜性肾病，慢性肾脏病 4 期；原发性高血压。

3. 治疗方案

(1) 抑制免疫与炎症反应：泼尼松片 30mg po qd；他克莫司胶囊 2.5mg po bid。

(2) 降压：氨氯地平片 5mg po qd。

(3) 利尿消肿：托拉塞米 20mg iv qd。

(4)降脂治疗:瑞舒伐他汀片 10mg po qn。

(5)抗凝治疗:双嘧达莫片 50mg po tid;舒洛地特 600LSU ivgtt qd。

(6)加用环磷酰胺 0.6g ivgttst;他克莫司胶囊改为 1.5mg po bid。

4. 药学监护要点

(1)抑制免疫与炎症反应:每日询问患者的尿泡沫是否减少、尿液颜色;1 周后随访 24 小时尿蛋白定量、肾功能情况。

(2)降压:每日监测血压,控制在 130/80mmHg 以下。

(3)利尿消肿:每日监测尿量、双下肢浮肿的消退情况。

(4)降脂治疗:每 2 周监测血胆固醇浓度。

(5)抗凝治疗:监测凝血功能,每日关注患者有无黑便、皮肤瘀斑、牙龈出血的情况。

(6)至少 1 周监测血常规,评估环磷酰胺的骨髓抑制不良反应。

5. 药学监护过程　患者入院后加用环磷酰胺治疗,药师建议应用间歇给药的方案,提高患者的耐受性,减少潜在的骨髓抑制。具体方案为环磷酰胺 0.6g ivgtt 一次;如无明显不良反应,可在 4 周后将剂量增加至 0.8g ivgtt,每 4 周治疗一次;总剂量为 6 ~ 12g。在治疗过程中,临床药师对患者进行用药指导,嘱其在注射环磷酰胺时多饮水,以减少膀胱出血的不良反应。该治疗方案执行 1 个半月后,患者 24 小时尿蛋白 5.53g、血肌酐 138μmol/L,病情有好转。未发生不能耐受的药物不良反应。

6. 药学分析与建议　患者为老年男性,以大量蛋白尿、低蛋白血症、高脂血症、水肿、肾功能损害为主要临床表现,诊断为肾病综合征,肾脏病理提示膜性肾病。膜性肾病是中老年患者原发性肾病综合征的常见疾病,单独使用激素治疗无效,激素联合免疫抑制剂有一定的疗效。对于尿蛋白 >6g/d 的患者,应立即接受免疫抑制治疗。该患者单独使用他克莫司及激素联合他克莫司治疗的时间超过半年,病情无明显好转,血肌酐从 135μmol/L 升至 284μmol/L,为难治性膜性肾病。临床经验显示,使用激素 + 他克莫司治疗无效的膜性肾病患者,往往换用吗替麦考酚酯或雷公藤也无效。多项研究显示,加用细胞毒性药物(如环磷酰胺)联合治疗有一定疗效。对于膜性肾病的肾病综合征患者,可选用环磷酰胺间歇静脉滴注治疗,剂量为 8 ~ 10mg/(kg · 次),每 3 ~ 4 周 1 次,连用 5 ~ 6 次;以后按患者的耐受情况延长用药间歇期,总剂量可达 6 ~ 12g。

7. 药物治疗小结　该患者为难治性膜性肾病,使用泼尼松和他克莫司联合治疗病情无明显好转。加用环磷酰胺三药联合治疗,同时辅以肾病综合征的对症治疗,取得了良好的疗效。临床药师在治疗过程中,对环磷酰胺的给药方案进行优化,减少潜在的骨髓抑制;并教育患者如何预防可能出现的不良反应,确保治疗方案正确执行。

二、慢性肾小球肾炎

慢性肾小球肾炎(chronic glomerulonephritis)系指各种病因引起的双侧肾小球弥漫性或局灶性炎症性或非炎症性改变,简称慢性肾炎。临床特点是长期持续性尿异常,缓慢进行性肾功能损害,最终发展为慢性肾衰竭。

(一)病因和发病机制

大多数慢性肾炎患者的病因不清楚。可由不同病因、不同病理类型的原发性肾小球疾病发展而来,仅有少数急性链球菌感染后肾炎迁延不愈,病程在 1 年以上,转入慢性肾炎。

绝大多数慢性肾炎其病理类型决定其病情迁延发展,起病即属慢性肾炎,与急性肾炎无关。

慢性肾炎的病因、发病机制和病理类型不尽相同,但起始因素多为免疫介导炎症。免疫复合物可以是循环内的可溶性免疫复合物沉积于肾小球,或由抗原(肾小球自身抗原或外源性种植抗原)与抗体在肾小球原位形成免疫复合物,从而激活补体,引起组织损伤。也可不通过免疫复合物而由沉积于肾小球局部的细菌毒素、代谢产物等通过"旁路系统"激活补体,从而引起一系列的炎症反应,导致肾小球肾炎。

此外,非免疫介导的肾脏损害在慢性肾炎的发生、发展中也起着相当重要的作用。这些因素包括高血压、高脂血症、慢性肾小管间质损害、血流动力学改变介导的肾小球硬化以及肾小球系膜的超负荷状态。

(二)临床表现及诊断

1. 临床表现　本病的临床表现差异较大,症状轻重不一。以血尿、蛋白尿、高血压和水肿为基本症状。早期可有体倦乏力、腰膝酸痛、食欲减退等,水肿时有时无,病情时轻时重,肾功能渐进性减退,最终发展至终末期肾衰竭。

多数患者有轻重不等的高血压,部分患者以高血压为突出表现,甚至出现高血压脑病、高血压性心脏病、眼底出血及视神经乳头水肿等。

部分慢性肾炎患者因感染、劳累、使用有肾毒性的药物等使病情急剧恶化,及时去除诱因可使肾功能有所恢复。晚期则主要表现为终末期肾衰竭的相应症状。

2. 实验室检查　疾病早期尿液检查可表现为程度不等的蛋白尿和(或)血尿,可见红细胞管型,部分患者出现大量蛋白尿(尿蛋白定量 >3.5g/d)。病程早期血常规可正常或仅有轻度贫血。多数患者可有较长时间的肾功能稳定期,疾病晚期则出现尿浓缩功能减退、血肌酐升高和肾小球滤过率下降。

B 超检查早期肾脏大小正常,晚期可出现双肾对称性缩小、皮质变薄。肾脏活体组织检查可表现为原发病的各种病理类型,对于指导治疗和估计预后具有重要价值。

3. 诊断　典型病例诊断不难,具有蛋白尿、血尿(相差显微镜检查多见多形态改变的红细胞)、高血压、水肿和肾功能不全等肾小球肾炎的临床表现,病程冗长,病情发展缓慢,病程持续 1 年以上,并排除继发性肾小球肾炎引起者,应考虑本病。肾活组织检查是诊断病理类型、指导治疗和判定预后的主要依据。我国常见的慢性肾炎的类型有系膜增生性肾小球肾炎(包括 IgA 肾病和非 IgA 系膜增生性肾小球肾炎)、局灶节段性肾小球硬化、膜性肾病及膜增生性肾小球肾炎等(表 9-2)。

表 9-2　慢性肾炎的常见病理类型

病理类型	病理特征
IgA 肾病	肾小球系膜区 IgA 沉积
系膜增生性肾小球肾炎(非 IgA)	弥漫性肾小球系膜细胞增生及不同程度的系膜基质增多
膜性肾病	肾小球基底膜上皮细胞下的免疫复合物沉积伴肾小球基底膜弥漫增厚
局灶节段性肾小球硬化	是部分(局灶)肾小球和(或)肾小球部分毛细血管袢(节段)发生硬化性改变
膜增生性肾小球肾炎	肾小球基底膜增厚、系膜细胞增生和系膜基质扩张

病变后期均可转化为硬化性肾小球肾炎，不同类型的病理变化本身的特点可部分消失。

（三）治疗原则

慢性肾炎早期应该针对其病理类型给予相应的治疗，抑制免疫介导炎症、抑制细胞增殖、减轻肾脏硬化。并应以防止或延缓肾功能进行性恶化、改善或缓解临床症状以及防治并发症为主要目的。

（四）药物治疗方案

1. 常用的治疗药物　包括抑制免疫、炎症的药物，抗高血压药物，抗凝抗血小板药物等，详见"肾病综合征"。

2. 不同病理类型的肾小球肾炎的治疗方案　应根据不同的临床-病理表现类型决定治疗方案。

（1）IgA 肾病（IgA nephropathy）

1）无症状性尿检异常

①对于血尿伴有尿蛋白 0.5～1.0g/d 的患者，扁桃体摘除、应用 ACEI/ARB 以及抗血小板聚集、抗凝促纤溶治疗有利于患者完全缓解。

②对于尿蛋白 >1g/d 的患者，不管血压是否增高，首选 ACEI 和（或）ARB。要避免血压降得过低，影响脏器供血。如果使用最大耐受剂量的 ACEI 和 ARB，尿蛋白仍 >1g/d，宜加用糖皮质激素治疗，可给予泼尼松 0.6～1.0mg/（kg·d），4～8 周后酌情减量，总疗程为 6～12 个月。如激素反应不佳或有禁忌证，可应用免疫抑制剂治疗。另外，激素和其他免疫抑制剂的应用除了考虑尿蛋白量以外，还要考虑肾活检病理改变。明显的炎细胞浸润、系膜细胞增殖、细胞性新月体形成是应用激素和其他免疫抑制剂的适应证。

2）大量蛋白尿：对于临床表现为大量蛋白尿，病理表现为肾小球系膜细胞增殖、球囊粘连、间质炎细胞浸润明显的 IgA 肾病患者，需要激素和其他免疫抑制剂、ACEI、ARB 以及抗血小板聚集、抗凝、促纤溶的综合治疗。由于激素和其他免疫抑制剂具有一定的副作用，因此要严格掌握使用的适应证。

3）肾功能急剧恶化：对于 IgA 肾病合并肾功能急剧恶化的患者，宜首先明确肾功能不全的原因，针对原因进行治疗。合并脱水、感染、有肾毒性的药物所致的，补充容量、抗感染、停用可疑药物。合并药物所致急性间质性肾炎的，除停用可疑药物外，可用激素治疗。合并恶性高血压的，积极控制血压。对于临床表现为明显的血尿、蛋白尿、肾功能急剧恶化，病理表现为明显的肾小球系膜细胞增殖、毛细血管袢坏死、细胞或纤维细胞新月体形成、弥漫性间质炎细胞浸润的 IgA 肾病患者，在没有严重感染、活动性消化道溃疡出血等禁忌证的前提下，可给予甲泼尼龙冲击治疗，即静脉滴入甲泼尼龙 0.5～1.0g/d，连续 3 日；随后给予常规剂量的激素和其他免疫抑制剂治疗。同时根据血压和肾功能的改变，给予降压治疗和抗血小板聚集、抗凝、促纤溶治疗。

（2）系膜增生性肾炎（非 IgA）（mesangial proliferative glomerulonephritis，MsPGN）

1）无症状血尿和（或）蛋白尿：这类患者应以保养为主，避免感冒、过度劳累及应用有肾毒性的药物，定期复查观察病情变化。

2）慢性肾炎综合征：这类患者应积极控制高血压、减少蛋白尿，来延缓肾损害进展。一般认为这类患者不宜应用糖皮质激素及免疫抑制剂治疗。

高血压应降至目标值。尿蛋白定量 >1g/d 的患者血压应降至 125/75mmHg，至少应降至130/80mmHg。降压治疗首选ACEI(或ARB)配合小剂量的利尿药治疗,血压不能达标时再加用钙通道阻滞药,仍不能达标再加其他降压药。

减少蛋白尿治疗也常用ACEI和(或)ARB,即使没有高血压也可以使用,但是服药剂量需比常规降压剂量大,只有足量才能充分显效。这类药均需从小量开始服用,能耐受再逐渐加量,老年人、肾功能不全患者加量尤需谨慎。

3)肾病综合征:表现为轻度系膜增生性肾小球肾炎的患者,初次治疗可单用糖皮质激素,如泼尼松1.0mg/(kg·d),以后逐渐减量,反复发作时应并用免疫抑制剂(常并用环磷酰胺,也可选用吗替麦考酚酯或环孢素)。表现为中度或重度系膜增生性肾小球肾炎的患者,初次治疗就应联合应用糖皮质激素及免疫抑制剂。除此以外,还应积极对症治疗,包括利尿消肿、给疗效不佳的病例ACEI或(和)ARB减少尿蛋白排泄。

(3)膜性肾病(membranous nephropathy,MN):膜性肾病患者的临床自然病程差异悬殊,表现出三种转归形式,即自发缓解、持续蛋白尿伴肾功能稳定、持续蛋白尿伴肾功能进行性减退,因此对膜性肾病的治疗一直存在很大的争议。

1)低危患者:无肾病综合征、无高危因素、肾功能正常的年轻患者。

不需使用免疫抑制治疗,可给予ACEI和(或)ARB,控制血压在125/75mmHg,并长期随访肾功能和尿蛋白,定期评估危险性。

2)高危患者:有肾病综合征、伴或不伴肾功能减退患者。

应积极给予免疫抑制治疗。一般认为单独应用糖皮质激素无效,激素+环磷酰胺(CTX)或环孢素(CsA)治疗能使部分患者达到临床缓解。对于疗效的判断不一定追求达到完全缓解(尿蛋白量≤0.3g/d),部分缓解(尿蛋白≤3.5g/d或尿蛋白下降>50%,血清白蛋白>30g/L)同样也能有效地改善患者的预后。

免疫抑制治疗的几种方案如下:①甲泼尼龙(MP)和苯丁酸氮芥(CH)6个月的周期性治疗:具体方案为第1、3和5个月的前3天静脉滴注甲泼尼龙1g/d,连续3天,后续口服泼尼松0.4mg/(kg·d),在第2、4和6个月口服苯丁酸氮芥0.2mg/(kg·d),总疗程为半年,能有效减少蛋白尿和保护肾功能。②MP+环磷酰胺(CTX)方案:第1、3和5个月初给予甲泼尼龙1g静脉滴注,连续3天,隔天口服泼尼松0.5mg/(kg·d),共6个月,同时给予口服CTX 1.5~2mg/(kg·d),共12个月,疗效优于MP+CH。③环孢素(CsA):小剂量的CsA可以有效地治疗膜性肾病。CsA的剂量为3~4mg/(kg·d),联合小剂量的泼尼龙(每天0.15mg/kg)治疗,蛋白尿缓解率明显增加,无严重不良反应。CsA停药后,部分患者会复发。④雷公藤总苷片加小剂量激素治疗特发性膜性肾病:可明显减少蛋白尿,完全缓解率高,副作用较小。诱导剂量为雷公藤总苷120mg/d,分次口服,疗程为3~6个月。如3个月内完全缓解,渐减量为维持剂量60mg/d。如3个月时部分缓解或无缓解,诱导剂量的雷公藤总苷最多可延长至6个月,再改为60mg/d维持。同时服用泼尼龙30mg/d,8周后逐渐减量至10mg/d。维持治疗时间为1年。⑤其他可以选择的药物还有吗替麦考酚酯、他克莫司和利妥昔单抗等,对部分难治性患者有效。

除免疫抑制治疗外,尚需常规预防性抗凝治疗。存在高危因素(尿蛋白持续>8g/d,血浆白蛋白<20g/L,应用利尿药或长期卧床等)的患者应积极抗凝治疗。常用肝素1~2mg/(kg·d)及尿激酶4万~8万U加入5%葡萄糖注射液250ml中缓慢静脉滴注,2~4周为1个疗程。亦可用低分子量肝素5000U皮下注射,每日1次。对血纤维蛋白原增高者,可

用降纤酶5U加入生理盐水250ml中缓慢静脉滴注，每日1次，5～7天为1个疗程。疗程结束后，继续口服华法林2.5mg/d，每日1次；双嘧达莫25～50mg，每日3次。

其他包括治疗水肿、高脂血症等。

(4)局灶节段性肾小球硬化(focal segmental glomerular sclerosis，FSGS)

1)对肾功能正常的无症状蛋白尿的患者不推荐使用特殊治疗，可使用ACEI和(或)ARB治疗。

2)对于肾病综合征患者使用泼尼松1～2mg/(kg·d)，最大量为60mg/d，持续2～4个月；治疗有效者(完全缓解或部分缓解)逐渐减量至0.5mg/(kg·d)或60mg/隔日，持续6～8周后逐步减撤。大部分患者在5～9个月达到完全缓解(平均时间为3～4个月)，疗程不到2个月的完全缓解率<30%。完全缓解者应逐渐撤减糖皮质激素，且在撤减过程中应加服雷公藤总苷片或其他免疫抑制药物，避免复发。

判定糖皮质激素无效的标准是泼尼松1mg/(kg·d)4个月后仍持续存在肾病综合征。初治无效的患者应予迅速减量，在4～6周内停药。

复发患者的治疗应视复发频率而定。如果糖皮质激素停药较长时间(≥6个月)后复发，给予第2个疗程的糖皮质激素。而经常复发(6个月中的复发次数超过或等于2次，或12个月中的复发次数超过或等于3次)、糖皮质激素依赖(糖皮质激素减量期间复发2次，或停药1个月内复发)、不适用较大剂量糖皮质激素者，最好加用其他免疫抑制剂。

3)免疫抑制剂：①环磷酰胺2mg/(kg·d)，苯丁酸氨芥0.1～0.2mg/(kg·d)。任选一种药使用2～3个月，与短程泼尼松并用，1mg/(kg·d)，维持1个月，之后在1个月内减量至完全停药，可以使75%以上的患者再度缓解。②吗替麦考酚酯(MMF)，建议剂量为750～1500mg/d，分2次口服。③雷公藤总苷片在FSGS患者的治疗中有其独特的作用，不仅可用于激素缓解后的维持治疗以减少复发、巩固疗效；对激素抵抗患者或因激素不良反应不能接受大剂量治疗者，雷公藤总苷片也能使部分患者达到完全缓解。④环孢素能降低肾小球GFR，引起高血压和肾毒性以及治疗后的高复发率，使它不适合治疗FSGS。

4)其他：应用ACEI和(或)ARB降低蛋白尿，控制高血压。高脂血症患者需降脂治疗。本病常存在全身及肾内高凝状态，抗凝、抗纤溶等治疗有一定的疗效。

(5)膜增生性肾炎(membranoproliferative glomerulonephritis，MPGN)

1)对肾功能正常的无症状蛋白尿的患者不推荐使用特殊治疗，可使用ACEI和(或)ARB治疗。

2)有严重的肾病综合征的患者可试用泼尼松每日1mg/kg，4～8周，然后逐步减量。若尿蛋白在4～6个月无变化则应停止使用。若尿蛋白有显著下降，则应以最小的有效剂量维持治疗。

3)对于肾功能急剧下降者应进行重复肾活检，证实为存在明显的细胞性新月体性形成或有间质性肾炎者应给予甲泼尼龙静脉注射、口服泼尼松以及环磷酰胺治疗。

4)少数患者对环孢素治疗有反应。

5)可试用阿司匹林、双嘧达莫、华法林等抗血小板和抗凝药物。

(五)药物治疗管理

1.疗效评价

(1)肾功能正常、无症状性蛋白尿的患者密切监测24小时尿蛋白定量、血肌酐评估药物治疗反应;有血尿的患者需定期监测尿常规和血红细胞计数;定期监测血压,控制在目标范围内。

(2)肾病综合征患者见肾病综合征的疗效评价。

2. 药物不良反应评价　根据应用的药物提供相应的药物不良反应评价,具体见“肾病综合征”该部分内容。

3. 患者健康教育和用药指导　根据应用的药物提供患者教育和管理,具体见“肾病综合征”该部分内容。

(六)案例分析

1. 主题词　慢性肾炎;IgA 肾病;环孢素。

2. 病史摘要　患者,女,32 岁,体重 69kg,身高 162cm,因“蛋白尿 3 年半,镜下血尿 1 年余”入院。患者于 3 年半前妊娠产检发现尿蛋白波动于 + 至 2 +,当时血液学检测查未见其他指标异常,血压正常,孕后期双下肢水肿明显,均未予特殊处理。2 年前患者意外妊娠时检查未示有蛋白尿。1 年半前患者体检发现尿蛋白 2 +,尿隐血 2 +,尿红细胞 15 ~ 20/HP,血白蛋白 30. 1g/L,血肌酐 47μmol/L,血胆固醇 5. 32mmol/L,血甘油三酯 2. 03mmol/L;当时未予诊治。半年前体检发现尿蛋白 2 +,尿隐血 3 +,尿红细胞 1 ~ 3/HP,血肌酐 44μmol/L,血白蛋白 27. 6g/L,血胆固醇 6. 54mmol/L,血红蛋白 128g/L,24 小时尿蛋白 5. 2g。2 个月前行肾穿刺活检,病理诊断为 IgA 肾病(系膜增生,Lee Ⅳ级),予以甲泼尼龙 20mg po qd、吗替麦考酚酯 0. 75g po bid 治疗。入院前复查尿常规:蛋白 3 +,24 小时尿蛋白定量 4. 39g,血肌酐 61μmol/L。

体格检查:体温 37℃,脉搏 80 次/分,呼吸 20 次/分,血压 120/80mmHg,双下肢不肿。

实验室检查:尿蛋白 3 +,24 小时尿蛋白 4. 39g,血白蛋白 29g/L,血胆固醇 8. 66mmol/L,血甘油三酯 2. 46mmol/L,血肌酐 61μmol/L。

病理诊断:IgA 肾病(系膜增生,Lee Ⅳ级)。

入院诊断:IgA 肾病。

3. 治疗方案

(1)抑制免疫与炎症反应:甲泼尼龙片 20mg po qd;停吗替麦考酚酯片 0. 75g po bid,改为环孢素 100mg po bid。

(2)降压:缬沙坦片 80mg po qd。

(3)降脂:瑞舒伐他汀 10mg po qn。

4. 药学监护要点

(1)抑制免疫与炎症反应:1 周后随访 24 小时尿蛋白定量、尿常规、肾功能情况;5 天后监测环孢素的血药谷浓度为 100 ~ 200ng/ml。

(2)降压:每日监测血压,血压控制在 130/80mmHg 以下。

(3)降脂:每 2 周监测血脂,控制血胆固醇 < 6. 5mmol/L;每日询问患者的尿色、有无肌痛的情况。

5. 药学监护过程　患者入院后改用环孢素治疗,临床药师提醒医师在药物达稳态时监测全血谷浓度。患者同时使用他汀类降脂药,为减少横纹肌溶解症的风险,药师建议医师选用水溶性、肌病发生率相对较低的瑞舒伐他汀降血脂,并每日观察患者有无肌痛发生。使用该方案治疗 1 个月后,患者 24 小时尿蛋白 3. 43g,尿蛋白 3 +,红细胞 -,血胆固醇 6. 3mmol/

L,血肌酐 72μmol/L;治疗 8 个月时,24 小时尿蛋白 0.57g,尿蛋白 +,红细胞 -,血胆固醇 5.3mmol/L,血肌酐 80μmol/L,环孢素谷浓度 108.4ng/ml,甲泼尼松龙用量已减至 4mg po qd。未发生不能耐受的药物不良反应。

6. 药学分析与建议　患者为青年女性,以蛋白尿、低蛋白血症、高脂血症等肾病综合征伴镜下血尿为主要临床表现,肾功能、血压正常,诊断为 IgA 肾病。本例患者为大量蛋白尿的 IgA 肾病,这类患者单用激素治疗往往效果较差,一般需要激素联合免疫抑制剂治疗。患者使用甲泼尼龙 20mg po qd,联合吗替麦考酚酯 0.75g po bid,治疗 2 个月,肾病综合征未缓解,考虑该治疗方案无效,可试用其他免疫抑制剂如环磷酰胺、环孢素治疗。环孢素联合激素用于治疗 IgA 肾病的一般剂量为 3~5mg/(kg·d),维持血药谷浓度为 100~200ng/ml。与环孢素合用的激素一般使用小剂量,如泼尼松 0.5mg/(kg·d)或 30mg,可增加环孢素的治疗敏感性,根据治疗反应逐渐减少激素的用量,疗程持续半年以上,可获得良好疗效。

应用环孢素治疗时,血胆固醇应控制在 6.5mmol/L 以下。有报道显示血胆固醇 > 7.8mmol/L,常规剂量的环孢素在肾组织中的浓度难以达到预期的治疗效果。

7. 药物治疗小结　患者诊断为 IgA 肾病,本次入院表现为肾病综合征,既往使用泼尼松和吗替麦考酚酯治疗无效,换用激素联合环孢素 100mg po bid,取得了良好的疗效。在选用降脂药物时,临床药师建议使用肌病发生率相对低的瑞舒伐他汀减少潜在的药物不良反应,提高患者的用药依从性,提高药物疗效。

三、慢性肾衰竭

慢性肾衰竭(chronic renal failure,CRF)为各种慢性肾脏病持续发展的共同结局。它是以代谢产物潴留,水、电解质及酸碱代谢失衡和全身各系统症状为表现的一种临床综合征。

各种原因引起的肾脏结构和功能障碍≥3 个月,包括肾小球滤过率(glomerular filtration rate,GFR)正常和不正常的病理损伤、血液或尿液成分异常,及影像学检查异常;或不明原因的 GFR 下降(<60ml/min)超过 3 个月,称为慢性肾脏病(chronic kidney diseases,CKD)。目前国际公认的慢性肾脏病分期依据美国肾脏病基金会(NKF)制定的肾脏病生存质量指导 K/DOQI(kidney disease outcome quality initiative)指南分为 1~5 期,GFR 的估算可以利用 MDRD 公式和(或)Cockcroft-Gault 公式获得,见表 9-3。

表 9-3　美国 KDOQI 专家组对 CKD 分期方法的建议

分期	特征	GFR 水平[ml/(min·1.73m^2)]
1	肾损害伴 GFR 正常或升高	≥90
2	肾损害伴 GFR 轻度降低	60~89
3	GFR 中度降低	30~59
4	GFR 重度降低	15~29
5	ESRD(终末期肾病)	<15

慢性肾衰竭是指慢性肾脏病引起的 GFR 下降及与此相关的代谢紊乱和临床症状组成的综合征。慢性肾脏病囊括了疾病的整个过程,部分慢性肾脏病在疾病的进展过程中 GFR 可逐渐下降,进展至慢性肾衰竭。慢性肾衰竭则代表慢性肾脏病中 GFR 下降至失代偿期的

那一部分群体，主要为 CKD4 ~5 期。本节主要介绍慢性肾衰竭。

（一）病因和发病机制

1. 病因 引起慢性肾衰竭的病因可分为原发性和继发性肾脏病两种。原发性肾脏病如慢性肾小球肾炎、慢性肾盂肾炎、慢性间质性肾炎、先天性和遗传性肾病、多囊肾等。继发性肾脏病主要有系统性红斑狼疮性肾病、糖尿病肾病、高血压肾小动脉硬化症、结节性多动脉炎肾病、多发性骨髓瘤肾病、高尿酸血症肾病，以及各种药物和重金属所致的肾脏病等。尿路梗阻性肾病如尿路结石、前列腺肥大、尿道狭窄等也可导致慢性肾衰竭。继发性肾脏病以高血压肾小动脉硬化症、糖尿病肾病、系统性红斑狼疮性肾病较多见。

2. 发病机制 慢性肾衰竭进行性恶化的机制尚未完全明了，主要有以下学说：

（1）健存肾单位学说：各种原因所致的肾脏损害如持续进展，会导致相当数量的肾单位破坏，此时为维持机体内环境稳定，残余的健存肾单位发生代偿，肾小球毛细血管内压力和流量增加，单个肾小球滤过率（SNGFR）增加，肾小球高灌注和过度滤过，在新的状态下产生管球平衡。但随着肾实质的不断减少，肾单位的代偿活动难以为继，健存的肾单位越来越少，当不能满足人体代谢的最低要求时，最终发生肾衰竭。

（2）矫枉失衡学说：当发生肾衰竭时，除残存的肾单位对机体内许多代谢物质的排泄进行代偿性调节外，机体还会动员许多功能（包括物理的、神经的、生化的等）参与调节，如改变水盐、酸碱、糖脂蛋白质代谢等，以期达到新的平衡。然而这些调节又会导致一系列的病理生理变化，机体产生新的失衡，这种失衡则是机体产生进行性损害或某些临床症状的病理基础。

（3）肾小球高压和代偿性肥大学说：随着肾单位破坏增加，残余肾单位代偿性地发生肾小球高灌注、高压力和高滤过。肾小球高压使小动脉壁增厚和毛细血管壁张力增高，引起内皮细胞损害、系膜细胞和基质增生。促使残余肾小球代偿性肥大，继而发生硬化，形成恶性循环，肾功能损害进行性加重。

（4）肾小管高代谢学说：慢性肾衰竭时，残余肾单位的肾小管尤其是近端肾小管的代谢亢进，致细胞内的钠、钙浓度增加，氧自由基产生增多，引起肾小管损害、小管间质炎症、增生和肾单位功能丧失。

（二）临床表现及诊断

1. 临床表现 在 CRF 的不同阶段，其临床表现也各不相同。在 CRF 的代偿期和失代偿早期，患者可以无任何症状，或仅有乏力、腰酸、夜尿增多等轻度不适；少数患者可有食欲减退、代谢性酸中毒及轻度贫血。在 CRF 中期以后，上述症状更趋明显。在尿毒症期，可出现急性心力衰竭、严重高钾血症、消化道出血、中枢神经系统障碍等严重的并发症，甚至有生命危险。

（1）水、电解质、酸碱平衡紊乱：慢性肾衰竭时，酸碱平衡失调和各种电解质代谢紊乱相当常见。在这类代谢紊乱中，以代谢性酸中毒和水钠平衡紊乱最为常见。

1）代谢性酸中毒：在部分轻、中度慢性肾衰竭（GFR > 25ml/min 或血肌酐 < 350μmol/L）患者中，部分患者由于肾小管分泌氢离子障碍或肾小管 HCO_3^- 的重吸收能力下降，因而可发生正常阴离子间隙的高氯血症性代谢性酸中毒，即肾小管性酸中毒。当 GFR 降低至 < 25ml/min（血肌酐 > 350μmol/L）时，肾衰竭时的代谢产物如磷酸、硫酸等酸性物质因肾的排泄障碍而潴留，可发生高氯血症性（或正氯血症性）高阴离子间隙性代谢性酸中毒，即“尿毒症性酸中毒”。轻度慢性酸中毒时，多数患者症状较少，但如动脉血 HCO_3^- < 15mmol/L，则可

出现明显的食欲缺乏、呕吐、虚弱无力、呼吸深长等。

2)水钠代谢紊乱:主要表现为水钠潴留或低血容量和低钠血症。水钠潴留可表现为不同程度的皮下水肿或(和)体腔积液,这在临床相当常见;此时易出现血压升高、左心功能不全和脑水肿。低血容量主要表现为低血压和脱水。

3)钾代谢紊乱:当 GFR 降至 20 ~ 25ml/min 或更低时,肾脏的排钾能力逐渐下降,此时易于出现高钾血症;尤其当钾摄入过多、酸中毒、感染、创伤、消化道出血等情况发生时,更易出现高钾血症。严重高钾血症(血清钾 >6.5mmol/L)有一定的危险,需及时治疗抢救。有时由于钾摄入不足、胃肠道丢失过多、应用排钾利尿药等因素,也可出现低钾血症。

4)钙磷代谢紊乱:在肾衰竭的早期,血钙、磷仍能维持在正常范围内,且通常不引起临床症状,只在肾衰竭的中、晚期(GFR <20ml/min)时才会出现高磷血症、低钙血症。低钙血症、高磷血症、活性维生素 D 缺乏等可诱发甲状旁腺激素(PTH)升高,即继发性甲状旁腺功能亢进(简称甲旁亢)和肾性骨营养不良。

(2)蛋白质、糖类、脂肪和维生素的代谢紊乱:CRF 患者的蛋白质代谢紊乱一般表现为蛋白质代谢产物蓄积(氮质血症),也可有血清白蛋白水平下降、血浆和组织必需氨基酸水平下降等。上述代谢紊乱主要与蛋白质分解增多或(和)合成减少、负氮平衡、肾脏排出障碍等因素有关。

糖代谢异常主要表现为糖耐量减低和低血糖症两种情况,前者多见,后者少见。糖耐量减低主要与胰高血糖素升高、胰岛素受体障碍等因素有关,可表现为空腹血糖水平或餐后血糖水平升高,但一般较少出现自觉症状。

慢性肾衰竭患者中高脂血症相当常见,其中多数患者表现为轻到中度的高甘油三酯血症,少数患者表现为轻度的高胆固醇血症,或两者兼有;有些患者血浆极低密度脂蛋白(VLDL)、脂蛋白 a[Lp(a)]水平升高,高密度脂蛋白(HDL)水平降低。

CRF 患者的维生素代谢紊乱相当常见,如血清维生素 A 水平增高、维生素 B_6 及叶酸缺失等,常与饮食摄入不足、某些酶活性下降有关。

(3)消化系统症状:是本病最早和最常见的症状。患者先出现食欲缺乏、上腹饱胀等胃部不适症状,然后可发展为恶心、呕吐、腹泻,舌和口腔黏膜溃烂,口腔可闻尿臭味,甚至可有消化道出血等。

(4)心血管系统症状:高血压与水钠潴留和肾素增高有关,少数患者可发生恶性高血压。可引起左心扩大、心力衰竭、动脉硬化等,心力衰竭是常见的死亡原因,部分患者可有尿毒症性心肌病。尿毒症性心包炎起病时常有剧烈胸痛,随呼吸加重,严重者可发生心脏压塞,出现血压下降、脉压变小、末梢循环不良、颈静脉压力增高等。

(5)呼吸系统症状:CRF 早期常可出现肺活量减低、限制性通气功能障碍和氧弥散能力下降,当伴有代谢性酸中毒时可出现气促。进入尿毒症期则可出现尿毒症肺、尿毒症性胸膜炎及肺钙化,并且肺部感染的发生率明显增加。

(6)神经系统症状:中枢神经系统早期表现为功能抑制,如疲乏、注意力不集中、失眠,之后会出现行为异常、抑郁、记忆力减退,判断力、定向力和计算力障碍,同时可伴发神经肌肉兴奋症状,如肌肉颤动或痉挛、呃逆、抽搐。晚期则表现为抑郁或躁狂、精神错乱、幻觉等,可出现肌阵挛、震颤和舞蹈病,甚至昏迷。周围神经病变常见下肢疼痛、灼痛和痛觉过敏,运动后消失。

(7)血液系统症状:主要表现为肾性贫血和出血倾向。大多数患者一般均有轻、中度贫血,其原因主要由于红细胞生成素缺乏,故称为肾性贫血;如同时伴有缺铁、营养不良、出血等因素,可加重贫血程度。晚期 CRF 患者有出血倾向,如皮下或黏膜出血点、瘀斑、胃肠道出血、脑出血等。

(8)皮肤症状:皮肤瘙痒常见。面部肤色常较深并萎黄,有轻度水肿感,称为尿毒症面容。尿素随汗在皮肤排出,可形成尿素霜。

(9)内分泌功能紊乱:除肾脏产生的内分泌激素发生障碍外,性激素也时常紊乱,性功能常有障碍。女性患者可出现闭经、不孕,男性患者常有阳痿、精子生成减少或活力下降等表现,血浆睾酮、雌激素和孕激素水平常降低,催乳素和黄体生成激素常增多,甲状腺功能可有低下致基础代谢率下降。此外,CRF 患者常有体温调节紊乱,表现为正常体温曲线下调至 35.5℃,因此,CRF 患者若体温超过 37.5℃可能提示存在感染。

(10)骨骼病变:肾性骨营养不良(即肾性骨病)相当常见,包括纤维囊性骨炎(高周转性骨病)、骨生成不良(adynamic bone disease)、骨软化症(低周转性骨病)及骨质疏松症。

2. 诊断 主要依据病史、实验室检查结果和肾脏影像学检查,其中肾小球滤过率降低是主要的诊断指标。由于 CRF 常常起病隐匿,轻度症状往往不易引起注意,因而就诊时不少患者已进入晚期。临床上对于不明原因的恶心、呕吐、表情淡漠、嗜睡、高血压及视力障碍、贫血、肌色萎黄、呼吸深快,或有高血压和肾脏病家族史者应警惕本症的存在。应进行常规尿检查,血肌酐、尿素分析,及必要的肾脏影像学检查。既往有慢性肾脏病病史,伴贫血、钙磷代谢紊乱、GFR 下降、双侧肾脏体积缩小等支持慢性肾衰竭的诊断。

(三)治疗原则

慢性肾衰竭的治疗应注意两个方面,首先要重视原发疾病和加重因素的治疗,阻断或抑制肾单位损害渐进性发展的各种途径,保存健存的肾单位。对患者的血压、血糖、尿蛋白定量、GFR 下降幅度等指标都应当控制在目标范围内(表 9-4)。其次要给予慢性肾衰竭患者一体化的治疗,以进一步延缓肾功能减退的进展,减少并发症,提高患者的生活质量,其中包括饮食治疗、并发症治疗(控制高血压,纠正贫血,纠正水、电解质和酸碱平衡紊乱,治疗感染,防治心血管并发症等)和肾脏替代治疗。慢性肾衰竭的治疗原则就是根据慢性肾衰竭的不同阶段,选择不同的防治策略(表 9-5)。

表 9-4 CKD-CRF 患者的血压、血糖、HbA1C、蛋白尿、GFR 变化的治疗目标

项目	目标
血压	
CKD 第 1~4 期(GFR≥15ml/min)	<130/80mmHg
CKD 第 5 期(GFR<15ml/min)	<140/90mmHg
血糖(糖尿病患者,mmol/L)	空腹 5.0~7.2,睡前 6.1~8.3
HbA1C(糖尿病患者)	<7%
尿蛋白	<0.5g/24h
GFR 下降速度	<4ml/(min·年)
Scr 升高速度	<50μmol/(L·年)

表 9-5　慢性肾脏病的诊疗策略

分期	GFR(ml/min)	诊疗策略
1	≥90	CKD 诊治;缓解症状;延缓 CKD 进展
2	60~89	评估、延缓 CKD 进展;降低心血管病的危险
3	30~59	减慢延缓 CKD 进展;评估、治疗并发症
4	15~29	综合治疗;透析前准备
5	<15	如出现尿毒症,需及时替代治疗

(四)药物治疗方案

1. 常用的治疗药物

(1)抗贫血药

1)红细胞生成刺激剂(erythropoiesis-stimulating agents,ESA):目前常用重组人促红素(recombinant human erythropoietin,rHuEPO)。在慢性肾衰竭患者中合理使用 rHuEPO,不仅能有效纠正慢性肾衰竭患者的贫血,减少慢性肾衰竭患者的左心室肥大等心血管并发症的发生,改善患者的脑功能和认知能力,提高生活质量和机体的活动能力;而且能降低慢性肾衰竭患者的住院率和病死率。因此,rHuEPO 在慢性肾衰竭的治疗中目前是不可缺少和替代的。

2)铁剂:铁是合成血红蛋白的基本原料。慢性肾衰竭贫血患者中常常存在一定程度的铁缺乏,铁缺乏是导致红细胞生成刺激剂(如 rHuEPO)治疗反应差的主要原因。血液透析患者比非血液透析患者需要更大的铁补充量,静脉补铁是最佳的补铁途径。蔗糖铁(ferric saccharate)是最安全的静脉补铁制剂,其次是葡萄糖醛酸铁(ferric gluconate)、右旋糖酐铁(ferric dextran)。补充静脉铁剂需要做过敏试验,尤其是右旋糖酐铁。非透析患者及腹膜透析患者可先试用口服途径补铁,常用的有富马酸亚铁、硫酸亚铁、琥珀酸亚铁。

(2)钙调节药

1)活性维生素 D_3(骨化三醇):指 1,25-$(OH)_2$-维生素 D_3,肾间质产生 1-羟化酶,使 25-羟维生素 D_3 转化为有活性的 1,25-$(OH)_2$-维生素 D_3。肾脏病变时,1-羟化酶活性降低,活性维生素 D_3 缺乏。活性维生素 D_3 能促进肠及肾小管吸收钙,抑制骨钙释放,促进骨形成。活性维生素 D_3 还能直接与甲状旁腺 1,25-$(OH)_2$-维生素 D_3 受体结合,抑制甲状旁腺激素(parathyroid hormone,PTH)分泌,有效改善肾性骨营养不良及继发性甲状旁腺功能亢进。

2)口服碳酸钙:可补充钙离子,提高血钙水平,纠正低钙血症,对抗高钾血症对心功能的损害。钙离子能在肠道与磷结合,促进其排出体外,从而改善高磷血症。

(3)营养支持药:补充必需氨基酸对慢性肾衰竭患者有独特的疗效。补充必需氨基酸可使体内的必需氨基酸/非必需氨基酸比例失调得到纠正,有利于蛋白的合成,使氮代谢产物的生成减少。α-酮酸通过氨基转移酶的酶促反应,利用体内的含氮代谢合成必需氨基酸,在提高必需氨基酸比例的同时降低血中尿素水平,延缓慢性肾衰竭的进展。一般配合低蛋白饮食,2.52~5.04g,每日 3 次,用餐时服用。

(4)清除肠道毒物:吸附剂包醛氧淀粉在患者肠道内通过其醛基与氮质产物结合成络合物而排出体外,长期服用可降低血尿素氮水平。降钾树脂通过 K^+-Na^+(或 $2K^+$-Ca^{2+})交换

的形式使 K^+ 随粪便排出，改善高血钾状态。

2. 治疗方案

(1)纠正酸中毒和水、电解质紊乱

1)纠正代谢性中毒：代谢性酸中毒的处理主要为口服碳酸氢钠($NaHCO_3$)，轻者1.5～3.0g/d即可；中、重度患者3～15g/d，必要时可静脉输入。可将纠正酸中毒所需之 $NaHCO_3$ 总量分3～6次给予，在48～72小时或更长时间后基本纠正酸中毒。对有明显心力衰竭的患者，要防止 $NaHCO_3$ 输入量过多，输入速度宜慢，以免心脏负荷加重；也可根据患者的情况同时口服或注射呋塞米20～200mg/d，以增加尿量，防止钠潴留。

2)水钠紊乱的防治：为防止出现水钠潴留需适当限制钠摄入量，一般NaCl的摄入量应不超过6～8g/d。有明显水肿、高血压者，钠摄入量一般为2～3g/d(NaCl摄入量为5～7g/d)，个别严重病例可限制为1～2g/d(NaCl 2.5～5g)。也可根据需要应用袢利尿药，呋塞米20～200mg/次，2～3次/天。噻嗪类利尿药及潴钾利尿药对CRF患者(Scr>220μmol/L)不宜应用，因此时疗效甚差。对严重肺水肿急性左心衰竭者，常需及时给予血液透析或持续性血液滤过，以免延误治疗时机。

对慢性肾衰竭患者的轻、中度低钠血症一般不必积极处理，而应分析其不同的原因，只对真性缺钠者谨慎地进行补充钠盐。对严重缺钠的低钠血症者，也应有步骤地逐渐纠正低钠状态。对"失钠性肾炎"患者，因其肾脏失钠较多，故需要积极补钠，但这种情况比较少见。

3)高钾血症的防治：首先应积极预防高钾血症的发生。当GFR<25ml/min(或Scr>309.4～353.6μmol/L)时，即应适当限制钾的摄入。当GFR<10ml/min或血清钾水平>5.5mmol/L时，则应更严格地限制钾的摄入。在限制钾摄入的同时，还应注意及时纠正酸中毒，并适当应用利尿药(呋塞米、布美他尼等)增加尿钾的排出。

对已有高钾血症的患者，还应采取更积极的措施：①积极纠正酸中毒，除口服碳酸氢钠外，必要时(血钾>6mmol/L)可静脉给予(静脉滴注或注射)碳酸氢钠10～25g，根据病情需要4～6小时后还可重复给予。②给予袢利尿药，最好静脉或肌内注射呋塞米40～80mg(或布美他尼2～4mg)，必要时将剂量增至100～200mg/次，静脉注射。③应用葡萄糖-胰岛素溶液输入(葡萄糖4～6g中加胰岛素1U)。④口服降钾树脂，一般5～20g/次，3次/天，增加肠道钾的排出。其中以聚苯乙烯磺酸钙(如sorbisterit等)更为适用，因为离子交换过程中只释放出钙，不释放出钠，不致增加钠负荷。⑤对严重高钾血症(血钾>6.5mmol/L)，且伴有少尿、利尿效果欠佳者，应及时给予血液透析治疗。

(2)高血压的治疗：对高血压进行及时、合理的治疗，不仅是为了控制高血压的某些症状，而且是为了积极主动地保护靶器官(心、肾、脑等)。ACEI、ARB、钙通道阻滞药、袢利尿药、β受体拮抗剂、血管扩张剂等均可应用，以ACEI、ARB、钙通道阻滞药的应用较为广泛。ACEI及ARB有使血钾升高及一过性血肌酐升高的作用，在选用和应用过程中应注意检测相关指标。透析前慢性肾衰竭患者的血压应<130/80mmHg，但维持透析患者的血压一般不超过140/90mmHg即可。

(3)贫血的治疗：首先需排除失血等因素，血红蛋白(Hb)<100～110g/L或血细胞比容(HCT)<30%～33%即可开始应用rHuEPO治疗。一般开始用量为每周80～120U/kg，分2～3次注射(或2000～3000U/次，每周2～3次)，皮下或静脉注射；以皮下注射更为理想，既可达到较好的疗效，又可节约用量1/4～1/3。对透析前慢性肾衰竭患者来说，可使用小剂量

疗法(2000～3000U,每周1～2次),疗效佳,副作用小。直至Hb上升至120(女)～130(男)g/L或HCT上升至33%～36%视为达标;如Hb>130g/L,宜谨慎观察。在维持达标的前提下,每个月调整用量1次,适当减少EPO的用量。个别透析患者的rHuEPO剂量可能需有所增加(3000～4000U/次,每周3次),但不应盲目单纯加大剂量,而应当首先分析影响rHuEPO疗效的原因,有针对性地调整治疗方案。

影响rHuEPO疗效的主要原因是功能性缺铁,因此在应用rHuEPO时,应同时重视补充铁剂,否则疗效常不满意。

CRF贫血患者如果出现以下情况应给予铁剂治疗:①血清铁蛋白(SF)及转铁蛋白饱和度(TSAT)水平处于绝对铁缺乏,即TSAT<20%,非透析和腹膜透析患者SF<100μg/L,血液透析患者SF<200μg/L。②SF在200～500μg/L之间和(或)TSAT≤30%时,如果血红蛋白有望升高,红细胞生成刺激剂(ESA)的用量有望降低,应给予补铁治疗。③原则上SF>500μg/L不常规应用静脉补铁治疗,但当患者排除急性期炎症等情况,高剂量的ESA仍不能改善贫血时,可试用铁剂治疗。非透析患者及腹膜透析患者可先试用口服途径补铁,或根据铁缺乏状态直接应用静脉铁剂治疗;血液透析患者起始应优先选择静脉途径补铁。口服补铁剂量为20mg/d,3个月后再次评价铁状态,如果铁状态、血红蛋白没有达到目标值(每周ESA 50～100U/kg的治疗条件下),或口服铁剂不能耐受者,推荐改用静脉途径补铁;静脉途径铁剂维持性治疗使用的剂量和时间间隔应根据患者对铁剂的反应、铁状态、血红蛋白水平、ESA的用量、ESA的反应及近期并发症等情况调整。

(4)低钙血症、高磷血症和肾性骨病的治疗:当GFR<30ml/min时,除限制磷摄入外,可应用磷结合剂口服,如碳酸钙、醋酸钙、司维拉姆、碳酸镧等。碳酸钙一般每次0.5～2g,每日3次,餐中服用。对明显的高磷血症[血磷>7mg/dl(2.26mmol/L)]或血清钙、磷乘积>55(mg^2/dl^2)者,则应暂停应用钙剂,以防转移性钙化的加重。此时可短期服用氢氧化铝制剂(10～30ml/次,每日3次),待钙、磷乘积<55(mg^2/dl^2)时再服用钙剂。司维拉姆、碳酸镧为新型的不含钙的磷结合剂,可有效降低血磷水平而不增加血钙水平。

对明显的低钙血症患者,可口服骨化三醇0.25μg/d,连服2～4周;如血钙和症状无改善,可将用量增加至0.5μg/d;对血钙不低者,则宜隔日口服0.25μg。凡口服骨化三醇患者,治疗中均需要监测血钙、磷、甲状旁腺激素(PTH)浓度,使透析前患者的血全段甲状旁腺激素(iPTH)保持在35～110pg/ml(正常参考值为10～65pg/ml);使透析患者的血钙磷乘积尽量接近目标值的低限($Ca \times P < 55mg^2/dl^2$),血PTH保持在150～300pg/ml,以防止生成不良性骨病。对已有生成不良性骨病的患者,不宜应用骨化三醇或其类似物。

(5)防治感染:平时应注意预防各种病原体的感染。抗生素的选择和应用原则与一般感染相同,剂量需根据肾小球滤过率进行调整。在疗效相近的情况下,应选用肾毒性最小的药物。

(6)高脂血症的治疗:透析前慢性肾衰竭患者与一般高脂血症患者的治疗原则相同,应积极治疗。但对维持透析患者,高脂血症的标准宜放宽,以血胆固醇水平保持在6.5～7.8mmol/L(250～300mg/dl)、血甘油三酯水平保持在1.7～2.3mmol/L(150～200mg/dl)为宜。

(7)口服吸附疗法和导泻疗法:口服包醛氧淀粉、药用炭制剂、大黄制剂或甘露醇(导泻疗法)等,均是应用胃肠道途径增加尿毒症毒素的排出。这些疗法主要应用于透析前慢性肾衰竭患者，对减轻患者的氮质血症起到一定的辅助作用，但不能依赖这些疗法作为治疗的主要手段。

(8)其他：①糖尿病肾衰竭患者随着 GFR 的不断下降，因胰岛素灭活减少，必须相应调整胰岛素的用量，一般应逐渐减少。②高尿酸血症如有痛风，则予以别嘌醇 0.1g，每日口服 1～2 次。有研究显示别嘌醇治疗高尿酸血症有助于延缓肾功能恶化，并减少心血管疾病风险，但需大规模循证医学证据证实。③皮肤瘙痒：口服抗组胺药物，控制高磷血症及强化透析，对部分患者有效。

3. 慢性肾衰竭的用药原则和给药方法　大多数药物完全或部分经肾脏排出体外，故肾小球滤过率(GFR)下降往往引起药动学和药效学的变化，并可能由此引起药物的疗效和不良反应发生变化。GFR 重度下降的肾衰竭患者在肾脏替代治疗期间，药物的清除还会受到透析或其他血液净化治疗的影响。因此，临床药师应熟悉肾衰竭患者的用药原则与方法，以保证 CRF 患者的药物疗效及防止药物不良反应。

(1)用药原则：①了解常用药物的药动学和药效学特点，必要时仔细阅读药品说明书或有关的临床药理专著；②仔细了解患者的肾功能情况及其他病理生理状况(如肝功能、血清蛋白水平、酸碱平衡及电解质代谢状况等)；③熟悉肾衰竭及其他病理生理状况时的用药方法，首先选用肾毒性作用相对较小的药物；④如确需应用某些有肾毒性的药物，则应根据相应的方法减少药物剂量或延长用药间隔；⑤对某些治疗窗(指低于中毒浓度的有效浓度范围)相对较窄的药物，如有条件，可测定药物血清或血浆浓度(如地高辛、氨茶碱、氨基糖苷类抗生素、万古霉素等)；⑥应按肾功能减退的程度调整某些药物特别是以原形经肾排泄的药物的剂量，个体化用药，注意药物的相互作用；⑦认真进行临床观察，及时发现某些不良反应，及时进行恰当处理。

(2)负荷剂量和维持剂量

1)负荷剂量：不需要调整，同肾功能正常者。

2)维持剂量：有些药物可以与正常人的剂量相似；但主要经肾脏排泄的药物则其维持给药量常需予以调整，一是调整给药剂量，二是调整给药间期，或两者都进行调整。

减少每日或每次的给药剂量而给药间期不变：①肾功能轻、中和重度损害时各给正常量的 1/2～2/3、1/5～1/2 和 1/10～1/5；②如某些药物基本上全部经肾排泄，则可以每日或每次量除以患者的血肌酐值(mg/dl)，即为患者每日或每次应用的剂量。

延长给药间歇而每次的给药量不变：①据肾功能减退程度延长给药间期；②如某些药物基本上全部经肾排泄，则以正常人的给药间期乘以患者的血肌酐值(mg/dl)为患者的给药间隔时间。

根据公式计算出应调整的给药剂量或时间间隔：$I_{RF}=I_{NL}\cdot[1-F_K(1-K_f)]^{-1}$，即 $I_{NL}/(I_{RF})=1-F_K(1-K_f)$；或 $D_{RF}=D_{NL}\cdot 1-F_K(1-K_f)$，即 $D_{RF}/D_{NL}=1-F_K(1-K_f)$。式中，$I_{NL}$ 为正常人的药物时间间隔；D_{NL} 为正常人的药物剂量；I_{RF} 为肾衰竭患者的药物时间间隔；D_{RF} 为肾衰竭患者的药物剂量；F_K 为原形药物经肾脏排泄的百分比；K_f 为肾衰竭患者的肾功能为正常肾功能的百分比；$K_f=Cl_{RF}/Cl_{NL}$＝肾衰竭患者肌酐清除率/正常人的肌酐清除率＝$Cl_{RF}/100$。

(3)透析清除后的剂量补充：对血液透析或腹膜透析清除显著的药物，则需在透析后补充剂量。可根据透析清除的多少确定每天或每次透析后应补充的剂量。药物补充剂量=(药物理想血浆水平-目前血浆水平)×分布容积×kg(体重)。

(4)常用药物的剂量调整和注意事项

抗生素类:各种抗生素在肾衰竭时的应用可分为3类。

1)基本上不调整剂量者:有红霉素、阿奇霉素、克林霉素、利奈唑胺、多西环素、米诺环素、替加环素、利福平、异烟肼等。多西环素在肾功能重度减退时大部分由肠道排出;利福平、异烟肼在肾功能减退时不在体内蓄积;红霉素及其他大环内酯类抗生素在肾功能减退时血浆半衰期稍延长,但无需减量。

2)不用或尽量避免使用者:包括四环素类(多西环素除外)、磺胺类、呋喃类、头孢唑林等。

3)肾衰竭时需调整剂量或延长给药间隔者:有林可霉素、两性霉素B、甲硝唑、氨基糖苷类、多黏菌素类、乙胺丁醇、氧氟沙星、万古霉素及部分头孢菌素类(头孢他啶、头孢噻肟、头孢吡肟、头孢克肟、头孢克洛、头孢氨苄、头孢拉啶)等。碳青霉烯类如亚胺培南等在严重肾衰竭时也需减量(25%~50%),氨曲南严重肾衰竭时需减量1/2~3/4(或用药间隔延长2~4倍)。林可霉素、青霉素等的半衰期在肾功能减退时有一定的延长,但因毒性较低,故仅需略减少剂量。某些抗病毒药在肾衰竭时也需减量,如阿昔洛韦在严重肾衰竭时需减量1/2;更昔洛韦在中度肾衰竭时需减量1/2~3/4(用药间隔延长2~4倍),在严重肾衰竭时需减量3/4~7/8(用药间隔延长4~8倍)。

肾衰竭时药物和蛋白的结合减少,可使β-内酰胺类抗生素的神经毒性增加,重者可发生神志障碍、昏迷、抽搐等脑病表现。许多抗生素有"抗生素后效应",如氨基糖苷类、氟喹诺酮类、万古霉素等,故在给药间期可不必将血药浓度维持在最小抑菌浓度之上。肾衰竭时,应用氨基糖苷类、万古霉素和红霉素等多种抗生素时可出现耳毒性和前庭毒性。药物及其代谢产物的蓄积,加之尿毒症患者潜在的尿毒症神经病变,可影响第八对脑神经。

由于腹腔的分布容积小,结合蛋白少,大多数腹腔给药的抗生素可全身吸收,腹膜炎时吸收增加。

心血管病药物:肾衰竭患者高血压的治疗原则与非尿毒症患者大致相同,但药物的选择可能有所不同。如水负荷多的患者选用利尿药控制血压时常选用袢利尿药,因为GFR<30ml/min时噻嗪类利尿药通常无作用;应避免使用保钾利尿药,以防出现高钾血症。β受体拮抗剂对有心绞痛或近期心肌梗死的患者较好,在肾功能不全时半衰期延长,需适当减量以避免低血压。ACEI或ARB可能引起少数患者发生高钾血症,应用中应密切观察。除贝那普利和福辛普利是经肝、肾双通道排泄外,多数ACEI类药物均主要经肾排泄,故ACEI的治疗通常从低剂量开始,肾衰竭时应适当减量。

抗心律失常药也在一定程度上经肾排泄,也应从小剂量开始应用,逐渐调整剂量,至心律失常消失和辅助用药出现。普罗帕酮及其活性代谢产物5-羟普罗帕酮的分布不受肾功能不全的影响,肾功能不全时不必调整剂量。硝酸甘油、钙通道阻滞药和肾上腺素能调节剂的使用也无须调整剂量。

神经精神药物:大部分麻醉药、镇静药、神经精神用药是经肝脏代谢的,但肾衰竭时药物的治疗和毒性作用的敏感性增加,这可能是由于药动学的变化及尿毒症毒素的作用等多种因素的影响。因此,虽然肾衰竭时这些药物多数不需调整剂量,但最好减量使用,并根据临床反应调整剂量。

应用盐酸哌替啶时应特别小心,因长期应用此药可引起去甲盐酸哌替啶蓄积(该产物可兴奋中枢神经系统,诱发癫痫)。中、重度肾衰竭时哌替啶、吗啡应减量1/2。中、重度肾衰竭时拟胆碱药新斯的明应减量1/2~3/4。

地西泮、氟西泮和氯氮䓬的活性代谢产物在肾衰竭时常蓄积,使其作用延长,应避免长期应用。咪达唑仑的主要代谢产物α-羟咪达唑仑在肾衰竭时蓄积,可使镇静作用延长。

抗抑郁药一般无须减量,但三环抗抑郁药的副作用增加,首剂量应小,然后再逐渐增加至有效剂量。吩噻嗪类的锥体外系症状和精神状态改变在肾衰竭时可能增加,需给予最小剂量。

降血糖药与调脂药:糖尿病伴肾功能不全患者在应用胰岛素和某些口服降血糖药物时应慎重,因为这些药物或其代谢产物在肾衰竭时可蓄积,引起低血糖或乳酸性酸中毒等严重并发症。

中、重度肾衰竭患者的胰岛素用量一般应减少1/3,并注意根据血糖水平调整用量。阿卡波糖(acarbose)是一种α-葡糖酐酶抑制剂,在肾功能不全的患者中应用比较安全。磺脲类药物在肝代谢为活性或非活性代谢产物,药物原形及其代谢产物经主要经肾排泄,肾衰竭时磺脲类药物如格列本脲(glibenclamide)的原形或代谢产物易蓄积,导致严重低血糖。二甲双胍(Metformin)主要在肾脏清除,代谢甚少,在肾衰竭时可蓄积引起乳酸性酸中毒,在中、重度肾衰竭时不宜应用。甲苯磺丁脲(tolbutamide)、格列吡嗪(glipizide)、格列齐特(gliclazide)和格列喹酮(gliquidone)一般较少引起低血糖,因其代谢产物是非活性代谢产物或降糖作用较弱。

肾衰竭患者应用降脂药应相当谨慎,许多降脂药如洛伐他汀、辛伐他汀、阿托伐他汀等可使横纹肌溶解增加,这类药物如与环孢素或烟酸合并使用时肌肉溶解更易发生,应注意观察。

抗风湿病药和抗痛风药:由于非甾体抗炎药(NSAIDs)可拮抗肾组织的前列腺素,可能对老年或血容量减少者的肾组织血供产生不利影响,故一般不宜大剂量或长期应用。如临床确有必要应用NSAIDs,轻、中度肾衰竭时一般不必减量,但重度肾衰竭时NSAIDs应从低剂量开始。重度肾衰竭时青霉胺、金制剂等抗风湿病药需避免应用。

肾衰竭患者的高尿酸血症发生率升高,应根据肾功能水平调整抗痛风药的剂量。重度肾衰竭时秋水仙碱宜减量1/2,别嘌醇减量1/2~3/4。肾衰竭时应用秋水仙碱可引起肌痛和多发性神经病变,应密切观察。

免疫抑制剂与抗肿瘤药物:糖皮质激素一般不需减量。免疫抑制剂环孢素、他克莫司一般不需减量,但它们本身有一定的肾毒性,故血肌酐>265μmol/L时需慎用。中、重度肾衰竭时环磷酰胺、硫唑嘌呤、吗替麦考酚酯等需适当减量。

中、重度肾衰竭时丝裂霉素、卡铂、顺铂、奥沙利铂、美法仑、苯丁酸氮芥、依托泊苷等抗肿瘤药需适当减量。甲氨蝶呤在中度肾衰竭时应减量1/2,重度肾衰竭时不宜应用。

消化系统药物:肾衰竭患者常伴发消化性溃疡等胃肠道疾病,某些胃肠道用药常引起不良反应。硫糖铝及其他含铝、镁、钙的制剂应避免使用,因肾衰竭时它们的清除减弱,过多使用会造成铝蓄积,铝的毒性主要表现为骨病、贫血和神经损害。H_2受体拮抗剂主要经肾排泄,肾衰竭时需减量,西咪替丁、雷尼替丁均需减量1/2~3/4,法莫替丁需减量1/2~9/10。

质子泵抑制剂奥美拉唑、兰索拉唑、泮托拉唑等一般不需减量。

大部分胃动力药和止吐药在肾衰竭时无需调整剂量；但肾衰竭时应用甲氧氯普胺易引起锥体外系症状，应减量1/2～2/3。

总之，肾衰竭患者用药时，应注意根据肾功能损害的程度、药物的药动学和药效学特点制订治疗方案，提倡个体化用药。在应用毒性较大的药物，且该种药物的治疗浓度与中毒浓度相差较小时，最好能监测药物的血药浓度。对透析患者，则制订治疗方案时应同时考虑透析对药物的清除能力。

（五）药物治疗管理

1. 疗效评价　定期监测肾功能、肝功能、电解质、血压、血糖、糖化血红蛋白、血脂。贫血患者尚需监测转铁蛋白饱和度（TSAT）、血清铁蛋白（SF）、血红蛋白、血细胞比容、网织红细胞计数；有骨病的患者需监测甲状旁腺激素；使用抗凝治疗的患者需监测凝血功能。定期评估患者的营养状态。

2. 药物不良反应评价

（1）药物不良反应及防治

1）rHuEPO可出现过敏、胃肠道反应和输液反应等不良反应。输液反应通常发生在用药后的1～2小时，可持续12小时，2周以后可自行消失。常见的不良反应还包括高血压、癫痫、血栓栓塞及高钾血症等。少见的不良反应如纯红细胞再生障碍（pure red cell aplasia，PRCA）性贫血可能是由于rHuEPO与内源性EPO存在差异，导致rHuEPO具有抗原性，从而诱导抗体产生。皮下注射较静脉注射更易诱发抗EPO抗体。

2）口服铁剂的不良反应包括胃灼热感、恶心、上消化道不适、便秘及腹泻，可从小剂量开始，确无不适症状后，再将剂量渐渐增到所需的水平。右旋糖酐铁的急性过敏反应表现为呼吸困难、潮红、胸痛和低血压，过敏反应多发生于静脉滴注后的数分钟内，静脉推注肾上腺素、苯海拉明及皮质激素后很快好转。蔗糖铁的过敏反应罕见。静脉铁剂的不良反应包括头痛、不适、发热、全身淋巴结病、关节痛、荨麻疹等。

3）钙补充剂最常见的不良反应是胃肠道刺激症状，如恶心、胃痛、便秘等。人体长期大量服用钙剂可能会发生高血钙、尿钙增高、肾结石、异位钙化、动脉粥样硬化等不良现象。复方氨基酸螯合钙引起便秘的概率较少。活性维生素D可引起高钙血症、食欲减退、头痛、呕吐、便秘、皮肤瘙痒。

4）α-酮酸的常见不良反应为高钙血症。降钾树脂的常见不良反应为有恶心、呕吐、胃痛、食欲缺乏、便秘等。

（2）药物不良反应监护和监测指标：询问患者是否有食欲减退、恶心、头痛、便秘等症状，是否出现药物过敏、输液反应。定期监测血压、血常规、血钙、血磷、甲状旁腺激素等。

降压、降脂、抗凝等药物监护见“肾病综合征”部分。

3. 用药教育及生活方式教育

（1）用药教育

1）钙剂可以补充钙，也可以降低血磷含量。以前者为目的时，服药时间在两餐之间；以后者为目的时，服药时间应在餐时服用，将钙剂嚼碎与饭同服，使得钙与食物中的磷络合为难溶性的磷酸钙，从而减少食物中磷的吸收，达到降磷的目的。

2）重组人促红素治疗贫血药物，可以静脉和皮下注射，静脉注射较皮下注射易发生高血压，因此需密切监测血压变化情况。缓释铁剂应整片吞服，于饭后服用。

3）α-酮酸可以减少尿毒症相关毒素的产生，改善肾性高磷血症和继发性甲状旁腺功能亢进，该药需餐时与食物同服。

4）口服药物均可有恶心、食物减退等不良反应，一般较轻微，可以耐受。

5）慢性肾衰竭患者服用药物较多，应向医师说明目前服用的所有药物，包括非肾脏病治疗药物，避免药物相互作用和重复用药。

（2）营养管理：限制蛋白饮食是慢性肾衰竭治疗的重要环节，能够减少含氮代谢产物的生成，减轻症状及相关的并发症，甚至可能延缓病情的进展。CRF 患者的蛋白摄入量一般为 0.6～0.8g/（kg·d），以满足其基本生理需要。糖尿病肾病患者则从出现显性蛋白尿起就应该限制蛋白摄入，推荐蛋白摄入量为 0.8g/（kg·d）。患者饮食中的动物蛋白（如蛋、瘦肉、鱼、牛奶）与植物蛋白（包括大豆蛋白）应保持合理的比例，一般两者各占一半左右；对蛋白摄入量限制较严格［0.4～0.6g/（kg·d）］的患者，动物蛋白可占 50%～60%，以增加必需氨基酸的摄入比例。

如有条件，患者在低蛋白饮食［0.4～0.6g/（kg·d）］的基础上可同时补充适量［0.1～0.2g/（kg·d）］的必需氨基酸或（和）α-酮酸；此时患者饮食中的动物蛋白与植物蛋白的比例可不加限制，也可适当增加植物蛋白的摄入（占 50%～70%）。α-酮酸的优点在于它与氨基（$—NH_2$）生成必需氨基酸，有助于尿素氮的再利用和改善蛋白营养状况；由于α-酮酸制剂中含有钙盐，对纠正钙磷代谢紊乱、减轻继发性甲旁亢也有一定的疗效。

无论应用何种饮食治疗方案，患者都必须摄入足量的热量，一般为 125.6～146.5kJ/（kg·d）［30～35kcal/（kg·d）］，此外还需注意补充维生素及叶酸等营养素以及控制钾、磷等的摄入。磷摄入量一般应<600～800mg/d；对严重高磷血症患者，还应同时给予磷结合剂。

（3）随访及自我监测项目：定期门诊随访；定期自我监测血压、心率、血糖、体重变化。

（4）药品储存：重组人促红素应保存于冰箱冷藏室内，常温保存的药物需放置在阴凉处，在药品有效期内使用。

（六）案例分析

案例一：

1. 主题词　慢性肾衰竭；继发性甲旁亢；肾性贫血；骨化三醇。

2. 病史摘要　患者，女，45 岁，体重 58kg，身高 160cm，因“反复腰酸腰痛 1 年余”入院。患者 1 年多前开始出现腰部酸痛感，活动后加重，后出现体温升高，伴全身皮疹；夜尿增多，尿中无泡沫，尿色无异常，未予重视。1 周前患者出现双下肢、双手、眼睑及面部水肿，查尿蛋白 3+，血肌酐 1327μmol/L，为行腹透置管入院。

患者有高血压史 10 余年，血压最高 220/180mmHg，目前服用硝苯地平控释片、多沙唑嗪缓释片，血压控制在 150～140/90～100mmHg。否认糖尿病史。

体格检查：体温 37.5℃，脉搏 84 次/分，呼吸 22 次/分，血压 150/100mmHg，双下肢、眼睑及面部轻度凹陷性水肿。

实验室检查：

血液检查：红细胞计数 2.46×10^{12}/L，血红蛋白 68g/L，血细胞比容 21.2%，血小板计数 230×10^{9}/L，白细胞计数 4.54×10^{9}/L，中性粒细胞百分比 54.9%，网织红细胞百分比 2.30%；铁蛋白 469.9ng/ml；维生素 B_{12} 473.6pg/ml，叶酸 8.1ng/ml；促红细胞生成素

6.7mIU/ml;血清铁30.7μmol/L,血总铁结合力36μmol/L,血不饱和铁结合力5μmol/L,血转铁蛋白1.57g/L;血白蛋白35g/L,血肌酐1378μmol/L;血钙2.05mmol/L,血磷2.11mmol/L,血钠143mmol/L,血钾4.7mmol/L;血全段甲状旁腺激素457.5pg/ml,血骨钙素209.4ng/ml,血25-羟基维生素D<7.5nmol/L,血降钙素<2.00pg/ml,纤维蛋白原627mg/dl,D-二聚体1.05mg/L。

动脉血气(吸空气):pH 7.31,二氧化碳分压23mmHg,氧分压92mmHg,实际碳酸氢盐11.6mmol/L,标准碳酸氢盐14.9mmol/L,实际碱剩余-14.7,标准碱剩余-12.8,氧饱和度96%。

尿液检查:24小时尿蛋白1.17g。

入院诊断:慢性肾脏病5期,原发性高血压,继发性甲状旁腺功能亢进症,肾性贫血。

3. 治疗方案

(1)纠酸:碳酸氢钠片1g po qd。

(2)降压:硝苯地平控释片30mg po bid;多沙唑嗪缓释片4mg po qn。

(3)贫血治疗:重组人促红素注射液5000IU ih biw;琥珀酸亚铁片0.1g po tid。

(4)肾性骨病治疗:碳酸钙D_3片0.6g po qd;骨化三醇胶丸0.25μg po qd。

4. 药学监护要点

(1)纠酸:每日监测动脉血气至pH正常。

(2)降压:每日监测血压,控制目标为140/90mmHg。

(3)贫血治疗:每3个月监测血总铁结合力、血清铁蛋白;每2~4周监测血红蛋白(目标为120g/L)、血细胞比容(目标为33%~36%)、网织红细胞百分比;每日询问患者有无头痛。

(4)肾性骨病治疗:每2周测定血钙(目标为<2.54mmol/L)、血磷、iPHT(目标为150~300pg/ml)。

5. 药学监护过程　患者入院后评估病情,处于中、重度继发性甲状旁腺功能亢进症,临床药师根据指南,建议采用骨化三醇大剂量间歇疗法,减少高钙血症的发生。治疗2周后,患者血红蛋白75g/L,血细胞比容24.3%,网织红细胞百分比2.1%,钙2.15mmol/L,无机磷1.80mmol/L,全段甲状旁腺激素368pg/ml。4周后随访患者,血红蛋白83g/L,血细胞比容27.6%,血钙、磷在正常范围内,全段甲状旁腺激素288pg/ml。骨化三醇减为0.25μg,每日1次,口服。未有明显的药物不良反应。

6. 药学分析与建议　慢性肾衰竭患者常常存在着矿物质代谢的紊乱,继发性甲状旁腺功能亢进(SHPT)是矿物质代谢紊乱的重要表现类型之一,其不仅可引起骨骼的严重损害,而且可以加重钙磷代谢异常,引起皮肤瘙痒、贫血、神经系统损害及心血管疾病等。根据K/DOQI指南的建议,从慢性肾脏病3期就应监测血钙、血磷和全段甲状旁腺激素(iPTH)水平,及时纠正钙、磷代谢紊乱,预防SHPT的发生,或及时发现SHPT并及时治疗,避免给患者造成严重损害。

该患者入院时已存在高磷低钙、iPTH升高现象,为中、重度SHPT,需积极治疗。治疗SHPT,首先应限制每日饮食中磷的摄入量控制于800~1000mg以内,对于通过饮食控制血磷仍不能达目标范围的,可使用磷结合剂。常用的有含钙的磷结合剂,如碳酸钙、醋酸钙等,并于餐中服用,以最大限度地发挥降血磷的作用(为防止高血钙,由含钙的磷结合剂提供的总钙量不应超过1500mg/d,包含饮食在内的总钙摄入量应低于2000mg/d)。如有高钙血症,则宜选用不含钙的磷结合剂,如碳酸镧。其次,需调整血钙在目标范围内,对于低血钙伴有低钙症状或iPTH高于目标值范围者,可补充钙剂或使用活性维生素D制剂(如骨化三醇)。活性维生素D作用于甲状旁腺,降低PTH基因的转录,减少甲状旁腺细胞的增殖,抑制PTH的合成与分泌;还可促进小肠对钙的吸收,提高血钙水平,反馈性抑制PTH分泌。

根据我国《活性维生素D在慢性肾脏病继发性甲旁亢中合理应用的专家共识》推荐,对于该患者,iPTH的控制目标在150~300pg/ml;当大于该目标值时,应给予活性维生素D制剂,活性维生素D治疗前必须纠正钙、磷水平异常,使$Ca \times P < 55mg^2/dl^2$,临床常用骨化三醇。对于中、重度患者,可采用大剂量间歇冲击疗法,骨化三醇用法为每次1~2μg,每周2次,口服。如经治疗4~8周后iPTH水平没有明显下降,则每周的药物剂量增加25%~50%;一旦iPTH降到目标范围,药物剂量减少25%~50%,并根据iPTH水平不断调整剂量。最终选择最小剂量间断或持续给药,维持iPTH在目标范围内,小剂量持续给药一般0.25μg,每日一次,口服。根据共识推荐,调整骨化三醇给药方案为2μg po biw。

肾性贫血是慢性肾衰竭的重要临床表现,贫血若未及时纠正,将使患者的生活质量下降,心血管并发症的风险增加。肾性贫血最可能的原因是促红细胞生成素(EPO)缺乏,主要药物治疗包括补充EPO(常用重组人促红细胞生成素,rHuEPO)和铁剂。根据我国《重组人促红细胞生成素在肾性贫血中合理应用的专家共识(2010)》和KDIGO《Clinical Practice Guideline for Anemia in Chronic Kidney Disease》推荐,对于非透析的CKD 5期患者,血红蛋白(Hb)<90g/L时开始考虑给予rHuEPO,首选皮下给药,初始治疗剂量为100~120IU/(kg·w),治疗靶目标为Hb 110~120g/L;对于Hb<70g/L的患者,应适当增加初始剂量。初始治疗时Hb的增长速度应控制在每月10~20g/L的范围内稳定提高,4个月达到Hb靶目标值。如每月的Hb增长速度<10g/L,除外其他贫血原因,应增加rHuEPO使用剂量的25%;如每月的Hb增长速度>20g/L,应减少rHuEPO使用剂量的25%~50%,但不得停用。维持治疗阶段,rHuEPO的使用剂量约为诱导治疗期的2/3。若维持治疗期Hb的浓度每月改变>10g/L,应酌情增加或减少rHuEPO剂量的25%。将每周的rHuEPO用药剂量分1~3次给药,有利于充分发挥药效;rHuEPO 1万U,每周1次给药也有相似的疗效,且可减少患者的注射次数,增加依从性。该患者血红蛋白68g/L,体重58kg,需酌情增加初始剂量,目前rHuEPO 5000IU,每周2次,皮下注射,剂量给药方式较合理,可在用药后2~4周检测Hb水平,评估治疗效果。

临床上对rHuEPO反应低的主要原因为缺铁,在贫血治疗的初始阶段需评估机体铁状态。肾性贫血应用rHuEPO治疗的患者,若需提高Hb水平,可给予非透析患者1~3个月的口服铁剂。患者因血红蛋白68g/L,偏低,可给予琥珀酸亚铁片治疗。

7. 药物治疗小结　患者为中年女性,慢性肾衰竭未行透析治疗,入院时有中、重度继发性甲状旁腺功能亢进症。临床药师根据相关指南,优化骨化三醇的治疗方案,减少潜在的药物不良反应,取得了良好的治疗效果。

案例二:

1. 主题词　慢性肾衰竭;维持性腹透;腹膜炎。

2. 病史摘要　患者,男,66岁,体重52kg,身高149cm,因"维持腹透1年余,伴下腹痛3天"入院。患者自9年前开始双下肢偶有水肿,夜间较重,夜尿增多,予α-酮酸及中药治疗,血肌酐逐渐上升,1年半前查血肌酐530μmol/L,诊断为"慢性肾脏病5期",开始腹膜透析治疗。目前的腹透方案为1.5%腹膜透析液1.5L q3h ×4天,不过夜。3天前患者出现腹部疼痛,以左下腹尤为明显,呈钝痛,压痛明显,伴恶心,无咳嗽、咳痰,无发热,无腹泻,无夜间阵发性呼吸困难、端坐呼吸等不适。伴腹透液混浊。行血常规示WBC 14.94 ×10^9/L,N 90%;行腹透液常规检查示:WBC 4048/mm^3,N 95%,淋巴细胞5%。病程中患者食欲较差,睡眠不佳,大便无殊,尿量每日200ml左右,体重无明显变化。

患者有原发性高血压病史17年,血压最高180/110mmHg,服用多沙唑嗪、非洛地平等控制血压,血压控制在140/80mmHg左右。否认糖尿病、冠心病等慢性病史。有青霉素过敏史。

体格检查:体温36.4℃,脉搏72次/分,呼吸20次/分,血压142/87mmHg;下腹部压痛明显,左下尤重;双下肢萎缩,凹陷性水肿。

实验室检查:

血常规:白细胞14.94 ×10^9/L,中性粒细胞90%;腹透液常规:颜色浑浊,白细胞4048/mm^3,中性粒细胞95%,淋巴细胞5%。

入院后第4天腹透液细菌培养+药敏试验:溶血葡萄球菌2+。敏感:苯唑西林、克林霉素、环丙沙星、庆大霉素、利奈唑胺、利福平、复方磺胺甲噁唑、喹诺普丁、四环素、万古霉素;耐药:红霉素。

入院诊断:慢性肾脏病5期,腹膜透析,腹膜透析后腹膜炎,原发性高血压,肾性贫血。

3. 治疗方案　抗感染:头孢唑林注射剂1g,注入第1、第3袋透析液中;头孢他啶注射剂1g,注入第2、4袋透析液中。

4. 药学监护要点　每日监测患者的腹透液颜色,刚开始每周至少2次检查腹透液常规、腹透液细菌培养+药敏试验;抗感染治疗有效后,可每1~2周监测腹透液常规、细菌培养+药敏试验。

患者有青霉素过敏史,头孢菌素和青霉素之间可能存在交叉过敏反应,因此在使用头孢菌素的过程中需警惕过敏反应的发生,尤其在首次用药期间。

5. 药学监护过程　患者入院后评估目前的肾功能状态,临床药师依据相关指南调整给药剂量。在腹透液细菌培养+药敏试验结果明确后,临床药师根据药敏试验结果建议停用头孢他啶,单用头孢唑林进行治疗,疗程为14天。入院用药第4天,腹透液常规示腹透液透明,白细胞89/mm^3,中性粒细胞85%。14天后停用抗生素,停药后的第1和第2周检查腹透液常规及细菌培养均为阴性。

6. 药学分析与建议　腹膜炎是腹膜透析(PD)的主要并发症,在PD患者中,感染相关的死亡中大约18%与腹膜炎相关;腹膜炎也是患者终止PD转至血液透析的一个主要原因。腹膜透析相关腹膜炎的常见病原体包括革兰阳性菌(45%)和阴性菌(15%),因此经验性抗生素的抗菌谱必须覆盖革兰阳性菌和阴性菌。根据ISPD《腹膜透析相关感染的建议:2010年更新》推荐意见,诊断明确后,应尽早开始抗菌药物治疗,第一代头孢菌素或万古霉素可以覆盖革兰阳性菌,第三代头孢菌素或氨基糖苷类药物可以覆盖革兰阴性菌。腹腔内给药优于同样剂量的静脉用药;经腹腔使用抗生素可用于每次交换(也就是持续给药)或每天仅给药一次(间断给药,需留腹6小时),间断用药与连续用药同样有效。该患者的抗菌药物选用头孢唑林和头孢拉定。

患者的腹膜透析方案为1.5%腹膜透析液1.5L q3h ×4天,不过夜,因此采用间断给药。

间断给药头孢唑林和头孢拉定的推荐给药剂量为15mg/kg，在有残余肾功能的患者（定义为尿量>100ml/d），经肾脏清除的药物按经验药物剂量应增加25%。患者体重52kg，每日尿量200ml，选用的头孢唑林和头孢他啶经计算剂量约为1g/d。因患者每袋透析液在腹中停留3小时，为达到留腹6小时的给药时间，将头孢唑林1g注入第1、第3袋透析液中，将头孢他啶1g注入第2、第4袋透析液中。

入院第4天，患者的腹透液培养结果显示为苯唑西林敏感的溶血葡萄球菌，可使用头孢唑林治疗。在治疗第4天，复查腹透液常规示腹透液透明，白细胞89/mm^3，中性粒细胞85%，说明初始经验治疗有效。根据"建议"推荐，基于该药敏试验结果，可停用抗革兰阴性菌的头孢他啶，继续给予头孢唑林治疗，疗程为14天。并且在停止抗生素治疗的1~2周后重复进行腹透流出液的培养以评估疗效和复发的风险。

7. 药物治疗小结　腹膜炎是腹膜透析的主要并发症，一经诊断需及时治疗，选用敏感抗生素，首选腹腔内给药。在细菌培养结果明确后，宜根据培养结果选择窄谱抗生素。临床药师在本次治疗中根据患者的体重、肾功能情况制订给药剂量，优化抗菌药物治疗方案，在监护患者的疗效和不良反应方面发挥了积极作用。

四、前列腺增生

良性前列腺增生（benign prostatic hyperplasia，BPH）简称前列腺增生，亦称良性前列腺肥大，是老年男性排尿障碍原因中最为常见的良性疾病。40岁以上前列腺有不同程度的增生，50岁以后多出现临床症状。

（一）病因和发病机制

有关前列腺增生发病机制的研究很多，但至今病因仍不完全清楚。前列腺的正常发育依赖于雄激素，青春期前切除睾丸，前列腺即不发育，老年后也不会发生前列腺增生。前列腺增生的患者在切除睾丸后，增生的上皮细胞会发生凋亡，腺体萎缩。受性激素的调控，前列腺间质细胞和腺上皮细胞互相影响，各种生长因子的作用，随年龄增长体内性激素平衡失调及雌、雄激素的协同效应等，可能是前列腺增生的重要病因。

（二）临床表现及诊断

1. 临床表现　前列腺增生患者多在50岁以后出现症状，60岁左右症状更加明显。前列腺增生的症状与前列腺的体积大小之间并不一致，而取决于引起梗阻的程度、病变发展的速度及是否合并感染等，症状可时轻时重。

(1)尿频：为最常见的早期症状，夜间更为显著。尿频的原因早期是因增生的前列腺充血刺激所致，随着梗阻加重，膀胱残余尿量增多，有效容量减少，尿频亦逐渐加重。此外，梗阻诱发逼尿肌功能改变，膀胱顺应性降低或逼尿肌不稳定，尿频更为明显，并出现急迫性尿失禁等症状。

(2)排尿困难：是前列腺增生最重要的症状。典型表现是排尿迟缓、断续，尿流细而无力、射程缩短、终末滴沥、排尿时间延长。如梗阻严重，残余尿量较多时，常需要用力并增加腹压帮助排尿，排尿终末常有尿不尽感。

(3)尿潴留：前列腺增生的任何阶段中都有可能发生急性尿潴留，多数因气候变化、饮酒、劳累等使前列腺突然充血、水肿所致。由于膀胱颈部梗阻，膀胱过度充盈而导致少量尿液从尿道口溢出，称充溢性尿失禁。

(4)其他症状:合并感染或结石时可出现明显的尿频、尿急、尿痛症状。增生腺体表面黏膜较大的血管破裂时,亦可发生不同程度的无痛性血尿。梗阻严重可有肾积水和肾功能损害。长期排尿困难可引发腹股沟疝、内痔与脱肛等。

2. 诊断 50岁以上的男性出现排尿不畅的临床表现,须考虑有前列腺增生的可能。为明确诊断,需做下列评估及检查。

(1)国际前列腺症状评分(I-PSS):I-PSS评分是量化BPH下尿路症状的方法,是目前国际公认的判断BPH患者症状严重程度的最佳手段(表9-6)。

表9-6 国际前列腺症状评分(I-PSS)评分表

在最近1个月内,您是否有以下症状?	在5次中						症状评分
	无	少于一次	少于半数	大约半数	多于半数	几乎每次	
1. 是否经常有尿不尽感?	0	1	2	3	4	5	
2. 两次排尿间隔是否经常小于2小时?	0	1	2	3	4	5	
3. 是否曾经有间断性排尿?	0	1	2	3	4	5	
4. 是否有排尿不能等待现象?	0	1	2	3	4	5	
5. 是否有尿线变细现象?	0	1	2	3	4	5	
6. 是否需要用力及使劲才能开始排尿?	0	1	2	3	4	5	
7. 从入睡到早起一般需要起来排尿几次?	没有	1次	2次	3次	4次	5次	
	0	1	2	3	4	5	
	症状总评分=						

注:总分0~35分;轻度症状0~7分;中度症状8~19分;重度症状20~35分

(2)直肠指诊:是重要的检查方法,前列腺增生患者均需做此项检查,需在膀胱排空后进行。多数患者可触到增大的前列腺,表面光滑,质韧、有弹性,边缘清楚,中间沟变浅或消失即可作出初步诊断。指检时应注意肛门括约肌张力是否正常、前列腺有无硬结,这些是鉴别神经性膀胱功能障碍及前列腺癌的重要体征。

(3)超声:采用经腹壁或直肠途径进行。经腹壁超声检查时膀胱需要充盈,扫描可清晰显示前列腺的体积大小、增生腺体突入膀胱的程度,以及膀胱的残余尿量。经直肠超声还可以精确测定前列腺的体积(计算公式为0.52×前后径×左右径×上下径)。另外,经腹部超声检查可以了解泌尿系统(肾、输尿管)有无积水、扩张、结石或占位性病变。

(4)尿流率检查:尿流率可以确定前列腺增生患者排尿的梗阻程度。检查时要求排尿量在150ml以上,如最大尿流率<15ml/s表明排尿不畅;如<10ml/s则表明梗阻较为严重,常是手术指征之一。如需进一步了解逼尿肌的功能,明确排尿困难是否由于其他膀胱神经源性病变所致,应行尿流动力学等检查。

(5)血清前列腺特异性抗原(PSA)测定:对于排除前列腺癌、尤其前列腺有结节或质地较硬时十分必要。但许多因素都可影响PSA的测定值,如年龄、前列腺增生、炎症、前列腺按摩以及经尿道的操作等因素均可使PSA增高。

（三）治疗原则

BPH患者药物治疗的短期目标是缓解患者的下尿路症状；长期目标是延缓疾病的临床进展，预防并发症的发生。在减少药物治疗副作用的同时保持患者较高的生活质量是BPH药物治疗的总体目标。

（四）药物治疗方案

1. 常用的治疗药物

（1）α受体拮抗剂：α受体拮抗剂是通过拮抗分布在前列腺和膀胱颈部平滑肌表面的肾上腺素能受体，松弛平滑肌，达到缓解膀胱出口动力性梗阻的作用。根据尿路选择性可将α受体拮抗剂分为非选择性α受体拮抗剂（酚苄明，phenoxybenzamine）、选择性α_1受体拮抗剂（多沙唑嗪 doxazosin、阿夫唑嗪 alfuzosin、特拉唑嗪 terazosin）和高选择性α_1受体拮抗剂（坦索罗辛 tamsulosin：$\alpha_{1A}>\alpha_{1D}$；萘哌地尔 naftopidil：$\alpha_{1D}>\alpha_{1A}$）。常用剂量如下：酚苄明开始时每日1次10mg，1日2次，隔日增加10mg，直至获得预期的临床疗效，或出现轻微的α受体阻断的不良反应，以20～40mg每日2次维持；多沙唑嗪的起始剂量为1mg，每日1次，维持量为1～8mg，每日1次；阿夫唑嗪2.5mg，每日2～3次；特拉唑嗪的起始剂量为1mg，每日1次，维持量为2～10mg，每日1次；坦索罗辛0.2mg，每日1次；萘哌地尔25～75mg，每日1次。这类药物的常见副作用包括头晕、头痛、无力、困倦、直立性低血压、逆行射精等，直立性低血压更容易发生在老年及高血压患者中。

（2）5α-还原酶抑制剂：5α-还原酶抑制剂通过抑制体内睾酮向双氢睾酮的转变，进而降低前列腺内双氢睾酮的含量，达到缩小前列腺体积、改善排尿困难的治疗目的。一般在服药3个月左右见效，停药后症状易复发，需长期服药，对体积较大的前列腺效果较明显，与α受体拮抗剂联合治疗效果更佳。包括Ⅱ型5α-还原酶抑制剂非那雄胺（finasteride）、依立雄胺（epristeride），Ⅰ和Ⅱ型5α-还原酶的双重抑制剂度他雄胺（dutasteride）。常用剂量为非那雄胺5mg，每日1次；依立雄胺5mg，每日2次；度他雄胺0.5mg，每日1次。5α-还原酶抑制剂最常见的副作用包括勃起功能障碍、射精异常、性欲低下和其他如男性乳房女性化、乳腺痛等。

（3）其他植物制剂：如普适泰、非洲臀果木提取物等适用于BPH及相关下尿路症状的治疗。常用剂量为普适泰每次1片，bid；非洲臀果木提取物50mg bid。

2. 治疗方案　下尿路症状以及生活质量的下降程度是治疗措施选择的重要依据。

（1）有下尿路症状的BPH患者：推荐坦索罗辛、多沙唑嗪、阿夫唑嗪和特拉唑嗪用于BPH的药物治疗。可以选择萘哌地尔等应用于BPH的治疗。各种α受体拮抗剂能显著改善患者的症状，使I-PSS评分平均改善30%～40%、最大尿流率提高16%～25%。α受体拮抗剂治疗后48小时即可出现症状改善，但采用I-PSS评估症状改善应在用药4～6周后进行。连续使用α受体拮抗剂1个月无明显症状改善则不应继续使用。BPH患者的基线前列腺体积和血清PSA水平不影响α受体拮抗剂的疗效，同时α受体拮抗剂也不影响前列腺体积和血清PSA水平。

（2）膀胱过度活动症（OAB）的BPH患者：对于表现为OAB症状的BPH患者，在使用α受体拮抗剂的基础上加用抗胆碱能制剂（如托特罗定、索利那新）可以显著改善患者的OAB症状以及生活质量，同时不增加急性尿潴留的发生风险。

（3）有前列腺体积增大伴下尿路症状的BPH患者：联合应用α受体拮抗剂和5α-还原

酶抑制剂治疗。BPH 临床进展危险较大的患者采用联合治疗显著降低 BPH 临床进展的危险,长期疗效优于单药治疗,建议疗程不短于 1 年。采用联合治疗前应充分考虑具体患者 BPH 临床进展的危险性、患者的意愿、经济状况、联合治疗带来的费用增长等。

(五)药物治疗管理

1. 疗效评价　定期评估国际前列腺症状评分(I-PSS)、尿流率检查和残余尿测定、直肠指检、血清 PSA 测定,以评估药物疗效,延缓疾病进展。在患者症状没有加剧,没有发展到具有外科绝对手术指征的状况下可在服药后 6 个月进行第一次随访,之后每年一次。

2. 药物不良反应评价

(1)药物不良反应

1)α 受体拮抗剂:不良反应包括眩晕、头痛、乏力、困倦、直立性低血压、逆行射精等。直立性低血压更易发生于老年人,特别是伴高血压的老年患者。乏力和眩晕等不良反应的发生同样与血管扩张和血压降低有关。开始服药后的 1 个月内应该关注药物不良反应,如果患者有症状改善同时能够耐受药物副作用,就可以继续该药物治疗。

2)5α-还原酶抑制剂:不良反应包括性欲降低、勃起功能减退、射精障碍等。其他不良反应的发生率较低。1%~2% 的患者发生男性乳房发育(乳房增大)和乳房、乳头触痛。

(2)直立性低血压的防治方法:①从小剂量开始,缓慢增加剂量(坦索罗辛和阿夫唑嗪除外)。特拉唑嗪 1mg 每晚 1 次,1~2 周后增至 2mg 每晚 1 次。停药后需重新用药的患者亦需从小剂量开始。②开始用药和增加药物剂量时应避免突然改变体位,不宜从事危险作业(如驾驶、机械操作等)。③用药期间建议监测立卧位血压,尤其是衰弱的老年人。④用药期间如出现直立性低血压,应立即减量、停药或更换药物。轻者平卧位、头低位,补充液体,多数能缓解;重症者需药用炭洗胃和使用缩血管药物。

3. 患者健康教育及用药指导　BPH 属于终身性疾病,必须坚持药物治疗乃至终身,不可随意停药。BPH 症状是循渐性和持续性的;5α-还原酶抑制剂的作用可逆,但停药会复发和反弹,因此维持用药的时间必须长久,甚至终身,不宜间断用药。

α 受体拮抗剂易发生直立性低血压,故该药需在睡前服用。开始用药时应避免突然改变体位,以降低直立性低血压的发生。

5α-还原酶抑制剂有性欲降低、勃起功能障碍等不良反应,约半数患者用药一段时间后性欲和勃起功能障碍的反应可逐渐消失。如有意保持性功能则应尽量不用 5α-还原酶抑制剂,大部分反应于停药后消失。

(六)案例分析

1. 主题词　前列腺增生;坦索罗辛;非那雄胺;合并用药。

2. 病史摘要　患者,男,69 岁,“排尿困难 2 年,尿频、尿急、尿滴沥 1 个多月”。患者 2 年前出现排尿困难,诊断为“前列腺增生”,服用坦索罗辛治疗,效果可。1 个月前患者出现尿频、尿急、尿滴沥,不伴血尿、尿痛,门诊就诊。

体格检查:体温 37.4℃,脉搏 78 次/分,呼吸 22 次/分,血压 120/80mmHg。直肠指检:肛门括约肌紧张度正常;前列腺大小 5cm×4cm,质地中等,表面光滑、规则。

实验室检查:血前列腺特异性抗原(PSA)4.92ng/ml,血肌酐 82μmol/L;尿常规正常。

影像学检查:B 超:前列腺 56mm×44mm×36mm,向膀胱突出;前列腺增生。

入院诊断:前列腺增生。

3. 治疗方案　坦索罗辛缓释胶囊 0.2mg po qd；非那雄胺片 5mg po qd。

4. 药学监护要点　每日询问患者尿频、尿急、尿滴沥有无改善，定期行直肠指检、血清 PSA 测定。

5. 药学监护过程　患者入院后加用非那雄胺治疗，由于非那雄胺可能有性欲降低、勃起功能减退、射精障碍等不良反应，临床药师与患者沟通，告知用药后可能出现上述不良反应，但约半数患者用药一段时间后上述反应可逐渐消失，患者表示理解。2 个月后随访患者，排尿困难，尿频、尿急、尿滴沥的临床表现有所缓解，未出现不良反应。

6. 药学分析与建议　患者为老年男性，以排尿困难、尿频、尿急、尿滴沥为临床表现，血 PSA 和血肌酐正常，无尿潴留，B 超示前列腺增大，诊断为前列腺增生。前列腺的体积和质量可以用以下公式计算：前列腺体积(cm^3) = 0.52 × 前后径(cm) × 左右径(cm) × 上下径(cm)，前列腺质量(g) = 前列腺体积(cm^3) × 1.05。根据该公式，患者的前列腺体积为 $46cm^3$，前列腺质量为 48.4g，为中度增大。

前列腺增生的治疗药物主要包括 α_1 受体拮抗剂和 5α-还原酶抑制剂。α_1 受体拮抗剂通过抑制位于前列腺和膀胱颈部平滑肌表面的肾上腺素能受体，减轻前列腺张力和膀胱出口的动力学梗阻，减轻患者的症状。5α-还原酶抑制剂通过抑制体内睾酮向双氢睾酮的转变，进而降低前列腺内双氢睾酮的含量，达到缩小前列腺体积、改善排尿困难的治疗目的，5α-还原酶抑制剂还能降低血前列腺特异性抗原(PSA)的水平。本例患者中度前列腺增大，有较明显的下尿路症状，PSA 略升高，单用 α_1 受体拮抗剂不能完全控制下尿路症状，可考虑联合应用 5α-还原酶抑制剂治疗，该治疗方案可显著降低前列腺增生临床进展的危险，长期疗效优于单药治疗，建议疗程不短于 1 年。

非那雄胺持续治疗 1 年的患者中，勃起功能障碍的发生率约 8.1%，性欲降低的发生率约 6.4%，射精障碍的发生率约 3.7%，约半数患者用药一段时间后上述反应可逐渐消失。因此在应用该药进行治疗时需与患者沟通，取得患者的理解。

7. 药物治疗小结　前列腺增生患者单用坦索罗辛治疗，下尿路症状没有明显改善，并且前列腺体积中度增大，且 PSA 轻度增高，适合联用 5α-还原酶抑制剂治疗，疗程 1 年以上可取得满意疗效。非那雄胺可能有性欲降低、勃起功能减退、射精障碍等不良反应，临床药师需针对该可能出现的不良反应与患者进行充分沟通，取得患者的理解，可改善用药依从性和减少医患矛盾。

思考题

1. 试述肾病综合征的药物治疗原则和基于肾脏病理类型的药物治疗方案。
2. 试述肾病综合征的原发疾病治疗过程中常用的免疫抑制剂给药方案。
3. 试述肾病综合征并发症的防治。
4. 试述肾病综合征的治疗药物监护包括哪些？
5. 简述血管紧张素转换酶抑制剂治疗慢性肾炎的治疗机制，并列举治疗药物。
6. 简述慢性肾小球肾炎的药物治疗原则和方案。
7. 试述慢性肾衰竭的治疗原则、治疗目标。
8. 简述慢性肾衰竭的药物治疗方案包括哪些内容？

9. 简述慢性肾衰竭的用药原则和给药方案。

10. 试述前列腺增生的常用治疗药物包括哪些？

11. 试述前列腺增生的药物治疗方案及药学监护。

（吕迁洲 陈璋璋撰稿；卜书红审校）

参考文献

1. 王秀兰，张淑文. 临床药物治疗学—肾脏疾病. 第8版. 北京：人民卫生出版社，2007：1-30
2. Zhang L，Wang F，Wang L，et al. Prevalence of chronic kidney disease in China：a cross-sectional survey. Lancet，2012，379：815-822
3. 王海燕. 肾脏病学. 第3版. 北京：人民卫生出版社，2008：940-953
4. 王贤才. 希氏内科学. 第22版. 西安：世界图书出版社，2009：1174-1177
5. 那彦群，孙光，叶章群. 中国泌尿外科疾病诊断治疗指南. 北京：人民卫生出版社，2013：245-265
6. 王吉耀. 内科学. 第2版. 北京：人民卫生出版社，2010：602-609
7. 葛均波，徐永健. 内科学. 第8版. 北京：人民卫生出版社，2013：477-532
8. 陈香梅. 临床诊疗指南-肾脏病学分册. 北京：人民卫生出版社，2011：28-45
9. 陈灏珠，林果为，王吉耀. 实用内科学. 第14版. 北京：人民卫生出版社，2013：2298-2300
10. 姜远英. 临床药物治疗学. 第3版. 北京：人民卫生出版社，2011：346-360
11. 国家药典委员会. 临床用药须知（化学药和生物制品卷）（2010年版）. 北京：中国医药科技出版社，2011：202-303
12. 蔡卫民，吕迁洲. 临床药学理论与实践. 北京：人民卫生出版社，2012：657-681
13. 黄欣，许冬梅. 肾病药物治疗学. 北京：化学工业出版社，2010：480-484
14. 陈孝平，汪建平. 外科学. 第8版. 北京：人民卫生出版社，2013：570-573
15. Joseph T DiPiro，Robert L Talbert，Gary C Yee，et al. Pharmacotherapy：A Pathophysiologic Approach. 7th ed. United States：McGraw Hill Medical，2008：815-817

第十章　神经系统疾病

第一节　总　　论

一、神经系统疾病概述

随着现代社会的老龄化，神经系统疾病已成为导致人类死亡和残疾的主要原因之一。然而，由于研究水平和认知水平的限制，我们对神经系统尤其是大脑的运行机制的了解仍较少，许多神经系统疾病的病因和确切的发病机制尚不明确，这极大地影响了诊断和治疗。因此，神经系统疾病的基础和临床研究仍然任重道远。目前的总体目标是发展神经科学（neuroscience），提高对疾病的认知水平，及时对疾病进行合理的诊断，同时尽可能地针对病因恰当治疗，提高治愈率，降低病死率和致残率。在这种情况下，一些多发的神经系统疾病仍依赖于对症药物治疗，制订合理的药物治疗方案对缓解患者的症状、提高其生活质量、降低病死率和致残率有重要意义。

（一）神经系统与神经病学简介

神经系统分为中枢神经系统和周围神经系统两部分。中枢神经系统包括脑和脊髓，主管分析及综合内外环境传来的信息，并作出反应。周围神经系统指脊髓及脑干软脑膜外的所有神经结构，即除嗅、视神经以外的所有脑神经和脊神经，主管传导神经冲动。人类的语言、记忆、思维、判断、推理等高级神经功能活动，以及随意运动和感觉等无不由神经系统管理和支配。神经病学（neurology）是研究中枢神经系统、周围神经系统及骨骼肌疾病的病因、发病机制、病理、临床表现、诊断、治疗及预防的一门临床医学学科。在神经病学领域，神经系统疾病占据主要地位，也是本章学习的主要内容。

值得注意的是，神经病学和精神病学（psychiatry）是两门不同的学科。精神疾病的主要症状是大脑高级功能紊乱导致的情感、意志、行为和认知等精神活动障碍，而神经系统疾病的主要症状为各种神经结构病损后出现的运动、感觉和反射障碍。尽管神经系统非常复杂，但根据其解剖构造和生理功能，不同部位病变的表现往往不同。各主要的神经结构及其受损后的主要表现见表10-1。

表10-1　主要的神经结构及其病损后的主要表现

神经系统分类	解剖学定位		病损的主要表现
中枢神经系统	大脑	大脑半球	根据两侧大脑半球的额叶、顶叶、颞叶和枕叶功能分区而不同
		内囊	偏瘫、偏身感觉障碍及偏盲
		基底神经节	运动异常和肌张力改变，典型如帕金森病和帕金森综合征
		间脑	表现复杂，多无明显的定位体征

续表

神经系统分类	解剖学定位		病损的主要表现
中枢神经系统	大脑	脑干	交叉性瘫痪
		小脑	共济失调
	脊髓		运动障碍、感觉障碍、反射异常及自主神经功能障碍
周围神经系统	脊神经		受损神经支配范围内的感觉、运动、反射和自主神经功能异常
	自主神经		自主神经功能紊乱

根据该神经结构在整个神经-肌肉系统中的解剖位置和生理功能，神经结构病损后的复杂表现通常可分为四组：①缺损症状。指神经结构受损时，正常功能的减弱或消失，例如卒中(stroke)引起的局限性或弥散性脑功能缺损。②刺激症状。指神经结构受激惹后所引起的过度兴奋表现，例如大脑皮质运动区受肿瘤、瘢痕刺激后引起的癫痫。③释放症状。指高级中枢受损后，原来受其抑制的低级中枢因抑制解除而引起的功能亢进，例如黑质-纹状体多巴胺能通路病变将导致基底核输出增加，使得皮质运动功能受到过度抑制，导致以强直-少动为主要表现的帕金森病。④断联休克症状。指中枢神经系统局部发生急性严重损害时，引起功能上与受损部位有密切联系的远隔部位神经功能的短暂丧失，例如较大量的内囊出血急性期患者出现的对侧肢体偏瘫、肌张力减弱、深浅反射消失和病理征阴性，称为脑休克。

然而，实际的临床实践中，患者提供的信息常常是症状，如常见的意识障碍、认知障碍、运动障碍、感觉障碍和平衡障碍等多种表现。临床实践只有从症状入手，结合病史和查体，才能对症状进行定位诊断，从而正确地指导疾病的诊断和治疗。神经系统疾病的常见症状见表10-2。

表10-2　神经系统疾病的常见症状

常见症状	分类	亚类、分级或说明
意识障碍	觉醒度改变	嗜睡、昏睡、昏迷
	意识内容改变	意识模糊、谵妄
	特殊类型	去皮质综合征、无动性缄默征、植物状态
认知障碍	记忆障碍	遗忘(顺行性/逆行性)、记忆减退、记忆错误、记忆增强
	视空间障碍	迷路、穿衣困难等
	执行功能障碍	不能确立目标、制订和修正计划、实施计划，从而进行有目的的活动
	计算力障碍	已有计算能力的显著减退
	失语	自发谈话、听理解、复述、命名、阅读和书写六个基本方面的能力残缺或丧失

续表

常见症状	分类	亚类、分级或说明
认知障碍	失用	意识清楚、语言理解及运动功能正常,但丧失完成有目的活动的能力
	失认	无视觉、听觉和躯体感觉障碍,意识正常,但不能辨认以往熟悉的事物
运动障碍	眩晕	周围性眩晕,常见于迷路炎、中耳炎、前庭神经元炎、梅尼埃病等;中枢性眩晕,常见于脑血管病、颈椎病、脑肿瘤等
	瘫痪	上运动神经元性瘫痪(痉挛性瘫痪)、下运动神经元性瘫痪(弛缓性瘫痪)
	不自主运动	(静止性和运动性)震颤、舞蹈样运动、手足徐动症、扭转痉挛、偏身投掷运动、抽动症
感觉障碍	视觉障碍	视力障碍(单眼或双眼)、视野缺损
	听觉障碍	耳聋(传导性或感音性)、耳鸣、听觉过敏
	躯体感觉障碍	痛觉、温度觉、触觉和深感觉的抑制性症状或刺激性/激惹性症状
平衡障碍	共济失调	小脑性共济失调、大脑性共济失调、感觉性共济失调、前庭性共济失调
	步态异常	痉挛性偏瘫步态、痉挛性截瘫步态、慌张步态、摇摆步态、跨阈步态、感觉性共济失调步态、小脑步态

综上所述,神经系统疾病的临床实践非常强调病变部位的定位诊断,在获取详尽的临床资料后,首先用神经解剖、神经生理等基础知识进行分析,确定病变的部位,以此作为划分疾病的主线;然后将年龄、性别、疾病的起病形式及演变过程、个人史、家族史、体检所见以及各种神经影像学等辅助检查结合在一起进行分析,确定疾病病因(性质),以定性的方式串联各种疾病。常见的神经系统疾病有脑血管疾病(cerebrovascular disease,CVD)、神经系统变性疾病、中枢神经系统感染性疾病、中枢神经系统脱髓鞘疾病、运动障碍疾病、癫痫(epilepsy)、脊髓疾病、周围神经疾病、自主神经系统疾病、神经肌肉接头和肌肉疾病、神经系统遗传性疾病、神经系统发育异常性疾病、睡眠障碍及内科系统疾病的神经系统并发症等。各类疾病的代表性疾病、病因和主要症状见表 10-3。

表 10-3 神经系统疾病的主要分类及其代表性疾病的常见病因

疾病分类	代表性疾病	病因	主要症状或临床特点
脑血管疾病	脑梗死	缺血性卒中,即各种原因所致的脑部血液供应障碍导致脑组织缺血、缺氧性坏死	缺血、坏死脑组织神经功能缺损的临床综合征
	脑出血	非创伤性脑实质内出血,常见病因是高血压合并细小动脉硬化	颅内压升高所致的头痛、呕吐和不同程度的意识障碍;出血部位的局限性定位表现

续表

疾病分类	代表性疾病	病因	主要症状或临床特点
脑血管疾病	蛛网膜下腔出血	颅内血管破裂(创伤性或自发性),血液流入蛛网膜下腔所致的一类临床综合征	剧烈全头痛、脑膜刺激症状、玻璃体下片状出血等
神经系统变性疾病	运动神经元病	原因不明的慢性进行性上、下运动神经元损害	肌无力、肌萎缩和锥体束征的不同组合
	阿尔茨海默病(Alzheimer's disease,AD)	典型学说为神经元β-淀粉样肽的生成和清除失衡	认知功能减退和非认知性神经精神症状
	额颞叶痴呆	不明确	以人格、行为改变和语言障碍为特征
	路易体痴呆	不明确	波动性认知障碍、视幻觉和帕金森综合征
中枢神经系统脱髓鞘疾病	多发性硬化	免疫介导的中枢神经系统慢性炎性脱髓鞘,具体发病机制不明	病灶的空间多发性和时间多发性
	视神经脊髓炎	免疫介导的主要累及视神经和脊髓的炎性脱髓鞘,具体发病机制不明	单侧或双侧视神经炎、脊髓炎、反复发作的病程
运动障碍疾病	帕金森病(Parkinson's disease,PD)	黑质多巴胺能神经元变性死亡,具体发病机制不明	静止性震颤、运动迟缓、肌强直和姿势平衡障碍
	肝豆状核变性	遗传性铜代谢障碍所致的肝硬化和以基底核为主的脑部变性	进行性加重的锥体外系症状、精神症状、肝硬化、肾功能损害和角膜色素环
	小舞蹈病	A组β-溶血性链球菌感染引起的自身免疫反应所致的基底神经元损害	舞蹈样动作、肌张力降低、肌力减退和(或)精神症状
	亨廷顿病	常染色体显性遗传,致病基因为IT15	隐匿起病、缓慢进展、舞蹈症、精神异常和痴呆
癫痫		多种原因导致的脑部神经元高度同步化异常放电	感觉、运动、意识、精神、行为、自主神经功能障碍或兼有之

(二)神经系统疾病的特性

神经系统疾病有着不同于其他系统疾病的特性,了解这些特性有助于更好地掌握神经病学知识,为临床实践奠定基础。神经系统疾病有以下几个特性:

1. 疾病的复杂性 神经系统的复杂解剖构造使得不同部位的病变所表现的症状不同,如果病灶同时累及几个部位,临床症状的相互叠加干扰更给疾病的诊断和治疗带来了极大的困难。

2. 症状的广泛性 神经系统的症状既可由神经系统疾病引起，也可由其他系统疾病产生。比如昏迷症状，原发病可为脑出血、蛛网膜下腔出血、颅内高压，也可为内科疾病如糖尿病。有时，一种疾病在某一阶段属于内科范畴，另一阶段又属于神经科范畴。比如一氧化碳中毒，急性发作时属内科，到了迟发性脑病时即归为神经科疾病。神经系统的功能紊乱也可导致其他系统的功能障碍，如脑出血常出现心血管系统和消化道症状、癫痫发病时也可表现为腹痛。综上所述，许多神经系统的症状具有广泛的覆盖性，并不单属于神经科，须在临床实践中注意。

3. 诊断的依赖性 现代科技的发展，使得许多新方法和新手段不断涌现，为诊断和治疗疾病带来了很大便利。如CT诊断脑出血，MRI诊断多发性硬化，神经活检、肌肉活检和肌电图对于周围神经系统疾病和肌肉疾病的诊断等。因此，神经系统疾病的临床实践需要了解众多的相关知识，以正确利用辅助检查为疾病的诊断和治疗服务。

4. 疾病的严重性 神经系统疾病急症、重症多，对生命的威胁程度高，如脑梗死、脑出血和脑肿瘤等均可引起脑水肿，严重时可发生脑疝，突发呼吸心跳停止。因此，在临床实践中应做到对病情观察细致、估计充分，才能减少病死率，防患于未然。

5. 疾病的难治性 神经系统疾病中，一些疾病可以治愈，如多数炎症和营养缺乏性疾病；一些疾病虽不能根治，但能使用药物控制或缓解症状，如特发性癫痫、帕金森病和脑血管病；但一些疾病目前尚无好的治疗方法，如神经变性病和恶性肿瘤等。

（三）神经系统疾病的流行病学

随着现代社会的老龄化，神经系统疾病的发病率逐年增加，是导致患者死亡的重要原因，约占全球因病死亡总人数的12%，且中、低收入国家/地区的病死率更高。表10-4列出了世界卫生组织对各主要神经系统疾病致死率的回顾性和前瞻性分析结果。脑血管病、AD及其他类型的痴呆、癫痫和PD是最主要的四类神经系统疾病，其中脑血管疾病的发病率、病死率和致残率最高；AD和PD高发于老年人群；卒中为脑血管病的主要临床类型，它和缺血性心脏病和恶性肿瘤构成了多数国家的三大致死性疾病；AD高发于65岁以上的老年人，该人群中发达国家的患病率为4%～8%，我国为3%～7%，且随年龄增长，患病率逐渐上升，至85岁后，每3～4位老年人中就有1名罹患AD；PD也常见于中老年人群，我国65岁以上人群的总体患病率为1.7%，男性稍高于女性；癫痫的患病率约为5‰。预计这些比例在今后的25年内还会逐步增加，因此这四种神经系统疾病是本章学习的重点内容。

表10-4 主要神经系统疾病的致死病例占全球因病死亡总人数的百分率

分类	2005年(%)	2015年(%)	2030年(%)
脑血管疾病	9.90	10.19	10.63
AD及其他类型的痴呆	0.73	0.81	0.92
癫痫	0.22	0.21	0.19
PD	0.18	0.20	0.23
脑(脊)膜炎	0.26	0.17	0.10
多发性硬化	0.03	0.03	0.02

续表

分类	2005 年(%)	2015 年(%)	2030 年(%)
流行性乙型脑炎	0.02	0.01	0.01
偏头痛	0	0	0
脊髓灰质炎	0	0	0
总计	11.67	11.84	12.22

在药物流行病学中,伤残调整寿命年(disability adjusted life years,DALYs)是评估疾病所致医疗卫生经济负担的公认指标。由于神经系统疾病有较高的致死率和致残率,在 2005 年的全球医疗卫生负担中,神经系统异常所致的负担占到了 6.3%,居所有重大慢性疾病之首;如表 10-5 所示,其中脑血管疾病所致的负担即占 3.46%,癫痫、AD 和 PD 所致的负担分别占 0.50%、0.75%和 0.11%。

表 10-5　2005 年度各主要神经系统疾病所致的全球医疗卫生负担

神经系统疾病	DALYs(×1000)	占总 DALYs 的百分比(%)
癫痫	7308	0.50
AD 及其他类型的痴呆	11 078	0.75
PD	1617	0.11
多发性硬化	1510	0.10
偏头痛	7660	0.52
脑血管疾病	50 785	3.46
脊髓灰质炎	115	0.01
脑(脊)膜炎	5337	0.36
流行性乙型脑炎	561	0.04
总计	92 392	6.29

(四)常见的神经系统疾病治疗药物及神经毒性药物

基本药物是适应基本医疗卫生需求,剂型适宜,价格合理,能够保障供应,公众可公平获得的药品。国家基本药物目录中收录的药品是需要重点学习和掌握的内容。2012 年版国家基本药物目录中收录了神经系统用药 18 种,包括抗 PD 药:金刚烷胺(amantadine)、苯海索(trihexyphenidyl)、左旋多巴(levodopa)和盐酸苄丝肼(benserazide hydrochloride);抗重症肌无力药:新斯的明(neostigmine)和溴吡斯的明(pyridostigmine bromide);抗癫痫药:卡马西平(carbamazepine)、丙戊酸钠(sodium valproate)、苯妥英钠(phenytoin sodium)和苯巴比妥(phenobarbital);脑血管病用药及降颅内压药:尼莫地平(nimodipine)、麦角胺咖啡因(ergotamine caffeine)、甘露醇(mannitol)、倍他司汀(betahistine)、氟桂利嗪(flunarizine);中枢兴奋药:胞磷胆碱钠(citicoline sodium)、尼可刹米(nikethamide)、洛贝林(lobeline);治疗 AD 的药物:石杉碱甲(huperzine A)。除了国家基本药物之外,各主要神经系统疾病还有一些常用的基础治疗药物,它们的详细介绍见第二节中的相应内容。由于神经系统有着独特的解剖学、生理学和分子生物学特征，神经系统用药的学习应当重点了解与熟悉药物的主要作用机制、不良反应、药动学特点和药物相互作用等，从而为制订合理的给药方案奠定基础。

某些药物具有神经毒性（neurotoxicity），可引起神经系统功能和结构的损伤，从而导致患者出现神经系统疾病的症状。按对神经系统损害的功能分类，表 10-6 列出了常见的药物神经毒性及其症状。因此，独立分析和判断神经系统疾病的常见症状与神经结构病损的相关性也是制订合理的药物治疗方案、判断药物治疗是否达到预期的效果或产生不良反应的重要技能。

表 10-6 药物对神经系统损害的功能分类和主要症状

损害部位和功能障碍	药物及其用法	症状
脑损害和精神异常	疫苗（狂犬病疫苗、牛痘疫苗、百日咳疫苗、麻疹减活疫苗、脊髓灰质炎疫苗等）、抗病毒血清（破伤风抗毒素、白喉抗毒素、抗蛇毒血清等）	头痛、意识障碍、失明、癫痫样发作及各种局灶性神经系统体征等脑炎症状
	青霉素（脑室或鞘内注射或静脉滴注的剂量超过 2500 万 U/d）	意识障碍、肌阵挛、抽搐等
	萘啶酸	感觉障碍、视力下降、头痛、呕吐、意识模糊等
	苯妥英钠、呋喃妥因、甲喹酮	肌张力增强或降低、姿态异常、共济失调和震颤等
	苯妥英钠、三甲双酮、吩噻嗪类药物、丙米嗪、利多卡因等	癫痫发作
	四环素类、喹诺酮类、磺胺类等抗生素	良性颅内压增高导致的头痛、呕吐、视神经乳头水肿等
	肝素、双香豆素、氨基己酸、链激酶、尿激酶	颅内出血的卒中症状
	长期使用避孕药	颅内动脉、静脉及静脉窦血栓
脑神经损害	乙胺丁醇、异烟肼、氯霉素、青霉胺、普鲁卡因、青霉素、地高辛、氯磺丙脲、甲苯磺丁脲、保泰松、麦角胺、奎宁、氯碘奎宁、有机砷等	可损害视神经，但较少见
	氨基糖苷类抗生素	损害第八对脑神经，产生前庭毒性和耳蜗毒性
	依他尼酸、呋塞米、水杨酸盐、奎宁、奎尼丁等	有耳毒性，但较少见
	吩噻嗪类、丁酰苯类、三环类抗精神失常药	锥体外系综合征
	阿司匹林（用于儿童病毒感染性疾病退热）	瑞氏综合征（Reye syndrome），即急性肝脂肪变性-脑病综合征

续表

损害部位和功能障碍	药物及其用法	症状
脊髓损害	大剂量的造影剂做股动脉至腹主动脉造影	横贯性脊髓炎，多数患者后遗有痉挛性截瘫
	狂犬疫苗	急性上行性麻痹
	破伤风疫苗	胸腰段脊髓炎
	青霉素鞘内注射误入脊髓动脉	血管痉挛可致永久性脊髓损害
	鞘内注射皮质激素	蛛网膜炎
	鞘内注射甲氨蝶呤	一过性或永久性上行性麻痹
周围神经损害	顺铂、去羟肌苷、肼屈嗪、异烟肼、甲硝唑、氧化亚氮、苯妥英钠、维生素 B_6、司他夫定、二脱氧胞苷	周围感觉神经障碍
	胺碘酮、氯喹、秋水仙碱、锂剂、呋喃妥英、紫杉醇、长春新碱	周围运动和感觉神经障碍

二、神经系统疾病的一般治疗原则

目前，我们对神经系统病变的生理和生化机制的认识仍然有限，许多神经系统疾病的病因尚不明确。因此，根据基础和临床认知程度的不同，不同的神经系统疾病在临床上应区别对待。对能根治的疾病，应及时进行有效治疗；对能控制和缓解的疾病，应采取及时的措施；对难治之症的患者，应给予对症和支持治疗。比如，缺血性脑卒中尤其是急性缺血性脑卒中的治疗原则是早期治疗、早期康复、早期预防再发、降低疾病的致残率。通过脑卒中的一级预防治疗以及二级预防，提高卒中患者的生活质量，延长患者寿命。又如蛛网膜下腔出血急性期的治疗原则是防治再出血、降低颅内压、防治继发性脑血管痉挛、减少并发症、寻找出血原因、治疗原发病和预防复发。再如 PD 的药物治疗原则是以达到有效改善症状、提高生活质量为目标，坚持“剂量滴定”，以最小剂量达到满意效果。

第二节　常见神经系统疾病的药物治疗

一、脑血管疾病

脑血管疾病（cerebrovascular disease，CVD）是血管源性脑部病损的总称，是全身性血管病变或系统性血管病变在脑部的表现。

脑血管疾病有多种分类方法，我国 1995 年将脑血管疾病分为 10 类，主要有短暂性脑缺血发作、脑卒中（蛛网膜下腔出血、出血性脑卒中、缺血性脑卒中）、椎-基底动脉供血不足、脑血管性痴呆、高血压脑病、颅内动脉瘤、颅内血管畸形、脑动脉炎、其他动脉疾病及颅内静脉病（静脉窦及脑部静脉血栓形成）。卒中为脑血管疾病的主要临床类型。

脑血管疾病是危害中老年人身体健康和生命的主要疾病之一，其中卒中是目前导致人类死亡的第二大原因，已超过恶性肿瘤，成为中国的第一致死病因。2010年中国年卒中死亡人数高达170万，卒中相关的死亡约占人口总死亡人数的20%。我国的卒中病死率是日本、美国、法国的4～6倍。全国大约每年新发卒中250万例，因地域不同卒中的发病率数据不尽相同，卒中高发地区（黑龙江、西藏、吉林、辽宁、新疆、河北、内蒙古、北京及宁夏）的发病率为236.2/10万，而卒中高发地区以外的发病率为109.7/10万。卒中也是单病种致残率最高的疾病，高发病率、高病死率和高致残率给社会、家庭带来沉重的负担和痛苦，随着人口老龄化，脑血管疾病造成的危害将日益严重。

近年脑血管疾病的诊疗技术已有很大的进展和改善，但绝大部分卒中患者的病理过程仍无法逆转，减少卒中疾病负担的最佳途径是预防，特别应强调一级预防，即针对卒中的危险因素积极地进行早期预防，减少卒中的发生。卒中的危险因素分为可干预与不可干预两种，年龄和性别是两个不可干预的危险因素。随着年龄的增长，卒中的危险性持续增加，55岁以后每10年卒中的危险性增加1倍。世界各国普遍存在性别之间的明显差异，从总体看，卒中的发病率男性高于女性。此外，不可干预的危险因素还有种族和家族遗传性等，可干预的主要危险因素包括高血压、吸烟、糖尿病、心脏病、血脂异常、大量饮酒、缺乏体力活动、颈动脉狭窄等。

（一）缺血性脑卒中

1. 病因和发病机制　缺血性脑卒中（脑梗死）是指各种原因所致的脑部血液供应障碍，并由此产生血管供应区脑功能损害和神经症状的一组临床综合征。

引起缺血性脑卒中的病因可分为血管因素、血流动力学因素及血液成分因素，具体见表10-7。

表10-7　引起缺血性脑卒中的病因和发病机制

病因	发病机制
血管因素	主要是动脉硬化，包括动脉粥样硬化、高血压性小动脉硬化及其他血管因素如脑动脉炎、动脉栓塞（主要来自心脏）。糖尿病及高脂血症可以促使动脉硬化形成。药物过敏或中毒，以及创伤等也可造成血管损害
血流动力学因素	主要是高血压及低血压。高血压造成细小动脉硬化以及玻璃样变和腔隙性梗死。高血压也会损伤血管内膜，促进动脉粥样硬化。血压突然剧烈下降（如在心搏骤停或大量出血时）可造成严重脑缺血
血液成分因素	主要为血液病，如白血病、贫血、红细胞增多症、血小板增多或缺乏等情况。血液流变学异常，如高脂血症、血纤维蛋白原增高及糖尿病等因素

2. 临床表现及诊断

（1）缺血性脑卒中的诊断：包括病史和体征、影像学检查、实验室检查、疾病诊断和病因分型等。

1）病史采集：症状出现的时间最为重要，其他包括神经症状的发生及进展特征、心脑血管病的危险因素、用药史、药物滥用、偏头痛、痫性发作、感染、创伤及妊娠史等。

2)常用的脑卒中量表:中国脑卒中患者临床神经功能缺损程度评分量表(1995)、美国国立卫生院脑卒中量表(NIHSS)、斯堪的纳维亚脑卒中量表(SSS)。

3)脑病变检查:平扫CT可准确识别绝大多数的颅内出血,并帮助鉴别非血管性病变(如脑肿瘤),是诊断脑卒中的首选影像学检查方法。标准MRI可识别亚临床梗死灶。

4)血管病变检查:颅内外血管病变检查有助于了解脑卒中的发病机制及病因,指导治疗方案的选择。

5)实验室检查:血糖、血脂、肝肾功能和电解质;全血计数,包括血小板计数;凝血酶原时间、国际标准化比值和活化部分凝血酶时间等。

6)缺血性脑卒中的诊断依据:局灶性神经功能缺损,少数为全面神经功能缺损;症状和体征持续数小时以上;脑CT或MRI排除脑出血和其他病变;脑CT或MRI有责任梗死病灶。

(2)缺血性脑卒中的分型:缺血性脑卒中有多种分型方法,常用的有牛津郡社区卒中研究分型(Oxfordshire community stroke project,OCSP)、TOAST分型及病理生理学分型,其中TOAST病因分型的应用最广泛。具体分型见表10-8。

表10-8　缺血性脑卒中的分型

分型	依据	分型标准
OCSP分型	不依赖影像学结果,在CT、MRI尚未能发现病灶时,根据临床表现迅速分型,提示闭塞血管和梗死灶的大小和部位,临床简单易行,对指导治疗、评估预后有重要价值	完全前循环梗死 部分前循环梗死 后循环梗死 腔隙性梗死
TOAST分型	病因分型	大动脉粥样硬化型 心源性栓塞型 小动脉闭塞型 其他明确病因型:指除以上3种明确病因的分型外,其他少见的病因 不明原因型
病理生理学分型	依据局部脑组织发生缺血坏死的机制	脑血栓形成 脑栓塞 血流动力学机制所致的缺血性脑卒中

(3)临床表现:缺血性脑卒中的临床表现为一组突发的局灶性神经功能缺失综合征,损害的症状主要根据所累及脑动脉的供血分布而定。具体症状见表10-9。

3. 治疗原则　缺血性脑卒中尤其是急性缺血性脑卒中的治疗目标为早期治疗、早期康复和早期预防再发,降低疾病致残率,通过脑卒中的一级预防治疗以及二级预防,提高卒中患者的生活质量,延长患者寿命。目前临床常用的缺血性脑卒中的诊疗指南有美国心脏协会/美国卒中协会发表的《急性缺血性卒中管理指南》和中华医学会神经病学分会脑血管病学组急性缺血性脑卒中诊治指南撰写组发表的《中国急性缺血性脑卒中诊治指南》。此外，应根据患者的年龄、脑卒中类型、血压、血脂、血糖及有无并发疾病等情况，为患者提供生活方式干预和药物治疗的个体化指导。

表 10-9　缺血性脑卒中的主要临床表现

前循环	后循环
偏侧肢体瘫痪，伴或不伴中枢性面舌瘫	交叉性运动、感觉障碍
偏侧肢体感觉障碍	共济失调
偏盲	构音障碍
优势半球可出现失语	球麻痹
非优势半球可出现构象障碍	

4. 药物治疗方案

（1）治疗药物：缺血性脑卒中的治疗药物主要包括溶栓药物、抗血小板药物、抗凝药物、降纤药物、扩容药物及神经保护剂。其具体的作用机制见表 10-10。

表 10-10　缺血性脑卒中治疗药物的作用机制

药物	作用机制
抗血小板药物	
阿司匹林（aspirin）	抑制环氧合酶，从而减少前列腺素 G_2、前列腺素 H_2 及血栓烷 A_2 的生成，抑制血小板的聚集和释放反应
氯吡格雷（clopidogrel）	抑制二磷酸腺苷（ADP），诱导血小板聚集，通过直接抑制 ADP 与其受体结合，继而抑制 ADP 介导的血小板糖蛋白Ⅱb/Ⅲa 受体的激活
溶栓药物	
尿激酶（UK）	使纤溶酶原转化为有活性的纤溶酶，从而将纤维蛋白凝块降解为纤维蛋白降解产物，使血栓溶解
重组组织型纤溶酶原激活物（rt-PA）	使纤溶原激活成为有纤溶活性的纤溶酶，从而将血栓中的纤维蛋白凝块降解为可溶性的碎片，产生溶栓作用
抗凝药	
肝素钠（heparin sodium）	激活抗凝血酶Ⅲ（ATⅢ），ATⅢ使凝血因子失活，发挥抗凝血作用。可延长凝血时间、凝血酶原时间和凝血酶时间
阿加曲班（argatroban）	选择性的直接凝血酶抑制剂，抑制凝血酶在血栓形成过程中的三种作用——纤维蛋白生成作用、血小板聚集作用、血管收缩作用；还可抑制凝血酶导致的凝血因子Ⅷ的活化作用，使血栓更容易接受纤溶酶的作用，促进血栓溶解
华法林（warfarin）	竞争性对抗维生素 K 的作用，抑制肝细胞中凝血因子Ⅱ、Ⅶ、Ⅸ、Ⅹ的合成，还具有降低凝血酶诱导的血小板聚集反应的作用，有抗凝和抗血小板聚集功能

续表

药物	作用机制
降纤药	
降纤酶(defibrase)	作用于纤维蛋白原的α链,使之释放出A肽,不作用于β链,对凝血因子Ⅷ无作用,使纤维蛋白不能交联成不溶性凝块,极易被纤溶酶降解,在不引起凝血的同时降低了体内凝血因子Ⅰ的水平
巴曲酶(batroxobin)	分解纤维蛋白原,促进t-PA的释放,促进纤维蛋白的溶解,抑制红细胞凝集,改善微循环
扩容药物	
羟乙基淀粉(hydroxyethyl starch)	维持并扩张血浆容量
右旋糖酐(dextranum)	增加血容量,稀释血液,降低血黏度,抑制血小板聚集
脱水及降颅内压药	
甘露醇(mannitol)	提高血浆晶体渗透压,导致组织内的水分进入血管,从而减轻组织水肿,降低颅内压
甘油果糖(glycerin fructose)	由于血-脑脊液屏障的作用,甘油进入血液后不能迅速转入脑组织及脑脊液中,致使血浆渗透压增高而脱水,达到降低颅内压的目的
神经保护剂	
尼莫地平(nimodipine)	钙通道阻滞药,易于通过血脑屏障,选择性地扩张脑血管,改善脑血液循环,保护脑功能
依达拉奉(edaravone)	抗氧化剂和自由基清除剂,抑制脂质过氧化,从而抑制脑细胞、血管内皮细胞、神经细胞的氧化损伤
胞磷胆碱(citicoline)	细胞膜稳定剂
神经节苷脂(gangliosides)	拮抗兴奋性氨基酸受体,增强内源性神经营养因子的作用,对急性缺血性脑损害有保护作用
其他	
丁基苯酞(butylphthalide)	阻断缺血性脑卒中所致脑损伤的多个病理环节,具有较强的抗脑缺血作用
人尿激肽原酶(human urinary kallidinogenase)	抑制血小板聚集,改善脑循环

缺血性脑卒中治疗药物的用法用量见表10-11。

(2)治疗方案:缺血性脑卒中的治疗可以分为缺血性卒中的一级预防、缺血性脑卒中急性期的治疗及二级预防。急性期一般指发病后2周内,但轻型可为1周内,重型可为1个月内。急性缺血性脑卒中的处理强调早期诊断,早期治疗,早期康复和早期预防再发。

1)缺血性卒中的一级预防

①高血压:卒中发病率和病死率的上升与血压升高有着十分密切的联系,这种关系是直接、持续且独立的。《中国高血压防治指南》指出,在控制了其他危险因素后,收缩压每升高

10mmHg,卒中发病的相对危险增加 49%;而舒张压每增加 5mmHg,卒中发病的相对危险则增加 46%。

表 10-11 缺血性脑卒中治疗药物的用法用量

药物	用法用量
抗血小板药物	
阿司匹林	急性脑卒中患者应在 48 小时之内尽早服用阿司匹林(150 ~ 325mg/d),2 周后按二级预防方案
氯吡格雷	1 次 75mg,1 日 1 次
溶栓药物	
尿激酶	100 万 ~ 150 万 U 溶于 100 ~ 200ml 0.9% 氯化钠注射液或 5% 葡萄糖注射液中,半小时内静脉注入
rt-PA	1 次用量为 0.9mg/kg,最大剂量为 90mg,先予 10% 的剂量静脉推注,其余剂量持续静脉滴注,共 60 分钟
抗凝药	
肝素钠	深部皮下注射:首次 5000 ~ 10 000U,以后每 8 小时 8000 ~ 10 000U 或每 12 小时15 000 ~ 20 000U;每 24 小时的总量为 30 000 ~ 40 000U,根据凝血试验监测结果调整剂量。②静脉注射:首次 5000 ~ 10 000U,之后按体重每 4 小时给予 100U/kg,用 0.9% 氯化钠注射液稀释,根据凝血试验监测结果调整剂量。③静脉滴注:每日20 000 ~ 40 000U,加至 0.9% 氯化钠注射液中持续滴注。静脉滴注前可先静脉注射 5000U 作为初始剂量,静脉滴注过程中按凝血试验监测结果调整剂量
阿加曲班	1 次 10mg,1 日 2 次,稀释后静脉滴注 2 ~ 3 小时
华法林	剂量应个体化。一般用法为第 1 ~ 3 日 1 日 3 ~ 4.5mg(老年或糖尿病患者半量),3 日后用维持量,1 日 2.5 ~ 5mg,调整剂量使国际标准化比值(INR)达 2 ~ 3
降纤药	
降纤酶	静脉滴注:急性发作期 1 次 10U,1 日 1 次,连用 3 ~ 4 日;非急性发作期首剂量 10U,维持剂量为 5 ~ 10U,1 日或隔日 1 次,2 周为 1 个疗程
巴曲酶	静脉滴注:首次剂量为 10BU,维持剂量可减为 5BU,隔日 1 次,用 0.9% 氯化钠注射液 100 ~ 250ml 稀释后静脉滴注 1 ~ 1.5 小时
扩容药物	
羟乙基淀粉	用量和滴注速度依患者的失血情况及血容量而定,24 小时内输注的中分子羟乙基淀粉总量不超过 33ml/kg、羟乙基淀粉 130/0.4 氯化钠注射液不超过 50ml/kg
右旋糖酐	静脉滴注:1 次 250 ~ 500ml,成人和儿童按体重 1 日不超过 20ml/kg,每日用量不超过 1500ml
脱水及降颅内压药	
甘露醇	常用 20% 甘露醇注射液,使用剂量为 0.5 ~ 1g/kg,于 30 ~ 60 分钟内静脉滴注完毕,每 4 ~ 6 小时 1 次

续表

药物	用法用量
甘油果糖	静脉滴注:成人1次250~500ml,1日1~2次,500ml需滴注2~3小时,250ml的滴注时间为1~1.5小时
神经保护剂	
尼莫地平	10mg加入5%葡萄糖注射液中静脉滴注,显效后可改为口服。口服每次40mg,每日3~4次
胞二磷胆碱	脑梗死急性期,每日1000mg静脉滴注;脑外伤及脑手术后意识障碍,1日250~500mg缓慢滴注
神经节苷脂	每日20~40mg,每日1次,肌内注射或缓慢静脉滴注。在病变急性期每日100mg,静脉滴注

高血压的治疗目标主要是提高控制率,以减少卒中等并发症的发生。降压目标:普通高血压患者应将血压降至<140/90mmHg;伴有糖尿病或肾病的患者最好降至<130/80mmHg。老年人(≥65岁)的收缩压可根据具体情况降至<150mmHg,如能耐受,还可进一步降低。正常高值血压(120~139/80~89mmHg)如伴有充血性心力衰竭、心肌梗死、糖尿病或慢性肾衰竭者,应给予抗高血压药物治疗。

②糖尿病:糖尿病是缺血性卒中的独立危险因素,而针对糖尿病患者的多种危险因素进行有效的干预治疗后,其卒中风险是可以降低的。

有脑血管病危险因素的人如果改进生活方式2~3个月后血糖控制仍不满意,则应选用口服降血糖药或使用胰岛素治疗。糖尿病合并高血压患者应严格控制血压在130/80mmHg以下。降压药物的选择上,血管紧张素转换酶抑制剂(ACEI)或血管紧张素受体拮抗剂(ARB)在降低心脑血管病风险方面效果较好。糖尿病患者在严格控制血糖、血压的基础上,联合他汀类调脂药可有效降低卒中的风险,但不推荐他汀类药物与贝特类药物联合应用预防卒中。

③心房颤动:心房颤动可以使卒中的风险增加3~4倍,我国14个省市共29 079人的流行病学调查资料显示,心房颤动的人群发病率为0.77%,男性略高于女性;心房颤动患者的卒中发生率达12.1%,以缺血性卒中为主,明显高于非心房颤动人群(2.3%)。

心房颤动患者依据年龄及相关的血管疾病,卒中的绝对风险有20倍左右的波动。心房颤动患者应采用卒中危险分层作为抗栓策略的依据,危险分层有助于确定应给予患者口服抗凝剂或阿司匹林治疗。

根据心房颤动患者的绝对危险因素分层、出血风险评估、患者意愿,以及当地医院是否可进行必要的抗凝监测,决定是否进行抗栓治疗。无其他卒中危险因素,且年龄<60岁,没有其他心脏病或任何一种血栓栓塞危险因素(低危患者)的心房颤动患者,推荐采用75~325mg/d的阿司匹林预防卒中。除禁忌证外,有任何一种中度危险因素的心房颤动患者可以选择阿司匹林(75~325mg/d)或华法林治疗,但国际标准化比值须控制在2.0~3.0。置换金属瓣膜的心房颤动患者选择华法林抗凝(INR控制在2.5~3.5)。有口服抗凝剂治疗禁忌证的心房颤动患者,或就诊医院无条件进行INR监测的患者,不应使用华法林抗凝。对中、低危卒中风险的心房颤动患者,推荐使用抗血小板治疗(阿司匹林150~325mg/d)。对

卒中高风险的心房颤动患者，使用阿司匹林（75～100mg/d）联合氯吡格雷（75mg/d）的治疗效果优于单用阿司匹林，但可增加出血风险。

④其他心脏病：除心房颤动外，其他类型的心脏病也可能增加血栓性卒中的危险。无论血压水平如何，有心脏病者发生卒中的危险比无心脏病者高2倍以上。在年轻患者中，潜在性心源性栓塞与4%病因不明的卒中有关。另有研究显示，卒中的发病率与心脏射血分数成反比。

确诊为心脏病的患者，应积极找专科医师治疗，根据患者的总体情况及可能存在的其他危险因素制订具体的预防方案。伴有左心室附壁血栓或室壁运动障碍的心肌梗死后ST段升高的患者，可以考虑应用华法林预防卒中。

⑤脂代谢异常：血脂异常与缺血性卒中的发生率之间存在着明显的相关性。有研究表明，总胆固醇每升高1mmol/L，卒中的发生率就会增加25%；高密度脂蛋白胆固醇（HDL-C）每升高1mmol/L，缺血性卒中事件的发生率可以减少47%。按照有无冠心病及其他危症、有无高血压和心血管危险因素的多少，结合血脂水平来综合评估冠心病和缺血性卒中的发病危险，将人群按危险性高低分类，有助于决定治疗措施及血脂的目标水平。

在生活方式改变的基础上，参考《美国国家胆固醇教育计划成人治疗组第三次报告（NCEP ATP Ⅲ）原则》，针对不同危险水平所对应的低密度脂蛋白胆固醇（LDL-C）目标值，个体化地分层启动他汀治疗。

具有高危特征的颅内外动脉硬化患者推荐强化他汀治疗，以预防首发卒中风险，建议将LDL-C目标值控制<2.6mmol/L；对于极高危患者，建议将LDL-C目标值控制<1.8mmol/L。

对于LDL-C水平<3.4mmol/L，男性≥50岁、女性≥60岁，无心脑血管病病史或冠状动脉粥样硬化性心脏病等危症，但具有至少一种危险因素，且超敏C反应蛋白≥2.0mg/L的人群，长期的他汀治疗可以减少卒中风险及病死率。

⑥无症状颈动脉狭窄：无症状颈动脉狭窄患者应积极筛查其他可致卒中的危险因素，并对已确定的危险因素进行生活方式改变和药物治疗。除有禁忌证外，无症状的颈动脉狭窄患者推荐使用阿司匹林治疗。

⑦高同型半胱氨酸血症：同型半胱氨酸水平的升高和动脉粥样硬化性疾病存在联系。叶酸、维生素B_6和维生素B_{12}联合应用可降低血浆同型半胱氨酸的浓度，但对于降低卒中风险的研究结果不一致。

已诊断为高同型半胱氨酸血症的患者，可以给予叶酸和B族维生素治疗，预防缺血性卒中，但其有效性尚未得到充分证实。

⑧阿司匹林：美国预防工作组和美国心脏协会（AHA）更新阿司匹林用于心脑血管病一级预防的建议，指出应均衡个体对使用阿司匹林的获益-风险比，然后决定是否将阿司匹林用于一级预防。

推荐在卒中风险足够高（10年的心脑血管事件风险为6%～10%）的个体中使用阿司匹林进行心脑血管病预防。阿司匹林（每日75mg或隔日100mg）可用于风险足够高的女性（治疗的益处超过风险）预防首次卒中。不推荐阿司匹林用于低危人群的卒中一级预防。对于无其他明确的心血管病证据的糖尿病或糖尿病伴无症状周围动脉性疾病的患者，不推荐使用阿司匹林作为卒中一级预防。

2）缺血性脑卒中的急性期治疗

①一般治疗：主要指控制患者的体温、血压、血糖以及营养支持。

A. 体温控制：对体温升高的患者应明确发热原因，如存在感染应给予抗菌药物治疗，对体温＞38℃的患者给予退热措施。

B. 血压控制：约70%的缺血性脑卒中患者急性期血压升高，原因主要包括疼痛、恶心、呕吐、颅内压增高、意识模糊、焦虑、脑卒中后应激状态、既往存在高血压等。对缺血性脑卒中后24小时内血压升高的患者应谨慎处理，应先处理紧张焦虑、疼痛、恶心、呕吐及颅内压增高等情况。血压持续升高，收缩压＞200mmHg或舒张压＞110mmHg，或伴有严重心功能不全、主动脉夹层、高血压脑病，可予缓慢降压治疗，并严密观察血压变化，必要时可静脉使用短效药物（如拉贝洛尔、尼卡地平等），避免血压降得过低。有原发性高血压病史且正在服用降压药者，如病情平稳，可于脑卒中24小时后开始恢复使用降压药物。脑卒中后低血压的患者应积极寻找原因，必要时可扩容升压。

C. 血糖控制：血糖异常对患者预后不利。血糖＞11.1mmol/L时应给予胰岛素治疗；血糖＜2.8mmol/L时给予10%~20%葡萄糖溶液口服或注射治疗。

D. 营养支持：脑卒中后由于呕吐、吞咽困难引起脱水及营养不良，可导致神经功能恢复减慢，必要时应给予补液和营养支持。

②特异性治疗：指针对缺血损伤的病理生理机制中的某一特定环节进行的干预，包括溶栓、抗血小板、抗凝、降纤、扩容、扩张血管、神经保护。

A. 溶栓：发病3小时内和3~4.5小时的缺血性脑卒中患者应根据适应证严格筛选，尽快静脉给予rt-PA溶栓治疗；发病6小时内的缺血性脑卒中患者，如不能使用rt-PA，可考虑静脉给予尿激酶；不推荐使用其他溶栓药物。使用方法为rt-PA 0.9mg/kg（最大剂量为90mg）静脉滴注，其中10%在最初的1分钟内静脉推注，其余持续滴注1小时；尿激酶100万~150万IU，溶于生理盐水100~200ml中持续静脉滴注30分钟。溶栓患者的抗血小板治疗或特殊情况下溶栓后还需抗凝治疗者的抗凝治疗，应推迟到溶栓后24小时开始。

B. 抗血小板：不符合溶栓适应证且无禁忌证的缺血性脑卒中患者应在发病后尽早给予口服阿司匹林150~300mg/d，急性期后可改为预防剂量（50~150mg/d）。溶栓治疗的患者，阿司匹林等抗血小板药物应在溶栓24小时后开始使用；对不能耐受阿司匹林者，可考虑选用氯吡格雷等抗血小板治疗。

C. 抗凝：对大多数急性缺血性脑卒中患者，不推荐无选择地早期进行抗凝治疗。关于少数特殊患者的抗凝治疗，可在谨慎评估风险-效益比后慎重选择。特殊情况下溶栓后还需抗凝治疗的患者，应在24小时后使用抗凝剂。

D. 降纤：对不适合溶栓并经过严格筛选的脑梗死患者，特别是高纤维蛋白血症者可选用降纤治疗。

E. 扩容：对一般缺血性脑卒中患者不推荐扩容。对于低血压或脑血流低灌注所致的急性脑梗死，如分水岭梗死可考虑扩容治疗，但应注意可能加重脑水肿、心功能衰竭等并发症，且此类患者不推荐使用扩血管治疗。

F. 扩张血管：目前缺乏血管扩张剂能改善缺血性脑卒中临床预后的证据。对一般缺血性脑卒中患者不推荐扩血管治疗。

G. 神经保护：理论上，针对急性缺血或缺血再灌注后细胞损伤的药物（神经保护剂）可保护脑细胞，提高神经组织对缺血、缺氧的耐受性。

③脑水肿与颅内压增高的治疗：严重脑水肿和颅内压增高是急性重症脑梗死的常见并发症，是死亡的主要原因之一。可使用甘露醇静脉滴注，必要时也可用甘油果糖或呋塞米等。

④出血转化：缺血性脑卒中出血转化的发生率为8.5%～30%，其中有症状的为1.5%～5%。心源性脑栓塞、大面积脑梗死、占位效应、早期低密度征、年龄>70岁、应用抗栓药物（尤其是抗凝药物）或溶栓药物等会增加出血转化的风险。

症状性出血转化的治疗：停用抗栓治疗等致出血药物；与抗凝和溶栓相关的出血处理参见脑出血的治疗。

对需要抗栓治疗的患者，可于出血转化病情稳定后7～10天开始抗栓治疗；对于再发血栓风险相对较低或全身情况较差者，可用抗血小板药物代替华法林。

⑤癫痫：缺血性脑卒中后癫痫的早期发生率为2%～33%，晚期发生率为3%～67%。

不推荐预防性应用抗癫痫药物。孤立发作1次或急性期痫性发作控制后，不建议长期使用抗癫痫药物；脑卒中后2～3个月再发的癫痫，建议按癫痫常规治疗；脑卒中后的癫痫持续状态，建议按癫痫持续状态的治疗原则处理。

⑥肺炎：约56%的脑卒中患者合并肺炎，误吸是主要原因。意识障碍、吞咽困难是导致误吸的主要危险因素，其他因素包括呕吐、不活动等。肺炎是脑卒中患者死亡的主要原因之一，15%～25%的脑卒中患者死于细菌性肺炎。

疑有肺炎的发热患者应给予抗菌药物治疗，不推荐预防性使用抗菌药物。

⑦尿路感染：排尿障碍在脑卒中早期很常见，主要包括尿失禁与尿潴留。住院期间40%～60%的中、重度脑卒中患者可能发生尿失禁，29%可能发生尿潴留。尿路感染主要继发于因尿失禁或尿潴留留置导尿管的患者，约5%出现败血症，与脑卒中预后不良有关。

有尿路感染者应给予抗菌药物治疗，但不推荐预防性使用抗菌药物。

⑧深静脉血栓形成（deep vein thrombosis，DVT）和肺栓塞：DVT的危险因素包括静脉血流淤滞、静脉系统内皮损伤和血液高凝状态。瘫痪、年老及心房颤动者发生DVT的比例更高，症状性DVT的发生率为2%。DVT最重要的并发症为肺栓塞。

对于发生DVT及肺栓塞高风险且无禁忌者，可给予低分子量肝素或普通肝素，有抗凝禁忌者给予阿司匹林治疗。对于无抗凝和溶栓禁忌的DVT或肺栓塞患者，首先建议肝素抗凝治疗，症状无缓解的近端DVT或肺栓塞患者可给予溶栓治疗。

⑨高同型半胱氨酸血症脑卒中的药物治疗：高同型半胱氨酸水平增加了脑卒中的风险。缺血性脑卒中患者如果伴有高同型半胱氨酸血症（空腹血浆水平≥16μmol/L），每日给予维生素B_6、维生素B_{12}和叶酸口服可以降低同型半胱氨酸的水平。

⑩高血压患者的脑卒中药物治疗：高血压是脑卒中的主要危险因素，无论收缩压还是舒张压的升高均与脑卒中的发生密切相关。对于缺血性脑卒中和短暂性脑缺血发作（TIA），建议进行抗高血压治疗，以降低脑卒中和其他血管事件复发的风险。

参考高龄、基础血压、平时用药、可耐受性的情况下，降压目标一般应该达到≤140/90mmHg，理想应达到≤130/80mmHg。具体药物的选择和联合方案应个体化。

⑪糖尿病患者的脑卒中药物治疗：血糖控制对2型糖尿病的微血管病变有保护作用，对大、中血管病变同样有重要作用，血糖控制不良与脑卒中复发有关。

糖尿病患者血糖控制的目标为 HbA1c <6.5%,但对于高危 2 型糖尿病患者过低可能带来危害(增加病死率)。糖尿病合并高血压的患者应严格控制血压在 130/80mmHg 以下,糖尿病合并高血压时降血压药物以血管紧张素转换酶抑制剂、血管紧张素Ⅱ受体拮抗剂类在降低心脑血管事件方面的获益明显。

⑫脂代谢异常患者的脑卒中药物治疗:在服用他汀类药物的过程中发生缺血性卒中的患者,卒中发生后应继续服用他汀治疗;卒中发生前未服用他汀的患者,卒中发生后建议启动他汀治疗。

3)卒中的二级预防:二级预防的目的是为缺血性脑卒中的幸存者提供预防复发的二级预防循证医学建议,二级预防应该从急性期就开始实施。

①高血压:对于缺血性脑卒中建议进行抗高血压治疗,以降低脑卒中和其他血管事件复发的风险。在参考高龄、基础血压、平时用药、可耐受性的情况下,降压目标一般应该达到≤140/90mmHg,理想应达到≤130/80mmHg。建议选择单药或联合用药进行抗高血压治疗。

②糖尿病:血糖控制的目标参见糖尿病患者的脑卒中药物治疗。在严格控制血糖、血压的基础上联合他汀类药物可以降低脑卒中的风险。

③脂代谢异常:对于非心源性缺血性卒中患者,长期使用他汀类药物可以预防缺血性卒中的复发,目标是使 LDL-C 水平降至 2.59mmol/L 以下或使 LDL-C 下降幅度达到 30% ~ 40%。对于有动脉粥样硬化证据的缺血性卒中/TIA,如果 LDL-C 水平≥2.6mmol/L,建议使用他汀治疗以减少卒中复发的风险,将 LDL-C 降至 2.6mmol/L 以下。为达到最佳疗效,合适的目标值为 LDL-C 下降≥50%或 LDL-C 水平≤1.8mmol/L。

服用他汀类药物达到最大治疗剂量 LDL-C 仍无法达标的患者和(或)服用他汀类药物有禁忌时,可以考虑联合或换用胆固醇吸收抑制剂或其他类的降脂药物。

④心源性栓塞的抗栓治疗

A. 心房颤动:对于心房颤动(包括阵发性)的缺血性脑卒中患者,推荐使用华法林口服抗凝治疗,预防血栓栓塞再发事件,华法林的目标剂量是维持 INR 在 2.0 ~ 3.0;对于不能接受抗凝治疗的患者,推荐使用抗血小板治疗,氯吡格雷联合阿司匹林优于单用阿司匹林。

B. 急性心肌梗死和左心室血栓:急性心肌梗死并发脑卒中的患者是极高危人群,其心脑血管事件的复发率极高。急性心肌梗死并发脑卒中的危险因素主要是前壁心肌梗死、高血压、心房颤动、脑卒中病史、高龄等。对该类患者,抗栓治疗进行二级预防是重要而有效的手段。急性心肌梗死并发缺血性脑卒中的患者应使用阿司匹林,推荐剂量为 75 ~ 325mg/d。对于有左心室血栓的急性心肌梗死并发缺血性脑卒中的患者,推荐使用华法林抗凝治疗至少 3 个月,最长为 1 年,控制 INR 水平在 2.0 ~ 3.0。

C. 瓣膜性心脏病:有风湿性二尖瓣病变的缺血性脑卒中患者,无论是否合并心房颤动,推荐使用华法林抗凝治疗,目标为控制 INR 在 2.0 ~ 3.0,不建议在抗凝的基础上加用抗血小板药物,以避免增加出血性并发症的风险;已规范使用抗凝剂的风湿性二尖瓣病变的缺血性脑卒中患者,仍出现复发性栓塞事件的,建议加用抗血小板治疗;对于有缺血性脑卒中病史的二尖瓣脱垂患者,可采用抗血小板治疗;有缺血性脑卒中病史伴有二尖瓣关闭不全、心房颤动和左心房血栓者建议使用华法林治疗;有缺血性脑卒中史的二尖瓣环钙化患者,考虑抗血小板治疗或华法林治疗;有主动脉瓣病变的缺血性脑卒中患者,推荐进行抗血小板治疗;有人工机械瓣膜的缺血性脑卒中患者,采用华法林抗凝治疗,目标 INR 控制在 2.5 ~ 3.5;有人工生物瓣膜或风险较低的机械瓣膜的缺血性脑卒中患者,抗凝治疗的目标 INR 控制在 2.0 ~ 3.0;已使用抗凝药物 INR 达到目标值的患者,如仍出现缺血性脑卒中发作,可加用抗血小板药。

D. 心肌病与心力衰竭:有扩张型心肌病的缺血性脑卒中患者,可考虑使用华法林抗凝治疗(控制 INR 在 2.0 ~ 3.0)或抗血小板治疗预防脑卒中复发;伴有心力衰竭的缺血性脑卒中患者,可使用抗血小板治疗。

⑤非心源性缺血性脑卒中的抗栓治疗:对于非心源性栓塞性缺血性脑卒中患者,除少数情况需要抗凝治疗外,大多数情况均建议给予抗血小板药物预防缺血性脑卒中和 TIA 复发。抗血小板药物的选择以单药治疗为主,氯吡格雷(75mg/d)、阿司匹林(50 ~ 325mg/d)都可以作为首选药物;有证据表明氯吡格雷优于阿司匹林,尤其对于高危患者获益更显著。不推荐常规应用双重抗血小板药物,但对于有急性冠状动脉疾病(例如不稳定型心绞痛、无 Q 波性心肌梗死)或近期有支架成形术的患者,推荐联合应用氯吡格雷和阿司匹林。

对于非心源性缺血性脑卒中患者,不推荐首选口服抗凝药物预防脑卒中复发。某些特殊情况下可考虑给予抗凝治疗,如主动脉弓粥样硬化斑块、基底动脉梭形动脉瘤、颈动脉夹层、卵圆孔未闭伴深静脉血栓形成或房间隔瘤等。

⑥其他特殊情况下脑卒中患者的治疗:无抗凝禁忌证的动脉夹层患者发生缺血性脑卒中后,首先选择静脉肝素治疗,维持活化部分凝血活酶时间 50 ~ 70 秒或低分子量肝素治疗;随后改为口服华法林抗凝治疗(INR 2.0 ~ 3.0),通常使用 3 ~ 6 个月;随访 6 个月如果仍然存在动脉夹层,需要更换为抗血小板药物长期治疗。存在抗凝禁忌证的患者需要抗血小板治疗 3 ~ 6 个月,随访 6 个月如果仍然存在动脉夹层,需要长期抗血小板药物治疗。药物治疗失败的动脉夹层患者可以考虑血管内治疗或者外科手术治疗。

55 岁以下不明原因的缺血性脑卒中患者应该进行卵圆孔未闭筛查。不明原因的缺血性脑卒中和 TIA 合并卵圆孔未闭的患者使用抗血小板治疗。如果存在深部静脉血栓形成、房间隔瘤或者存在抗凝治疗的其他指征如心房颤动、高凝状态,建议使用华法林治疗(目标 INR 2.0 ~ 3.0)。

缺血性脑卒中患者如果伴有高同型半胱氨酸血症(空腹血浆水平 ≥16μmol/L),每日给予维生素 B_6、维生素 B_{12} 和叶酸口服可以降低同型半胱氨酸的水平。降低同型半胱氨酸水平是否可以降低脑卒中复发证据尚不充分。

5. 药物治疗管理

(1)疗效监测:缺血性脑卒中患者的疗效监测主要是指患者的病情是否得到控制、症状是否得到改善,以及引起急性缺血性脑卒中的影响因素如高血压、糖尿病、脂代谢异常等控制是否达标。

(2)合理用药监护:依据患者的发病及就医时间、症状、年龄、血脂、血糖、血压等因素,依据美国心脏协会/美国卒中协会发布的《卒中管理指南》、中华医学会神经病学分会脑血管病学组发布的《缺血性脑卒中诊治指南》及相关药物的使用指南与专家共识,结合药品的使用说明书,药物的特点,对患者使用的药物种类、使用时机、用法用量以及联合用药情况进行监护,使患者的生活质量、日常功能得到最大限度的改善。缺血性脑卒中常用药的禁忌证见表 10-12。

表 10-12　缺血性脑卒中常用药的禁忌证

药物	禁忌证
抗凝药物	
肝素	不能控制的活动性出血、出血性疾病，包括血友病、血小板减少性或血管性紫癜；创伤或术后渗血；先兆流产；感染性心内膜炎，胃、十二指肠溃疡，严重肝、肾功能不全；黄疸、严重未控制的高血压、颅内出血
低分子量肝素	凝血功能严重异常；血管意外（伴全身性血栓者除外）；组织器官损伤出血；急性消化道出血
华法林	手术后3天内，妊娠期，有出血倾向患者（如血友病、血小板减少性紫癜），严重肝、肾疾病，活动性消化性溃疡，脑、脊髓及眼科手术患者
溶栓药物	
UK、rt-PA	既往有颅内出血，包括可疑蛛网膜下腔出血；近3个月有头颅创伤史；近3周内有胃肠或泌尿系统出血；近2周内进行过大的外科手术；近1周内有在不易压迫止血部位的动脉穿刺；近3个月内有脑梗死或心肌梗死史，不包括陈旧小腔隙梗死而未遗留神经功能损害体征；严重心、肝、肾功能不全或严重糖尿病患者；有活动性出血或创伤（如骨折）的证据；口服抗凝药，且INR＞1.5；48小时内接受过肝素治疗（APTT超出正常范围）；血小板计数＜100×10^9/L，血糖＜2.7mmol/L；血压：收缩压＞180mmHg或舒张压＞100mmHg；妊娠
抗血小板药物	
阿司匹林、氯吡格雷	活动性病理性出血（如消化性溃疡、颅内出血等）。有胃肠道出血倾向病变（如溃疡病）和肝功能受损患者需慎用
降纤药	
降纤酶	有出血史、新近手术者、有出血倾向者、正在使用抗凝纤溶或抗血小板药物者、重度肝肾功能障碍及多脏器功能衰竭；孕妇、哺乳期妇女、儿童
巴曲酶	有出血史或出血倾向、正在使用抗凝药或抗血小板药及抗纤溶制剂、严重肝肾功能不全及乳头肌断裂、心源性休克、多器官功能衰竭
扩容药物	
羟乙基淀粉	高血容量、严重心功能不全、严重肾功能障碍、严重凝血功能异常
右旋糖酐	有出血倾向及出血性疾病者、充血性心力衰竭
脱水及降颅内压药	
甘露醇	严重失水、肾脏损害或肾功能障碍；颅内活动性出血；心脏衰竭、急性肺水肿，或严重肺淤血

（3）药物不良反应监护：多数缺血性脑卒中的治疗药物都有不同程度的不良反应，尤其溶栓药、抗血小板药及抗凝药可能会产生严重的不良反应，使用前后应进行必要的实验室检查，并注意观察患者的用药反应。缺血性脑卒中常用药物的不良反应见表10-13。

表 10-13 缺血性脑卒中常用药物的不良反应

药物	主要不良反应	注意事项
溶栓药物		
UK、rt-PA	出血	适用于年龄 18~80 岁；发病 4.5 小时以内(rt-PA)或 6 小时内(尿激酶)；脑功能损害的体征持续存在超过 1 小时，且比较严重；脑 CT 已排除颅内出血，且无早期大面积脑梗死的影像学改变
抗血小板药物		
阿司匹林、氯吡格雷	出血、胃肠道反应	进行选择性手术应在术前 5~7 天停用。使用期间应监测血常规、尿常规、大便潜血及凝血功能
抗凝药物		
肝素钠、低分子量肝素、阿加曲班	可引起血小板减少症、发热、皮疹、瘙痒等。自发性出血倾向是肝素过量使用的最主要的危险	使用前和治疗期间应监测部分凝血活酶时间，治疗期间应监测血细胞比容、粪便潜血试验、尿隐血试验及血小板计数等。肝素严重过量时用鱼精蛋白缓慢静脉注射予以中和，通常 1mg 鱼精蛋白能中和 100U 肝素；如果肝素注射后已超 30 分钟，鱼精蛋白用量需减半
华法林	主要的不良反应是出血，偶有恶心、呕吐、腹泻、白细胞减少、粒细胞增高、肾病、过敏反应等；丙氨酸氨基转移酶(ALT)、天冬氨酸氨基转移酶(AST)、碱性磷酸酶、胆红素升高	用药期间应定期测定 INR，凝血酶原时间应保持在 25~30 秒，而凝血酶原活性至少应为正常值的 25%~40%。凝血酶原时间超过正常的 2.5 倍(正常值为 12 秒)、凝血酶原活性降至正常值的 15% 以下或出现出血时应立即停药。具体处理方法请参照《2013 华法林临床应用中国专家共识》
降纤药		
降纤酶	主要为出血，一般症状轻微，如皮肤出血点、牙龈渗血，偶有尿血、咯血和消化道出血	监测纤维蛋白原，当纤维蛋白原含量低于 0.5g/L 时，应间隔 1~2 天再使用下一剂量；70 岁以上的老年人慎用
巴曲酶	引起注射部位出血、创面出血、头痛、头晕、头重感、ALT 增高	用药前及用药期间宜监测凝血因子 I，监测临床有无出血征象；70 岁以上的高龄患者及孕妇、哺乳期妇女慎用
扩容药物		
羟乙基淀粉	大剂量输注后能够抑制凝血因子特别是Ⅷ因子的活性，引起凝血障碍	监测患者的血容量状态，避免引起容量超负荷导致心力衰竭
右旋糖酐	皮肤瘙痒、荨麻疹、发热；用量过大可致出血，如鼻出血、齿龈出血等	

续表

药物	主要不良反应	注意事项
脱水及降颅内压药		
甘露醇	可引起水、电解质紊乱，肾衰竭，酸中毒等	警惕发生高渗状态。监测血压、肾功能、血电解质（尤其是 Na^+ 和 K^+）、尿量、血渗透浓度
甘油果糖	不良反应少而轻微，滴注过快时偶见溶血	常与甘露醇交替使用

（4）他汀类药物的用药监护：无论是卒中的初发还是卒中的复发，高胆固醇血症尤其是 LDL-C 升高是重要的可控危险因素之一。2012 年，全国约有 2.2 亿（22.5%）成年人的总胆固醇水平边缘性升高（5.18～6.21mmol/L），约有 0.9 亿（9.0%）成年人的总胆固醇水平≥6.22mmol/L，这一数据远高于中国人群 10 年前的统计结果。而他汀类药物作为降低胆固醇的一线药物在临床广泛使用的同时，其用药监护及长期使用的安全性需要密切关注。

1）他汀类药物与脑出血：目前尚无具体证据证明他汀类药物与脑出血相关，对于出血风险高危的个体，应根据临床具体情况，权衡风险和获益，个体化使用他汀并合理监测。

2）他汀类药物与新发糖尿病：美国食品药品监督管理局（Food and Drug Administration，FDA）要求所有他汀类药物的说明书中增加关于他汀对糖尿病及糖化血红蛋白（hemoglobin A1c，HbA1c）和（或）空腹血糖的影响的信息。他汀增加新发糖尿病的风险主要表现在新发糖尿病的高危个体中，包括代谢综合征、他汀治疗时已有空腹血糖受损（>5.6mmol/L）、重度肥胖［体重指数（body mass index，BMI）≥30kg/m^2］、HbA1c 升高（>6%）、空腹甘油三酯水平升高（>1.7mmol/L）及原发性高血压病史，可以针对这部分新发的糖尿病高危人群加强血糖监测。

3）他汀类药物的肝脏安全性：FDA 建议服用他汀期间，应根据临床情况适当进行氨基转移酶监测，治疗期间患者若发生肝脏受损的临床表现时应立即就诊；若在治疗期间出现严重的肝功能损伤且伴有临床症状或出现黄疸，则应停药。

4）他汀类药物的肌肉安全性：可能诱发引起他汀相关肌肉损害的原因涉及多种因素，包括他汀本身的特性（水溶性或脂溶性、首过效应、蛋白结合率等）；患者的特性（既往病史、年龄、性别、种族、遗传因素、并发症、重要脏器的功能等）；以及药物相互作用及代谢途径。评估他汀类药物长期治疗的肌肉相关风险时，需要考虑患者的个体情况、熟悉所选择的他汀类药物的特性及他汀与其他药物联合使用的配伍及相互作用。

5）老年人使用他汀类药物：高龄老年人（>80 岁）使用他汀类药物时，应根据高龄老年人的心（脑）血管疾病的危险分层，结合年龄、肝肾功能、伴随疾病、合并用药等情况，充分权衡调脂治疗的利弊，积极、稳妥地选择他汀类药物。由于老年人常患有多种慢性疾病，需要长期服用多种药物，加之有不同程度的肝肾功能减退及药动学的改变，易发生药物不良反应。因而对老年人的调脂治疗起始剂量不宜过大，多种药物联合使用的过程中应予以严密监测。

（5）患者健康教育和用药指导：一旦确诊，脑卒中患者及其家属就必须接受脑卒中的疾病教育，教育和指导应该是长期进行的，特别是当控制不佳时。教育的内容应包括脑卒中的病因；不可干预的脑卒中危险因素；可干预的脑卒中危险因素；脑卒中的临床表现；脑卒中的危害；个体化的治疗目标；服用药物可能产生的不良反应；长期规律服药的必要性以及未经医师同意随意更改治疗方案后可能产生的严重不良后果；日常血常规、尿常规、肝肾功能等监测的意义和必要性；规律运动、饮食、运动与药物治疗或其他药物之间的相互作用；发生紧急情况，如脑卒中急性复发时的应对措施。

1）糖尿病：有脑血管病危险因素的人及糖尿病患者应定期检测血糖，必要时测定糖化血红蛋白（HbA1c）或做糖耐量试验。糖尿病患者应改进生活方式，首先控制饮食，加强体育锻炼。

2）心房颤动、其他心脏疾病：40 岁以上的成年人应定期体检，早期发现心房颤动和其他心脏疾病。确诊为心脏病的患者，应积极找专科医师治疗。

3）血脂异常：患者的生活方式改变是治疗血脂异常的首要步骤，必须贯穿治疗的全过程。包括减少饱和脂肪酸（＜总热量的 7%）和胆固醇（＜2mg/d）的摄入，选择能加强降低 LDL-C 效果的食物如植物固醇（2g/d）和可溶性黏性纤维（10～25g/d），戒烟，减轻体重，增加有规律的体力活动等。药物选择应根据患者的血脂水平以及血脂异常的分型决定。

40 岁以上的男性和绝经期后的女性应每年进行血脂检查；缺血性脑血管病等的高危人群有条件者建议定期（6 个月）检测血脂。

4）饮食和营养：每日的饮食种类应多样化，使能量和营养的摄入趋于合理，采用包括水果、蔬菜、低脂奶制品以及总脂肪和饱和脂肪含量较低的均衡食谱。建议降低钠的摄入量并增加钾的摄入量，有益于降低血压，从而降低卒中的危险性。推荐的食盐摄入量≤6g/d，钾摄入量≥4.7g/d；每日的总脂肪摄入量应＜总热量的 30%，饱和脂肪＜10%；少吃糖类和甜食。

5）体力活动：应采用适合自己的体力活动来降低卒中的危险性。中老年人和高血压患者进行体力活动之前，应考虑进行心脏应激检查，全方位考虑患者的运动限度，个体化制订运动方案。

6）肥胖：肥胖人群易患心脑血管病，这与肥胖可导致高血压、高血脂、高血糖是分不开的。尚无临床研究表明体重减轻是否可以降低卒中的危险性。

7）代谢综合征：代谢综合征包括腹型肥胖、血脂异常、高血压、糖尿病、胰岛素抵抗等。代谢综合征尚无直接的治疗措施，其治疗仍是针对各个组分和疾病状态组合进行的，包括降低血压、调节血脂、控制血糖等。

代谢综合征患者应从改变生活方式和药物治疗两个方面给予积极主动的干预。药物治疗应根据患者的具体情况，针对不同的危险因素，实施个体化治疗（包括降低血压、调节血脂、控制血糖以及抗血小板治疗等）。

8）饮酒过量：乙醇摄入和卒中发生的危险度之间有一种 J 形关系，轻、中度饮酒有保护作用，而过量饮酒则会使卒中风险升高。不饮酒者不提倡用少量饮酒的方法预防心脑血管疾病。饮酒者应适度，不要酗酒；男性每日饮酒的乙醇含量不应超过 25g，女性减半。

9）高同型半胱氨酸血症：普通人群（非妊娠期、非哺乳期）应通过食用蔬菜、水果、豆类、肉类、鱼类和加工过的强化谷类满足每日推荐摄入量的叶酸、维生素 B_{12}、维生素 B_6，可能有助于降低卒中的发病风险。

10）口服避孕药：不推荐年龄＞35 岁、有吸烟、高血压、糖尿病、偏头痛、既往血栓病史等危险因素的女性使用口服避孕药。对于口服避孕药,并由此而导致卒中危险增加者,应更加积极治疗已有的卒中危险因素。

11)睡眠呼吸紊乱:习惯性打鼾是缺血性卒中的独立危险因素。成年人(尤其是腹型肥胖、心脏病和高血压人群)应注意有无睡眠呼吸紊乱的症状。如有症状,应进一步请有关专科医师对其进行远期评估。

12)炎症:炎症影响动脉粥样硬化性斑块的形成、增长和不稳定性。对没有心脑血管病的患者可以考虑检测炎性因子如超敏C反应蛋白或脂蛋白磷脂酶A_2,评价其发生卒中的风险。类风湿关节炎或全身性红斑狼疮等慢性炎性疾病患者可能有增加卒中的风险。

6. 案例分析

案例一:

(1)主题词:缺血性脑卒中;脂代谢异常;阿司匹林;瑞舒伐他汀钙。

(2)病史摘要:患者,女,63岁,身高156cm,体重60kg,体重指数25.47kg/m^2,以"右侧肢体活动不遂8小时"为主诉入院。患者8小时前无明显诱因出现右侧肢体麻木无力,以右下肢为重,行走不利,上肢抬举困难,持物无力,逐渐加重,无头晕目眩、昏迷、恶心、呕吐等症状。入院症见:右侧肢体活动不利,上肢抬举困难,无头晕目眩,饮食、睡眠可,二便正常。否认"糖尿病"、"高血压"、"冠心病"病史,否认相关家族遗传病史。入院体检:血压140/80mmHg。入院辅助检查结果:尿常规、大便常规、血常规、肝肾功能、HbAtc、大便常规+潜血均正常;血脂:总胆固醇(CHO)5.18mmol/L,甘油三酯(TG)1.33mmol/L,LDL-C 3.59mmol/L↑。头颅弥散:左侧豆状核及侧脑室旁新鲜梗死;右侧小脑半球、双侧基底核区及丘脑、侧脑室旁多发腔隙性梗死;双侧侧脑室旁、放射冠区白质脱髓鞘。颈部血管彩超:双侧颈部动脉粥样硬化并斑块形成。头颅血管MRA:颅内动脉硬化性改变;右侧大脑中动脉水平段狭窄;双侧大脑后动脉节段性狭窄。心电图:正常。

入院诊断:缺血性脑卒中,脂代谢异常。

(3)治疗方案

1)抗血小板:阿司匹林肠溶片0.3g qd po,7天后改为0.1g qd po。

2)调节血脂:瑞舒伐他汀钙片10mg qd po。

3)神经保护剂:依达拉奉注射液30mg+0.9%氯化钠注射液100ml bid ivgtt。

(4)药学监护要点

1)抗血小板:阿司匹林可能引起牙龈出血、皮肤瘀斑、黑便等,定期监测血常规、尿粪常规+潜血,以便及时调整治疗方案。

2)调节血脂:他汀类药物可能引起骨骼肌痛、肌肉疲劳、肝功能检查异常,以及血碱性磷酸酶升高、肌酸磷酸激酶升高、高血糖等。用药前监测患者的肝功能,用药期间监测肝功能、肌酸磷酸激酶、血糖,如氨基转移酶超过3倍的正常上限、肌酶超过5倍的正常上限,立即停药观察。

3)神经保护剂:使用依达拉奉的过程中应监测肝肾功能、全血细胞计数,防止引起急性肾衰竭(程度不明)、肝功能异常、黄疸、血小板减少。

(5)药学监护过程:在药物治疗过程中给予患者用药教育,患者的尿常规、大便常规、血常规、肝肾功能、HbAtc、大便常规+潜血均正常,未发现药物不良反应,患者"右侧肢体活动不遂"症状明显减轻。

(6)药学分析与建议

1)抗血小板:根据《中国急性缺血性脑卒中诊治指南 2010》推荐意见,对于不符合溶栓适应证且无禁忌证的缺血性脑卒中患者应在发病后尽早给予口服阿司匹林 150 ~ 300mg/d(Ⅰ类推荐,A 级证据),急性期后可改为预防剂量(50 ~ 150mg/d)。该患者治疗上给予阿司匹林肠溶片 300mg/d,1 周后改为 100mg/d。

2)调节血脂:根据《他汀类药物防治缺血性卒中/短暂性脑缺血发作专家共识》推荐意见,在服用他汀类药物的过程中发生的缺血性卒中/TIA 患者,卒中发生后应继续服用他汀治疗(Ⅱ类推荐,B 级证据);卒中发生前未服用他汀的患者,卒中发生后建议早期启动他汀治疗(Ⅱ类推荐,C 级证据)。对于非心源性缺血性卒中/TIA 患者,长期使用他汀类药物可以预防缺血性卒中/TIA 的复发(Ⅰ类推荐,B 级证据)。对于有动脉粥样硬化证据的缺血性卒中/TIA,如果 LDL-C 水平≥2. 6mmol/L,建议使用他汀治疗以减少卒中复发风险,将 LDL-C 降至 <2. 6mmol/L 以下(Ⅰ类推荐,B 级证据)。为达到最佳疗效,合适的靶目标值为 LDL-C 下降≥50% 或 LDL-C 水平 <1. 8mmol/L(Ⅱ类推荐,B 级证据)。

该患者 CHO 5. 18mmol/L,TG 1. 33mmol/L,LDL 3. 59mmol/L↑。头颅弥散:①左侧豆状核及侧脑室旁新鲜梗死;②右侧小脑半球、双侧基底核区及丘脑、侧脑室旁多发腔隙性梗死;③双侧侧脑室旁、放射冠区白质脱髓鞘。颈部血管彩超:双侧颈部动脉粥样硬化并斑块形成。头颅血管 MRA:颅内动脉硬化性改变,右侧大脑中动脉水平段狭窄,双侧大脑后动脉节段性狭窄。给予该患者瑞舒伐他汀钙 10mg qd po。

3)神经保护剂:《中国急性缺血性脑卒中诊治指南 2010》推荐意见,神经保护剂的疗效与安全性尚需开展更多高质量的临床试验进一步证实(Ⅰ类推荐,B 级证据)。给予该患者自由基清除剂依达拉奉注射液 30mg bid ivgtt。

(7)药物治疗小结:该患者入院后诊断为缺血性脑卒中,且处于急性发作期,否认"糖尿病、高血压、冠心病"病史。入院后积极完善各项相关辅助检查,按照指南要求并依据个体化进行治疗,治疗上分别给予抗血小板聚集药物阿司匹林肠溶片 300mg/d 治疗,1 周后改为 100mg/d;给予神经保护剂依达拉奉,清除自由基,改善脑循环;给予瑞舒伐他汀降低患者的 LCL-C。住院期间未发生药物不良反应,经住院治疗后患者的基本情况明显好转,药师给予出院用药教育指导单,以提高用药的依从性。

案例二:

(1)主题词:缺血性脑卒中;脂代谢异常;高同型半胱氨酸血症;阿司匹林;阿托伐他汀;叶酸。

(2)病史摘要:患者,女,70 岁,身高 158cm,体重 58kg,体重指数 23. 23kg/m^2,以"右侧肢体无力 1 年,加重 1 天"为主诉入院。患者 1 年前无明显诱因出现右侧肢体麻木无力,行走困难,右手握物不牢,伴言语不利、头晕、胸闷,无昏迷、疼痛、恶心、呕吐等症状。在当地医院按"脑梗死"治疗后好转(具体药物不详),但记忆力明显下降。1 天前上述症状加重,行走不能,遂至我院。入院症见:右侧肢体麻木无力,行走困难,言语謇涩,胸闷心慌,睡眠尚可,大小便尚可。否认"高血压"、"糖尿病"、"心脏病"病史,否认家族遗传病史。否认食物及药物过敏史。

入院体检:血压 132/85mmHg。入院辅助检查结果:尿常规、大便常规、血常规、肝肾功能、HbAtc、大便常规 + 潜血正常；血脂：总胆固醇 5.72mmol/L↑，甘油三酯 2.18mmol/L↑，LCL-C 3.76mmol/L↑；同型半胱氨酸：同型半胱氨酸 24.1μmol/L↑，叶酸 2.8ng/ml↓，维生素 B_{12} 131.1pg/ml↓。头颅 MR 弥散加权成像：右侧侧脑室后角旁新鲜梗死；左侧颞枕叶软化灶；左侧外囊软化灶或腔隙性梗死；双侧侧脑室旁、放射冠区、额顶叶白质脱髓鞘。颈部血管彩超：双侧颈部动脉粥样硬化并多发斑块形成。心脏彩超：正常。

入院诊断：缺血性脑卒中，脂代谢异常，高同型半胱氨酸血症。

(3)治疗方案

1)抗血小板聚集：阿司匹林肠溶片 0.3 qd po，14 天后改为 0.1g qd po。

2)调节血脂：瑞舒伐他汀钙片 10mg qd po。

3)减低同型半胱氨酸：叶酸片 5mg qd po；腺苷钴胺片 0.5mg tid po。

4)神经保护剂：胞磷胆碱注射液 0.5g + 0.9% 氯化钠注射液 250ml qd ivgtt。

(4)药学监护要点

1)抗血小板聚集：阿司匹林可能引起牙龈出血、皮肤瘀斑、黑便等，定期监测血常规、尿粪常规 + 潜血，及时调整治疗方案。

2)调节血脂：他汀类药物可能引起骨骼肌痛、肌肉疲劳、肝功能检查异常，以及血碱性磷酸酶升高、肌酸磷酸激酶升高、高血糖等。用药前监测患者的肝功能，用药期间监测肝功能、肌酸磷酸激酶、血糖，如氨基转移酶超过 3 倍的正常上限、肌酶超过 5 倍的正常上限，立即停药观察。

(5)药学监护过程：在药物治疗过程中给予患者用药教育，患者的尿常规、大便常规、血常规、肝肾功能、糖化血红蛋白、大便常规 + 潜血均正常，未发现药物不良反应，患者“右侧肢体麻木无力、言语不清”的症状明显减轻。

(6)药学分析与建议

1)抗血小板聚集：根据《中国急性缺血性脑卒中诊治指南 2010》推荐意见，对于不符合溶栓适应证且无禁忌证的缺血性脑卒中患者应在发病后尽早给予口服阿司匹林 150 ~ 300mg/d(Ⅰ类推荐，A 级证据)，急性期后可改为预防剂量(50 ~ 150mg/d)。该患者治疗上给予阿司匹林肠溶片 300mg/d，2 周后改为 100mg/d。

2)调节血脂：根据《他汀类药物防治缺血性卒中/短暂性脑缺血发作专家共识》推荐意见，在服用他汀类药物的过程中发生的缺血性卒中/TIA 患者，卒中发生后应继续服用他汀治疗(Ⅱ类推荐，B 级证据)；卒中发生前未服用他汀的患者，卒中发生后建议早期启动他汀治疗(Ⅱ类推荐，C 级证据)。对于非心源性缺血性卒中/TIA 患者，长期使用他汀类药物可以预防缺血性卒中/TIA 的复发(Ⅰ类推荐，B 级证据)。对于有动脉粥样硬化证据的缺血性卒中/TIA，如果 LDL-C 水平≥2.6mmol/L，建议使用他汀治疗以减少卒中复发风险，将 LDL-C 降至 <2.6mmol/L 以下(Ⅰ类推荐，B 级证据)。为达到最佳疗效，合适的靶目标值为 LDL-C 下降≥50% 或 LDL-C 水平 <1.8mmol/L(Ⅱ类推荐，B 级证据)。

患者总胆固醇 5.72mmol/L↑，甘油三酯 2.18mmol/L↑，高密度脂蛋白 1.32mmol/L，低密度脂蛋白 3.76mmol/L↑。颈部血管彩超回示：双侧颈部动脉粥样硬化并多发斑块形成。给予该患者阿托伐他汀钙片 10mg qd po。

3）神经保护剂：根据《中国急性缺血性脑卒中诊治指南2010》推荐意见，神经保护剂的疗效与安全性尚需开展更多高质量的临床试验进一步证实（Ⅰ类推荐，B级证据）。给予该患者细胞膜稳定剂胞磷胆碱注射液0.5g qd ivgtt。

4）减低同型半胱氨酸：高同型半胱氨酸水平增加了脑卒中的风险。缺血性脑卒中患者如果伴有高同型半胱氨酸血症（空腹血浆水平≥16μmol/L），每日给予维生素B_6、维生素B_{12}和叶酸口服可以降低同型半胱氨酸的水平。该患者同型半胱氨酸24.1μmol/L↑、叶酸2.8ng/ml↓、维生素B_{12} 131.1pg/ml↓，给予该患者叶酸片5mg qd po和腺苷钴胺片0.5mg tid po。

（7）药物治疗小结：根据《中国急性缺血性脑卒中诊治指南2010》推荐意见，该患者入院后给予阿司匹林肠溶片0.3g qd po，2周后改为预防剂量100mg/d。该患者CHO 5.72mmol/L↑、TG 2.18mmol/L↑、高密度脂蛋白1.32mmol/L、LDL-C 3.76mmol/L↑，双侧颈部动脉粥样硬化并多发斑块形成，给予阿托伐他汀钙片（10mg qd po）调节血脂。该患者同型半胱氨酸24.1μmol/L↑、叶酸2.8ng/ml↓、维生素B_{12}131.1pg/ml↓，给予该患者叶酸片5mg qd po和腺苷钴胺片0.5mg tid po。住院期间，给予患者神经保护剂胞磷胆碱注射液。患者住院共计29天，住院期间密切监测药物治疗可能出现的不良反应，未发生严重不良反应，经住院治疗后患者的基本情况明显好转。该患者为一老年女性，缺血性脑卒中重在预防危险因素，住院期间对患者进行用药教育，提高依从性。

（二）蛛网膜下腔出血

1. 病因和发病机制　颅内血管破裂，血液流入蛛网膜下腔，称为蛛网膜下腔出血（subarachnoid hemorrhage，SAH）。分为创伤性和自发性两种情况。自发性又分为原发性和继发性两种类型。原发性蛛网下腔出血为脑底或脑表面的血管病变（如先天性动脉瘤、脑血管畸形、高血压脑动脉硬化所致的动脉瘤等）、破裂，血液流入到蛛网膜下腔；继发性蛛网膜下腔出血为脑内血肿穿破脑组织，血液流入蛛网膜下腔。本节重点介绍先天性动脉瘤破裂所致的原发性蛛网膜下腔出血，即动脉瘤性蛛网膜下腔出血（aneurysmal subarachnoid hemorrhage，aSAH）。

SAH是一种严重致残、致死性的疾病，SAH患者中至少有1/4死亡，存活者中约半数遗留一定程度的永久性神经功能障碍。在人群中的发病率相差悬殊，世界卫生组织的一项调查显示，校正年龄因素后，欧洲与亚洲国家间SAH的年发病率相差10倍，中国的年发病率为2/10万，这可能与遗传学差异、其他疾病诊疗竞争性负荷过重以及病例确诊等因素有关。SAH的发病率随年龄增加而升高，由0.18/10万上升至2/10万，常见的平均发病年龄≥50岁，SAH在儿童中相对少见，女性的发病率比男性高1.24倍。SAH的行为危险因素包括高血压、吸烟、乙醇滥用和使用拟交感神经药物。除女性因素外，还有存在未破裂的动脉瘤（特别是有症状者、体积较大者、位于后交通动脉或椎-基底动脉者）、既往有SAH病史（有或无残余的未经治疗的动脉瘤）、有动脉瘤家族史等。

SAH的病因主要有颅内动脉瘤，是最常见的病因，占50%～80%；血管畸形，约占SAH病因的10%；其他，如moyamoya病（占儿童SAH的20%）、颅内肿瘤、垂体卒中、颅内静脉系统血栓和抗凝治疗并发症等。发病机制见表10-14。

表 10-14 SAH 的发病机制

类型	发病机制
动脉瘤	Willis 环动脉壁弹力层及中膜发育异常或受损,随年龄增长由于动脉壁粥样硬化、高血压和血涡流冲击等因素影响,动脉壁弹性减弱,管壁薄弱处逐渐向外膨胀突出,形成动脉瘤。炎症动脉瘤是由动脉炎或颅内炎症引起的血管壁病变
脑动静脉畸形	发育异常形成的畸形血管团,血管壁薄弱处于破裂的临界状态,激动或明显的诱因可导致破裂
其他	肿瘤或转移癌直接侵蚀血管,引起血管壁病变,最终导致破裂出血

2. 临床表现及诊断 突然发生的持续性剧烈头痛、呕吐、脑膜刺激征阳性,伴或不伴意识障碍,检查无局灶性神经系统体征,应高度怀疑 SAH。同时 CT 证实脑池和蛛网膜下腔高密度征象或腰穿检查示压力增高和血性脑脊液等可临床确诊。同时 SAH 还需同高血压性脑出血、颅内感染、脑肿瘤等进行鉴别诊断。

SAH 的临床表现差异较大,患者大多为中年人,常突然起病。主要的临床表现见表 10-15。

表 10-15 SAH 的临床表现

	临床表现
头痛	突发异常的剧烈全头痛,多伴一过性意识障碍和恶心、呕吐等
脑膜刺激征	出现颈强、Kernig 征和 Brudzinski 征等脑膜刺激征,以颈强直最多见
眼部症状	眼底可见玻璃体下片状出血
精神症状	可出现欣快、谵妄和幻觉等
其他症状	脑心综合征、消化道出血、急性肺水肿和局限性神经功能缺损等

3. 治疗原则 急性期治疗目的是防治再出血,降低颅内压,防治继发性脑血管痉挛,减少并发症,寻找出血原因,治疗原发病和预防复发。目前,主要的治疗原则是根据美国心脏协会/美国卒中协会及中华医学会神经病学分会发布的《蛛网膜下腔出血诊疗指南》。此外,还应筛查和处理高危人群尚未破裂的动脉瘤,控制危险因素(包括高血压、吸烟、酗酒、吸毒等),使患者的血压、血脂、血液流变学等指标控制在正常水平,建立完善的教育体系,为患者提供生活方式干预和药物治疗的个体化方案。

4. 药物治疗方案 常用抗纤溶药物防治再出血,尼莫地平防治脑血管痉挛。常用药物的作用机制见表 10-16。

表 10-16 常用药物的作用机制

药物	作用机制
氨基己酸	抗纤维蛋白溶解药。能定向阻抑纤溶酶原与纤维蛋白结合,防止其激活,从而抑制纤维蛋白溶解,高浓度(100mg/L)则直接抑制纤溶酶活力,达到止血效果
氨甲苯酸	促凝血药。本品的立体构型与赖氨酸(1,5-二氨基己酸)相似,能竞争性阻抑纤溶酶原吸附在纤维蛋白网上,从而防止其激活,保护纤维蛋白不被纤溶酶降解而达到止血效果

续表

药物	作用机制
酚磺乙胺	能增强毛细血管的抵抗力，降低毛细血管通透性，并能增强血小板的聚集性和黏附性，促进血小板释放凝血活性物质，缩短凝血时间，达到止血效果
尼莫地平	Ca^{2+}通道阻滞药。有效地阻止Ca^{2+}进入细胞内，抑制平滑肌收缩，解除血管痉挛；同时可选择性地作用于脑血管平滑肌，扩张脑血管，增加脑血流量，显著减少血管痉挛引起的缺血性脑损伤

SAH的药物治疗方案如下：

(1)一般处理：保持生命体征稳定，密切监测生命体征和神经系统体征的变化；降低高颅内压，主要使用脱水剂如甘露醇、甘油果糖，也可以酌情使用白蛋白；避免用力和情绪波动，保持大便通畅，烦躁者给予镇静药，头痛者给予镇痛药物，慎用阿司匹林等可能影响凝血功能的非甾体类镇痛药物或吗啡、哌替啶等可能影响呼吸功能的药物；其他对症支持治疗，包括维持水、电解质平衡，给予高纤维、高能量饮食，注意预防尿路感染和吸入性肺炎等。

(2)预防再出血

1)绝对卧床休息：4～6周。

2)调控血压：防止血压过高导致再出血，同时注意维持脑灌注压。平均动脉压>125mmHg或收缩压>180mmHg，可在血压监测下静脉持续输注短效安全的降压药，将收缩压控制在160mmHg以下。可选用尼卡地平、拉贝洛尔和艾司洛尔等降压药。

3)抗纤溶药物：抗纤溶药物可以减少再出血，但增加了SAH患者缺血性卒中的发生率。对于有较高出血风险，且没有绝对禁忌证的患者，早期短程(<72小时)应用抗纤溶药，并预防低血容量和血管痉挛(包括同时使用尼莫地平)，是较好的治疗策略。

5. 药物治疗管理

(1)疗效监测：SAH的总体预后较差，其病死率高达45%，存活者亦有很高的致残率。SAH的预后与病因、出血部位、出血量、有无并发症及是否得到适当的治疗有关。动脉瘤性SAH的病死率高，约12%的患者在到达医院前已死亡，存活者一半遗留永久性残疾，主要是认知功能障碍。SAH的药学疗效监测主要是监护患者有无再出血。

(2)并发症的防治

1)防治脑血管痉挛：使用尼莫地平能有效减少SAH引发的不良结局。推荐早期使用口服或静脉泵入尼莫地平改善患者的预后。应在破裂动脉瘤的早期阶段即开始防治脑血管痉挛，维持正常的循环血容量，避免低血容量。

2)脑积水的处理：SAH急性期合并症状性脑积水应进行脑脊液分流术治疗。

3)癫痫的防治：SAH出血后可立即对患者预防性应用抗癫痫药物，不推荐长期使用。但若患者有以下危险因素，如癫痫发作史、脑实质血肿、难治性高血压、脑梗死或大脑脉瘤，可考虑长期使用。

4)低钠血症及低血容量的处理：SAH出血后不推荐使用大量低渗液体和降低血容量，需要使用晶体液或胶体液纠正血容量不足，在SAH发生后的短时间内对某些患者结合中心静脉压、肺动脉楔压和液体平衡状况监测血容量。严格控制葡萄糖的摄入量并尽力避免低血糖。使用氟氢可的松和高渗盐水来纠正低钠血症。

(3)患者健康教育和用药指导:一旦确诊SAH,患者及其家属就必须接受SAH教育,教育和指导应该是长期进行的,特别是当SAH症状控制不佳或再出血需要调整治疗方案时。教育的内容应包括疾病的病因;诱发SAH的因素;SAH的临床表现;SAH的危害;个体化的治疗目标;使用药物可能产生的不良反应;SAH的预后等。

6. 案例分析

案例一:

(1)主题词:蛛网膜下腔出血;高血压;氨基己酸;尼莫地平;甘露醇;甘油果糖;卡托普利;10%氯化钾。

(2)病史摘要:患者,女,60岁,身高160cm,体重68kg,体重指数26.56kg/m^2,以"头痛、恶心、呕吐4小时"为主诉入院。患者4小时前打麻将时突然出现头痛,以头顶部为著,呈胀痛,伴恶心,喷射性呕吐,呕吐物为胃内容物,无肢体活动障碍,无头晕、耳鸣等,无意识丧失、尿便失禁,无发热、咳嗽、咳痰。既往"原发性高血压"病史3年,最高达160/90mmHg,服用卡托普利,一次12.5mg,每日3次,血压控制水平不详。否认"糖尿病"、"心脏病"病史。无不良嗜好。否认食物、药物过敏史。无脑血管疾病及原发性高血压遗传史。入院体检:体温36.4℃,心率99次/分,呼吸16次/分,血压134/74mmHg。辅助检查:头脑CT示脑沟、脑裂及外侧裂高密度影,考虑蛛网膜下腔出血;心电图无异常。电解质:血钠142mmol/L,血钾4.0mmol/L,余检查正常(第1日);钾离子3.8mmol/L,血钠离子140mmol/L,氯离子120mmol/L,其余正常(第4日)。

入院诊断:蛛网膜下腔出血,原发性高血压2级。

(3)治疗方案

1)防治再出血:氨基己酸1g/h静脉泵入(第1~5日);氨基己酸8g+0.9%氯化钠注射液250ml bid ivgtt(第6~9日);氨基己酸6g+0.9%氯化钠注射液250ml bid ivgtt(第10~14日)。

2)防治血管痉挛:尼莫地平注射液(50ml:10mg)3ml/h静脉泵入,14天后改为尼莫地平片30mg tid po。

3)降血压:卡托普利片12.5mg tid po。

4)预防应激性溃疡:注射用泮托拉唑40mg+0.9%氯化钠注射液250ml qd ivgtt。

5)降颅内压:20%甘露醇注射液125ml q8h ivgtt(第1~7日);甘油果糖注射液250ml qd ivgtt(第8~14日)。

6)补充电解质:10%氯化钾注射液5ml+5%葡萄糖注射液500ml qd ivgtt(第1~7日);浓氯化钠注射液30ml+0.9%氯化钠注射液250ml qd ivgtt(第1~5日、第9~11日)。

7)补液:复方氯化钠注射液500ml qd ivgtt(第1~7日、第9~15日)。

(4)药学监护要点

1)防治血管痉挛:尼莫地平使用时应避免日光直射。监测患者的血压、心率,如血压明显下降,可静脉给予多巴胺或去甲肾上腺素。

2)防治再出血:使用氨基己酸时观察患者是否出现恶心、呕吐和腹泻,监测患者的肾功能。

3)降血压:使用卡托普利时观察患者是否出现皮疹、心悸、心动过速、胸痛、干咳、味觉迟钝等,监测肝功能和血钾。

4)降颅内压:甘露醇大剂量快速静脉滴注时可见渗透性肾病(或称甘露醇肾病)。监测患者的肾功能、血压、血电解质浓度尤其是 Na^+ 和 K^+、尿量。

5）补充电解质：氯化钾和浓氯化钠注射液用药期间监测血钾、血镁、钠、钙、心电图、肾功能和尿量。

（5）药学监护过程

1）在治疗过程中患者未再出血，血压控制在 140/80mmHg 以下。

2）严密监控患者的电解质，电解质（第 1 日）血钠 142mmol/L，血钾 4.0mmol/L，余检查正常；电解质（第 4 日）钾离子 3.8mmol/L，血钠离子 140mmol/L，氯离子 120mmol/L。

3）监测患者的尿量、肝肾功能，患者未见不良反应，症状缓解出院。

（6）药学分析与建议：该患者入院后即给予蛛网膜下腔出血疾病教育、饮食指导，进行尿量监测。

1）调控血压：防止血压过高导致再出血，同时注意维持脑灌注压。如果平均动脉 > 125mmHg 或收缩压 > 180mmHg，可在血压监测下静脉持续输注短效安全的降压药。最好选用尼卡地平、拉贝洛尔和艾司洛尔等降压药，应将收缩压控制在 160mmHg 以下。患者既往有原发性高血压病史，口服卡托普利，一次 12.5mg，一日 3 次，血压控制良好，入院体检 134/74mmHg，继续此治疗方案。

2）抗纤溶药物：SAH 不同于脑内出血，出血部位没有脑组织的压迫止血作用，可适当应用止血药物，如氨基己酸、氨甲苯酸和酚磺乙胺等抗纤溶药物。给予患者氨基己酸治疗，在使用过程中随着患者病情的好转逐渐减量。

3）防治脑血管痉挛：尼莫地平能有效减少 SAH 引发的不良结局。推荐早期使用口服或静脉泵入尼莫地平改善患者的预后。其他钙离子拮抗剂的疗效不确定。该治疗方案尼莫地平注射液（遮光）3ml/h 静脉泵入，14 天后改为 30mg tid po。

4）降低颅内压：应用甘露醇与甘油果糖脱水，降低颅内压。甘油果糖较甘露醇起效慢，作用持久，不良反应较甘露醇少，临床上两者常交替使用。

5）预防消化道应激性溃疡：应用泮托拉唑预防消化道应激性溃疡，防止应激状态下溃疡大出血的发生。

6）维持水、电解质平衡：应用复方氯化钠、浓氯化钠和 10% 氯化钾注射液防治水、电解质紊乱。

（7）药物治疗小结：根据美国心脏协会/美国卒中协会及我国中华医学会神经病学分会发布的《蛛网膜下腔出血的诊疗指南》，应用抗纤溶药氨基己酸防治再出血；使用尼莫地平防治血管痉挛；应用甘露醇与甘油果糖脱水，降低颅内压，同时保持水、电解质平衡；应用卡托普利降血压。在住院期间对患者及家属进行用药教育，提高依从性。患者在住院期间监测尿量、肝肾功能、血压及电解质，无明显不良反应，无黑便，无再出血，症状好转后出院。

案例二：

（1）主题词：蛛网膜下腔出血；高血压；尼莫地平；甘露醇。

（2）病史摘要：患者，女，46 岁，身高 161cm，体重 52kg，体重指数 20.06kg/m^2，以“突发剧烈头痛、呕吐 6 小时”为主诉入院。患者 6 小时前无明显诱因突发剧烈头痛、呕吐伴抽搐，5 分钟后抽搐停止，无意识丧失，无肢体无力，无视物不清，无大小便失禁。家属遂急诊送入我院，急查 CT 示蛛网膜下腔出血。入院第 2 日行全脑血管造影并颅内动脉瘤栓塞术。患者 6 年前行“右侧乳腺纤维瘤切除术”，2 年前发现高血压，收缩压最高 180mmHg 左右（未治疗）。

否认“糖尿病”、“心脏病”病史。无食物、药物过敏史。无不良嗜好。父亲因脑出血去世,母亲曾因右侧乳腺癌行全部切除术,2个弟弟均患高血压(具体不详)。入院体检:体温36.6℃,脉搏82次/分,呼吸20次/分,血压151/97mmHg;颈项强直,双侧Kenig征阳性,双侧Brudzinski征阳性。入院辅助检查结果:尿常规、大便常规、肝肾功能正常。CT(第1日)提示:①左颈内动脉后交通段动脉瘤并局部小瘤样突起;②蛛网膜下腔出血。CT(第13日)提示:动脉瘤介入术后改变,结合临床评估。

入院诊断:蛛网膜下腔出血,高血压1期。

(3)治疗方案:患者入院第2日行全脑血管造影并颅内动脉瘤栓塞术。

1)防治再出血:患者入院第2日拟行全脑血管造影并颅内动脉瘤栓塞术,故未给予抗纤溶药物防治再出血。

2)防治血管痉挛并降血压:尼莫地平注射液(50ml:10mg)10mg q8h静脉泵入,10天后改为尼莫地平片30mg qid po。

3)脱水、降颅内压:20%甘露醇注射液50g q8h ivgtt(第3~6日),50g q12h ivgtt(第7~10日);甘油果糖注射液250ml q12h ivgtt(第6~10日),根据患者的颅内压及临床表现调节用量。

4)补充电解质:10%氯化钾注射液0.7g+5%葡萄糖注射液250ml qd ivgtt(第1~6日),10%氯化钾注射液0.7g+5%葡萄糖注射液250ml bid ivgtt(第7~10日),10%氯化钾注射液0.5g+5%葡萄糖注射液250ml qd ivgtt(第11~15日);浓氯化钠注射液30ml+0.9%氯化钠注射液250ml qd ivgtt(第3~6日),浓氯化钠注射液30ml+0.9%氯化钠注射液250ml bid ivgtt(第7~8日),浓氯化钠注射液60ml+0.9%氯化钠注射液250ml bid ivgtt(第8~10日)。

5)补液:复方氯化钠注射液500ml qd ivgtt(第3~6日),复方氯化钠注射液500ml bid ivgtt(第6~8日),根据尿量及临床表现调节用量。

6)神经保护剂:依达拉奉注射液30mg+0.9%氯化钠注射液250ml qd ivgtt(第2~10日)。

7)补充维生素:维生素B_6注射液100mg+0.9%氯化钠注射液250ml qd ivgtt(第3~11日);维生素C注射液2000mg+0.9%氯化钠注射液250ml qd ivgtt(第3~11日)。

(4)药学监护要点

1)防治血管痉挛并降血压:尼莫地平注射液使用时应避免日光直射。监测患者的血压、心率,如血压明显下降,可静脉给予多巴胺或去甲肾上腺素。

2)脱水、降颅内压:大剂量快速静脉滴注甘露醇时可见渗透性肾病(或称甘露醇肾病)。监测患者的肾功能、血压、血电解质浓度尤其是Na^+和K^+、尿量。

3)补充电解质:浓氯化钠和氯化钾注射液在使用期间监测血钾、血镁、钠、钙、心电图、肾功能和尿量。

(5)药学监护过程

1)在治疗过程中严密监控患者的电解质。第13日钾3.6mmol/L,钠139mmol/L,氯97mmol/L↓,钙2.31mmol/L,磷0.80mmol/L↓,二氧化碳32mmol/L↑。

2)在治疗过程中患者未再出血,血压控制在140/80mmHg以下。

3)监测患者的尿量、肝肾功能、血压,患者症状缓解后出院。

(6)药学分析与建议:该患者入院后即给予蛛网膜下腔出血疾病教育、饮食指导,进行尿量监测。

1)调控血压:防止血压过高导致再出血,同时注意维持脑灌注压。如果平均动脉>125mmHg或收缩压>180mmHg,可在血压监测下静脉持续输注短效安全的降压药。最好选用尼卡地平、拉贝洛尔和艾司洛尔等降压药,应将收缩压控制在160mmHg以下。患者既往有原发性高血压病史,尼莫地平泵入可以调节血压,10天后改为尼莫地平片30mg qid po。

2)抗纤溶药物:患者入院第2日行全脑血管造影并颅内动脉瘤栓塞术,故未给予抗纤溶药物。

3)防治脑血管痉挛:口服尼莫地平能有效减少SAH引发的不良结局。推荐早期使用口服或静脉泵入尼莫地平改善患者的预后。其他钙离子拮抗剂的疗效仍不确定。该治疗方案为10mg q8h微量泵泵入尼莫地平注射液,10天后改为30mg qid po。

4)降低颅内压:应用甘露醇与甘油果糖脱水,降低颅内压。甘油果糖较甘露醇起效慢,作用持久,不良反应较甘露醇少,临床上两者常交替使用。本方案在甘露醇使用4天后,减量的同时使用甘油果糖。

5)维持水、电解质平衡:应用复方氯化钠、浓氯化钠和10%氯化钾注射液防治水、电解质紊乱。

6)使用依达拉奉清除自由基,改善脑循环。该患者无明显的用药指征,不建议使用。

(7)药物治疗小结:患者入院第2日行全脑血管造影并颅内动脉瘤栓塞术。根据美国心脏协会/美国卒中协会及我国中华医学会神经病学分会发布的《蛛网膜下腔出血的诊疗指南》,使用尼莫地平防治血管痉挛并调节血压;应用甘露醇与甘油果糖脱水,降低颅内压,同时补充电解质。在住院期间对患者及家属进行用药教育,提高依从性。患者在住院期间监测尿量、肝肾功能、血压及电解质,无明显的不良反应,无黑便,症状好转后出院。

二、癫　　痫

(一)病因和发病机制

癫痫(epilepsy)是多种原因导致的脑部神经元高度同步化异常放电所致的临床综合征,临床表现具有发作性、短暂性、重复性和刻板性的特点。异常放电神经元的位置不同及异常放电波及的范围差异,导致患者的发作形式不一,可表现为感觉、运动、意识、精神、行为、自主神经功能障碍或兼有之。临床上每次发作或每种发作的过程称为痫性发作(seizure),一个患者可有一种或数种形式的痫性发作。在癫痫发作中,一组具有相似症状和体征特性所组成的特定癫痫现象称为癫痫综合征。

癫痫是神经系统的常见疾病,流行病学资料显示癫痫的年发病率为(50~70)/10万,患病率约为5‰,病死率为(1.3~3.6)/10万。我国目前有900万以上的癫痫患者,每年新发癫痫患者65万~70万,30%左右为难治性癫痫。

癫痫不是独立的疾病,而是一组疾病或综合征,引起癫痫的病因非常复杂。根据病因不同,癫痫的分类及病因见表10-17。

表 10-17　癫痫的类型及病因

癫痫的类型	病因
症状性癫痫(symptomatic epilepsy)	由各种明确的中枢神经系统结构损伤或功能异常所致,如脑外伤、脑血管病、脑肿瘤、中枢神经系统感染、寄生虫、遗传代谢性疾病、皮质发育障碍、神经系统变性疾病、药物和毒物等
特发性癫痫(idiopathic epilepsy)	病因不明,未发现脑部有足以引起癫痫发作的结构性损伤或功能异常,可能与遗传因素密切相关,常在某一特定的年龄段起病,具有特征性的临床及脑电图表现
隐源性癫痫(cryptogenic epilepsy)	临床表现提示为症状性癫痫,但现有的检查手段不能发现明确的病因

癫痫的发病机制非常复杂,现在还未能完全了解其全部机制,其发病的一些重要环节见表 10-18。

表 10-18　癫痫的发病机制

发病环节	发病机制
痫性放电的起始	神经元异常放电是癫痫发病的电生理基础。神经元异常放电可能是由于各种病因导致离子通道蛋白和神经递质或调质异常,出现离子通道的结构和功能改变,引起离子异常跨膜运动所致
痫性放电的传播	异常高频放电反复通过突触联系和强直后的易化作用诱发周边及远处的神经元同步放电,从而引起异常电位的连续传播
痫性放电的终止	机制尚未完全明了。可能为脑内各层结构的主动抑制作用,即癫痫发作时,癫痫灶内产生巨大的突触后电位,后者激活负反馈机制,使细胞膜长时间处于过度去极化状态,从而抑制异常放电扩散;同时减少癫痫灶的传入性冲动,促使发作放电的终止

(二)临床表现及诊断

癫痫是多种病因所致的疾病,其诊断需遵循三步原则:首先明确发作性症状是否为癫痫发作;其次是哪种类型的癫痫或癫痫综合征;最后明确发作的病因。可通过对患者进行详细的问诊、神经系统查体及辅助检查进行诊断,见表 10-19。

表 10-19　癫痫的诊断

	内容
病史和体检	详尽的问诊及全身和神经系统查体;病史:起病年龄、发作的详细过程、病情发展过程、发作诱因、是否有先兆、发作频率和治疗经过;既往史:母亲妊娠是否异常及妊娠用药史,围生期是否有异常,过去是否患过重要疾病,如颅脑外伤、脑炎、脑膜炎、心脏疾病或肝肾疾病;家族史:各级亲属中是否有癫痫发作或与之相关的疾病(如偏头痛)
辅助检查	脑电图(EEG):是诊断癫痫最重要的辅助检查方法 神经影像学检查:包括 CT 和 MRI,可确定脑结构异常或病变,有助于癫痫及癫痫综合征的诊断和分类,有时可作出病因诊断

在诊断癫痫的同时，还需同晕厥、假性癫痫发作、发作性睡病、偏头痛、短暂性脑缺血发作等进行鉴别诊断。

随着人口老龄化，老年癫痫的患病率呈升高的趋势。老年人癫痫发作的临床症状多不典型，首症状可能为惊厥状态，仅表现为记忆混乱、行为怪异、意识混沌或无反应状态，且症状可以持续数小时、数天、数周，甚至临床表现类似于痴呆状态，因此容易被家属及临床医师误诊。有研究显示，只有73.3%的老年癫痫患者在首次就诊时即明确诊断。因此，脑电图监测尤其是夜间睡眠脑电监测对于提高老年癫痫的诊断率有重要意义。老年期新发癫痫多有特殊病因，对病因治疗极为重要。脑血管病是老年癫痫最常见的病因。此外，低血糖或高血糖以及低钠血症、尿毒症、低钙血症也是导致癫痫发作的常见原因。癫痫发作还可由药物诱导所致，如抗精神病药物、抗菌药物、茶碱类、左旋多巴和噻嗪类利尿药。所以，对老年癫痫患者应积极寻找病因，并进行相应的处理。

诊断为癫痫后，需对其分类。癫痫的分类非常复杂，癫痫发作的分类主要依据癫痫发作时的临床表现和脑电图特征进行分类，见表10-20。

表10-20　癫痫发作的分类及临床表现

分类		临床主要表现
部分性发作	单纯部分性发作	时程短，一般不超过1分钟，无意识障碍。身体某一局部发生不自主抽动；一侧肢体麻木感和针刺感；记忆障碍、情感障碍、错觉、幻觉等
	复杂部分性发作	临床表现有较大差异。表现为意识模糊，自动症，不对称强直、阵挛和变异性肌张力动作，各种特殊的姿势等
	部分性发作继发全面性发作	单纯部分性发作可发展为复杂部分性发作，单纯或复杂部分性发作均可泛化为全面性强直阵挛发作
全面性发作	强直阵挛发作	主要的临床特征是意识丧失、双侧强直后出现阵挛
	强直性发作	多见于弥漫性脑损害的儿童，睡眠中发作较多。表现为全身骨骼肌强直性收缩，常伴有自主神经症状，持续数秒钟至数十秒钟
	阵挛性发作	几乎都发生在婴幼儿。特征是重复阵挛性抽动伴意识丧失，之前无强直期。双侧对称或某一肢体为主的抽动，幅度、频率和分布多变，持续1分钟至数分钟
	失神发作	意识丧失和正在进行的动作中断，双眼茫然凝视，呼之不应，可伴简单的自动性动作或肌张力降低，醒后不能回忆
	肌阵挛发作	快速、短暂、触电样肌肉收缩，可遍及全身身，也可限于某个肌群或某个肢体。发作期典型的EEG改变为多棘慢波
	失张力发作	姿势性张力丧失，突然垂颈（点头）、张口、肢体下垂（持物坠落）、跌倒或猝倒发作，持续数秒钟至数分钟，时间短者意识障碍可不明显，发作后立即清醒和站起。EEG示多棘慢波或低位活动

（三）治疗原则

1. 病因治疗　有明确病因者应进行病因治疗。如颅内肿瘤，需用手术方法切除新生物;寄生虫感染,则需用抗寄生虫的方法进行治疗。

2. 药物治疗的一般原则

(1)早期治疗:并非每个癫痫患者都需要用药。一般说来,半年内发作两次以上者,经诊断明确,应用药;首次发作或间隔半年以上发作一次者,可在告之抗癫痫药可能的不良反应和不经治疗的可能后果的情况下,根据患者及家属的意愿,酌情选择用或不用抗癫痫药。

(2)药物的选择:根据癫痫发作类型、癫痫及癫痫综合征类型选择用药。治疗初始的药物选择非常关键,如选药不当,不仅治疗无效,而且还会导致癫痫发作加重。

(3)药物的用法:药物的合理使用取决于药物的药动学特点、作用机制及不良反应等多个方面的因素。如苯妥英钠有非线性药动学特征,治疗剂量和中毒剂量接近,用药剂量增加,血药浓度会陡然升高,极易出现药物中毒,应用时应非常小心,加强血药浓度监测。常用抗癫痫药物的药动学特点见表10-21。

表10-21　常用抗癫痫药物的药动学特点

药物	蛋白结合率(%)	生物利用度(%)	半衰期(小时)	代谢物活性	主要的代谢酶	FDA妊娠期药物安全性分级
卡马西平(carbamazepine)	75~80	75~85	8~29	有	2C9,2C19,1A2,3A4酶促作用	D(口服给药)
奥卡西平(oxcarbazepine)	40	>95	1.3~2.3;9.3±1.8(活性代谢产物)	有	3A4酶促2C19酶抑	C(口服给药)
苯巴比妥(phenobarbital)	20~45	/	72~144	无	2C9,2C19,2D6,3A4酶促作用	D(肠道外给药)
苯妥英钠(diphenylhydantoin)	85~95	95	7~42	无	2C9,2C19,1A2,3A4酶促作用	D(口服给药)
丙戊酸钠(sodium valproate)	高,与血药浓度相关	100	12~15	有	2C19,3A4	D(口服给药)
加巴喷丁(gabapentin)	<5	65	5~7	无	/	C(口服给药)
拉莫三嗪(lamotrigine)	55	98	6.4~30.4	无	/	C(口服给药)
左乙拉西坦(levetiracetam)	/	近100	6~8	无	/	C(口服给药)
托吡酯(topiramate)	9~17	近100	19~25	无	2C19酶抑	D(口服给药)

(4)单药物治疗:70%的新诊断癫痫患者可以通过服用一种抗癫痫药物控制癫痫发作。单药治疗应从小剂量开始,耐受后再缓慢加量,直至最大限度地控制发作,而无不良反应或不良反应轻微。

(5)联合用药:当单一药物治疗增量后效果不满意,或有多种类型的发作时,可考虑联合用药。在最低限度增加不良反应的前提下,获得最大限度的发作控制。

下列情况可考虑联合治疗:①有多种类型的发作;②针对药物的不良反应,如苯妥英钠治疗部分性发作时出现失神发作,除选用广谱抗癫痫药外,也可合用氯硝西泮治疗苯妥英引起的失神发作;③针对患者的特殊情况,如月经性癫痫患者可在月经前后加用乙酰唑胺,以提高临床疗效;④对部分单药治疗无效的患者可以联合用药。

联合用药应注意:①不宜合用化学结构相同的药物,如苯巴比妥与扑米酮、氯硝西泮和地西泮;②尽量避开不良反应相同的药物合用,如苯妥英钠可引起肝肾损伤,丙戊酸可引起特异过敏性坏死,因而在对肝功能有损害的患者联合用药时要注意这两种药物的不良反应;③合并用药应注意药物的相互作用,如一种药物的肝酶诱导作用可加速另一种药物的代谢,药物与蛋白的结合也会改变另一种起主要药理作用的药物的血中游离浓度。

(6)更换药物:当一种抗癫痫药物经过使用一段时间后仍不能控制发作,或由于毒性反应而需要换用另一种药物时,应逐步替换,过渡时间一般5~7倍于药物半衰期。切忌突然停药和更换药物,否则可能诱发癫痫发作甚至癫痫持续状态。

(7)增减药物与停药:增药可适当地快,减药一定要慢,必须逐一增减,以利于确切评估疗效和毒副作用;停药应逐渐减量、缓慢停药,一般说来,全面强直阵挛发作、强直性发作、阵挛性发作完全控制4年后,失神发作停止半年后可考虑停药,但停药前应有缓慢减量的过程,一般不少于1~1.5年无发作者方可停药。有自动症者可能需要长期服药。

(8)长期服用,定期复查:长期规律服用抗癫痫药物,不随意增减用药或停换治疗药物是控制癫痫发作的基础。多数抗癫痫药物都有不同程度的不良反应,应用抗癫痫药物前后常规监测服药后的血常规、血生化,监测药物的血药浓度,防止出现严重的不良反应及中毒反应。

(9)不良反应管理:不良反应管理是癫痫药物治疗中长程管理的重点内容。抗癫痫药物的不良反应大致可分为4类:①急性不良反应。出现在用药初期,以中枢神经系统和胃肠道表现为主,与起始剂量大小及加量速度密切相关,一般随着用药时间延长逐渐耐受。②特异体质性反应。如过敏性皮疹、不可逆性肝坏死、再生障碍性贫血等,可为致命性的。③慢性不良反应。如认知与行为障碍、体重增加或减少、青春期性激素影响、脱发、骨质及钙磷代谢等。其中肝酶诱导型抗癫痫药物如苯巴比妥、卡马西平等长期服用可能导致骨密度降低,因骨质疏松而增加骨折的危险,预防性服用钙剂和维生素D。④胚胎致畸作用。如丙戊酸、苯巴比妥等,育龄女性服用增加胎儿畸形的风险。告知患者及家属可能的不良反应,使其了解可能发生的风险。同时开展必要的不良反应预筛查,例如针对卡马西平严重过敏反应的人进行白细胞抗原(HLA)-B*1502基因药物遗传学筛查。如果服药后出现严重的不良反应或癫痫发作明显加重,应尽快换药,观察症状变化,必要时予以相应的对症处理。

(四)药物治疗方案

1. 治疗药物　根据抗癫痫药物的作用机制,将抗癫痫药物分为以下几类,见表10-22。

表 10-22 抗癫痫药物的分类

分类	药物
钠通道调节药	苯妥英钠、卡马西平、拉莫三嗪、丙戊酸钠、托吡酯、奥卡西平等
γ-氨基丁酸调节剂	丙戊酸、苯二氮䓬、氨己烯酸、托吡酯等
兴奋性氨基酸受体拮抗药和兴奋性氨基酸释放调节药	拉莫三嗪、托吡酯等
与乙琥胺有关的抗失神发作药物	三甲双酮

(1)苯妥英钠(PHT):成人口服1日250~300mg,开始时1日2次,在1~3周内加至1日250~300mg,分3次服用,或5mg/(kg·d)。由于个体差异及非线性药动学的特点,需个体化给药。用药期间需注意检查血常规和肝功能等,并定期监测血药浓度。

(2)卡马西平(CBI):成人口服开始1次0.1g,1日2~3次,第2日后每日增加0.1g,直到出现疗效为止。要注意个体化,最大量1日不超过1.6g。用药期间注意随访检查全血细胞计数(包括血小板和网织红细胞)、血清铁检查(在给药前检查一次,治疗开始后经常复查达2~3年)、尿常规、血尿素氮、肝功能、卡马西平的血药浓度测定。

(3)苯巴比妥:成人口服一般1次0.03g,1日3次;或0.09g睡前顿服。极量为1次0.25g,1日0.5g。

(4)乙琥胺:成人口服开始1次0.25g,1日2次,4~7日后增加0.25g,直至控制发作。最大日剂量不超过1.5g。服药期间应定期随访全血细胞计数和肝、肾功能。

(5)丙戊酸钠(VPA):成人口服每日按体重15mg/kg;或1日600~1200mg,分次服。开始时按体重5mg/kg,1周后递增,至发作得以控制为止。当1日用量超过250mg时,应分次服用,以减少胃肠道刺激。最大日剂量按体重不超过30mg/kg,或1日不超过1.8g。用药前和用药期间应做全血细胞包括血小板计数,肝、肾功能检查。肝功能在最初半年内每1~2个月复查一次,半年后复查间隔酌情延长。用药期间监测丙戊酸钠的血药浓度。

(6)加巴喷丁(GBP):成人口服第1日300mg,第2日600mg,分2次服;第3日900mg,分3次服。以后根据临床情况可继续增加至维持剂量,维持量为每日900~1800mg。加巴喷丁口服后可出现假性蛋白尿和白细胞减少。

(7)奥卡西平(OXC):奥卡西平300mg相当于卡马西平200mg,起始剂量可以为一天600mg[8~10mg/(kg·d)],分两次给药。为了获得理想的效果,可以每隔1周增加每天的剂量,增加剂量不要超过600mg。每日的维持剂量范围在600~2400mg之间,绝大多数患者对每日900mg的剂量即有效果。有肾功能损害的患者(肌酐清除率<30ml/min),起始剂量应该是常规剂量的一半(300mg/d),并且增加剂量的时间间隔不得少于1周,直到获得满意的临床疗效。

(8)拉莫三嗪(LTG):单药治疗的剂量为成人及12岁以上的儿童的初始剂量为25mg,每日一次,连服2周;随后用50mg,每日一次,连服2周;此后每1~2周增加剂量,最大增加量为50~100mg,直至达到最佳疗效。

(9)托吡酯(TPM):成人从1日25mg开始,每周加药1次,每次增加25mg,直至症状控制为止。维持量为1日100~200mg。

(10)左乙拉西坦(LEV):成人起始剂量为1000mg/d,分2次服用,以后每2周增加1000mg/d。维持量为1000～4000mg/d。

2. 治疗方案　根据癫痫发作的类型,结合患者个体选择合适的治疗方案。国际抗癫痫联盟推出针对不同发作类型的癫痫的治疗指南,中华医学会神经病学分会也于2011年推出抗癫痫药物应用专家共识,为制订治疗方案提供参考。

(1)新诊断的特发性全面性癫痫:丙戊酸盐是3种发作类型(全身强直阵挛发作、失神发作和肌阵挛发作)的一线药物且是唯一的首选药物。全身强直阵挛发作的一线药物除丙戊酸外,还有托吡酯和拉莫三嗪。当丙戊酸治疗失败后,用于全身强直阵挛发作的首选药物为拉莫三嗪,一线药物有拉莫三嗪、托吡酯与左乙拉西坦。失神发作的首选与一线药物均为拉莫三嗪。肌阵挛发作无首选药物,一线用药是左乙拉西坦。拉莫三嗪或托吡酯治疗失败后的3种全面性发作的首选药物均为丙戊酸,见表10-23。

表10-23　特发性全面性癫痫的初始与第二种药物治疗选择

治疗步骤	全身强直阵挛发作		失神发作		肌阵挛发作	
	首选(%)	一线药物	首选(%)	一线药物	首选(%)	一线药物
初始药物	VPA(93.9)	VPA、TPM、LTG	VPA(93.9)	VPA	VPA(83.7)	VPA
VPA失败后	LTG(85.1)	LTG、TPM、LEV	LTG(60.4)	LTG	无	LEV
LTG失败后	VPA(89.6)	VPA、TPM、LEV	VPA(93.8)	VPA	VPA(85.4)	VPA、LEV
TPM失败后	VPA(89.6)	VPA、LTG、LEV	VPA(93.8)	VPA、LTG	VPA(87.8)	VPA、LEV

注:LTG:拉莫三嗪;LEV:左乙拉西坦;TPM:托吡酯;VPA:丙戊酸(来自2011中国抗癫痫药物应用专家共识)

(2)新诊断的症状性部分性癫痫:初始药物首选均为卡马西平与奥卡西平。一线药物为卡马西平、奥卡西平、拉莫三嗪、托吡酯和左乙拉西坦,在部分继发全面性发作中,除上述药物外,丙戊酸也进入一线药物。卡马西平、奥卡西平与拉莫三嗪是其他药物治疗失败后的首选药物。拉莫三嗪是卡马西平或奥卡西平治疗失败后的首选药物。部分继发性全面性发作的患者中,丙戊酸仍可作为第二种选择的一线药物。见表10-24。

表10-24　症状性部分性癫痫的初始与第二种药物治疗选择

治疗步骤	简单部分性发作		复杂部分性发作		继发性全面性发作	
	首选(%)	一线药物	首选(%)	一线药物	首选(%)	一线药物
初始药物	CBZ(89.8)	CBZ	CBZ(93.9)	CBZ	CBZ	CBZ
	OXC(67.3)	OXC	OXC(72.9)	OXC	(87.8)	OXC
		LTG		LTC	OXC	LTC
		TPM		TPM	(64.6)	TPM
		LEV		LEV	LTG	LEV
					(50.0)	VPA
CBZ失败后	LTG(64.6)	LTG	LTG(63.8)	LTG	LTG	LTG
	OXC(58.7)	OXC		TPM	(63.0)	TPM

续表

治疗步骤	简单部分性发作		复杂部分性发作		继发性全面性发作	
	首选(%)	一线药物	首选(%)	一线药物	首选(%)	一线药物
		TPM		OXC		OXC
		LEV		LEV		LEV
		VPA				VPA

注:VPA:丙戊酸;LTG:拉莫三嗪;TPM:托吡酯;LEV:左乙拉西坦;CBZ:卡马西平;OXC:奥卡西平;PHT:苯妥英钠;GBP:加巴喷丁(来自 2011 中国抗癫痫药物应用专家共识)

(3)联合用药:癫痫的治疗以单药为首选,但对于有多种发作形式或难治性癫痫患者仍需联合用药。丙戊酸与其他药物联合是治疗特发性全面性癫痫的首选药物。症状性部分性癫痫的药物治疗中,卡马西平(奥卡西平)+托吡酯、卡马西平(奥卡西平)+左乙拉西坦、卡马西平(奥卡西平)+丙戊酸、丙戊酸+拉莫三嗪、拉莫三嗪+卡马西平(奥卡西平)及苯妥英+托吡酯是联合治疗症状性部分性癫痫的各种首选配伍。

(4)特殊人群的治疗药物选择:为老年人选择抗癫痫药物必须慎重,涉及耐受性、不良反应与药动学等方面,且不能加重患者原有的疾病;老年癫痫多为症状性癫痫,部分性发作占多数。针对老人部分性癫痫发作的临床治疗研究,涉及较多的抗癫痫药物是拉莫三嗪和加巴喷丁。国际抗癫痫联盟(ILAE)指南提出,拉莫三嗪和加巴喷丁在新诊断和未治疗的老年癫痫患者的初始单药治疗中证实为 A 级有效证据,所以拉莫三嗪和加巴喷丁被认为比卡马西平更适合应用于首次部分性发作的老年癫痫患者。对没有确诱因的发作,尽早避免诱发因素。如果有超过 1 次以上没有明确诱因的癫痫发作,建议应用抗癫痫药物。当首次发作后复发的可能性大时,如脑电图有明确癫痫样放电和(或)影像学上有明确的结构性损害,应尽早应用抗癫痫药物。首选单药治疗需要充分考虑老年患者的肝、肾功能情况,全面评估药物之间的相互作用和发生药物不良反应的风险,避免药物用量过大或加量速度过快,加强血药浓度监测。多数老年癫痫患者服抗癫痫药物(antiepileptic drugs,AEDs)即有效,但少数患者需要联合用药。药物联合治疗尽量选择不同作机制的药物,避免有相同不良反应的药物合用。研究表明拉莫三嗪与丙戊酸联用在治疗上有协同作用。

在为女性癫痫患者开始制订治疗方案的同时,应充分考虑到癫痫反复发作的特点以及长程的抗癫痫药物治疗可能对女性患者(包括子女)造成的影响,如不孕、使用口服避孕药避孕失败等,而孕期还将会影响胎儿,如导致胎儿出生缺陷、后天发育异常等,对有生育意向的妇女或可能需要维持治疗至生育年龄的女性应与患者本人或其监护人讨论,提醒部分抗癫痫药物的可能影响。育龄期女性癫痫患者需要做重要的选择,即最大限度地减少抗癫痫药物对患者和后代的影响或者较好地控制癫痫发作,后者对妊娠过程中胎儿的影响更大。临床上广泛应用的 AEDs 如苯妥英钠、苯巴比妥、丙戊酸、卡马西平、扑米酮等均可能干扰下丘脑-垂体-卵巢轴,从而导致卵巢的雌、孕激素分泌功能失调,患者可出现月经周期紊乱、闭经、不育、性功能障碍、多囊卵巢综合征等并发症。不仅如此,有报道称癫痫女患儿长期服用丙戊酸也可能引起卵巢功能失调和性激素分泌紊乱。因此,在女性癫痫患者治疗中应注意避免使用影响月经周期、使多囊卵巢综合征发生率增加的药物,让患者获得长期满意的疗效。见表 10-25。

表 10-25 特殊人群的治疗药物选择

特殊人群的类型	全面性发作		部分性发作	
	首选(%)	一线药物	首选(%)	一线药物
健康的育龄期妇女	LTG(73.3) LEV(50.0)	LTG、LEV、TPM	LTG(64.4)	LTG、LEV、OXC、TPM
计划受孕并哺乳	LTG(74.5)	LTG、LEV	LTG(70.2)	LTC、LEV
不伴其他系统疾病的老年患者	—		LTG(68.8) OXC(51.1)	LTG、OXC、LEV、TPM、CBZ、VPA
伴其他系统疾病的老年患者	—		LTG(59.6) LEV(56.8)	LTG、LEV、OXC、TPM
学龄期儿童	LTG(54.2)	LTG、LEV	OXC(74.5) LTG(58.7)	OXC、LTG、LEV、CBZ、VPA

注:LTG:拉莫三嗪;LEV:左乙拉西坦;TPM:托吡酯;OXC:奥卡西平;CBZ:卡马西平;VPA:丙戊酸;—:无(来自2011中国抗癫痫药物应用专家共识)

(5)共患病患者用药:共患病指患有一种疾病的患者同时存在另一种或几种其他疾病。抑郁的癫痫患者,特发性全面性发作的首选用药为丙戊酸与拉莫三嗪,继发性部分性发作的首选用药为拉莫三嗪、奥卡西平与卡马西平;伴有行为问题者,特发性全面性发作的首选用药为丙戊酸与拉莫三嗪,继发性部分性发作的首选用药为拉莫三嗪、奥卡西平与卡马西平;伴有肾衰竭且需透析治疗者,特发性全面性发作的首选用药为丙戊酸、一线用药为拉莫三嗪与左乙拉西坦,症状性部分性发作的首选用药为拉莫三嗪、一线用药为左乙拉西坦;伴有乙型病毒性肝炎的癫痫患者,无论肝功能是否正常,特发性全面性发作的首选用药为托吡酯或左乙拉西坦,肝功能正常的继发性部分性患者首选用药为奥卡西平,出现肝功能指标异常时首选用药为托吡酯或左乙拉西坦;伴有其他肝病者,特发性全面性发作与继发性部分性发作的首选药物均为托吡酯或左乙拉西坦;伴有认知功能损害的儿童或老年癫痫患者,特发性全面性发作的首选用药为拉莫三嗪,继发性部分性发作的首选用药为拉莫三嗪或奥卡西平,老年患者左乙拉西坦也可作为首选用药。见表10-26。

表 10-26 伴有共患病的癫痫患者的药物治疗

共患病	全面性发作		部分性发作	
	首选(%)	一线药物	首选(%)	一线药物
伴抑郁	VPA(78.3) LTG(64.4)	VPA、LTG	LTG(68.9) OXC(62.8) CBZ(57.8)	LTG、OXC、CBZ、VPA
伴行为问题	VPA(86.0) LTG(57.8)	VPA、LTG	CBZ(62.8) OXC(56.8) LTG(59.5)	CBZ、OXC、LTG、VPA
伴肾衰竭	VPA(86.0)	LTG、VPA、LEV	LTG(50.0)	LTG、LEV

续表

共患病	全面性发作		部分性发作	
	首选(%)	一线药物	首选(%)	一线药物
HbaAg(+),肝功能(-)	TPM(56.3) LEV(50.0)	TPM、LEV、LTG	OXC(52.2)	TPM、LEV、LTG、OXC
HbaAg(+),肝功能(+)	TPM(57.4) LEV(52.3)	TPM、LEV、LTG	TPM(57.4) LEV(56.8)	TPM、LEV、LTG
肝病(除外乙型肝炎)	TPM(60.4) LEV(55.6)	TPM、LEV、LTG	TPM(60.4) LEV(60.0)	TPM、LEV
认知损害的儿童	LTG(65.2)	LTG、LEV、VPA	LTG(63.3) OXC(53.1)	LTG、OXC、LEV
认知损害的老年人	LTG(64.6)	LTG、LEV、VPA	LTG(70.8) OXC(52.2) LEV(50.0)	LTG、OXC、LEV

注:VPA:丙戊酸;LTG:拉莫三嗪;TPM:托吡酯;LEV:左乙拉西坦;CBZ:卡马西平;OXC:奥卡西平(来自2011中国抗癫痫药物应用专家共识)

(6)急诊的癫痫患者用药:急诊癫痫患者多不能确定其发作类型,常需要医师进行快速处理。因此,急诊室中抗癫痫治疗的要求是广谱、使用方便、剂量确定快的药物。2011中国抗癫痫药物应用专家共识提示,急诊中的癫痫患者首选丙戊酸或左乙拉西坦,一线用药还有托吡酯。

(7)脑卒中后癫痫发作的患者用药:脑卒中后癫痫的发作类型为症状性部分性发作,脑卒中患者多为老年人,脑卒中后癫痫的治疗除考虑发作类型外,老年患者这一特殊人群的特点也是选择治疗方案的重要考虑因素。对于脑卒中后无其他系统疾病的癫痫患者首选拉莫三嗪或奥卡西平,并与卡马西平、左乙拉西坦及托吡酯同为一线用药;伴有其他系统疾病者首选左乙拉西坦,拉莫三嗪、奥卡西平、左乙拉西坦和托吡酯是一线用药。

(8)月经期癫痫与抗癫痫治疗:月经期癫痫的常规治疗方案应首先确定癫痫发作与月经周期的关系,在每月癫痫发作可能加重的前2~3天临时增加AEDs的剂量,直至癫痫发作情况缓解后2天再逐渐减至维持剂量;或在此期间加用氯硝西泮。

(9)正在使用中成药治疗的患者:抗癫痫的中成药中许多都检测到有抗癫痫药物的成分(以苯巴比妥为多见),对于发作未控制或存在不良反应的患者应首选停药。对于中成药已控制发作的特发性全面性发作患者首选丙戊酸。症状性部分性发作患者首选拉莫三嗪。尚未控制发作的患者首选药物为奥卡西平或拉莫三嗪。

(五)药物治疗管理

1. 疗效监测　药物治疗效果的监护主要包括观察患者服药后癫痫发作的表现、频率的变化,以及癫痫发作持续时间的变化、引起癫痫发作的诱因等。

2. 药物不良反应监护　多数抗癫痫药物都有不同程度的不良反应,应用抗癫痫药物前应检查肝、肾功能和血、尿常规,服药期间也需定期监测上述指标以及药物血药浓度,防止出现严重的不良反应及中毒反应。同时还要观察患者用药后的精神状态、行走姿势以及身体变化，询问患者用药后是否出现不适。服用卡马西平或奥卡西平的患者还需定期监测血钠变化，服用丙戊酸钠或托吡酯的患者需定期监测血氨变化。常用抗癫痫药物的不良反应见表10-27。

表10-27　常用抗癫痫药物的不良反应

药物	常见的不良反应	严重的不良反应
苯妥英钠	持续性眼球震颤、共济失调、舞蹈手足徐动症、小发作次数增多、感觉异常、精神改变、肌力减弱、头痛、头晕、失眠、手抖、恶心、呕吐、便秘、齿龈增生、多毛、皮疹、肝脏毒性	大疱性皮肤病、紫癜、湿疹、Stevens-Johnson综合征、中毒性表皮坏死、各类血细胞减少、肝脏损害、红斑狼疮、肾毒性
卡马西平	视力模糊、复视、眼球震颤、恶心、呕吐、高血压、低血压、头晕、嗜睡、笨拙、精神错乱、水潴留、低钠血症	体瘤或淋巴腺瘤、再生不良性贫血、急性间歇性卟啉病、骨髓抑制、肝炎、低血钙等
丙戊酸钠	胃肠道功能紊乱、发热、月经周期改变、视物模糊、情绪反复无常	
奥卡西平	疲劳、眩晕、头痛、眼球震颤、步态异常、震颤	Stevens-Johnson综合征、中毒性表皮坏死、血管性水肿、严重多器官的过敏反应
拉莫三嗪	头痛、嗜睡、失眠、眩晕、视物模糊、复视、震颤、共济失调、恶心、呕吐、腹痛、腹泻、消化不良、虚弱、焦虑、抑郁、痛经、鼻炎和皮疹	多形红斑（罕见）、Stevens-Johnson综合征、贫血、弥散性血管内凝血、嗜酸性粒细胞计数升高、再生障碍性贫血、肝衰竭、血管性水肿、多器官衰竭、癫痫持续状态
托吡酯	头晕、疲乏、体重下降、复视、眼球震颤、嗜睡、精神异常、思维紊乱、共济失调、畏食、注意力不集中、味觉改变等	多形红斑、Stevens-Johnson综合征、中毒性表皮坏死、体温升高、高氨血症、代谢性酸中毒、肝衰竭、肾结石、自杀意念
左乙拉西坦	食欲缺乏、感染、嗜睡、头痛、行为异常、抑郁、情感障碍、敌意行为等	各类血细胞减少、肝衰竭、自杀意图
加巴喷丁	共济失调、头晕、嗜睡、眼球震颤、外周性水肿	Stevens-Johnson综合征（罕见）、癫痫发作、昏迷
苯巴比妥	恶心、呕吐、便秘、行走不稳、头晕、头痛、嗜睡、焦虑、紧张不安等	

常用抗癫痫药物的有效血药浓度见表10-28。

3. 用药教育和生活方式教育

（1）用药指导：依据患者的癫痫发作类型、年龄、性别、肝肾功能、共患疾病等因素，根据国际抗癫痫联盟、美国神经病学会的癫痫治疗指南，以及中华医学会神经病分会发布的中国抗癫痫药物治疗专家共识，结合药品的使用说明书，监测抗癫痫药物的血药浓度，对患者的使用药物种类及用法用量进行监护，保证患者体内血药浓度的平稳，减小波动，达到防止癫痫发作，而不出现难以忍受的不良反应。

表 10-28　常用抗癫痫药物的有效血药浓度

药物	有效血药浓度(mg/L)	过量症状	与血药浓度相关的不良反应
苯妥英钠	10～20	视物模糊或复视、笨拙或走路不稳和步态蹒跚、精神错乱、严重的眩晕或视幻觉、恶心、言语不清	血药浓度超过 20mg/L 时出现眼球震颤；超过 30mg/L 时出共济失调；超过 40mg/L 出现严重不良反应如嗜睡、昏迷；血药浓度持续超过治疗范围可现谵妄、脑病、精神病等意识模糊状态
卡马西平	4～12	无尿、少尿；传导阻滞、心律失常；高血压、低血压；休克；恶心、呕吐；共济失调、抽搐、反射亢进；运动减少、瞳孔散大、震颤、呼吸抑制	随着血药浓度升高（＞8.5～10mg/L），中枢神经系统不良反应的发生率增加
丙戊酸钠	50～100	中枢神经系统抑制、呼吸功能不全和多器官功能不全	/
奥卡西平	10～35	共济失调	/
拉莫三嗪	1～1.5	剂量过大时出现严重嗜睡、头痛，甚至昏迷	共济失调、视物模糊、复视、头晕、恶心、呕吐等
托吡酯	9～12	/	/
加巴喷丁	/	严重的腹泻、复视、严重的头昏、嗜睡和严重的构音障碍、口齿不清	/
苯巴比妥	10～40	眼球震颤、共济失调、呼吸抑制	/

(2)一般教育：提高患者的依从性；一旦确诊，癫痫患者及其家属就需接受癫痫病教育，教育和指导应该是长期进行的，特别是当癫痫症状控制不佳需调整治疗方案时。教育的内容应包括癫痫的病因；诱发癫痫的因素；癫痫的临床表现；癫痫的危害；个体化的治疗目标；服用药物可能产生的不良反应；长期规律服药的必要性以及未经医师同意随意更改治疗方案后可能产生的严重不良后果；日常血常规、尿常规、肝肾功能以及血药浓度监测的意义和必要性；规律运动；饮食、运动与抗癫痫药物治疗或其他药物之间的相互作用；发生紧急情况如癫痫发作时的应对措施；育龄妇女受孕必须做到有计划，并全程监护。

完全避免癫痫发作的诱因(包括癫痫患者所处的环境和生活方式对其发作的影响)是不可能的，但是个别患者或监护者可能因一些特别的情况(如紧张、睡眠不足、过度吸食咖啡因或乙醇)而使癫痫发作则是可以避免的。女性患者可能在月经期或排卵期中癫痫的发作次数增加或发作程度加重。应告知癫痫患者避免一切可以引起癫痫发作的因素。

(3)饮食教育：饥饿时体内脂肪分解成为主要的能量来源，脂肪分解代谢的中间产物酮体(丙酮、乙酰乙酸和β-羟丁酸)对癫痫发作有抑制作用。1921 年 Wilder 报道了用生酮饮食治疗癫痫的方法,即用含脂肪比例高、蛋白质和碳水化合物比例低的饮食配方,通过产生酮体模拟身体对饥饿的反应来治疗癫痫等疾病。主要适应于难治性癫痫或不能耐受药物副作用的患者。随着年龄增大,大脑摄取和利用酮体的功能下降(小儿比成人强 4~5 倍),故儿童较年长儿和成人更容易获得满意的疗效。

在治疗期间应注意监测血糖,以免发生低血糖,同时补充维生素。慎用乙酰唑胺,避免发生严重的酸中毒(特别是年幼的儿童)。治疗期间苯巴比妥的血药浓度可能显著升高,产生明显的镇静作用,饮食开始时应按情况决定是否减量。

4. 特殊人员癫痫患者的管理

(1)癫痫患儿:癫痫患儿的日常生活管理原则同健康儿童,应更加重视保持规律的生活,避免意外伤害。要通过培训使家长既认识到癫痫是可治的,又了解到癫痫是一种慢性、易于复发的疾病,治疗不能急于求成,应遵从合理的医疗方案。家长或者监护人应为患儿建立病情日志,记录其发作、用药及不良反应等,随访时提供给医师参考。癫痫发作时应采取科学有效的现场紧急处理,保持呼吸道通畅,不要采取无效甚至有害的不当措施,例如强行往患儿口腔中塞入任何物品、过分用力掐人中穴位或强力制止肢体抽搐等,以免造成不必要的伤害。如发作持续超过 5 分钟或超过平时的发作时间,应及时送往医院进行急救处理,以免发展成癫痫持续状态。

影响患儿药物治疗的依从性的因素很多,除疗效和不良反应外,药物种类、剂型、服用的方便性(每日的次数及剂量调整方案等)、价格、病耻感等都是导致服药依从性差的常见原因。提高患儿的服药依从性首先应重视健康宣教,就癫痫的严重性和治疗方案的必要性做充分沟通,使患儿及家长消除病耻感,对治疗的目的、方法、过程和要求充分理解并主动配合。在选药时还应注意药物的可获得性。此外,从细节上帮助患儿或其家长采用改善依从性的客观手段,例如指导并督促其建立规范的病情日志和服药记录。

疫苗接种是提高机体特异性免疫力的可靠手段,对于大多数癫痫患儿疫苗接种同样安全可靠。虽然部分癫痫患儿可能存在诱发癫痫发作的风险,但一般不影响患儿的远期预后。如果癫痫诊断尚未明确,或癫痫发作尚未控制,或伴发其他进行性脑内疾病,应等待诊断明确,或癫痫发作完全控制半年以上,或原发病因稳定后再恢复正常疫苗接种程序。疫苗接种可引起一过性发热,全细胞疫苗更多见,可能的情况下尽量选用无细胞疫苗,并需全面告知家长相关信息,取得知情同意书。

青春期是儿童身心发育的特殊时期。一方面,各种诱发癫痫发作的危险因素明显增多,如睡眠不足、心理压力增加、生活不规律、物质滥用等;另一方面,患儿担心和忧虑的问题也明显增加,例如服药可能引起体型改变或影响未来的生育能力等,导致其对治疗的依从性下降,漏服甚至自行停药的现象比较严重;第三方面,青春期癫痫患儿也常因担心发作而产生自卑、抑郁,甚至出现自杀意念。因此应加强对青春期患儿的健康教育和针对性管理,提高其对疾病的适应性和自我管理能力。

肥胖是青春期癫痫患儿的依从性下降,甚至中断治疗的重要原因之一。很多抗癫痫药物包括丙戊酸钠、卡马西平、苯妥英、加巴喷丁等都可能导致体重增加。作为独立的危险因素,肥胖对全身多个脏器的生理功能产生不良影响,其中丙戊酸钠及其相关性肥胖是青春期癫痫女性发生多囊卵巢综合征的重要因素。因此,对于青春期患儿应综合考虑这些相关因素,指导抗癫痫药物的合理选择，尽量避免使用明显增加体重、影响月经周期或增加将来胚胎致畸风险的抗癫痫药物（如丙戊酸钠、苯巴比妥等），尽可能选择对体重和月经周期影响较小的抗癫痫药物（如拉莫三嗪、左乙拉西坦等）。用药期间应定期监测身高、体重、体重指数、血中的雌/雄性激素及性激素结合蛋白、血脂、血糖等指标，注意指导患儿合理控制体重的增加。

癫痫患儿易共患多种身心障碍，其中较常见者包括注意缺陷多动障碍、情绪障碍、偏头痛、睡眠障碍等，药师在对患儿进行药学监护时应有相应的警觉，对于出现可疑症状的患儿应及时告知医师，采取合理的早期干预措施，尽量选择对精神或其他身心障碍无明显影响的AEDs（如丙戊酸钠、拉莫三嗪等），最大限度地减轻对患儿远期身心健康的不良影响。

儿科临床经常遇到超适应证和超年龄范围的标签外（off-label）使用AEDs的问题，即超出药品说明书使用范围的用药，尤其是新型的AEDs。处方前应充分评估用药的必要性和潜在风险，与患儿及（或）家长充分沟通，并注意监测或指导家长观察可能的不良反应，尽可能履行知情同意书签字手续。

多数患儿于发作完全控制后3～5年可以考虑药物的逐渐减停，减量停药应缓慢进行，一般需持续数月至1年，以降低复发风险。减停药时机应个体化考量，要综合考虑各种相关因素，脑电图表现是判断减药时机的重要辅助指标，如果脑电图异常放电明显，一般应暂缓减药1～2年。对于诊断明确的儿童失神癫痫，完全控制发作后2年即可考虑开始减药；而对于脑部器质性病灶所致的症状性癫痫，尤其是控制前病程长者，应适当延长用药时期。青春期体格快速发育，心理及内分泌状况波动较大，减量与停药后复发的风险增加，应尽量避免这一时期减停药；但同样应结合其综合征和病因综合考虑。在AEDs的减停过程中，应定期复查脑电图，建议每减量1/3或1/2的相关AEDs总量时进行一次脑电图复查，以便在临床复发之前更早发现癫痫复发的脑电图迹象。完全停药后仍需继续随访至少2年。

绝大多数癫痫患儿需长程药物治疗，因此，应在专科医师及药师的指导下进行定期随访，了解患儿服药的依从性，并监测药物疗效和不良反应。对于发作控制满意者，建议每3～6个月随访1次。对于难治性癫痫及一些特殊的癫痫综合征，应增加随访次数，并制订个性化的随访计划。随访内容主要包括患儿的一般情况、相关症状及体征，癫痫的发作形式、频率及严重程度的变化，用药及不良反应，共患病，生长发育、心理行为、认知及睡眠状况等，酌情进行必要的辅助检查。对于药物难治性癫痫，应对其癫痫病因和其他可能的耐药因素进行深入分析。对于临床难以解释的疗效不佳或药物不良反应，应注意血药浓度监测。

（2）女性癫痫患者：癫痫患者中有近一半是女性患者，由于生理和社会因素，女性癫痫患者比男性患者面临更多的困难和挑战。在对女性癫痫患者开始制订治疗方案的同时，应充分考虑到癫痫反复发作的特点以及长程的抗癫痫药物治疗可能对女性患者（包括子女）造成的影响，继而在整个治疗过程中加强对女性癫痫的管理，以达到理想的远期治疗目标。告知抗癫痫药物有导致胎儿畸形及神经发育迟滞的风险，对有生育意向的妇女或可能需要维持治疗至生育年龄的女性，应与患者本人或其监护人讨论，提醒部分抗癫痫药物的可能影响，权衡每种药物治疗的风险和获益。

1）计划妊娠：对癫痫有效控制且可能减停药物的女性癫痫患者，建议在停用抗癫痫药物的6个月后可考虑计划妊娠。如果不可能停用药物而计划怀孕，应尽量将抗癫痫药物调整至单药治疗的低剂量，再建议患者怀孕，并告如下风险：癫痫发作本身及抗癫痫药物均对胎儿有负面影响，如丙戊酸钠800mg以上的日剂量可增加胎儿致畸的风险。推荐癫痫女性孕前3个月每天服用叶酸(≤5mg)，以减少与叶酸代谢相关的致胎儿畸形的风险。

2)妊娠及围产：尽量减少孕期癫痫发作和抗癫痫药物对胎儿的影响。妊娠期血药浓度易波动，建议癫痫孕妇每3个月根据抗癫痫药物的血药浓度监测结果调整用药。减少抗癫痫药物对胎儿的影响主要从以下方面入手：①致畸性：在能够控制癫痫发作的情况下，尽可能避免多药治疗。在单药治疗的患者中尽可能降低药物剂量。常用的抗癫痫药物中以丙戊酸钠和苯巴比妥的致畸率最高，孕妇应尽量避免使用。如因病情需要而必须选择丙戊酸治疗，应当使用800mg以下日剂量的单药治疗。有证据表明，新型抗癫痫药物如拉莫三嗪等的致畸率较低。②妊娠期的生理变化可影响抗癫痫药物的代谢：妊娠期需定期监测抗癫痫药物的血药浓度，并结合临床发作情况及药物不良反应调整抗癫痫药物的剂量，尽量控制癫痫发作。③抗癫痫药物对后代认知功能的影响：胎儿期暴露于丙戊酸钠的后代智力可能受到负面影响，且与剂量相关。④大部分癫痫产妇都能正常分娩，但疼痛、压力、情绪过度紧张、睡眠不足、过度换气等因素均可增加分娩期癫痫发作的危险，建议患者到有条件的医院生产。⑤抗癫痫药物致维生素K缺乏：服用酶诱导型抗癫痫药物的癫痫孕妇的产儿易出现新生儿维生素K缺乏，建议癫痫女性在妊娠最后1个月每天口服维生素K 10mg，并应在新生儿出生后立即肌内注射维K以避免新生儿出血。⑥建议患者在分娩前做好哺乳及照顾婴儿的准备，分娩后需及时调整抗癫痫药物的剂量，尤其是妊娠中抗癫痫药物剂量较大的患者，产后抗癫痫药物的浓度上升，调整不及时将可能会导致药物中毒。

3)哺乳期：几乎所有的抗癫痫药物都可通过血液进入母乳中，使接受母乳喂养的婴儿间接获得抗癫痫药物。目前普遍认为母乳喂养的利大于弊，提倡母乳喂养。母乳中抗癫痫药物的浓度既受母亲血药浓度的影响，也受抗癫痫药物母乳通过率的影响。故母亲在哺乳期应服用可控制癫痫发作的抗癫痫药物的最小剂量，同时选择母乳通过率较低的药物，如拉莫三嗪、氯巴占、奥卡西平等，并避免在血药浓度达到峰值的时间段哺乳，以降低对婴儿的影响。

4)更年期：加强患者教育，使其认识到绝经周期可能出现的变化，鼓励参加体育运动和社会锻炼，适当补充维生素B、维生素E。老龄、绝经和部分抗癫痫药物的不良反应都是绝经期女性癫痫患者发生骨质疏松的原因。对更年期癫痫女性推荐应用无肝酶诱导作用的抗癫痫药物。并且对长期服用抗癫痫药物的绝经期及绝经后癫痫女性常规监测骨密度，鼓励其改变生活习惯来预防和阻止骨质疏松的发展，如适度增加体育锻炼；补充钙剂及维生素D；此外双膦酸盐、降钙素等都是有效的选择。

(3)老年癫痫患者：老年癫痫患者常合并脑血管病、变性病、中毒和代谢性脑病等其他疾病。因此，老年患者除了抗癫痫药物外常需服用多种其他药物，在药物选择时应充分考虑其他药物与抗癫痫药物之间的相互作用。例如老年癫痫患者常患有心脑血管疾病，而脑血管病是老年人癫痫最常见的原因。华法林在治疗老年心血管疾病中常用，而具有肝酶诱导作用的抗癫痫药物能加速华法林的代谢。因此尽可能选择无或较少引起药物间相互作用的抗癫痫药物，如拉莫三嗪、左乙拉西坦等。老年癫痫患者如合并抑郁焦虑或精神异常，可选择对精神行为影响小的药物如拉莫三嗪、奥卡西平、卡马西平、丙戊酸等。

老年患者由于肝、肾功能减退，体内代谢改变，身体脂肪与非脂肪成分的总比值增加，使药物清除率下降。当肝功能异常时,可考虑选用拉莫三嗪、托吡酯、左乙拉西坦等对肝功能影响较小的药物。当肾小球滤过率下降时,水溶性药物如加巴喷丁的用药剂量应相应减少,而脂溶性药物如卡马西平则受肾小球滤过率的影响较小。对于肾功能不全的部分性发作的老年癫痫患者,首选的一线用药为拉莫三嗪和左乙拉西坦等。

(六)案例分析

案例一:

1. 主题词　癫痫;奥卡西平。

2. 病史摘要　患者,男,62岁,身高176cm,体重81kg,体重指数26.15kg/m^2,以“发作性意识丧失伴肢体抽搐30年,发作性意识不清2个月”为主诉入院。患者30年前无诱因出现双眼发直、牙关紧闭、意识丧失、四肢抽搐、口吐白沫,持续2分钟左右好转。口服苯妥英钠,发作控制不理想,每1~2个月发作一次。20年前口服“中药”未再出现大发作,间断出现手中物品坠落、意识不清,持续几十秒钟缓解,每天发作1~3次。1年前发现脑部有囊虫,给予治疗,同时给予奥卡西平300mg bid后,半年未发作。2个月前出现发作性意识不清,不会穿衣服,伴小便失禁,持续数小时缓解。约半个月发作一次,共发作5次,自行将奥卡西平加量为早0.3mg、晚0.45mg口服。幼年时有高热病史,既往无“高血压、心脏病”病史,无“糖尿病、脑血管疾病”病史。否认食物、药物过敏史。已戒烟,不饮酒。父体健,母患肺气肿,1个妹妹患肺心病。无与患者类似的疾病,无家族性遗传性疾病史。入院体检:体温36.2℃,脉搏72次/分,呼吸18次/分,血压145/100mmHg;同型半胱氨酸15.14μmol/L,尿酸100μmol/L↓,谷胺酰氨基转移酶64U/L↑;其余血常规、尿常规、肝肾功能均正常;心电图正常。

入院诊断:癫痫。

3. 治疗方案

(1)抗癫痫治疗:奥卡西平片早上0.3g、晚0.45g,po。

(2)改善循环:血栓通注射液0.5g+5%葡萄糖注射液250ml qd ivgtt。

4. 药学监护要点

(1)抗癫痫治疗:服用奥卡西平时观察患者有无嗜睡、头痛、头晕、复视、恶心、呕吐和疲劳现象。监测患者的全血细胞计数,如出现骨髓抑制反应,考虑停止用药。监测患者的肾功能。

(2)改善循环:观察患者是否出现皮疹、发热、寒战、呼吸困难、关节痛等症状。

5. 药学监护过程　患者入院后服用奥卡西平(早上0.3g、晚0.45g),于第5天测其血药浓度为25mg/L,患者住院期间未有癫痫发作,未发生不良反应。

6. 药学分析与建议　该患者既往有“脑囊虫”病史,根据2011年《抗癫痫药物应用专家共识》,选择奥卡西平治疗,并监测血药浓度。该患者无明确使用血栓通的用药指征,不建议使用。

7. 药物治疗小结　癫痫的治疗药物众多,应根据癫痫发作的类型,结合患者个体选择合适的治疗方案。本案选择奥卡西平,并监测血药浓度。对患者及其家属进行用药教育,控制诱发因素。

案例二:

1. 主题词　癫痫;丙戊酸钠。

2. 病史摘要　患者男，30岁，身高172cm，体重71kg，体重指数24.06kg/m^2，以“发作性抽搐3天”为主诉入院。患者3天前无明显诱因突然出现抽搐，表现为双眼上翻、双上肢屈曲、双下肢伸直，伴有小便失禁，唤之不应，伴咬舌，约10分钟后症状缓解，缓解后如正常人。遂就诊于当地医院，行头颅CT检查：平扫未见异常，血常规检查：白细胞计数（WBC）5.6×10^9/L，未予特殊治疗。1天前再次出现上述症状，表现为双眼上翻、双上肢屈曲、双下肢伸直，唤之不应，伴小便失禁、舌咬伤，约10分钟后缓解，缓解后如正常人。患者既往体健，否认“高血压、心脏病”病史，否认烟酒等不良嗜好，否认食物、药物过敏史。父母均体健，家族中无此类疾病发生。入院体检：BP 120/70mmHg，P 85次/分，R 20次/分，T 36.4℃；神志清楚，言语流利，双瞳孔等大等圆，对光反射灵敏，额纹对称，口角无偏斜，咬肌有力，伸舌居中，咽反射存在，转头、耸肩有力；双上肢肌力Ⅴ级，肱二头肌腱反射（++），双下肢肌力Ⅴ级，膝腱反射（++）；深浅感觉检查未见异常；颈软，无抵抗；共济运动检查正常；尿常规、血常规正常；心电图示窦性心律，正常心电图；头颅CT未见异常。脑电图未见异常。

入院诊断：癫痫。

3. 治疗方案　抗癫痫药物：丙戊酸钠片0.3g tid po。

4. 药学监护要点　观察患者有无出现腹泻、消化不良、恶心、呕吐、胃肠道痉挛，监测全血细胞（包括血小板）计数、肝肾功能和甲状腺功能。并给予患者及家属癫痫教育，告之服药期间避免饮酒。

5. 药学监护过程　患者入院第4天监测丙戊酸钠的血药浓度为72mg/L，患者在住院期间未发生癫痫发作，未出现不良反应。

6. 药学分析与建议　中华医学会神经病学分会于2011年推出的抗癫痫药物应用专家共识指出，丙戊酸钠是3种发作类型（全身强直阵挛发作、失神发作和肌阵挛发作）的一线药物且是唯一的首选药物。全身强直阵挛发作的一线药物除丙戊酸外，还有托吡酯和拉莫三嗪。

7. 药物治疗小结　在癫痫的治疗过程中，尤其是在选择首药治疗时，如选药不当，不仅治疗无效，而且还会导致癫痫发作加重。应根据症状，依据相关指南，选择适合的药物。

三、帕金森病

（一）病因和发病机制

帕金森病（Parkinson’s disease，PD）又称震颤麻痹（paralysis agitans），是好发于中年以上的，以损害黑质纹状体通路为主的变性疾病。临床主要以静止性震颤、运动迟缓、肌强直和姿势平衡障碍为主要特征。1817年由英国医师詹姆士·帕金森（James Parkinson）首次报道并系统描述。

由脑部炎症、药物和化学毒物中毒、血管性疾病、代谢障碍、肿瘤等造成的与帕金森病类似的临床表现和病理改变，则称为帕金森综合征（Parkinsonian syndrome）。

目前帕金森病的病因不明，主要认为由环境因素、遗传因素、神经系统老化及多因素交互作用造成。

PD的分类见表10-29。

表 10-29　PD 的分类

分类	病因
原发性帕金森病	病因不明
继发性帕金森综合征	感染、血管性、药物、毒物、创伤、脑遗传变性综合征等
帕金森叠加综合征	原发性帕金森病伴进行性核上性麻痹或多系统萎缩

（二）临床表现及诊断

帕金森病诊断的主要依据是我国帕金森病及运动障碍学组在英国脑库帕金森病诊断标准基础上制定的中国帕金森病诊断标准。主要有以下几点：中老年发病，缓慢进展性病程，运动迟缓及至少具备静止性震颤、肌强直或姿势障碍中的一项，对左旋多巴治疗敏感。

帕金森病多发于 50～70 岁之间，以 60～70 岁之间最多；男性多于女性；少数患者有家族史。隐匿起病；病情缓慢，呈进行性加重；经常从一个肢体或一侧肢体开始，逐渐波及四肢和躯干，呈全身对称性损害症状。

帕金森病的主要临床表现见表 10-30。

表 10-30　帕金森病的临床表现

运动症状	
静止性震颤	常为首发症状，多始于一侧手部，静止位时出现或明显，随意运动时减轻或停止，紧张或激动时加剧，睡眠时完全停止；典型表现为拇指与示指呈“搓丸样动作”。少数患者可不出现震颤
肌强直	特殊的屈曲体姿：头部前倾、躯干俯屈、肘关节屈曲、腕关节伸直、前臂内收、髋及膝关节略为弯曲；铅管样强直：被动运动关节时阻力增高，且呈一致性，类似于弯曲软铅管的感觉；齿轮样强直：有静止性震颤的患者中可感到在均匀的阻力中出现断续停顿，如同转动齿轮
运动迟缓	随意运动减少，动作缓慢、笨拙。早期手指精细动作缓慢，逐渐加重，严重时要人帮助完成；“写字过小症”：书写困难，所写字迹不正，越写越小；“面具脸”：面部肌运动减少，出现面部表情活动少、眨眼少、双目凝视；构音含糊而低沉，严重时有吞咽困难
姿势障碍	早期表现为行走时患侧上肢摆臂幅度减小或消失，下肢拖曳，随着病情进展，步伐逐渐变小变慢，启动、转弯时步态障碍明显，自坐位、卧位起立时困难；冻结现象：行走中全身僵住，不能动弹；前冲步态或慌张步态：迈步后，以极小步伐越走越快，不能及时止步
非运动症状	
感觉障碍	早期可出现嗅觉减退或睡眠障碍，中、晚期常有肢体麻木、疼痛；有患者可伴有不宁腿综合征
自主神经功能障碍	常见便秘、多汗、脂溢性皮炎（油脂面）等；流涎；后期可能出现性功能减退、排尿障碍、直立性低血压
精神障碍	伴有抑郁、焦虑；晚期可能出现认知障碍甚至痴呆、幻觉

（三）治疗原则

1. 综合治疗　PD患者都可先后或同时表现出运动症状和非运动症状，在整个病程中都会伴有这两类症状，有时会产生多种非运动症状。针对PD的运动症状和非运动症状采取综合治疗，包括药物治疗、手术治疗、康复治疗、心理治疗及护理等。药物治疗作为首选，是整个治疗过程中的主要治疗手段，而手术治疗则是药物治疗的一种有效补充手段。目前应用的治疗手段，无论药物或手术只能改善症状不能阻止病情的发展，更无法治愈。因此，治疗不能仅顾及眼前而且需要长期管理，以达到长期获益。

2. 用药原则　药物治疗的原则是以达到有效改善症状、提高工作能力和生活质量为目标。提倡早期诊断、早期治疗，坚持“剂量滴定”以避免产生药物的急性副作用，力求实现“尽可能以小剂量达到满意的临床效果”的用药原则，避免或降低运动并发症尤其是异动症的发生率。在治疗的过程中还应强调个体化特点，不同患者的用药选择不仅要考虑病情特点、有无认知障碍、发病年龄、就业状况、有无共病、药物可能的副作用、患者的意愿、经济承受能力等因素，还要尽量避免或减少药物的副作用和并发症。药物治疗时特别是使用左旋多巴不能突然停药，以避免发生左旋多巴撤药恶性综合征。

（四）药物治疗方案

1. 治疗药物的分类及作用机制　抗帕金森病药物有以下几大类：左旋多巴及复方左旋多巴、多巴胺（DR）受体激动药、单胺氧化酶B（MAO-B）抑制药、儿茶酚氧位甲基转移酶（COMT）抑制药、抗胆碱药、促多巴胺释放药等，见表10-31。

表10-31　抗帕金森病药物的种类及主要药物的特点

药品名称	用法与用量	禁(慎)用	备注
苯海索（trihexyphenidyl）	成人：有效治疗量为2mg，每日3次	老年患者、闭角型青光眼及前列腺肥大患者禁用	主要适用于有震颤的患者
金刚烷胺（amantadine）	口服，1日50～100mg，1日2～3次	肾功能不全、癫痫、严重胃溃疡、肝病患者慎用	对少动、强直、震颤均有改善作用；末次服用时间应在下午4时前
复方左旋多巴			
多巴丝肼（levodopa and benserazide）、卡左双多巴（carbidopa and levodopa）	维持量为1日1.5～4g，分4～6次口服	活动性消化道溃疡者慎用，闭角型青光眼、精神病患者禁用	餐前1小时或餐后1.5小时服药
DR受体激动剂			
普拉克索（pramipexole）	起始剂量为1次0.125mg，1日3次		避免与抗精神病药物同时应用；1日最大剂量为4.5mg
吡贝地尔（piribedil）	有效剂量为1次50mg，1日3次	循环性虚脱、急性心肌梗死患者禁用	每日的最大剂量不超过250mg

续表

药品名称	用法与用量	禁(慎)用	备注
MAO-B 抑制剂			
司来吉兰(selegiline)	1 次 2.5 ~ 5.0mg,1 日 2 次,口服	胃溃疡患者慎用,禁与 5-羟色胺再摄取抑制剂(SSRI)合用	为避免失眠,不要在傍晚或晚上服用
雷沙吉兰(rasagiline)	1 次 1mg,1 日 1 次,口服		早晨服用
COMT 抑制药剂			
托卡朋(tolcapone)	有效剂量为 1 次 100 ~ 200mg,1 日 3 次	肝脏疾病以及 ALT 或 AST 超过正常值上限者和严重肾功能损害患者禁用	第 1 剂与复方左旋多巴同服,后间隔 6 小时服用;可单用,每日的最大剂量为 600mg
恩托卡朋(entacapone)	有效剂量为 1 次 100 ~ 200mg,服用次数依复方左旋多巴的次数而定	肠道阻塞者慎用	需与复方左旋多巴同服,单用无效

卡比多巴、COMT 抑制剂和 MAO-B 抑制剂对左旋多巴的周围和中枢代谢的作用:口服给予的左旋多巴在周围的组织和胃肠道中被芳香氨基酸脱羧酶(AADC)、儿茶酚氧位甲基转移酶(COMT)和单胺氧化酶 A(MAOA)代谢。该代谢大量减少脑中可获得的左旋多巴的有效剂量以及大量地增加该药物的外周不良反应。卡比多巴是一种不能穿过血-脑脊液屏障的 AADC 抑制剂。当左旋多巴与卡比多巴联合给药时,左旋多巴中有更大一部分进入脑,因此需要较小剂量的左旋多巴即可达到临床效能。通过抑制外周的 COMT,恩他卡朋和托卡朋相似地增加外周左旋多巴进入脑的部分。左旋多巴被左旋中性氨基酸转运体转运通过血-脑脊液屏障,并被 AADC 代谢生成多巴胺(DA)。在脑内,DA 被 COMT 和 MAO-B 代谢。托卡朋、司来吉兰和雷沙吉兰通过抑制脑中 DA 的代谢来增强左旋多巴的治疗作用。

2. 治疗方案　根据临床症状严重程度的不同,可以将 PD 的病程分为早期和中、晚期。即将 Hoehn-Yahr 1 ~2.5 级定义为早期,Hoehn-Yahr 3 ~5 级定义为中、晚期。

(1)早期 PD 的治疗:PD 一旦发生将随着时间的推移而渐进性加重,且在疾病早期阶段的病程进展较后期阶段要快。因此,一旦早期诊断,即应尽早开始治疗,争取掌握疾病的治疗时机。一般疾病初期多予单药治疗,也可采用优化的小剂量多种药物(体现多靶点)的联合应用,以达到疗效最佳、维持时间更长而运动并发症的发生率最低的目标。

首选药物原则:

1)早发型患者在不伴有智能减退的情况下,可有如下选择:①非麦角类 DR 激动剂;②MAO-B 抑制剂;③金刚烷胺;④复方左旋多巴;⑤复方左旋多巴 + COMT 抑制剂。首选药物并非按照以上顺序,需根据不同患者的具体情况而选择不同的方案。对于震颤明显而其他抗帕金森病药物疗效欠佳的情况下,可选用抗胆碱能药,如苯海索。

2)晚发型或有伴智能减退的患者一般首选复方左旋多巴治疗。随着症状的加重,疗效减退时可添加 DR 激动剂、MAO-B 抑制剂或 COMT 抑制剂治疗。尽量不应用抗胆碱能药物,尤其针对老年男性患者。

早期 PD 的治疗策略具体见图 10-1。

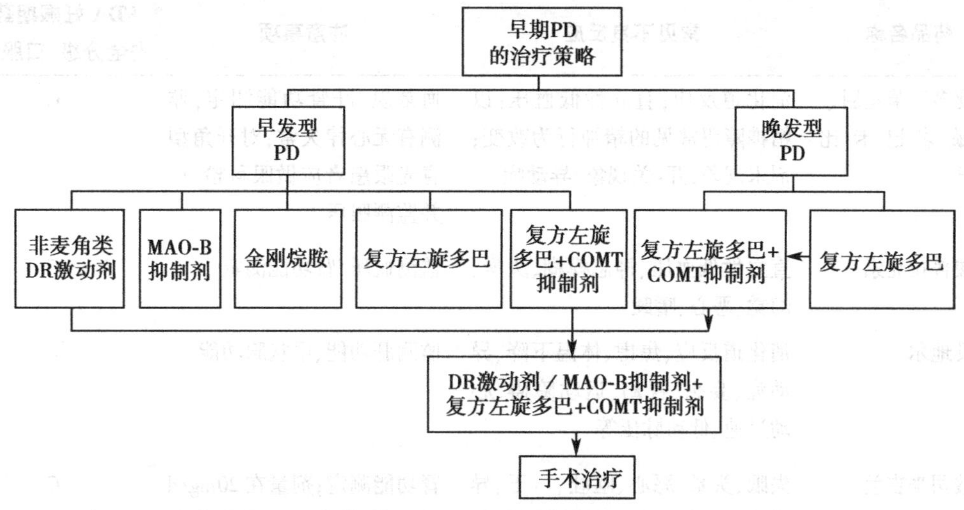

图 10-1　早期 PD 的治疗策略

DR:多巴胺受体;MAO-B:单胺氧化酶 B 型;COMT:儿茶酚氧位甲基转移酶

(来自 2014 年中国帕金森病治疗指南)

(2)中、晚期 PD 的治疗:中、晚期 PD 尤其是晚期 PD 的临床表现很复杂,有疾病本身的进展,也有药物副作用或运动并发症的因素参与其中。对中、晚期帕金森病患者的治疗,一方面要继续力求改善患者的运动症状,同时要妥善处理一些运动并发症和非运动症状。

(五)药物治疗管理

1. 疗效监测　药物治疗效果的监护主要包括观察患者服药后肢体和运动症状是否改善,抑郁、焦虑及精神病性障碍是否加重,以及引起患者症状改变的诱因等。

2. 合理用药监护　依据患者的症状、年龄、性别、肝肾功能、精神状态等因素,根据美国神经病学会的帕金森病治疗指南,以及中华医学会神经病学分会帕金森病及运动障碍学组发布的中国帕金森病治疗指南,结合药品的使用说明书、药物的药动学特点,对患者使用的药物种类及用法用量进行监护,使患者的生活质量、日常功能得到最大限度的改善。

3. 药物不良反应监护　PD 的治疗药物都有不同程度的不良反应(表 10-32),应用时应密切关注,为患者治疗方案的调整提供依据。

表 10-32　治疗帕金森病药物的常见不良反应

药品名称	常见不良反应	注意事项	FDA 妊娠期药物安全分级:口服给药
盐酸苯海索	便秘、口干、皮肤干燥、吞咽困难、神志模糊、记忆障碍	监测眼压、肝肾功能	C
盐酸金刚烷胺	直立性低血压、失眠、抑郁、幻觉、口干、网状青斑	肾功能测定;黑色素瘤监测	C

续表

药品名称	常见不良反应	注意事项	FDA 妊娠期药物安全分级:口服给药
左旋多巴苄丝肼、左旋多巴卡比多巴	消化道反应;直立性低血压;以精神障碍常见的精神行为改变;剂末现象,开-关现象,异动症	血常规、肝肾功能测定;监测有无心律失常;对开角型青光眼患者应做眼科检查,并监测眼压	C
盐酸普拉克索	直立性低血压、神志模糊、头晕、幻觉、恶心、嗜睡	监测血压、肾功能测定	C
吡贝地尔	消化道反应、焦虑、体温下降、异动症、妄想、视幻、运动障碍、心动过速、低动脉压等	监测肝功能、甲状腺功能	/
盐酸司来吉兰	失眠、头晕、恶心、呕吐、口干、异动症、心境改变;过量后可能发生高血压危象	肾功能测定;剂量在 20mg/d 以上者,避免与含酪胺的食物同时服用	C
甲磺酸雷沙吉兰	流感综合征、消化道反应	黑色素瘤监测;肝功能测定;避免与含酪胺的食物同时服用	C
托卡朋	腹泻、头痛、多汗、口干、氨基转移酶升高、腹痛、尿色变黄等,可能导致肝功能损害	用药前及使用过程中监测肝功能	C
恩托卡朋	同上,常见的为多巴胺能异动症	肝功能测定	C

4. 并发症

(1)运动并发症的治疗:运动并发症包括症状波动和异动症,是 PD 中、晚期常见的症状,调整药物种类、剂量及服药次数可以改善症状。

1)症状波动的治疗:症状波动主要包括剂末恶化(end of dose deterioration)、开-关现象(on-off phenomenon)。对剂末恶化的处理方法为不增加服用复方左旋多巴的每日总剂量,而适当增加每日的服药次数,减少每次的服药剂量(以仍能有效改善运动症状为前提);或适当增加每日的总剂量(在原有剂量不大的情况下),每次的服药剂量不变,而增加服药次数。由常释剂换用控释剂以延长左旋多巴的作用时间,更适宜在早期出现剂末恶化,尤其发生在夜间时为较佳选择。加用长半衰期的 DR 激动剂,若已用 DR 激动剂而疗效减退可尝试换用另一种 DR 激动剂。加用对纹状体产生持续性 DA 能刺激的 COMT 抑制剂。避免饮食(含蛋白质)对左旋多巴吸收及通过血脑屏障的影响,宜在餐前 1 小时或餐后 1.5 小时服药,调整蛋白饮食可能有效。对开-关现象的处理较为困难,可以选用口服 DR 激动剂,或可采用微泵持续输注左旋多巴甲酯或乙酯或 DR 激动剂。

症状波动的处理原则具体见图 10-2。

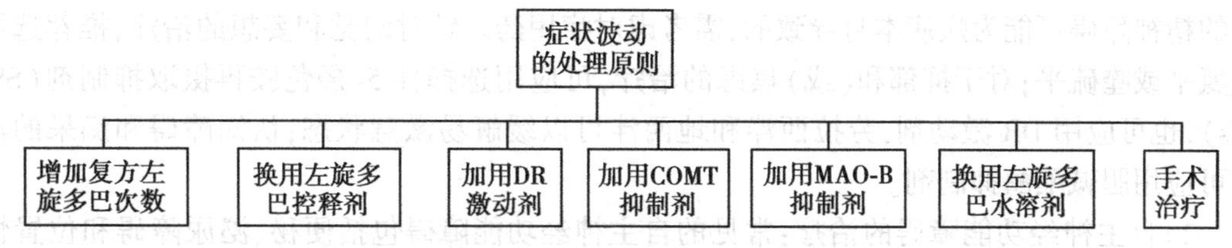

图 10-2 症状波动的处理原则

DR:多巴胺受体;MAO-B:单胺氧化酶 B 型;COMT:儿茶酚氧位甲基转移酶

(来自 2014 年中国帕金森病治疗指南)

2)异动症的治疗:异动症(abnormal involuntary movements,AIMs)又称为运动障碍(dyskinesia),包括剂峰异动症(peak-dose dyskinesia)、双相异动症(biphasic dyskinesia)和肌张力障碍(dystonia)。对剂峰异动症的处理方法为减少每次复方左旋多巴的剂量;若是单用复方左旋多巴,可适当减少剂量,同时加用 DR 激动剂,或加用 COMT 抑制剂;加用金刚烷胺;加用非典型抗精神病药如氯氮平;若在使用复方左旋多巴控释剂,则应换用常释剂,避免控释剂的累积效应。对双相异动症(包括剂初异动症和剂末异动症)的处理方法为若在使用复方左旋多巴控释剂,应换用常释剂,以水溶剂为佳;加用长半衰期的 DR 激动剂或延长左旋多巴血浆清除半衰期的 COMT 抑制剂。微量泵持续输注 DR 激动剂或左旋多巴甲酯或乙酯可以同时改善异动症和症状波动。对晨起肌张力障碍的处理方法为睡前加用复方左旋多巴控释片或长效 DR 激动剂,或在起床前服用复方左旋多巴常释剂或水溶剂。对"开"期肌张力障碍的处理方法同剂峰异动症。

异动症的处理原则具体见图 10-3。

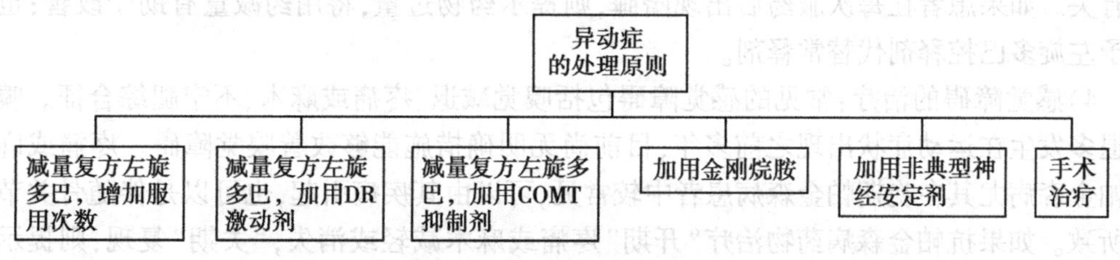

图 10-3 异动症的处理原则

DR:多巴胺受体;COMT:儿茶酚氧位甲基转移酶(摘自《2014 年中国帕金森病治疗指南》)

(2)姿势平衡障碍的治疗:姿势平衡障碍是 PD 患者摔跤的最常见的原因,易在变换体位如转身、起身和弯腰时发生,目前缺乏有效的治疗措施,调整药物剂量或添加药物偶尔奏效。

(3)非运动症状的治疗:PD 的非运动症状包括感觉障碍、精神障碍、自主神经功能障碍和睡眠障碍。

1)精神障碍的治疗:常见的精神障碍包括抑郁和(或)焦虑、幻觉、认知障碍或痴呆等。首先需甄别患者的精神障碍是由抗 PD 药物诱发,还是由疾病本身导致的。若为前者则需根据易诱发患者精神障碍的概率而依次逐减或停用如下抗帕金森病药物:抗胆碱能药、金刚烷胺、MAO-B 抑制剂、DR 激动剂;若采取以上措施患者的症状仍然存在,在不明显加重帕金森病的运动症状的前提下可将复方左旋多巴逐步减量。如果药物调整效果不理想,则提示患者的精神障碍可能为疾病本身导致的,需考虑对症用药。针对幻觉和妄想的治疗,推荐选用氯氮平或喹硫平;对于抑郁和(或)焦虑的治疗,可应用选择性5-羟色胺再摄取抑制剂(SSRIs),也可应用DR激动剂,劳拉西泮和地西泮可以缓解易激惹状态;认知障碍和痴呆的治疗可应用胆碱酯酶抑制剂。

2)自主神经功能障碍的治疗:常见的自主神经功能障碍包括便秘、泌尿障碍和位置性低血压等。对于便秘,摄入足够的液体、水果、蔬菜、纤维素和乳果糖或其他温和的导泻药物能改善;也可加用胃蠕动药,如多潘立酮、莫沙必利等;需要停用抗胆碱能药并增加运动。对泌尿障碍中的尿频、尿急和急迫性尿失禁的治疗,可采用外周抗胆碱能药;而对逼尿肌无反射者则给予胆碱能制剂(需慎用,因会加重帕金森病的运动症状)。位置性低血压患者应增加盐和水的摄入量;睡眠时抬高头位,不要平躺;可穿弹力裤;不要快速地从卧位或坐位起立;首选α肾上腺素能激动剂米多君治疗,也可使用选择性外周多巴胺受体拮抗剂多潘立酮。

3)睡眠障碍的治疗:睡眠障碍主要包括失眠、快速眼动期睡眠行为异常、白天过度嗜睡。失眠最常见的问题是睡眠维持困难。频繁觉醒可能使得震颤在浅睡眠期再次出现,或者由于白天服用的多巴胺能药物浓度在夜间已耗尽,患者夜间运动不能而导致翻身困难或者夜尿增多。如果与夜间的帕金森病症状相关,加用左旋多巴控释剂、DR激动剂或COMT抑制剂则会有效。如果正在服用司来吉兰或金刚烷胺,尤其在傍晚服用者,首先需纠正服药时间,司来吉兰需在早晨、中午服用,金刚烷胺需在下午4点前服用;若无明显改善,则需减量甚至停药,或选用短效的镇静安眠药。对快速眼动期睡眠行为异常,患者可睡前给予氯硝西泮,一般5mg就能奏效。白天过度嗜睡可能与抗帕金森病药物DR激动剂或左旋多巴的应用有关。如果患者在每次服药后出现嗜睡,则提示药物过量,将用药减量有助于改善;也可给予左旋多巴控释剂代替常释剂。

4)感觉障碍的治疗:常见的感觉障碍包括嗅觉减退、疼痛或麻木、不宁腿综合征。嗅觉减退多发生在运动症状出现之前多年,目前尚无明确措施能够改善嗅觉障碍。疼痛或麻木在帕金森病尤其在晚期帕金森病患者中较常见,可以由其疾病引起,也可以是伴随骨关节病变所致。如果抗帕金森病药物治疗"开期"疼痛或麻木减轻或消失,"关期"复现,则提示由帕金森病所致,可以调整治疗以延长"开期";反之,则由其他疾病或其他原因引起,可以选择相应的治疗措施。对伴有不宁腿综合征的帕金森病患者可在入睡前2小时内选用DR激动剂如普拉克索治疗,或给予复方左旋多巴。

5. 患者健康教育和用药指导　提高患者的依从性;一旦确诊,患者及其家属就必须接受帕金森病教育,教育和指导应该是长期进行的,特别是当帕金森病症状控制不佳或出现非运动并发症,需要调整治疗方案时。教育的内容应包括帕金森病的病因;诱发帕金森病的因素;帕金森病的临床表现;帕金森病的危害;个体化的治疗目标;服用药物可能产生的不良反应;长期规律服药的必要性以及未经医师同意随意更改治疗方案后可能产生的严重不良后果;日常实验室检查的意义和必要性;规律运动;饮食、运动与帕金森病药物治疗或其他药物之间的相互作用;发生紧急情况时的应对措施等。

还可以建议患者及其家属在其每日服用帕金森病治疗药物时记录服用时间和用量,记录每天身体的变化、变化的时间以及与服用药物的相关性。

（六）案例分析

案例一：

1. 主题词　帕金森病；“开-关现象”；复方左旋多巴片；普拉克索。

2. 病史摘要　患者，女，72 岁，身高 168cm，体重 65kg，体重指数 23.03kg/m²，以“四肢僵硬活动不利 6 年，加重半年”为主诉入院。患者 6 年前无明显原因出现右上肢活动欠灵活，后发展至右下肢，逐渐出现四肢强硬，行动迟缓，诊断为“帕金森病”，口服复方左旋多巴片（1/2 片 tid po）治疗。半年前开始出现晚间下床、翻身不利、行动迟缓加重，心慌、乏力，便秘，一般每 3 天 1 次。神经系统检查：神志清，言语可，高级智能记忆力、计算力及定向力尚可，双眼球各项运动充分，无眼震，双侧鼻唇沟对称，伸舌居中，四肢肌张力稍高，腱反射稍活跃，肌力Ⅴ级，巴氏征（－）。否认“高血压”、“糖尿病”病史，无烟酒不良嗜好，无工业粉尘、毒物接触史，对“云南白药喷剂”过敏，否认对食物及其他药物过敏史，否认家族遗传病史。入院体检：患者入院后体检显示肝肾功能、血脂、糖化血红蛋白无异常。

入院诊断：帕金森病。

3. 治疗方案

（1）治疗帕金森病：复方左旋多巴片半片 tid po（7：30、11：30 和 18：30）。普拉克索片 0.125mg bid po（第 2～11 日）；普拉克索片早、中午各 0.25mg，晚 0.125mg（第 12～18 日）；普拉克索片 0.25mg tid po（第 19 日至出院）。

（2）改善循环：灯盏细辛注射液 40ml＋0.9%氯化钠注射液 250ml qd ivgtt。

4. 药学监护要点　服用复方左旋多巴片期间可能会出现畏食、恶心、呕吐及腹泻。治疗期间应定期检查血细胞以及肝、肾功能，防止出现溶血性贫血、白细胞和血小板减少、肝氨基转移酶和碱性磷酸酶增高。普拉克索主要经肾脏代谢，服用期间应密切监测该患者的肾功能。与复方左旋多巴合用初期，密切观察患者的“帕金森病”运动并发症，注意是否加重。监测血压，防止出现低血压。

5. 药学监护过程　在治疗过程中，临床药师对药物的治疗进行监护，患者未出现与使用药物相关的不良反应，“四肢强硬，行动迟缓”现象较前好转。对患者进行用药教育，复方左旋多巴与高蛋白质饮食同服用会影响胃肠道对左旋多巴的吸收，建议患者应在餐前 1 小时或餐后 1.5 小时服用。复方左旋多巴片不可骤然停药，骤停可能会导致危及生命的帕金森病撤药恶性综合征（如高热、肌肉强直、可能的心理改变以及血清肌酸磷酸激酶增高等）。对于便秘，建议患者增加饮水量和进食高纤维含量的食物。

6. 药学分析与建议　该患者入院后即给予帕金森病教育，建议其及家属记录每日的用药时间及身体变化的时间。

根据《中国帕金森病治疗指南（第 3 版）》，首选药物原则为早发型患者在不伴有智能减退的情况下，可有如下选择：①非麦角类 DR 激动剂；②MAO-B 抑制剂；③金刚烷胺；④复方左旋多巴；⑤复方左旋多巴＋儿茶酚氧位甲基转移酶（COMT）抑制剂。晚发型或有伴智能减退的患者一般首选复方左旋多巴治疗。随着症状的加重，疗效减退时可添加 DR 激动剂、MAO-B 抑制剂或 COMT 抑制剂治疗。该患者 6 年前 66 岁，无智能减退，初诊为帕金森病，选用复方左旋多巴；半年前开始出现晚间下床、翻身不利、行动迟缓加重。根据《指南》，针对该患者选择加用长半衰期的 DR 激动剂——普拉克索。

灯盏细辛注射液为灯盏细辛经提取酚酸类成分制成的灭菌水溶液，主要含野黄芩苷和总咖啡酸酯。活血祛瘀,通络止痛。用于瘀血阻滞,中风偏瘫,肢体麻木,口眼歪斜,言语蹇涩及胸痹心痛;缺血性脑卒中、冠心病心绞痛见上述征候者。该患者无明确的用药指征,不建议使用。

7. 药物治疗小结　根据《中国帕金森病治疗指南(第 3 版)》,针对该患者选择在原有服用复方左旋多巴的基础上加用长半衰期的 DR 激动剂普拉克索,有利于改善患者的运动症状。在住院期间监测患者的肝肾功能,无异常,无直立性低血压。

案例二:

1. 主题词　帕金森病;右上肢抖动;吡贝地尔。

2. 病史摘要　患者,男,58 岁,身高 176cm,体重 79kg,以"右上肢抖动 1 年"为主诉入院。患者 1 年前无明显诱因出现右上肢抖动,伴有全身乏力,无头晕、头痛、恶心、呕吐、肢体活动障碍、大小便失禁等,在当地医院就诊,头颅 MRI 示:①双侧侧脑室后角旁白质脱髓鞘;②双侧上颌窦炎。诊断不详,给予"心脑疏通胶囊"治疗,效果欠佳,今来我院就诊为求进一步诊治。否认"高血压、心脏病"病史,否认"糖尿病、脑血管疾病"病史,否认食物、药物过敏史,父母、兄弟、姐妹的健康状况良好,无与患者类似的疾病,否认家族性遗传性疾病史。

入院体检:体温 36.5℃,脉搏 80 次/分,呼吸 15 次/分,血压 120/80mmHg。头颅 MRI 提示:①黑质红核局部分界欠清,SWI 提示黑质少量铁质沉积;②右侧侧脑室三角旁、双侧基底核区腔隙性脑梗死或扩大血管间腔;③双侧上颌窦炎;④右眼眶脂体疝入筛窦。

入院诊断:帕金森病。

3. 治疗方案

(1)治疗帕金森病:吡贝地尔缓释片 50mg bid po(第 2 ~9 日),后调整为 50mg tid po。

(2)改善帕金森病行为障碍:神经节苷脂注射液 200mg +0.9% 氯化钠注射液 250ml qd ivgtt。

(3)改善循环:丹红注射液 40ml +0.9% 氯化钠注射液 500ml qd ivgtt。

4. 药学监护要点

(1)治疗帕金森病:使用吡贝地尔时在治疗期间观察患者是否出现胃肠道不适。

(2)改善帕金森病行为障碍:观察患者在使用神经节苷脂期间是否出现皮疹样反应。

(3)改善循环:患者在使用丹红注射液期间如出现皮疹、瘙痒、发热、面部潮红、恶心、呕吐、腹泻、胸闷、呼吸困难、喉头水肿、抽搐等应立即停药。

5. 药学监护过程　在治疗过程中,临床药师对药物的治疗进行监护,患者在服用吡贝地尔后出现胀气,建议其在饭后服用,患者依从后未再诉不适。

6. 药学分析与建议　该患者入院后即给予帕金森病教育,建议其及家属记录每日的用药时间及身体变化的时间。

根据《中国帕金森病治疗指南(第 3 版)》,首选药物原则为早发型患者在不伴有智能减退的情况下,可有如下选择:①非麦角类 DR 激动剂;②MAO-B 抑制剂;③金刚烷胺;④复方左旋多巴;⑤复方左旋多巴 + 儿茶酚氧位甲基转移酶(COMT)抑制剂。

该患者 58 岁,不伴智能减退,以"右上肢抖动 1 年"为主诉,选用非麦角类 DR 激动剂吡贝地尔。

丹红注射液用于活血化瘀,通脉舒络。用于瘀血闭阻所致的胸痹及脑卒中。症见胸痛,胸闷，心悸，口眼歪斜，言语蹇涩，肢体麻木，活动不利等症；冠心病、心绞痛、心肌梗死，瘀血型肺心病，缺血性脑病、脑血栓。患者无明确的用药指征，不建议使用。

7. 药物治疗小结　根据《中国帕金森病治疗指南（第3版）》，该患者为新诊断的帕金森患者，根据首选药物原则，选用非麦角类DR激动剂——吡贝地尔。在住院期间监测患者的肾功能，无异常，无直立性低血压，无不良反应，患者症状好转。对患者进行用药教育，嘱其规律服药，不可自行改变用量或停用。

四、阿尔茨海默病

（一）病因和发病机制

阿尔茨海默病（Alzheimer's disease，AD）是发生于老年和老年前期、以进行性认知功能障碍和行为损害为特征的中枢神经系统退行性病变。是老年期痴呆的一个主要类型，约占总数的2/3。

AD的危险因素包括年龄、性别（女性高于男性）、低教育程度、脑外伤、糖尿病、高胆固醇、血管因素等。AD也与遗传，甲状腺功能减退，接触重金属、有毒化学物质和有机溶剂等有关。

AD的病因和发病机制复杂，目前并不十分清楚，有多种学说。通常认为与遗传因素（淀粉样前体蛋白APP基因突变）、β-淀粉样肽（β-amyloid，Aβ）的沉积、神经递质功能缺陷、tau蛋白过度磷酸化、线粒体缺陷、神经细胞凋亡、氧化应激、自由基损伤及感染等多种因素有关之。具体见表10-33。

表10-33　阿尔茨海默病的发病机制

	机制
Aβ瀑布理论	Aβ的生成与清除失衡可导致神经元变性和痴呆的发生
tau蛋白学说	过度磷酸化的tau蛋白影响了神经元骨架微管蛋白的稳定性，导致神经元纤维形成缠结，破坏神经元及突触的正常功能
胆碱能系统缺陷	皮质和海马部位的胆碱乙酰转移酶减少，使乙酰胆碱减少，突触后烟碱样（N）和毒蕈碱样（M）受体减少，与AD患者的记忆障碍有关

（二）临床表现及诊断

广泛应用的AD诊断标准是由美国国立神经病语言障碍卒中研究所和阿尔茨海默病及相关疾病学会（the National Institute of Neurological and Communicative Disorders and Stroke and the Alzheimer's Disease and Related Disorders Associations，NINCDS-ADRDA）于1984年制定的。2011年美国国立老化研究所和阿尔茨海默协会对此标准进行修订，制定了AD不同阶段的诊断标准，并推出AD痴呆阶段和轻度认知功能障碍期（mild cognitive impairment，MCI）的诊断标准，包括3个方面：①首先符合痴呆的标准；②痴呆的发生和发展符合AD的特征：潜隐性起病、进行性恶化；③排除其他原因导致的痴呆。

AD通常隐匿起病，呈持续进行性发展，主要表现为认知功能减退和非认知性神经精神症状。可以分为两个阶段：痴呆前阶段和痴呆阶段。临床表现见表10-34。

表10-34　AD的临床表现

疾病程度	临床表现
痴呆前阶段	主要表现为记忆力轻度受损,学习和保存新知识的能力下降,注意力、执行能力、语言能力和视空间能力也可能出现轻度受损,但不影响基本的日常生活能力
痴呆阶段	
轻度	主要表现是记忆障碍;部分出现视物空间障碍;面对生疏和复杂的事物容易出现疲乏、焦虑和消极情绪;人格方面的障碍,如不爱清洁、暴躁、易怒
中度	记忆障碍继续加重;工作、学习新知识和社会接触能力减退;出现逻辑思维、综合分析能力减退,言语重复、计算力下降;明显的视空间障碍;失语、失用、失认;较明显的行为和精神异常
重度	上述症状逐渐加重;情感淡漠、哭笑无常、言语能力丧失;不能完成日常简单的生活事项;可并发全身系统疾病的症状,并因并发症而死亡

(三)治疗原则

目前尚没有特效的治疗方法,治疗方法多样,包括药物治疗、免疫治疗、基因治疗及神经心理治疗等方法,其中药物治疗是主体。近年来针对AD治疗药物的疗效,除改善认知功能外,更加重视对AD患者的全面生活质量管理,以最大限度地延缓AD的进程。目前主要的治疗原则和依据主要有美国国立老化研究所和阿尔茨海默协会及NINCDS-ADRDA发布的指南,以及中华医学会神经病学分会痴呆与认知障碍学组和中国阿尔茨海默病协会(ADC)组织撰写和发布的《中国痴呆与认知障碍诊治指南》。

(四)药物治疗方案

1. 治疗药物的分类　目前AD的治疗药物主要包括胆碱酯酶抑制剂和兴奋性氨基酸(NDMA)受体拮抗剂,其他的治疗药物如脑代谢赋活剂(奥拉西坦、茴拉西坦)、影响自由基代谢的药物(维生素E、雌激素等)以及他汀类药物尚无充足的证据证实对AD有效。AD治疗药物的分类及特点具体见表10-35。

表10-35　AD治疗药物的分类及特点

	用法与用量(口服)	特点
胆碱酯酶抑制剂		
多奈哌齐(donepezil)	5~10mg,1日1次	脑内特异的可逆性乙酰胆碱酯酶抑制剂。服药后达稳态时的AChE酶活性测定被抑制63.6%~73.3%
卡巴拉汀(rivastigmine)	起始剂量为1.5mg,1日2次;4周后剂量增至3mg,1日2次;服用4周后若对此剂量耐受良好,可逐渐增加剂量;维持剂量为1.5~4.5mg,1日2次	可逆性胆碱酯酶抑制剂,约可在10小时内阻止乙酰胆碱的水解,缓解因胆碱能神经功能缺陷所致的认知功能障碍
石杉碱甲(huperzine A)	1日0.1~0.2mg,分2次服用,1日量不得超过0.45mg	可逆性胆碱酯酶抑制药,对脑内的胆碱酯酶有较强的抑制作用

续表

	用法与用量(口服)	特点
胆碱酯酶抑制剂		
加兰他敏(galanthamine)	第1周:1次4mg,1日2次;第2周:1次8mg,1日2次;第3周:1次12mg,1日2次;以后维持该剂量	可逆性胆碱酯酶抑制药,作用与新斯的明相似,可改善神经肌肉接头的传递。能透过血-脑脊液屏障,对中枢胆碱酯酶的抑制作用较强
NMDA受体拮抗剂		
美金刚(memantine)	每日最大剂量为20mg,起始剂量为5mg,1天1次,晨服;第2周增加至每次5mg,1日2次;第3周早10mg,下午5mg;第4周开始服用推荐的维持剂量每次10mg,1日2次	为对中、重度AD疗效确切的药物。一种非竞争性NMDA受体拮抗剂,通过作用于NMDA受体而改变神经信号的传递,延缓兴奋性神经递质谷氨酸盐的释放,从而增强脑记忆功能

2. 治疗方案　AD患者的治疗包括认知功能障碍治疗和精神行为症状(behavioral and psychological symptoms of dementia,BPSD)治疗。

胆碱酯酶抑制剂和NMDA受体拮抗剂可以改善和延缓AD患者的认知功能障碍,同时还具有显著改善AD患者精神行为症状的效果。如美金刚对中、重度AD的精神症状如妄想、激越等效果明显。因此,促认知药可作为痴呆患者治疗BPSD的基础用药。严重的BPSD需使用精神药物治疗。如果BPSD症状使患者痛苦或伴随激越、冲动、攻击行为,使患者或他人处于危险之中,则是精神药物治疗的适应证。治疗痴呆精神行为症状的药物主要有抗精神病药、抗抑郁药、抗焦虑药。

痴呆患者精神药物的使用原则:①评估用药的必要性,权衡用药的利弊,谨慎调整剂量。②坚持个体化用药原则,首选口服药物,并参考药物副作用,选择合适的药物。③低起始剂量,缓慢增量,直至症状改善。④精神症状首选非典型抗精神病药,例如利培酮、奥氮平、喹硫平等;改善抑郁症状首选SSRIs抗抑郁药,例如西酞普兰、舍曲林等;存在焦虑症状者若应用SSRIs效果不佳,可选择苯二氮䓬类药物。

(五)药物治疗管理

1. 疗效监测　目前还没有确定的能有效逆转认知缺损的药物,对于治疗药物的疗效监测,除包括改善认知功能外,还包括对痴呆患者的全面生活质量的改善,以最大限度地延缓痴呆的进程。监测的内容主要包括以下几个方面(表10-36)。

表10-36　AD患者药物治疗的疗效监测内容

	监测内容
认知功能	总体认知功能、记忆力、执行功能、语言运用、视空间和结构能力等
精神和行为症状	淡漠、激越、抑郁、焦虑和易怒等
日常能力评估	基本的日常生活能力:独立生活所必需的基本功能,如穿衣、吃饭、如厕等
	工具性日常生活能力:日常或社会活动能力,如出访、工作、家务能力等

2. AD患者的精神和行为症状的治疗 几乎所有的痴呆患者在病程的某一阶段都表现有精神行为症状,正确评估BPSD不仅对痴呆的诊断及指导治疗有重要意义,而且有利于对痴呆患者的综合管理。AD患者最常见的精神行为症状为淡漠、激越、抑郁、焦虑和易怒。其中淡漠、抑郁和焦虑出现较早,而幻觉和激越出现在病程的中、晚期。BPSD给患者、家属和照料者造成许多心理痛苦,影响他们的生活质量,加重患者的认知和社会生活功能障碍。治疗BPSD的目的是为了减轻患者的症状,提高患者、家属或照料者生活的安全性和舒适性。如果症状为轻度,危险程度很小,尽可能以非药物治疗(心理治疗)来改善症状。非药物治疗以支持性心理治疗为主,医师通过语言、情感和行为来影响患者的心理和行为,进而改善或解除症状。如果BPSD症状使患者痛苦或伴随激越、冲动、攻击行为,使患者或他人处于危险之中,则是精神药物治疗的适应证。

AD患者使用治疗精神和行为症状的药物的注意事项:①肾脏排泄能力减退、肝脏代谢缓慢,密切观察药物的不良反应,防止药物蓄积;②注意躯体疾病和药物的相互影响;③锥体外系副作用可加重运动障碍、跌倒;④抗胆碱能副作用,加重认知损害,导致谵妄,加重心血管和前列腺疾病;⑤直立性低血压可导致跌倒;⑥镇静作用可导致呼吸抑制;⑦尽量避免多种药物联用。此外,在精神药物治疗前应明确症状类型,以便选择合适的药物。并且,随着痴呆的进展,精神行为症状可能加重或减轻,应相应调整剂量,更换药物或停药。使用过程中必须对疗效进行认真评价,并根据病情变化调整治疗方案,防止精神药物不良反应的发生。

3. 不良反应监护 大多数AD治疗药物都会产生不同程度的不良反应,在治疗的过程中应评估不良反应对患者产生的影响,决定继续治疗或者更换治疗药物。常见AD治疗药物的不良反应见表10-37。

表10-37 AD治疗药物的不良反应

药物	主要的不良反应	备注	FDA妊娠期药物安全性分级
多奈哌齐	消化道反应、尿频、尿急、疲劳等	哮喘或阻塞性肺疾病、心脏传导异常、胃肠道疾病或有溃疡性疾病史及有癫痫病史的患者慎用	C(口服给药)
卡巴拉汀	消化道反应、头晕、头痛等	病态窦房结综合征、严重心律失常、消化性溃疡活动期、呼吸系统疾病、尿路梗阻、癫痫患者慎用;可加重或诱导锥体外系症状	B(口服给药)
石杉碱甲	消化道反应、头晕、失眠等	严重的心动过缓、低血压、心绞痛、哮喘以及肠梗阻患者不宜使用	/
加兰他敏	消化道反应、头晕、头痛等	癫痫、运动功能亢进、机械性肠梗阻、心绞痛、心脏传导障碍、心动过缓、支气管哮喘和梗阻性肺病等患者慎用;中度肝或肾功能损害者宜减量慎用	B(口服给药)
美金刚	幻觉、意识混沌、头晕、头痛和疲倦,以及焦虑、肌张力增高、呕吐、膀胱炎和性欲增加	严重精神错乱者、有癫痫病史者、肾功能不全者慎用	B(口服给药)

4. 患者健康教育和用药指导 一旦确诊 AD,患者及其主要照料者就必须接受 AD 教育,教育和指导应该是长期进行的。教育的内容应包括个体化的治疗目标;服用药物可能产生的不良反应;长期规律服药的必要性以及未经医师同意随意更改治疗方案后可能产生的严重不良后果;日常血常规、肝肾功能等实验室检查的意义和必要性;规律运动;饮食、运动与 AD 治疗或其他药物之间的相互作用;发生紧急情况时的应对措施。

在 AD 早期阶段,患者的综合管理可以包括以下几点:①躯体锻炼,在患者可耐受的范围内尽量进行关节锻炼,以提高肌力、平衡和协调性;②认知治疗,以认知训练和记忆康复为首选;③综合的娱乐性治疗(如艺术、写作、参与社交等);④参加支持性小组(持续、非时间限制);⑤积极改善睡眠;⑥个性化的活动指导,提高患者的独立性(如电话的使用和兴趣爱好等);⑦各种提示物的使用,帮助患者维护现存的功能。

在 AD 中期,记忆力丧失、语言困难、欠认、欠用的症状以及计划和决策能力的丧失均有所加重。精神行为改变在本阶段更加突出,随着疾病的进展还会出现行为和心理问题。生活护理尽可能提供舒适的环境,并以保证患者安全为第一位。根据评估结果帮助患者制订规律的生活计划;定时评估患者的安全和潜在危险,是否存在药物管理不良以及环境威胁如接触火、电等。

在重度 AD 阶段,患者生活不能自理,移动困难,部分失去认知、理解和语言能力,抑郁、激惹等精神行为问题突出。应对主要照料者加强教育,对患者进行综合的管理。

2013 年,由美国医师医药责任协会(Physicians Committee for Responsible Medicine, PCRM)发布了《饮食预防阿尔茨海默病指南》。指南推荐减少食用饱和脂肪酸和反式脂肪酸,多食用蔬菜、豆类(黄豆、豌豆、扁豆)、水果,增加维生素 E 和维生素 B 的摄入。

(六)案例分析

案例一:

1. 主题词 阿尔茨海默病;记忆力下降;美金刚。

2. 病史摘要 患者,男,58 岁,身高 174cm,体重 78kg,体重指数 25.76kg/m^2,以“记忆力下降 2 年半”为主诉入院。患者 2 年半余前无明显诱因出现记忆力下降,主要表现为近事记忆减退,伴有易疲乏、多疑,无谵忘、幻听及行为异常等。近半年来症状加重,近事记忆下降明显,不能独立完成家务,在不熟悉的环境中感到糊涂。自发病来饮食较好,睡眠可,大小便正常,体重无异常变化。否认“高血压、心脏病”病史,否认“糖尿病、脑血管疾病”病史,否认食物、药物过敏史。预防接种随社会进行。吸烟 21 年,平均 10 支/日,未戒烟;饮酒 20 年,平均 6 两/日,未戒酒。父亲健在,母亲已逝,死于肺癌;兄弟姐妹 5 人,3 弟 1 妹体健;育 2 男 1 女,均体健。否认家族性遗传性疾病史。入院体检:体温 36.4℃,脉搏 18 次/分,呼吸 80 次/分,血压 112/80mmHg。入院辅助检查结果:血脂、血常规、尿常规均正常。

入院诊断:阿尔茨海默病。

3. 治疗方案

(1)治疗阿尔茨海默病:第 1 周美金刚片 5mg qd po;第 2 周美金刚片 5mg bid po;第 3 周调整为早上 10mg、下午 5mg。

(2)抗氧化:维生素 E 丸 0.1g tid po。

(3)改善记忆障碍:奥拉西坦注射剂 4g qd ivgtt。

(4)改善循环:丹参川芎嗪注射液 15ml qd ivgtt。

4. 药学监护要点

(1)治疗阿尔茨海默病:使用美金刚时,观察患者是否出现幻觉、意识混沌、头晕、头痛和疲倦。在治疗过程中监测患者的肾功能,如果肾功能轻度损害(血清肌酐水平不超过 130μmol/L),无需调整剂量;中度肾功能损害[肌酐清除率为 40～60ml/(min·1.73m²)]时应将本品的剂量减至每日 10mg;不推荐用于严重肾功能损害[肌酐清除率<9ml/(min·1.73m²)]的患者。

(2)改善记忆障碍:奥拉西坦的不良反应少见,偶见皮肤瘙痒、恶心、精神兴奋、头晕、头痛、睡眠紊乱。使用过程中应监测肾功能,轻、中度肾功能不全者应慎用,严重肾功能损害者禁用。

(3)改善循环:丹参川芎嗪注射液为中药注射液,不良反应较少,在使用过程中观察患者是否出现皮疹。

5. 药学监护过程　治疗过程中,临床药师对药物的治疗进行监护,患者未出现与使用药物相关的不良反应,“近事记忆下降”现象较前好转。

6. 药学分析与建议　对于阿尔茨海默病,目前尚没有特效的治疗方法。治疗方法多样,包括药物治疗、免疫疫治疗、基因治疗及神经心理治疗等方法,其中药物治疗是主体。近年来针对 AD 治疗药物的疗效,除改善认知功能外,更加重视对 AD 患者的全面生活质量管理,以最大限度地延缓 AD 的进程。患者入院后,即给予患者及家属阿尔茨海默病相关治疗药物的用药教育,及日常生活的护理注意事项。

目前 AD 的治疗药物主要包括胆碱酶抑制剂和 NMDA 受体拮抗剂,其他的治疗药物如脑代谢赋活剂(奥拉西坦、茴拉西坦)、影响自由基代谢的药物(维生素 E、雌激素等)以及他汀类药物尚无充足的证据证实对 AD 有效。该患者选用 NMDA 受体拮抗剂——美金刚,脑代谢赋活剂——奥拉西坦,影响自由基代谢的药物——维生素 E。

丹参川芎嗪注射液主要用于闭塞性脑血管疾病,如脑供血不全、脑血栓形成、脑栓塞及其他缺血性心血管疾病,如冠心病的胸闷、心绞痛、心肌梗死、缺血性脑卒中、血栓闭塞性脉管炎等症。该患者无明确的用药指征,不建议使用。

7. 药物治疗小结　根据中国阿尔茨海默默病协会(ADC)组织撰写和发布的《中国痴呆与认知障碍诊治指南》,AD 的治疗药物主要包括胆碱酶抑制剂和 NMDA 受体拮抗剂。给予该患者美金刚,同时给予奥拉西坦注射液和维生素 E。对患者及家属进行用药教育,建议其积极运动和学习,减少饱和脂肪酸和反式脂肪酸的摄入,多食用蔬菜、豆类、水果,增加维生素 E 和维生素 B 的摄入,嘱其家属加强日常护理,提高生活质量。

案例二:

1. 主题词　阿尔茨海默病;高同型半胱氨酸血症;多奈哌齐;叶酸。

2. 病史摘要　患者,女,61 岁,身高 156cm,体重 51kg,体重指数 20.96kg/m²,以“进行性加重记忆力减退 1 余年”为主诉入院。患者 1 年前无明显诱因出现记忆力减退,近期记忆力受损明显,表现为对刚发生的事、刚说过的话不能回忆,反应迟钝,言语缓慢,不主动与人交流,在不熟悉的环境中感到糊涂,伴有过度频繁吐唾液,无幻觉、固执、易激惹等精神行为异常,无行走不稳、肢体僵硬、尿便障碍等症状,上述症状进行加重,先后于当地医院进行治疗,未见改善。入院时意识清楚,精神一般,反应迟钝,言语缓慢,饮食、睡眠正常,大小便正常,体重无明显改变。否认"头颅外伤"、"一氧化碳中毒"等病史,否认"脑血管病"病史,无"高血压"、"糖尿病"病史,无"心脏病"病史,无"肝炎、结核、疟疾"病史。否认食物、药物过敏史。无不良嗜好。入院体检:体温 36.5℃,脉搏 74 次/分,呼吸 19 次/分,血压124/80mmHg。入院辅助检查结果:血脂:总胆固醇 5.48mmol/L↑,同型半胱氨酸 22.6μmol/L↑。MRI:①双侧额叶脑白质脱髓鞘;②老年性脑萎缩;③脑 MRA 提示左侧大脑前动脉显影浅淡,脑动脉硬化改变。

入院诊断:阿尔茨海默病,高同型半胱氨酸血症。

3. 治疗方案

(1)治疗阿尔茨海默病:多奈哌齐片 5mg qd po,建议睡前服用。

(2)降低同型半胱氨酸:叶酸片 5mg tid po;维生素 B_6 片 10mg tid po;甲钴胺胶囊 0.5mg tid po。

(3)改善记忆障碍:奥拉西坦注射剂 4g qd ivgtt。

4. 药学监护要点

(1)治疗阿尔茨海默病:多奈哌齐最常见的不良反应有腹泻、肌肉痉挛、乏力、恶心、呕吐和失眠。如患者出现精神错乱的症状(幻觉、易激惹、攻击行为)、锥体外系症状等,应减少剂量或停止用药。

(2)改善记忆障碍:使用奥拉西坦偶见皮肤瘙痒、恶心、精神兴奋、头晕、头痛、睡眠紊乱。使用过程中应监测肾功能,轻、中度肾功能不全者应慎用,严重肾功能损害者禁用。

5. 药学监护过程 在治疗过程中,临床药师对药物的治疗进行监护,患者未出现与使用药物相关的不良反应,"反应迟钝,言语缓慢"现象较前好转。

6. 药学分析与建议 对于阿尔茨海默病(AD),目前尚没有特效的治疗方法。治疗方法多样,包括药物治疗、免疫疫治疗、基因治疗及神经心理治疗等方法,其中药物治疗是主体。近年来针对 AD 治疗药物的疗效,除改善认知功能外,更加重视对 AD 患者的全面生活质量管理,以最大限度地延缓 AD 的进程。患者入院后,即给予患者及家属阿尔茨海默病相关治疗药物的用药教育,及日常生活护理的注意事项。

目前 AD 的治疗药物主要包括胆碱酶抑制剂和 NMDA 受体拮抗剂。给予该患者胆碱酶抑制剂——多奈哌齐,脑代谢赋活剂——奥拉西坦,但目前对于脑代谢赋活剂的疗效尚不明确。

甲硫氨酸代谢障碍会导致高同型半胱氨酸血症,引起甲硫氨酸代谢障碍的原因有遗传和环境营养两种因素。该患者同型半胱氨酸 22.6μmol/L,给予叶酸、维生素 B_6、维生素 B_{12} 治疗,降低同型半胱氨酸的水平。

7. 药物治疗小结 根据中国阿尔茨海默病协会(ADC)组织撰写和发布的《中国痴呆与认知障碍诊治指南》,AD 的治疗药物主要包括胆碱酶抑制剂和 NMDA 受体拮抗剂。给予该患者多奈哌齐,同时给予奥拉西坦注射液,给予叶酸片、维生素 B_6 片、甲钴胺胶囊治疗患者的高同型半胱氨酸血症。对患者及家属进行用药教育,建议其积极运动和学习,减少食用饱和脂肪酸和反式脂肪酸,多食用蔬菜、豆类、水果,增加维生素 E 和维生素 B 的摄入,嘱其家属加强日常护理,提高生活质量。

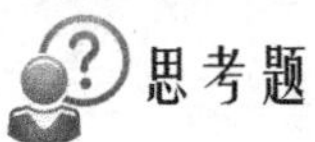

思考题

1. 如何对抗血小板药物进行药学监护?

2. 如何正确使用他汀类药物？
3. 如何对甘露醇和甘油果糖进行药学监护？
4. 当蛛网膜下腔出血患者出现狂躁不安时，如何选择镇静药物？
5. 丙戊酸钠和丙戊酸镁有什么特点？
6. 联合使用抗癫痫药物时，药学监护的要点是什么？
7. 对于首要选择左旋多巴制剂的患者，对长期治疗会产生什么影响？
8. 治疗帕金森病常用的抗胆碱能药物的应用原则是什么？不良反应有哪些？
9. 在阿尔茨海默病的治疗过程中，使用美金刚时应怎样进行药学监护？
10. 对于有严重精神障碍的阿尔茨海默病患者应如何治疗？

（张晓坚　兰　轲　赵咏梅撰稿；滕军放审校）

参考文献

1. 国家药典委员会. 中华人民共和国药典(2010 年版). 北京：中国医药科技出版社，2011
2. 姜远英. 临床药物治疗学. 第 3 版. 北京：人民卫生出版社，2011
3. Mary Anne Koda-Kimble，Lloyd Yee Young，Wayne A Kradjan，et al. 临床药物治疗学. 第 8 版. 北京：人民卫生出版社，2007
4. 陈灏珠，林果为. 实用内科学. 第 13 版. 北京：人民卫生出版社，2009
5. 贾建平，陈生弟. 神经病学. 第 7 版. 北京：人民卫生出版社，2013
6. 中华医学会神经病学分会脑血管病学组"卒中一级预防指南"撰写组. 中国卒中一级预防指南 2010. 中华神经科杂志，2011，44(4)：282-288
7. 贾建平，王梦华，魏翠柏，等. 中国痴呆与认知障碍诊治指南(五)：痴呆治疗. 中华医学杂志，2011，91(14)：940-945
8. 中华医学会儿科学分会神经学组. 儿童癫痫长程管理专家共识. 中华儿科杂志，2013，51(9)：699-703
9. 美国心脏协会卒中专家委员会. 动脉瘤性蛛网膜下腔出血的治疗指南. 中国脑血管病杂志，2009，6(7)：389-393
10. 成人癫痫患者长程管理共识专家协作组. 关于成人癫痫患者长程管理的专家共识. 中华神经杂志，2013，46(7)：496-499
11. 中华医学会神经病学分会脑电图与癫痫学组. 抗癫痫药物应用专家共识. 中华神经科杂志，2011，44(1)：56-65
12. 他汀类药物防治缺血性卒中/短暂性脑缺血发作专家共识组. 他汀类药物防治缺血性卒中/短暂性脑缺血发作专家共识. 中国卒中杂志，2013，8(7)：565-575
13. 中华医学会神经病学分会脑血管病学组急性缺血性脑卒中诊治指南撰写组. 中国急性缺血性脑卒中诊治指南 2010. 中华神经科杂志，2011，14(128)：4013-4017
14. 中华医学会神经病学分会帕金森病及运动障碍学组. 中国帕金森病治疗指南. 第 3 版. 中华神经科杂志，2014，42(6)：428-433
15. 中华医学会神经病学分会脑血管病学组缺血性脑卒中二级预防指南撰写组. 中国缺血性脑卒中和短暂性脑缺血发作二级预防指南 2010. 中华神经科杂志，2010，43(2)：154-160

第十一章　精神障碍

第一节　总　　论

一、精神障碍概述

精神障碍(mental disorders)是一类认知、情绪、行为等方面的改变,伴有痛苦体验和(或)功能损害的疾病。精神障碍与其他躯体疾病一样,均是生物、心理、社会(文化)因素相互作用的结果。根据《中国精神疾病分类及诊断标准》(第3版)(chinese classification and diagnostic criteria of mental disorders,CCMD-3),将精神障碍分为10类,兼用症状分类和病因病理分类。应激相关障碍中的某些精神障碍按病因病理分类,例如器质性精神障碍、精神活性物质和非成瘾物质所致的精神障碍;而"功能性精神障碍"则采用症状学的分类,其中精神分裂症、心境障碍、神经症、进食障碍、非器质性失眠症等为常见的功能性精神障碍。

二、精神障碍的一般治疗原则

精神障碍的治疗包括躯体治疗和心理治疗。躯体治疗(somatotherapy)主要包括药物治疗和电抽搐治疗。心理治疗和电抽搐治疗在精神障碍急性期的治疗中具有一席之地,而曾经广泛应用过的胰岛素休克治疗和神经外科疗法等现已很少或限制使用。药物治疗是改善精神障碍,尤其是严重精神障碍的主要和基本措施。

精神障碍的药物治疗是指通过应用精神药物来改变病态行为、思维或心境的一种治疗手段。由于对大脑及其障碍的了解有限,精神障碍的药物治疗可以说仍然是对症性的、经验性的。20世纪50年代初,第一个治疗精神障碍的合成药物氯丙嗪的出现,开创了现代精神药物治疗的新纪元。近10多年来,精神障碍的药物治疗学是临床医学领域内发展最为迅速的学科之一,品种繁多、结构各异的各类新的精神药物正在不断地开发并上市。

三、治疗精神障碍的常用药物

精神药物(psychotropic drugs)在传统上按其临床作用特点分为:①抗精神病药物(antipsychotics);②抗抑郁药物(antidepressants);③心境稳定剂(mood stabilizers)或抗躁狂药物(antimanic drugs);④抗焦虑药物(anxiolytic drugs)。此外,还有用于儿童注意缺陷和多动障碍的精神振奋药(psychostimulants)和改善脑循环及改善神经细胞代谢的脑代谢药(nootropic drugs),将在相应的章节中介绍。

目前一般认为精神分裂症可能与患者脑内多巴胺(dopamine,DA)过多有关,抗精神病药物是多巴胺受体阻断剂,本类药物能阻断中脑-边缘系统及中脑-皮质通路的DA受体,减低DA功能,从而发挥其抗精神病作用,该类药物大多是强效多巴胺受体拮抗剂,在发挥治疗作用的同时,大多数药物可引起情绪冷漠、精神运动迟缓和运动障碍等不良反应。抗抑郁药包括三环类抗抑郁药(抑制NE、5-HT再摄取的药物)、去甲肾上腺素(norepinephrine,NE)再摄取抑制剂、5-羟色胺(serotonin,5-HT)再摄取抑制剂及其他抗抑郁药。这些药物大多以单胺学说作为抑郁症发病的机制,并在此基础上建立动物模型筛选出来,所以在药理作用、临床应用和不良反应等方面具有许多相似之处。就不良反应而论,因增加5-HT和阻断α受体而影响睡眠和血压,因阻断M受体会引起口干、便秘、视力模糊,NE增加和M受体的阻断可致心律失常,中枢和外周自主神经功能的失平衡也会诱发惊厥、性功能障碍和体重的改变等。

心境稳定剂是治疗躁狂以及预防双相情感障碍的躁狂或抑郁发作,且不引起躁狂或抑郁转相的一类药物。其中锂盐是最主要的药物,但作用机制目前尚未完全阐明,可能是通过影响Na^+、K^+、Ca^{2+}、Mg^{2+}在神经细胞内外的分布,抑制脑内NE和DA的释放并促进其再摄取,促进5-HT的释放,抑制腺苷酸环化酶和磷脂酶C所介导的反应等发挥作用。

抗焦虑药物主要包括苯二氮䓬类(benzodiazepine)和非苯二氮䓬类。其中苯二氮䓬类具有抗焦虑、镇静、催眠、抗惊厥和中枢性骨骼肌松弛作用,苯二氮䓬受体的分布与大脑抑制性递质γ-氨基丁酸(GABA)受体近似,苯二氮䓬类可以增加突触后GABA受体的电流,增强GABA受体突触前和突触后的抑制效应。当苯二氮䓬类与相应的受体结合后,使$GABA_A$受体的抑制解除,增加了$GABA_A$受体与GABA的结合,使细胞膜上的Cl^-通道打开,Cl^-内流增加,细胞内负电增加,细胞外正电增加,达到细胞膜超极化,造成神经元的兴奋阈值增加,达到中枢神经元抑制的目的。小剂量的苯二氮䓬类具有抗焦虑作用,可以使患者的焦虑、恐惧、紧张、烦躁等症状缓解,其机制可能与药物作用于边缘系统、海马、杏仁核有关;当剂量加大时,引起镇静、催眠,与药物作用于脑干网状结构的上行激活系统及皮质有关,也与该系统的GABA能神经传导增加有关。

多数精神药物是亲脂性化合物,易于肠道吸收和通过血脑屏障,最终到达脑部而起作用。除锂盐外,多数精神药物的血浆蛋白结合率高,过量中毒不易采用血液透析方法清除。精神药物主要通过肝脏代谢,导致极性增强、亲水性增加,有利于肾脏排泄。精神药物也可通过乳汁排泄,故服药的哺乳期妇女需放弃哺乳。肝脏的药物代谢酶(如细胞色素P450酶,英文缩写为CYP,有不同的亚型,如CYP1A2、CYP2D6等)的活性存在个体和种族差异,并且会受到某些合用药物的抑制或诱导,因此剂量的个体化和药物间的相互作用是临床实践中值得重视的问题。一般来说,精神药物的半衰期较长,尤其在疾病稳定期或维持治疗期间,往往采用一日一次的给药方式即可。儿童和老年人的代谢和排泄药物的能力低,药物的清除半衰期可能延长,药物剂量应比成人适当减少。

除锂盐外,大部分精神药物所作用的受体部位也是内源性神经递质的作用部位。多数精神药物的治疗指数高,用药安全,但锂盐的治疗指数低,安全性小,需要密切监测浓度。长期应用某些精神药物如苯二氮䓬类可导致耐受性,使药效下降。药物的药效学相互作用可以引发毒性不良反应。例如单胺氧化酶抑制剂与三环抗抑郁药或选择性5-HT再摄取抑制剂合用,可以诱发5-HT综合征;抗精神病药物、抗胆碱能药物和三环抗抑郁药合用,可以引起胆碱能危象。慢性疾病患者普遍对药物治疗的依从性差,精神病患者更是如此。掌握精神药物治疗的原则、提高患者和家属对服药必要性的认识、减少药物不良反应的发生以及新一代药物或长效缓释制剂的使用是解决依从性差的有效手段。

四、精神药物使用管理

常用的精神药物较多,如抗精神病药、抗躁狂药、抗抑郁药和抗焦虑药等。由于80%的精神疾病患者都在社区或家庭中治疗，精神药物的安全服用应该引起重视。主要可从服药监护、药物管理和服药后的注意事项这几个层面加强管理。

（一）服药监护

多数精神病患者由于对疾病认识有偏见，或对治疗的信心及依从性不高，在服药过程中容易出现不按医嘱用药的情况，如服药不规律、藏药、吐药、漏服等。这些在住院的患者中也时有发生，精神病患者在医护人员的注视下都能瞒天过海达到漏服、拒服的目的，而在家庭或在缺乏监护的情况下服药的安全性、有效性是可想而知的。为此，有些家属反映，没停药为何疾病还会复发，其中的奥妙不是剂量不足，就是未服用药物。这就要求患者家属做好服药时的监护，除按医嘱剂量拿给患者并亲自监督服下外，必要时还要检查患者的两腮及舌下。这样既能保障有效服药，还能避免患者有意漏服、少服或一次性大量吞服而发生意外。

（二）药物管理

临床常见到精神药物误服导致中毒的事件，精神药物的家庭管理是非常必要的。如把药物放到小孩够不到的地方或锁起来，这不仅对患者有益，对其他人尤其是儿童也有益。管好精神药物不仅患者家属要做好，医师和药店也要各负其责，避免精神药物滥用或出售给心理不健康者及另有企图者。

（三）服药后的注意事项

1. 避免劳累　服抗精神病药多有肌肉紧张或协调运动不良、血压降低或导致直立性低血压。抗焦虑催眠药多有松弛神经肌肉的作用，可导致头昏、肌无力等，如运动量过大可加重药物不良反应，诱发肌肉拉伤、摔伤、心律失常等意外。

2. 避免高空或仪表电器机械等操作　因精神药物可影响患者的头脑清晰度和反应能力，如从事这些工作，容易出现差错或意外。

3. 避免饮酒，少吸烟　饮酒可加重药物对机体的抑制，吸烟可降低精神药物的疗效，不利于治疗和早日康复。

4. 不可随意大幅度增减剂量　药物剂量的增减都是由小剂量循序渐进的，这样能保持血药浓度不大幅度波动，机体能够耐受和适应。如剂量突然增大或减少，不仅会出现药物不良反应，还会诱发癫痫及迟发性运动障碍，给患者造成痛苦。

5. 长期服用精神药物要补钾　长期服药除按照各药的不良反应和注意事项做好防范外，如做心电、脑电、血液、血药浓度监测等，钾低者还要注意补充钾离子，以防肌无力、肌麻痹与心律失常。

6. 药物依赖　多见于抗焦虑和失眠药使用者。一旦停服可出现失眠、心神不安、压抑沮丧、乏力、不思饮食等，服药后会很快缓解，不服则持续存在或加重。为避免药物依赖，要定期调换药物品种。

第二节　常见精神障碍的药物治疗

一、精神分裂症

精神分裂症（schizophrenia）是一组病因未明的精神疾病，具有感知、思维、情感和行为等方面的障碍，以精神活动和环境不协调为特征。通常意识清晰，智能尚好，部分患者可出现认知功能损害。多起病于青壮年,常缓慢起病,病程迁延,有慢性化倾向,但部分患者经合理治疗能痊愈或基本痊愈。

(一)病因和发病机制

精神分裂症的病因尚不清楚。基于众多基础研究中的新发现,提出了一系列用于解释分裂症的病因、发病机制、临床表现的理论和假说,如分子遗传理论、神经生化假说、大脑病理和结构改变、神经发育异常等生物学因素方面的假说。目前,临床上使用的抗精神分裂症药物主要以神经生化假说为基础,主要有多巴胺(dopamine,DA)假说、5-羟色胺(serotonin,5-HT)假说、谷氨酸(glutamic acid,Glu)假说和γ-氨基丁酸(gamma-aminobutyric acid,GABA)假说。近年来的研究发现心理社会因素不仅对这些精神障碍的发生有影响,而且对复发也有重要的作用。因此,生物学因素(内在因素)和心理社会因素(外在因素)在精神障碍的发生、发展过程中均起着重要作用。

(二)临床表现及诊断

1. 临床表现

(1)感知觉障碍:表现为错觉、幻觉、感知综合障碍等。最突出的是幻觉,以言语性幻听最为常见。

(2)思维障碍:①思维形式障碍,主要表现为思维联想过程缺乏连贯性和逻辑性,这是精神分裂症最具有特征性的症状。患者可出现思维散漫、思维破裂、病理性象征性思维、词语新作、逻辑倒错性思维、内向性思维、思维贫乏等。②思维内容障碍主要指妄想,很常见,以被害妄想和关系妄想最多见,可见于各个年龄层。

(3)情感障碍:主要表现为情感迟钝或平淡。也可表现为对客观刺激内心做出不相称或截然相反的情绪反应,即情感不协调或情感倒错。

(4)意志与行为障碍:①意志减退,较发病前显得明显孤僻、懒散,常闭门不出、社交退缩;②行为障碍,可表现为行为怪异、愚蠢幼稚,也可表现为紧张症状群,如刻板、模仿动作、违拗、作态,甚至木僵或突然兴奋冲动。

2. 临床分型

(1)根据精神分裂症的临床特征分为以下亚型:①偏执型:最为常见,多在青壮年或中年起病,疾病进程缓慢。以相对稳定的妄想为主要临床表现,常伴有幻觉(特别是幻听)。预后多较好。②青春型:多在青春期发病,起病较急,病情进展快,多在2周之内达到高峰。以联想障碍为主,突出表现为精神活动的全面紊乱,思维破裂或明显松弛,行为不可预测,缺乏目的。病情较易恶化,预后欠佳。③紧张型:常急性发作,以明显的精神运动紊乱为主,外观呆板,可交替出现紧张性木僵与紧张性兴奋,或被动性顺从与违拗。预后较好。④单纯型:不多见,起病隐匿,缓慢发展,病程至少2年。以思维贫乏、情感淡漠、意志缺乏和社会性退缩等阴性症状为主要表现。预后较差。⑤未定型(混合型或未分化型):通常指符合精神分裂症的诊断标准,具有明显的阳性精神病症状,如妄想、幻觉等,但又不符合上述各型的诊断标准或为其混合形式者。⑥其他:如儿童或晚发性精神分裂症,或残留型、慢性衰退型等。

(2)以生物学和现象学相统一的观点,将精神分裂症按阳性症状和阴性症状进行分型。阳性症状指精神功能的异常亢进,包括幻觉、妄想、明显的思维障碍、反复的行为紊乱和失控;阴性症状指精神功能的减退或缺失,包括情感平淡、言语贫乏、意志缺乏、无快感体验、注意障碍。Ⅰ型精神分裂症:以阳性症状为主,对抗精神病药物反应良好,无认知功能改变,预后良好,生物学基础是多巴胺功能亢进;Ⅱ型精神分裂症:以阴性症状为主,对抗精神病药物反应差,伴有认知功能改变,预后差,生物学基础是脑细胞丧失退化(额叶萎缩),多巴胺功能没有特别变化。

3. 诊断及鉴别诊断要点　精神分裂症由于病因未完全阐明,还没有确切的实验室检查或者化验结果支持临床进行诊断,作为诊断依据。一些量表的评估和实验室检查可作为医师辅助诊断和确定严重程度的参考,并可作为鉴别诊断的依据,不能作为确切的诊断依据。诊断的确定仍然要靠病史,结合精神症状以及病程进展的规律。如无明显原因表现出感知觉、思维、情感、意志行为等多个方面的障碍,精神活动自身内部及与外界环境不协调持续一定时间,对异常的表现没有认识,要高度怀疑精神疾病的可能。

(1)诊断:目前在临床上常用的诊断分类标准有《中国精神疾病分类及诊断标准》(第3版)(CCMD-3)、精神疾病的国际分类法系统(ICD-10)和美国分类法系统(DSM-Ⅳ)。根据CCMD-3,精神分裂症的诊断标准如下。症状学标准:至少有下列2项,并非继发于意识障碍、智能障碍、情感高涨或低落。单纯型分裂症另规定:①反复出现的言语性幻听;②明显的思维松弛、思维破裂、言语不连贯,或思维贫乏或思维内容贫乏;③思想被插入、被撤走、被播散、思维中断,或强制性思维;④被动、被控制,或被洞悉体验;⑤原发性妄想(包括妄想知觉、妄想心境)或其他荒谬的妄想;⑥思维逻辑倒错、病理性象征性思维,或语词新作;⑦情感倒错,或明显的情感淡漠;⑧紧张综合征、怪异行为,或愚蠢行为;⑨明显的意志减退或缺乏。严重标准:自知力障碍,并有社会功能严重受损或无法进行有效交谈。病程标准:符合症状标准和严重标准至少已持续1个月(CCMD-3),单纯型另有规定。排除标准:排除器质性精神障碍,及精神活性物质和非成瘾物质所致的精神障碍。尚未缓解的分裂症患者,若又罹患本项中的前述两类疾病,应并列诊断。

(2)鉴别诊断要点:①情感性精神病(心境障碍):亚急性发病表现为运动兴奋症状的精神分裂症患者与躁狂症有些近似,两种疾病的鉴别在于躁狂症的表现有感染力,其整个精神活动是协调的,与周围环境的接触好。②偏执性精神病:发病年龄较迟,症状以持久而较系统的妄想为特点,其情感和行为与妄想一致,而无"分裂"表现。③神经症:神经症患者有充分的自知力,迫切要求治疗,并伴有明显的焦虑情绪,与社会环境的接触好,社会功能无影响。④器质性精神病:类似于精神分裂症的症状,但经深入观察和仔细检查,发现存在可疑的神经系统阳性体征。再进行脑电图、脑CT扫描等检查,则不难予以鉴别。

(三)治疗原则

精神分裂症的治疗主要包括三个方面,即药物治疗、心理治疗和社会康复治疗。另外,还可以采取其他躯体治疗方式,包括电抽搐治疗(electroconvulsive therapy,ECT)、胰岛素昏迷疗法或精神外科疗法等。一般说来应坚持以下原则:

1. 早期发现、早期诊断、早期治疗　患者首次治疗时患精神病时间的长短与疗效及远期预后之间有密切相关性,发现越早,治疗针对性越强,预后越好。"三早"是本病预后良好的关键。

2. 药物治疗原则　精神分裂症的一般治疗原则为精神分裂症以药物治疗为主,强调全病程规范治疗。疾病相关的知识教育、社会心理干预和心理治疗等治疗方式有助于促进患者的全面康复。

(1)单一药物治疗:一般从小剂量开始,缓慢加量,2周内加至治疗量。如已达治疗剂量仍无效，应酌情加量或考虑换用另一种化学结构的抗精神病药。

(2)足剂量治疗：只要病情未达“治愈”，就要将药物加到治疗量的上限；若加至最高治疗量仍无效，再考虑换药。高剂量时应密切注意不良反应。一般情况下不能突然停药。

(3)足疗程治疗：抗精神病药物的全病程规范化治疗分为急性期、巩固期、维持期治疗三个阶段。

1)急性期治疗：①治疗目标：缓解精神分裂症的主要症状，包括阳性症状、阴性症状、激越兴奋、抑郁焦虑和认知功能减退，争取最佳预后；预防自杀及防止危害自身或他人的冲动行为的发生。②治疗策略：早发现、早确诊、早干预、早治疗；根据精神症状及个体特征，选用合适的抗精神病药物；积极进行家庭健康教育；首次使用抗精神病药物应从小剂量开始，逐渐加量，避免严重不良反应的发生；单一抗精神病药物治疗，足量、足疗程治疗；经系统治疗4~6周无效可考虑换药；及时监测与处理药物不良反应。

2)巩固期治疗：①治疗目标：巩固疗效，防止症状复燃或波动；促进社会功能的恢复，为回归社会做准备。②治疗策略：原则上维持急性期的药物剂量；控制和预防精神分裂症后的抑郁和强迫症状，预防自杀；控制和预防长期用药带来的常见药物不良反应的发生，如迟发性运动障碍、闭经、溢乳、体重增加、糖脂代谢异常，以及心、肝、肾功能损害等；巩固期治疗的疗程一般持续3~6个月。

3)维持期治疗：①治疗目标：预防和延缓疾病复发，降低复发率；促进功能恢复。②治疗策略：酌情调整剂量，维持病情稳定，减少药物不良反应的发生；提高治疗的依从性；治疗不少于2~5年，有研究表明，首次发作的精神分裂症患者，5年内的复发率超过80%，中断药物治疗者的复发风险是持续药物治疗者的5倍。因此，抗精神病药在维持治疗中起重要作用；应根据个体及所用药物的情况，确定是否减少剂量，把握预防复发所需的剂量。第1次发作维持治疗2~5年，第2次或多次复发者维持治疗的时间应更长一些，甚至是终身服药。积极采用有效的康复治疗措施。

(4)个体化治疗：根据患者对药物的反应，摸索个体化的用药剂量。

3. 心理治疗 心理治疗可以帮助患者改善精神症状，增强治疗的依从性，改善患者的人际关系，特别是恢复期给予心理解释可改变其病态认知，提高重返社会的适应能力。

4. 社会康复治疗 对临床痊愈的患者，应当鼓励其参加社会活动和从事力所能及的工作。对慢性精神分裂症有退缩表现的患者，可进行日常生活能力、人际交往技能的训练和职业劳动训练，使患者尽可能地保留一部分社会生活功能，减轻残疾程度。同时还要对患者的亲属进行健康教育，让他们多给患者一些关爱和理解；还应向公众普及精神卫生知识，使全社会的人尽可能给精神分裂症患者更多的帮助和理解，少一些歧视和指责。总之，对精神分裂症要进行系统的综合治疗和持续治疗。

(四)药物治疗方案

1. 抗精神病药物的分类及作用机制

(1)分类：抗精神病药物(antipsychotic drugs)主要用于治疗精神分裂症和其他具有精神病症状的精神障碍。这类药物在通常的治疗剂量并不影响患者的智力和意识，却能有效地控制患者的精神运动兴奋、幻觉妄想、敌对情绪、思维障碍和行为紊乱等精神症状。新一代抗精神病药还可以改善动力低下和社会退缩等精神分裂症的阴性症状。根据药物的药理作用特点及开发上市的先后，抗精神病药物分为第一和第二代抗精神病药物(表11-1)。

表 11-1 常见抗精神病药的分类、半衰期、用药途径、给药剂量及主要的不良反应

分类及药名	半衰期（范围，小时）	用药途径	起始剂量（mg/d）	常用治疗剂量（mg/d）	主要的不良反应				
					镇静作用	直立性低血压	抗胆碱作用	锥体外系反应	体重增加
第一代抗精神病药									
氯丙嗪（chlorpromazine）	24（8～35）	注射	25～50	150～200	+++	+++	+++	++	++
氯丙嗪（chlorpromazine）	24（8～35）	口服	25～50	300～600	+++	++	+++	++	++
硫利达嗪（thioridazine）	24（6～40）	口服	25～50	200～600	+++	+++	+++	+	++
奋乃静（perphenazine）	12（8～21）	口服	4～6	20～60	++	+	+	++	+
三氟拉嗪（trifluoperazine）	18（14～24）	口服	5	20～40	+	+	+	+++	+
氟哌啶醇（haloperidol）	24（12～24）	注射	5～10	20	+	+	+	++++	+
氟哌啶醇（haloperidol）	24（12～24）	口服	2～4	10～20	+	+	+	++++	+
舒必利（sulpiride）	6～9	注射	100～200	800～1000	+	+	+	++	++
舒必利（sulpiride）	6～9	口服	100～200	800～1000	+	+	+	++	++
第一代长效抗精神病药									
五氟利多（penfluridol）	65～70	口服	20～80mg/w		+	+	+	+++	+

续表

分类及药名	半衰期（范围，小时）	用药途径	起始剂量（mg/d）	常用治疗剂量（mg/d）	主要的不良反应				
					镇静作用	直立性低血压	抗胆碱作用	锥体外系反应	体重增加
氟奋乃静癸酸酯（fluphenazine decanoate）	*	注射	12.5～50mg/2～3w		+	+	+	++++	+
氟哌啶醇癸酸脂（fluphenazine decanoate）	*	注射	50～100mg/2w		+	+	+	++++	+
第二代抗精神病药									
利培酮（risperidone）	20～24#	口服	1～2	4～6	++	+++	0	++	++
利培酮（risperidone）	20～24#	肌内注射		25～50	++	+++	0	++	++
氯氮平（clozapine）	12(4～66)	口服	25～50	200～600	+++	+++	+++	0	+++
奥氮平（olanzapine）	30(20～54)	口服	5～10	10～20	+	++	++	+	+++
喹硫平（quetiapine）	6	口服	50～100	400～750	++	++	0	0	+
阿立哌唑（aripiprazole）	75	口服	10～15	10～30	0/+	0/+	0/+	0	0
齐拉西酮（ziprasidone）	7.5	口服、肌内注射	40～80	80～160	+/++	+	0	0/+	0
氨磺必利（amisulpride）	12	口服	400～800	50～1200	+	++	+	++	0
帕利哌酮（paliperidone）	23	口服	3～9	3～12	+	++	+	++	++
利培酮微球（risperidone for depot suspension）	–	肌内注射	25	25～50/2 周	+	++	+	++	++
棕榈酸帕利哌酮（paliperidone palmitate）	–	肌内注射	150	25～150/月	+	++	+	++	++

注：0，无；+，轻度；++，中度；+++，较重度；++++，重度；*：一次性注射可在体内维持 2～4 周或更长；#：利培酮活性代谢物的半衰期

1)第一代抗精神病药:又称典型抗精神病药、传统抗精神病药、神经阻滞药、多巴胺受体阻断药。主要为脑内多巴胺 D_2 受体阻断药,还对 α_1、α_2 肾上腺素能受体,毒蕈碱能 M_1 受体,组胺 H_1 受体等有阻断作用。临床上治疗幻觉、妄想、思维障碍、行为紊乱、兴奋、激越、紧张综合征具有明显疗效。对阴性症状及伴发抑郁症状的疗效不确切。不良反应以锥体外系反应(extrapyramidal symptoms,EPS)和催乳素水平升高为主。代表药有氯丙嗪、奋乃静、氟哌啶醇等。

2)第二代抗精神病药:又称非典型抗精神病药、非传统抗精神病药。非典型抗精神病药除与典型抗精神病药共同作用于皮质下结构的靶点(D_2 受体)外,还作用于大脑皮质前额叶和边缘叶,主要拮抗 5-HT_{2A}受体和多巴胺 D_3 受体,激动多巴胺 D_1 受体等。具有 5-HT_{2A}受体与多巴胺 D_2 受体的高阻断比是非经典抗精神病药的重要特征。与典型抗精神病药相比,非经典抗精神病药具有以下几个特点:对精神分裂症的阳性和阴性症状都有效;能够明显改善患者的认知功能;不引起或者较少引起 EPS;几乎不导致催乳素水平升高等不良反应。按药理作用分为四类:①5-羟色胺和多巴胺受体拮抗剂(serotonin dopamine antagonists,SDAs),如利培酮(risperidone)、齐拉西酮(ziprasidone);②多受体作用药(multi-acting receptor targeted agents,MARTAs),如氯氮平(clozapine)、奥氮平(olanzapine)、喹硫平(quetiapine)、佐替平(zotepine);③选择性 D_2/D_3 受体拮抗剂,如氨磺必利(amisulpride)、瑞莫必利(remoxipride);④D_2、5-HT_{1A}受体部分激动剂和 5-HT_{2A}受体拮抗剂,如阿立哌唑(aripiprazole)。

(2)作用机制:目前认为,几乎所有的抗精神病药物都能阻断脑内的多巴胺受体(尤其是多巴胺 D_2 受体)而具有抗精神病作用。传统抗精神病药(尤其是吩噻嗪类)主要有 4 种受体阻断作用,包括 D_2、α_1、M_1 和 H_1 受体。新一代抗精神病药在阻断多巴胺 D_2 受体的基础上,还通过阻断脑内的 5-羟色胺受体(主要是 5-HT_{2A}受体)增强抗精神病作用、减少多巴胺受体阻断的不良反应。新一代抗精神病药中,5-羟色胺和多巴胺受体拮抗剂(SDAs)类抗精神病药的受体作用相对简单,主要是 5-HT_2 和 D_2 受体的阻断作用;多受体作用药(MARTAs)类抗精神病药的多受体阻断作用系传统药物与 SDAs 类药物受体作用的综合,但 D_2 受体阻断的不良反应相对少见,如氯氮平就可以阻断 D_1、D_2、D_3、D_4、5-HT_{1A}、5-HT_{2A}、5-HT_{2C}、5-HT_3、5-HT_6、5-HT_7、α_1、α_2、M_1 和 H_1 等至少 14 种受体;选择性 D_2/D_3 受体拮抗剂如氨磺必利等的受体阻断作用明确简单;而 D_2 受体部分激动剂如阿立哌唑则与以往的药物有所不同,主要通过减少多巴胺释放而起到治疗作用。

抗精神病药物的几个主要受体的阻断作用特点分述如下:①多巴胺受体阻断作用:主要是阻断 D_2 受体。脑内多巴胺能系统有四条投射通路。中脑边缘和中脑皮质通路与抗精神病作用有关;黑质纹状体通路与锥体外系不良反应有关;下丘脑至垂体的结节漏斗通路与催乳素水平升高导致的不良反应有关。②5-HT 受体阻断作用:主要是阻断 5-HT_{2A}受体。5-HT受体阻断药具有潜在的抗精神病作用,5-HT_2/D_2 受体阻断比值高者,锥体外系症状的发生率低并能改善阴性症状。③肾上腺素能受体阻断作用:主要是阻断 α_1 受体。可产生镇静作用以及直立性低血压、心动过速、性功能减退、射精延迟等不良反应。④胆碱能受体阻断作用:主要是阻断 M_1 受体。可产生多种抗胆碱能副作用,如口干、便秘、排尿困难、视物模糊、记忆障碍等。⑤组胺受体阻断作用:主要是阻断 H_1 受体。可产生镇静作用和体重增加的不良反应。抗精神病药物的药理作用广泛,除了上述与受体阻断有关的作用外,还具有加强其他中枢抑制剂的效应、镇吐、降低体温、诱发癫痫以及对心脏和血液系统的影响等作用。

2. 治疗方案　目前精神分裂症还不能彻底治愈,药物治疗的目的是降低发作频率、减轻症状的严重程度、减少对社会心理功能的不良影响,最大限度地维持缓解期的社会功能,使患者能够良好地回归社会。治疗上以抗精神病药为主,根据患者的伴发症状合并使用心境稳定剂、抗抑郁药和其他药物。

选用治疗药物时,应考虑到药物的作用特点和不良反应,精神分裂症的临床特点、临床类型、病程、病期(急性或慢性阶段),以及患者的躯体状况、年龄、经济情况等。根据国内外包括美国、欧洲、世界精神卫生协会治疗指南的建议,一般推荐第二代抗精神病药作为一线药物选用,第一及第二代抗精神病药的氯氮平作为二线药物使用。根据我国目前的实际用药情况调查,第一代抗精神病药物氯丙嗪、奋乃静、氟哌啶醇和舒必利也可作为首选药物使用。氯氮平在国内应用比较广泛,医师有一定的临床用药经验,但考虑氯氮平引起的不良反应(锥体外系反应除外)较其他抗精神病药多见,特别是粒细胞缺乏症及致痉挛发作,建议谨慎使用。

(1)急性期(首次发作):①宜采用积极的强化性药物治疗,争取最大限度地缓解精神症状,防止病情波动。②对于不合作的患者,选择第一代抗精神病药物氯丙嗪或与等量的异丙嗪混合注射或氟哌啶醇肌内注射5~10mg,每4~6小时1次,疗程为1~2周(药物剂量参考表11-1)。对于伴有躁动、兴奋的患者,可采用氯丙嗪、异丙嗪等量溶于0.9%氯化钠注射液中,缓慢静脉注射或滴注。或者口服第二代抗精神病药物,合并注射苯二氮䓬类药物如氯硝西泮、劳拉西泮或地西泮等。小剂量开始快速增加至治疗剂量,维持治疗7~10天。如果治疗有效,可选择相应的药物继续口服治疗,药物治疗过程与合作患者相同。③对于合作患者,第一步治疗,口服一种第二代抗精神病药物如利培酮、奥氮平、喹硫平、齐拉西酮、阿立哌唑或第一代抗精神病药物如氯丙嗪、氟哌啶醇、奋乃静或舒必利治疗。小剂量起始,1~2周逐渐增加至治疗剂量,速度过快易出现不良反应。并向患者及家属交代可能会出现的不良反应,如何预防和处理,保证药物疗效和减少药物不良反应的发生。达治疗剂量后,持续治疗6~8周,定期评定疗效,根据疗效和不良反应对剂量进行适当调整,进行个体化治疗。如治疗无效,换用另一种第二代抗精神病药物或第一代抗精神病药物,也可谨慎使用氯氮平。第二步治疗,对于第一步治疗无效,采用合并治疗如第二代抗精神病药物合并第一代抗精神病药物,或合并第一代抗精神病药长效制剂,如氟奋乃静癸酸酯、氟哌啶醇癸酸酯或氯氮平。第三步治疗,如第二步治疗无效,考虑进行ECT治疗,根据临床表现,如果是ECT治疗的适应证,可用在各个治疗步骤。④以兴奋、激越为主要临床表现的患者,宜选用控制兴奋和躁动作用较强的药物,首选第一代抗精神病药如氯丙嗪或氟哌啶醇,肌内注射;或口服第二代抗精神病药合并注射苯二氮䓬类药物。治疗有效,继续口服药物治疗,与合作患者相同。如上述治疗无效,换用氯氮平或合并心境稳定剂如丙戊酸钠。如上述治疗仍无效,考虑进行ECT治疗。⑤以紧张症状群为主要表现的患者,在进行治疗前需要明确诊断,排除器质性脑病、恶性综合征或药源性紧张症。首选注射舒必利,3~5天内增加至治疗剂量(200~600mg/d),持续1~2周。治疗有效,继续口服舒必利或第二代抗精神病药。治疗过程同幻觉妄想症状合作患者。对于紧张症患者应重视躯体营养状况及水、电解质平衡,应合并躯体支持治疗。根据临床表现,可在各个治疗步骤采用ECT治疗。⑥以阴性症状为主要表现的患者,首选第二代抗精神病药物或者谨慎使用氯氮平。如果无效,考虑换用另一种第二代抗精神病药物或选用氯氮平。如上述治疗无效,采用联合治疗,如合并使用氯氮平和其他第二代抗精神病药物。⑦以阳性症状为主要表现，同时伴有情感症状的患者：伴有抑郁症状的患者，首选一种第二代抗精神病药如利培酮、奥氮平或喹硫平，或第一代抗精神病药如舒必利、硫利达嗪；有自杀倾向者谨慎使用氯氮平。如果治疗无效，换用另一种抗精神病药或第二代抗精神病药。如上述治疗无效，可在此基础上合并抗抑郁药。根据临床表现，可在各个治疗步骤采用ECT治疗。伴有躁狂症状的患者，首选第二代抗精神病药或第一代抗精神病药。如治疗无效，在此基础上加心境稳定剂如碳酸锂、丙戊酸钠或卡马西平，或者换用另一种第一或第二代抗精神病药物。如果上述治疗仍无效，考虑第一和第二代抗精神病药物合并使用。根据临床表现，可在各个治疗步骤采用ECT治疗。

(2)慢性精神分裂症患者急性恶化：治疗过程同首次发作患者，但是在药物选择上要参考患者以往的用药史，首选患者过去反应最好的药物和有效剂量，可适当增加药物剂量，如果治疗有效，继续治疗；同时进行家庭教育，提高患者的服药依从性。如治疗无效，根据患者的临床表现和用药史，给予同上述首次发作患者的后续治疗。

(3)恢复期和维持治疗：①恢复期治疗：急性期患者经上述治疗有效，继续以该有效药物和有效剂量治疗；合并适当的心理治疗，促进患者对疾病的认识，增强患者对治疗的依从性，促进社会功能的恢复。疗程至少3～6个月，慢性患者疗程可适当延长至6个月～1年。难治性精神分裂症患者以最有效药物的有效剂量继续治疗，以稳定疗效，疗程为1～2年。②维持治疗：患者精神症状消失3个月(慢性复发性患者精神症状消失6个月)以上，患者自知力恢复，对自己的精神状态认识客观，对将来有适当的计划，可以考虑降低药物剂量。减药过程需缓慢，维持剂量为最小有效剂量，继续治疗1～2年(多次复发的患者可能需要更长的时间)。对长期治疗依从性不好者，或难以保证按医嘱服药者可选用第一代抗精神病药长效制剂。

(4)难治性精神分裂症：首选第二代抗精神病药物氯氮平(可试选用利培酮、奥氮平、喹硫平或注射第一代长效抗精神病药物如氟奋乃静癸酸酯等)，或合并使用抗精神病药和增效剂如苯二氮䓬类药、心境稳定剂或抗抑郁药；若上述治疗无效，采用ECT治疗。

对疗效不满意或不良反应不能耐受者需要更换药物。换药方法：①骤停原药换药法：适用于出现严重不良反应时，建议住院换药，但氯氮平不宜骤停，因可能出现疗效空档导致复发或撤药综合征；②骤停原药加新药：适用于有较严重EPS者，两药重叠短时间，氯氮平不宜骤减；③缓减原药、缓加新药：可减少撤药反应及症状复燃，但可能增加两药合用引发的不良反应。

(五)药物治疗管理

1. 疗效监测

(1)痊愈：精神症状完全消失；自知力恢复良好，能批判病中表现的症状；能适应现实生活，并具有一定的工作能力；症状缓解后，经3～4周的观察，无复发迹象及并发症。

(2)好转：主要精神症状消失；自知力部分恢复；虽仍残留轻度性格改变或某些听幻觉，但不影响适应现实生活的能力。

(3)未愈：精神症状基本无改变；仍无自知力；不能适应现实生活。

2. 并发症的防范及处理

(1)抗精神病药物治疗的过程中常会出现激越，苯二氮䓬类口服或肌内注射能有效控制，部分高效价药物也有效。如果疗效差，可以考虑换用适宜的抗精神病药物治疗。

(2)出现失眠的患者必要时考虑合并苯二氮䓬类或佐匹克隆,如果疗效差,可以合并抗抑郁药物曲唑酮。

(3)出现抑郁情绪的患者,建议合并不良反应危险性低的新型抗抑郁药物,如奈法唑酮、文拉法辛、安非他酮或米氮平,合并治疗的过程中注意药物间相互作用;如果疗效差,要重新审视诊断,排除患者共病物质滥用的可能,换用适宜的抗精神病药物治疗。

(4)精神分裂症患者常伴有强迫症状,接受抗精神病药物治疗有时可继发强迫症状,使患者苦恼。可以合并选择性5-羟色胺再摄取抑制剂(SSRIs)或氯米帕明治疗,合并治疗的过程中注意药物相互作用。如果效果差,可考虑换药。

3. 不良反应监护 抗精神病药物具有许多药理作用,不良反应较多,特异质反应也常见。处理和预防药物的不良反应与治疗原发病同等重要。

(1)锥体外系反应:与药物阻断多巴胺受体的作用有关,为第一代抗精神病药治疗最常见的不良反应,其中又以含氟化合物的发生较多,如氟奋乃静、三氟拉嗪、五氟利多等,发生率为25%~60%之间,多在用药后的3~4周发生,可在0.5~48小时发生。锥体外系反应有4种表现形式:①急性肌张力障碍:机制未知,治疗1~5天后发生,表现为舌、面、颈、背部肌肉痉挛,类似于癫痫发作。肌内注射东莨菪碱0.3mg或异丙嗪25~50mg可迅速缓解。有时需减少药物剂量,加服抗胆碱能药苯海索,或换服锥体外系反应发生率低的药物。②类帕金森症:可能与多巴胺的拮抗作用有关,最常见。治疗的最初1~2个月发生,发生率高达56%。早期表现为运动过缓,体征上主要为手足震颤和肌张力增高,严重者有协调运动的丧失、僵硬、佝偻姿势、拖行步态、面具脸、震颤、流涎和皮脂溢出。给予抗胆碱能药物如苯海索2~12mg/d,应在使用2~3个月后逐渐停用。抗精神病药的使用应缓慢加药或使用最低有效量。③静坐不能:机制未知,治疗1~2周后出现,发生率约为20%。表现为无法控制的激越不安、不能静坐、反复走动或原地踏步。苯二氮䓬类和普萘洛尔(20~80mg/d)有效,而抗胆碱能药通常无效。同时应减少抗精神病药物的剂量或选用锥体外系反应发生率低的药物。④迟发性运动障碍(tardive dyskinesia,TD):可能与多巴胺活动增强有关,持续治疗数月或数年后(停药后加重)出现,特点为口面部运动障碍、广泛的舞蹈手足徐动症或肌张力障碍。TD最早的体征常是舌或口唇周围的轻微震颤。口部运动在老年患者中最具特征,肢体运动在年轻患者中较常见。尚无有效治疗药物,关键在于预防、使用最低有效量或换用锥体外系反应发生率低的药物。抗胆碱能药物会促进和加重TD,应避免使用。早期发现、早期处理有可能逆转TD。

(2)自主神经系统不良反应:①抗胆碱能的不良反应:表现为口干、视力模糊、排尿困难和便秘等,硫利达嗪、氯丙嗪和氯氮平等多见。严重反应包括尿潴留、麻痹性肠梗阻和口腔感染,尤其是抗精神病药物合并抗胆碱能药物及三环类抗抑郁药物治疗时更易发生。②抗肾上腺素能的不良反应:表现为直立性低血压、反射性心动过速以及射精延迟或抑制。直立性低血压在治疗的头几天最为常见,氯丙嗪肌内注射时最容易出现,有心血管疾病的患者剂量增加应缓慢。应让患者头低脚高位卧床;严重病例应输液并给予去甲肾上腺素、间羟胺等升压,禁用肾上腺素。

(3)其他神经系统不良反应:①恶性综合征(malignant syndrome):是一种少见的、严重的不良反应。临床特征表现为意识波动、肌肉强直、高热和自主神经功能不稳定。最常见于氟哌啶醇、氯丙嗪和氟奋乃静等药物治疗时。药物加量过快、用量过高、脱水、营养不足、合并躯体疾病以及气候炎热等因素可能与恶性综合征的发生、发展有关。可出现肌酸磷酸激酶(CPK)浓度升高，但不是确诊的指征。处理是停用抗精神病药物，给予支持性治疗。可以使用肌肉松弛剂丹曲林和促进中枢多巴胺功能的溴隐亭治疗。②癫痫发作：抗精神病药物能降低抽搐阈值而诱发癫痫，多见于氯氮平、氯丙嗪和硫利达嗪治疗时，氟哌啶醇和氟奋乃静等在治疗伴有癫痫的精神病患者中可能较为安全。

(4)精神方面的不良反应：①过度镇静：抗精神病药治疗早期最常见的不良反应是镇静、乏力、头晕，发生率超过10%。氯丙嗪、氯氮平和硫利达嗪等多见，与药物拮抗组胺 H_1 等受体的作用有关。多见于治疗开始或增加剂量时，治疗几天或几周后常可耐受，也有不少长期服用氯丙嗪、硫利达嗪和氯氮平者表现为多睡和白天嗜睡。将每日剂量的大部分在睡前服用，可以避免或减轻白天的过度镇静。严重者应该减药，并告诫患者勿驾车、操纵机器或从事高空作业。②焦虑、激越作用：吩噻嗪类如氯丙嗪、苯甲酰胺类如舒必利和利培酮有轻度激活或振奋作用，可以产生焦虑、激越。③认知缺陷：镇静作用较强的吩噻嗪类倾向于抑制精神运动和注意，但一般不影响高级认知功能。如果加上抗胆碱能药物，记忆功能可能暂时受影响。④抗胆碱能作用强的药物如氯氮平、氯丙嗪等较易出现撤药反应，如出现失眠、焦虑和不安，应予注意。

(5)内分泌和代谢不良反应：①第一代抗精神病药常引起催乳素水平升高及高催乳素血症相关障碍如闭经和溢乳、性功能改变。以舒必利多见，第一代高效价抗精神病药物较常见。第二代抗精神病药物利培酮也可导致催乳素水平增高及相关障碍。奥氮平也有暂时性催乳素水平升高(呈剂量依赖性)的报道。氯氮平、喹硫平对血浆催乳素水平无明显影响。该不良反应的发生与药物拮抗下丘脑-垂体结节漏斗区的DA受体有关。目前尚无有效的治疗方法，可减药、停药，服用中药、DA激动剂和激素治疗。②体重增加及其相关并发症(2型糖尿病、高血压和高脂血症)一般与大部分抗精神病药的长期应用相关，氯氮平和奥氮平明显增加体重，目前尚无有效方法预防和治疗抗精神病药诱发的体重增加。建议患者应节制饮食，酌情增加活动。

(6)其他不良反应：抗精神病药物还有许多不常见的不良反应。抗精神病药对肝脏的影响常见的为丙氨酸氨基转移酶(ALT)升高，多为一过性，可自行恢复，一般无自觉症状，轻者不必停药，合并护肝治疗；重者或出现黄疸者应立即停药，加强护肝治疗。胆汁阻塞性黄疸罕见，有时可以同时发生胆汁性肝硬化。其他罕见的变态反应包括药疹、伴发热的哮喘、水肿、关节炎和淋巴结病。严重的药疹可发生剥脱性皮炎，应立即停药并积极处理。粒细胞缺乏罕见，氯氮平的发生率较高，氯丙嗪和硫利达嗪有偶发的病例。哌嗪类吩噻嗪、硫杂蒽和丁酰苯未见报道。如果白细胞计数低，应避免使用氯氮平、氯丙嗪、硫利达嗪等，并且应用这些药物时应常规定期检测血常规。部分抗精神病药可导致心电图的QT间期延长等，尤其是吩噻嗪类的硫利达嗪，可能是改变心肌层中的钾通道的结果。在老年人中，药物引起的心律失常会危及生命。氯丙嗪等吩噻嗪类可以在角膜、晶状体和皮肤上形成紫灰色色素沉着，在女性中多见。

(7)药物过量中毒：临床常见由于误服或自杀等原因引起的急性中毒，抗精神病药的毒性较巴比妥和三环类抗抑郁药小，病死率低。过量的最早征象是激越或意识混浊。可见肌张力障碍、抽搐和癫痫发作，脑电图显示突出的慢波。常有严重低血压以及心律失常、低体温。采用对症治疗，大量输液，注意维持正常的体温，应用抗癫痫药物控制癫痫。由于多数抗精神病药物的蛋白结合率较高,血液透析用处不大。抗胆碱能作用使胃排空延迟,所以过量数小时后都应洗胃。由于低血压是α和β肾上腺素能受体的同时阻断,只能用作用于α受体的升压药如间羟胺和去甲肾上腺素等升压,禁用肾上腺素。

4. 患者健康教育和用药指导

(1)与其他药物的相互作用:抗精神病药物可以增加三环类抗抑郁药的血药浓度,诱发癫痫;加重抗胆碱药的抗胆碱不良反应;逆转肾上腺素的升压作用;减弱抗高血压药胍乙啶的降压作用,增加β受体阻断药及钙离子通道阻滞药的血药浓度而导致低血压;加强其他中枢抑制剂如乙醇以及利尿药的作用。抗酸药影响抗精神病药物的吸收。吸烟可以降低某些抗精神病药如氯氮平的血药浓度。卡马西平通过诱导肝脏药物代谢酶,明显降低氟哌啶醇、氯氮平的血浆浓度而使精神症状恶化;或增加氯氮平发生粒细胞缺乏的危险性。某些SSRIs如氟西汀、帕罗西汀和氟伏沙明可抑制肝脏药物代谢酶,增加抗精神病药物的血药浓度,导致不良反应发生或加剧。

(2)精神卫生的健康教育和管理:精神分裂症是一种高发生率的精神障碍,我国社会人群对精神分裂症的基本防治知识所知甚少。因此,面向社会大众广泛宣传和普及精神分裂症的人群防治知识,成为一项极为关键的常规任务。开展此类健康教育,不仅是整个精神卫生健康教育的重要内容之一,还可提高我国社会人群的心理素质和生存质量,对国家和地区的经济建设产生积极的影响,其意义重大而深远。具体措施包括:提高社会人群对精神分裂症及其防治知识的知晓率;提高社区人群对精神分裂症的识别率;提高精神分裂症患者群的治疗率和治愈率,以达到控制精神分裂症的目标。

(六)案例分析

1. 主题词 精神分裂症;2型糖尿病;血糖控制;蜂窝织炎;抗感染治疗。

2. 病史摘要 患者,女,48岁,因"反复发作疑人害、自言自笑30年,加重1个月"入院。患者自18岁因恋爱失败后出现自言自语、疑人跟踪、臆想、喜往外跑等精神异常症状,经治疗后好转(具体治疗方案不详)。近30年来不间断发病,于多家医院多次住院治疗,曾服舒必利、奋乃静等药物治疗(具体用法用量不详),坚持服药,病情稳定时能正常工作和正常社交。2013年10月,患者儿子因情绪低落自杀后,患者受到强烈的精神刺激,开始出现自言自语、疑人跟踪、不敢关灯睡觉、喜往外跑、易怒、反应迟钝等精神异常的症状,于10月28日就诊于某省级医院,予阿立哌唑10mg po tid治疗,病情好转,但血糖一直控制不佳,最高达28.3mmol/L,尿糖++++。2013年11月21日收住我院精神科。

入院诊断:精神分裂症,2型糖尿病。

3. 治疗方案

(1)抗精神分裂症治疗:阿立哌唑片10mg po tid,第1~34日;苯海索片2mg po qd,第2~14日。

(2)控制血糖:甘精胰岛素注射剂10~16IU qn ih,第3~34日;门冬胰岛素注射剂4~10IU三餐前ih,第2~34日;阿卡波糖片50mg po tid,第15~34日;二甲双胍片500mg po tid,第16~34日。

(3)抗感染治疗:美洛西林钠-舒巴坦钠粉针剂2.5g ivgtt bid+0.9%氯化钠注射液100ml,第11~14日;哌拉西林-他唑巴坦粉针剂4.5g ivgtt q8h,第15~27日;利奈唑胺片600mg po q12h,第16~22日。

4. 药学监护要点

(1)抗精神分裂症治疗:①密切监护患者的精神状况,包括一般表现、认知活动、情感反应。若出现异常,及时处理。②监护服用药物可能引起的不良反应:阿立哌唑可能引起的流感综合征、胸痛、颈痛,苯海索片可能引起的口干、视物模糊等。

(2)控制血糖:每日监测患者的血糖,根据血糖控制情况及时调整降血糖药物方案。

(3)抗感染治疗:①监测反映感染的各项指标,如患者的体温变化、血常规、超敏C反应蛋白(CRP)、血小板压积(PCT)、创面情况、微生物培养结果等;②监护所服用的药物可能引起的常见药物不良反应:哌拉西林钠-他唑巴坦可能引起的皮疹、皮肤瘙痒等,利奈唑胺可能引起的血小板减少症。

5. 药学监护过程　患者入院时有精神症状且血糖控制不佳,入住精神科后即予阿立哌唑片10mg po tid进行抗精神分裂症治疗。同时,针对患者患有2型糖尿病,且血糖控制不佳,C-肽水平低、胰岛功能极差,入院后即予"三短一长"的胰岛素(短:门冬胰岛素;长:甘精胰岛素)注射方案。但患者饮食不当,好吃零食,致使血糖情况控制不佳,餐后血糖多次高于20mmol/L,随机血糖多次波动在20mmol/L左右。于入院后第10天出现左手肿胀、压痛,左手中指淤青肿胀的情况,逐渐出现左手及左前臂红肿、肌痛、局部皮温高、触痛明显,左肘内侧可扪及一较硬的质块,左前臂腕横纹上可见大水疱,约10cm×8cm。于2013年12月05日(入院后第15天)转入内分泌科,转科诊断为①2型糖尿病,糖尿病皮肤病变。②精神分裂症。③左手蜂窝织炎。转入内分泌科后,治疗的重点在于患者的血糖控制与抗感染治疗。药物方面继续使用阿立哌唑10mg po tid抗精神病;在三短一长的胰岛素方案基础上加二甲双胍片500mg po tid调节血糖,以阿卡波糖50mg po tid降低餐后血糖,根据每日的血糖情况对药物剂量进行调整,同时对患者进行用药教育、运动与饮食方面的指导;针对左手蜂窝织炎,予哌拉西林-他唑巴坦5g ivgtt q8h联用利奈唑胺600mg po q12h抗感染治疗,加强创面换药,患者于2013年12月25日出院。出院时患者精神症状控制好,血糖控制尚可,空腹血糖波动于5.0~7.5mmol/L,餐后2小时血糖波动于6.5~10.0mmol/L;抗感染治疗有效,左上肢蜂窝织炎基本痊愈。

6. 药学分析与建议　患者入院诊断为精神分裂症合并2型糖尿病。目前研究认为精神分裂症与糖尿病存在某些共同的致病基因。非典型抗精神病药(氯氮平、奥氮平、利培酮、阿立哌唑等)是治疗精神分裂症的一线用药。研究证实,奥氮平、氯氮平、利培酮等药物可引起体重增加、血糖升高、血脂升高等不良反应,发生代谢综合征的概率较高,其机制可能与奥氮平等药物拮抗5-HT_{1A}受体,引起胰岛细胞反应下降,机体胰岛素水平低、血糖升高有关。因此对精神分裂症合并2型糖尿病的患者一般不推荐使用此类药物。基于此点考虑,入院后予非典型抗精神病药阿立哌唑片(10mg po tid)进行治疗,阿立哌唑属喹啉类衍生物,其与D_2、D_3、5-HT_{1A}、5-HT_{2A}受体具有高亲和力,与D_4、5-HT_{2c}、5-HT_7、α_1、H_1受体及5-HT的重吸收位点具有中度亲和力,阿立哌唑是D_2和5-HT_{1A}受体的部分激动剂,也是5-HT_{2A}受体的拮抗剂。故阿立哌唑与其他抗精神病药一样,通过抑制中脑-边缘通路多巴胺功能的亢进,对呈现阳性症状的精神分裂症患者具有治疗作用。研究表明,阿立哌唑的安全性高,不良反应发生率低,其对血糖或血脂的影响较小,适用于精神分裂症合并2型糖尿病的患者。

入住后患者血糖一直控制不佳,查随机血糖为25.0mmol/L,餐后2小时血糖为21mmol/L。给予患者"三短一长"的强化治疗方案,即睡前注射一次长效胰岛素(甘精胰岛素)作为基础胰岛素,加三餐前注射短效胰岛素(门冬胰岛素),此方案剂量调整方便,有利于更好地控制血糖。后又加口服二甲双胍、阿卡波糖降血糖,血糖控制仍不理想,餐后血糖多次高于20mmol/L,随机血糖多次波动在20mmol/L左右。究其原因与患者饮食不当,好吃零食有关。针对上述情况,对患者及其家属进行饮食、用药、运动教育,并根据血糖情况调整降血糖药物的用量,患者的血糖最终控制尚可。药物、饮食、运动的综合治疗是控制血糖的关键。

入院后患者血糖控制不佳,餐后血糖波动于20mmol/L,感染风险大,于入院后第10天出现左手肿胀、压痛,左手中指淤青肿胀的情况,送患处脓液培养未见异常菌,行经验治疗,予美洛西林钠-舒巴坦钠粉针剂2.5g bid ivgtt进行抗感染治疗4天,但效果不佳,炎性指标上升,创面进一步扩大,左手掌及前臂出现蜂窝织炎。针对蜂窝织炎,请临床药师会诊,考虑混合感染(G^+、G^-菌)感染的可能性大,停用美洛西林钠-舒巴坦钠,予哌拉西林-他唑巴坦4.5g ivgtt q8h联用利奈唑胺600mg po q12h抗感染治疗,加强创面换药、高压氧治疗,密切监测与感染相关的各项指标,控制血糖水平。经过上述处理后,感染得到较好控制,创面恢复情况良好。经过34天的治疗,于2013年12月25日出院。

7. 药物治疗小结　疾病治疗是一项综合性的工程,必须把患者作为一个整体,全面考虑疾病之间、各种治疗之间的关系。以本例患者为例,精神分裂症与2型糖尿病、2型糖尿病与蜂窝织炎密切相关,运动治疗、饮食治疗与降糖治疗密切相关,非典型抗精神病药物与血糖水平、血糖水平与感染控制密切相关。治疗过程中要立足整体,综合考虑,合理选药,科学用药。

二、心境障碍

心境障碍(mood disorders)又称情感性精神障碍(affective disorders),是以显著而持久的情感或心境改变为主要特征的一组疾病。临床上主要表现为情感高涨或低落,伴有相应的认知和行为改变,可有精神病性症状,如幻觉、妄想。大多数患者有反复发作的倾向,部分可有残留症状或转为慢性。根据中国精神障碍分类与诊断标准(CCMD-3),心境障碍包括抑郁症(depressive disorders)、躁狂症(mania)和双相障碍(bipolar disorders)等几个类型。抑郁症或躁狂症是指仅有抑郁或躁狂发作,习惯上称为单相抑郁或单相躁狂。双相情感障碍指既有躁狂或轻躁狂发作,又有抑郁发作的一类心境障碍。临床上单纯的躁狂症极为少见,故躁狂发作应视为双相情感障碍。双相Ⅰ型障碍的患者交替出现完全躁狂和严重抑郁,常以抑郁形式起病。双相Ⅱ型障碍中,抑郁和轻躁狂交替发作。多数人认为心境障碍的发病与遗传因素、神经生物学因素和心理社会因素等有关。

心境障碍的病因和发病机制包括神经递质假说和心理社会因素。神经递质假说主要有四种:去甲肾上腺素(noradrenaline,NE)假说、5-HT假说、多巴胺(DA)假说、GABA假说。心理社会因素是指抑郁症的发作具有"应激-心理"模式,其中心理因素的作用很明显,该模式主要包括三个方面的作用:个体内在因素(心理动力学和认知假说、病前人格)、人际交往因素(与他人的相互交往、社会支持网)、社会环境因素(早期不幸、近期生活事件)。此外,还有遗传因素、神经内分泌功能异常、脑电生理变化和神经影像变化也对心境障碍的发生有明显影响。

(一)抑郁症

抑郁症又称抑郁障碍,以显著而持久的心境低落为主要临床特征,是心境障碍的主要类型。每次发作持续至少2周以上,长者甚或数年。多数病例有反复发作的倾向,每次发作大多数可以缓解,部分可有残留症状或转为慢性。

1. 病因和发病机制　抑郁症的发病主要与大脑中某些神经递质的减少有关,并与以下这些方面的因素有关:①遗传因素:与许多其他疾病一样,抑郁症往往在家族中集中出现。若父母中有一人患抑郁症,则孩子患该病的机会增加。②社会与环境因素:不良生活事件如离婚、重病或屡遭不幸可导致抑郁症。日常压力对我们的身体也有看不见的不良影响,事实上可以促成更大范围的疾病,包括心脏病、感冒和抑郁症。对于已经容易患抑郁症的人,如果持续处于暴力、忽视、虐待或贫穷之中,那么更可能会患上这种病。③躯体疾病:许多躯体疾病和状况如脑卒中、心脏病发作、癌症、慢性疼痛、糖尿病、激素紊乱和晚期疾病,往往可以导致抑郁症。④人格因素:悲观、自信心低、有不良的思维模式、过分烦恼或者感觉几乎无法控制生活事件的人较容易发生抑郁症。⑤其他因素:一些药物可以造成抑郁症,如有的高血压患者服用降压药后,导致情绪持续忧郁、消沉。另外,经常过多饮酒有时也可以导致抑郁症。

2. 临床表现及诊断　《中国精神障碍分类与诊断标准第3版(CCMD-3)》有关抑郁障碍的诊断标准如下:

(1)抑郁发作:抑郁发作以心境低落为主,与其处境不相称,可以从闷闷不乐到悲痛欲绝,甚至发生木僵。严重者可出现幻觉、妄想等精神病性症状。某些病例的焦虑与运动性激越很显著,其症状标准以心境低落为主,并至少有下列四项:①兴趣丧失,无愉快感;②精力减退或疲乏感;③精神运动性迟滞或激越;④自我评价过低,自责,或有内疚感;⑤联想困难或自觉思考能力下降;⑥反复出现想死的念头或有自杀、自伤行为;⑦睡眠障碍,如失眠、早醒,或睡眠过多;⑧食欲降低或体重明显减轻;⑨性欲减退。严重标准:社会功能受损,给本人造成痛苦或不良后果。病程标准:①符合症状标准和严重标准至少已持续2周。②可存在某些分裂性症状,但不符合分裂症的诊断。若同时符合分裂症的症状标准,分裂症状缓解后,满足抑郁发作标准至少2周。排除标准:排除器质性精神障碍,或精神活性物质和非成瘾性物质所致的抑郁。

(2)轻性抑郁症:除了社会功能无损害或仅轻度损害外,符合抑郁发作的全部标准。

(3)无精神病性症状的抑郁症:除了在抑郁发作的症状标准中增加"无幻觉、妄想,或紧张综合征等精神病性症状"之外,其余均符合该标准。

(4)有精神病性症状的抑郁症:除了在抑郁发作的症状标准中增加了"有幻觉、妄想,或紧张综合征等精神病性症状"之外,其余均符合该标准。

3. 治疗原则　药物治疗是抑郁症治疗的主要手段,药物主要用来改善脑部神经递质的不平衡。抑郁症的治疗原则与精神分裂症的治疗原则基本相同,包括早期发现、早期诊断、早期治疗;一般采用单一药物治疗,足剂量、足疗程治疗,个体化治疗。抑郁症为高复发性疾病,目前倡导全程治疗。抑郁的全程治疗分为急性期治疗、恢复期(巩固期)治疗和维持期治疗三期。单次发作的抑郁症50%~85%会有第二次发作,因此常需维持治疗以防复发。

(1)急性期:推荐治疗6~8周,控制症状,尽量达到临床痊愈。治疗抑郁症时,一般药物治疗2~4周开始起效。如果患者用药治疗4~6周无效,改用同类的其他药物或作用机制不同的药物可能有效。

(2)恢复期(巩固期):治疗至少4~6个月,在此期间患者病情不稳,复发的风险较大,原则上应继续使用急性期治疗有效的药物且剂量不变。

(3)维持期:抑郁症为高复发性疾病,因此需要维持治疗以防止复发。维持治疗结束后,若病情稳定,可缓慢减药直至终止治疗。但应密切监测复发的早期征象,一旦发现有复发的早期征象,迅速恢复原治疗。维持治疗期抗抑郁药的剂量可适当减低,维持治疗的时间长短则因人而异,短者半年左右。一般来说,发作次数越多,则维持治疗的时间应越长,发作一次,至少要维持治疗6个月~1年;发作2次,至少要维持治疗2~3年;病情多次复发者甚至需要终身治疗。

抑郁症既是生理性也是心理性疾病,药物治疗和心理治疗相结合的综合治疗会使效果更好。心理治疗一般建议用于轻至中度的患者,且在治疗过程中应密切观察,防止自杀。以下几种情况比较适用心理治疗:①患者自愿首选心理治疗或坚决排斥药物治疗者;②有明显的抗抑郁药使用禁忌;③发病有明显的心理社会原因。

抗抑郁药的治疗原则是:①诊断要确切。②全面考虑患者的症状特点、年龄、躯体状况、药物的耐受性、有无并发症等进行个体化合理用药。③剂量逐步递增,尽可能采用最小有效剂量,使不良反应降至最低,以提高服药的依从性。④小剂量疗效不佳时,根据不良反应和耐受情况,增至足量(药物有效剂量的上限)和足够长的疗程(>4~6周)。⑤如仍无效,可考虑换药,改用同类的其他药物或作用机制不同的另一类药物。应注意氟西汀需停药5周后才能换用单胺氧化酶抑制剂(MAOIs),而其他SSRIs则仅需停药2周;MAOIs停用2周后才能换用SSRIs。⑥尽可能单药治疗,应足量、足疗程治疗。当换药治疗无效时,可考虑两种作用机制不同的抗抑郁药联合使用。一般不主张联用两种以上的抗抑郁药。⑦治疗前向患者及其家人阐明药物的性质、作用和可能发生的不良反应及对策,争取他们的主动配合,能遵嘱按时按量服药。⑧治疗期间密切观察病情变化和不良反应,并及时处理。⑨根据心理-社会-生物医学模式,心理应激因素在本病的发生、发展中起到重要作用。因此,在药物治疗的基础上辅以心理治疗,可望取得更佳的疗效。⑩积极治疗与抑郁共存的焦虑障碍、躯体疾病、物质依赖等。

4. 药物治疗方案

(1)抗抑郁药物的分类及机制

抗抑郁药(antidepressant drugs)是指治疗各种抑郁障碍和能够预防抑郁症复发的一类药物。但抗抑郁药不是中枢神经兴奋剂,不会提高正常人的情绪。抗抑郁药的发展迅速,品种日益增多,既往分类多按化学结构进行分类,如杂环类(HCAs)抗抑郁药包括三环类(TCAs)、四环类。目前更多按功能(作用机制)来划分,包括SSRIs如氟西汀等,选择性5-HT及NE再摄取抑制剂(SNRIs)如文拉法辛,NE及特异性5-HT能抗抑郁药(NaSSAs)如米氮平,选择性NE再摄取抑制剂(NRIs)如瑞波西汀,5-HT平衡抗抑郁药(SMAs)如曲唑酮,NE及DA再摄取抑制剂(NDRIs)如安非他酮,选择性5-HT再摄取激活剂(selective serotonin reuptake activators,SSRAs)如噻奈普汀,可逆性单胺氧化酶抑制剂(RMAOIs)如吗氯贝胺等。TCAs作为经典抗抑郁药,仍保留三环类这个名称。以下是目前国内外常用的几种抗抑郁药,各类药物的品种、特点及不良反应等详见表11-2。

1)分类

①TCAs:为突触前摄取抑制剂,使突触间隙中的NE和5-HT浓度增高而达到治疗目的;使突触后α_1、H_1、M_1受体阻断,导致低血压、镇静、口干和便秘等不良反应。此类药疗效好,适用于各种类型及不同严重程度的抑郁障碍,但不良反应大,现已少用。代表药有丙米嗪、氯米帕明、阿米替林、多塞平。

表 11-2 常用抗抑郁药的分类、半衰期、用药剂量、特点及主要的不良反应

分类及药名	半衰期[1]（小时）	常用的治疗剂量（mg/d）	最高剂量（mg/d）	血药浓度（ng/ml）	抗抑郁	抗焦虑	特点	禁忌证	不良反应						
									镇静作用	直立性低血压	抗胆碱作用	胃肠道作用	体重增加	性功能影响	心脏作用
1. 三环类抗抑郁药（TCAs）															
丙米嗪（imipramine）	12（30）	50 ~ 250，分次服	250	200 ~ 300	++	++	不良反应较多，过量危险	严重心、肝、肾疾病	++	++	++	0/ +	++	++	+++
氯米帕明（clomipramine）	32（70）	50 ~ 250，分次服	250	150 ~ 500	++	++	同上，抽搐	同上，癫痫	++	++	+++	+	++	+++	+++
阿米替林（amitriptyline）	16（30）	50 ~ 250，分次服	250	100 ~ 250	++	++	同上	同上	+++	+++	+++	0/ +	++	++	+++
多塞平（doxepin）	16（30）	50 ~ 250，分次服	250	150 ~ 250	++	++	同上	同上	+++	++	++	0/ +	++	++	+++
2. 单胺氧化酶抑制药（MAOIs）															
吗氯贝胺（moclobemide）	1 ~ 4	150 ~ 600，分次服	600	–	+	+	无镇静作用，无性功能障碍；注意药物相互作用	禁与拟交感胺、SSRIs，SNRIs等药联用	0/ +	0	0	++	0	0	*
3. 选择性 5-HT 再摄取抑制药（SSRIs）															
氟西汀（fluoxetine）	50（240）	20 ~ 40，早餐后顿服，剂量大时可分 2 次服	60	100 ~ 500	++	+	停药反应；$t_{1/2}$ 长，清洗期长；药物相互作用（抑制 2D6、3A4）	禁与 MAOIs、氯米帕明等联用	0/ +	0	0	+++	0	+++	0/ +
帕罗西汀（paroxetine）	20	同上	60	30 ~ 100	++	++	停药反应少；药物相互作用（抑制 2D6）	同上	++	0	++	+++	0/ +	+++	0
舍曲林（sertraline）	25（65）	50 ~ 100，同上	200	25 ~ 50	++	++	药物相互作用少；消化道症状较明显	同上	0/ +	0	0	+++	0	+++	0

续表

分类及药名	半衰期[1]（小时）	常用的治疗剂量（mg/d）	最高剂量（mg/d）	血药浓度（ng/ml）	抗抑郁	抗焦虑	特点	禁忌证	不良反应						
									镇静作用	直立性低血压	抗胆碱作用	胃肠道作用	体重增加	性功能影响	心脏作用
西酞普兰（citalopram）	35	20～60，同上	120	75～150	++	++	消化道症状较明显	同上	0/+	0	0	+++	0	+++	0
艾司西酞普兰（escitalopram）	27～32	10～20，同上	40	-	+++	++	药物相互作用少	同上	0	0	0	+++	0	+++	0
氟伏沙明（fluvoxamine）	15～20	50～200，每晚顿服或午、晚分次服	300	100～200	++	++	镇静作用强；药物相互作用（抑制1A2、3A4）	同上	++	0	0	+++	0	+++	0
4. 选择性5-HT及NE再摄取抑制药（SNRIs）															
文拉法辛（venlafaxine）	5(11)	75～300，速释剂分2次服，缓释剂早餐后顿服	375	+	+++	++	重度抑郁疗效较好；药物相互作用少	禁与MAOIs联用	0	0	0	+++	0	+++	0/+
度洛西汀（duloxetine）	12	40～60，分2次服	120	-	+++	++	对抑郁障碍的躯体症状有明确的疗效；药物相互作用（抑制2D6）	闭角型青光眼患者禁用；禁与MAOIs联用	0/+	0	+	+++	0	+++	0/+
米那普仑（milnacipran）	8	30～200，分2次服	300	-	++	-	对抑郁障碍的躯体症状疗效较好	同上	++	0	+	+++	0/+	+++	+
5. 选择性NE再摄取抑制药（NRIs）															
瑞波西汀（reboxetine）	12	8～10，分2次服	10	-	++	+	可预防抑郁症复发	同上	0	++	++	0/+	0	+++	0/+

续表

分类及药名	半衰期[1]（小时）	常用的治疗剂量（mg/d）	最高剂量（mg/d）	血药浓度（ng/ml）	抗抑郁	抗焦虑	特点	禁忌证	不良反应						
									镇静作用	直立性低血压	抗胆碱作用	胃肠道作用	体重增加	性功能影响	心脏作用
6. 去甲肾上腺素能及特异性5-HT能抗抑郁药（NaSSAs）															
米氮平（mirtazapine）	16～30	15～45，分1～2次服	45	–	++	++	胃肠道副作用少；性功能障碍少	禁与MAOIs联用；出现感染症状时应查血象	++++	0/+	0	0/+	0/+	0	0
7. α_2受体拮抗和5-HT_1、5TH_2受体拮抗药															
米安色林（mianserin）	14～33	30～90，每晚顿服	120	–	++	+++	适用于有焦虑、失眠的抑郁症患者	低血压、白细胞计数低者禁用	+++	0/+	0	0/+	0	0	0/+
8. 5-HT受体拮抗和再摄取抑制药（SARIs）															
曲唑酮（trazodone）	6	50～300，分次服	600	800～1600	+	++	可改善睡眠，抗焦虑	低血压、室性心律失常；禁与MAOIs联用	+++	0	0	++/+	+	+	0/+
奈法唑酮（nefazodone）	3	50～300，分次服	600	–	++	+++	可改善睡眠，抗焦虑；性功能障碍少；药物相互作用（抑制3A4）	禁与地高辛、特非那定联用	+++	0	0	++/+	0/+	0/+	0/+
9. 去甲肾上腺素及多巴胺再摄取抑制药（NDRIs）															
安非他酮（amfebutamone）	12(24)	150～450，分次服	450	–	++	–	转躁狂症少；性功能障碍少；药物相互作用（抑制2D6）	癫痫、精神病；禁与MAOIs、氟西汀、文拉法辛、锂盐联用	0	0	0	++	0	0	+

续表

分类及药名	半衰期[1]（小时）	常用的治疗剂量（mg/d）	最高剂量（mg/d）	血药浓度（ng/ml）	抗抑郁	抗焦虑	特点	禁忌证	不良反应						
									镇静作用	直立性低血压	抗胆碱作用	胃肠道作用	体重增加	性功能影响	心脏作用
10. 其他															
阿莫沙平（amoxapine）	8(30)	50～500，分次服	600	200～500	++	++	重度或难治性抑郁障碍；难治性精神病性障碍；引起EPS、抽搐	同上，癫痫	++	+	++	0/+	++	++	++
噻萘普汀（tianeptine）	3	25～37.5，分次服	50	–	++	++	抗焦虑，无镇静作用；性功能障碍少	孕妇、哺乳期妇女；禁与MAOIs药联用	0/+	0	+	+	0	0	++
圣·约翰草提取物（extract of St John's wort）	24～48	600～900	1800	100～150	++	++	皮肤光敏反应；药物相互作用（对多种代谢酶如3A4、1A2等有诱导作用）	12岁以下的儿童禁用	++	0	0	++	0	0	0

注：0，可忽略不计；0/+，很少；+，轻微；++，中度；+++，较重度；++++重度。[1]为消除半衰期，括号内为活性代谢物的半衰期。–，资料有限

②MAOIs：抑制 DA、5-HT、NE 的代谢酶，使单胺类神经递质的浓度升高。新一代 MAOIs 为可逆性单胺氧化酶抑制剂(reversible inhibitor of monoamine oxidase A,RIMA)，主要抑制单胺氧化酶 A，对酶的抑制半衰期 <8 小时，因此不良反应少于老一代的 MAOIs，适用于各类抑郁。代表药为吗氯贝胺。

③SSRIs：选择性抑制 5-HT 再摄取，使突触间隙的 5-HT 浓度增高而达到治疗目的。适用于各种类型和不同严重程度的抑郁障碍。抗胆碱能不良反应和心血管不良反应比 TCAs 轻，是近年临床上应用广泛的抗抑郁药。主要有氟西汀、帕罗西汀、舍曲林、氟伏沙明、西酞普兰和艾司西酞普兰。SSRIs 的疗效与 TCAs 无显著性差异，各品种对抑郁症患者的疗效大体相当，但不同品种对细胞色素 CYP450 酶的作用不同，因而要注意药物间的相互作用。

④SNRIs：主要抑制突触前膜对 5-HT 和 NE 的再摄取，对 DA 的再摄取也有轻度的抑制作用。疗效与丙米嗪相当或更优，起效时间较快，对难治性抑郁也有较好的治疗作用，不良反应较少。代表药为文拉法辛、度洛西汀、米那普仑。文拉法辛和度洛西汀在低剂量时与 SSRIs 的疗效相当，在高剂量时疗效优于 SSRIs。米那普仑在普通剂量时疗效与 TCAs 相当，优于 SSRIs。

⑤NRIs：主要抑制突触前膜对 NE 的再摄取与 α_2 受体，升高突触间隙的 NE 浓度而发挥抗抑郁作用。抗抑郁疗效与氟西汀相似，但对严重抑郁症似乎更有效，对社会功能、动力缺乏及负性自我感觉的改善更好。代表药为瑞波西汀。

⑥NaSSAs：拮抗中枢去甲肾上腺素能神经元突触 α_2 自身受体和异质受体，增加 NE 和 5-HT 的释放；既能激活突触后的 5-HT_1 受体而介导 5-HT 能神经元的传导，又通过阻断突触后的 5-HT_2、5-HT_3 受体而较少引起焦虑、激越、性功能障碍和恶心等不良反应。此外对 H_1 受体也有一定的亲和力，对外周去甲肾上腺素能神经元突触 α_1 受体有中等拮抗作用，与引起直立性低血压有关，有镇静作用，而抗胆碱能作用小。适用于各种抑郁，尤其适用于重度抑郁和明显焦虑、激越及失眠的患者。代表药为米氮平。

⑦α_2 受体拮抗和 5-HT_1、5-HT_2 受体拮抗药：能选择性地抑制突触前膜上的 α_2 受体，促进 NE 释放，并阻断脑内的 5-HT_1、5-HT_2 受体。在外周可对抗组胺和 5-HT 的作用，但无抗胆碱能作用。抗抑郁疗效与 TCAs 相近或稍逊。特别适用于有焦虑、失眠的抑郁患者。代表药为米安色林。

⑧5-HT 受体拮抗和再摄取抑制药(serotoninergic antagonist and reuptake inhibitors, SARIs)：拮抗 5-HT_{2A}受体，从而兴奋其他受体特别是 5-HT_{1A}受体对 5-HT 的反应，也抑制突触前 5-HT 的再摄取。同时具有抗组胺作用和拮抗 α_1 受体的作用，故镇静作用较强，并能引起直立性低血压。适用于伴焦虑、失眠的轻、中度抑郁，对重度抑郁效果稍差。代表药为曲唑酮和奈法唑酮。

⑨NDRIs：其本身对 NE 和 DA 的再摄取抑制作用很弱，但它的活性代谢物是很强的再摄取抑制剂，且在脑内的浓度很高。适用于其他抗抑郁药疗效不明显或不耐受的抑郁患者的治疗。代表药为安非他酮。

⑩其他：a. 阿莫沙平：为苯二氮䓬类衍生物，对 NE 摄取的抑制作用强，对 5-HT 摄取的抑制作用弱，代谢产物对 D_2 受体有较强的抑制作用。适用于精神病性抑郁。b. 噻萘普汀：可增加突触前 5-HT 的再摄取，增加囊泡中 5-HT 的储存，且改变其活性，在大脑皮质水平增加海马锥体细胞的活性，增加皮质及海马神经元再摄取 5-HT。长期服药可减少抑郁的复

发,对老年抑郁症具有较好的疗效,能改善抑郁伴发的焦虑症状。c. 圣·约翰草提取物:主要成分为金丝桃素,从植物圣·约翰草中提取而得,对5-HT、NE、DA的再摄取有抑制作用,不良反应少。适用于轻、中度抑郁症,同时能改善患者的失眠和焦虑。d. 氟哌噻吨-美利曲辛(flupentixol and melitracen):适用于轻、中度抑郁症,尤其是心因性抑郁、躯体疾病伴发抑郁、更年期抑郁。e. *S*-腺苷甲硫氨酸(*S*-adenosylmethionine):为一种内源性甲基供体,可增加神经递质的合成,影响脑内儿茶酚胺(DA、NE)、吲哚胺(5-HT、褪黑激素)及组胺等神经递质的代谢。适用于各类抑郁,特别是老年抑郁症及对其他抗抑郁药不能耐受的抑郁症患者。

2)作用机制

①三环类抗抑郁药:TCAs是临床上治疗抑郁症的首选药之一。其中丙米嗪1957年开始应用于临床,是最早发现的具有抗抑郁作用的化合物。早期的研究认为TCAs阻断了NE能和5-HT能神经末梢对NE和5-HT的再摄取,以增加突触间隙单胺类递质的浓度,临床上表现为抑郁症状改善。不同的抗抑郁药物阻断NE和5-HT再摄取的作用是有差异的。进一步研究发现,抗抑郁药物对递质再摄取的抑制作用是立即发生的,而长期用药后则可以降低受体的敏感性(下调作用),这与抗抑郁药物的临床效应滞后(用药2~3周后起效)密切相关。如5-HT再摄取的抑制首先是增加胞体部位突触间隙的内源性5-HT浓度,通过下调突触前胞体膜上的$5\text{-}HT_{1A}$受体,增加末梢释放5-HT,进而下调突触后膜受体,最终达到抗抑郁作用。除了阻断NE和5-HT的再摄取起到治疗作用外,三环类抗抑郁药和传统抗精神病药一样也具有M_1、α_1和H_1受体阻断作用,临床应用同样可以导致口干、便秘、视物模糊、头晕、直立性低血压、镇静、嗜睡和体重增加等不良反应。

②新型抗抑郁药物:传统抗抑郁药物TCAs由于毒副作用较多其应用受到一定限制。新型抗抑郁药物与传统药物相比疗效相当,毒副作用小,使用安全。a. SSRIs:是20世纪80年代开发并试用于临床的一类新型抗抑郁药物。目前常用于临床的SSRIs有氟西汀、帕罗西汀、舍曲林、氟伏沙明和西酞普兰。这类药物选择性地抑制突触前膜对5-HT的回收,对NE的影响很小,几乎不影响DA的回收。其中的帕罗西汀、氟伏沙明有轻度的抗胆碱能作用。这类药物的适应证包括抑郁症、强迫症、惊恐症和贪食症等。b. 其他递质机制的新型抗抑郁药物:曲唑酮和奈法唑酮,其药理作用既阻断5-HT受体又选择性地抑制5-HT再摄取,这两种药物通过CYP2D6酶介导生成一个共同的代谢产物*m*-氯苯哌嗪(mCPP);米安色林和米氮平,其药理作用主要是拮抗突触前的α_2肾上腺素受体,以增加去甲肾上腺素能的传递,还对$5\text{-}HT_2$和H_1受体具有阻断作用,因此除抗抑郁作用外,还有较强的镇静和抗焦虑作用;文拉法辛具有剂量依赖性的单胺药理学特征,低剂量仅有5-HT再摄取阻断作用,中、高剂量有5-HT和NE再摄取阻断作用,非常高的剂量有DA、5-HT和NE再摄取阻断作用。c. 安非他酮:又称布普品。既有DA再摄取抑制作用,又具有激动DA的特性,长期大剂量服用可使肾上腺素受体下调。

(2)治疗方案:抗抑郁药的疗效和不良反应均存在个体差异,这种差异在治疗前很难预测。一般而言,几种主要的抗抑郁药的疗效大体相当,又各具特点,药物选择主要取决于患者的躯体状况、疾病类型和药物不良反应。抗抑郁药的选用要综合考虑下列因素:①既往用药史:如有效仍可用原药,除非有禁忌证;②药物遗传学:近亲中使用某种抗抑郁药有效,则对该患者也可能有效;③药物的药理学特征:如有的药镇静作用较强,对明显焦虑、激越的患者可能较好；④可能的药物间相互作用：需无药效学或药动学配伍禁忌；⑤患者的躯体状况和耐受性：如非典型抑郁可选用SSRIs或MAOIs，精神病性抑郁可选用阿莫沙平；⑥药物的可获得性及药物的价格和成本问题。

1）伴有明显激越的抑郁症：患者可伴有明显激越，激越是女性更年期抑郁症的特征。在治疗中可考虑选用有镇静作用的抗抑郁药，如SSRIs中的氟伏沙明、帕罗西汀，NaSSAs中的米氮平，SARIs中的曲唑酮，以及TCAs中的阿米替林、氯米帕明等，也可选用SNRIs中的文拉法辛。在治疗的早期，可考虑抗抑郁药合并苯二氮䓬类的劳拉西泮（1～4mg/d）或氯硝西泮（2～4mg/d）。当激越焦虑的症状缓解后可逐渐停用苯二氮䓬类药物，继续用抗抑郁药治疗。

2）伴有强迫症状的抑郁症：患者可伴有强迫症状，强迫症的患者也可伴有抑郁，两者相互影响。有人认为伴有强迫症状的抑郁症患者预后较差。药物治疗常使用TCAs中的氯米帕明，以及SSRIs中的氟伏沙明、舍曲林、帕罗西汀和氟西汀。通常使用的剂量较大，如氟伏沙明可用至200～300mg/d、舍曲林150～250mg/d、氯米帕明150～300mg/d。

3）伴有精神病症状的抑郁症：精神病一词传统上强调患者检验现实的能力丧失，伴有幻觉、妄想、阳性思维形式障碍或木僵等精神病性症状。精神障碍程度严重，属于精神病范畴。使用抗抑郁药治疗的同时，可合并第二或第一代抗精神病药物，如利培酮、奋乃静、舒必利等，剂量可根据精神病症状的严重程度适当进行调整，当精神病症状消失后继续治疗1～2个月。若症状未再出现，可考虑减药，直至停药，减药速度不宜过快，避免出现撤药综合征。

4）伴有躯体疾病的抑郁症：伴有躯体疾病的抑郁症，其抑郁症状可为脑部疾病的症状之一，如脑卒中，尤其是左额叶、额颞侧的卒中；抑郁症状也可能是躯体疾病的一种心因性反应；也可能是躯体疾病诱发的抑郁障碍。躯体疾病与抑郁症状同时存在，相互影响。抑郁症常常会加重躯体疾病，甚至使躯体疾病恶化，导致死亡，如冠心病、脑卒中等；躯体疾病也会引起抑郁症状的加重，需有效地控制躯体疾病，并积极地治疗抑郁。抑郁症的治疗可选用不良反应少、安全性高的SSRIs或SNRIs药物。如有肝、肾功能障碍者，抗抑郁药的剂量不宜过大。若是躯体疾病伴发抑郁症，经治疗抑郁症状缓解，可考虑逐渐停用抗抑郁药；若是躯体疾病诱发的抑郁症，抑郁症状缓解后仍需继续治疗。

5）难治性抑郁症：难治性抑郁症占抑郁症患者的10%～20%，治疗策略如下：①增加抗抑郁药的剂量：增加原用的抗抑郁药的剂量至最大治疗剂量的上限。在加药过程中应注意药物的不良反应，有条件的应监测血药浓度。但对TCAs的加量应持慎重态度，严密观察心血管的不良反应，避免过量中毒。②抗抑郁药合并增效剂：具体联用方案可为合用锂盐，锂盐的剂量不宜太大，通常在750～1000mg/d。一般在合用治疗后的7～14天见效，抑郁症状可获缓解。三环类抗抑郁药与甲状腺素联用：加服三碘甲状腺素（T3）25μg/d，1周后加至37.5～50μg/d，可在1～2周显效，有效率为20%～50%，疗程为1～2个月。不良反应小，但可能有心动过速、血压升高、焦虑、面红。抗抑郁药与丁螺环酮联用：丁螺环酮的剂量逐渐增加至20～40mg/d，分3次口服。抗抑郁药与苯二氮䓬类联用：可缓解焦虑，改善睡眠，有利于疾病康复。抗抑郁药与新型抗精神病药联用：如利培酮（1～2mg/d）、奥氮平（5～10mg/d），主要用于精神病性的难治性抑郁。抗抑郁药与抗癫痫药联用：如卡马西平（0.2～0.6g/d）、丙戊酸钠（0.4～0.8g/d）。③两种不同类型或不同药理机制的抗抑郁药的联用：TCAs与SSRIs联用，如白天用SSRIs，晚上服多塞平或阿米替林。SSRIs和TCAs联用因药动学的相互作用,可引起 TCAs 的血药浓度升高,可能会诱发中毒,联用时 TCAs 的剂量应适当减小。

5. 药物治疗管理

(1)疗效监测:①临床痊愈:症状完全消失(汉密尔顿抑郁量表评分 HAMD≤7);②复燃:急性治疗症状部分缓解(HAMD 减分率≥50%)或达到临床痊愈,因过早减药或停药后症状再现,故常需巩固治疗和维持治疗以免复燃;③复发:指临床痊愈后一次新的抑郁发作,维持治疗可有效预防复发。

(2)不良反应监护:三环类抗抑郁药大多数不良反应较轻,但有时也足以影响治疗。发生的频度及严重程度与剂量和血药浓度呈正相关,同时与躯体状况亦有关。①抗胆碱能作用:是 TCAs 治疗中最常见的不良反应,出现的时间早于药物发挥抗抑郁效果的时间,表现为口干、便秘、视物模糊等。患者一般随着治疗的延续可以耐受,症状将会逐渐减轻。严重者可出现尿潴留、肠麻痹。处理原则上应减少抗抑郁药物的剂量,必要时加拟胆碱能药对抗。②中枢神经系统作用:多数 TCAs 具有镇静作用,与组胺受体的结合力相平行。出现震颤可以减少剂量或换用抗抑郁药物或采用 β 受体阻断药(如普萘洛尔)治疗。在癫痫患者或有癫痫病史的患者中,应用 TCAs 类药物容易促发癫痫发作,特别是在开始用药或加量过快和用量过大时。TCAs 导致的药源性意识模糊或谵妄在老年患者中易出现,并且与血药浓度密切相关。另外,TCAs 诱导的脑电图异常也与血药浓度密切相关。③心血管作用:为主要的不良反应,α 肾上腺素能受体的阻断可发生直立性低血压、心动过速、头晕等,老年人和患有充血性心力衰竭的患者更多见。TCAs 的奎尼丁样作用可能与药物所致的心律失常有关。TCAs 还可以引起 PR 间期和 QRS 时间延长,引起危险的二和三度传导阻滞,因而不可用于具有心脏传导阻滞的患者。④性功能:因抑郁症本身和抗抑郁药物均可引起性功能障碍,故应详细询问病史,弄清是疾病的表现还是药物的作用。与三环类抗抑郁药有关的性功能障碍包括阳痿、射精障碍、性兴趣和性快感降低。性功能障碍会随抑郁症状的好转和药量的减少而改善。体重增加可能与组胺受体阻断有关。另外,有些患者出现外周性浮肿,此时应限制盐的摄入。⑤过敏反应:轻度皮疹,经对症治疗后可以继续用药;对于较严重的皮疹应当逐渐减、停用药物,进一步的治疗应避免使用已发生过敏的药物。⑥偶有粒细胞缺乏发生,一旦出现应立即停药,且以后禁用。⑦药物的过量中毒与处理:在抑郁症的药物治疗中,还应注意药物过量与中毒的处理。抗抑郁药中以 TCAs 过量中毒的危害为最大,一次吞服 2.5g 即可致死,尤其是老人和儿童。其他抗抑郁药的危险性相对较小。TCAs 过量中毒的临床表现主要为神经、心血管和外周抗胆碱能症状(阿托品中毒症状)、昏迷、痉挛发作、心律失常,还可有兴奋、谵妄、躁动、高热、肠麻痹、瞳孔扩大、肌阵挛和强直、反射亢进、低血压、呼吸抑制、心搏骤停而死亡。处理方法包括支持疗法和对症疗法。如发生中毒,可试用毒扁豆碱缓解抗胆碱能作用,每 0.5~1 小时重复给药 1~2mg;及时洗胃、输液、利尿、保持呼吸道通畅、吸氧等支持疗法;积极处理心律失常,可用利多卡因、普萘洛尔和苯妥英钠等;控制癫痫发作,可用苯妥英钠 0.25g 肌内注射或地西泮 10~20mg 缓慢静脉注射。由于三环类药物在胃内的排空迟缓,即使服用 6 小时以后,洗胃措施仍有必要。

(3)患者健康教育和用药指导:①告知患者该类药物间的相互作用。某些药物对 TCAs 的血药浓度有影响,如卡马西平、乙醇、吸烟、口服避孕药、苯妥英、苯巴比妥可诱导药物代谢酶,增加 TCAs 的代谢,使其血浆浓度下降;而西咪替丁、哌甲酯(利他林)、氯丙嗪、氟哌啶醇、甲状腺素、雌激素、奎宁等可抑制 TCAs 的代谢,使其血浆浓度增高。TCAs 对其他药物的影响表现为拮抗胍乙啶、可乐定的抗高血压作用,加重乙醇、安眠药等的中枢抑制,与拟交感药合用导致高血压、癫痫发作,增强抗胆碱能药、抗精神病药的抗胆碱作用,促进单胺氧化酶抑制剂的中枢神经毒性作用。②对患者及家属进行健康教育,抑郁障碍是高患病率的常见精神障碍;但我国社会人群对抑郁障碍的基本防治知识所知甚少,故开展此类健康教育很有必要。

(4)心理社会干预:心理社会干预是抑郁障碍社会人群综合防治的重要手段之一。尤其在学校和职业场所人群中,从疾病预防和控制角度,心理社会干预措施对防治抑郁障碍具有不可替代的作用。①家庭干预和家庭教育:目标主要针对已明确诊断的抑郁障碍患者家庭的主要成员,传授与抑郁障碍防治康复有关的知识并训练应对技巧,使家庭能更好地帮助患者;②危机干预:主要目标是减轻和消除抑郁障碍患者出现的消极自杀观念和行为,并在人群遭遇重大意外事件或突然打击,无法维持心理平衡,产生巨大的精神痛苦,甚者导致消极自杀等极端行为时提供及时有效的心理支持和帮助,处理迫在眉睫的问题,达到恢复心理平衡、安全度过危机的目的;③社会技能训练:社会技能训练的目标是处理抑郁障碍患者角色功能的特殊缺损,使患者在社会人际交往、自我照料及适应社会生活等方面通过学习和训练,获得工具性技能和交往性技能。

6. 案例分析

(1)主题词:抑郁症;艾司西酞普兰剂量调整;依从性。

(2)病史摘要:患者,女,49 岁,因睡眠差、心情不好 3 个多月入院。2013 年 10 月下旬因儿子诊断为"精神分裂症"后操心着急,焦虑不安,出现每晚睡眠差,入睡困难,胡思乱想,食欲、精力下降,生活被动懒散,注意力不集中,自卑自责,兴趣、记忆力下降,不喜外出,坐立不安,每天唉声叹气,偶有消极观念,但无消极行为。能坚持上班,但工作效率低,工作能力下降。入院前 20 多天口服文拉法辛抗抑郁治疗,效果不理想。2014 年 1 月 13 日来我院就诊,门诊以"抑郁症"收住入院。

入院诊断:抑郁症。

(3)治疗方案

1)抗抑郁治疗:艾司西酞普兰 10mg po qd(第 1 ~ 3 天),15mg po qd(第 4 ~ 5 天),5mg po qd(第 6 ~ 7 天);米氮平 15mg po qd(第 1 ~ 5 天),30mg po qd(第 6 ~ 10 天);帕罗西汀 20mg po qd(第 6 ~ 7 天),30mg po qd(第 8 ~ 10 天);奥氮平 5mg po qn(第 1 ~ 10 天);配合物理及心理治疗。

2)改善睡眠:氯硝西泮 1mg po qn(第 1 ~ 10 天)。

(4)药学监护要点

1)抗抑郁治疗:每日对患者的精神状态进行评估,以判断抗抑郁治疗的临床疗效。注意艾司西酞普兰可能引起的直立性低血压、肝功能异常及震颤;监测帕罗西汀可能引起的胆固醇升高;监测米氮平可能导致的粒细胞减少、临床状况的恶化、自杀行为或自杀想法及行为的异常变化;监测奥氮平可能导致的 QT 间期延长、血糖及甘油三酯水平升高、帕金森症状。

2)改善睡眠:监测氯硝西泮可能导致的共济失调。

(5)药学监护过程:考虑患者既往单一使用文拉法辛效果不佳,入院后联合给药,给予口服艾司西酞普兰 10mg qd、米氮平 15mg qd、小剂量奥氮平 5mg qn 系统治疗同时辅以经颅底刺激物理治疗。患者入睡困难,每晚口服小剂量氯硝西泮 1mg 助眠。服药后患者的精神状态无明显改善,但睡眠好转。住院3日后将艾司西酞普兰的剂量加至15mg qd,药物加量后患者无兴奋冲动,自杀、自伤及怪异行为、患者的精神状况仍无明显改善。住院第6日考虑将艾司西酞普兰换为帕罗西汀抗抑郁,艾司西酞普兰不建议突然撤药,因此将其减量至5mg qd,同时加用帕罗西汀20mg qd,将米氮平加至30mg qd。住院第8日艾司西酞普兰已减量2日,考虑停药,同时将帕罗西汀的剂量调整至30mg qd。整个治疗期间辅以心理及物理治疗,并且每周检测患者的肝肾功能、血常规、脑电图。住院10日后患者的情感反应较入院时协调,表情较入院时丰富,意志活动部分恢复,提示病情好转,家属强烈要求出院。出院后继续使用米氮平30mg po qd,帕罗西汀30mg po qd,奥氮平5mg po qn,氯硝西泮1mg po qn治疗。半个月后门诊复诊。

(6)药学分析与建议:患者入院时诊断为抑郁症,2010年版美国精神病学会(APA)《抑郁症治疗实践指南》指出,对于轻、中度抑郁的患者,可选用抗抑郁药作为起始治疗,而从抗抑郁药的安全性、患者的耐受性、药理学及复发风险等因素来考虑,SSRIs类药物(氟西汀、帕罗西汀、舍曲林、文拉法辛、艾司西酞普兰等)可作为首选药物,该类药物的安全性高。米氮平是NE及特异性5-HT能抗抑郁药,有文献报道,艾司西酞普兰联合米氮平治疗抑郁症临床起效快、治愈率高。因此,在治疗上选择艾司西酞普兰10mg qd联合米氮平15mg qd。许多临床研究发现,抗抑郁药联用小剂量奥氮平可以更快地消除患者的抑郁症状,改善患者的睡眠,缩短抗抑郁药的起效时间,提高患者治疗的依从性。因此,使用抗抑郁药物的同时给予患者小剂量奥氮平5mg qd。由于患者的睡眠质量不好,给予氯硝西泮1mg qn助眠。需要特别注意的是米氮平可加强苯二氮䓬类药物的镇静作用,需密切监测米氮平和氯硝西泮相互作用而产生的不良反应。艾司西酞普兰使用5日后患者的抑郁症状没有明显缓解,并且该药的费用较高,考虑将艾司西酞普兰换为帕罗西汀20mg qd,同时将米氮平的用量加至30mg qd。帕罗西汀治疗2日后加量至30mg,继续治疗2日后患者病情好转,建议出院。

抗抑郁药发展迅速,品种日益增多,按作用机制可分为选择性5-HT再摄取抑制剂(SSRIs)如氟西汀等;选择性5-HT及NE再摄取抑制剂(SNRIs)如文拉法辛;NE及特异性5-HT能抗抑郁药(NaSSA)如米氮平;选择性NE再摄取抑制剂(NRI)如瑞波西汀;5-HT平衡抗抑郁剂(SMA)如曲唑酮;NE及DA再摄取抑制剂(NDRIs)如安非他酮;选择性5-HT再摄取激活剂(selective serotonin reuptake activators,SSRA)如噻奈普汀;可逆性单胺氧化酶抑制剂(RMAOI)如吗氯贝胺等。抗抑郁药的疗效和不良反应均存在个体差异。抗抑郁药的选用要综合考虑以下因素:①既往用药史:如有效仍可用原药,除非有禁忌证;②药物遗传学:近亲中使用某种抗抑郁药有效,该患者也可能有效;③药物的药理学特征:如有的药物镇静作用较强,对明显焦虑、激越的患者可能较好;④可能的药物间相互作用:有无药效学或药代学配伍禁忌;⑤患者的躯体状况和耐受性;⑥药物的可获得性及药物的价格和成本问题。

抑郁症为高复发性疾病,目前倡导全程治疗。抑郁的全程治疗分为急性期治疗、巩固期治疗和维持期治疗三期。单次发作的抑郁症,50%~85%会有第二次发作,因此常需维持治疗以防止复发。急性期治疗的推荐疗程为6~8周,控制症状,尽量达到临床痊愈。治疗抑郁症时,单用一种药物治疗2~4周开始起效。如果患者用药治疗4~6周无效,改用同类的其他药物或作用机制不同的药物可能有效。巩固期治疗至少4~6个月,原则上应继续使用急性期治疗有效的药物,并且剂量不变。维持期治疗待患者病情稳定后,可以考虑终止治疗。

抗抑郁药物都会产生不同程度的抗胆碱反应,并且会对神经、消化、心血管系统产生影响,在抗抑郁治疗的同时需要对患者的血常规、肝肾功能、心电图等进行常规监测,出现不良反应时要及时处理。

(7)药物治疗小结:抗抑郁治疗是长期综合的治疗过程,而在长期治疗的过程中患者的依从性是最为关键的,导致患者依从性差的原因主要是经济因素、药物的临床疗效和患者对疾病的认识程度等。因此选择抗抑郁药物时需综合考虑,但SSRIs仍是一线用药。目前单一抗抑郁药的起效时间是2~4周,不同作用机制的抗抑郁药联合使用,以及联用非典型抗精神病药物可以缩短起效时间,增加患者治疗的信心,但多种药物联用要注意药物不良反应。

(二)躁狂症

躁狂症(mania)在《中国精神疾病分类及诊断标准》(第3版)(CCMD-3)中作为心境(情感)障碍(mood disorders)中的一独立单元,与双相障碍并列。以情感高涨或易激惹为主要临床相,伴随精力旺盛、言语增多、活动增多,严重时伴有幻觉、妄想、紧张症状等精神病性症状。躁狂发作时间需持续1周以上,一般呈发作性病程,每次发作后进入精神状态正常的间歇缓解期,大多数患者有反复发作的倾向。

1. 病因和发病机制 躁狂症的主要病因包括遗传因素、体质因素、精神因素和中枢神经介质的功能及代谢异常。中枢神经介质的功能及代谢异常主要表现为:①中枢去甲肾上腺素能系统功能异常:Schildkraudt及Davis等人(1965年)发现躁狂抑郁性精神病患者存在中枢去甲肾上腺素(NE)能系统功能失调。躁狂患者NE受体部位的介质相应增多,造成NE能系统功能处于亢进状态。实验室检查发现,躁狂型患者尿中3-甲氧基-4-羟基-苯乙二醇(MHPG)的排出量比正常人多。NE的最终代谢产物有MHPG及3-甲氧基-4-羟基苦杏仁酸(VMA),而80%的MHPG来源于中枢,说明躁狂症可能由中枢NE能系统功能失调所致。②中枢5-HT能系统功能异常:中枢5-HT具有保持情感稳定的功能,躁狂或抑郁时中枢5-HT的功能都较低下,患者脑脊液中5-HT及其代谢物5-羟吲哚乙酸(5-HIAA)的水平比正常低。③多种胺代谢障碍假说:还有一些专家认为,躁狂的发生是由于中枢5-HT不足的同时伴有中枢NE过多所致,抑郁则由于中枢5-HT不足同时伴有NE低下所致,如此构成多种胺代谢障碍假说。④神经内分泌功能紊乱:正常人血浆皮质醇的昼夜周期波动有一定的规律。抑郁症患者神经内分泌功能紊乱,表现在丘脑-垂体-肾上腺皮质轴的功能失调。抑郁型的患者血中皮质醇的水平比正常人高,同时其血浆中皮质醇昼夜周期波动规律发生紊乱。对这方面的工作尚属初试阶段,其临床意义尚需进一步评定。⑤电解质代谢异常:在躁狂发作期,可见从细胞内排钠的能力受损害;抑郁期间则自血液向脑脊液中转送钠的能力下降。当疾病好转时,上述异常渐渐恢复。

2. 临床表现及诊断

(1)躁狂发作的诊断标准:以心境高涨为主,与其处境不相称,可以从高兴愉快到欣喜若狂。病情轻者社会功能无损害或仅有轻度损害,严重者可出现幻觉、妄想等精神病性症状。症状标准:以情绪高涨或易激惹为主,并至少有下列3项(若仅为易激惹,至少需4项):①注意力不集中或随境转移;②语量增多;③思维奔逸(语速增快、言语急迫等)、联想加快或意念飘忽的体验;④自我评价过高或夸大;⑤精力充沛、不感疲乏、活动增多、难以安静,或不断改变计划和活动;⑥鲁莽行为(如挥霍、不负责任,或不计后果的行为等);⑦睡眠需要减少；⑧性欲亢进。严重标准：严重损害社会功能，或给他人造成危险或不良后果。病程标准：①符合症状标准和严重标准至少已持续1周。②可存在某些分裂症状，但不符合分裂症的诊断标准。若同时符合分裂症的症状标准，在分裂症状缓解后，满足躁狂发作标准至少1周。排除标准：排除器质性精神障碍，或精神活性物质和非成瘾性物质所致的躁狂。

（2）临床表现：①情绪高涨是躁狂症的主要症状，常表现为自我感觉良好，自我评价过高，有夸大，可达妄想程度。有的以易激惹、发怒为主要症状。②思维奔逸表现为联想迅速，意念飘忽，言语明显增多，注意力不集中，可有音联、意联或随境转移表现。③活动增多，表现为整日忙碌不停，好管闲事，行为轻率，甚至不顾后果或冒险。④其他症状：常有睡眠需求减少，且不感到疲乏；性欲亢进；也可出现妄想、幻觉等精神病性症状，但一般与思维、情感相一致。

（3）鉴别诊断要点：①精神分裂症青春型发作与躁狂发作相鉴别：前者主要特征是言语凌乱，行为怪异、杂乱、愚蠢、幼稚等怪异表现，思维、情感和行为不协调，为不协调的精神运动性兴奋。躁狂发作是在情感高涨的基础上出现的协调性精神运动性兴奋，情绪愉快、高涨，有感染力。躁狂发作时可伴随精神病性症状，应注意鉴别。躁狂发作是以情感障碍表现为主导症状并贯穿于整个病程，情感高涨伴随思维和行为改变，发作间歇期正常。而精神分裂症则是以幻觉、妄想、思维逻辑障碍等怪异为主要表现，与内心体验和周围环境不协调，发作间歇期多残留不同程度的社会功能缺损。②躁狂症与双相障碍发作相鉴别：需仔细询问既往是否有不典型的、轻度而短暂的抑郁，如果有，应诊断为双相障碍。双相Ⅰ型：躁狂发作明显且严重，又有重度抑郁发作；双相Ⅱ型：躁狂发作一般较轻，其抑郁发作明显而严重；双相其他型：躁狂或抑郁发作均不严重。

3. 治疗原则　治疗原则是减少发作频率，减轻发作程度，改善发作间期的心理功能。综合治疗原则包括药物治疗、躯体治疗、物理治疗、心理治疗和危机干预等措施综合运用。长期治疗原则为一般急性期治疗6～8周，巩固期治疗2～3个月，维持期治疗2～3年或更长。患者和家属应共同参与治疗。

4. 药物治疗方案

（1）心境稳定剂分类：心境稳定剂（mood stabilizers，也译为情绪稳定剂）又称抗躁狂药物（antimanic drugs），是治疗躁狂以及预防双向情感障碍的躁狂或抑郁发作，且不会诱发躁狂或抑郁发作，不会引起躁狂与抑郁互相转相或导致频繁快速循环发作的一类药物。传统抗精神病药物如氯丙嗪（chlorpromazine）、氟哌啶醇（haloperidol）等可用于躁狂发作急性期治疗，因可能诱发抑郁发作，不能称之为心境稳定剂；新一代抗精神病药奥氮平（olanzapine）、利培酮（risperidone）和喹硫平（quetiapine）等也具有一定的心境稳定剂作用，可以用于躁狂或双相障碍的急性期治疗和维持期治疗，诱发抑郁的报告罕见，可列为候选心境稳定剂。目前，比较公认的心境稳定剂包括碳酸锂（lithium carbonate）及抗抽搐药丙戊酸盐（valproates）、卡马西平（carbamazepine）；已有临床证据显示，其他一些抗抽搐药也具有抗躁狂作用，如拉莫三嗪（lamotrigine）、托吡酯（topiramate）、加巴喷丁（gabapentin）。此类药物的品种、用法用量及禁忌证等详见表11-3。

（2）心境稳定剂的作用机制

1）常规心境稳定剂：①碳酸锂：锂作为情绪稳定剂的精确机制尚不清楚。锂的选择作用是抑制肌醇单磷脂酰酶的活性,从而干扰磷脂酰肌醇途径和抑制蛋白激酶C(PKC)的活性,尤其抑制α和β亚型来干扰神经传递机制。碳酸锂为治疗躁狂发作的首选药物,既可用于躁狂的急性发作,也可用于缓解期的维持治疗,总有效率约70%。锂盐对躁狂的复发也有预防作用,一般锂盐对轻症躁狂比重症躁狂效果好。②丙戊酸盐:主要药物有丙戊酸钠和丙戊酸镁。能促使GABA的合成并阻止其分解,使脑内抑制性递质GABA的含量增加,神经肌肉兴奋性下降,对部分躁狂症有效。用于治疗双相情感障碍的躁狂发作,特别是快速循环发作及混合性发作效果较好,对双相情感障碍有预防复发的作用。疗效与碳酸锂相仿,对碳酸锂反应不佳或不能耐受者是较为理想的替换药物。③卡马西平:用于急性躁狂发作的治疗,适用于碳酸锂治疗无效或快速循环发作或混合发作患者,对双相情感障碍有预防复发的作用。

2)候选心境稳定剂:在常规心境稳定剂疗效不好时,可以考虑换用或加用以下候选药物。①拉莫三嗪:为NMDA受体拮抗剂,可抑制谷氨酸与天门冬氨酸的释放,可与其他心境稳定剂合用治疗双相快速循环型及双相抑郁发作,也可作为难治性抑郁的增效剂。主要不良反应有皮疹、共济失调、抑郁、复视、困倦、无力、呕吐及眼球震颤。②托吡酯:为电压敏感性钠离子通道调节剂,可与其他心境稳定剂合用治疗双相障碍。常见的不良反应有食欲减退、认知损害、乏力、嗜睡等。③加巴喷丁:可与其他心境稳定剂合用治疗双相躁狂发作。不良反应主要有嗜睡、眩晕、共济失调。

表11-3 心境稳定剂的分类、半衰期、用法用量及禁忌证

分类及药名	半衰期(小时)	治疗剂量(mg/d)	说明	禁忌证
常规心境稳定剂				
碳酸锂(lithium carbonate)	12~24	600~2000,分2~3次饭后口服	急性治疗锂浓度维持在0.8~1.2mmol/L,维持治疗0.4~0.8mmol/L,老年患者以不超过1.0mmo/L为宜;孕妇禁用;排钠利尿药及大量出汗可增中锂盐的毒性,严重锂盐中毒可引起昏迷和死亡	肾功能不全者、严重心脏疾病患者禁用。12岁以下的儿童、怀孕前3个月禁用。可能引起胎儿畸形。哺乳期妇女使用本品期间应停止母乳,改用人工哺乳
丙戊酸盐(valproates)	5~20	600~1200,分2~3次空腹口服	肝、肾疾病患者慎用,监测肝功能,治疗血药浓度为50~100μg/ml	白细胞减少、严重肝脏疾病患者;6岁以下的幼儿、孕妇;哺乳期妇女使用本品期间应停止哺乳
卡马西平(carbamazepine)	25	600~1200,分2~3次饭后口服	治疗量为600~1200mg/d,治疗血药浓度为6~12μg/ml;维持量为300~600mg/d,血药浓度为6μg/ml;应监测肝脏、血象、心脏情况;本身有酶诱导作用,可发生药物相互作用	孕妇,有骨髓抑制病史,过敏性皮疹者,心、肝、肾功能损害者

续表

分类及药名	半衰期（小时）	治疗剂量（mg/d）	说明	禁忌证
候选心境稳定剂				
拉莫三嗪（lamotrigine）	24	50～500，分次口服	小剂量开始缓慢加量；丙戊酸盐可抑制其代谢，卡马西平、苯妥英钠等可加速其代谢；用于治疗难治性抑郁和快速循环发作	对拉莫三嗪过敏的患者禁用。在用本药治疗的前8周，如果出现皮疹和发热症状，应立即停药，确诊与此药无关才能继续使用
托吡酯（topiramate）	21	25～400，分2～3次口服	在其他药物引起体重增加的不良反应时常作为辅助用药	已知对本品过敏者禁用。肾功能损害者、孕妇及哺乳期妇女慎用
加巴喷丁（gabapentin）	5	800～2400，分3次口服	可用于疼痛、焦虑、失眠	对本药过敏者禁用

3）部分第二代抗精神病药：氯氮平、利培酮、奥氮平与喹硫平也具有抗躁狂与抗抑郁的心境稳定作用，在双相障碍躁狂发作的急性期治疗阶段可作为补充或辅助治疗措施与常规心境稳定剂联合使用。

（3）治疗方案：药物治疗之前或用药初期应进行全面的体格检查，并检查血液和尿液、肝肾功能和甲状腺功能等。药物选择应结合临床症状特点、双相障碍的发作类型、躯体状态、年龄、过去的治疗反应、药物相互作用及经济状况来考虑。躁狂发作的治疗方案如下：

第一步：设3个治疗方案，以心境稳定剂单药治疗为主。

方案1：首选锂盐治疗。碳酸锂的剂量为600～2000mg/d，一般从小剂量开始，3～5天内逐渐增加至治疗剂量，分2～3次服用，一般1周见效。维持治疗剂量为500～1500mg/d。老年及体弱者剂量适当减少，与抗抑郁药或抗精神病药合用时剂量也应减少。血锂的有效浓度与中毒浓度非常接近，要对血锂的浓度进行动态监测，并根据病情、治疗反应和血锂浓度调整剂量。急性期治疗的血锂浓度应维持在0.8～1.2mmol/L，维持治疗时为0.4～0.8mmol/L，血锂浓度的上限不宜超过1.4mmol/L，以防锂盐中毒，血锂浓度2.0mmol/L以上可出现严重中毒。

方案2：混合性发作对锂盐反应差，可选用抗抽搐药如丙戊酸盐、卡马西平或奥氮平中的一种治疗。丙戊酸盐应从小剂量开始，每次200mg，每日2～3次，有效血药浓度范围为50～100mg/L。卡马西平的治疗剂量为600～1200mg/d，分2～3次口服，治疗的血药浓度为6～12μg/ml；维持剂量为300～600mg/d，血药浓度为6μg/ml。

方案3：对躁狂及混合性发作伴严重兴奋、行为紊乱及精神病性症状，采用一种第二代抗精神病药物治疗。若兴奋性症状突出，也可在方案1、2或3中临时加用苯二氮䓬类，如氯硝西泮口服或肌内注射，控制症状后逐渐减量后停用。

一般情况下，各方案中的所有药物均应在患者可以耐受的条件下尽快达到有效治疗剂量。如经2～3周的治疗无明显效果，应将该药加至最大治疗剂量。经上述治疗，多数患者可逐渐缓解，尤其是轻躁狂患者。若加大剂量1～2周后仍无明显效果，经检查如无治疗方案以外的因素影响疗效,则应转入第二步,选择适当的方案继续治疗。

第二步:联合治疗策略。一般继续沿用第一步所选择的方案,加用另一种药物(包括第一代抗精神病药物)进行联合治疗。因第一代抗精神病药物的不良反应多,且可能促转抑郁,因此原则上以合用第二代抗精神病药物为宜,建议在症状缓解后逐渐停用,然后以心境稳定剂维持治疗。联合用药时应注意药物相互作用对药效和安全性的影响。绝大多数患者经联合治疗可以充分缓解,但也有极少数患者联合治疗2周后仍无效或仅部分缓解,此时应采用更积极的手段加强治疗。

第三步:加用ECT或无抽搐电痉挛(modified ECT,MECT)强化治疗,可每周治疗3次,一般多在6次以内可达到完全缓解,以后可用第二步中的药物进行维持治疗。临床上严重的兴奋状态可能导致严重后果,为尽快控制症状,也可以在治疗的第一、二步便施行ECT。在合并电抽搐治疗时,由于锂盐具有加强肌肉松弛的作用,使呼吸恢复缓慢,故剂量宜小。

躁狂症复发的预防:经药物治疗病情缓解者,应继续原治疗方案2~3个月,以防复燃,然后给予维持治疗。此期间可在密切观察下适当减少药量或种类。在患者躁狂相痊愈的数月内,锂盐或其他可供选择的抗躁狂药通常需持续使用,因为在12个月内复发和转为抑郁症的风险很高。预防躁狂症复发的长期治疗中,锂盐一直是已确定的治疗措施中最安全的,但锂盐维持治疗间断数月后躁狂症状极易复发,但可通过合理减少锂盐的用量来降低复发风险。卡马西平和丙戊酸盐也用作双相障碍的预防药,当双相障碍患者经过单药治疗还不能完全预防复发时,经常把锂盐和抗抽搐药物联合使用。

5. 药物治疗管理

(1)疗效监测:①痊愈:精神和躯体症状完全消失;自知力恢复;不遗留精神缺陷;症状缓解后,观察2~3周而无复发迹象及并发症。②好转:精神症状明显减轻;自知力部分恢复。③未愈:精神症状无改变;无自知力。

(2)不良反应监护:锂在肾脏与钠竞争重吸收,缺钠或肾脏疾病易导致体内锂的蓄积中毒。不良反应与血锂浓度相关。一般发生在服药后的1~2周,有的出现较晚。常饮淡盐水可以减少不良反应。根据不良反应出现的时间可分为早期不良反应、后期不良反应以及中毒症状。①早期不良反应:无力、疲乏、嗜睡、手指震颤、畏食、上腹不适、恶心、呕吐、稀便、腹泻、多尿、口干等。②后期不良反应:由于锂盐的持续摄入,患者持续多尿、烦渴、体重增加、甲状腺肿大、黏液性水肿、手指细震颤。粗大震颤提示血药浓度已接近中毒水平,应即刻检测血锂浓度,如血锂超过1.4mmol/L时应减量。血锂浓度越高,脑电图改变越明显,因而监测脑电图有一定价值。③中毒症状:包括共济失调、肢体运动协调障碍、肌肉抽动、言语不清和意识模糊,重者昏迷、死亡。一旦出现毒性反应需立即停用锂盐,大量给予生理盐水或高渗钠盐加速锂的排泄,或进行人工血液透析,一般无后遗症。

(3)患者健康教育和用药指导:因锂盐的治疗量和中毒量接近,应告知患者定期进行血清锂浓度监测,既有助于治疗量和维持量的调节,也可向医师提供患者是否遵医嘱服药的信息。急性期治疗的最低血锂浓度为0.6~1.2mmol/L,维持治疗的血锂浓度为0.4~0.8mmol/L,1.4mmol/L为有效浓度的上限,超过此值容易中毒。但血锂浓度和临床表现不成正比,故剂量的调节不能单靠实验室数据,应着重临床观察。此外,要告知患者锂盐可干扰甲状腺素的合成,女性患者可能引起甲状腺功能减退,还会发生类似于低钾血症的心电图改变。

（三）双相障碍

双相障碍属于心境障碍的一种类型，指既有躁狂发作又有抑郁发作的一类疾病。研究发现，躁狂发作前往往有轻微和短暂的抑郁发作，所以多数学者认为躁狂发作就是双相障碍，只有抑郁发作的才是单相障碍。DSM-Ⅳ中将双相障碍分为两个亚型，双相Ⅰ型指有躁狂或混合发作及重度抑郁发作；双相Ⅱ型指有轻躁狂及重度抑郁发作，无躁狂发作。值得注意的是，双相抑郁未引起临床医师的足够重视，有报道37%的双相抑郁患者被误诊为单相抑郁，长期使用抗抑郁药治疗，从而诱发躁狂、快速循环发作，使发作频率增加。流行病学调查发现，双相Ⅰ型的终身发病率为0.08%～3.38%，在北美洲为0.3%～3.22%，欧洲为0.08%～3.22%，亚洲各国为0.16%～1.6%，大体上并不能说有地域的差异。在性别方面，男性为0～2.2%，女性为0～1.7%，也不能说明有肯定的性别差异。双相Ⅱ型障碍的流行病学调查相对较少，主要是美国和欧洲的报道，终身发病率为0.6%～5.5%。目前没有充分的数据说明存在地域差异性，男女间基本没有差别，可能女性会稍高。

1. 病因和发病机制　双相障碍病因未明，生物、心理与社会环境诸多方面的因素参与其发病过程。生物学因素主要涉及遗传、神经生化、神经内分泌、神经再生等方面。在生物化学研究中，生物胺与情感障碍的关系是迄今为止研究最多、了解较深的领域之一。不少研究报道，情感障碍患者存在生物胺水平或生物胺神经通路功能和结构的异常；而NE和5-HT被认为与情感障碍的发生关系最为密切，NE和5-HT再摄取抑制剂是抗抑郁药的主体。迄今为止的遗传学研究明确发现，在情感障碍的发病中遗传学因素具有重要作用，但遗传学影响的作用方式则十分复杂。心理与社会因素不但在情感障碍的发病中起重要作用，且在某些患者中可能起决定性作用，直接导致抑郁症的发生。遗传因素在情感障碍的发病中可能导致一种易感体质，而具有这种易感体质的人在一定的环境因素促发下发病，较为易感的人在较轻的环境因素影响下即可能发病，而较不易感的人则在较重大的环境因素影响下才可能发病。

2. 临床表现及诊断　根据《中国精神疾病分类及诊断标准》（第3版），临床诊断主要依据4个方面：症状、严重程度、病程和排除其他疾病。

（1）躁狂发作的诊断标准：同前躁狂症的诊断标准。

（2）轻躁狂发作的诊断标准：除了社会功能无损害或仅轻度损害外，发作符合躁狂发作的标准。

（3）抑郁发作的诊断标准：同前抑郁症的诊断标准。

（4）鉴别诊断：①躯体疾病：可能与躁狂、抑郁发作有关的躯体疾病种类众多，临床上主要依据病史、体格检查和实验室检查，以及精神症状与躯体疾病的发生、发展和转归之间的关系加以鉴别。②物质或乙醇滥用所致的精神障碍：主要依据病史资料和精神活性物质进行定性鉴别。③精神分裂症：在严重躁狂发作期与精神分裂症的鉴别有一定的困难。与精神分裂症相比，躁狂发作常急性起病并快速进展，患者的情绪反应与周围环境具有一定的联系，与内心体验相一致，且富有感染力。④注意缺陷与多动障碍（ADHD）：青少年期双相障碍躁狂发作应与ADHD相鉴别，因为两者都有活动过多、行为冲动等表现。但后者发病年龄早，一般开始于儿童期，病程为慢性而非发作性，没有相对明确的开始和结束，无情绪高涨和精神病性症状等特征。

3. 治疗原则

(1)药物治疗的原则:①首先使用最安全有效的药物,但基础药物为心境稳定剂。②药物的联合治疗。由于双相障碍的临床现象复杂,单药治疗常无法解决全部症状。因此,原则上应采取两种以上药物的联合治疗。药物联合应用的方法可以是两种心境稳定剂的联用,目的在于提高疗效或减少单药治疗时大剂量的不良反应;心境稳定剂与抗精神病药或苯二氮䓬类联用,以控制精神病性症状或过度兴奋及行为紊乱;心境稳定剂与抗抑郁剂联用,以控制病程较长的抑郁发作。联合用药必须注意药物代谢酶(P450 酶系)对药物相互作用的不良影响。③定期监测血药浓度,评估疗效及不良反应。由于锂盐的治疗指数低,治疗量和中毒量接近,应对血锂浓度进行动态监测。卡马西平或丙戊酸盐治疗躁狂也应达到有效抗癫痫发作的血药浓度水平。取血时间应在末次服药后 12 小时(如次日晨),以测定血药浓度谷值为标准。④药物疗效不好时,换用另一种相同作用的药物(可为相似或不同的化学结构,后者为佳),或在原药的基础上加用另一种药物(同类作用的药物或具有增效作用的药物)。

(2)综合治疗原则:尽管各类用于治疗双相精神障碍的药物研究有了长足的发展,但对双相障碍各种发作急性期的治疗及预防复发的疗效仍不尽如人意。采取精神药物、物理治疗、心理治疗(包括家庭治疗)和危机干预等措施的综合运用可提高疗效、改善依从性、预防复发和自杀、改善社会功能和更好地提高患者的生活质量。

(3)长期治疗原则:由于双相障碍几乎终身以间歇或循环的方式反复发作,其发作的频率远较抑郁障碍为高,尤以快速循环病程者为甚。因此,双相障碍是慢性病程障碍,其治疗目标除缓解急性期症状外,还应坚持长期治疗以阻断反复发作。医师应在治疗开始前即向患者和家属明确交代长期治疗的重要性及实施办法,争取良好的依从性。长期治疗可分为 3 个治疗期:①急性治疗期:此期的治疗目的是控制症状、缩短病程。同时,注意治疗应充分,并达到完全缓解,以免症状复燃或恶化。如非难治性病例,一般情况下 6 ~ 8 周可达到此目的。②巩固治疗期:从急性症状完全缓解后即进入此期,其目的是防止症状复燃、促使社会功能的恢复。一般而言,此期间主要治疗药物(如心境稳定剂)的剂量应维持急性期水平不变。巩固治疗期的时间长短原则上是按发作的自然病程,但在临床实践中不易掌握。一般巩固治疗的时间为抑郁发作 4 ~ 6 个月,躁狂或混合性发作 2 ~ 3 个月。如无复燃,即可转入维持治疗期。此期配合心理治疗十分必要,以防止患者自行减药或停药,并促进其社会功能的恢复。③维持治疗期:此期的治疗目的在于防止复发,维持良好的社会功能,提高患者的生活质量。对已确诊的双相障碍患者,可在第二次发作(不论是躁狂还是抑郁)缓解后即给予维持治疗。在维持治疗期,可在密切观察下对原治疗措施进行适当调整,或逐渐减去联用的非心境稳定剂,或相应减少其剂量。临床经验证明,使用接近治疗剂量者比低于治疗剂量者的预防复发效果要好。以锂盐为例,一般保持血锂浓度在 0 ~ 0. 8mmol/L 为宜。但维持治疗并不能完全防止双相障碍病情复发。因此,应教育患者和家属了解复发的早期表现,以便他们自行监控,及时复诊。导致复发的诱因可能是躯体情况、明显的社会心理因素、服药的依从性不良或药物剂量不足。因此,在维持治疗期间应密切监测血药浓度并嘱患者定期复诊观察。复发的早期表现可能为出现睡眠障碍或情绪波动,此时可及时给予相应的处理,如短期应用苯二氮䓬类药或增加原药剂量,以避免发展成完全发作。如病情复发,则应及时调整原维持治疗药物的种类和剂量,尽快控制发作。维持治疗应持续多久尚无定论。如过去为多次发作者，可考虑在病情稳定达到既往发作2～3个循环的间歇期或2～3年后，再边观察边减少药物剂量，逐渐停药，以避免复发。在停药期间如有任何的复发迹象应及时恢复原治疗方案，缓解后应给予更长的维持治疗期。此期间应去除可能存在的社会心理不良因素并施以心理治疗（包括家庭治疗），更有效地预防复发。

4. 药物治疗方案　药物治疗之前或用药初期应进行全面的体格检查，并检查血液和尿液、肝肾功能和甲状腺功能等。药物选择应结合症状特点、双相障碍的发作类型、躯体状态、年龄、过去的治疗反应、不良反应、药物相互作用及经济状况来考虑。对双相障碍Ⅰ型急性躁狂或双相Ⅱ型轻躁狂发作，可首选锂盐治疗；如果既往对锂盐缺乏疗效，则选用丙戊酸盐或奥卡西平（或卡马西平），或在锂盐的基础上加用丙戊酸盐或奥卡西平。对快速循环发作或混合性发作，因其对锂盐缺乏理想的反应，则应首选丙戊酸盐或奥卡西平，或与候选心境稳定剂联合治疗。对双相抑郁，可首选拉莫三嗪，必要时也可在使用心境稳定剂的同时短期合用抗抑郁剂。对难治性病例，可联合应用锂盐和丙戊酸盐或卡马西平；若仍无效，可在原治疗的基础上加用候选心境稳定剂，或根据情况加用增效剂。

（1）苯二氮䓬类药物：氯羟西泮（lorazepam）和氯硝西泮（clonazepam）具有抗躁狂作用，两药有起效快和作用时间短的特点，并能注射给药。临床上在躁狂发作治疗的早期阶段，常与心境稳定剂短暂联合使用，以控制兴奋、激惹、攻击等急性症状，在心境稳定剂的疗效显现后即可停止使用。这些药物并不属于心境稳定剂，不能预防复发，且长期使用可能出现药物依赖。

（2）第一代抗精神病药物：用于具有兴奋、激越、攻击或精神病性症状的急性躁狂或混合发作患者，及伴有精神病性症状的抑郁发作患者，也可在治疗早期阶段短期与心境稳定剂联合使用。第一代抗精神病药物中的氯丙嗪和氟哌啶醇能较快地控制躁狂发作的精神运动性兴奋，且效果较好。治疗剂量应视病情严重程度及药物不良反应而定，病情严重者可肌内注射氯丙嗪，每日100～150mg，分1～2次给药；或用氟哌啶醇肌内注射，每日2～3次，每次5～10mg。氟哌啶醇可能增加锂盐的神经毒性作用，两药大剂量合用时可引起严重的神经系统症状、高热、意识障碍和可逆性脑损害，这些表现既像锂中毒，又像抗精神病药引起的恶性综合征。合用时血锂浓度的安全上限为1.0mmol/L。联合第一代抗精神病药物可能影响认知功能，诱发抑郁，因此不宜长期维持用药。在双相障碍治疗中，若需要长期使用抗精神病药物，则宜选用第二代抗精神病药物。

（3）增效剂的应用与药物的联合治疗：对于难治性双相障碍患者，特别是难治性双相快速循环发作患者，候选心境稳定剂、钙通道拮抗剂、甲状腺素、5-HT_{1A}受体拮抗剂（如丁螺环酮、吲哚洛尔）等均可考虑作为增效剂与心境稳定剂联用。钙通道拮抗剂常用的有维拉帕米（verapamil）和尼莫地平（nimodipine），有研究表明其对躁狂症状有效，对抑郁症状也有一定的疗效，主要与心境稳定剂联用治疗难治性双相障碍。维拉帕米口服吸收良好，半衰期约9小时；治疗常用剂量为80～240mg/d，分2次口服；不良反应主要有血压下降、心动过速、头痛、恶心、呕吐、便秘等；治疗期应注意血压和心电图的变化。尼莫地平的用量为40～90mg/d，分2～3次口服；偶有一过性头晕头痛、面部潮红、胃肠不适等不良反应；临床上应避免与β受体阻断药或其他钙通道拮抗剂合用。

（4）抗抑郁剂在双相障碍中的使用：在双相障碍治疗中应用抗抑郁剂可能诱发躁狂或轻躁狂发作，或使循环频率增加，或促发快速循环发作，而使治疗更加困难。因此，双相障碍抑郁发作时应慎用抗抑郁剂。如抑郁症状十分严重，且持续时间超过 4 周以上，既往发作又以抑郁为主要临床相，则可以在充分使用心境稳定剂的前提下合用抗抑郁剂。一般可首选几无转躁作用的安非他酮(bupropion)，其次选用 5-羟色胺再摄取抑制剂，而不宜选用转躁作用强的三环类抗抑郁药。抗抑郁剂使用的时间长短视患者的具体情况而定，若以往的发作以重度抑郁为主，则抗抑郁剂应在充分的心境稳定剂的基础上使用较长时间，以 4～6 个月为宜；若以躁狂或轻躁狂发作为主，应尽量避免使用抗抑郁剂；如果使用则需在抑郁症状缓解之后逐渐停用抗抑郁剂；而对双相快速循环发作者不宜使用抗抑郁剂。

5. 药物治疗管理

(1)疗效监测：经药物治疗已康复的患者在停药后的 1 年内复发率较高，且双相障碍的复发率明显高于单相抑郁障碍，分别为 40% 和 30%。服用锂盐预防性治疗，可有效防止躁狂或抑郁的复发。心理治疗和社会支持系统对预防本病的复发也有非常重要的作用，应尽可能解除或减轻患者过重的心理负担和压力，帮助患者解决生活和工作中的实际困难及问题，提高患者的应对能力，并积极为其创造良好的环境，以防疾病复发。

(2)不良反应监护：①双相障碍合并躯体疾病时的处理：双相障碍由于进食、睡眠和自主神经功能紊乱可以出现某些躯体症状和躯体疾病，另一方面躯体疾病可以和双相障碍合并存在；在某些情况下，双相障碍可因躯体疾病而诱发。有一部分患者因器质性疾病而出现躁狂和抑郁症状，有可能被误诊为双相障碍。因此，从诊断上应首先排除脑器质性和躯体疾病所致的精神障碍，明确躯体疾病和双相障碍之间的关系。对双相障碍合并躯体疾病的治疗应两者兼顾。在躯体疾病较为严重的情况下，应优先考虑躯体疾病的处置。精神药物的使用应考虑患者的体质、营养、各主要器官的功能及药物相互作用。②双相障碍合并乙醇及物质依赖的处理：乙醇和物质依赖已经成为一个严重的公共卫生问题。乙醇和物质依赖者合并双相障碍的比例较高，而双相障碍患者中也有相当部分患者合并乙醇和物质依赖。躁狂状态下容易出现乙醇和物质滥用等冲动性行为，而抑郁状态下容易以乙醇和物质滥用作为其消极和防御的解脱方式。对此，总的治疗原则是对症治疗，以双相障碍的治疗为基础，辅以戒毒脱瘾治疗。可以合并使用抗精神病药物，同时注意肝、肾功能和躯体状况的维护。③双相障碍合并人格障碍的处理：有资料提示双相障碍患者发病前较多具有环性人格，但缺乏严格的对照研究。有部分双相障碍患者病前有较明显的反社会性行为，其中有些达到人格障碍的程度；部分患者病前表现为边缘性人格，双相障碍和人格障碍的关系尚有待深入研究。药物治疗对人格障碍的疗效有限，但在患者和环境发生冲突出现情绪反应和应激时，药物治疗仍有一定的帮助。此时，可选用抗焦虑药、心境稳定剂或抗抑郁剂。合并双相障碍时应将两者综合考虑，必要时在药物治疗的同时进行行为矫正。④双相障碍合并各种焦虑障碍的处理：双相障碍可能表现为明显的焦虑症状，一方面焦虑抑郁混合状态十分常见，临床上有时难以区分；另一方面躁狂状态下也可以表现为焦虑和激越。焦虑症状可以是双相障碍的一个组成部分，也可因其他各种原因包括药物不良反应如 5-HT 综合征、锥体外系不良反应等所引起。临床上除了双相障碍本身的治疗之外，应针对引起焦虑的原因对症处理，抗焦虑药的应用通常是有帮助的。

(3)患者健康教育：双相障碍是一种患病率较高的精神障碍，我国社会人群对双相障碍的基本防治知识所知甚少，使得人群中双相障碍患者的未治率居高不下。因此，如何面向社会大众广泛宣传和普及双相障碍的人群防治知识，是一项重要的任务。开展此类健康教育，不仅是整个精神卫生健康教育的重要内容之一,而且可提高我国社会人群的心理素质和生存质量,对国家和地区的经济建设产生积极影响,其意义重大而深远。此外,社会心理干预是双相障碍社会人群综合防治的重要手段之一。尤其在学校和职业场所人群中,从疾病预防和控制角度,社会心理干预措施对防治双相障碍具有不可替代的作用。针对已明确诊断的双相障碍患者,由家庭中的主要成员传授与双相障碍防治康复有关的知识,并训练其应对技巧,可有助于家庭更好地帮助患者。

6. 案例分析

(1)主题词:双向情感障碍-抑郁相(伴精神病症状);心境稳定剂;代谢酶。

(2)病史摘要:患者,男,41岁,因"反复兴奋、抑郁20年,行为紊乱3天"入院。患者无明显诱因出现兴奋和心情差交替20年,未到精神科就诊。约3个月前无明显诱因凭空听到声音说要害他,认为单位同事不好,给其下毒,心情紧张、恐惧,但尚能坚持上班。3天前突然出现情绪低落、消极意念,有自语、自笑,称被人控制,有人要杀他。2天前因头颈枕部皮疹住皮肤科,住院期间无故殴打一病友,称病友是小偷,后被转入精神科。

入院诊断:双相情感障碍-抑郁相(伴精神病性症状),头颈枕部湿疹。

(3)治疗方案

1)心境稳定、抗精神病治疗:碳酸锂0.25g po bid,逐渐加量至0.75g(0.25g po qd+0.5g po qn);奥氮平片5mg po qd,逐渐加量至治疗量10mg po bid;配合心理治疗。

2)治疗湿疹:依匹斯汀20mg po qn;枸地氯雷他定8.8mg po qd;卤米松/三氯生软膏1g外涂 bid;炉甘石樟脑洗剂10ml外涂 tid。

3)维持血钾平衡:10%枸橼酸钾溶液20ml po tid。

4)治疗锥体外系反应:盐酸苯海索2mg po bid。

(4)药学监护要点

1)心境稳定、抗精神病治疗:定期对患者的精神状态进行评价,如艾森贝格行为量表、汉密尔顿焦虑量表、躁狂状态评定量表、日常生活能力评定量表、认知方式测定量表,以判断奥氮平和碳酸锂的临床疗效。碳酸锂的治疗浓度和中毒浓度比较接近,在条件允许的状况下可进行碳酸锂药物监测。急性治疗期的血锂浓度为0.6~1.2mmol/L,维持治疗为0.4~0.8mmol/L,1.4mmol/L为有效血药浓度的上限,血药浓度监测有助于判断药物是否达到有效治疗浓度。注意奥氮平可能引起QT间期延长、血糖及甘油三酯水平升高、帕金森症状等不良反应。注意碳酸锂可能引起的恶心、呕吐、腹痛、腹泻及双手震颤等不良反应。

2)治疗湿疹:密切观察患者头枕部湿疹的变化情况,注意氯雷他定和依匹斯汀可能引起的肝功能损伤。同时监测患者的体温、血常规、创面情况,警惕皮肤感染。

3)维持血钾平衡:监测血钾,预防碳酸锂引起的低钾性麻痹。

4)治疗锥体外系反应:苯海索可引起抗胆碱反应,应注意监测眼压。

(5)药学监护过程:患者入科时情绪低落,大量幻听,被害妄想,自责自罪,存在消极意念,体查及神经系统检查未见明显异常,病前无明显诱因,排除器质性、躯体疾病性精神障碍。诊断上为"双相情感障碍-抑郁相,伴精神病性症状"。治疗上采用非典型抗精神病药物奥氮平,首日给予5mg qd,第2日加至10mg qd。之后对患者的精神状况进行评估,仍有幻听及被害妄想。住院第7日将奥氮平加至15mg qd。住院15天患者情绪平稳,无幻听,无被害妄想,精神病性症状基本缓解。碳酸锂是心境稳定剂,对躁狂或抑郁发作有治疗和预防作用。碳酸锂的初始剂量为250mg bid,住院第7日加至750mg(250mg qd + 500mg qn)。服抗精神病药物13天,患者双手出现细微震颤,予盐酸苯海索2mg po bid缓解,予以出院。出院后继续口服奥氮平10mg bid,碳酸锂250mg bid,盐酸苯海索2mg bid控制病情。患者住院时还有头枕部湿疹,右肘擦伤,住院首日低热,体温为37.4℃,血常规示白细胞、中性粒细胞比值略高。临床药师与主管医师分析讨论后认为可能是皮肤局部感染,暂不予全身抗感染治疗后患者体温、血常规恢复正常。患者入院后第8天监测血钾3.1mmol/L,给予10%枸橼酸钾溶液20ml po tid补钾,以防止锂盐所致的低钾性麻痹。

(6)药学分析与建议:患者入院时诊断为双相情感障碍-抑郁相(伴精神病性症状),该病需要长期、综合治疗。在双相障碍治疗中,应用抗抑郁剂可能诱发转躁狂或轻躁狂发作,或使循环频率增加,或促发快速循环发作而使治疗更加困难。因此,双相障碍抑郁发作时应慎用抗抑郁剂。双相情感障碍的治疗方案为以心境稳定剂为主,联合使用抗精神病药物。心境稳定剂推荐的一线用药为碳酸锂,锂盐治疗一般从低剂量开始,分次服用,以减少副作用,且需根据疗效和副作用逐渐加量。因此在治疗时,根据患者的基本状况,碳酸锂的初始剂量为0.25g bid,对给药后的疗效和副作用进行评价后加量至0.75g qd(0.25g qd + 0.5g qn),后因患者出现双手细颤的不良反应而减量为0.25g po bid。心境稳定剂在联用其他抗精神病药物时应特别注意药物对代谢酶的诱导或抑制所产生的药物相互作用,因此应用碳酸锂治疗的同时,可选用与锂盐无相互作用的非典型抗精神病药物如奥氮平,该药也需要从小剂量(5mg qd)开始,经临床评估后逐渐加至治疗量(10mg bid)。

双相情感障碍几乎终身以循环方式反复发作,其治疗目标除缓解急性期症状外,还应坚持长期治疗以阻止反复发作。长期治疗可分为三个治疗阶段,即急性治疗期、巩固治疗期和维持治疗期。在巩固治疗期间主要的治疗药物剂量应维持在急性治疗期水平不变,减药或停药容易导致疾病复发;而在维持治疗期,可以在密切观察下对原治疗措施进行适当调整,小心减量。因此,患者出院后的巩固治疗方案未改变,治疗方案为奥氮平10mg bid、碳酸锂250mg bid、盐酸苯海索2mg bid。

(7)药物治疗小结:双向情感障碍容易反复发作,需要长期、综合治疗,治疗以心境稳定剂(碳酸锂、丙戊酸和卡马西平)为主。如患者有伴发的精神症状时,如何选择联用的抗精神病药物也是十分重要的,既要有充分的临床试验证据,又要考虑到长期用药时对代谢酶的诱导和抑制而产生药物相互作用。患者后期巩固和维持治疗是一个需要长期坚持的过程,要加强对患者和家属的教育,病情缓解后不得随意减药或停药,应定期复诊,遵医嘱用药。

三、焦虑障碍

焦虑障碍(anxiety disorders)是一种以焦虑情绪为主的常见神经症。我国的调查研究显示,焦虑症在一般居民中的发病率为2%,其中41%为广泛性焦虑、33%为情境性焦虑。精神障碍患者中,至少有1/3有某种形式的焦虑障碍,而且随着社会竞争日趋激烈,生活中的应激因素增加,心理不适应等焦虑反应势必增多,故应引起重视。

(一)病因和发病机制

焦虑症的发生、发展是生物-心理-社会因素综合作用的结果。焦虑症与遗传因素明显有关,单卵双生子的焦虑症和素质性焦虑一致性高于双卵双生子就是一个证据。焦虑症患者的一级亲属中焦虑障碍的患病率很高,且女性亲属的焦虑症患病危险率更高,这可能是因为焦虑症在女性的患病率本来就比较高。惊恐发作是能够通过实验来诱发的少见的几种精神障碍之一,乳酸盐和咖啡因对易感个体可以诱发焦虑发作。儿茶酚胺(肾上腺素和去甲肾上腺素)能够诱发出类似于焦虑的感觉。氢化麦角新碱为 α_2 肾上腺素受体拮抗剂,能够引起惊恐发作,可能通过中枢的蓝斑核发挥作用。地西泮和可乐定均能阻断氢化麦角新碱诱发的焦虑。焦虑症状与一些具有威胁或伤害的事件有较大的相关性,在患病人群中,焦虑症的发生与生活事件的联系非常紧密。惊恐症与疾病方面的生活事件有特别紧密的关系,例如自己患严重疾病或者近亲患严重疾病和(或)死亡等生活事件常出现在惊恐症发病前的1个月之内。

在焦虑症发病机制的研究中,各种神经递质(GABA、5-HT、NE 和 DA 等)的功能和代谢异常已日益成为研究的焦点。目前临床研究认为,抗焦虑药物及5-HT再摄取抑制药是治疗焦虑症最有效的措施,脑内 GABA 和 5-HT 递质系统的功能异常可能在焦虑症的发病机制中起关键作用。

(二)临床表现及诊断

焦虑症的临床症状可分为精神性焦虑和躯体性焦虑两大核心症状群。精神性焦虑指患者主观体验到的紧张、焦虑情绪,如不明原因的心神不定、烦躁不安、担心和害怕等不同程度的焦虑情绪表现;躯体性焦虑是以躯体症状或躯体语言为表现的焦虑,以自主神经系统功能亢进的症状为主,有些患者表现为无客观依据的主观性不适。

1. 惊恐障碍(panic disorders,PD) 惊恐障碍又称急性焦虑障碍。主要的症状特点是反复出现的、突然发作的、不可预测的、强烈的惊恐体验,一般历时5~20分钟,伴濒死感或失控感,患者常体会到濒临灾难性结局的害怕和恐惧。

(1)症状标准符合神经症的诊断标准:发作时需符合以下4项:①发作无明显诱因、无相关的特定情境,发作不可预测;②在发作间歇期除害怕再发作外,无明显症状;③发作时表现强烈的恐惧、焦虑,及明显的自主神经症状,并常有人格解体、现实解体、濒死恐惧,或失控感等痛苦体验;④发作突然开始,迅速达到高峰,发作时意识清晰,事后能回忆。

(2)严重程度标准:患者因难以忍受又无法解脱而感到痛苦。

(3)病程标准:1个月内至少发作3次,或在首次发作后继发害怕再发作的焦虑持续1个月。

(4)排除标准:①排除其他精神障碍,如恐惧症、抑郁症或躯体障碍等继发的惊恐发作;②排除躯体疾病,如癫痫、心脏病发作、嗜铬细胞瘤、甲亢或自发性低血糖等继发的惊恐发作。

2. 广泛性焦虑障碍(generalized anxiety disorders,GAD) GAD是一种以缺乏明确对象和具体内容的提心吊胆,及紧张不安为主的焦虑障碍,并有显著的自主神经症状、肌肉紧张及运动性不安,患者因难以忍受又无法解脱而感到痛苦。

(1)症状标准:符合神经症的诊断标准,以持续的原发性焦虑症状为主,并符合下列2项:①经常或持续的无明确对象和固定内容的恐惧或提心吊胆;②伴自主神经症状或运动性不安。

(2)严重标准:社会功能受损,患者因难以忍受又无法解脱而感到痛苦。

(3)病程标准:符合症状标准至少已6个月。

(4)排除标准:①排除甲状腺功能亢进、高血压、冠心病等躯体疾病的继发性焦虑;②排除兴奋药物过量,镇静催眠药物或抗焦虑药的戒断反应,强迫症、恐惧症、神经衰弱、躁狂症、抑郁症或精神分裂症等伴发的焦虑。

（三）治疗原则

焦虑症治疗主要有药物治疗和心理治疗，以药物治疗为主。药物治疗主要包括抗焦虑药物和抗抑郁药物治疗。心理治疗主要是认知行为治疗。临床上药物治疗与心理治疗联合应用的效果更好。

一旦确诊后，可以根据患者的年龄、既往的治疗反应、自杀自伤风险、耐受性、患者对治疗药物的偏好、就诊环境、药物的可获得性、药物治疗费用等因素选择适当的治疗药物，及早开始心理治疗和药物治疗。

1. 药物治疗原则　明确诊断，尽早治疗，应根据焦虑症的不同亚型和临床特点选择用药。考虑患者的生理情况如妊娠和哺乳期，应注意潜在的风险；同时考虑病理情况，如可能合并躯体疾病以及药物相互作用、药物耐受、有无并发症等情况，施以个体化治疗。药物治疗前，应告知患者及家属药物的起效、疗程、可能的不良反应及需要遵医嘱服药，及如果突然停药可能出现停药反应。一般不主张联用两种以上的抗焦虑药，应尽可能单一用药，用足量、足疗程治疗。单一药物治疗无效时，可联用两种作用机制不同的抗焦虑药。急性期治疗12周，如果有效，继续巩固和维持治疗6～12个月。如果一线药物的治疗效果差，选择二线药物或其他药物治疗。治疗过程中需监测疗效、耐受性，并评估患者的治疗依从性。药物治疗合并心理治疗的疗效优于单一治疗。苯二氮䓬类药应从小剂量开始使用，1～2周后加量，在治疗1周时评价患者的耐受性、对医嘱的依从性和治疗进展，疗程一般不宜超过6周。一般为口服，短效2～3次/天，长效1次/天。睡前服用，既有抗焦虑作用，又有催眠作用。停药时应当缓慢减量，经数周才完全停掉，否则可能出现停药综合征。

2. 心理治疗　心理治疗是焦虑症的主要治疗方法之一。其方法的选择一方面要考虑患者的受教育水平、人格特点、领悟能力、对心理治疗的了解程度以及个人喜好和治疗期望；另一方面治疗师受训的背景不同，能够提供的心理治疗方法也会有所不同。这需要在开始心理治疗之前对患者进行充分评估和协商性讨论，做到因人而异。

（1）惊恐障碍：可用的心理治疗有支持性心理治疗和认知行为治疗。认知行为治疗包括心理教育、认知重建、呼吸控制、放松训练、想象练习、暴露等技术，治疗时间需持续3个月以上。针对与惊恐障碍复发的有关问题（如家庭问题、人际关系问题等）的心理治疗也是必需的。

（2）广泛性焦虑障碍：有支持性心理治疗、认知行为治疗和精神动力取向心理治疗等方法。在认知行为治疗中常用的技术有心理教育、放松训练、生物反馈、系统脱敏、暴露、认知矫正等。现有的循证医学证据显示，认知行为治疗广泛性焦虑具有明确的短期疗效，治疗时间需持续3个月以上。

3. 其他治疗　可以考虑其他有循证医学证据的治疗方法如生物反馈等。

（四）药物治疗方案

1. 抗焦虑药物的分类　抗焦虑药物（anxiolytic drugs）是指人体使用后，在不明显或不严重影响中枢神经其他功能的前提下，选择性地消除焦虑症状的一类药物。该类药物应用范围广泛，种类较多，具有中枢或外周神经系统抑制作用的药物都曾列入此类，并用于临床。抗焦虑药物主要分为苯二氮䓬类药和非苯二氮䓬类药（表11-4）。苯二氮䓬类应用最广；非苯二氮䓬类有丁螺环酮、β肾上腺素受体阻断药如普萘洛尔、三环类抗抑郁药、单胺氧化酶抑制剂和新型抗抑郁药以及部分抗精神病药（小剂量使用）。苯二氮䓬类除了抗焦虑作用外，常作为镇静催眠药物使用，因此被滥用的现象较严重，如何合理应用还是值得注意的问题。

表 11-4 抗焦虑药的分类、半衰期、给药途径、给药剂量及主要的不良反应

分类及药名	半衰期（小时）	常用的治疗剂量（mg/d）	最高剂量（mg/d）	用法	起效	优势	说明
苯二氮䓬类药							
阿普唑仑（alprazolam）	12~18	0.4~2	6	起始剂量为0.5mg/d，分2~3次服，每3~4天增加0.5mg/d，直至达到期望的疗效；最大剂量为6mg/d	迅速	起效迅速，镇静作用较弱	由CYP3A4代谢。产生欣快感或导致滥用。闭角型青光眼患者禁用
艾司唑仑（estazolam）	10~24	2~6	6	3~6mg/d，分3次服	1小时		
氯硝西泮（clonazepam）	20~38	1~6	6	惊恐障碍：1mg/d；起始剂量为0.25mg，分2次服；3日后加量至1mg，每日2次或睡前服1次；最大剂量为6mg/d	迅速	起效迅速，镇静作用较弱，作用时间更长	闭角型青光眼患者、严重肝损害的患者禁用
地西泮（diazepam）	20~50	2~10	30	2~10mg/d，分2~4次服	迅速	起效迅速	产生欣快感可导致滥用；治疗较严重的焦虑所需的剂量可能产生镇静作用。闭角型青光眼患者禁用
劳拉西泮（lorazepam）	10~20	1~4	6	开始2~3mg/d，分2~3次服；根据需要加量，从夜间剂量加大开始，最高剂量为10mg/d	迅速	起效迅速，不需要经肝代谢，尤适用于肝病和老年患者	部分患者服用后有情绪欣快感，可能导致滥用；比其他常用于焦虑治疗的苯二氮䓬类更具镇静作用。闭角型青光眼患者禁用
奥沙西泮（oxazepam）	3~21	30~120	120	轻至中度焦虑：30~60mg/d，分3~4次服；重度焦虑：45~120mg/d，分3~4次服	迅速	起效迅速，不需要经肝代谢，尤适用于肝病和老年患者	服用后的欣快感可能导致药物滥用。闭角型青光眼患者禁用

续表

分类及药名	半衰期（小时）	常用的治疗剂量（mg/d）	最高剂量（mg/d）	用法	起效	优势	说明
非苯二氮䓬类药							
丁螺环酮（buspirone）	2～3	20～40	60	起始剂量为10～15g/d,第2周增至20～30mg/d,分2～3次服	2～4周	安全，无依赖性，无撤药反应;无性功能障碍或体重增加	起效慢。由CYP3A4代谢。可进行长程维持治疗以控制症状。禁与MAOIs同服
坦度螺酮（tandospirone）	1.2～1.4	30～60	60	一次10mg,一日3次。可根据年龄、症状等适当增减剂量，一日最大剂量不得超过60mg	2～4周	安全，无依赖性，无撤药反应;无性功能障碍或体重增加	起效慢。一般不作抗焦虑的首选药,且不能随意长期应用

2. 抗焦虑药物的作用机制

(1)苯二氮䓬类药:苯二氮䓬类药可促进主要的抑制性神经递质 GABA 与 $GABA_A$ 受体的结合,从而增强这些受体介导的离子流。小剂量的苯二氮䓬类有抗焦虑作用,可以使患者的焦虑、恐惧、紧张、烦躁等症状缓解,其机制可能与药物作用于大脑边缘系统如海马、杏仁核等有关。当苯二氮䓬类药物的剂量加大时,可引起镇静、催眠,与药物作用于脑干网状结构的上行激活系统,使大脑皮质的兴奋性下降有关,也与该系统的 GABA 能神经传导增强有关。

(2)非苯二氮䓬类药:目前临床常用的药物有丁螺环酮和坦度螺酮。它们与 5-HT_{1A}受体具有较强的亲和力,能够激活突触前 5-HT_{1A}受体,抑制神经元放电,减少 5-HT 的合成与释放,同时对突触后 5-HT_{1A}受体具有部分激动作用,产生抗焦虑作用。适用于急、慢性焦虑状态,对焦虑伴有轻度抑郁者也有效。这类药的优点是镇静作用轻,不易引起运动障碍,无呼吸抑制作用,对认知功能影响小;但起效慢,需要 2~4 周,个别需要 6~7 周。

3. 治疗方案

(1)惊恐障碍:《焦虑障碍防治指南》指出,一线药物选择帕罗西汀、艾司西酞普兰;二线药物选择氯米帕明,早期可以合并苯二氮䓬类药。如上述治疗无效,换用其他 SSRIs、SNRIs、TCAs,联合心理治疗。帕罗西汀的剂量一般为 40mg/d,从小剂量 10mg/d 开始,逐渐加量,每周的加药幅度为 10mg,最大剂量为 50mg。艾司西酞普兰的起始剂量为 5mg/d,持续 1 周后增加至 10mg/d,最大剂量为 20mg/d,治疗约 3 个月可取得最佳疗效,疗程一般持续数月。舍曲林的起始剂量为 50mg/d,平均治疗剂量为 100mg/d,最大剂量为 200mg/d。氟西汀的起始剂量为 5~10mg/d,根据患者反应逐渐增加至 20mg/d,最大剂量为 60mg/d。氟伏沙明的起始剂量为 50mg/d,平均治疗量为 100~150mg/d,最大剂量可达 300mg/d。氯米帕明可显著降低惊恐发作频率和焦虑程度,起始剂量为 10mg/d,剂量范围为 25~150mg/d,治疗至少持续 6 个月;老年患者的起始剂量为 10mg/d,逐渐增至 30~50mg/d。

非苯二氮䓬类药通常起效较慢,但是处于惊恐发作期的患者由于对疗效的迫切需要,常在发作期或治疗初期需要合并使用苯二氮䓬类药(表 11-4)。苯二氮䓬类药的使用时间不应超过 3~4 周,应及早减量,直至停药。对使用苯二氮䓬类药时间长、剂量大者,减药需要 8~24 周。

(2)广泛性焦虑障碍:治疗广泛性焦虑障碍的主要药物有抗焦虑药、5-HT_{1A}受体部分激动剂、具有抗焦虑作用的抗抑郁药以及其他药物。与 TCAs 类药物相比,SSRIs、SNRIs 类药物的不良反应较轻,常被推荐为治疗广泛性焦虑障碍的一线药物。

《焦虑障碍防治指南》指出,一线药物选择文拉法辛、帕罗西汀、艾司西酞普兰,二线药物选择度洛西汀。急性期坚持治疗 12 周,定期评价疗效;早期可以合并苯二氮䓬类药。如无效,换用其他 SSRIs、TCAs。如仍无效,可采用联合治疗的方法,并用药物治疗联合心理治疗,如SSRIs/SNRIs 加苯二氮䓬类、SSRIs 加非典型抗精神病药。文拉法辛的起始剂量为 75mg/d,单次服药的最大剂量可达 225mg/d,需要增加剂量者,建议加药间隔最短 4 天。度洛西汀的起始剂量为 60mg/d,治疗剂量为 60~120mg/d。

(五)药物治疗管理

1. 疗效监测

(1)治愈:精神症状和躯体症状消失,自觉良好,能恢复病前的工作能力和生活。

(2)好转:精神症状和躯体症状基本消失,能从事脑力和体力劳动。

2. 不良反应监护

(1)不良反应:最常见的为嗜睡、过度镇静、智力活动受影响、记忆力受损、运动的协调性减低等,常见于老年或有肝脏疾病者。血液、肝肾方面的不良反应较少见。偶见兴奋、梦魇、谵妄、意识模糊、抑郁、攻击、敌视行为等。妊娠头3个月服用时有引起新生儿唇裂、腭裂的报道。

(2)过量与中毒的处理:苯二氮䓬类药物的毒性作用较小。作为自杀目的服入过量药物者,如果同时服用其他精神药物或乙醇易导致死亡。单独服药过量者常进入睡眠,可被唤醒,血压略下降,在24~48小时后醒转。处理主要是洗胃、输液等综合措施。一般处理:①催吐,服用温开水500ml后刺激咽后壁催吐,有明显意识障碍者不宜催吐。洗胃以服药后6小时内为佳,洗胃后从胃管注入10~20g药用炭可减少药物的吸收量。②导泻,常用的导泻药有甘露醇、硫酸钠。促药物排泄的方法还有补充血容量、碱化尿液、用利尿药等。苯二氮䓬类的解毒剂首选氟马西尼,也可用纳洛酮静脉注射,高血压和心功能障碍患者慎用。其他包括对症和支持治疗。血液透析往往无效。

3. 患者健康教育和用药指导

(1)关于维持治疗:神经症患者的病情常因心理社会因素而波动,症状时重时轻。因此,用苯二氮䓬类药物控制症状后,无须长期应用,长期应用也不能预防疾病的复发,且易导致依赖性。撤药宜逐渐缓慢进行,缓慢减药后仍可维持较长时间的疗效。对于病情迁延或难治性患者,应考虑采用抗抑郁药或丁螺环酮等长期治疗。

(2)关于药物耐受与依赖:苯二氮䓬类可产生耐受性,应用数周后需调整剂量才能取得更好的疗效。长期应用后可产生依赖性,包括躯体依赖和精神依赖,与乙醇和巴比妥可发生交叉依赖性。躯体依赖症状多发生在持续3个月以上者,并且半衰期短的药物较易产生依赖性。突然中断药物将引起戒断症状,戒断症状多为焦虑、激动、易激惹、失眠、震颤、头痛、眩晕、多汗、烦躁不安、耳鸣、人格解体及胃肠道症状(恶心、呕吐、畏食、腹泻、便秘),严重者可出现惊厥,此现象罕见但可导致死亡。因此,苯二氮䓬类药物在临床应用中要避免长期使用,停药宜逐步缓慢进行。

(六)案例分析

1. 主题词 焦虑症;慢性病毒性乙型肝炎;度洛西汀;帕罗西汀;药物不良反应。

2. 病史摘要 患者,女,58岁,因"躯体不适12年,睡眠差5年伴心慌、不安2个月"入院。患者自2000年起因为只要"感冒"或"胃痛"就出现双下肢疼痛而到全国多家医院就诊,大部分医院诊断为"更年期综合征",具体治疗方案不详,治疗效果不理想。曾在某医院治疗一段时间后症状消失,具体药物方案不详,坚持服药半年后症状再次出现,原用药物无法缓解。而后继续求医,上述症状一直未见好转。2007年患者开始出现睡眠差,每天仅能睡2小时左右,先后予"氟哌噻吨美利曲辛片"、"盐酸多塞平片"、"阿普唑仑"改善睡眠(具体用法用量不详),效果不佳。自2012年3月起,患者睡眠越来越差,出现烦躁不安、心里发慌、四肢乏力,甚至产生自杀念头,但无实际行动。于2012年5月9日就诊于我院门诊,诊断为"焦虑症",予"盐酸米安色林片30mg qn、盐酸帕罗西汀片20mg qd、酒石酸唑吡坦片10mg qn",服药2天后患者出现不适,伴有窒息感、心跳加快、全身瘫软,每次持续1~2分钟,每天发作4次左右,还曾因此出现过血压一过性升高。于5月17日再次就诊于我院门诊。

有链霉素过敏史;既往有"慢性病毒性乙型肝炎"病史24年;12年前患"糜烂性胃炎",现已治愈。

入院诊断:焦虑症,慢性病毒性乙型肝炎。

3. 治疗方案

(1)改善焦虑状态:帕罗西汀片 20mg po qd,第 1~3 日;度洛西汀胶囊 30mg po qd,第 4~7 日;度洛西汀胶囊 60mg po qd,第 8~27 日;奥沙西泮片 15mg po qn,第 1~20 日。

(2)改善睡眠:曲唑酮片 50mg po qn,第 1~27 日。

(3)慢性病毒性乙型肝炎的治疗及护肝:阿德福韦酯胶囊 10mg po qd,第 1~27 日;复方益肝灵胶囊 740mg po tid,第 14~27 日。

4. 药学监护要点

(1)缓解焦虑状态

1)密切监护患者的精神状况,包括一般表现、认知活动、情感反应。若出现异常,及时处理。

2)注意药物可能引起的不良反应:①使用度洛西汀、帕罗西汀要注意禁止与单胺氧化酶抑制剂联用,用药中常见的不良反应为头晕、恶心、头痛等,也可见于停药后;②注意服用奥沙西泮可能引起的白细胞减少;③使用奥西泮期间忌饮酒,或使用乙醇制剂,因可能引起共济失调或呼吸抑制现象;④骤然停药可能出现停药综合征,表现为睡眠障碍、激越、焦虑、恶心、出汗、意识模糊、头晕、感觉障碍、震颤等,故停药时应逐渐减量。

(2)改善睡眠:①及时了解患者每日的睡眠情况;②监护药物不良反应:曲唑酮片应从小剂量开始服用,而后根据病情调节剂量,注意用药中可能引起的直立性低血压。

(3)慢性病毒性乙型肝炎的治疗及护肝

1)定期检测肝功能。

2)监护药物不良反应:①阿德福韦酯胶囊用于治疗慢性病毒性乙型肝炎的最大剂量为 10mg/d,最常见的不良反应为疲乏;②复方益肝灵胶囊可能引起的不良反应尚不明确,注意观察。

5. 药学监护过程 患者入院时精神状况较差,主要表现为睡眠差、烦躁不安,伴有窒息感、心跳加快、全身瘫软,每次持续 1~2 分钟,每天发作 4 次左右。综合考虑诊断为焦虑症。入院后即予帕罗西汀 20mg po qd(第 1~3 天)、奥沙西泮 15mg po qn(第 1~20 天)改善焦虑症状与睡眠状态,予曲唑酮片 50mg po qn(第 1~20 天)改善睡眠,予阿德福韦酯胶囊 10mg po qd(第 1~27 天)治疗慢性病毒性乙型肝炎。入院第 3 日患者仍表现焦虑,诉睡眠稍有改善,感觉状态变差,头晕、乏力,双下肢疼痛特别明显。考虑患者诉躯体不适多,尤其以疼痛为主,停用帕罗西汀,使用度洛西汀 30mg po qd(第 4~7 天)继续抗焦虑治疗,就用药问题与家属沟通,告知现用药物可能出现的不良反应及应对措施。入院第 8 日患者的焦虑状态较前减轻,诉睡眠有较大改善,双下肢酸痛症状较前好转,故调整度洛西汀的剂量为 60mg po qd(第 8~27 天)。入院第 14 日患者病情稳定,加用复方益肝灵胶囊 740mg po tid(第 14~27 天)护肝。入院第 27 日患者病情基本稳定,要求办理出院。出院时患者情绪稳定,未诉特殊不适。出院带药为度洛西汀胶囊 60mg po qd,曲唑酮片 50mg po qn。每月门诊复诊。

6. 药学分析与建议 根据患者入院后的临床症状与既往病史进行诊断,属于焦虑障碍中的广泛性焦虑(GAD)。入院后即为患者制订并提供科学合理的治疗方案。药物方面根据 GAD 治疗指南,入院后即予帕罗西汀(第 1~3 天)、奥沙西泮(第 1~20 天)用于缓解患者的焦虑状态,予曲唑酮(第 1~27 天)改善睡眠,予阿德福韦酯胶囊 10mg po qd(第 1~27 天)治疗慢性病毒性乙型肝炎。

根据《GAD 治疗指南》(2011),GAD 规范化药物治疗的第一步是根据患者的年龄、既往治疗史、患者的意愿、自杀风险、治疗成本选择药物。一线选择药物选择艾司西酞普兰、文拉法辛、帕罗西汀,二线药物选择度洛西汀。治疗时告知患者可能的不良反应、停药反应、起效时间、疗程以及合并用药。早期可以合并苯二氮䓬类药,而后根据疗效调整方案。

帕罗西汀为《GAD 治疗指南》(2011)推荐的一线治疗药物,为选择性 5-HT 再摄取抑制药(SSRIs),通过抑制神经元 5-HT 再摄取而发挥药效,能有效缓解 GAD 患者的交流症状,有效预防 GAD 复发。用法用量为成人 20mg/d,最大剂量为 60mg/d。帕罗西汀作用的选择性较三环类抗抑郁药强,且极少通过其他神经递质起作用。

奥沙西泮为苯二氮䓬类药物,主要用于短期缓解焦虑,也可助眠,起效快,可作为焦虑伴有精神抑郁的辅助用药。因其属于地西泮的代谢产物,作用较地西泮弱,适用于老年患者。GAD 治疗前期可选择 SSRIs 与苯二氮䓬类药物联用,以快速稳定病情。

曲唑酮可用于治疗伴有抑郁症状的焦虑症,用以改善患者的睡眠障碍。因本药对心脏的不良反应相对较少,对外周抗胆碱能的作用弱,故较适合于老年患者使用。

患者使用帕罗西汀 3 日后临床症状未见明显好转且患者诉躯体不适明显,经医师与临床药师分析后决定改用度洛西汀(第 4 ~27 天),度洛西汀属于 5-HT 与去甲肾上腺素再摄取双重抑制剂(SNRIs),研究表明度洛西汀治疗广泛性焦虑症的疗效与帕罗西汀相当,但起效时间较后者短,且安全性高。根据《GAD 治疗指南》(2011),SSRIs 或 SNRIs 皆可与苯二氮䓬类药物短期联用以快速对症治疗 GAD。

7. 药物治疗小结 广泛性焦虑障碍是现今最常见的精神障碍之一,与抑郁症患者相比,焦虑症患者对药物不良反应更敏感,药物应从小剂量开始,逐渐加量。如患者使用后部分有效或无效,必须考虑患者的依从性、药物不良反应、其他躯体疾病、服用其他药物等问题,进行评估后调整药物治疗方案。如药物治疗效果明显,则应维持治疗至少 1 年,早期停药易复发。

四、器质性精神障碍

器质性精神障碍(organic psychosis)是指各种脑器质性精神病、躯体疾病和中毒引起可逆性或不可逆性脑功能损害时所致的精神障碍。包括脑器质性精神障碍、躯体疾病所致精神障碍(即症状性精神病)和精神活性物质所致精神障碍(即中毒性精神障碍)。尽管部分癫痫患者和阿尔茨海默病患者伴有精神障碍,但一般将其列入神经性疾病。器质性精神障碍的发生率为 15% ~30%。

(一)病因和发病机制

尽管器质性精神障碍的病因各异,但其临床表现具有相对的共同特征,对诊断与治疗均有重要意义。脑器质性疾病如颅脑损伤、脑肿瘤、脑血管疾病、脑急性或慢性感染、脑寄生虫病和脑变质性疾病时所发生的精神障碍是由脑部器质性病变直接引起的,故称为脑器质性精神障碍。不论病变性质如何,其精神症状的表现通常与病变部位、进展急缓、损害范围和严重程度有关。躯体疾病如心、肺、肝、肾疾病,内分泌功能紊乱,代谢和营养障碍,急性或慢性感染性疾病时所伴发的精神障碍是躯体疾病临床表现的一部分,故又称症状性精神病。其发生除与各种躯体疾病本身直接有关外,和体内各系统的改变也有关系,如高热、脱水、酸碱平衡失调、电解质代谢异常、毒性中间代谢产物蓄积、脑缺氧、脑微循环改变、维生素缺乏等,这些都可引起脑功能失调而出现精神症状。重金属、医用药物、农药与食物中毒等,致幻植物(如大麻)与嗜好物(酒)等亦可引发起精神障碍。关于年龄因素,同一器质性病因在不同年龄阶段的临床表现倾向性不同。儿童与少年患者易发生谵妄状态;壮年以后易发生遗忘综合征或痴呆;老年人常见的有某种程度的大脑皮质细胞损害,处于功能代偿状态,可因轻度呼吸道感染、全身麻醉、脱水或药物等的影响而发生谵妄。在器质性精神障碍中,当人格素质倾向的抑制解除而释放强化时,临床表现可呈现为类精神分裂症、类偏执症、类情感障碍的精神状态。

(二)临床表现及诊断

1. 诊断和鉴别诊断

(1)诊断:器质性精神障碍的诊断包括两个主要步骤,首先应判明精神障碍是否为器质性,然后进一步查明其病因。凡精神障碍首次发生在45岁以后,有明显的意识障碍、记忆缺损或进行性智能减退者均应首先考虑器质性病变存在。应仔细追问病史,做系统而细致的体格检查,包括神经系统检查,引起脑功能障碍者均提示有器质性精神障碍的可能。进一步的检查包括常规实验室检查,与可疑病因有关的特殊检查,如脑电图、超声脑扫描、颅骨X射线摄影、计算机断层脑扫描、头部磁共振等。智力测验和神经心理测验对确定痴呆程度,揭示神经心理损害的性质和程度均有帮助。若有下列缺损,可考虑有器质性精神疾病,缺损越广泛,临床上诊断越容易。①定向障碍:对时间、地点和周围事物的认识能力不良;②记忆减退:近事记忆及某些远事记忆能力丧失;③计算不良:100减7或100减3连续递减困难错误;④理解和判断困难:对问题的理解和判断困难,抽象思维能力明显减退,自知力不良;⑤情感障碍:情感反应肤浅、不稳、淡漠或欣快。在已确定有器质性精神障碍的基础上,结合病史、躯体和神经系统检查、各项辅助检查(如生化、超声波、放射学、脑电图等)结果,找出相对的器质性病因。

(2)鉴别诊断:主要与精神分裂症、躁郁症、神经症等相区分。这些疾病起病前可有精神诱发因素,或有家族史可供参考,无意识障碍,虽有多彩的思维障碍内容,但无智力缺损,躯体和神经系统检查无器质性病因。《中国精神疾病分类及诊断标准》(第3版)脑器质性与躯体疾病所致的精神障碍的诊断标准为:①有脑部病变或躯体疾病的证据。②有下述精神障碍综合征之一:在躯体疾病所致的精神障碍中,精神障碍的发生和病程随着躯体疾病的病情变化;意识障碍、精神病状态、遗忘综合征、人格改变、智力减退(痴呆)、神经症综合征等上述综合征的非典型形式,以及中间过渡形式或混合形式。

2. 临床表现

(1)谵妄状态(delirium state):是一组以意识内容改变和广泛认识功能障碍为特征的急性全面精神障碍。多继发于各种急性中毒、感染和躯体疾病。常见急性起病,病程短暂,病变发展迅速,故又称急性脑综合征。谵妄的最初症状可以从患者的一些非特异性症状中表现出来,如焦急、抑郁、易激动、注意集中困难、健忘、噩梦或言语散漫。注意、记忆和定向障碍是诊断谵妄的三个必要条件。注意不能持久集中,以致话题不能说完,不能持续做一个工作或简单的计算困难;记忆障碍主要为近事遗忘,尤其即刻记忆不良,但远记忆尚良好,若持续地对月份或年份不能正确记忆,经再三校正仍不能记忆时,是谵妄的征象;定向不良是由于注意集中新近记忆障碍所致。此外,还可有情绪障碍、睡眠不良或不眠、感知及行为障碍。常伴有带恐怖性的、生动的错视或幻视、被害妄想,以致有情绪恐惧、抑郁、易怒或欣快。导致谵妄的原因包括:①感染;②代谢及内分泌紊乱;③电解质紊乱;④颅内损伤;⑤手术后的状态;⑥药物等。

(2)痴呆状态(dementia state):以大脑认知功能的全面受损,缓慢出现全面智能障碍为主要临床特征,包括记忆、思维、理解、判断、计算等能力减退和人格改变,而无意识障碍。因多见于起病缓慢、病程较长的慢性脑部病变(变性病与脑血管病),故又称为慢性脑综合征。起病大多缓慢,常以神经衰退综合征的表现开始,有不很明确的身体不适,近记忆减退,注意力不易持久集中,思考变得困难,工作能力减退,兴趣减少,情绪显得不如以前热情,患者的认识能力在数月或数年中逐渐下降,性格也逐渐发生改变,对人的亲切、进取性和主动性均减退,并有情绪不稳、易发脾气或多疑。由于推理、判断、自知力以及高级情感活动如羞耻感、道德感等的受损,有的患者可出现愚蠢性犯罪行为。有这种表现对诊断痴呆具有重要意义:记忆不良,尤其近记忆障碍显著;以往获得的知识减退,以致影响社交活动和工作能力。检查时可发现计算与理解困难、抽象思维障碍,例如对同类的两种事物(如猫和鼠、牛和马)有何异同点不能区别。引起痴呆的病因很多:①中枢神经系统变性疾病:阿尔茨海默病、额-颞叶痴呆、亨廷顿病、克雅病(CJD)、帕金森病、路易体痴呆;②脑占位性病变:肿瘤、慢性硬膜下血肿、慢性脑脓肿;③感染:脑炎、脑膜脑炎、神经梅毒、艾滋病痴呆;④创伤:脑外伤;⑤血管性疾病:血管性痴呆;⑥中毒:乙醇、重金属、一氧化碳、药物中毒,缺氧等。

(3)遗忘症(amnesia):是一种选择性局灶认知功能障碍。意识清楚,智力相对良好,突出的临床表现为严重的近记忆障碍和言谈虚构倾向,常有时间定向障碍。患者具有易暗示性,如给新的提示可引出新的虚构内容。这一综合征又称科萨科夫(Korsakoff)综合征。引起遗忘障碍的常见原因是下丘脑后部和近中线结构的大脑损伤,但双侧海马结构受损偶尔也可导致遗忘障碍。乙醇滥用导致维生素 B_1(硫胺)缺乏是遗忘障碍最常见的病因。心脏停搏所致的缺氧、一氧化碳中毒、血管性疾病、脑炎、第三脑室的肿瘤等也可导致遗忘障碍。

(三)治疗原则

积极治疗导致精神综合征的原发脑部疾病和躯体疾病,参照相关疾病的治疗规范。参照相应精神障碍的治疗规范,根据患者的临床综合征,选用适宜的药物及早控制精神症状。使用时必须注意全身情况,药物剂量不宜过大,从低剂量开始,小剂量加药,以能有效控制精神症状的最小药量为佳。轻度认知障碍的治疗参照阿尔茨海默病“非药物干预”。支持治疗如维持水、电解质及酸碱平衡,改善脑循环,促进脑细胞功能的恢复,保证营养。良好的护理可以缓解患者的恐惧、焦虑情绪,特别是对有意识障碍的患者要防止其自伤、摔倒、冲动伤人毁物等意外发生。

(四)药物治疗方案

1. 谵妄的治疗　对于谵妄的治疗主要包括病因治疗、支持治疗和对症治疗。病因治疗是指针对原发脑部器质性疾病的治疗。支持治疗一般包括维持水、电解质平衡,适当补充营养。而安静的环境与柔和灯光可减少因光线不足产生的错觉,并可避免因光线过强而影响睡眠。对症治疗是指针对患者的精神症状给予精神药物治疗。为避免药物加深意识障碍,应尽量给予小剂量的短期治疗。抗精神病药如氟哌啶醇,因其嗜睡、低血压等不良反应较轻,可首先考虑。有肝脏疾病者和乙醇依赖者应避免使用氯丙嗪,以免引起癫痫发作。睡眠障碍者可给予适量的苯二氮䓬类药以改善睡眠。

2. 痴呆的治疗　首先,应及早治疗可治疗的病因;其次,需评估患者的认知功能和社会功能损害的程度,以及精神症状、行为问题和患者的家庭与社区资源等。治疗的原则是提高患者的生活质量,减轻患者给家庭带来的负担。重要环节是维持患者的躯体健康,提供安全、舒适的生活环境,以及药物对症治疗,包括提供充足的营养、适当运动、改善听力和视力及躯体疾病的治疗等。尽量使患者处于熟悉的环境中,最好是在家里,房间地板不宜太光滑,室内光线要适当,厕所要安装扶手,最好有让患者安全活动的空间。另一方面需教育家庭成员,向他们提供切实可行的帮助。痴呆患者实际上仍具有一定的学习能力,因此可通过非药物治疗使患者的生活功能、情绪和行为问题得以改善。抗精神病药物可用于对抗精神病性症状、激越行为或攻击行为。由于抗精神病药物可导致锥体外系不良反应和迟发性运动障碍,故应从低剂量开始,缓慢加量;症状改善后需逐渐减量或停止用药。抗抑郁药可用于痴呆伴抑郁的患者,可明显改善痴呆综合征,但必须注意三环类药物的抗胆碱不良反应可加重认知功能损害,可考虑选择性5-羟色胺再摄取抑制剂如氟西汀,以及其他药物如曲唑酮等。苯二氮䓬类虽可控制痴呆者的行为问题,但因可引起意识混浊、跌倒和药物依赖等,使用应特别谨慎。

（五）药物治疗管理

1. 疗效监测　原发病的病程可逆时精神症状也随之逐步好转,一般不遗留精神症状。若原发病呈进展性或病程中曾有较长时间的昏迷,则精神症状持续且加重,或遗留一定程度的残余症状。急性意识障碍一般病程短,如果及时、正确处理,预后良好。慢性痴呆状态病程持续较久,预后往往不佳;但应注意与假性痴呆状态相鉴别,假性器质性痴呆经过适当治疗可以恢复正常。急性或缓慢起病的遗忘综合征及痴呆由于脑组织发生不可逆性损害,病程长且多遗留智力障碍及人格改变。

2. 不良反应监护　器质性精神障碍的治疗包括对原发疾病的治疗和对应精神障碍的治疗。因此,不仅要注意抗精神病药物和治疗原发疾病药物的不良反应,还应重点监护某些抗精神病药物相对原发疾病所产生的新的不良反应。如:①对原发脑部器质性疾病的治疗,有肝脏疾病者和乙醇依赖者应避免使用氯丙嗪,以免引起癫痫发作;②苯二氮䓬类虽可控制痴呆者的行为问题,但可引起意识混浊、跌倒和药物依赖等,使用时应特别谨慎。

3. 患者健康教育和用药指导　使用精神药物治疗时应注意用药前应详细采集病史及体检,选用适应证明确、药物相互作用小、半衰期短、抗胆碱作用弱、对心血管功能影响较小的药物。由于器质性精神疾病患者的药物耐受性低,用药剂量应从常用剂量的1/4～1/2开始,缓慢递增,待精神症状好转即减量。

（六）案例分析

1. 主题词　病毒性脑炎;器质性精神病;喹硫平;阿昔洛韦。

2. 病史摘要　患者,男,23岁,因“言语反常、外跑、睡眠差5天”入院。患者于10天前开始出现感冒发热,持续两天体温最高到39℃,当时有头痛、乏力,后一直持续低热,在村里诊所治疗(具体药物不详),有时有效。入院前5天突然出现精神行为异常,表现为睡眠差、紧张、害怕、易发脾气、外跑、抢他人东西吃。为进一步明确诊断和治疗,入我院神经内科。既往体健,个人史、家族史无特殊。入院后血象、肝肾功能、电解质检查正常;行头颅CT、MRI均未见异常;脑电图示双额、中央、颞区散发慢波,对称;脑脊液常规、生化均未见异常。

入院诊断:病毒性脑炎,器质性精神病。

3. 治疗方案

(1)抗病毒治疗:阿昔洛韦注射剂500mg ivgtt q8h。

(2)抗精神病治疗：喹硫平片25mg po bid，第1～2天；50mg po bid，第3～4天；100mg po bid，第5～6天；150mg po bid，第7～8天；200mg po bid，第9天～出院。

(3)减慢心率：普萘洛尔片10mg po tid。

(4)护脑：胞磷胆碱注射剂500mg ivgtt qd。

(5)降颅内压：甘露醇注射剂250ml ivgtt qd。

4. 药学监护要点

(1)抗病毒治疗：监测患者的体温、头痛、睡眠等情况，注意阿昔洛韦的血液系统（贫血、血小板减少性紫癜、弥散性血管内凝血、溶血症、中性粒细胞减少等）、胃肠道、神经系统（头晕、头痛、眩晕、共济失调等）等不良反应。

(2)抗精神病治疗：监测患者精神症状的控制情况，注意锥体外系及肝、肾功能损害的不良反应，同时加强对患者的心理疏导和干预。

5. 药学监护过程　患者入院后即给予阿昔洛韦抗病毒、胞磷胆碱护脑、甘露醇降颅内压治疗。针对患者的精神症状选择非典型抗精神病药物喹硫平治疗，初始剂量为25mg，一日2次；第3日增量为50mg，一日2次，患者的精神症状改善不明显，未出现不良反应；喹硫平逐渐加量至200mg，一日2次，患者的紧张、害怕等精神症状逐渐消失，睡眠明显改善。患者在使用喹硫平200mg bid的第3天出现心率过快（100次/分），查心电图未见明显异常，考虑心率过快与使用喹硫平有关，加用普萘洛尔减慢心率，经过上述处理，患者的心率控制在60～80次/分。经过14天的治疗，患者痊愈出院。出院后继续阿昔洛韦治疗，总疗程至少4周。

6. 药学分析与建议　器质性精神病为在脑组织病变的基础上合并精神病症的一种疾病类型。脑器质性精神病症状以行为障碍、意识障碍、神经症样表现、遗忘综合征、情感障碍、精神病症状等为主要表现。该患者的脑组织病变为病毒性脑炎，主要的精神病症状为睡眠差、紧张、害怕、易发脾气、外跑、抢他人东西吃等。

器质性精神病的治疗关键是积极治疗脑组织病变，在控制精神症状方面需要选择一种安全的抗精神病药物。《中国精神障碍防治指南》指出，脑器质性精神病采用喹硫平、奥氮平与利培酮治疗均可起到理想的临床效果，使预后获得明显改善，提高患者的生存质量，但在不良反应方面，奥氮平、利培酮的发生率高于喹硫平，故在临床用药时需依据患者的情况正确选用。本病例选择了喹硫平。喹硫平为非典型抗精神病药，主要阻断中枢多巴胺D_2受体和5-羟色胺受体而起作用；临床应用过程中应从小剂量开始，根据患者临床症状的改善和不良反应情况调整剂量，间隔时间一般不少于2日；推荐的增减剂量方案为一次25～50mg，一日2次。

阿昔洛韦对单纯疱疹病毒、带状疱疹病毒、水痘病毒、EB病毒等有抑制作用，对巨细胞病毒的活性较差。该药能广泛地分布至各组织与体液，在肝、肾和小肠中的浓度最高，脑脊液中的浓度为血药浓度的一半。选择阿昔洛韦治疗病毒性脑炎，从药效学和药动学来讲选择合理。

7. 药物治疗小结　病毒性脑炎缺乏特异性治疗，早期控制脑水肿，维持水、电解质平衡，抗病毒等治疗是保证病情顺利恢复、降低病死率和致残率的关键。针对病毒性脑炎引起的器质性精神病，可以选择非典型抗精神病药物喹硫平、利培酮、奥氮平等药物，临床治疗疗效肯定，不良反应小。

五、睡眠障碍

睡眠障碍（somnipathy）系指睡眠-觉醒过程中表现出来的各种功能障碍。睡眠质量下降为常见的主诉,成年人群中长期睡眠障碍者可达15%。广义的睡眠障碍包括各种原因导致的失眠、过度嗜睡、睡眠呼吸障碍以及睡眠行为异常等。与睡眠有关的解剖部位相当广泛,至少包括额叶底部、眶部皮质、视交叉上核、中脑盖部巨细胞区、蓝斑、缝际核、延髓网状结构抑制区以及上行网状系统等。牵涉的递质包括乙酰胆碱、多巴胺、去甲肾上腺素、腺苷、γ-氨基丁酸、5-羟色胺以及神经肽类如S因子和δ睡眠导致肽(DSIP)等。主要的睡眠调节中枢位于下丘脑腹前区,即视交叉上核。该区病变除导致睡眠-觉醒周期紊乱外,还可导致体温及进食活动的改变。

(一)病因和发病机制

目前认为主要的睡眠调节中枢位于下丘脑腹前区。睡眠障碍产生的原因主要有躯体因素,如更年期综合征、月经不调、高血压、糖尿病等,会导致失眠的发生;环境因素,如环境突然改变就有可能会出现失眠,比如坐车、船、飞机时睡眠环境的变化,以及卧室环境的变化等,这是影响失眠发病的主要原因;精神因素,经常焦虑、烦躁不安或者情绪低落、心情不愉快容易引起失眠的发生;生活、工作、学习压力的增大可导致人体神经系统的功能异常,从而导致失眠的发生。

(二)临床表现及诊断

1. 临床分型 国际上关于睡眠功能障碍的分类还不规范,各国的诊断标准尚未统一。美国睡眠障碍中心把与睡眠相关的问题分成四大类,即失眠症、过度嗜睡性障碍、睡眠-觉醒时间程序障碍、深眠状态。

(1)失眠症:或称之为入睡和保持睡眠的障碍,这是最为普遍的睡眠障碍。失眠症有三种不同的类型,都有慢性睡眠障碍和白天倦怠的主诉。①入睡障碍性失眠,指入睡困难;②保持睡眠障碍性失眠,以频繁的夜间易醒为特征;③终末性失眠,指清晨早醒,而且不能再度入睡。这些类型可单独发生,亦可合并出现,但在环境允许睡眠的情况下出现通宵失眠者比较少见。

(2)过度嗜睡性障碍:其中最常见的是发作性睡病。其典型症状是睡眠发作、猝倒、睡眠麻痹或称睡瘫、入睡前幻觉。过度嗜睡性障碍的另一常见类型是睡眠呼吸暂停,系患者在熟睡中反复出现呼吸停顿,并突然惊醒以恢复呼吸。此类睡眠障碍的特征是患者早晨醒来感到精神不振和昏昏欲睡,亦可视其为入睡或保持睡眠的障碍。凡主诉失眠以及白天明显嗜睡的患者均有睡眠呼吸暂停存在的可能。

(3)睡眠-觉醒时间程序障碍:包括高速飞行时引起的暂时性生理节奏紊乱和上班时间更改引起的暂时性睡眠障碍。一种较为持久的症状是睡眠相延迟综合征,即长期不能在期望的时间入睡。具有此种症状的人,在不需要严格遵守时间程序时,如周末或假日中却能安睡。睡眠的起始和长度受种属特异性生物节律的影响,当这些节律不同步时便出现睡眠障碍。

(4)深眠状态:指一些出现在慢波睡眠,即大多在睡眠Ⅲ、Ⅳ期间的临床表现,但其睡眠过程本身并无异常。其中之一是梦游症,多见于儿童及成人的癔症患者。梦游常发生于睡眠Ⅲ、Ⅳ期中,即患者在夜间睡过一段时间后,会从床上坐起,甚或离床而四处走动,行为较呆板,意识恍惚,问之不答或呼之不应,走动一阵后又睡,次日不能回忆。儿童的梦游症一般会随着年龄的增长而自然消失。其他这类睡眠障碍还包括睡中惊恐、遗尿和夜间磨牙。儿童中比较普遍的夜惊约在睡眠1小时后出现,其特征是突然尖叫。成人的夜惊是梦魇,可以使人惊醒,好似感觉到胸部被什么东西压住一样,此种情况都发生在睡眠Ⅳ期中。如果梦魇不醒,常常没有梦境的回忆。遗尿亦多半出现在夜间睡眠前1/3阶段的Ⅲ、Ⅳ期中。

2. 诊断

(1)了解睡眠障碍的最重要的方法是应用脑电图多导联描记装置进行全夜睡眠过程的监测。因为睡眠不安和白天嗜睡的主诉有各种不同的原因,而脑电图多导联描记对于准确诊断是必不可少的。

(2)各种量表测定如 Epworth 睡眠量表(ESS);夜间多相睡眠图(nocturnal polysomnographic recordings,NPSG)记录;多相睡眠潜伏期测定(multiple sleep latency test,MSLT)等。NPSG 最适用于评价内源性睡眠障碍,如阻塞性睡眠呼吸暂停综合征、周期性腿动或经常性深睡状态如 REM 行为紊乱或夜间头动;但对于失眠,尤其是入睡困难为主的失眠的评价则无裨益。MSLT 常在 NPSG 后进行,用于评价睡眠过度,该法常可发现发作性睡病中的日间过度睡眠和入睡初期的 REM 期。MSLT 应该在患者正常的清醒周期中进行,并随后观察一个正常的夜间睡眠。

(三)治疗原则

不同类型的睡眠障碍应施用不同的治疗方法。如睡眠呼吸暂停多见于肥胖、高血压和任何原因造成的上呼吸道狭窄的患者。美国的临床学家认为,对严重的睡眠呼吸暂停最有效的治疗是气管造口术。失眠治疗的目标不是简单地延长睡眠时间,而是提高患者对睡眠质和量的主观满意度和生命质量。失眠症需要进行包括心理治疗和药物治疗在内的综合治疗。药物治疗失眠症最常用的方法是应用安眠药,如苯二氮䓬类药物。

(1)心理治疗:睡眠常识健康教育作为失眠症治疗的基础,目标是矫正患者关于睡眠的不良认知和不良的睡眠卫生习惯。可选用的心理治疗方法包括一般性心理支持治疗和认知行为治疗(如放松治疗、睡眠限制、刺激控制等)。

(2)药物治疗:可使用苯二氮䓬类和非苯二氮䓬类催眠药进行治疗,对以入睡困难为主的患者可首选短半衰期的药物,对以早醒为主的患者选中半衰期的药物,对伴有焦虑、抑郁情绪者可使用有一定镇静作用的抗抑郁药。上述药物治疗无效,可酌情使用其他具有催眠作用的精神药物。

(四)药物治疗方案

1. 治疗药物的分类　药物是治疗失眠的主要手段之一。凡能快速诱导睡眠、延长总睡眠时间及深度睡眠过程的药物,均有助于治疗失眠。目前常用的治疗失眠的药物有镇静催眠药(包括巴比妥类、苯二氮䓬类、非典型苯二氮䓬类)、抗抑郁药、抗组胺药(目前极少用于催眠)。迄今镇静催眠药已经历前后三代的发展:

(1)第一代镇静催眠药物包括巴比妥类、水合氯醛等。巴比妥类的治疗指数较低,容易产生耐受性和依赖性,药物之间的相互影响比较大,中等剂量即可抑制呼吸。水合氯醛因药物之间的相互作用少,广泛用于药物临床试验及与不合作者进行某些特殊检查时的快速催眠。苯巴比妥可对苯二氮䓬类与其他催眠药进行替代与递减治疗,也可用于儿童睡行症、睡惊症和梦魇等疾病,或者用于拮抗麻黄碱、苯丙胺、氨茶碱等药物的中枢兴奋不良反应。

(2)第二代镇静催眠药物主要是苯二氮䓬类。该类药物是临床上最常用的一种镇静、催眠和抗焦虑药。其中地西泮曾经是临床上使用频率最高的药物,后期开发的有三唑仑、咪达唑仑、氟西泮、硝西泮、艾司唑仑、阿普唑仑、劳拉西泮等。它们的特点是治疗指数高、对内脏的毒性低和使用安全,到目前为止仍是治疗失眠最常用的药物。苯二氮䓬类药能迅速诱导患者入睡,减少夜间觉醒次数,延长睡眠时间和提高睡眠质量,但也改变了通常的睡眠模式,使浅睡眠延长、做梦减少或消失。

(3)第三代镇静催眠药物主要包括唑吡坦、佐匹克隆、扎来普隆。一般来讲,所有的镇静催眠药对中枢神经系统都有抑制作用,会产生依赖性、戒断症状和宿醉现象。20 世纪 80 年代后期,人们开发了新一代非苯二氮䓬类催眠药,唑吡坦是首先面市的该类药物。唑吡坦能显著缩短入睡时间,同时能减少夜间觉醒次数,增加总睡眠时间,改善睡眠质量,次晨无明显的后遗作用,极少产生"宿睡"现象,也不影响次晨的精神活动和动作的机敏度;久服无成瘾性,停药后很少产生反跳性失眠,重复应用极少积聚,使用较为安全,已成为治疗失眠症的标准药物,有逐步取代苯二氮䓬类药物的趋势。第三代镇静催眠药物口服吸收良好,半小时达血药浓度高峰,药物代谢、排泄快,半衰期为 3 ~ 6 小时,经肾脏代谢。不良反应与患者的个体敏感性有关,主要为嗜睡、头昏、口苦、恶心和健忘等。

2. 治疗方案　失眠的治疗首先应是消除导致失眠的各种诱因,如焦虑、抑郁、兴奋过度、睡眠环境差等;其次要采取综合措施,制订个体化治疗方案,涉及心理治疗、行为疗法和药物治疗。对入睡困难或中途易醒者可选用短、中半衰期的镇静催眠药,如硝西泮、阿普唑仑;早醒者可选用长半衰期的镇静催眠药,如地西泮、氟西泮等;对于一过性失眠患者可小剂量用药 1 ~ 2 天;短期失眠者应从小剂量开始应用,最好间隔 2 ~ 3 天给药一次,用药时间不超过 2 周;对于慢性失眠者建议服用最小有效剂量,间断性或短期使用;如果患者睡眠紊乱伴有焦虑、抑郁,应该使用抗焦虑或抗抑郁药物治疗;入睡困难、清晨思睡不愿起床、白天又觉得头晕无力者可于白天服用兴奋剂、晚上服用安眠药,以调整其睡眠规律;此外,需要长时间服用安眠药的患者不宜连续使用同一种药,而应经常更换,以免产生耐药性与成瘾性。

(五)药物治疗管理

1. 疗效监测　通过患者对睡眠的自我评估、睡眠评价量表、睡眠记录等方式评价患者的睡眠质量,以患者睡眠质量明显改善、情绪平稳、焦虑明显好转确定为临床有效。

2. 不良反应监护

(1)新型镇静催眠药物的治疗指数高,安全性高,基本不改变正常的生理睡眠结构,不易产生耐受性、依赖性。不良反应与患者的个体敏感性有关,主要为嗜睡、头昏、口苦、恶心和健忘等。但长期服用这些药物也能引起耐受性、习惯性、成瘾性。国家药品不良反应监测中心多次发布药品不良反应信息通报,对镇静催眠类产品的安全性问题进行警示,警惕镇静催眠药引起的异常睡眠行为。

(2)遵循最短疗程和最小剂量的原则,建议患者不要与乙醇和(或)其他中枢神经系统抑制药物同时服用。

3. 患者健康教育和用药指导　镇静催眠类药物中有的易成瘾,有的与酒同服时有危险。长期应用会产生耐药性,需较大剂量才能入睡。此外,长期应用镇静催眠药本身能产生睡眠障碍,故失眠患者应合理应用安眠药物。产生睡眠问题的原因很多,如某种睡眠障碍、躯体疾病、情感因素、生活方式(过多饮用咖啡和茶叶)以及环境因素(噪声、拥挤或污染)等。只要找出问题所在,就有可能找到办法解决,重新建立规律的睡眠。尽量不要使用兴奋性的食物或者药物,如不要饮用浓茶、咖啡,少吃让人兴奋的大蒜等,尤其在睡前不要食用这些东西。合理膳食,保证营养全面而均衡,睡前喝一杯温热的牛奶。

(六)案例分析

1. 主题词　失眠症;镇静催眠药。

2. 病史摘要　患者,女,55 岁,因"入睡困难 2 年,加重 40 天"入院。患者于两年前渐渐出现入睡困难,常需服用0.4～0.8mg阿普唑仑或1～2mg艾司唑仑才能入睡。近40天来患者入睡困难加重,常需增至2倍量治疗,入睡效果仍不佳。自诉睡不着觉,难受、烦躁,偶有自杀倾向,但未有行动。入院前两天曾在门诊就诊,予佐匹克隆7.5mg治疗,患者自诉服药3小时后仍难以入睡,因担心催眠药失效来我院住院,以"失眠症"收住院。既往无高血压、糖尿病病史,有偏头痛史30余年。

入院诊断:失眠症。

3. 治疗方案 镇静催眠:佐匹克隆片7.5mg po qd;米氮平片15mg po qn(第1～7天);米氮平片30mg po qn(第8～13天)。

4. 药学监护要点

(1)监测患者睡眠质量的改变,通过患者对睡眠的自我评估、睡眠评价量表、睡眠记录等方式评价患者的睡眠质量。

(2)佐匹克隆、米氮平的常见不良反应有头晕、头痛、恶心,佐匹克隆还可引起不安、烦躁等不良反应,米氮平可以引起体重增加、便秘及口干等不适。

(3)佐匹克隆和米氮平合用时中枢镇静作用增加,应根据患者的睡眠情况调整剂量。

5. 药学监护过程 考虑患者服用阿普唑仑或艾司唑仑约2年,入院前2日来我院门诊就诊,予佐匹克隆片7.5mg qn,患者自诉服药3小时后仍难以入睡,失眠后出现焦虑、抑郁,甚至自杀的念头。入院后,继续给予佐匹克隆片7.5mg qn,考虑患者有抑郁症状,加用抗抑郁药物米氮平片15mg qn,并在间隔1周后增加到30mg qn,同时给予心理治疗、文体训练。经过上述处理患者的睡眠质量明显改善,情绪也变得平稳,对失眠的焦虑、担心明显好转。患者失眠症好转,予以出院,每月门诊复诊。

6. 药学分析与建议

(1)失眠的药物治疗:患者是一位慢性失眠患者,长期使用阿普唑仑、艾司唑仑,疗效不理想。目前治疗失眠的药物有苯二氮䓬类受体激动剂、褪黑素受体激动剂和具有催眠效果的抗抑郁药物。苯二氮䓬类受体激动剂分为传统的苯二氮䓬类药物(BZDs)和新型非苯二氮䓬类药物(non-BZDs)。BZDs种类较多,包括艾司唑仑、三唑仑、地西泮、阿普唑仑等。这些BZDs可以缩短失眠者的睡眠潜伏期、增加总睡眠时间,不良反应包括日间困倦、头昏、肌张力减退、跌倒、认知功能减退等,老年患者使用时需注意药物的肌松作用和跌倒风险。non-BZDs包括唑吡坦、佐匹克隆、右佐匹克隆和扎来普隆,具有和BZDs类似的催眠作用。由于non-BZDs的半衰期短,次日残余效应被最大限度地降低,一般不产生日间困倦,产生药物依赖的风险较传统BZDs低,治疗失眠安全、有效,长期使用无显著的药物不良反应。褪黑素受体激动剂由于临床应用尚无一致性结论,故不建议将其作为催眠药物来使用。抗抑郁药物具有催眠镇静作用,在失眠伴随抑郁焦虑心境时应用较为有效。抗抑郁药物分为三环类(阿米替林、多塞平)、选择性5-羟色胺再摄取抑制剂(氟西汀、帕罗西汀、舍曲林等)、5-羟色胺和去甲肾上腺素再摄取抑制剂(文拉法辛、度洛西汀)和其他抗抑郁药物(米氮平、曲唑酮)。2010版《中国成人失眠诊断与治疗指南》指出,慢性失眠与抑郁症状同时存在,短效苯二氮䓬类激动剂联合抗抑郁药物可以尽快改善患者的失眠症状,提高生活质量,同时改善抑郁和焦虑症状。从本例患者的治疗过程来看,对于伴有焦虑、抑郁症状的失眠患者,抗抑郁药物与苯二氮䓬类受体激动剂联合应用效果确实不错。

(2)失眠的心理治疗:根据《中国成人失眠诊断与治疗指南》,心理行为治疗对于成人原发性和继发性失眠具有良好的效果,通常包括睡眠卫生教育、刺激控制疗法、睡眠限制疗法、认知疗法和松弛疗法。认知疗法常与刺激控制疗法和睡眠限制疗法联合使用,组成失眠的认知行为疗法(CBT-I)。该患者的失眠治疗中,心理治疗始终贯穿其中。

(3)失眠的综合干预:药物干预失眠的短期疗效已经被临床试验所证实,但是长期应用可能出现药物不良反应、成瘾性等潜在风险。CBT-I不仅具有短期疗效,在随访观察中期疗效可以长期保持。该患者出院后的治疗建议CBT-I联合药物可以获得更多优势,在门诊医师的指导下药物可逐渐改为间断治疗,治疗全程保持CBT-I干预。

7. 药物治疗小结　失眠药物治疗的关键在于把握获益与风险的平衡。在选择干预药物时需要考虑患者的症状(是否伴有焦虑、抑郁)、既往的用药反应、患者的一般状况、当前用药的相互作用等。对于伴有焦虑、抑郁的患者,抗抑郁药物联合苯二氮䓬类受体激动剂是一个不错的选择;在药物治疗的基础上联合心理治疗,可以长期保持治疗效果。

思考题

1. 简述精神分裂症、抑郁症、躁狂症、焦虑症的药物治疗原则及常见的药物不良反应的处理。

2. 苯二氮䓬类药具有抗焦虑作用强、起效快等特点,为何仅用于焦虑障碍的早期辅助用药?其主要不良反应有哪些?为什么在撤药过程中应当对其进行用药监护?

3. 新型抗焦虑药丁螺环酮与苯二氮䓬类比较,其作用特点和不良反应各有哪些?

(方平飞　原海燕　刘艺平撰稿;李焕德审校)

参考文献

1. 姜远英. 临床药物治疗学. 第3版. 北京:人民卫生出版社,2011
2. 程德云. 临床药物治疗学. 第4版. 北京:人民卫生出版社,2012
3. 江开达,马弘. 中国精神疾病防治指南. 北京:北京大学医学出版社,2010
4. 廖瑞芳,姚继红. 临床药物治疗学·案例版. 北京:科学出版社,2009
5. 蔡卫民,吕迁洲. 临床药学理论与实践. 北京:人民卫生出版社,2012
6. 杨宝峰. 药理学. 第7版. 北京:人民卫生出版社,2008
7. Robert L Talbert, Gary Matzke, Barbara Wells, et al. Pharmacotherapy: A Pathophysiologic Approach. 8th ed. McGraw Hill Professional,2011
8. 中华医学会精神病学分会. 抑郁障碍防治指南. 北京:北京大学医学出版社,2007
9. 钟智勇,张明,王继辉,等. 利培酮口服液与奥氮平治疗脑器质性精神障碍疗效与安全性分析. 中国临床药理学与治疗学,2012,(9):1047-1051
10. 2007版中国精神分裂症防治指南
11. 中华医学会. 中国成人失眠诊断与治疗指南. 中华神经科杂志,2012,45(7):534-550
12. Alan J G, Marlene P F, John C M. Practice Guideline for the treatment of Patients With Major Depressive Disorder, Third Edition[M]. American Psychiatric Association,2010. 10.

第十二章　风湿性疾病

风湿性疾病泛指影响骨、关节、肌肉及其相关软组织、血管、脂肪及免疫系统等以结缔组织为主要成分的各种组织与器官的一组疾病。病因和发病机制尚未完全明确,其病因涉及免疫性、遗传性、感染性、代谢性、内分泌性、退化性和地理环境性等多种因素,其中自身免疫反应和遗传因素是其重要诱因。该类疾病常累及多系统多器官,如骨骼系统、消化系统、脑、肝脏、肺、肾脏等,大多呈慢性、迁延反复发作,临床表现错综复杂,主要表现为不规则发热、疼痛、僵硬、肿胀、活动受限、无力和疲劳等。随着对免疫损伤在风湿性疾病发病中的作用和意义研究的不断深入,目前临床上已发展出通过非特异地阻断天然免疫或获得性免疫损伤以减轻炎性损伤的治疗策略,并获得了较好的治疗效果。近年来,基因组学及其相关研究的进展,使针对此类疾病部分易感基因的靶向治疗成为可能。通过对发现的易感基因等致病靶位采用的靶向治疗策略,在降低广谱免疫抑制治疗所带来的副作用的同时,也取得了更好的疗效,并有望极大地改善和提高这类患者的生活水平。

第一节　总　论

一、风湿性疾病概述

风湿性疾病的病因和发病机制复杂多样,包含的病种甚多,至今尚无完善统一的分类。1993 年美国风湿病协会(American Rheumatism Association)根据其发病机制、病理及临床特点将风湿性疾病分为十大类近 200 种疾病,简要归纳如表 12-1 所示。

表 12-1　风湿性疾病的分类

分类	疾病
弥漫性结缔组织病	系统性红斑狼疮、类风湿关节炎、多发性肌炎/皮肌炎、系统性硬化症、坏死性血管炎及其他血管炎等
与脊柱炎相关的关节炎	强直性脊柱炎、Reiter 综合征、银屑病关节炎等
退行性关节炎	原发性和继发性骨关节炎等
感染所致的风湿性综合征	反应性关节炎、风湿热等
伴风湿病表现的代谢或内分泌疾病	痛风、淀粉样变性、软骨钙化症等
肿瘤相关的风湿病	滑膜瘤、滑膜肉瘤、多发性骨髓瘤等
神经血管疾病	Charcot 关节、红斑性肢痛病、雷诺病等
骨及软骨疾病	骨质疏松、骨软化、肋软骨炎、骨坏死等
关节外疾病	关节周围病变、椎间盘病变、特发性腰痛等
其他有关节表现的疾病	复发性风湿病、间歇性关节积水、药物相关的风湿性综合征等

在我国，风湿性疾病是一类常见病，但其中有些疾病相对少见。据我国不同地区流行病学的调查显示，类风湿关节炎（RA）的患病率为0.32% ~0.36%，系统性红斑狼疮（SLE）为0.07% ~0.1%，系统性硬化症为0.019% ~0.025%。近年来，RA和SLE的发病率呈逐年增加的趋势，因此本章重点对这些疾病的药物治疗进行讨论。

（一）病因

风湿性疾病的发病机制主要是由于获得性免疫系统攻击自身器官，导致组织器官处于一个炎症、损伤以及解剖结构改变并陷入不断放大的恶性循环。该类疾病常有自身抗体产生、免疫球蛋白升高和血沉（ESR）加快，病变组织中有纤维样坏死和血管炎免疫复合物沉淀等。

风湿性疾病相关的遗传易感性主要与编码人类白细胞抗原（human leucocyte antigen，HLA）的基因相关。在不同的个体中这些基因显示出高度的结构多变性，从而影响了免疫反应模式和疾病的易感性。如研究表明HLA-B27基因与强直性脊柱炎有关，而HLA-DRB1基因与类风湿关节炎（RA）有关。HLA的研究已成为了解风湿病遗传学的突破点，这使得我们可利用单核苷酸多态性（SNP）技术来鉴定更多的HLA危险基因，并通过全面系统的遗传病因分析以进一步明确病因。

（二）病理

风湿性疾病的病理涉及全身的间质组织，炎症反应及血管病变是其主要的共同病理改变。炎症反应主要表现为局部组织出现大量淋巴细胞、巨噬细胞和浆细胞浸润与聚集；血管病变以血管壁的炎症为主，出现血管壁增厚、管腔狭窄使局部组织器官缺血，两者共同作用最终形成广泛损害。

（三）诊断

风湿性疾病的确诊主要依靠病史采集、体格检查、实验室检查、标本病理和影像学进行综合判断，其中特异性的实验室检查在风湿性疾病的诊断中具有重要的参考价值。

病史询问时，必须准确了解患者描述的症状、详细记录症状发作的部位与严重程度、加重和缓解的因素及伴随症状。体格检查应对关节、关节外的软组织、肌腱、韧带、滑囊和肌肉状况进行全面系统的评估。

实验室检查包括血常规、肝肾功能等一般性检查和特异性检查。特异性实验室检查包括自身抗体检测、关节液分析、滑膜活检与滑膜病理学检查等。

1. 自身抗体检查　自身抗体检测包括抗核抗体（antinuclear antibody，ANA）、类风湿因子（rheumatoid factor，RF）和其他自身抗体检测。

（1）ANA检测：ANA检测是针对血中的核成分和胞质成分的各种特异性抗体谱，临床上一般采用间接免疫荧光法。ANA检测阳性应多次反复检查确定，累计阳性率应接近100%才能认定。由于老年人或某些疾病可出现低滴度ANA，故ANA效价≥1:80的意义较大。ANA滴度与疾病活动性并非完全平行，若以抗双链DNA（dsDNA）抗体为主，则ANA滴度随疾病缓解后可下降或转阴，但以抗可溶性核抗原（ENA）抗体为主时则与疾病活动性无明显相关。

（2）RF检测：RF可分为IgM、IgG和IgA型，临床上主要检测IgM型RF，虽然有助于诊断，但并非特异性指标。抗环瓜氨酸肽抗体（anti-cyclic citrullinated peptide antibodies，anti-CCP antibodies）与RF的敏感性相近，且特异性更高，现已取代RF成为诊断RA的首选指标。抗CCP抗体检查还有助于RA的早期诊断，尤其是血清RF阴性、临床症状不典型的患者。

(3)其他自身抗体检测:其他自身抗体主要有抗中性粒细胞胞质抗体(ANCA)、葡萄糖-6-磷酸异构酶、抗磷脂抗体(APL)和铁蛋白等,然而这些抗体在风湿性疾病的诊断和预后判断上仍需进一步研究。

2. 关节液分析、滑膜活检与滑膜病理学检查　关节液分析包括白细胞计数、革兰染色及关节液培养等,主要用于病因不明的关节积液患者,以鉴别受累关节发病为炎性或非炎性。滑膜活检对经其他检验(如滑液分析)诊断不清的持续性关节炎可提供明确的证据,如结核、结节病及色素沉着绒毛结节性滑膜炎等。

3. 影像学检查　风湿性疾病的影像学检查方法主要针对关节病变,有常规X线检查、关节造影检查、CT、MRI、超声、放射性核素闪烁成像、正电子发射断层扫描等,可帮助评估病情的严重程度和进展。

二、风湿性疾病的治疗原则及常用药物

(一)治疗原则

风湿性疾病一旦诊断明确,应尽早根据诊断及患者的情况制订出个体化治疗方案,长期随访治疗。治疗措施包括健康教育、药物治疗、物理治疗、锻炼、矫形、手术、心理辅导等以解除症状、稳定病情、保护关节和脏器功能。

(二)常用药物

1. 非甾体抗炎药(non-steroidal anti-inflammatorydrugs,NSAIDs)　NSAIDs对RA等炎症性疾病具有肯定疗效,是目前临床上最常用的一类控制风湿性疾病骨关节炎症状的药物(表12-2)。其机制是通过抑制花生四烯酸代谢过程中环氧化酶(cyclooxygenase,COX)的活性,减少局部组织前列腺素(prostaglandin,PG)的生物合成而具有抗炎、止痛、退热作用。根据其对COX作用的选择性可分为非选择性COX抑制药和选择性COX-2抑制药。NSAIDs起效迅速,可快速缓解患者的关节肿痛并改善功能,但对炎性疾病过程本身几乎无作用,不能使疾病真正缓解,停药后很快出现反跳或症状再现。

表12-2　常用的非甾体抗炎免疫药

分类		代表药物名称	半衰期(小时)	最大剂量(mg/d)	每次剂量(mg)	服药次数(次/天)	备注
非选择性COX抑制剂	芳基丙酸类	布洛芬(ibuprofen)	2	2400	400~800	3	不良反应少见
	芳基乙酸类	双氯芬酸(diclofenac)	2	150	25~50	3	抗炎镇痛作用中等,不良反应较轻
	吲哚类	吲哚美辛(indomethacin)	4.5	150	25~50	3	抑制COX作用最强,但不良反应的发生率高
	烯醇酸类	吡罗昔康(piroxicam)	45	20	20	1	胃肠道刺激反应达20%,亦可致耳鸣、皮疹

续表

分类		代表药物名称	半衰期（小时）	最大剂量（mg/d）	每次剂量(mg)	服药次数（次/天）	备注
	烷酮类	萘丁美酮（nabumetone）	24	2000	1000	1	前体药,肝脏激活,不良反应较少
	异丁芬酸类	舒林酸（sulindac）	7(14)	400	200	2	前体药,作用时间较长,不良反应中等程度
选择性 COX-2 抑制剂	二芳基吡唑类	塞来昔布（celecoxib）	11	400	100~200	2	COX-2/COX-1 抑制倍数为 375 倍,胃肠道毒性降低
	二芳基呋喃酮类	罗非昔布（rofecoxib）	17	25	25	1	COX-2/COX-1 抑制倍数为 1000 倍

NSAIDs 由于抑制了 PG 的生理作用,不良反应较多。其最常见的不良反应主要为胃肠道反应,可表现为上腹部不适、恶心、呕吐、胃十二指肠溃疡、出血甚至穿孔;其次为皮肤反应,包括皮疹、荨麻疹、剥脱性皮炎、光敏等,以舒林酸、萘普生、吡罗昔康为多见;NSAIDs 还可引起肝损害,轻者表现为氨基转移酶升高,严重的可发生肝细胞变性坏死;NSAIDs 所致的肾损害可表现为急性肾衰竭、肾病综合征、肾乳头坏死、水肿、高血钾和(或)低血钠等;长期大量应用也可引起血压升高、心律不齐、心悸等心血管系统不良反应,甚至可发生心梗等严重心血管事件。此外,几乎所有的 NSAIDs 都可抑制血小板聚集,延长出血时间。

2. 甾体抗炎免疫药　糖皮质激素是一类具有多种生物活性的化合物,除免疫抑制作用之外,临床上还有强大的抗炎、抗休克等广泛的生理活性,是迄今为止最有效的抗炎免疫抑制药物,在风湿性疾病的治疗中发挥重要作用。糖皮质激素可能通过下列机制发挥抗风湿作用:①抑制炎症反应:糖皮质激素与胞质内的受体结合后,进入细胞核内与染色质相结合,改变该细胞合成的蛋白性能,如抑制核转录因子 κB(NF-κB)、减少致炎症细胞因子形成。②抑制免疫反应:糖皮质激素主要通过抑制细胞免疫发挥抗免疫作用,抑制巨噬细胞的吞噬及抗原递呈作用,减少大量炎症细胞包括自然杀伤细胞(NK 细胞)及 T 淋巴细胞的活化、增殖、分化和存活;同时抑制一些炎症相关细胞因子的生成和分泌,最终促进炎症细胞特别是未成熟、活化 T 细胞的凋亡,减少循环中的淋巴及 NK 细胞数量。虽然产生抗体的成熟 B 淋巴细胞及中性粒细胞对糖皮质激素的敏感性差,但此类药物仍可通过抑制黏附分子、补体旁路蛋白及前列腺素的表达分泌,抑制上述细胞与内皮细胞的黏附。超生理浓度的糖皮质激素还可抑制成纤维细胞增生以及 IL-1 与 TNF-α 诱导的金属蛋白酶的合成,进而延缓骨及软骨的破坏。

天然糖皮质激素为皮质醇(氢化可的松),通过对其进行化学修饰,衍生出一系列效力更强的人工合成糖皮质激素和生物学活性被改变的类固醇激素。不同类型的糖皮质激素抗炎及抗免疫活性不同,血浆半衰期与血浆蛋白亲和力各异,如表 12-3 所示,在使用时应结合疾病本身及患者的具体情况(肝肾功能、年龄等)选用药物。

表 12-3　抗风湿性疾病常用的糖皮质激素的比较

	等效剂量（mg）	相对糖皮质激素活性	相对盐皮质激素活性*	蛋白结合	血浆半衰期(小时)	生物半衰期(小时)
短效						
可的松	25	0.8	0.8	–	0.5	8～12
氢化可的松	20	1	1	＋＋＋＋	1.5～2	8～12
中效						
甲泼尼龙	4	5	0.5	–	>3.5	18～36
泼尼松龙	5	4	0.6	＋＋	2.1～3.5	18～36
泼尼松	5	4	0.6	＋＋＋	3.4～3.8	18～36
曲安西龙	4	5	0	＋＋	2～>5	18～36
长效						
地塞米松	0.75	20～30	0	＋＋	3～4.5	36～54
倍他米松	0.6	20～30	0	＋＋	3～5	36～54

注：*水钠潴留，排钾。符号：–，阴性；＋＋，高；＋＋＋，很高；＋＋＋＋，非常高

糖皮质激素有强而快速的抗炎、抗免疫作用，是治疗多种风湿性疾病的一线药物，但并非根治性药物，也并非适用于所有的风湿性疾病。糖皮质激素对于各种风湿性疾病治疗的适应证与建议使用方法简略见表 12-4。

表 12-4　糖皮质激素在风湿性疾病中的应用(罕见临床情况除外)

	初始口服剂量*			静脉极高剂量或冲击剂量	关节腔内注射
	低*	中*	高*		
关节疾病					
急性痛风性关节炎	–	–	–	–	2
青少年特发性关节炎	–	1	1	–	1
骨关节炎	–	–	–	–	1
假性痛风	–	–	–	–	2
银屑病关节炎	–	1	–	–	1
活动性关节炎、Reiter 综合征	–	–	–	–	1
风湿热	–	1	1	–	–
类风湿关节炎	2	2	1	1	2
结缔组织疾病					
皮肌炎、多发性肌炎	–	–	3	1	–
混合型结缔组织病	–	1	–	1	1
风湿性多肌病	–	3	–	1	–

续表

	初始口服剂量*			静脉极高剂量或冲击剂量	关节腔内注射
	低*	中*	高*		
原发性干燥综合征	-	-	1	-	-
系统性红斑狼疮	-	2	1	1	-
系统性硬化	-	1	-	-	-
系统性血管炎					
一般用药	-	-	3	1	-

注：*起始剂量为开始治疗时的剂量，而后可根据疾病活动程度逐渐减量。泼尼松的每日剂量：低，≤7.5mg；中，7.5～30mg；高，30～100mg；极高，>100mg。-：很少用；1：不常用或用于难治性病例、并发症、严重复发及严重恶化；2：基本治疗的辅助手段；3：基础治疗方案

由于糖皮质激素的抗炎及抗免疫作用没有明确的靶点，其不良反应较多见，包括感染、高血压、高血糖症、骨质疏松、股骨头无菌性坏死、肥胖、精神异常、消化性溃疡等，绝大多数不良反应不可避免，但大部分为剂量与时间依赖性的，尽量减少药物的用量可使不良反应风险降至最低。

3. 缓解病情抗风湿药（disease modifying antirheumatic drug，DMARD）　该类药物主要通过抑制或调节机体免疫反应中的某一环节而起作用，可以在一定程度上缓解病情或阻止疾病进展，是目前治疗风湿性疾病的主要药物。现在临床上常用的药物包括非生物性改变病情抗风湿药物（甲氨蝶呤、环磷酰胺、硫唑嘌呤、环孢素、吗替麦考酚酯、来氟米特等）以及生物性改变病情抗风湿药物（依那西普（etanercept）、英夫利西单抗（infliximab）和阿达木单抗（adalimumab）等）。药物的选择和应用方案要根据疾病的种类、病程长短、病情活动性及是否合并预后不良因素而定。

（1）非生物性改变病情抗风湿药物

1）甲氨蝶呤（methotrexate，MTX）：为叶酸类似物，通过抑制二氢叶酸还原酶，阻断细胞周期S期的DNA和RNA合成以及蛋白质合成，抑制细胞增殖。MTX被认为是疗效-毒性比最佳的DMARDs，可与其他药物联用治疗类风湿关节炎、幼年型特发性关节炎、系统性红斑狼疮等多种风湿性疾病。其主要不良反应为肝毒性，联合叶酸或亚叶酸的补充疗法有助于减少其毒性。

2）环磷酰胺（cyclophosphamide，CTX）：是一种烷化剂，本身不具药理活性，需经肝P450酶氧化成具有活性的磷酰胺氮芥而发挥免疫抑制作用。用于各种风湿性疾病的治疗，如严重RA及SLE等。

3）来氟米特（leflunomide，LEF）：本药为前体药物，需在胃肠黏膜及肝脏代谢为活性代谢物发挥作用。LEF通过抑制二氢乳酸脱氢酶影响活化淋巴细胞的嘧啶合成，发挥免疫抑制作用。LEF可用于类风湿关节炎及狼疮的治疗，其疗效与MTX相似，并有良好的耐受性。

4）环孢素（ciclosporin，CsA）/他克莫司（tacrolimus，FK506）：两者同为钙调磷酸酶抑制剂，其中CsA为强效的免疫抑制药，可特异性地抑制辅助性T淋巴细胞的活性，促进抑制性T淋巴细胞的增殖；该药亦可抑制B淋巴细胞的活性，选择性抑制T淋巴细胞所分泌的IL-2、INF-α以及NK细胞所分泌的IL-1，同时抑制细胞及体液免疫发挥抗免疫作用。

FK506 为免疫抑制性大环内酯类，其免疫抑制作用机制与环孢素相似，但在体内及体外抑制淋巴细胞活性的能力分别比 CsA 强 10～100 倍；FK506 对 RA 和其他自身免疫性疾病潜在的治疗效果及其耐受性尚不明确。

5）抗疟药（antimalarials）：具有稳定溶酶体，减少自身抗体形成和淋巴细胞增殖，减少炎症渗出等作用。可用于早期和轻症的 RA，常用药物有氯喹和羟氯喹。用于 RA 的推荐剂量为氯喹 0.25g，每日 1 次；或羟氯喹 0.2g，每天两次。主要的不良反应是眼底病变，用药超过 6 个月者应每半年检查眼底。有心动过缓或传导阻滞者禁用抗疟药。

6）中药制剂：主要包括苷类和生物碱类，代表药物为雷公藤总苷（tripterygium glycosides，TG）和青藤碱（sinomenine），两者都具有抗炎及免疫抑制作用。雷公藤总苷一般给予 30～60mg/d，分 3 次饭后服用；主要不良反应是性腺抑制，导致男性不育和女性闭经，故一般不用于生育期患者。青藤碱每次 20～60mg，饭前口服，每日 3 次，可减轻关节肿痛；主要不良反应有皮肤瘙痒、皮疹和白细胞减少等。

（2）生物性改变病情抗风湿药物：近几年来，生物制剂和靶向治疗已成为风湿病研究的热点，多种生物制剂已被批准上市或进入临床试验。其中 TNF-α 拮抗剂是目前用于 RA 的最常见的一类生物制剂，主要有依那西普、英夫利昔单抗和阿达木单抗，此外针对 B 细胞的鼠/人嵌合型抗 CD20 单克隆抗体利妥昔单抗（rituximab）也已经用于难治性 RA、SLE 等的治疗。生物制剂的长期疗效以及可能导致的感染和肿瘤发病增加等仍需进一步关注。

第二节　常见风湿性疾病的药物治疗

一、系统性红斑狼疮

系统性红斑狼疮（systemic lupus erythematosus，SLE）是自身免疫介导的，以免疫性炎症为突出表现的弥漫性结缔组织病。以血清中产生针对细胞核成分的多种自身抗体以及多系统、多器官受累，出现多种临床表现为特征。SLE 的临床表现多样，病程迁延反复，预后差异较大。本病在我国的患病率为 0.7～1/1000，高于西方国家报道的 1/2000。SLE 好发于育龄女性，多见于 15～45 岁的年龄段，女：男为 7：1～9：1。

（一）病因和发病机制

1. 病因

（1）遗传：SLE 有遗传倾向及家族发病聚集性，SLE 患者的一级亲属中患 SLE 的概率 8 倍于无 SLE 患者的家庭，单卵双胞胎患 SLE 者 5～10 倍于异卵双胞胎的 SLE 发病率。与其他自身免疫疾病一样，SLE 易感性由多基因决定，易感基因主要为人类白细胞抗原（HLA）家族，如 HLA-Ⅲ类的 C4 或 C2 缺损，HLA-Ⅱ类的 HLA-DR2、HLA-DR3 频率异常均增加其患病风险。大多数具有上述基因的个体是健康的，目前还不清楚单个体需遗传多少易感基因才发生临床 SLE。

（2）环境因素：70% 的 SLE 患者暴露于紫外线后会出现疾病活动，这是由于波长为 290～320nm的紫外线能使上皮细胞中无抗原性的 DNA 转化为胸腺嘧啶二聚体，增加抗原性，刺激免疫系统，产生全身性免疫反应而诱发本病。另外，药物、化学试剂、微生物病原体等也可诱发本病。

(3)性激素：在SLE患者中，育龄期女性的患病率比同龄的男性高9～15倍，而青春期前和绝经期后的女性患病率仅略高于同龄的男性，这与育龄期女性雌激素/雄激素比值显著增高有关。实验表明，雌激素能增加抗dsDNA抗体并使IgM型转化为IgG型；它还能降低巨噬细胞的吞噬功能，影响免疫复合物的清除，并可诱导干燥综合征相关抗体SSA(抗Ro)和SSB(抗La)在角质形成细胞膜上的表达增强，从而诱导SLE发生。

2. 发病机制　在易感、遗传、环境及性激素等多因素的共同影响下，机体的免疫调节功能出现紊乱，B淋巴细胞、T淋巴细胞以及巨噬细胞功能发生异常，使淋巴细胞不能正确识别自身组织，产生SLE特征性的致病抗体和免疫复合物，再加上各种原因引起的免疫复合物清除障碍，最终导致SLE的发生。

(1)致病性自身抗体：大量自身抗体的产生是SLE的特征。大部分自身抗体没有器官特异性，而是直接作用于细胞内的基本结构，其中核抗原是受攻击的重要细胞结构。致病性自身抗体以IgG为主，其他致病性自身抗体还包括抗血小板抗体及抗红细胞抗体(导致血小板和红细胞破坏，出现血小板减少和溶血性贫血)、抗SSA(Ro)抗体(可经胎盘进入胎儿心脏引起新生儿心脏传导阻滞)以及抗磷脂抗体(可引起抗磷脂抗体综合征)。

(2)免疫异常

1)B细胞功能亢进：B细胞在SLE的发病中起核心作用，它是产生抗体的浆细胞的前身，同时还是高效的抗原提呈细胞(APC)，可调节T细胞功能，产生细胞因子。B细胞过度增殖会导致机体自发产生多克隆免疫球蛋白和多种自身抗体。

2)T细胞失平衡：SLE患者的循环T淋巴细胞包括抑制性T细胞($CD8^+$)和辅助性T细胞($CD4^+$)均减少，但$CD4^+$功能增强，同时双阴性T细胞($CD4^-$、$CD8^-$)活化增殖，自然杀伤细胞(NK)也发生缺陷。这些T细胞亚群和它们的细胞因子失衡将导致特异性致病性自身抗体分泌增加，在SLE的诱导和发展中起到关键作用。

3)细胞因子表达异常：目前已明确的与SLE发病相关的细胞因子主要是单核巨噬细胞分泌的IL-1，Th-2细胞分泌的IL-10，B细胞、巨噬细胞及树突状细胞分泌的IL-12。

(3)致病性免疫复合物：自身抗体和相应的自身抗原相结合形成免疫复合物(IC)，IC能够沉积在组织中造成损伤。SLE患者IC增高的原因包括：①清除IC的机制异常；②IC形成过多(抗体量多)；③因IC的大小不当而不能被吞噬或排出。

(二)临床表现及诊断

1. 临床表现　SLE的临床表现多样，幼年发病者一般病情较重，而老年发病者病情较轻。早期可仅侵犯1～2个器官，症状不多且不典型，容易误诊。病情进展后可侵犯多个器官，使临床表现复杂化。

(1)发热：约92%以上的病例出现各种热型的发热，以低、中度发热最为常见。在免疫抑制剂治疗中出现的发热应排除感染因素。

(2)肌肉骨骼：90%以上的病例有关节疼痛，出现在指、腕、膝关节，伴红肿者少见，常出现对称性多关节疼痛。10%的患者因关节周围肌腱受损而出现Jaccoud关节病，其特点为可复位的非侵蚀性关节半脱位，可以维持正常的关节功能，关节X线平片多无关节骨破坏。可出现肌痛和肌无力，5%～10%的患者出现肌炎。

(3)皮肤与黏膜：80%～85%的患者在病程中出现皮疹，包括颊部呈蝶形分布的红斑、盘状红斑、指掌部和甲周红斑、指端缺血、面部及躯干皮疹，其中以颊部蝶形红斑最具特征性。

与 SLE 相关的特殊皮肤型红斑狼疮有：①急性皮肤型红斑狼疮(ACLE)：多发于中青年女性。局限型为面颊和鼻背出现融合性水肿性红斑(蝶形)，可累及额部、颈部、眼眶和颈部 V 形区(光照区)。泛发型为全身对称分布的融合性小斑疹、丘疹，夹杂紫癜成分，颜色深红或鲜红，可发生于身体的任何部位，但腰围最常见，可伴有瘙痒，口腔和鼻腔黏膜可见浅溃疡。ACLE 有时可出现大疱性皮损，称为大疱性红斑狼疮。②亚急性皮肤型红斑狼疮(SCLE)：皮疹广泛，位于暴露部位如上背、肩、手臂伸侧、颈胸 V 形区，常伴高度光敏感。根据皮损特点可分为丘疹鳞屑型和环形红斑型。③慢性皮肤型红斑狼疮(CCLE)：包括盘状红斑狼疮(DLE)、疣状红斑狼疮(VLE)、深在性红斑狼疮(LEP)、冻疮样红斑狼疮(CHLE)。40% 的患者在日晒后出现光过敏，有的甚至诱发 SLE 的急性发作，浅表皮肤血管炎可表现为网状青斑。30% 的患者在急性期出现口腔溃疡伴轻微疼痛，40% 的患者有脱发，30% 的患者有雷诺现象。SLE 皮疹多无明显瘙痒，明显瘙痒者提示过敏，免疫抑制剂治疗后的瘙痒性皮疹应注意真菌感染。接受激素和免疫抑制剂治疗的 SLE 患者若不明原因出现局部皮肤灼痛，则有可能是带状疱疹的前兆。在免疫抑制和(或)抗生素治疗后若发生口腔糜烂，应注意口腔真菌感染。

(4)肾脏：约 75% 的病例受累，临床表现为肾炎或肾病综合征。肾炎时尿内出现红细胞、白细胞、管型和蛋白尿。肾功能测定早期正常，逐渐进展，后期可进展为尿毒症。经肾穿刺活检所见的肾脏病理变化按世界卫生组织分类可分为六类(表 12-5)。

表 12-5　狼疮性肾炎(LN)的病理分型(ISN/RPS)

型号	病理分型
Ⅰ型	微小系膜型 LN：光镜下肾小球正常，但免疫荧光可见系膜区免疫复合物沉积
Ⅱ型	系膜增生型 LN：光镜下单纯的系膜细胞不同程度地增生或系膜基质增生，伴系膜区免疫复合物沉积
Ⅲ型	局灶性 LN(<50% 的球硬化)：局灶性、节段性或全球性的毛细血管内或毛细血管外肾小球肾炎，所以肾小球中<50% 受累；常伴有局灶性内皮下免疫复合物沉积，可伴或不伴系膜改变
Ⅳ型	弥漫性 LN(≥50% 的球硬化)：弥漫性、节段性或全球性的毛细血管内或毛细血管外肾小球肾炎，所有肾小球中≥50% 受累；常伴有弥漫性内皮下免疫复合物沉积，可伴或不伴系膜改变
Ⅴ型	膜性 LN：光镜、免疫荧光和电镜下可见球性或节段上皮侧免疫复合物沉积，伴或不伴系膜病变，可合并其他类型如Ⅴ+Ⅲ型、Ⅴ+Ⅳ型、Ⅴ+进展性硬化病变
Ⅵ型	进展硬化性 LN(球性硬化>90%)：≥90% 的肾小球表现为全球性硬化，不伴残余的活动性病变

(5)心血管系统：有 50%～89% 的 SLE 患者可出现心脏病症状，以心包炎最为常见，约发生于 25% 的患者。心包积液可无症状，常为轻至中度，罕见心脏压塞。仅有<5% 的患者累及心肌，多发生于狼疮全身活动时。SLE 可以有冠状动脉受累，80% 以上的患者伴有左室的心功能异常、非特异性 ST-T 改变、节段性室壁运动异常及射血分数降低相关的临床表现。与健康人群相比，SLE 患者发生心肌梗死及心脏瓣膜病的风险极大，且显著增加其病死率。

(6)胸膜和肺:SLE最常发生的胸膜病变是胸膜炎。胸膜炎性疼痛见于45%~60%的患者,可伴或不伴(双侧/单侧)胸腔积液。除因浆膜炎所致外,部分是因低蛋白血症引起的漏出液。患者可发生狼疮性肺炎,表现为发热、干咳、气促;肺X线可见片状浸润阴影,多见于双下肺,有时与肺部继发感染很难鉴别。SLE所引起的肺间质性病变主要是急性和亚急性期的磨玻璃样改变和慢性期的纤维化,表现为活动后气促、干咳、低氧血症、肺弥散功能下降。约2%的患者合并弥漫性肺泡出血(DAH),病情凶险,病死率高达50%以上。

(7)神经系统:可分为神经性和精神性两种症状,往往在急性期或终末期出现,与SLE的活动性相关。神经症状以癫痫最常见,其次有脑血管病、周围神经病;精神症状表现为不同程度的思维障碍即精神病样反应及意识、情感、定向力与计算力障碍。

(8)消化系统:消化系统症状与肠壁和肠系膜的血管炎有关。约30%的患者有食欲减退、腹痛、呕吐、腹泻或腹水等,其中部分患者以上述症状为首发,若不警惕,易于误诊。约40%的患者血清氨基转移酶升高,一般不出现黄疸。少数可并发急腹症,如胰腺炎、肠坏死、肠梗阻,往往与SLE的活动性相关。

(9)血液系统:半数以上的SLE患者出现血液系统病变,常为首发症状。活动性SLE约有60%发生慢性贫血,其中10%属于Coombs试验阳性的溶血性贫血,与血清中存在抗血小板抗体、抗磷脂抗体以及骨髓巨核细胞成熟障碍有关。约20%的患者有无痛性轻或中度淋巴结肿大,以颈部和腋下为多见。淋巴结病理常表现为淋巴组织反应性增生,少数为坏死性淋巴结炎。约15%的患者有脾大。

(10)抗磷脂抗体综合征(antiphospholipid antibody syndrome,APS):常出现在SLE的活动期,患者的血清不止一次出现抗磷脂抗体,临床表现为动脉和(或)静脉血栓形成、习惯性自发性流产、血小板减少。

(11)干燥综合征:约30%的SLE患者并存继发性干燥综合征、唾液腺和泪腺功能不全。

(12)眼:约15%的患者有眼底变化,包括眼底出血、视神经乳头水肿、视网膜渗出物等。小血管闭塞及血管炎均可累及视神经,影响视力,重者可数日内致盲。早期治疗多数可逆转。

此外,还存在以下特殊情况的狼疮:

(1)药物性狼疮:即药物诱发的狼疮。药物致病可分成两类,第一类是诱发SLE的药物如青霉素、磺胺类、保泰松、金制剂等。这些药物进入体内引起变态反应诱发SLE,或使已患SLE的患者病情加重,通常停药不能阻止病情发展。第二类是引起狼疮样综合征的药物,如肼屈嗪、氯丙嗪、苯妥英钠、异烟肼等。这类药物在应用较长时间和较大剂量后,患者可出现SLE的临床症状和实验室改变,相关药物停用后病情可自行缓解。

药物性狼疮与特发性SLE的区别为发病年龄较大;临床表现少,累及肾、皮肤和神经系统较少,但胸膜、肺和心包受累较多;抗组蛋白抗体阳性率可达95%,但抗dsDNA抗体和抗Sm抗体阳性率<5%;血清补体正常。

(2)新生儿红斑狼疮:临床上多见于3个月内的女婴,可见分布于头面、眶周的环状红斑,常伴有心脏传导阻滞,此外可有血小板减少、白细胞减少、溶血性贫血、肝脾大和肾小球肾炎等。本病为良性一过性病程,仅有皮损而没有房室传导阻滞的病例只需避光和外用避光剂,无需使用糖皮质激素,少数患儿以后可能发展成活动性SLE。

2. 实验室检查

(1)一般检查:血、尿常规异常代表血液系统和肾受损;血沉增快表示疾病控制尚不满意。

(2)自身抗体:患者血清中可以查到多种自身抗体,可作为SLE诊断的血清标志物,提示疾病的活动性,对鉴别临床亚型也有一定的意义。

1)抗核抗体(ANA):在SLE患者中阳性率高达98%,但特异性较低,而ANA阴性有助于排除SLE的诊断(如ANA检测为阴性,仅有<3%的患者可能患SLE);抗双链DNA(dsDNA)抗体的阳性率为40%～90%,特异性可达95%,高滴度抗dsDNA抗体是SLE活动的标志,且往往与肾炎活动相关;抗Sm(smith)抗体见于10%～30%的SLE患者,是该疾病的特征性抗体。

2)其他自身抗体:如抗Ro(SSA)抗体、抗La(SSB)抗体分别见于10%～50%及10%～20%的SLE患者,亦无疾病特异性,可继发于干燥综合征、光敏感等其他疾病;抗核糖体抗体在诊断SLE时有较高的特异性,但敏感性低于抗dsDNA抗体或抗Sm抗体。研究提示,抗核糖体P抗体与SLE的神经精神表现相关。

(3)补体:目前常用的有总补体(CH50)、C3和C4的检测。补体低下提示有SLE活动。

(4)狼疮带试验:应用直接免疫荧光抗体技术检测皮肤免疫荧光带或狼疮带,即在真皮表皮连接处可见一局限性的免疫球蛋白(Ig)沉积带。正常皮肤曝光处的SLE阳性率为70%,非曝光处为50%,但不见于盘状红斑狼疮(DLE)的正常皮肤。采取腕上方的正常皮肤做检查可提高本试验的特异性。

(5)肾活检病理:对狼疮肾炎的诊断、治疗和预后估计均有价值,尤其对指导狼疮肾炎治疗有重要意义。如肾组织示以慢性病变为主,而活动性病变少者,则对免疫抑制治疗反应差;反之,治疗反应较好。

(6)X线及影像学检查:有助于早期发现器官损害。如头颅MRI、CT对及早发现患者脑部的梗死性或出血性病灶意义较大;高分辨CT有助于早期肺间质性病变的发现;超声心动图对心包积液、心肌、心瓣膜病变、肺动脉高压等有较高的敏感性而有利于早期诊断。

3. 诊断及评估　本病临床表现繁多,累及的组织和器官较多,病情复杂,特别是早期不典型患者或仅有一两个脏器受累者甚至无临床表现,诊断困难。

(1)诊断标准:现国内通用的诊断标准为1997年美国风湿病学协会(ACR)修订的SLE分类诊断标准(表12-6)。其中包括11项症状、体征及实验室检查指标,符合其中4项或4项以上者即可诊断SLE。

表12-6　1997年美国风湿病学学会修订的SLE分类诊断标准

标准	定义
颊部红斑	遍及颊部的扁平或高出皮肤表面的固定性红斑,常不累及鼻唇沟附近的皮肤
盘状红斑	隆起的红斑上覆有角质性鳞屑和毛囊栓塞,旧病灶可有萎缩性瘢痕
光过敏	患者自述或医师观察到日光照射引起皮肤过敏
口腔溃疡	医师检查到口腔或鼻咽部有溃疡,通常为无痛性
关节炎	非侵蚀性关节炎,常累及2个或2个以上的周围关节,以关节肿痛和渗液为特点

续表

标准	定义
浆膜炎	胸膜炎：胸痛、胸膜摩擦音或胸膜渗液；心包炎：心电图异常，心包摩擦音或心包渗液
肾脏病变	持续性蛋白尿：>0.5g/d 或 >3+；管型：可为红细胞、血红蛋白、颗粒管型或混合管型
神经系统异常	抽搐：非药物或代谢紊乱如尿毒症、酮症酸中毒或电解质紊乱所致
血液系统异常	溶血性贫血伴网织红细胞增多；白细胞减少：至少 2 次测定少于 $4\times10^9/L$；淋巴细胞减少：至少 2 次测定少于 $1.5\times10^9/L$；血小板减少：少于 $100\times10^9/L$（除药物影响外）
免疫学异常	抗 Ds-DNA 抗体阳性；抗 Sm 抗体阳性；抗磷脂抗体阳性
抗核抗体	免疫荧光抗核抗体滴度异常或相当于该法的其他试验滴度异常，排除了药物诱导的"狼疮综合征"

而在 2009 年 ACR 又对其进行再次修订（表 12-7）。新的分类标准分为临床标准（10 项）以及免疫学标准（6 项），提升了免疫学指标在诊断中的作用。简要介绍如下：

表 12-7　2009 年美国风湿病学会修订的 SLE 分类诊断标准

临床标准
①急性或亚急性皮肤狼疮表现
②慢性皮肤狼疮表现
③口腔或鼻咽部溃疡
④非瘢痕性秃发
⑤炎性滑膜炎，并可观察到 2 个或更多的外周关节有肿胀或压痛，伴晨僵
⑥浆膜炎
⑦肾脏病变：用尿蛋白/肌酐比值（或 24 小时尿蛋白）计算至少 500mg/24h 或有红细胞管型
⑧神经病变：癫痫发作、精神病、多发性单神经炎、脊髓炎、外周或脑神经病变、脑炎（急性精神错乱状态）
⑨溶血性贫血
⑩白细胞减少（至少 1 次细胞计数 $<4.0\times10^9/L$）或淋巴细胞减少（至少 1 次细胞计数 $<1.0\times10^9/L$）；血小板减少症（至少 1 次血小板计数 $<100\times10^9/L$）
免疫学标准
①ANA 滴度高于实验室参考标准（LRR）
②抗 dsDNA 抗体滴度高于 LRR（ELISA 法测需 2 次高于 LRR）
③抗 Sm 抗体阳性
④抗磷脂抗体：狼疮抗凝物阳性/梅毒血清学试验假阳性/抗心磷脂抗体是正常水平的 2 倍以上或抗 β_2GPI 中滴度以上的升高
⑤补体减低：C3、C4、CH50
⑥无溶血性贫血，但直接 Coombs 试验阳性

确诊条件:①肾脏病理证实为狼疮肾炎并伴 ANA 或抗 dsDNA 阳性;②以上临床及免疫指标中有 4 条以上符合(至少包含 1 项临床指标和 1 项免疫学指标)。

所有的分类标准中,免疫学异常和高滴度抗核抗体更具有诊断意义。一旦患者免疫学异常,即使临床诊断不够条件,也应密切随访,以便尽早作出诊断和及时治疗。

(2)SLE 病情活动性和病情轻重程度的评估:对患者病情的准确判定有助于采取合适的治疗。可根据以下三个方面来判定:

1)疾病的活动性:国际上通用的几个 SLE 活动性判断标准包括 SLE 疾病活动指数(SLE-DAI)、英国狼疮评估小组(BILAG)、系统性狼疮活动程度检测(SLAM)等,其中以 SLE-DAI(表 12-8)最为常用。

表 12-8　SLE 疾病活动指数(SLE-DAI)

受累系统及计分	具体表现
Ⅰ. 神经系统症状(各计 8 分)	癫痫样发作
	精神症状
	器质性脑病
	视网膜受累视力改变
	脑神经受累
	狼疮性头痛
	新发的脑血管意外
Ⅱ. 血管炎(各计 8 分)	如甲周微血管栓塞和片状出血
Ⅲ. 肾脏损害(各计 4 分)	新发作的蛋白尿
	管型尿
	血尿
Ⅳ. 肌肉关节损害(各计 4 分)	关节炎
	肌炎
Ⅴ. 皮肤黏膜损害(各计 2 分)	新发皮疹
	脱发
	黏膜溃疡
Ⅵ. 浆膜炎(各计 2 分)	胸膜炎
	心包炎
Ⅶ. 免疫学指标(各计 2 分)	补体低
	抗 dsDNA 抗体阳性
Ⅷ. 其他(各计 1 分)	发热
	血小板低
	血白细胞低

根据患者前 10 天内是否出现上述症状而定分,凡总分在 10 分或 10 分以上者考虑疾病活动。

2)病情轻重程度的评估:依据受累器官的部位和程度可分为轻、中、重型 SLE 及狼疮危象。轻型 SLE 约占 25%,是指诊断明确或高度怀疑者,但临床稳定且无明显的内脏损害,所有的系统 SLE-DAI 积分＜10 分；中度活动型狼疮是指有明显的重要脏器累及且需要治疗的患者，SLE-DAI 积分在 10～14 分；重型 SLE 是指狼疮累及重要脏器，SLE-DAI≥15 分；狼疮危象是指急性的危及生命的重症 SLE，如急进性 LN、严重的中枢神经系统损害、严重的溶血性贫血、血小板减少性紫癜、粒细胞缺乏症、严重的心脏损害、严重的狼疮性肺炎或肺出血、严重的狼疮性肝炎、严重的血管炎等。

3）并发症：有肺部或其他部位感染、高血压、糖尿病等则往往使病情加重。

（三）治疗原则

SLE 尚无法治愈，目前的治疗包括控制 SLE 的急性症状以及巩固治疗以预防病情恶化，控制 SLE 的临床表现，使之处于可接受的水平。由于 SLE 有多种亚群，且病情轻重不一，应根据每个患者的病情和病史制订个体化治疗方案。用于控制 SLE 的药物很多，很多为细胞毒性药物，选择治疗药物时需权衡风险/效益比，在控制病情活动和药物毒性之间寻求最适宜的药物、剂量和疗程（细胞毒性药物的使用适应证见表 12-9）。治疗疾病同时需实时注意疾病进展，注意对症治疗和去除各种影响疾病预后的因素，如注意控制高血压、防治各种感染等。

表 12-9　使用细胞毒性药物治疗系统性红斑狼疮的适应证

总体情况
主要器官受累或者广泛的非主要器官受累（如皮肤）且常规治疗无效；糖皮质激素无效或不能减至可长期应用的合适制剂
特定器官受累
肾：增生性或膜性肾炎（肾炎或肾病综合征）
血液系统：重度血小板减少（血小板＜$20\times10^3/\mu l$）；血栓性血小板减少性紫癜样综合征；重度溶血或再生障碍性贫血或免疫性中性粒细胞减少，糖皮质激素治疗无效
肺：狼疮性肺炎或肺泡出血
心脏：心肌炎伴左心室功能降低，心包炎伴心脏压塞
消化道：腹部血管炎
神经系统：横贯性脊髓炎、脑炎、对激素无效的精神病、多发性单神经炎、严重的周围神经病

（四）药物治疗方案

1. 轻型 SLE　患者虽有疾病活动，但症状轻微，仅表现为光过敏、皮疹、关节炎或轻度的浆膜炎，而无明显的内脏损害。药物治疗包括：①非甾体抗炎药（NSAIDs）：可用于控制关节炎。②抗疟药：可控制皮疹和减轻光敏感，ACR 2012 年的 LN 治疗指南指出它还可以减少肾功能损害、防止血栓生成，将其推荐为系统治疗的一线用药。羟氯喹的常规用量为 0.2～0.4g/d。③沙利度胺：该药用于对抗疟药不敏感的顽固性或复发性皮损患者，成人剂量为 100～200mg/d 口服，分 4 次服用，维持期用量为 25～50mg/d，计划妊娠或妊娠期妇女禁用。④糖皮质激素：小剂量激素（泼尼松≤10mg/d）有助于控制病情，可短期局部应用激素治疗皮疹，但脸部应尽量避免使用强效激素类外用药，如需使用，不应超过 1 周。⑤免疫抑制剂：使用该类药物应权衡利弊，对于病情较重或难治性病例可给予硫唑嘌呤 AIA、甲氨蝶呤等。⑥植物提取物：本类药物有雷公藤总苷 30～60mg/d，白芍总苷 0.6g，每日 3 次；火把花根片 2 片，每日 3 次；昆明山海棠类药物对性腺有一定的不良反应，育龄期女性患者应慎用。

2. 中度活动型 SLE　个体化糖皮质激素治疗是必要的，通常泼尼松的剂量为 0.5 ~ 1mg/(kg · d)。需要联用其他免疫抑制剂，如①甲氨蝶呤：剂量为 7.5 ~ 15mg，每周 1 次。主要用于以关节炎、肌炎、浆膜炎和皮肤损害为主的 SLE。②硫唑嘌呤：剂量为 1 ~ 2.5mg/(kg · d)，常用剂量为 50 ~ 100mg/d。少数对硫唑嘌呤极敏感者短期用药就可出现严重的脱发和造血危象，引起严重的粒细胞和血小板缺乏症，轻者停药后血象多在 2 ~ 3 周内恢复正常，重者则需按粒细胞缺乏或急性再生障碍性贫血处理，以后不宜再用。

3. 重度 SLE　治疗主要分 2 个阶段，即诱导缓解和巩固治疗。诱导缓解的目的在于迅速控制病情，阻止或逆转内脏损害，力求疾病完全缓解。应先给予一段时间的强化免疫抑制剂治疗，但应注意过分免疫抑制诱发的并发症，尤其是感染。巩固治疗的治疗时间较长，宜选用副作用小、使用方便的药物，目的在于防止复发。常用的药物包括：

(1)糖皮质激素：是治疗重度 SLE 的基础用药。通常重型 SLE 的激素标准剂量是泼尼松 1mg/kg，每日 1 次，病情稳定后 2 周或疗程 8 周内开始以每 1 ~ 2 周减 10% 的速度缓慢减量；减至泼尼松 0.5mg/(kg · d)后，减药速度按病情适当调慢；如果病情允许，泼尼松巩固治疗的剂量尽量 <10mg。在减药过程中如果病情不稳定，可暂时维持原剂量不变或酌情增加剂量或加用免疫抑制剂联合治疗，如环磷酰胺、硫唑嘌呤、甲氨蝶呤等。联合用药可更快地诱导病情缓解和巩固疗效，并避免长期使用较大剂量的激素导致的严重不良反应。

(2)环磷酰胺：该药对体液免疫的抑制作用较强，能抑制 B 细胞增殖和抗体生成，且抑制作用较持久，是治疗重症 SLE 的有效药物之一。尤其是在 LN 和血管炎的患者中，环磷酰胺与激素联合治疗能有效地诱导疾病缓解，阻止和逆转病变的发展，改善远期预后。目前普遍采用的标准环磷酰胺冲击疗法是 0.5 ~ 1.0g/m^2，加入 0.9% 氯化钠注射液 250ml 中静脉滴注，每 3 ~ 4 周 1 次。多数患者 6 ~ 12 个月后病情缓解，而在巩固治疗阶段常需要继续环磷酰胺冲击治疗，延长用药间歇期至约每 3 个月 1 次维持 1 ~ 2 年。由于个体对环磷酰胺的敏感性存在差异，年龄、病情、病程和体质不同使其对药物的耐受性不同，应用时应掌握好剂量、冲击间隔期和疗程，既要达到疗效，又要避免不良反应。白细胞计数对指导环磷酰胺治疗有重要意义，治疗中应注意避免导致白细胞过低，一般要求白细胞谷值≥3.0×10^9/L。

(3)霉酚酸酯(MMF)：能有效控制Ⅳ型 LN 活动，其不良反应发生率总体低于环磷酰胺，但尚不能替代环磷酰胺。常用剂量为 1 ~ 2g/d，分 2 次口服。值得注意的是随着 MMF 剂量的增加，感染风险也随之增加。

(4)环孢素：该药物的优势在于无骨髓抑制不良反应，对 LN(特别是Ⅴ型 LN)有效。剂量为 3 ~ 5mg/(kg · d)，分 2 次口服。用药期间注意肝、肾功能及高血压、高尿酸血症、高血钾等，并监测血药浓度，调整剂量。对于血肌酐较用药前升高 30% 的患者，需要减药或停药。

以急进性狼疮性肾炎(Ⅲ/Ⅳ型 LN)为例，2012 年 ACR 治疗 LN 指南中将此类患者的治疗分为初始诱导缓解和巩固治疗两个阶段(图 12-1)。在初始诱导缓解阶段提出的 2 种治疗方案均以糖皮质激素的治疗为基础，联用高/低剂量的 CTX 或联用 MMF 冲击治疗，其中高剂量 CTX 与低剂量 CTX 相比较，疗效类似但低剂量组可明显降低感染风险。初始诱导缓解的疗程为 3 ~ 6个月，若病情稳定且达到部分缓解(PR)或完全缓解(CR)，则进入巩固治疗阶段；若治疗反应差，则选择其他诱导缓解的替代方案。巩固治疗的疗程为 6 ~ 24 个月，可选用 MMF 或 AZA 联合低剂量糖皮质激素治疗，在保证巩固疗效的基础上能获得更好的安全性。

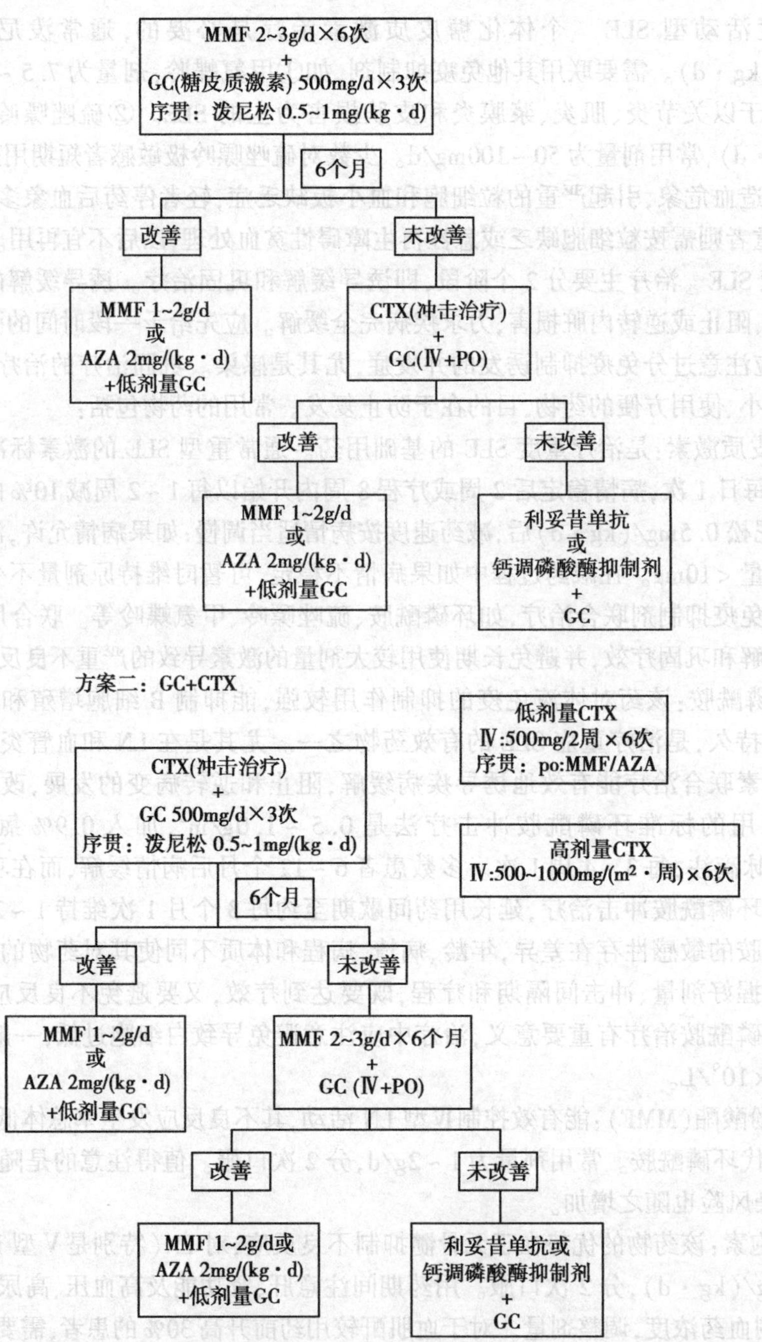

图 12-1 Ⅲ/Ⅳ型 LN 诱导缓解治疗方案(2012 ACR)

4. 狼疮危象 对于 SLE 危象,如出现急性肾衰竭、狼疮脑病癫痫发作或明显的精神症状、严重的溶血性贫血等,通常需要大剂量甲泼尼龙冲击治疗(甲泼尼龙 500~1000mg,每天 1 次,连续 3 天),以及针对受累脏器的对症和支持治疗。甲泼尼龙冲击疗法只能解决急性期的症状,疗效不能持久,必须与其他免疫抑制剂如环磷酰胺冲击疗法配合使用,否则病情容易反复。对于狼疮性脑病、肾炎或严重血小板减少的病例,可静脉滴注大剂量的丙种球蛋白，本疗法是一种强有力的辅助治疗措施，对危重的难治性 SLE 也有效。需要强调的是，在大剂量冲击治疗前、治疗中和治疗后应密切观察有无感染发生。狼疮癫痫发作者宜地西泮肌内注射或用卡马西平等抗癫痫药；急性肾衰竭者宜在血液透析或腹膜透析的基础上加强免疫干预治疗；与抗心磷脂抗体相关的神经精神性狼疮应加用抗凝、抗血小板聚集药物；有全身血管炎表现的明显活动证据时应用大剂量甲泼尼龙冲击治疗；中枢狼疮包括横贯性脊髓炎在内可试用地塞米松 10mg 或联用甲氨蝶呤 10mg 鞘内注射，每周 1 次，共 2～3 次；有心力衰竭表现者可用药减轻心脏的前后负荷或适当使用洋地黄制剂。对于使用激素及免疫抑制剂冲击治疗疗效不佳的患者，可尝试血浆置换及免疫吸附。

SLE 危象的治疗需综合考虑受累器官及受累程度、患者自身的情况以及疾病对治疗的反应，选择最合适的治疗方案及治疗药物，疾病治疗过程中也需结合患者的实际情况及时调整方案。

5. 其他辅助治疗

(1)静脉注射大剂量免疫球蛋白(IVIG)：适用于某些病情严重或(和)并发全身性严重感染者，对重症血小板减少性紫癜有效。一般每日 0.4g/kg，静脉滴注，连续 3～5 天为一个疗程。

(2)人造血干细胞移植：是通过将异体或自体的造血干细胞植入受体内而获得造血和免疫功能重建的医疗手段。其可能的作用机制如下：①患者在免疫清除治疗后的免疫功能重建过程中，可以对自身抗原重新产生耐受；②在免疫治疗过程中，对自身抗原反应的细胞克隆凋亡，达到新的免疫平衡，异常免疫反应减弱，自身抗体减少，有利于组织免疫损伤的修复。多项研究已经证实，人造血干细胞移植可以使传统免疫抑制剂治疗无效的 SLE 患者病情得以缓解，但移植后复发是自体干细胞移植的突出问题，其远期疗效尚待长期随访后确定。

(3)生物制剂：目前用于临床和临床试验的治疗 SLE 的生物制剂主要有抗 CD20 单抗(利妥昔单抗)和 CTLA-4。生物制剂的应用为 SLE 的治疗尤其是难治性复发患者开辟了一条新途径。然而，目前已有的报道多为小样本研究，其在 SLE 治疗中的疗效、安全性确定还需大规模、长期随访研究。

(4)血浆置换及免疫吸附：可用于一些严重的 LN，如有大量新月体形成、合并栓塞性微血管病变，或抗核抗体/ANCA 高滴度阳性，或弥漫性肺泡出血者，血浆置换可通过清除血浆中的循环免疫复合物、游离的抗体、免疫球蛋白及补体成分，使血浆中的抗体滴度减低，并改善单核吞噬细胞系统的吞噬功能。该治疗方法需与糖皮质激素及其他免疫抑制剂治疗同时进行，对于危重患者或经多种治疗无效的患者有迅速缓解病情的功效。免疫吸附疗法(immunoabsorption，IA)是根据抗原与抗体特异性结合的原理，由一种高度特异性且具有生物亲和力的抗原或抗体，或有特定理化亲和力的物质作为吸附材料装入特制的容器中，通过体外循环，经高选择性的吸附作用清除致病物质，以控制病变活动。可有效吸附、清除患者血液中的抗 ds-DNA 抗体，与 GC 及其他免疫抑制剂治疗同时进行，从而达到快速缓解 SLE 的作用。

6. SLE 与妊娠　没有中枢神经系统、肾脏或其他脏器严重损害，病情处于缓解期达 1 年以上，细胞毒性免疫抑制剂(CTX、MTX)停用半年者，一般能安全地妊娠并分娩出正常的婴儿。非缓解期的 SLE 患者容易出现流产、早产和死胎，发生率约 30%，故应避孕。妊娠可诱发 SLE 活动，特别在妊娠早期和产后 6 周。有习惯性流产病史或抗磷脂抗体阳性者，妊娠时应服低剂量的阿司匹林(50mg/d)和(或)小剂量的低分子量肝素抗凝防止流产或死胎。胎盘能产生11β-脱氢酶，此酶可将进入胎盘内的泼尼松氧化成无活性的11-酮形式，因此孕妇服用泼尼松对胎儿无影响。但地塞米松和倍他米松可以通过胎盘屏障，影响胎儿，故不宜选用。妊娠时及产后1个月可按病情需要给予激素治疗，产后避免哺乳。

7. 预后　随着早期诊断的手段增多和治疗SLE水平的提高，SLE预后已明显改善。目前1年存活率约96%，5年约90%，10年约80%。急性期患者的死亡原因主要是SLE的多脏器严重损害和感染，尤其是伴有严重神经精神性狼疮和急进性狼疮性肾炎者；而慢性肾功能不全和药物（尤其是长期使用大剂量激素）的不良反应、冠状动脉粥样硬化性心脏病等是SLE远期死亡的主要原因。

（五）药物治疗管理

1. 药物疗效　SLE目前尚无法根治，但恰当的治疗可使大多数患者病情缓解。早期诊断和治疗可避免或延缓不可逆的组织脏器的病理损害。SLE的受累器官、症状及体征多样，诱导缓解阶段可通过SLE-DAI评分判定狼疮活动是否得到控制，如疾病对药物反应不佳，需尽快更改治疗方案。达到临床完全缓解可明显改善预后，但由于疾病极易复发，在缓解期的患者需长期监测抗dsDNA抗体滴度及补体水平。如抗dsDNA抗体滴度升高及血清补体下降，往往是病情复发的标志；若抗dsDNA抗体滴度持续阴性，可以适度减少免疫抑制剂的用量。维持期治疗是一个长期的过程，不主张完全停用免疫抑制剂，需小剂量激素巩固治疗。

2. 安全性监测　SLE的治疗药物大多有不良反应，需要长期监护用药情况。常用的治疗药物中，NSAIDs可用于控制关节炎，但应注意消化道溃疡、出血以及肾和肝功能等方面的不良反应。羟氯喹可控制皮疹、减轻光敏感，主要不良反应是眼底病变，用药超过6个月者应每半年检查眼底，禁用于有心动过缓或传导阻滞者。沙利度胺用于抗疟药不敏感的顽固性皮损患者，但1年内计划妊娠或妊娠期妇女应禁用。长期使用激素的不良反应较多，应注意每天加服钙剂和维生素D，以预防骨质疏松；另外可加服质子泵抑制剂或H_2受体抑制剂保护胃黏膜，以防上消化道出血的发生。如有感染需尽快就医，必要时应尽快加用抗生素及在医师的指导下减少激素的用量，以防感染扩散加重。其他细胞毒性免疫抑制的安全性监护重点见表12-10。

表12-10　细胞毒性药物用于SLE治疗时推荐的安全性监测指标

药物	用法与用量	不良反应	基线评估	实验室监测
AZA(D)※	50～100mg/d，分1～3次，与食物同服	骨髓抑制、肝毒性、淋巴增生性疾病	CBC、血小板、肌酐、AST、ALT	每2周复查CBC和血小板，调整剂量；每1～3个月检测基本指标
MMF(D)	1～3g/d，分2次与食物同服	骨髓抑制、肝毒性、感染	CBC、血小板、肌酐、AST、ALT	每1～2周检测CBC和血小板，调整剂量；每1～3个月检测基本指标
CTX(D)	50～150mg/d，单次与早餐同服，多饮水，睡前排空膀胱	骨髓抑制、出血性膀胱炎、骨髓增生性疾病、恶性肿瘤、感染	CBC、血小板、肌酐、AST、ALT、尿常规	每1～2周检测CBC及分类，调整剂量，之后每1～3个月检测一次；保持WBC＞3.0×10^9/L；尿常规及AST/ALT每3个月检查1次，停药后每6～12个月尿检1次

续表

药物	用法与用量	不良反应	基线评估	实验室监测
MTX(X)	每周 7.5 ~ 15mg,分 1 ~3 次与食物、牛奶或水同服	骨髓抑制、肺纤维化、肺炎	胸片、AST/ALT、白蛋白、碱性磷酸酶、肌酐	每 1 ~3 个月检测 CBC、血小板、AST、白蛋白、肌酐
CYS(C)	100 ~ 400mg/d,分 2 次每天同一时间于餐时或餐间服用	肾功能不全、贫血、高血压	CBC、尿酸、肌酐、LFT、血压	每 2 周检测肌酐直到剂量稳定,之后每月 1 次;每 1 ~3个月检测 CBC、血钾和 LFT;只在大剂量时检测环孢素的浓度

注:※为 FDA 药物妊娠期应用危险性分类

3. 患者健康教育和用药指导　SLE 作为一种临床体征多样,病情反复迁延,需长期治疗、监护的疾病,应特别重视患者教育,必须向患者宣教:①正确地认识疾病并进行心理治疗,使患者对疾病树立乐观的情绪;②明白规律用药的意义,配合治疗,遵从医嘱,定期随诊;③急性活动期要卧床休息,病情稳定的慢性患者可适当工作,但注意勿过劳;④及早发现和治疗感染;⑤避免使用可能诱发狼疮的药物,如避孕药等;⑥避免强阳光曝晒和紫外线照射,使用防紫外线用品;⑦缓解期才可做防疫注射,尽可能不用活疫苗。

(六)案例分析

1. 主题词　狼疮性肾炎;中性粒细胞减少;糖皮质激素。

2. 病史摘要　患者,女,已婚,育 2 女,29 岁。

主诉:面部红斑、眼睑、双下肢浮肿半个多月;四肢关节疼痛。

现病史:患者自述半年前出现面部红斑,未引起重视。于半个月前感冒后出现颜面及双下肢对称性水肿,面部红斑再次出现,尿量较前减少,约 400ml,伴尿频、尿急、尿痛,有四肢关节疼痛。无口腔溃疡、脱发,无胸闷、气促,无癫痫或精神病病史。患者于外院住院查尿蛋白 3 +、尿红细胞 2 +、尿白细胞(–),血肌酐最高 148μmol/L、血浆白蛋白 20.8g/L、总胆固醇 5.63mmol/L,补体 C3、C4 均降低,血红蛋白 80g/L。患者拒绝使用激素治疗,住院治疗 4 天效果差,水肿无消退,体重较发病前增加 6kg。为进一步诊治来我院,拟行肾活检穿刺术,以明确病理类型,指导下一步治疗。

患者个人史、过去史、家族史均无特殊。

体格检查:体温 37.9℃,脉搏 69 次/分,呼吸 20 次/分,血压 149/92mmHg,身高 150cm,体重 52kg。

辅助检查:患者的主要实验室检查见表 12-11。

患者肾活检检查,病理结果:狼疮性肾炎Ⅳ型(血栓性微血管病),伴球性硬化(15%),伴新月体(46%)。

入院诊断:

(1)系统性红斑狼疮:狼疮性肾炎。

(2)慢性肾衰竭:肾病综合征。

(3)高血压 2 级(极高危)。

表 12-11 患者的主要实验室检查

项目	参考值	检验值	项目	参考值	检验值
Hb	110 ~ 160g/L	80g	C3	0.79 ~ 1.32g/L	0.63
WBC	4 ~ 10(10^9/L)	3.64	C4	0.16 ~ 0.38g/L	0.12
Scr	53 ~ 97μmol/L	148	ANA		(+)
Ca	2.08 ~ 2.6mmol/L	2	ANA 滴度		1:320
UALB/24h	0 ~ 30mg/24h	3728	抗 ds-DNA 抗体		(+)
ALB	38 ~ 41g/L	20.8	SSA 抗体		(+)
Tch	3.1 ~ 5.7mmol/L	6.18	PCNA		(+)

3. 治疗方案

(1)应用糖皮质激素:甲泼尼龙琥珀酸钠 500mg + 0.9% NaCl 100ml ivgtt qd(×3 天);泼尼松 50mg po qd。

(2)应用免疫抑制剂:注射用环磷酰胺 0.5g + 0.9% NaCl 250ml ivgtt 1 次/2 周;环孢素胶囊 75mg po bid。

(3)利尿:呋塞米 40mg ivgtt bid。

(4)预防应激性溃疡:注射用奥美拉唑 40mg iv qd。

(5)降压:缬沙坦分散片 160mg po qd;苯磺酸左旋氨氯地平片 2.5g po qd。

(6)其他对症支持治疗:10% 氯化钾口服液 30ml po qd;醋酸钙胶囊 0.6g po qd;低分子右旋糖酐氨基酸注射液 250ml ivgtt qd。

4. 药学监护要点

(1)糖皮质激素:SLE 的治疗需长时间使用糖皮质激素,通常重型 SLE 患者病情稳定后 2 周或疗程 8 周内激素开始以每 1 ~ 2 周减 10% 的速度缓慢减量,泼尼松巩固治疗的剂量应尽量低于 10mg。另需注意 GC 的不良反应,包括感染、高血压、高血糖、高血脂、低钾血症、骨质疏松、无菌性骨坏死、白内障、体质量增加、水钠潴留等,同时需积极补充钙剂和维生素 D 制剂,监测血压、血糖、电解质。SLE 患者多为年轻女性,长期使用 GC 可出现多毛、满月脸、肥胖以及月经紊乱等,需加强用药教育,提高依从性。

(2)免疫抑制剂:环磷酰胺常见的不良反应包括恶心、呕吐、感染、骨髓抑制、肝功能损害及出血性膀胱炎等,需严密监护患者的体温、血象,怀疑感染时需进行胸片及 CT 等相关检查以明确是否感染。该患者使用环磷酰胺冲击治疗前已有 WBC 降低,需在冲击 2 ~ 3 天后复查 WBC 情况,如白细胞持续降低则需进行升白治疗。免疫抑制序贯治疗时选用与环磷酰胺作用相似但无骨髓抑制作用的环孢素,同样需注意其增加感染风险及对肾功能的影响。

5. 药学监护过程 根据患者的肾活检结果及 SLE 活动度评分,我们选择激素 + 环磷酰胺的冲击治疗方案,积极控制狼疮活动,最大限度地保护残留的肾功能。冲击结束后第 2、第 3 天均复查患者血常规,WBC 结果分别为 2.76 × 10^9/L 及 2.02 × 10^9/L,中性粒细胞计数也进行性降低。分析此时患者除疾病本身的影响外,所使用的药物中激素和环磷酰胺对血象有较大影响,其中大剂量激素冲击治疗虽可导致白细胞上升,但环磷酰胺有骨髓抑制作用,目前患者血象持续降低,临床药师判断患者有发生骨髓抑制的可能,建议开始升白治疗。冲击治疗结束后，改为口服激素联用环孢素维持治疗，观察1周左右，患者对药物耐受良好，未发生感染。此时患者面部红斑逐渐消退，四肢关节疼痛消失，水肿较前减轻，尿量维持在1200ml左右，复查尿蛋白定量有所降低，但血清白蛋白仍只有25g/L，嘱患者每周复查，注意感染防护并需按时前来医院完成环磷酰胺冲击治疗。患者出院口服药物治疗。

6. 药学分析与建议　患者的肾活检穿刺结果为狼疮性肾炎Ⅳ型，属快速进展增殖性肾炎，依据SLE-DAI评分标准评价狼疮活动度达16分。根据2012年美国风湿协会制定的《狼疮性肾炎治疗指南》及2010年卫计委发布的《糖皮质激素类药物临床应用指南》，临床药师推荐诱导期选用糖皮质激素+环磷酰胺（序贯：吗替麦考酚酯）的治疗方案，该方案适用于增殖性LN患者；方案推荐初始诱导缓解期以甲泼尼龙冲击治疗（500mg qd 3天）为基础，可选择环磷酰胺高剂量[500~1000mg/(m^2·月)iv 6个月]/低剂量(500mg/m^2 iv 6次)的治疗方案。一项长达10年的临床观察试验结果显示，环磷酰胺高剂量组与低剂量组相比在改善肾功能、降低血清肌酐水平方面疗效相近，但低剂量组的感染风险明显降低。本例患者在进行冲击治疗前已有轻度的白细胞降低(3.64×10^9/L)，且根据患者的血清肌酐、年龄、体重，使用Cockcroft公式计算患者的肌酐清除率（Ccr）为40.7ml/min，不需调整环磷酰胺的剂量。故临床药师最终推荐选用甲泼尼龙+环磷酰胺（低剂量）的治疗方案，以减少骨髓抑制及感染风险。方案推荐环磷酰胺冲击治疗间歇序贯治疗以吗替麦考酚酯巩固治疗，本案例患者在环磷酰胺冲击治疗后第2、第3天查白细胞、中性粒细胞均进行性下降，故在升白治疗的同时将序贯治疗药物改为对骨髓无抑制作用的环孢素。糖皮质激素的不良反应较多且难以避免，故在冲击治疗后以泼尼松1mg/（kg·d）po qd序贯治疗，视患者病情变化需尽快减量。常规减量方案为4~8周后每2周减5~20mg/d，再每2周减2.5mg/d直到每日或隔日5~15mg维持。对于严重增殖性狼疮病例的治疗，初始诱导期常常需3~6个月的时间，对于本案例患者需在完成6次（每2周一次）环磷酰胺冲击治疗后，再次对疾病进行全面评估并复查血象。若病情稳定且达到部分缓解（PR：24小时尿蛋白定量≥3g，尿蛋白下降超过基础值的50%，同时血清白蛋白≥30g/L，肾功能稳定，无肾外SLE活动）或完全缓解（CR：24小时尿蛋白定量<3g，尿沉渣检查正常，同时血清白蛋白≥35g/L，Scr正常或上升不超过正常范围的15%，无肾外SLE活动），则进入巩固治疗；若治疗反应差，则选择其他初始诱导缓解的替代方案，如再次使用激素+MMF冲击治疗、利妥昔单抗/钙调免疫抑制剂+激素冲击治疗、环孢素+激素冲击治疗，并视患者复查的血常规结果，决定是否需要重复升白治疗或调整序贯治疗的免疫抑制剂。

7. 药物治疗小结　狼疮肾炎是系统性红斑狼疮最常见和最重要的内脏并发症，也是导致SLE患者死亡的主要原因。近年来免疫抑制药物的进展使LN的疗效不断提高，预后改善，但免疫抑制剂药物是一柄双刃剑，其发挥强效免疫作用同时也使患者面临感染及骨髓抑制的巨大风险。应根据患者的病情选择免疫抑制方案，并密切观察不良反应的发生，适时调整药物用量，在发挥最大治疗作用与最大限度地避免不良反应之间寻找平衡点。

二、类风湿关节炎

类风湿关节炎（rheumatoid arthritis，RA）是一种以侵蚀性关节炎为主要表现的全身性自身免疫性疾病。病变可累及所有含滑膜的关节，以手、足等外周关节最为常见，多为对称性、持续性、进行性的慢性炎症过程。其病理特征是滑膜增生和向外生长，炎性细胞浸润，增生的炎症组织（血管肉芽肿）破坏关节和关节周围组织，最终引起关节畸形和功能障碍甚至丧失。全球各人种的总发病率为1%～2%，男女之比为1∶2～1∶3，以30～50岁为发病高峰。我国的RA患病率为0.2%～0.4%。

（一）病因和发病机制

1. 病因 RA的病因迄今尚未完全明确，已知与环境、感染、遗传、性激素等因素密切相关。此外，寒冷、潮湿、疲劳、营养不良、创伤和精神因素等可为本病的诱发因素，但许多患者发病前亦无明显的诱因可查。

（1）感染因素：支原体、EB病毒、风疹病毒、逆转录病毒、肠病毒、结核杆菌、细菌等都可能与RA发病相关。某些微生物（如逆转录病毒）可直接结合于细胞表面或整合到核酸中改变细胞表面的抗原成分；EB病毒可激活B淋巴细胞；许多微生物含有与人体同源的基因序列，可引发交叉免疫反应，如A组链球菌细胞壁的M蛋白及脂肪和糖复合物与人体心肌组织的抗原结构相似、胞壁多糖体与心瓣膜黏蛋白和肾小球基底膜的抗原结构相似、细胞膜抗原与人体MHC抗原结构相似，均可能成为RA发病的一个持续性刺激原；某些微生物（如金黄色葡萄球菌）超抗原亦可直接激活免疫淋巴细胞引发免疫反应，从而参与RA致病。

（2）遗传因素：流行病学调查显示，RA患者的一级亲属的发病率为10%，单卵双生子的同患病率为21%～32%，高于双卵孪生子的9%，提示RA发病存在一定的遗传倾向。对RA遗传学的研究已证实人类白细胞抗原（human leukocyte antigen，HLA）Ⅱ类分子，特别是HLA-DR4与RA的发生关系密切。

（3）性激素：RA患病的性别差异较明显，男女之比为1∶2～1∶3。绝经期前妇女的发病率显著高于同龄的男性；75%的女性患者在妊娠期间病情缓解，尤其在妊娠的最后3个月症状改善明显；90%的女性患者在分娩后数周或数月出现疾病复发以及口服避孕药可缓解病情等征象均说明了性激素在RA发病和病程中的作用，提示雌激素促进RA的发生而孕激素可抑制RA的发生。此外，RA患者体内的雄激素及其代谢产物水平亦明显降低。

2. 发病机制 目前认为，RA是在遗传的基础上，由某些环境因素启动了T细胞和MHC-Ⅱ型阳性的抗原递呈细胞的活化，以及滑膜细胞的自身免疫应答，引起炎性细胞因子、自身抗体、氧自由基大量增多，导致了关节组织的炎症损伤、滑膜增生、骨和软骨的结构破坏。

RA外来的抗原可以是某些病毒和细菌等微生物的致病性抗原蛋白或多肽，如EB病毒gp110糖蛋白和结核分枝杆菌热休克蛋白，也可以是机体潜在的自身抗原包括HLA-DR4、热休克蛋白、免疫球蛋白（IgG）、gp39软骨抗原、蛋白多糖等，它们被滑膜组织中的A型滑膜细胞、树突状细胞、巨噬细胞等吞噬、加工、处理并提呈于细胞膜，激活T淋巴细胞，并在局部释放大量的IL-1、IL-6、粒细胞-巨噬细胞集落刺激因子（granulocyte-macrophage colony stimulating factor，GM-CSF）、TNF-α、IFN-γ等细胞因子，使滑膜处于慢性炎症状态并参与RA关节及关节外的一系列炎症损伤。其中IL-1促使软骨释放前列腺素，是引起RA全身性症状如低热、乏力、急性期蛋白合成增多的主要细胞因子；TNF-α可进一步破坏关节软骨和骨组织，造成关节畸形；细胞因子可刺激滑膜细胞释放纤溶酶原激活物，降解结缔组织；激活单核细胞分泌胶原酶和前列腺素，促进组织破坏。

侵入抗原还可同时被前B淋巴细胞吞噬,促使B细胞激活分化为浆细胞,并分泌大量的免疫球蛋白,以及抗免疫球蛋白抗体即类风湿因子(rheumatic factor,RF)。RF可在关节腔内与免疫球蛋白结合形成免疫复合物,沉积于关节软骨表面,通过经典途径激活补体,从而刺激促炎性细胞因子的产生和免疫损伤。如巨噬细胞激活后释放白细胞趋化因子,促使中性粒细胞在关节腔内集聚,释放溶酶体酶、胶原酶和超氧阴离子等炎性介质;刺激软骨细胞、巨噬细胞、滑膜成纤维细胞等产生蛋白溶解酶类、金属蛋白酶类及前列腺素等,诱发关节炎症反应;降解胶原和蛋白多糖等软骨细胞间质,从而导致软骨分解、关节结构破坏和纤维组织增生。

（二）临床表现及诊断

RA的临床表现多样,主要有关节症状及关节外多系统受累。60%～70%的RA患者为缓慢起病,在出现明显的关节症状前可有数周的低热,少数患者可有高热、乏力、全身不适、体重下降等前驱症状,以后逐渐出现典型的关节症状,如掌指关节、腕关节等四肢小关节的肿痛、僵硬;8%～15%的患者可以在某些外界因素如感染、劳累过度、手术分娩等的刺激下在几天内急性起病。除关节表现外,亦可见肺、心、神经系统、血液、眼等受累表现。

1. 临床表现

(1)关节表现:RA的病情和病程存在个体差异,从短暂、轻微的单一关节炎到急剧进行性多关节炎均可出现,常伴有晨僵。周围大小关节均可受到侵犯,但以近端指间关节、掌指关节、腕关节及足趾关节最常见,远端指间关节、脊柱关节极少受累。

1)晨僵:晨僵是指患者清晨醒后关节部位出现的发僵和紧绷感(白天长时间静止不动后也可出现),持续时间1小时以上者意义较大。95%以上的RA患者可出现晨僵,晨僵的持续时间与关节炎症的程度成正比,常被作为观察RA活动的指标之一,缺点是主观性较强。

2)痛与压痛:关节痛往往是RA最早的症状,最常出现的部位为腕、掌指关节、近端指间关节,其次是足趾、膝、踝、肘、肩等关节。多呈对称性、持续性,时轻时重。受累关节往往伴有压痛。

3)肿胀:关节腔内积液或关节周围软组织炎症,以及滑膜长期慢性炎症后的肥厚增生均可引起肿胀。常见的部位为腕、掌指关节、近端指间关节、膝关节等,亦多呈对称性。

4)关节畸形:见于较晚期患者,关节炎反复发作或迁延不愈,炎症侵及关节软骨、软骨下骨及关节周围组织,最终导致关节肌肉萎缩和关节畸形。最常见的晚期关节畸形是腕和肘关节强直、掌指关节半脱位、手指向尺侧偏斜和呈“天鹅颈”样及“纽扣花”样表现。重症患者关节呈纤维性或骨性强直失去关节功能,致使生活不能自理。

(2)关节外表现:RA患者在病情严重或关节症状突出时易出现关节外表现。受累脏器可以是某一器官,也可同时多个脏器受累,受累程度也不同,临床表现也不甚一致。

1)类风湿结节:15%～25%的患者可伴有类风湿结节,多位于关节隆突部及受压部位的皮下,如肘关节鹰嘴突附近、足跟腱鞘、手掌屈肌腱鞘、膝关节周围等处。结节大小为0.2～3cm,呈圆形或卵圆形,触之有坚韧感,无压痛,呈对称性分布。几乎所有的脏器如心、肺、眼等均可累及,其存在提示RA病情活动。

2)类风湿血管炎:指甲下或指端可出现小血管炎,少数可引起局部组织的缺血性坏死。眼受累多为巩膜炎,严重者因巩膜软化而影响视力。血管炎病变和RA的活动性无直接相关性。

3)其他:约30%的患者可出现肺间质病变,表现为逐渐出现气短和肺功能不全,肺影像学检查异常;约10%的患者可出现胸膜炎或胸腔积液,胸腔积液呈渗出性,RF常为阳性,糖含量低;心血管系统以心包炎最多见,心包积液量往往较少,也为渗出性,3%~5%的患者心瓣膜上可见类风湿结节,以二尖瓣最常见,可引起瓣膜功能不全;神经系统损害主要由周围神经和脊髓因滑膜炎而受压所导致,其中脊髓受压可表现为渐起的双手感觉异常和力量减弱、颈背部疼痛、腱反射多亢进、病理反射阳性;眼部损害常表现为干燥性角膜炎、巩膜炎、巩膜外层炎等。

2. 实验室检查

(1)血象:病程较重或较长者可出现轻至中度贫血,活动期血小板可增高。

(2)炎性标志物:疾病活动期血沉和C反应蛋白升高,可作为判断RA活动程度和病情缓解的指标。

(3)自身抗体:RA患者的自身抗体主要有类风湿因子(rheumatoid factor,RF)和抗角蛋白抗体谱,后者包括抗核周因子(anti-perinuclear factor,APF)抗体、抗角蛋白抗体(anti-keratin antibody,AKA)、抗聚角蛋白微丝蛋白抗体(anti-filaggrin antibody,AFA)、抗Sa抗体和抗环瓜氨酸肽(anti-cyclic citrullinated peptide,CCP)抗体等。自身抗体的发现为研究RA发病、早期诊断和预后等提供了新的依据或指标。

(4)关节X线平片:美国风湿病学会将RA的X线所见分为4期。①Ⅰ期:正常或关节端骨质疏松;②Ⅱ期:关节端骨质疏松,偶有关节软骨下囊样破坏或骨侵蚀改变;③Ⅲ期:明显的关节软骨下囊样破坏、关节间隙狭窄、关节半脱位等畸形;④Ⅳ期:除Ⅱ、Ⅲ期改变外,并有纤维性或骨性强直。

(5)CT与MRI:对X线平片难以显示的病变可选用CT或MRI检查。CT有助于发现平片未能显示的早期骨关节侵蚀、股骨头脱位等情况。MRI可以显示关节炎性反应初期出现的滑膜增厚、骨髓水肿、轻度关节面侵蚀、关节腔积液和血管翳形成等,有助于早期诊断RA。但MRI对软组织和骨髓改变的敏感性较高,缺乏影像学特异性。

3. 诊断标准 RA最经典的诊断标准是1987年美国风湿病学会(American College of Rheumatology,ACR)制定的RA分类标准,要求7项中符合4项可诊断为类风湿关节炎(表12-12)。典型病例按1987年的分类标准诊断并不困难,但对于不典型病例及早期RA易出现误诊或漏诊。2010年美国风湿病学会(ACR)和欧洲抗风湿病联盟(The European League Against Rheumatism,EULAR)联合制定并发布了诊断敏感性更高、操作性更强、分类更细的RA分级标准和评分系统,该标准评估内容包括关节受累情况、血清学指标、滑膜炎持续时间和急性时相反应物四个部分,总分6分以上可诊断为RA(表12-13)。

(三)治疗原则

目前临床上尚缺乏根治及预防RA的有效措施。治疗目的在于减轻关节症状,延缓病情进展,防止和减少关节的破坏,尽可能维护关节功能和改善生活质量。应强调早期治疗、早期诊断,以及联合用药和个体化治疗的原则。

治疗措施包括一般性治疗、药物治疗、外科手术治疗,其中以药物治疗最为重要。

表 12-12 1987 年 ACR RA 分类标准

条件	定义
晨僵	关节及其周围僵硬感至少 1 小时(≥6 周)
≥3 个以上的关节区的关节炎	14 个关节区中至少 3 个有软组织肿胀或积液(≥6 周)
手关节炎	腕、掌指或近端指间关节肿(≥6 周)
对称性关节炎	左、右两侧关节同时受累(≥6 周)
类风湿结节	骨突部位、伸肌表面或关节周围有皮下结节
RF 阳性	血清中 RF 含量升高(滴度 >1∶32)
手的影像学改变	至少有骨质疏松和关节间隙狭窄

表 12-13 2010 年 ACR/EULAR RA 分类标准和评分系统

评估项目		得分
关节受累情况	受累关节数(个)	
中、大关节	1	0
中、大关节	2~10	1
小关节	1~3	2
小关节	4~10	3
至少 1 个为小关节	>10	5
血清学检查		
RF 或抗 CCP 抗体均阴性		0
RF 或抗 CCP 抗体至少 1 项低滴度阳性		2
RF 或抗 CCP 抗体至少 1 项高滴度阳性(>正常上限的 3 倍)		3
滑膜炎持续时间		
<6 周		0
≥6 周		1
急性时相反应物		
CRP 和 ESR 均正常		0
CRP 或 ESR 增高		1

(四)药物治疗方案

1. 治疗药物的选用

(1)非甾体抗炎药(non-steroidal anti-inflammatorydrugs,NSAIDs):这类药物对 RA 等炎症性疾病具有肯定疗效,是目前临床上最常用的一类控制风湿性骨关节炎症状的药物。NSAIDs 起效快,能在较短时间缓解患者的关节肿痛和晨僵等症状。但对炎性疾病过程本身几乎无作用,不能控制病情进展,停药后不久可出现反跳,因此必须与改善病情抗风湿药同时服用。

NSAIDs 使用中应注重 NSAIDs 的种类、剂量和剂型的个体化,尽可能用最低有效量、短疗程。一般先选用一种 NSAID,应用数日至 1 周无明显疗效时应加到足量,如仍然无效则再换用另一种制剂,避免同时服用 2 种或 2 种以上的 NSAIDs。选择性 COX-2 抑制剂对 COX-1 影响轻微,适合于消化道不良事件的高危人群,如老年患者,有消化道溃疡史,合并使用糖皮质激素、阿司匹林及凝血功能异常者。

NSAIDs 的外用制剂(如双氯芬酸二乙胺乳胶剂、酮洛芬凝胶、吡罗昔康贴剂等)不良反应相对较小,对缓解局部关节肿痛有一定作用。

(2)缓解病情抗风湿药(disease-modifying anti-rheumatic drugs, DMARDs):DMARDs 的化学结构和药理作用机制各不相同,也不具有明显的抗炎和镇痛作用。但对 RA 的临床药效相似,可延缓或控制病情进展,故一旦 RA 诊断明确都应使用 DMARDs。药物的选择和应用的方案要根据患者的病程长短、病情活动性以及是否合并预后不良因素而定。该类药物较 NSAIDs 发挥作用慢,临床症状的明显改善需 1 ~ 6 个月,故又称慢作用抗风湿药(slow-acting anti-rheumatic drugs, SAARDs)。临床治疗 RA 常用的 DMARDs 见表 12-14。

表 12-14　治疗 RA 的主要 DMARDs

药物名称	作用机制	用法	起效时间(月)	主要的不良反应
甲氨蝶呤(methotrexate, MTX)	二氢叶酸还原酶抑制剂,抑制细胞增生和复制,同时具有抗炎作用	7.5 ~ 20mg/周,口服、肌内注射、静脉注射均可	1 ~ 2	胃肠道反应、口腔炎、皮疹、脱发、骨髓抑制、肝脏毒性,偶有肺间质病变
柳氮磺吡啶(sulfasalazine, SSZ)	抑制白细胞趋化,降低蛋白溶解酶活性;抑制多种细胞因子如 IL-1、IL-6、TNF 等	500 ~ 1000mg,每日 3 次,口服	1 ~ 2	皮疹、胃肠道反应、头痛、眩晕,偶有骨髓抑制。对磺胺过敏者禁用
来氟米特(leflunomide, LEF)	主要抑制合成嘧啶的二氢乳酸脱氢酶的活性,从而使活化淋巴细胞的生长受抑	10 ~ 20mg,每日 1 次,口服	1 ~ 2	皮疹、瘙痒、腹泻、转氨酶升高、白细胞减少、高血压
羟氯喹(hydroxychloroquine, HCQ)	抑制由植物血凝素(PHA)反应诱导的 TNF-α、IFN-γ 合成,减少自身抗体形成和淋巴细胞增殖	200mg,每日 2 次,口服	2 ~ 4	视网膜毒性、心脏毒性、腹泻,偶有皮疹
青霉胺(D-penicillamine, D-pen)	可使 RF 所含的二硫键解聚,抑制中性粒细胞及 T 淋巴细胞功能	250 ~ 750mg/d,口服	3 ~ 6	皮疹、口腔炎、味觉障碍、蛋白尿

续表

药物名称	作用机制	用法	起效时间(月)	主要的不良反应
金诺芬(auranofin)	抑制淋巴细胞的DNA合成以及单核和中性粒细胞的趋化反应,降低免疫球蛋白的产生	3mg,每日2次,口服	4~6	口腔炎、皮疹、腹泻、骨髓抑制,偶有蛋白尿
硫唑嘌呤(azathioprine,AZA)	嘌呤类似物,可抑制腺嘌呤和鸟嘌呤的合成,最终影响DNA的合成	50~150mg/d,口服	2~3	胃肠道症状、肝功能异常、骨髓抑制

(3)生物制剂(biologic agents):生物制剂具有起效快、缓解病情快的特点,已有多项临床试验证实其具有抗炎和抑制骨破坏的作用,因此可作为传统DMARDs治疗无效或疗效差的替代治疗药物。目前用于治疗RA的生物制剂主要包括TNF-α拮抗剂、IL-6拮抗剂、IL-1拮抗剂、抗CD20单抗、CTLA4-Ig等,具体药物及用法见表12-15。

表12-15 常用的治疗RA的生物制剂

药物名称	作用机制	用法	主要的不良反应
anti-TNF			
依那西普(etanercept)	全人源化重组可溶性TNFp75受体二聚体融合蛋白	25mg/次,皮下注射,2次/周	局部反应最常见,可产生皮疹、盘状狼疮、皮肤血管炎、结节性红斑等;条件致病性感染、肉芽肿、血液系统毒性等
阿达木单抗(adalimumab)	全人源化TNF-α单克隆抗体	40mg/次,皮下注射,1次/2周	感染和局部皮疹等不良反应最常见。诱发充血性心力衰竭、狼疮样综合征、淋巴瘤、全血细胞减少和多发性硬化等
英夫利西单抗(infliximab)	人鼠嵌合型TNF-α单克隆抗体	3mg/(kg·次),在第0、2和6周及随后每8周1次,静脉滴注	输液反应,增加机会性感染或感染加重的风险,并可促使潜伏性结核复发或播散,使乙肝或丙肝复活。可能增加淋巴瘤的发生,加重中、重度心功能不全等
non-TNF			
阿巴西普(abatacept)	聚乙二醇人源化重CTLA4-Ig分子二聚体,T细胞共刺激阻断药	10mg/(kg·次),在第0、2和4周及随后每月1次,静脉滴注	注射部位反应、超敏反应、感染等;头痛、头晕、鼻咽炎、咳嗽、背痛、高血压、消化不良等
利妥昔单抗(rituximab)	人鼠嵌合型抗CD20单克隆抗体,B细胞清除剂	推荐剂量为500~1000mg,在第0周、第2周1次静脉滴注,视病情可在6~12个月后重复以上治疗	输液相关不良反应、感染机会增多、心脏不良反应、腹泻、消化不良、神经系统不良反应等

续表

药物名称	作用机制	用法	主要的不良反应
托珠单抗（tocilizumab）	人源化 1L-6 受体拮抗剂	推荐起始量为 4mg/kg，每4周1次，随后基于治疗反应可增至 8mg/kg，静脉滴注	严重感染、活动性感染、胃肠道穿孔、血象异常等

（4）糖皮质激素（glucocorticosteroids，GCs）：糖皮质激素能迅速改善急性发作期的关节肿痛和全身症状，可作为等待 DMARDs 发挥疗效的“桥接”药物。激素本身不能阻止 RA 进展，且不良反应大，不宜长期口服或静脉应用，一般在下述情况下可考虑短期使用：①如急性发作期伴有发热、多关节肿痛，用 NSAIDs 无效者；②伴有严重的关节外表现，如血管炎、心包炎、胸膜炎、神经系统病变、重度巩膜炎、Felty 综合征等；③伴局部激素治疗的指征（如关节腔内注射）。激素的使用剂量依病情严重程度而调整，通常为小剂量（泼尼松≤7.5mg/d），有系统症状如伴有心、肺、眼和神经系统等器官受累的重症患者可予泼尼松每日量 30～40mg，症状控制后递减。对全身症状已控制，仅留 1～2 个关节症状较重者，可行关节腔内注射治疗，如曲安奈德 2.5～10mg/次或醋酸倍他米松 1.5～6mg/次。1 年内同一关节内用药一般不得超过 3～5 次。关节内注射过频除可并发感染外，还可能导致类固醇晶体性关节炎。

（5）植物药制剂：常用的植物药制剂包括①雷公藤总苷：有抑制淋巴、单核细胞及抗炎作用，对缓解关节肿痛有效。一般 30～60mg/d，分 3 次饭后服用。②青藤碱：具有抗炎镇痛作用，可减轻关节肿痛。每次 20～60mg，饭前口服，每日 3 次。③白芍总苷：具抗炎和免疫调节作用，对减轻关节肿痛有效。常用剂量为 600mg，每日 2～3 次。

2. 治疗方案推荐　美国风湿病学会（ACR）在 2012 年 5 月发表了对 2010 版化学合成类和生物制剂类改善病情抗风湿药（DMARDs）治疗 RA 的建议更新，再次指出了 DMARDs 在 RA 治疗中的重要作用。欧洲抗风湿病联盟（EULAR）2013 年 10 月发表的有关 RA 的最新治疗建议中进一步强调 RA 患者一经确诊就应该立即启动 DMARDs 药物治疗，并且将化学合成类 DMARDs 作为 RA 治疗的一线推荐药物。与 2012 年 ACR 的治疗推荐相比，EULAR 2013 版的 RA 治疗管理建议更为简化、可操作性更强，并且依据最新的循证医学数据对 RA 患者实行了分层和分阶段治疗。

（1）初始治疗方案的选择：对于临床确诊的 RA 患者，应立即启动 DMARDs 治疗，依据患者的自身情况，在无禁忌证的前提下，推荐首选甲氨蝶呤单用或与其他化学合成类的 DMARDs 联合治疗，如甲氨蝶呤＋羟氯喹、甲氨蝶呤＋柳氮磺吡啶等；对甲氨蝶呤存在禁忌证或不耐受的患者则推荐选用柳氮磺吡啶、来氟米特等单用或与其他化学合成类的 DMARDs 联用。根据患者的情况，还可在以上方案的基础上联合小剂量糖皮质激素如泼尼松（≤7.5mg/d），但应注意及时减量调整，使用激素的时间不宜超过 6 个月。治疗的总体目标是在 6 个月内达到临床缓解，或是至少将疾病活动度降到低水平范围。

（2）初始治疗失败的方案调整：对于经 MTX 或 LEF 等单药或联合其他化学合成类 DMARDs 治疗失败的患者（即治疗 3 个月病情未见改善或治疗 6 个月病情评估未达标者），可以分为两种情况。①伴有预后不良因素：包括疾病活动度持续高水平、功能受限

(健康评估问卷或其衍生方法判定)、关节外表现(如类风湿结节、血管炎、Felty 综合征等)、RF 阳性或(和)抗 CCP 抗体阳性以及影像学显示骨侵蚀。对于这类患者,EULAR 推荐加用生物制剂,可以选择 TNF-α 拮抗剂,包括阿达木单抗、英夫利西单抗、依那西普等或其他生物制剂如阿巴西普、托珠单抗,并且以上生物制剂不存在禁忌证时一般不首先考虑利妥昔单抗。②不伴有预后不良因素:此类患者推荐换用其他的化学合成类 DMARDs 单药或联合治疗,例如初始治疗选用 MTX 单药治疗,可换用 LEF 继续单药治疗,或是加用 SSZ、HCQ 其中的一种联合治疗。初始治疗失败的患者可再次联用激素进行"桥接"治疗,使用原则同上。

(3)经上述方案调整治疗 6 个月仍未达标的患者,或因严重不良反应不能耐受者,推荐换用另一种生物制剂。如初始选用阿达木单抗者,可换成其他的 TNF-α 拮抗剂,如依那西普、英夫利西单抗等,也可改用阿巴西普或利妥昔单抗等。不推荐生物制剂的联合应用,因有临床试验数据显示联用生物制剂不会提高疗效,而不良事件发生率明显增加。

(五)药物治疗管理

1. 疗效监测　RA 的最终治疗目标是达到临床缓解,故应定期对患者进行随访评估,以判断药物治疗效果,对治疗反应不佳的患者需及时调整治疗方案。临床缓解标准包括:①晨僵时间 <15 分钟;②无乏力;③无关节痛(通过询问病史得知);④活动时无关节压痛或疼痛;⑤软组织或腱鞘无肿胀;⑥红细胞沉降率(魏氏法)女性 <30mm/h,男性 <20mm/h。至少达到以上 6 项中的 5 项,并持续至少 2 个月,且无血管炎、心包炎、胸膜炎、或肌炎或无法解释的近期体重减轻或发热。ACR 和 EULAR 也推荐通过综合评分的方法判断 RA 患者的疾病活动度是否达到缓解,或至少维持在较低水平,这些评估工具包括有 28 个关节疾病活动性评分(DAS28)、简化疾病活动度评分(SDAI)、临床疾病活动度指数(CDAI)、患者活动度评分(PAS)、常规评估患者指数资料(RAPID)等,具体见表 12-16。EULAR 对随访安排的建议为活动性 RA 应每 1 ~3 个月进行 1 次疗效评估,治疗达标且病情稳定的 RA 可转为每 6 ~12个月进行 1 次疗效评估。

表 12-16　RA 疾病活动度评估

评估工具	分值范围	疾病活动度阈值			
		缓解	低度	中度	高度
28 个关节疾病活动性评分(DAS28)	0 ~9.4	<2.6	≥2.6 且<3.2	≥3.2 且≤5.1	>5.1
简化疾病活动度评分(SDAI)	0 ~86	≤3.3	>3.3 且≤11.0	>11 且≤26	>26
临床疾病活动度指数(CDAI)	0 ~76	≤2.8	>2.8 且≤10.0	>10.0 且≤22	>22
患者活动度评分(PAS)	0 ~10	≤0.25	0.26 ~3.7	≥3.71 且 <8	≥8.0
常规患者评估指标数据(RAPID)	0 ~10	0 ~1.0	>1.0 且≤2.0	>2.0 且≤4.0	>4

2. 安全性监测　对于开始接受 RA 药物治疗的患者应完善用药前的基线资料,包括曾患疾病、伴发疾病、是否存在药物过敏及不良反应史,用药前需进行血常规、尿常规、肝肾功能、凝血功能等检查,并在之后的随访中定期复查。例如在 MTX 或 LEF 等剂量逐渐增加的最初 3 个月内,应每 2 ~4 周复查 1 次上述指标;用药超过 3 个月,可每 8 ~12 周复查 1 次;用

药超过 6 个月,则可改为每 12 周监测 1 次。

应注重抗风湿药物的不良反应防护,例如有消化性溃疡病史者宜用选择性 COX-2 抑制剂或联用质子泵抑制剂;使用 MTX 治疗期间应注意适当补充叶酸,联合激素治疗时还应注意加服钙剂和维生素 D,以预防骨质疏松;所有准备接受生物制剂治疗的患者均应进行结核菌素皮肤试验(PPD)排除潜在的结核菌感染,并且建议定期接受肺炎链球菌疫苗、每年注射流感疫苗,对存在乙肝感染危险因素的患者还应注射乙肝疫苗。

3. 患者健康教育和用药指导　RA 作为一种临床表现差异较大的慢性、进行性、侵蚀性疾病,应特别重视患者教育,对已经确诊的患者在行相关治疗前应首先进行充分的沟通,包括 RA 的病情特点介绍、疾病的预后判断、治疗的总体目标、治疗期间可能出现的不良反应、如何避免或使其危害最小化、不良反应发生后如何处理等,同时也要尽量帮助患者消除负面的情绪和心态,积极面对治疗。EULAR 在 2013 年的 RA 治疗管理建议中,进一步强调了治疗方案的确定也需和患者充分沟通,让患者了解现行各治疗方案的优缺点,以及可能产生的治疗费用;其次,RA 的治疗是一个长期的过程,除了让患者了解方案中每一种药物简单的基本作用和正确的用法用量外,还要对患者进行治疗依从性教育,如通过电话干预的方式来帮助患者坚持服药,了解是否存在不良反应,以及定期随访安排的告知等。

(六)案例分析

1. 主题词　类风湿关节炎;改善病情抗风湿药;关节腔穿刺。

2. 病史摘要　患者,女,55 岁,因“反复多关节肿痛 1 年”入院治疗。

现病史:患者于 2012 年 1 月无明显诱因出现右腕关节肿胀疼痛,未予重视,后逐渐累及双肩关节、双肘关节、双腕关节、双手各掌指关节、双手各近端指间关节、双膝关节,伴有晨僵 1 小时左右。于 2012 年 9 月至外院住院治疗,查 ANA 1∶100,RO-52 阳性,CRP 86.4mg/ml,ESR 48mm/h,补体 C3 0.15、C4 0.03;RF、CCP、AKA 均阴性;双膝正位片提示骨质增生,骨性关节炎。诊断为“结缔组织病”,给予醋酸泼尼松片(强的松)50mg/d、洛索洛芬钠片(乐松)抗炎止痛,硫酸羟氯喹片(纷乐)、[99Tc]锝亚甲基双膦酸盐(云克)抗风湿治疗后病情稍好转,出院后坚持服用硫酸羟氯喹片,泼尼松逐渐减量至 15mg/d,但病情未进一步好转。现患者仍有多关节肿痛,以双腕、双手各近端指间关节明显,于 2013 年 3 月来我院就诊,门诊以“类风湿关节炎、系统性红斑狼疮”收入我科。

入院查体:体温 36.5℃,脉搏 89 次/分,呼吸 20 次/分,血压 116/71mmHg。压痛关节:双肩,双腕,双手第 1、2、3、4、5 近端指间关节,双膝;肿胀关节:双腕,双手第 1、2、3、4、5 近端指间关节;活动受限关节:左肩上抬困难,左肘伸直受限;畸形关节:无;双膝骨擦感阳性,双膝浮髌征阴性,双膝内外侧旋转挤压试验阴性,双膝抽屉试验阴性,双下肢无水肿。

辅助检查:(2012 年 9 月于外院)ANA 1∶100,RO-52 阳性,CRP 86.4mg/ml,ESR 48mm/h,补体 C3 0.15、C4 0.03;RF、CCP、AKA 均阴性;双膝正位片提示骨质增生,骨性关节炎。

入院诊断:类风湿关节炎。

3. 治疗方案　抗风湿。

(1)改善病情药:甲氨蝶呤片 7.5mg po qw;来氟米特片 10mg po qd;[99Tc]锝亚甲基双膦酸盐 16.5mg ivgtt qd。

(2)植物制剂:正清风痛宁注射液 100mg im q12h;正清风痛宁片 4co. po tid。

(3)抗炎消肿:醋酸泼尼松片 15mg po qd;复方倍他米松注射液 1ml 关节腔内注射。

(4)保护关节:硫酸氨基葡萄糖胶囊0.5g po tid。

(5)保护胃黏膜:盐酸雷尼替丁胶囊0.15g po qd。

(6)预防骨质疏松:碳酸钙 D_3 片600mg po bid。

4. 药学监护要点

(1)疗效监测:在住院期间除需观察患者每日的生命体征变化外,应重点监测患者口服及局部关节腔内注射糖皮质激素,以及给予正清风痛宁肌内注射等对症治疗后,受累关节疼痛、肿胀以及关节压痛等症状是否缓解,每日晨僵及乏力的症状是否得到改善。改变病情的抗风湿药起效较慢,一般需要1~6个月,故在出院后的随访中除观察以上指标外,还要定期(每1~3个月)监测血沉、类风湿因子、C反应蛋白、补体、抗环瓜氨酸肽抗体、抗角蛋白抗体等指标,重新评估DAS28活动度评分等,了解疾病活动度的改善情况,从而判断药物治疗方案是否有效。对于在随访期间的疗效评估中未达标的患者应及时调整治疗方案,而对于达标的患者仍需长期巩固治疗。

(2)安全性监护:该患者安全性监护的重点在于抗风湿药物和糖皮质激素的不良反应监护。①抗风湿药:该患者所使用的抗风湿药物中甲氨蝶呤片为二氢叶酸还原酶抑制剂,故服用期间应适当补充叶酸;常见的不良反应还有口腔炎、胃肠道反应、脱发、皮疹及肝损害等,少数可出现骨髓抑制和肺间质病变,应在治疗中监测血常规、肝功能,定期复查胸片等。来氟米特片主要抑制合成嘧啶的二氢乳酸脱氢酶的活性,从而抑制淋巴细胞的免疫调节功能;主要的不良反应与甲氨蝶呤类似,服药期间应定期查血常规和肝功能、监测血压变化等。正清风痛宁的主要成分为青藤碱,主要的不良反应有皮肤瘙痒、皮疹和白细胞减少等,应在治疗期间注意观察及监测血象变化。②糖皮质激素:糖皮质激素在RA的治疗中不宜长期口服,并且应早期减量,关节腔内局部注射一般不得超过3~5次/年。在激素使用期间,应注意每天加服钙剂和维生素D,以预防骨质疏松;另外可加服质子泵抑制剂或 H_2 受体抑制剂保护胃黏膜,以防上消化道出血的发生。糖皮质激素常见的不良反应还有感染、代谢紊乱(水、电解质,血糖,血脂)、出血倾向、血压异常等,故应在随访中注意监测血常规、大小便常规、肝肾功能、凝血功能等相关检查。

5. 药学监护过程 患者入院后首先完善了血常规、肝肾功能、大小便常规、ESR、CRP、ASO、RF、CCP、胸部CT、心电图、骨密度测定等相关检查,以作为制订给药方案、评估疗效及安全性的基线指标。并针对患者主诉的全身多个关节特别是双手近端指间关节肿胀、疼痛明显给予了醋酸泼尼松片15mg每日一次口服,肌内注射正清风痛宁100mg、每日两次肌内注射,以及双手近端指间关节腔内注射复方倍他米松1ml等对症处理后,患者各关节局部肿胀、疼痛等症状得到明显缓解,乏力及晨僵症状减轻。入院后第2~3天相关检查结果回示患者血沉53.00mm/h,C反应蛋白(CRP)4.5mg/dl,类风湿因子(RF)<20.00U,抗环瓜氨酸肽抗体<25.00,抗角蛋白抗体阴性;双手正位片提示左右手指间关节周围软组织肿胀;关节邻近骨质疏松,关节间隙狭窄,DAS28(4)6.55分,DAS28(4)-CRP 6.11分,病情高度活动;胸部CT提示双肺未见明显异常;心电图正常。结合患者的症状体征,按1987年ACR和2010年ACR/EULAR的分类标准,均符合类风湿关节炎的诊断。对于诊断明确的,既往未接受正规治疗的类风湿关节炎患者,国内外各指南均推荐应立即开始改善病情抗风湿药的治疗,以期尽早延缓或控制病情进展,改善患者的预后,并且推荐以甲氨蝶呤作为一线首选药物,根据患者的病情严重程度或病程长短可行单药

或与其他改善病情抗风湿药联合使用。该患者为老年女性,首次确诊类风湿关节炎,既往无特殊病史,入院查体和检查未发现其他伴发疾病,肝、肾及心、肺功能等均未见异常,不存在用药禁忌。故临床医师给予甲氨蝶呤片7.5mg口服,每周一次;来氟米特片10mg,每天一次口服,以及[99Tc]锝亚甲基双膦酸盐16.5mg,每日一次静脉滴注,联合抗风湿治疗。并针对激素治疗加服碳酸钙D_3片1200mg/d,以预防骨质疏松;辅以盐酸雷尼替丁胶囊0.15g,每日一次口服,预防和减少各抗风湿药以及糖皮质激素的胃肠道刺激反应。患者经以上综合治疗6天后,各关节的肿痛情况较入院前明显缓解,晨僵及乏力症状有所减轻,准予院外药物治疗。告知患者RA的病情特点、院外继续药物治疗的方案和治疗目标,以及坚持长期服药的重要性,让患者了解治疗期间可能出现的不良反应、不良反应发生以后如何处理,并告知定期随访的时间安排等。

6. 药学分析与建议 该患者为老年女性,起病缓,病程长,以对称性多关节肿痛1年为主要表现,伴有晨僵(>1小时);结合患者入院后的辅助检查血沉和C反应蛋白明显升高,双手正位片提示左右手指间关节周围软组织肿胀、关节邻近骨质疏松、关节间隙狭窄,以及DAS28评分提示病情高度活动等,患者符合1987年ACR和2010年ACR/EULAR的分类标准,类风湿关节炎诊断明确,为首次诊断,不伴有关节外表现,尽早行合理有效的药物治疗对延缓关节破坏、改善患者预后非常重要。针对患者全身的多个关节,特别是双手近端指间关节肿痛明显的症状,入院后立即给予了醋酸泼尼松片15mg每日一次口服,并给予双手近端指间关节腔内注射复方倍他米松。对于类风湿关节炎,我国指南推荐的关节症状控制的常用药物为非甾体抗炎药,而糖皮质激素仅推荐用于伴有血管炎等关节外表现的重症患者,以及对NSAIDs不能耐受的患者或其他治疗反应不佳的患者作为"桥梁"治疗,症状一旦改善后应尽快减量至停用。该患者无胃肠道及心血管疾病史,可首选非甾体抗炎药内服和(或)外用行急性期的抗炎镇痛治疗,对于受累特别严重的个别关节如该患者双手近端指间关节腔内可选择局部注射糖皮质激素,暂时不考虑全身使用激素。需要明确的是,无论是非甾体抗炎药还是糖皮质激素都只能改善关节及全身症状,不能控制病情进展。因此,对于诊断明确的RA应立即开始使用病情改善药行单药或联合治疗,ACR和EULAR的指南基于近年来循证医学的试验数据以及安全性的考虑推荐甲氨蝶呤为首选药物,或是将其作为联合用药的基础药物。这里,患者由于DAS28评分为病情高度活动,故采用了甲氨蝶呤片7.5mg口服每周一次、来氟米特片10mg每天一次口服,以及[99Tc]锝亚甲基双膦酸盐16.5mg每日一次静脉滴注,联合抗风湿治疗的方案。改变病情抗风湿药物起效较慢,也不具有明显的抗炎和镇痛作用,故症状急性期可联合非甾体抗炎药或糖皮质激素。

7. 药物治疗小结 RA的药物治疗特别强调早期、联合和个体化的治疗原则。该例患者诊断确立时尚未出现明确的预后不良因素(如关节外表现、RF阳性或(和)抗CCP抗体阳性以及影像学骨侵蚀等),入院后立即启动了积极有效的药物治疗方案,对延缓患者的关节破坏进程、改善预后有着重要的影响。在以后的随访中还要定期评估病情变化,并根据治疗效果和耐受情况适时调整给药方案。

三、系统性硬化症

系统性硬化症(systemic sclerosis,SSc)是一种病因不明,以自身免疫和炎症、众多血管床中的小血管功能和结构异常以及皮肤和脏器进行性间质和血管纤维化为特征的多系统结缔组织病。临床以皮肤硬化和增厚为主要表现，根据其皮肤受累情况可分为五类：局限性皮肤型SSc、弥漫性皮肤型SSc、无皮肤硬化型SSc、重叠型SSc和未分化结缔组织型SSc。SSc呈慢性病程，是一种散发性疾病，广泛分布于世界各地，各种族均可发生。该病的发病年龄以20～60岁多见，女性多于男性，两者之比为8:1。

（一）病因和发病机制

1. 病因

(1)遗传因素：SSc患者家族中发生SSc的概率（1.6%）显著高于一般人群（0.026%），虽然家族中每位成员患SSc的绝对风险较低，但阳性家族史是SSc最大的危险因素，提示遗传因素在疾病易感性中起重要作用。目前，SSc的遗传学研究主要集中在候选基因的多态性上。研究表明，参与免疫和炎症、血管功能及结缔组织内环境稳态的基因与特殊单核苷酸多态性相关。人白细胞抗原系统（HLA）Ⅱ基因与系统性硬化症有关，包括$HLA\text{-}DR_1$、$HLA\text{-}DR_2$、$HLA\text{-}DR_3$、$HLA\text{-}DR_5$、$HLA\text{-}DR_8$和$HLA\text{-}DR_{25}$等，其中$HLA\text{-}DR_1$与抗着丝点抗体高度相关，HLA-DR5与抗Scl-70抗体相关，而DR_3代表肺纤维化发生率升高，DR_{25}与广泛性皮肤硬化有关。

(2)病毒：人巨噬细胞病毒（CMV）和其他病毒感染是SSc的潜在诱发因素。研究表明，SSc患者血清中存在抗人CMV抗体，这些抗体可识别人CMV上的UL83和UL94D蛋白表位。其中抗UL94D抗体能诱导内皮细胞凋亡和成纤维细胞活化，从而直接诱导结缔组织生长因子（CTGF）的合成。另有研究表明，SSc患者存在人细小病毒B19感染。

(3)环境因素和药物：与SSc相关的职业暴露因素包括二氧化硅、聚氯乙烯、三氯乙烯和有机溶剂等。接触性杀虫剂、染发剂和工业烟尘也与SSc相关。可导致SSc疾病的药物包括博来霉素、可卡因等。恶性肿瘤化疗也与SSc发病及原有SSc患者的组织纤维化恶化相关。

2. 发病机制　SSc的发病机制可能与血管损伤和破坏、免疫系统自身免疫的先天或适应性激活和广泛的血管与间质纤维化有关。三者的关系表现为自身免疫和血管病变促成纤维化的发生和发展，血管损伤和纤维化可进一步导致慢性自身免疫和炎症反应。

(1)血管损伤和破坏：病毒、自身抗体和炎性细胞因子等可引起内皮细胞损伤，最终导致内皮细胞活化，伴可逆性功能变化、黏附分子表达增高和白细胞渗出增加，最终导致血管周围炎症。损伤的内皮细胞产生血管舒张剂（如一氧化氮）减少，而产生血管收缩剂（如内皮素-1）增加，这种变化可加重血管病变，引起进行性、不可逆性的血管壁重塑、管腔闭塞、血小板聚集、原位血栓形成和组织缺血，最终导致SSc。

(2)免疫系统自身免疫的先天或适应性激活：多种因素引起组织损伤后，诱导T细胞和B细胞活化。T细胞的活化使Th1和Th2细胞因子间失衡，形成以Th2型为主的T细胞分泌大量的致纤维化细胞因子（如IL-4、IL-5），直接刺激胶原合成和肌纤维母细胞转化。B细胞的活化可使SSc特异性的细胞表面信号受体CD19表达增高和产生IL-6，刺激自身抗体（如抗拓扑异构酶Ⅰ抗体）的产生，并直接刺激成纤维细胞活化及胶原合成，最终形成SSc纤维化。

(3)广泛的血管和间质纤维化：纤维化是慢性炎症、自身免疫及血管损伤和缺氧的最终结果。血管损伤和血管周围炎症导致纤维形成的细胞因子和趋化因子局部分泌和激活，诱导成纤维细胞活化和肌纤维母细胞的聚集。循环中的间质祖细胞运输并积聚在损伤的组织中,转化为纤维化的成纤维细胞,促进基质的聚集。组织缺氧、基质重塑及血管收缩进一步促进纤维化的进程,从而损伤组织结构,影响器官功能。

(二)临床表现及诊断

1. 临床表现　SSc 的临床表现复杂多样,主要为皮肤病变、血管病变、胃肠道表现、肌肉骨骼受累、心脏受累、肺受累及肾表现等。病程中常有疲劳、困倦、表情淡漠和容貌改变等。

(1)皮肤表现:皮肤增厚变硬是 SSc 的标志。皮肤改变常经历三个阶段:肿胀期、硬化期和萎缩期。肿胀期表现为皮肤绷紧变厚,皮皱消失,肤色苍白或淡黄,皮温偏低,呈非凹陷性水肿。硬化期表现为皮肤变硬,表面有蜡样光泽,不易用手指捏起,患病的皮肤会出现色素沉着;临床上可出现手指伸屈受限、面部表情呆滞、张口及闭眼困难、胸部紧束感等症状。萎缩期表现为皮肤萎缩变薄,甚至皮下组织及肌肉亦发生萎缩及硬化,紧贴于骨骼,呈木板样硬片;指端及关节处形成点状凹陷性瘢痕,并易发生顽固性溃疡。

(2)血管病变:血管病变主要表现为雷诺现象、肢端濒危缺血、大血管受累等。95%的病例首发症状为雷诺现象,且该现象比其他临床表现提前数年,典型表现为指(趾)短暂苍白,随之青紫、发红或疼痛和麻木感。在已有的中等大小动脉的结构性血管病变基础上,雷诺现象会导致肢端濒危缺血,临床上此病变可应用抗血小板药物给予处理。SSc 还可出现大血管受累,从而对器官并发症如肾病、外周缺血和肠受累等有重要影响。

(3)胃肠道表现:胃肠道是弥漫皮肤型和局限皮肤型 SSc 最常受累的脏器,几乎全胃肠道均可累及。临床表现为口裂变小、口唇变薄;食管受累可见蠕动功能异常及食管下段括约肌功能障碍;小肠受累导致反复发作性假性肠梗阻伴肠袢扩张,小肠细菌过度生长伴肠道运动减弱,可引起反复腹泻、腹胀、吸收不良等表现;大肠受累表现为便秘或合并乙状结肠扭转等。

(4)肌肉、骨骼:SSc 的纤维化病变常影响肌腱、韧带和关节囊,限制关节的运动。该病晚期常出现骨的血供不足而导致指(趾)远端吸收(肢端骨溶解)、手指和肌腱挛缩、肌腱摩擦音和关节痛等表现。而骨骼肌受累常可表现为轻度慢性肌无力和肌萎缩、肌酸磷酸激酶轻度升高、肌电图轻度异常和轻微非炎性组织学变化等。

(5)心脏:SSc 引起的心脏受累可能与缺血损伤、心肌炎、心肌纤维化、高血压等有关,可严重影响患者的生存率。临床上主要表现为心肌和心包受累,心肌受累会导致心脏对应激所并发的血流动力学的调节能力下降,心包受累则引起心包积液的产生。

(6)肺和胸膜:SSc 可导致肺纤维化和肺动脉高压、吸入性肺炎、胸膜炎等。间质性肺炎常进展为纤维化,表现为呼吸急促和干咳;体征表现为双肺底吸气相爆裂音;放射学特征包括网格结节状阴影,常对称分布,以肺底最明显。肺动脉高压可见于局限皮肤型和弥漫皮肤型 SSc,是引起患者死亡的首要原因。该病变最初的症状包括劳力性呼吸困难以及少见的胸痛或晕厥,也可始终无症状,可通过定期监测肺功能、多普勒超声和心电图被发现。

(7)肾脏:SSc 血管痉挛和动脉损伤影响最明显和最早的脏器是肾脏。主要发展为慢性血管病变伴肾小球病变、炎性肾小球病变,最严重者可形成硬皮病肾危象,表现为急进性高血压和进展性肾损害。

2. 诊断与鉴别诊断　目前临床上常用的标准是 1980 年美国风湿病学会(ACR)提出的

SSc 分类标准。

(1)主要条件:近端皮肤硬化,手指及掌指(跖趾)关节近端皮肤增厚、紧绷、肿胀。这种改变可累及整个肢体、面部、颈部和躯干(胸、腹部)。

(2)次要条件:①指硬化:上述皮肤改变仅限手指;②指尖凹陷性瘢痕或指垫消失:由于缺血导致指尖凹陷性瘢痕或指垫消失;③双肺基底部纤维化:在立位胸部 X 线片上可见条状或结节状致密影,以双肺底为著,也可呈弥漫性斑点或蜂窝状肺,但应排除原发性肺病所引起的这种改变。

判定:具备主要条件或 2 条及 2 条以上次要条件者可诊断为 SSc。雷诺现象、多发性关节炎或关节痛、食管蠕动异常、皮肤活检示胶原纤维肿胀和纤维化、血清抗核抗体、抗 Scl-70 抗体和抗着丝点抗体阳性等均有助于诊断。

但是上述标准的敏感性较低,无法对早期的硬皮病作出诊断,为此欧洲硬皮病临床试验和研究协作组(EULAR sclero-derma trial and research group,EUSTAR)提出了“早期硬皮病”的概念和诊断标准,即如果患者同时存在:①雷诺现象;②手指肿胀;③抗核抗体阳性,应高度怀疑早期硬皮病的可能,并行进一步的检查。如果还存在下列 2 项中的任何一项即可确诊为早期硬皮病:①甲床毛细血管镜检异常;②硬皮病特异性抗体,如抗着丝点抗体阳性或抗 Scl-70 抗体阳性。

(三)治疗原则

至今尚无改变 SSc 自然病程的有效疗法,但争取早诊断、早治疗,有助于减缓疾病进展。2011 年《系统性硬化病诊断及治疗指南》指出,SSc 的常规治疗主要是针对免疫、血管和纤维化病变的联合药物疗法,但治疗需个体化,要仔细考虑疾病的亚类、持续时间、进展速度及内脏受累的类型和严重性,对有器官并发症者应仔细评估基线,并进行长期随访。早期治疗的目的在于阻止新的皮肤和脏器受累,而晚期治疗的目的在于改善已有的症状。

(四)药物治疗方案

1. 治疗药物分类

(1)免疫抑制药物:免疫抑制疗法对以炎症为主要表现的早期 SSc 最有效,常用药物包括甲氨蝶呤、硫唑嘌呤、环磷酰胺、环孢素、抗胸腺细胞球蛋白或抗 CD25 单克隆抗体和霉酚酸酯等。

低剂量的糖皮质激素不能减缓疾病进展,但对早期常见的炎性症状(肌炎和肺间质纤维化)有一定的疗效。由于糖皮质激素可能导致硬皮病肾危象和其他血管阻塞性并发症,且不是该疾病必须使用的药物,故糖皮质激素的使用最好限于有肌炎、症状性浆膜炎、早期皮肤水肿期、难治性关节炎和腱鞘炎的 SSc 患者,且应使用最低有效量,并每日监测高危患者的血压。

(2)抗纤维化药物:对已确诊的 SSc 患者的治疗,最有效的药物是可能有抗纤维活性的药,但迄今为止尚无一种药物(包括青霉胺)被证实对纤维化有肯定的疗效。目前临床上常用的抗纤维化药物有青霉胺和秋水仙碱等。青霉胺主要用于硬化前期或有肺纤维化的患者,主要通过干扰胶原的分子交联和可能的免疫调节而发挥作用;给药方法为起始 250mg/d,以后每 1 ~2 个月增加 125 ~250mg,直至 1g/d,连服 2 ~3 年。秋水仙碱也有抗纤维化作用,但不作为首选药,对皮肤硬化、雷诺现象和食管病等有一定的疗效;使用剂量为0.5～1.5mg/d,连服3个月至数年。

(3)治疗血管病变药物:小血管受累是各型SSc的共同特征。其治疗目标是扩张血管、防止血管收缩、降低血黏度、改善微循环及重建受损血管。

1)指端血管病变:患者应戒烟,手足避冷保暖。常用的药物为二氢吡啶类钙离子拮抗剂,硝苯地平的使用剂量为10～20mg,每日3次,可减少雷诺现象的发生和减轻严重程度,常作为治疗雷诺现象的一线药物。静脉注射伊洛前列素0.5～3ng/(kg·min),连续使用3～5天;或口服50～150μg,每日2次,亦可用于治疗严重的雷诺现象和局部缺血。

2)肺动脉高压

①氧疗:对低氧血症患者应给予吸氧。

②利尿药和强心剂:地高辛可用于治疗收缩功能不全的充血性心力衰竭,对于右心室明显扩张、基础心率>100次/分、合并快速房颤的SSc患者也可应用地高辛。合并右心功能不全的肺动脉高压患者初始治疗应给予利尿药,并密切监测血钾。

③肺动脉血管扩张剂:目前临床上应用的肺动脉血管扩张剂有钙离子拮抗剂、前列环素及其类似物、内皮素-1受体拮抗剂及5型磷酸二酯酶抑制剂等。

a. 钙离子拮抗剂:只有急性血管扩张药物试验结果阳性的患者才能应用钙离子拮抗剂,此类患者应根据心率情况选择钙离子拮抗剂。开始应用从小剂量开始,在体循环血压没有明显变化的情况下逐渐递增剂量,争取数周内增加到最大耐受剂量,然后维持应用。应用1年以上者还应再次进行急性血管扩张药物试验重新评价患者是否持续敏感,只有长期敏感者才能继续使用。

b. 前列环素类药物:具有强大的扩血管作用和抗血小板聚集作用。目前国内上市的有吸入性伊洛前列素,该药可选择性作用于肺血管,明显降低肺血管阻力,提高心排血量。半衰期为20～25分钟,起效迅速,作用时间较短。每天吸入治疗次数为6～9次,每次剂量至少在5～20μg。长期使用该药可降低肺动脉压力和肺血管阻力,提高运动耐量,改善生活质量。

c. 内皮素-1受体拮抗剂:内皮素-1主要由内皮细胞分泌,是一种强的内源性血管收缩剂。研究表明内皮素-1受体拮抗剂可改善肺动脉高压患者的临床症状和血流动力学指标。已经上市的内皮素受体拮抗剂有波生坦、替唑生坦、恩拉生坦、西他生坦、阿曲生坦及安贝生坦等。目前常用的波生坦片推荐用法是初始剂量62.5mg,每日2次,连用4周;后续剂量125mg,每日2次,巩固治疗。该药已经被欧洲和美国指南认为是治疗心功能Ⅲ级肺动脉高压患者的首选治疗。

d. 5型磷酸二酯酶抑制剂:西地那非是一种强效的、高选择性的5型磷酸二酯酶抑制剂。西地那非在欧洲被推荐用于治疗SSc相关的肺动脉高压,推荐初始剂量为20mg,每日3次。常见的不良反应包括头痛、面部潮红等,但一般可耐受。

e. 一氧化氮:一氧化氮是血管内皮释放的血管舒张因子,具有调节血管张力、血流,炎症反应和神经传导等广泛的生物学作用。长期吸入一氧化氮可能对肺动脉高压有一定的疗效,但仍需进一步的随机对照试验以评估其安全性和有效性。

2. 治疗方案

(1)SSc相关肾脏危象的治疗:肾脏危象是SSc的重症,应使用血管紧张素转换酶抑制剂(ACEI)控制高血压,即使肾功能不全透析的患者仍应继续使用ACEI。激素与SSc肾危象的风险增加相关,故使用激素的患者应密切监测血压和肾功能。

(2)其他脏器受累的治疗:SSc 的消化道受累很常见。质子泵抑制剂对胃食管反流性疾病、食管溃疡和食管狭窄有效。胃平滑肌萎缩可导致胃轻瘫和小肠运动减弱,促动力药物如甲氧氯普胺和多潘立酮可用于治疗 SSc 相关的功能性消化道动力失调,如吞咽困难、胃食管反流性疾病、饱腹感等。

(3)SSc 与妊娠:女性 SSc 患者能成功妊娠,且妊娠过程中或者妊娠结束后病情进展罕见,但是她们发生早产、胎儿宫内生长受限和极低体重儿的风险高于一般产妇。多因素分析结果显示皮质醇的使用与早产相关,而叶酸的使用和抗 Scl-70 抗体的出现是保护因素。对存在严重器官损伤的女性 SSc 患者应避免怀孕,新近发病的 SSc 患者尤其是抗 Scl-70 阳性的女性患者需推迟怀孕。

(4)儿童 SSc 的治疗:儿童 SSc 病例相对罕见,约占所有系统性硬化症诊断的 3%,该病在儿童中的男女比例为 1∶2.8～1∶3.6,这与以女性为主的成人发病情况显著不同。目前还没有任何有关青少年系统性硬化症患者治疗的对照研究,因此所有的治疗选择均基于成人的治疗经验。然而用于成人患者的许多药物尚未在儿科患者中得到验证,故还不确定其用量和治疗反应,因此临床在治疗儿童 SSc 时应谨慎使用药物。

(五)药物治疗管理

系统性硬化症的治疗主要以抑制自身免疫、抗纤维化和扩血管为主,在治疗过程中应对疗效、不良反应和用药教育进行重点关注,促进合理用药。

1. 疗效监测　系统性硬化症的治疗目标是缓解临床症状、减少并发症的发生和控制病情的进一步恶化。治疗过程中应重点观察患者早期水肿、浆膜炎、肌炎、指端血管病变、肺间质纤维化和肺动脉高压等病变的控制情况,及时调整用药。如 SSc 有指端血管病变者应重点监测皮肤受累的程度和范围、齿距、指距、握手能力、关节疼痛指数等;SSc 合并肺间质纤维化者应重点监测用力肺活量(FCV)、肺总量(TLC)、一氧化碳弥散量(DLCO)、肺功能等指标的变化;SSc 相关的肺动脉高压患者应及时监测心率、呼吸、血压、运动能力、血流动力学参数、平均肺动脉压等指标的变化,以评估疗效,及时调整治疗方案。

2. 安全性监护　SSc 患者在接受治疗前应完善相关基线评估(如不良反应史、药物过敏史等)和实验室检查(如血常规、肝肾功能、尿常规、凝血四项等),在接受药物治疗后应定期进行相关检查和观察患者的临床变化,以及时发现药物引起的不良反应,从而对症治疗。使用免疫抑制剂的主要副作用有骨髓抑制、肝功能损害和胃肠道反应等,用药期间应监测血象、观察白细胞变化,用药初期应每隔 3 日查一次白细胞,以后每周查一次。一旦白细胞总数减少到 3×10^9/L 时,应停止使用,并用升白细胞的药物,如利可君片、维生素 B_6 及维生素 B_4 等,避免发生致命性的粒细胞缺乏症。治疗期间至少每月监测 1 次肝功能,必要时暂停服用免疫抑制剂,待肝功能恢复正常后再用。使用抗纤维化药物青霉胺时常出现胃肠道症状、蛋白尿、血尿、血细胞减少等,少数患者还会出现金属味、肌炎、重症肌无力、男子乳房发育等,上述药物不良反应大多在停药后自动缓解和消失。过敏反应用肾上腺皮质激素和抗组胺药物治疗有效。有味觉异常的 SSc 患者可用4% 硫酸铜溶液 5～10 滴,加入果汁中口服,每日 2 次,有助于味觉恢复。

3. 患者健康教育和用药指导　SSc 是一种累及多系统的结缔组织病,呈慢性病程,在治疗过程中应注意和患者做好沟通,让患者了解疾病特点、治疗目标、治疗方案及可能的并发症，重点了解每种治疗药物的作用、用法用量及治疗期间可能出现的药物不良反应及处理方法等，使患者能正确面对患病后自身的变化，提高患者的依从性，并积极接受正规治疗。如SSc患者使用糖皮质激素时的用药教育如下：①告知患者激素在治疗SSc中的抗炎和抗免疫作用，并以通俗易懂的语言让其理解；②告知患者每次药量的改变是由医师通过对患者的病情进行综合评估后决定的，而不是随意更改的，故患者不能随意调整剂量；③让患者正确对待激素所致的形体改变，因糖皮质激素在早期大量服用时可导致形体改变，但当病情控制至仅需服用维持剂量时形体可逐渐恢复或不再改变；④告知患者长期服用激素时应如何观察和处理不良反应。

SSc患者使用激素后容易发生类固醇性糖尿病（或已有的糖尿病加重）、高血压（或血压更难控制）、骨质疏松、自发性骨折、抑郁和失眠等不良反应，应重点告知患者需加强血糖、血压、骨密度监测和饮食控制。对病情较重、体质较弱者、或糖皮质激素合并使用免疫抑制剂的患者需注意感染防护。有胃痛、胃十二指肠溃疡、消化道出血病史的患者，或联用非甾体抗炎药可能加重胃黏膜损害的患者宜饭后服药，并注意观察消化道出血症状，必要时加用胃黏膜保护剂或抑酸剂。

（六）案例分析

1. 主题词　系统性硬化病；间质性肺疾病；抗纤维化；抗炎；糖皮质激素；青霉胺。

2. 病史摘要　患者，女，43岁，因“双手遇冷三色变3年，动则咳喘1年”入院治疗。

现病史：患者于2010年无明显诱因出现双手遇冷变白、变红、变紫，在当地医院诊治，未明确诊断，未行特殊处理。2012年出现运动或劳作后咳嗽、气喘，在县级人民医院就诊，行CT检查示双肺间质性肺炎；右肺中叶大疱；心脏增大；两侧胸膜肥厚；肝脏肿大伴脂肪浸润。诊断为“双肺间质性肺炎、免疫性疾病”，未予特殊治疗。患者遂到北京某医院就诊，诊断为“系统性硬化、间质性肺疾病”，予以“泼尼松”10片/天，1个月后开始逐渐减量至2片/日，同时服用“乙酰半胱氨酸、钙片”，治疗后患者症状明显减轻，半年后患者自行停药。2013年2月症状加重，患者自行服用“泼尼松”3片/日，并服用“头孢克肟”，但症状无明显缓解。2013年9月10日来我院门诊就诊，门诊以“系统性硬化、间质性肺疾病”收入我科。

入院查体：双肺呼吸音稍弱，未闻及干湿啰音。面部和手指皮肤稍变硬，双手皮温低，肤色稍暗。

辅助检查：血常规、肝肾功能和尿常规、心电图等无明显异常；抗核抗体阳性、滴度1∶400、核仁型，抗SSA抗体阳性，抗Ro52抗体阳性，抗Scl-70阳性；入院CT检查示两肺间质性肺炎，右肺中叶大疱；肺功能示中-重度混合型同期功能障碍，小气道功能正常，肺容量异常，气道阻力明显增高，弥散功能降低，肺动脉收缩压正常。

初步诊断：系统性硬化症，间质性肺疾病。

3. 治疗方案

（1）抗感染治疗：醋酸泼尼松片25mg口服，1次/日。

（2）保护胃黏膜：铝镁加混悬液15ml口服，3次/日。

（3）补钙：醋酸钙胶囊600mg口服，1次/日。

（4）抗纤维化：青霉胺片125mg口服，2次/日。

4. 药学监护要点

(1)抗感染治疗:醋酸泼尼松为中效糖皮质激素,具有抗炎和抗免疫作用,长期使用可引起骨骼改变、高血压、糖尿病、消化道出血和感染等不良反应,因此治疗期间应加强血糖、血压、骨密度监测和饮食控制。由于该药可加重胃黏膜损害,应嘱患者饭后服药,并注意观察消化道出血症状,必要时加用胃黏膜保护剂或抑酸剂。如患者体质较弱或病情较重,应重点预防感染。对已发生感染的患者应避免感染加重或感染播散。

(2)抗纤维化:青霉胺的不良反应较多,包括胃肠道症状、蛋白尿、血尿、血细胞减少等,少数患者还会出现金属味、肌炎、重症肌无力、男子乳房发育等。该药还可抑制原胶原交叉连接,使皮肤变脆和出血,并影响创口愈合。当剂量超过500mg/d时宜谨慎。为减少胃肠道症状,可告知患者在饭后1.5小时服用。抗酸药如氢氧化铝等可减少本药的吸收,如必须服用抗酸药,应告知患者两药的服药时间应间隔2小时。对青霉素过敏患者对本品可能有过敏反应,使用前应做青霉素皮试,同时患者服用该药时应每日连续服用,即使暂时停药数日,再次用药也可能发生过敏反应,因此仍需从小剂量开始。当出现过敏反应后用肾上腺皮质激素和抗组胺药物治疗有效。对味觉异常患者,除Wilson病患者外,可用4%硫酸铜溶液5~10滴,加入果汁中口服,每日2次,有助于味觉恢复。为密切观察药物对机体的影响,血常规、肾功能和尿常规等检查应在服药的最初6个月内每2周1次,以后每月1次;肝功能检查应每6个月1次,以便早期发现中毒性肝病和胆汁淤留。

5. 药学监护过程　患者入院后诊断为系统性硬化症,间质性肺疾病。患者体温正常,查体双肺呼吸音稍弱,未闻及干湿啰音,血常规、降钙素原等无明显异常,CT检查示两肺间质性肺炎,患者彩超和肺功能均提示无肺动脉高压表现。故立即给予青霉胺片抗肺纤维化,暂不考虑使用抗生素抗感染治疗。考虑到糖皮质激素的副作用,临床药师和主管医师讨论后,在使用激素的同时给予铝镁加混悬液保护胃黏膜和醋酸钙胶囊补钙。患者入院后诊断明确,进行了积极正规的治疗后病情平稳,症状缓解,患者要求出院。因该病需长期服药,嘱患者出院后按医嘱服药,不能随意调整用法用量或停药,并密切观察服药后的身体不适症状,避免感冒,并适当锻炼,1个月后复查。

6. 药学分析与建议　患者"系统性硬化症、间质性肺疾病"诊断明确,给予中效糖皮质激素泼尼松抗炎(低剂量)、抗免疫和青霉胺抗纤维化治疗。低剂量的糖皮质激素不能减缓疾病进展,但对早期常见的炎性症状(肌炎和肺间质纤维化)有一定的疗效。青霉胺主要用于硬化前期或有肺纤维化的患者,主要通过干扰胶原的分子交联和可能的免疫调节而发挥作用。上述治疗方案符合2011年《系统性硬化病的诊断和治疗指南》的治疗策略。同时考虑到糖皮质激素的副作用,临床药师和主管医师讨论后给予铝镁加混悬液保护胃黏膜和醋酸钙胶囊补钙,以减轻糖皮质激素对胃肠道的损害和降低糖皮质激素诱发的骨质疏松。

7. 药物治疗小结　SSc的皮肤受累范围和程度、内脏器官受累的情况决定其预后,治疗目的在于阻止皮肤和脏器的进一步受累,采取积极正规的治疗方式对本病的病情缓解和延缓疾病的进程具有重要的意义。结合本病例的治疗情况,患者入院后诊断明确,给予了指南推荐的治疗方案进行积极治疗,经出院后持续治疗和随访发现患者的病情得到了及时的控制,降低了病情进一步恶化的可能。

四、强直性脊柱炎

强直性脊柱炎(ankylosing spondylitis,AS)是以骶髂关节和脊柱附着点炎症为主要症状的疾病。该病是以四肢大关节、椎间盘纤维环及其附近的结缔组织纤维化和骨化,以及关节强直为病变特点的慢性炎性疾病。强直性脊柱炎属风湿性疾病的范畴,是血清阴性脊柱关节病的一种,属自身免疫性疾病。该病的病因目前尚不明确,以脊柱为主要病变部位,累及骶髂关节,引起脊柱强直和纤维化,并造成不同程度的眼、肺、肌肉、骨骼病变。男性的发病率明显高于女性,发病的高峰年龄为20~30岁,40岁以后及8岁以下的发病者少见。

(一)病因和发病机制

强直性脊柱炎的确切病因尚不清楚,但目前研究发现,遗传和环境因素在发病中起重要作用。其中人类白细胞抗原HLA-B27及主要组织相容性复合体(MHC)和本病的发病机制有着密切联系,并有明显的家族聚集性。20世纪70年代研究发现HLA-B27与AS呈强相关,HLA-B27抗原分子、基因及其亚型在免疫系统中主要负责细胞之间的相互识别、诱导和调节免疫反应。关节源性肽假说认为关节源性肽只存在于关节组织中,特异性地由HLA-B27提呈,但在正常情况下其递呈水平太低,不能激发免疫应答;当带有某些具有结构同源性的蛋白的病毒或细菌感染时,则可致敏耐受的T细胞,从而识别以低水平递呈的关节源性肽而引起自身免疫反应。因此,HLA-B27细胞功能的异常可能在致病中起着关键作用。有资料显示强直性脊柱炎的患病率在普通人群约为0.1%,在强直性脊柱炎患者的家系中可达4%,而在HLA-B27阳性强直性脊柱炎患者的一级亲属中高达11%~25%,这些均提示该病具有遗传倾向。

(二)临床表现及诊断

1. 临床表现　强直性脊柱炎发病隐匿,最初疼痛主要发生在臀深部,常为钝痛,难以定位,后逐渐出现腰背部或骶髂部疼痛和(或)晨僵,活动后减轻。部分患者有骶髂部剧痛,偶尔向周边放射。多数患者随病情进展由腰椎向胸、颈部脊椎发展,进而出现相应部位的疼痛、活动受限或脊柱畸形。

(1)骨骼表现:腰背痛是十分常见的症状,普通人群的发生率高达80%,以慢性背痛和晨僵为主要表现,腰椎病变常为下肢残废的重要原因。随着胸椎的受累和胸骨柄关节附着点炎的发生,患者可能感觉胸痛,因咳嗽或喷嚏加重,与"胸膜炎"的表现类似,并伴有胸肋关节的压痛。而有的患者以关节外的特定部位压痛为突出症状,此为附着点炎所致,X线片常表现为骨刺的形成。四肢关节、髋关节或肩关节是AS最常累及的外周关节,以这些部位疼痛为主诉的患者可达15%;AS也可能累及膝关节,常表现为间歇性肿胀和积液;约10%的患者颞颌关节受累。在AS早期即可见骨质疏松,由此引起的胸椎畸形是姿势异常、特别是驼背的主要原因。

(2)骨骼外表现:AS的全身表现轻微,少数重症者有发热、疲倦、消瘦、贫血或其他器官受累。急性前葡萄膜炎或虹膜睫状体炎是AS最常见的关节外表现,可见于25%~30%的患者,可发生于病程中的不同阶段。心脏受累包括升主动脉炎、主动脉瓣关闭不全、传导异常、心肌肥厚以及心包炎等。肺受累是AS后期的少见表现,以慢性进行性肺上叶纤维化为特点,常见于病程在20年以上的患者,主要表现为咳嗽、呼吸困难,有时还可以出现咯血。

神经系统症状来自于压迫性脊神经炎或坐骨神经痛、椎骨骨折或不全脱位以及马尾综合征，后者可引起阳痿、夜间尿失禁、膀胱和直肠感觉迟钝、踝反射消失。此外，AS 可并发 IgA 肾病，此类患者常有 IgA 升高和肾功能异常，镜下血尿和蛋白尿的发生率达 35%。

2. 诊断标准　AS 的诊断主要依靠患者的症状、体征、关节外表现和家族史。AS 最常见的早期主诉为下腰背发僵和疼痛，但特异性不高。

（1）体格检查：骶髂关节和椎旁肌肉压痛为本病早期的阳性体征。随着病情进展可见腰椎前凸变平，脊柱各个方向活动受限，胸廓扩展范围缩小，颈椎后凸。

（2）影像学检查：X 线变化对 AS 具有确定的诊断意义。AS 最早的变化发生在骶髂关节，X 线片显示骶髂关节软骨下骨缘模糊、骨质糜烂、关节间隙模糊、骨密度增高及关节融合。晚期广泛而严重的骨化性骨桥表现称为"竹节样脊柱"，耻骨联合、坐骨结节和肌腱附着点的骨质糜烂，伴邻近骨质的反应性硬化及绒毛状改变，可出现新骨形成。

（3）实验室检查：病情活动期患者大部分可见红细胞沉降率（ESR）增快、C 反应蛋白（CRP）增高，第 8 版《凯利风湿病学》指出部分 AS 患者可见轻度贫血和免疫球蛋白轻度升高。病情活动可伴血脂水平下降，特别是高密度脂蛋白，出现类似于动脉粥样硬化的血脂改变。

（4）诊断标准：AS 具有诊断意义的特征主要有：①炎性脊柱痛 40 岁以前发病，隐匿起病，持续 3 个月以上，有晨僵，活动后减轻；②胸痛；③交替性臀部疼痛；④急性前色素膜炎；⑤滑膜炎（以下肢为主，非对称性）；⑥肌腱端炎（足跟、跖底）；⑦骶髂关节炎；⑧HLA-B27 阳性强直性脊柱炎、慢性炎症性肠病或银屑病家族史。

目前临床上使用最多的为强直性脊柱炎美国纽约修订标准，当患者符合放射学标准和 1 项以上的临床标准时可诊断为强直性脊柱炎。具体内容见表 12-17。

表 12-17　强直性脊柱炎的美国纽约修订标准

（一）临床标准
1. 腰痛发僵 3 个月以上，活动改善，休息后无改善
2. 腰椎额状面和矢状面活动受限
3. 胸廓活动度低于相应年龄、性别的正常人
（二）放射学标准
双侧骶髂关节炎≥2 级或单侧骶髂关节炎 3～4 级
（三）诊断标准
1. 肯定强直性脊柱炎　符合放射学标准和 1 项以上的临床标准
2. 可能强直性脊柱炎
（1）符合 3 项临床标准
（2）符合放射学标准而不具备任何临床标准
（应除外其他原因所致的骶髂关节炎）

（三）治疗原则

目前AS尚无根治方法。2010年中华医学会风湿病分会颁布的《强直性脊柱炎的诊治指南》指出，AS的治疗目标是缓解疼痛、僵硬和疲劳，同时维持良好的姿势以及良好的生理功能和心理状态，从而改善患者的功能及预后。目前临床上采用的主要治疗方法包括一般治疗、药物治疗和外科手术治疗。

（四）药物治疗方案

1. 非甾体抗炎药　非甾体抗炎药（NSAIDs）可迅速改善患者的腰背部疼痛和晨僵，减轻关节肿胀和疼痛及增加活动范围，对早期或晚期AS患者的症状治疗都是首选，其种类繁多，对AS的疗效大致相当。由于NSAIDs的不良反应较多见，建议每日或"必要时"使用。非选择性NSAIDs适用于大多数年纪较轻而无并发症的AS患者，COX-2选择性制剂可用于有消化道风险的患者。同时使用两种或两种以上的NSAIDs不会增加疗效，反而增加药物不良反应的发生率，甚至带来严重后果。要评估某个特定的NSAIDs是否有效，应持续规则使用同样的剂量至少2周。如果治疗2~4周疗效不明显，应改用其他不同类别的NSAIDs。

2. 生物制剂　抗肿瘤坏死因子（TNF-α）是AS治疗的一个里程碑。美国风湿病学会2008年最新治疗指南将生物制剂作为治疗AS的一线药物，建议患者早期使用。

当患者使用一种TNF-α拮抗剂治疗6~12周有效时，建议继续使用。一种TNF-α拮抗剂疗效不满意或不能耐受的患者可能对另一种制剂有较好的疗效。患者在用药后2~4周临床症状出现改善，主要表现为脊柱活动度、外周滑膜炎、附着点评分和生活质量等方面，而且只要患者继续治疗，改善仍然持续，但停药4个月左右几乎所有的患者病情均复发。生物制剂的详细用法及不良反应见表12-18。

表12-18　治疗AS常用的生物制剂（TNF-α拮抗剂）

药物名称	作用机制	用法	主要的不良反应
依那西普	全人源化重组可溶性TNFp75受体二聚体融合蛋白	25mg/次，皮下注射，2次/周	局部反应最常见，可产生皮疹、盘状狼疮、皮肤血管炎、结节性红斑等；条件致病性感染、肉芽肿、血液系统毒性等
阿达木单抗	全人源化TNF-α单克隆抗体	40mg/次，皮下注射，1次/2周	感染和局部皮疹等不良反应最常见；诱发充血性心力衰竭、狼疮样综合征、淋巴瘤、全血细胞减少和多发性硬化等
英夫利西单抗	人鼠嵌合型TNF-α单克隆抗体	3mg/（kg·次），在第1、2和6周及随后每8周1次，静脉滴注	输液反应，增加机会性感染或感染加重的风险，并可促使潜伏性结核复发或播散，使乙肝或丙肝复活。可能增加淋巴瘤的发生，加重中、重度心功能不全等

3. 缓解病情抗风湿药（disease-modifying anti-rheumatic drugs，DMARDs）　目前临床上只有对慢性AS患者或NSAIDs治疗无效或耐受性较差时才考虑应用DMARDs。常用的制剂为柳氮磺吡啶（SSZ）和甲氨蝶呤（MTX）。此外，沙利度胺对难治性AS患者的临床症状、ESR及CRP均有明显改善，停药后症状易迅速复发。其具体作用机制、用法用量及不良反应参见表12-19。

表 12-19　治疗 AS 的常用 DMARDs

药物名称	作用机制	用法	起效时间(月)	主要的不良反应
柳氮磺吡啶	抑制白细胞趋化,降低蛋白溶解酶的活性;抑制 IL-1、IL-6、TNF 等多种细胞因子	以 0.25g,每日 3 次开始给药;以后每周递增 0.25g,直至 1.0g,每日 3 次。也可根据病情或患者对治疗的反应调整剂量	1~2	皮疹、胃肠道反应、头痛、眩晕,偶有骨髓抑制。对磺胺过敏者禁用
甲氨蝶呤	二氢叶酸还原酶抑制剂,抑制细胞增生和复制,同时具有抗炎作用	7.5~15mg/w,口服、肌内注射、静脉注射均可	2~6	胃肠道反应、口腔炎、皮疹、脱发、骨髓抑制、肝脏毒性,偶有肺间质病变
沙利度胺	促进 TNF-α 信使 RNA 降解,降低 TNF-α、IL-6 和 IL-10 mRNA 的水平	初始剂量为每晚 50mg,每 10~14 天递增 50mg,至每晚 150~200mg 后维持剂量	1~2	镇静作用、嗜睡、困倦、头晕、头痛,便秘、口干、皮疹、皮肤干燥、四肢水肿等,具有强致畸作用和周围神经毒性。停药后症状迅速复发

4. 糖皮质激素　由于糖皮质激素的不良反应较大,且对 AS 的疗效不如类风湿关节炎(RA),因此治疗 AS 一般使用局部关节内注射,不主张口服或静脉全身应用,但对于 AS 伴发的难治性虹膜炎可能需要全身使用激素或免疫抑制剂。关节腔治疗的患者重复注射应间隔 3~4 周,一般不超过 2~3 次/年。该药对顽固性肌腱端病和持续性滑膜炎的治疗效果较好,类似于足跟样痛的肌腱端病也可局部注射糖皮质激素来进行治疗。

5. 雷公藤总苷　可用于 AS 的治疗。常用剂量为 20mg,每天 3 次;症状改善后改为 10mg,每天 3 次,巩固治疗。应注意该药对性腺、造血系统、肝肾的毒性作用。

(五)药物治疗管理

1. 疗效监测　AS 目前尚无根治方法,其治疗目标是缓解疼痛、僵硬和疲劳,同时维持良好的姿势以及良好的生理和心理功能,最大限度地保护关节功能,防止残疾;晚期患者则在于减轻疼痛,最大限度地改善功能状态,降低残疾等级。主要通过功能、疼痛、疾病活动度等的改变对患者的疗效进行评估,具体内容见表 12-20。

2013 年中华风湿病学会发布的《脊柱关节炎的目标治疗及推荐意见》中指出,脊柱关节炎(SpA)治疗的首要原则包括:①治疗目标必须是基于患者和风湿病科医师的共同决定;②SpA和银屑病关节炎(PsA)常是复杂的系统性疾病,根据需要,在治疗骨骼肌肉和关节外的临床症状时,风湿科医师应与其他科的医师(皮肤科、消化科、眼科)进行协商;③治疗 SpA 和(或)PsA 的首要目标是通过控制症状、体征,使患者长期的生活质量和社交参与最大化,预防结构的破坏,恢复或保存正常的功能,避免药物的毒副作用,同时使并发症最小化;④控制炎症对于达到这些目标是十分重要的;⑤通过监测疾病活动度和调整治疗方案所达到的目标治疗有助于患者的短期和(或)长期预后。

在该推荐意见中对中轴型脊柱关节炎(包括 AS)的目标治疗进行了特殊推荐:在日常的

临床实践中应当应用已经被证实的用于评估疾病活动度的指标如 BASDAI + 急性时相反应物,或强直性脊柱炎疾病活动度评分(ASDAS)、包含或不含功能评估的 BASFI,对患者进行评估并常规记录,以便于指导医师做治疗决策;评估的频率应当视患者的疾病活动情况而定。在制订治疗目标时,应当考虑诸如 MRI 上显示的中轴炎症、影像学进展、外周关节和关节外表现以及并发症等因素。

表 12-20 世界卫生组织-国际风湿病学联合会的强直性脊柱炎核心指标

项目	方法
1. 功能	BASFI 或 Dougados 功能指数
2. 疼痛	VAS:过去 1 周 AS 所致的夜间脊柱痛 VAS:过去 1 周 AS 所致的脊柱痛
3. 脊柱活动性	胸廓扩张度和改良 Schöber 试验以及枕墙距(脊柱侧弯或 BASMI)
4. 患者整体评价	VAS:过去 1 周
5. 僵硬	过去 1 周脊柱晨僵的时间
6. 外周关节和附着点	肿胀关节数(44 个关节);经验证的附着点指数
7. 急性时相反应物	红细胞沉降率
8. 脊柱 X 线片	腰椎和颈椎侧位像
9. 髋关节 X 线片	包括骶髂关节和髋关节的骨盆像
10. 疲劳	BASDAI 关于疲劳的部分

注:BASDAI:Bath 强直性脊柱炎病情活动性指数;BASFI:Bath 强直性脊柱炎功能指数;BASMI:Bath 强直性脊柱炎计量学指数;VAS:视觉模拟尺

2. 药物安全性监护 对于开始接受药物治疗的 AS 患者应完善用药前的基线资料,包括曾患疾病、伴发疾病、是否存在药物过敏及不良反应史;用药前需进行实验室检查和影像学检查,如血常规、尿常规、肝肾功能、凝血功能、磁共振等,并在之后的随访中定期复查。例如在服用 SSZ 的剂量逐渐增加的 4 ~ 6 周内应每 2 ~ 3 日检查尿常规,每周复查血常规、肝肾功能等。使用沙利度胺的患者在用药初期应每周查血和尿常规,每 2 ~ 4 周查肝、肾功能,对长期用药者应定期检查神经系统,及时发现可能出现的外周神经炎。应合理使用治疗 AS 的各类药物,使其不良反应降至最低,例如有消化性溃疡病史者宜用选择性 COX-2 抑制剂;缺乏葡萄糖-6-磷酸脱氢酶、肝肾功能损害患者、血卟啉症、血小板、粒细胞减少、肠道或尿路阻塞患者应尽量避免使用 SSZ;使用 MTX 治疗期间应注意适当补充叶酸;所有准备接受生物制剂治疗的患者均应进行结核菌素皮肤试验(PPD),排除潜在的结核菌感染,并且建议定期接受肺炎链球菌疫苗、每年注射流感疫苗,对存在乙肝感染危险因素的患者还应注射乙肝疫苗;对长期使用沙利度胺的患者应定期做神经系统检查,因该药对胎儿发育会造成严重影响,禁用于育龄期妇女。2010 年《强直性脊柱炎诊治指南》中指出,一项由美国、加拿大和欧洲 10 个国家 AS 患者参与的问卷调查评价了 AS 活动性与妊娠的关系,没有发现疾病活动性对生育、妊娠结局或新生儿有不利影响;AS 罹患淋巴瘤的风险似乎也没有显著增加。

3. 患者健康教育和用药指导 维持良好的姿势以及良好的生理和心理状态对 AS 的预后有重要作用,因此,患者的用药教育显得非常重要。有充分的证据表明,体育锻炼是一种有效的物理治疗,至少在短期内(可达 1 年)是有效的。坚持体育锻炼可以维持脊柱关节的最好位置,增强椎旁肌肉和增加肺活量,游泳是有效的辅助治疗方法之一。患者站立时应尽量保持挺胸、收腹和双眼平视前方的姿势,睡硬板床,多取仰卧位,避免促进屈曲畸形的体位。吸烟患者建议戒烟,吸烟是功能预后不良的危险因素之一。在患者的治疗过程中是否保持良好的依从性是治疗效果的关键,因此,除了让患者维持良好的姿势以及良好的生理和心理功能,了解方案中每一种药物简单的基本作用和正确的用法用量外,还应通过电话干预的方式来帮助患者坚持服药,了解是否存在不良反应,并定期进行随访。

(六)案例分析

1. 主题词 强直性脊柱炎;HLA-B27;磁共振;阿达木单抗注射液;依那西普注射液;塞来昔布胶囊。

2. 病史摘要 患者,男,29 岁。于 1 年前无明显诱因出现腰部疼痛,在当地医院就诊,行 CT 检查,诊断不明确,予理疗后无明显缓解,后自行服止痛药物后缓解。于半年前患者无明显诱因出现左侧臀区疼痛,且进行性加重,3 个月前右侧臀区也出现疼痛,在当地医院就诊,查 HLA-B27 阳性,血沉 48mm/h,C 反应蛋白 18.2mg/L,磁共振示"左侧骶髂关节有囊性侵蚀性病变",诊断为"强直性脊柱炎",经消炎、阿达木单抗注射液治疗3 个月后疼痛改善不明显。患者为求进一步诊治,来我院就诊。

入院诊断:强直性脊柱炎。

3. 治疗方案

(1)镇痛治疗:塞来昔布胶囊 200mg 口服 qn;双氯芬酸二乙胺乳胶剂 1g 外用 bid。

(2)TNF-α 抑制剂:注射用依那西普 50mg 皮下注射 qw。

4. 药学监护要点

(1)镇痛治疗:塞来昔布为 COX-2 选择性抑制剂,长期使用塞来昔布可能增加严重的心血管血栓性不良事件、心肌梗死和卒中的风险,其风险可能是致命的,因此应定期监测患者的心功能。此外,塞来昔布还可引起严重的可能致命的胃肠道事件,包括胃、小肠或大肠出血、溃疡和穿孔。为使发生胃肠道或心血管不良事件的潜在风险最小化,应嘱患者餐后服用该药并尽可能在最短的疗程内使用最低有效剂量。双氯芬酸二乙胺乳胶剂为外用制剂,不良反应轻微,主要为皮疹等不良反应,如若发生该不良反应,应及时停药。

(2)TNF-α 抑制剂:注射用依那西普在注射部位可能出现局灶反应:红斑、痛痒、疼痛、肿胀、出血、瘀伤,平均持续 3 ~5 天,但一般不需停药。应用该药可能使患者的白细胞、粒细胞等降低,出现感染症状,并有可能增加原有感染患者的病死率,对于存在感染的患者慎用。依那西普可能会引起心血管系统疾病,如心力衰竭、心肌梗死、心肌缺血、高血压、低血压、深静脉血栓、血栓性静脉炎,所以在用药期间应定期监测患者的心功能、血压等。该药长期应用可能会对消化系统产生一定的影响,出现胆囊炎、胰腺炎、胃肠道出血、腹痛、消化不良、呕吐等症状,患者应定期进行 B 超、胃镜等检查,如若出现上述严重不良反应,应及时停药并采取相应的治疗措施。此外,该药还可能引起肌肉骨骼系统、神经系统、呼吸系统、泌尿系统和皮肤系统等不良反应,患者在用药期间应定期复查,如有上述不适,应及时就诊;如若出现严重不良反应,应及时停药。

5. 药学监护过程　患者入院时诊断为强直性脊柱炎,曾在外院使用阿达木单抗注射液治疗后疼痛改善不明显。入院后进行体格检查示 ASDAS-CRP 3.52 分,ASDAS-ESR 2.58 分,BASFI 10,BASDAI 64.5;骨扫描示双侧骶髂关节代谢稍强,以右侧明显,符合骶髂关节炎的表现。由于患者较年轻,心脏病的发生风险较小,临床药师与主治医师讨论后,选择了对胃肠道损伤相对较小的 COX-2 选择性抑制剂塞来昔布镇痛,同时以双氯芬酸二乙胺乳胶剂外用,两种镇痛药同时使用,增加镇痛效果,用药后观察患者的疼痛缓解情况,如若疗效不明显,应及时更换药物。由于患者曾使用阿达木单抗 3 个月,临床症状改善不明显,本次住院选择了另一种 TNF-α 抑制剂注射用依那西普治疗,患者用药 6 天后疼痛缓解明显,患者要求出院。

6. 药学分析与建议　患者入院时诊断为强直性脊柱炎,根据 2010 年《强直性脊柱炎治疗指南》推荐,给予塞来昔布口服、双氯芬酸二乙胺乳胶剂外用的镇痛治疗和依那西普对肿瘤坏死因子的拮抗治疗,符合指南推荐的治疗策略。

患者为 29 岁的青年男性,并无心脑血管病病史,为心脑血管发病的低危人群,故选择 COX-2 选择性抑制剂塞来昔布进行镇痛治疗,对胃肠道的损伤较小。为减少不良反应的发生,指南中推荐使用一种非甾体抗炎药,该患者入院时疼痛明显,为使患者尽快改善疼痛症状,临床药师与主治医师讨论后决定短期加用副作用较小的双氯芬酸二乙胺乳胶剂外用镇痛,增加塞来昔布的镇痛效果。

该患者曾在外院使用阿达木单抗注射液治疗,效果不明显,根据 2010 年《强直性脊柱炎治疗指南》推荐,如若使用一种 TNF-α 抑制剂疗效不满意,可能对另一种制剂有较好疗效。因此,换用注射用依那西普,患者治疗 6 天后症状显著改善,并要求出院。

7. 药物治疗小结　强直性脊柱炎目前尚无根治的方法,其治疗主要是缓解症状和体征、恢复功能、提高生活质量。在患者的治疗过程中,应根据患者的具体情况,选择合适的非甾体抗炎药和 TNF-α 抑制剂。

思考题

1. SLE 患者能否怀孕？有哪些注意事项？
2. 通过免疫抑制作用治疗 SLE 的药物有哪些？
3. SLE 的诊断标准有哪些？
4. 查阅相关文献,试述 RA 发病机制的最新进展。
5. 如何看待糖皮质激素在 RA 治疗中的地位与作用？
6. 对接受生物制剂抗风湿治疗的患者如何拟定药物监护计划？
7. 系统性硬化症的发病机制是什么？结合目前的最新研究进展进行简要分析。
8. 系统性硬化症患者的皮肤表现可分为哪几期？每一期的临床表现如何？
9. 系统性硬化症患者的治疗原则是什么？免疫抑制疗法的药物有哪些？如何做好上述药物的用药监护？
10. AS 治疗的药物主要分为哪几类？每类请分别列举 1～2 个药物。
11. 对于长期使用生物制剂治疗的 AS 患者,药学监护应注意哪些？

12. 对于确诊为 AS 长期服用 NSAIDs 的患者如何进行用药教育？

（夏培元撰稿；胡云珍　仲　飞审校）

参考文献

1. 菲尔斯坦(美). 凯利风湿病学. 第8版. 粟占国,唐福林主译. 北京:北京大学医学出版社,2010
2. Hahn BH,McMahon MA,Wilkinson A,et al. American College of Rheumatology guidelines for screening,treatment,and management of lupus nephritis. Arthritis Care & Research,2012,64(6):797-808
3. 中华医学会皮肤性病分会免疫学组. 皮肤型红斑狼疮诊疗指南(2012). 临床皮肤科杂志,2012,41(6):390-392
4. SLICC Revision of the ACR Classification Criteria for SLE. 2009
5. 中华医学会风湿病学分会. 类风湿关节炎诊断及治疗指南. 中华风湿病学杂志,2010,14(4):265-270
6. Singh JA,Eurst DE,Bharat A,et al. 2012 update of the 2008 American College of Rheumatology Recommendations for the use of Disease-Modifying Antirheumatic Drugs and Biologic Agents in the treatment of Rheumatoid Arthritis. Arthritis Care Res (Hohoken),2012,64(5):625-639
7. Smolen JS,Landewé R,Breedveld FC,et al. EULAR recommendations for the management of rheumatoid arthritis with synthetic and biological disease-modifying antirheumatic drugs: 2013 update. Ann Rheum Dis,2013,0:1-18
8. 陈灏珠,林果为,王吉耀. 实用内科学. 第14版. 北京:人民卫生出版社,2013
9. 中华医学会风湿病学分会. 系统性硬化病诊断及治疗指南(2011)
10. Mara Taraborelli. Successful Pregnancies but a Higher Risk of Preterm Births in Patients With Systemic Sclerosis: An Italian Multicenter Study. ARTHRITIS & RHEUMATISM,2012,64(6):1970-1977
11. Martini G1,Foeldvari I,Russo R,et al. Juvenile Scleroderma Working Group of the Pediatric Rheumatology European Society. Systemic sclerosis in childhood: clinical and immunologic features of 153 patients in an international database. Arthritis Rheum,2006,54(12):3971-3978
12. Foeldvari I,Zhavania M,Birdi N,et al. Favourable outcome in 135 children with juvenile systemic sclerosis: results of a multi-national survey. Rheumatology (Oxford),2000,39(5):556-559
13. Kowal-Bielecka O,Landewé R,Avouac J,et al. EULAR recommendations for the treatment of systemic sclerosis: a report from the EULAR Scleroderma Trials and Research group (EUSTAR). Ann Rheum Dis,2009,68(5):620-628
14. 陆再英,钟南山. 内科学. 北京:人民卫生出版社,2008
15. 裴翔,郑丽华. 强直性脊柱炎患者 HLA-B27 的表达及其临床意义. 内科急危重症杂志,2011,17(6):372-373
16. 蔡辉,姚茹冰,郭郡浩. 新编风湿病学. 北京:人民军医出版社,2007
17. Geusens P,Vosse D,van der Heijde D,et al. Skeletal status of men with early and late ankylosing spondylitis. Am J Med,1997,103:233-241
18. 中华医学会风湿病学分会. 强直性脊柱炎诊治指南(2010)
19. Moll J. M. H. 风湿病学. 天津:天津科技翻译出版公司,2002

附　　录

附录 1　处方常用拉丁文缩写

缩写	原文	中文含义
aa;$\overline{aa}$	ana	各,各等份
a. c.	ante cibos	餐前
ad	ad	至
add	adde	加
aeq	aequalis	等量的
a. m.	ante meridiem	午前,上午
aur. dext.	auris dextra	右耳
aur. laev.	auris leava	左耳
aurist.	auristillae	滴耳剂
bid;b. i. d.	bis in die	1日2次
cap.	capsulae	胶囊剂
cito	cito	立即
collut.	collutorium	漱口剂
collyr.	collyrium	洗眼剂
D. S	Da, signa	给予,标明用法
d. t. d	da tales doses	给予等量
dil.	dilutus	稀释的
enem.	enema	灌肠剂
ext.	extractum	浸膏
garg.	gargarisma	含漱剂
gtt.	guttae	滴,滴剂
h. s.	hora somni	临睡时
i. c.	inter cibos	饭中,餐间
I. hyp.	injectio hypodermica	皮下注射
I. C. ;IC	injectio intradermica	皮内注射
I. M. ;IM	injectio muscularis	肌内注射
I. V. ;IV	injectio venosa	静脉注射

续表

缩写	原文	中文含义
inhal.	inhalatio	吸入剂
inj.	injectio	注射剂
lin	linimentum	搽剂
lot.	lotio	洗剂
M. D. S. ;MDS	misce,da,signa	混合,给予,标明用法
M. f.	misce,fiat	混合,制成
mist.	mistura	合剂
nar.	naris	鼻孔
neb.	nebula	喷雾剂
no. ;n.	numero	数量
ocul.	oculus	眼
O. D.	oculus dexter	右眼
O. L. ;	oculus laevus	左眼
O. S.	oculus sinistes	左眼
O. U.	oculi uterque	双眼
past	pasta	糊剂
p. c.	post cibos	餐后
pig.	pigmentum	涂剂
pil.	pillulae	丸剂
pulv.	pulvis	散剂
p. m.	post meridiem	午后,下午
p. r. n. ;prn	pro re nata	必要时
pro. rect.	pro recto	肛内用
q. d. ;qd	quaque die	每日
q. d. alt. ;qod	quaque die alterno	隔日
q. h. ;qh	quaque hora	每小时
q. 4h. ;q4h	quarter 4 hora	每 4 小时
q. i. d. ;qid	quarter in die	1 日 4 次
q. s.	quantum sufficiat	适量
S. ;Sig.	signa	标明用法
s. o. s. ;sos	si opus sit	需要时(限用 1 次)
ss.	semis	一半
stat. ;st.	statim	立即
suppos.	suppositorium	栓剂
tab.	tabellae	片剂
t. i. d. ;tid	ter in die	1 日 3 次
tinct.	tinctura	酊剂
ung.	unguentum	软膏剂
u.	usus	应用
u. ext.	usus externus	外用

附录2　麻醉药品和精神药品品种目录

附表 2-1　麻醉药品品种目录(2013 年版)

序号	中文名	英文名	CAS 号	备注
1	醋托啡	Acetorphine	25333-77-1	
2	乙酰阿法甲基芬太尼	Acetyl-alpha-methylfentanyl	101860-00-8	
3	醋美沙多	Acetylmethadol	509-74-0	
4	阿芬太尼	Alfentanil	71195-58-9	
5	烯丙罗定	Allylprodine	25384-17-2	
6	阿醋美沙多	Alphacetylmethadol	17199-58-5	
7	阿法美罗定	Alphameprodine	468-51-9	
8	阿法美沙多	Alphamethadol	17199-54-1	
9	阿法甲基芬太尼	Alpha-methylfentanyl	79704-88-4	
10	阿法甲基硫代芬太尼	Alpha-methylthiofentanyl	103963-66-2	
11	阿法罗定	Alphaprodine	77-20-3	
12	阿尼利定	Anileridine	144-14-9	
13	苄替啶	Benzethidine	3691-78-9	
14	苄吗啡	Benzylmorphine	36418-34-5	
15	倍醋美沙多	Betacetylmethadol	17199-59-6	
16	倍他羟基芬太尼	Beta-hydroxyfentanyl	78995-10-5	
17	倍他羟基-3-甲基芬太尼	Beta-hydroxy-3-methylfentanyl	78995-14-9	
18	倍他美罗定	Betameprodine	468-50-8	
19	倍他美沙多	Betamethadol	17199-55-2	
20	倍他罗定	Betaprodine	468-59-7	
21	贝齐米特	Bezitramide	15301-48-1	
22	大麻和大麻树脂与大麻浸膏和酊	Cannabis and Cannabis Resin and Extracts and Tinctures of Cannabis	8063-14-7 6465-30-1	
23	氯尼他秦	Clonitazene	3861-76-5	
24	古柯叶	Coca Leaf		
25	可卡因*	Cocaine	50-36-2	
26	可多克辛	Codoxime	7125-76-0	

续表

序号	中文名	英文名	CAS 号	备注
27	罂粟浓缩物*	Concentrate of Poppy Straw		包括罂粟果提取物*、罂粟果提取物粉*
28	地索吗啡	Desomorphine	427-00-9	
29	右吗拉胺	Dextromoramide	357-56-2	
30	地恩丙胺	Diampromide	552-25-0	
31	二乙噻丁	Diethylthiambutene	86-14-6	
32	地芬诺辛	Difenoxin	28782-42-5	
33	二氢埃托啡*	Dihydroetorphine	14357-76-7	
34	双氢吗啡	Dihydromorphine	509-60-4	
35	地美沙多	Dimenoxadol	509-78-4	
36	地美庚醇	Dimepheptanol	545-90-4	
37	二甲噻丁	Dimethylthiambutene	524-84-5	
38	吗苯丁酯	Dioxaphetyl Butyrate	467-86-7	
39	地芬诺酯*	Diphenoxylate	915-30-0	
40	地匹哌酮	Dipipanone	467-83-4	
41	羟蒂巴酚	Drotebanol	3176-03-2	
42	芽子碱	Ecgonine	481-37-8	
43	乙甲噻丁	Ethylmethylthiambutene	441-61-2	
44	依托尼秦	Etonitazene	911-65-9	
45	埃托啡	Etorphine	14521-96-1	
46	依托利定	Etoxeridine	469-82-9	
47	芬太尼*	Fentanyl	437-38-7	
48	呋替啶	Furethidine	2385-81-1	
49	海洛因	Heroin	561-27-3	
50	氢可酮*	Hydrocodone	125-29-1	
51	氢吗啡醇	Hydromorphinol	2183-56-4	
52	氢吗啡酮*	Hydromorphone	466-99-9	
53	羟哌替啶	Hydroxypethidine	468-56-4	
54	异美沙酮	Isomethadone	466-40-0	
55	凯托米酮	Ketobemidone	469-79-4	
56	左美沙芬	Levomethorphan	125-70-2	

续表

序号	中文名	英文名	CAS 号	备注
57	左吗拉胺	Levomoramide	5666-11-5	
58	左芬啡烷	Levophenacylmorphan	10061-32-2	
59	左啡诺	Levorphanol	77-07-6	
60	美他佐辛	Metazocine	3734-52-9	
61	美沙酮*	Methadone	76-99-3	
62	美沙酮中间体	Methadone Intermediate	125-79-1	4-氰基-2-二甲氨基-4,4-二苯基丁烷
63	甲地索啡	Methyldesorphine	16008-36-9	
64	甲二氢吗啡	Methyldihydromorphine	509-56-8	
65	3-甲基芬太尼	3-Methylfentanyl	42045-86-3	
66	3-甲基硫代芬太尼	3-Methylthiofentanyl	86052-04-2	
67	美托酮	Metopon	143-52-2	
68	吗拉胺中间体	Moramide Intermediate	3626-55-9	2-甲基-3-吗啉基-1,1-二苯基丁酸
69	吗哌利定	Morpheridine	469-81-8	
70	吗啡*	Morphine	57-27-2	包括吗啡阿托品注射液*
71	吗啡甲溴化物	Morphine Methobromide	125-23-5	包括其他五价氮吗啡衍生物,特别包括吗啡-*N*-氧化物,其中一种是可待因-*N*-氧化物
72	吗啡-*N*-氧化物	Morphine-*N*-oxide	639-46-3	
73	1-甲基-4-苯基-4-哌啶丙酸酯	1-Methyl-4-phenyl-4-piperidinol propionate (ester)	13147-09-6	MPPP
74	麦罗啡	Myrophine	467-18-5	
75	尼可吗啡	Nicomorphine	639-48-5	
76	诺美沙多	Noracymethadol	1477-39-0	
77	去甲左啡诺	Norlevorphanol	1531-12-0	
78	去甲美沙酮	Normethadone	467-85-6	
79	去甲吗啡	Normorphine	466-97-7	

续表

序号	中文名	英文名	CAS 号	备注
80	诺匹哌酮	Norpipanone	561-48-8	
81	阿片*	Opium	8008-60-4	包括复方樟脑酊*、阿桔片*
82	奥列巴文	Oripavine	467-04-9	
83	羟考酮*	Oxycodone	76-42-5	
84	羟吗啡酮	Oxymorphone	76-41-5	
85	对氟芬太尼	*Para*-fluorofentanyl	90736-23-5	
86	哌替啶*	Pethidine	57-42-1	
87	哌替啶中间体 A	Pethidine Intermediate A	3627-62-1	4-氰基-1-甲基-4-苯基哌啶
88	哌替啶中间体 B	Pethidine Intermediate B	77-17-8	4-苯基哌啶-4-羧酸乙酯
89	哌替啶中间体 C	Pethidine Intermediate C	3627-48-3	1-甲基-4-苯基哌啶-4-羧酸
90	苯吗庚酮	Phenadoxone	467-84-5	
91	非那丙胺	Phenampromide	129-83-9	
92	非那佐辛	Phenazocine	127-35-5	
93	1-苯乙基-4-苯基-4-哌啶乙酸酯	1-Phenethyl-4-phenyl-4-piperidinol acetate (ester)	64-52-8	PEPAP
94	非诺啡烷	Phenomorphan	468-07-5	
95	苯哌利定	Phenoperidine	562-26-5	
96	匹米诺定	Piminodine	13495-09-5	
97	哌腈米特	Piritramide	302-41-0	
98	普罗庚嗪	Proheptazine	77-14-5	
99	丙哌利定	Properidine	561-76-2	
100	消旋甲啡烷	Racemethorphan	510-53-2	
101	消旋吗拉胺	Racemoramide	545-59-5	
102	消旋啡烷	Racemorphan	297-90-5	
103	瑞芬太尼*	Remifentanil	132875-61-7	
104	舒芬太尼*	Sufentanil	56030-54-7	
105	醋氢可酮	Thebacon	466-90-0	
106	蒂巴因*	Thebaine	115-37-7	
107	硫代芬太尼	Thiofentanyl	1165-22-6	

续表

序号	中文名	英文名	CAS 号	备注
108	替利定	Tilidine	20380-58-9	
109	三甲利定	Trimeperidine	64-39-1	
110	醋氢可待因	Acetyldihydrocodeine	3861-72-1	
111	可待因*	Codeine	76-57-3	
112	右丙氧芬*	Dextropropoxyphene	469-62-5	
113	双氢可待因*	Dihydrocodeine	125-28-0	
114	乙基吗啡*	Ethylmorphine	76-58-4	
115	尼可待因	Nicocodine	3688-66-2	
116	烟氢可待因	Nicodicodine	808-24-2	
117	去甲可待因	Norcodeine	467-15-2	
118	福尔可定*	Pholcodine	509-67-1	
119	丙吡兰	Propiram	15686-91-6	
120	布桂嗪*	Bucinnazine		
121	罂粟壳*	Poppy Shell		

注:1. 上述品种包括其可能存在的盐和单方制剂(除非另有规定)。

2. 上述品种包括其可能存在的异构体、酯及醚(除非另有规定)。

3. 品种目录有*的麻醉药品为我国生产及使用的品种。

附表 2-2　精神药品品种目录(2013 年版)

第一类

序号	中文名	英文名	CAS 号	备注
1	布苯丙胺	Brolamfetamine	64638-07-9	DOB
2	卡西酮	Cathinone	71031-15-7	
3	二乙基色胺	3-[2-(Diethylamino)ethyl]indole	7558-72-7	DET
4	二甲氧基安非他明	(±)-2,5-Dimethoxy-alpha-methylphenethylamine	2801-68-5	DMA
5	(1,2-二甲基庚基)羟基四氢甲基二苯吡喃	3-(1,2-dimethylheptyl)-7,8,9,10-tetrahydro-6,6,9-trimethyl-6*H*-dibenzo[*b*,*d*]pyran-1-ol	32904-22-6	DMHP
6	二甲基色胺	3-[2-(Dimethylamino)ethyl]indole	61-50-7	DMT

续表

序号	中文名	英文名	CAS 号	备注
7	二甲氧基乙基安非他明	(±)-4-ethyl-2,5-dimethoxy-α-methylphenethylamine	22139-65-7	DOET
8	乙环利定	Eticyclidine	2201-15-2	PCE
9	乙色胺	Etryptamine	2235-90-7	
10	羟芬胺	(±)-*N*-[alpha-methyl-3,4-(methylenedioxy)phenethyl]hydroxylamine	74698-47-8	*N*-hydroxy MDA
11	麦角二乙胺	(+)-Lysergide	50-37-3	LSD
12	乙芬胺	(±)-*N*-ethyl-alpha-methyl-3,4-(methylenedioxy)phenethylamine	82801-81-8	*N*-ethyl MDA
13	二亚甲基双氧安非他明	(±)-*N*, alpha-dimethyl-3,4-(methylene-dioxy) phenethylamine	42542-10-9	MDMA
14	麦司卡林	Mescaline	54-04-6	
15	甲卡西酮	Methcathinone	5650-44-2(右旋体),49656-78-2(右旋体盐酸盐),112117-24-5(左旋体),66514-93-0(左旋体盐酸盐)	
16	甲米雷司	4-Methylaminorex	3568-94-3	
17	甲羟芬胺	5-methoxy-α-methyl-3,4-(methylenedioxy) phenethylamine	13674-05-0	MMDA
18	4-甲基硫基安非他明	4-Methylthioamfetamine	14116-06-4	
19	六氢大麻酚	Parahexyl	117-51-1	
20	副甲氧基安非他明	P-methoxy-alpha-methyl-phenethylamine	64-13-1	PMA
21	赛洛新	Psilocine	520-53-6	
22	赛洛西宾	Psilocybine	520-52-5	
23	咯环利定	Rolicyclidine	2201-39-0	PHP

续表

序号	中文名	英文名	CAS 号	备注
24	二甲氧基甲苯异丙胺	2,5-Dimethoxy-alpha,4-dimethylphenethylamine	15588-95-1	STP
25	替苯丙胺	Tenamfetamine	4764-17-4	MDA
26	替诺环定	Tenocyclidine	21500-98-1	TCP
27	四氢大麻酚	Tetrahydrocannabinol		包括同分异构体及其立体化学变体
28	三甲氧基安非他明	(±)-3,4,5-Trimethoxy-alpha-methylphenethylamine	1082-88-8	TMA
29	苯丙胺	Amfetamine	300-62-9	
30	氨奈普汀	Amineptine	57574-09-1	
31	2,5-二甲氧基-4-溴苯乙胺	4-Bromo-2,5-dimethoxyphenethylamine	66142-81-2	2-CB
32	右苯丙胺	Dexamfetamine	51-64-9	
33	屈大麻酚	Dronabinol	1972-08-3	δ-9-四氢大麻酚及其立体化学异构体
34	芬乙茶碱	Fenetylline	3736-08-1	
35	左苯丙胺	Levamfetamine	156-34-3	
36	左甲苯丙胺	Levomethamfetamine	33817-09-3	
37	甲氯喹酮	Mecloqualone	340-57-8	
38	去氧麻黄碱	Metamfetamine	537-46-2	
39	去氧麻黄碱外消旋体	Metamfetamine Racemate	7632-10-2	
40	甲喹酮	Methaqualone	72-44-6	
41	哌醋甲酯*	Methylphenidate	113-45-1	
42	苯环利定	Phencyclidine	77-10-1	PCP
43	芬美曲秦	Phenmetrazine	134-49-6	
44	司可巴比妥*	Secobarbital	76-73-3	
45	齐培丙醇	Zipeprol	34758-83-3	
46	安非拉酮	Amfepramone	90-84-6	
47	苄基哌嗪	Benzylpiperazine	2759-28-6	BZP
48	丁丙诺啡*	Buprenorphine	52485-79-7	

续表

序号	中文名	英文名	CAS 号	备注
49	1-丁基-3-(1-萘甲酰基)吲哚	1-Butyl-3-(1-naphthoyl)indole	208987-48-8	JWH-073
50	恰特草	Catha edulis Forssk		Khat
51	2,5-二甲氧基-4-碘苯乙胺	2,5-Dimethoxy-4-iodophenethylamine	69587-11-7	2C-I
52	2,5-二甲氧基苯乙胺	2,5-Dimethoxyphenethylamine	3600-86-0	2C-H
53	二甲基安非他明	Dimethylamfetamine	4075-96-1	
54	依他喹酮	Etaqualone	7432-25-9	
55	[1-(5-氟戊基)-1*H*-吲哚-3-基](2-碘苯基)甲酮	(1-(5-Fluoropentyl)-3-(2-iodobenzoyl) indole)	335161-03-0	AM-694
56	1-(5-氟戊基)-3-(1-萘甲酰基)-1*H*-吲哚	1-(5-Fluoropentyl)-3-(1-naphthoyl) indole	335161-24-5	AM-2201
57	γ-羟丁酸*	Gamma-hydroxybutyrate	591-81-1	GHB
58	氯胺酮*	Ketamine	6740-88-1	
59	马吲哚*	Mazindol	22232-71-9	
60	2-(2-甲氧基苯基)-1-(1-戊基-1*H*-吲哚-3-基)乙酮	2-(2-Methoxyphenyl)-1-(1-pentyl-1*H*-indol-3-yl) ethanone	864445-43-2	JWH-250
61	亚甲基二氧吡咯戊酮	Methylenedioxypyrovalerone	687603-66-3	MDPV
62	4-甲基乙卡西酮	4-Methylethcathinone	1225617-18-4	4-MEC
63	4-甲基甲卡西酮	4-Methylmethcathinone	5650-44-2	4-MMC
64	3,4-亚甲二氧基甲卡西酮	3,4-Methylenedioxy-*N*-methylcathinone	186028-79-5	Methylone
65	莫达非尼	Modafinil	68693-11-8	
66	1-戊基-3-(1-萘甲酰基)吲哚	1-Pentyl-3-(1-naphthoyl) indole	209414-07-3	JWH-018
67	他喷他多	Tapentadol	175591-23-8	
68	三唑仑*	Triazolam	28911-01-5	

第二类

序号	中文名	英文名	CAS 号	备注
1	异戊巴比妥*	Amobarbital	57-43-2	
2	布他比妥	Butalbital	77-26-9	
3	去甲伪麻黄碱	Cathine	492-39-7	
4	环己巴比妥	Cyclobarbital	52-31-3	
5	氟硝西泮	Flunitrazepam	1622-62-4	
6	格鲁米特*	Glutethimide	77-21-4	
7	喷他佐辛*	Pentazocine	55643-30-6	
8	戊巴比妥*	Pentobarbital	76-74-4	
9	阿普唑仑*	Alprazolam	28981-97-7	
10	阿米雷司	Aminorex	2207-50-3	
11	巴比妥*	Barbital	57-44-3	
12	苄非他明	Benzfetamine	156-08-1	
13	溴西泮	Bromazepam	1812-30-2	
14	溴替唑仑	Brotizolam	57801-81-7	
15	丁巴比妥	Butobarbital	77-28-1	
16	卡马西泮	Camazepam	36104-80-0	
17	氯氮䓬	Chlordiazepoxide	58-25-3	
18	氯巴占	Clobazam	22316-47-8	
19	氯硝西泮*	Clonazepam	1622-61-3	
20	氯拉䓬酸	Clorazepate	23887-31-2	
21	氯噻西泮	Clotiazepam	33671-46-4	
22	氯噁唑仑	Cloxazolam	24166-13-0	
23	地洛西泮	Delorazepam	2894-67-9	
24	地西泮*	Diazepam	439-14-5	
25	艾司唑仑*	Estazolam	29975-16-4	
26	乙氯维诺	Ethchlorvynol	113-18-8	
27	炔己蚁胺	Ethinamate	126-52-3	
28	氯氟䓬乙酯	Ethyl Loflazepate	29177-84-2	

续表

序号	中文名	英文名	CAS 号	备注
29	乙非他明	Etilamfetamine	457-87-4	
30	芬坎法明	Fencamfamin	1209-98-9	
31	芬普雷司	Fenproporex	16397-28-7	
32	氟地西泮	Fludiazepam	3900-31-0	
33	氟西泮*	Flurazepam	17617-23-1	
34	哈拉西泮	Halazepam	23092-17-3	
35	卤沙唑仑	Haloxazolam	59128-97-1	
36	凯他唑仑	Ketazolam	27223-35-4	
37	利非他明	Lefetamine	7262-75-1	SPA
38	氯普唑仑	Loprazolam	61197-73-7	
39	劳拉西泮*	Lorazepam	846-49-1	
40	氯甲西泮	Lormetazepam	848-75-9	
41	美达西泮	Medazepam	2898-12-6	
42	美芬雷司	Mefenorex	17243-57-1	
43	甲丙氨酯*	Meprobamate	57-53-4	
44	美索卡	Mesocarb	34262-84-5	
45	甲苯巴比妥	Methylphenobarbital	115-38-8	
46	甲乙哌酮	Methyprylon	125-64-4	
47	咪达唑仑*	Midazolam	59467-70-8	
48	尼美西泮	Nimetazepam	2011-67-8	
49	硝西泮*	Nitrazepam	146-22-5	
50	去甲西泮	Nordazepam	1088-11-5	
51	奥沙西泮*	Oxazepam	604-75-1	
52	奥沙唑仑	Oxazolam	24143-17-7	
53	匹莫林*	Pemoline	2152-34-3	
54	苯甲曲秦	Phendimetrazine	634-03-7	
55	苯巴比妥*	Phenobarbital	50-06-6	
56	芬特明	Phentermine	122-09-8	

续表

序号	中文名	英文名	CAS 号	备注
57	匹那西泮	Pinazepam	52463-83-9	
58	哌苯甲醇	Pipradrol	467-60-7	
59	普拉西泮	Prazepam	2955-38-6	
60	吡咯戊酮	Pyrovalerone	3563-49-3	
61	仲丁比妥	Secbutabarbital	125-40-6	
62	替马西泮	Temazepam	846-50-4	
63	四氢西泮	Tetrazepam	10379-14-3	
64	乙烯比妥	Vinylbital	2430-49-1	
65	唑吡坦*	Zolpidem	82626-48-0	
66	阿洛巴比妥	Allobarbital	58-15-1	
67	丁丙诺啡透皮贴剂*	Buprenorphine Transdermal Patch		
68	布托啡诺及其注射剂*	Butorphanol and Its Injection	42408-82-2	
69	咖啡因*	Caffeine	58-08-2	
70	安钠咖*	Caffeine Sodium Benzoate		CNB
71	右旋芬氟拉明	Dexfenfluramine	3239-44-9	
72	地佐辛及其注射剂*	Dezocine and Its Injection	53648-55-8	
73	麦角胺咖啡因片*	Ergotamine and Caffeine Tablet	379-79-3	
74	芬氟拉明	Fenfluramine	458-24-2	
75	呋芬雷司	Furfennorex	3776-93-0	
76	纳布啡及其注射剂	Nalbuphine and Its Injection	20594-83-6	
77	氨酚氢可酮片*	Paracetamol and Hydrocodone Bitartrate Tablet		
78	丙己君	Propylhexedrine	101-40-6	
79	曲马多*	Tramadol	27203-92-5	
80	扎来普隆*	Zaleplon	151319-34-5	
81	佐匹克隆	Zopiclone	43200-80-2	

注：1. 上述品种包括其可能存在的盐和单方制剂（除非另有规定）。

2. 上述品种包括其可能存在的异构体（除非另有规定）。

3. 品种目录有*的精神药品为我国生产及使用的品种。

附录3　按体表面积计算小儿药物用量

计算小儿药用量时，一般采用如下公式：

$$小儿用量=\frac{成人用量\times小儿体重(kg)}{成人体重(50或60kg)}$$

按上式算出的用量，与书中按小儿千克体重实际记载的药用量比较均偏低，对新生儿来说更为突出。新生儿体重、体表面积和长度分别为成人的1/21、1/9和1/3.3。如果按新生儿身长折算用量则偏大，大多数药物以采用体表面积计算用量更接近临床实际用量。

以2岁小儿为例，其体重约为11kg(小儿年龄×2+7=11kg体重)，其相应的体表面积为0.55m^2。与之对照的成人设为体重60kg，其相应的体表面积为1.70m^2。试分别计算四环素和磺胺嘧啶的用量如下：

四环素临床常用口服量：成人1～2g/d，小儿25～50mg/(kg·d)。11kg体重小儿每日应为275～550mg。但如按前述公式计算，则该小儿每日用量仅为0.22或0.44g$\left(\frac{1(或2)g\times11}{50}\right)$，比实际用量低。但如以相应的体表面积数取代公式中的体重数来计算，则该小儿每日用量应为$\frac{1(或2)g\times0.55}{1.7}=0.32$或0.64g，更接近实际用量。

磺胺嘧啶临床常用口服量：成人首剂2～4g，小儿首剂0.066～0.132g/kg。11kg体重小儿首剂应为0.726～1.452g。如按前述公式计算，则该小儿首剂仅为0.44～0.88g，亦比实际用量小得多。但如以相应的体表面积数取代公式中的体重数来计算，则该小儿首剂用量应为0.64或1.28g，接近实际用量。

小儿体表面积计算公式为：

体表面积(m^2)=0.0061×身高(cm)+0.0128×体重(kg)－0.1529，或表面积(m^2)=体重(kg)×0.035+0.1

已知小儿体重或身长时，可从右图查出小儿表面积。

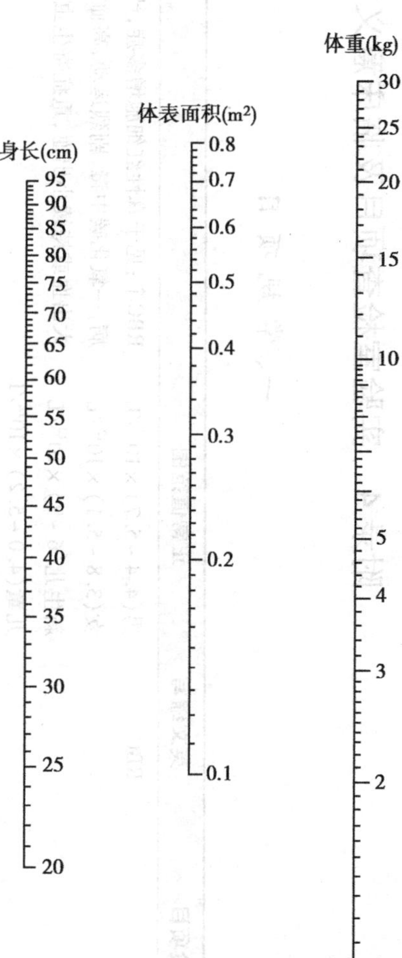

附录4　实验室检查项目及临床意义

一、常 规 项 目

检验项目	英文缩写	正常值范围	临床意义
红细胞计数	RBC	男(4.4～5.7)×10^{12}/L 女(3.8～5.1)×10^{12}/L 新生儿(6～7)×10^{12}/L 儿童(4.0～5.2)×10^{12}/L	RBC↑:见于真性红细胞增多症,严重脱水、烧伤,休克,肺源性心脏病、先天性心脏病,一氧化碳中毒,剧烈运动,高血压,高原居住等;RBC↓:见于各种贫血、白血病,大出血或持续小出血,重症寄生虫病,妊娠等
血红蛋白	Hb、Hgb	男 120～165g/L 女 110～150g/L	血红蛋白增减的临床意义与红细胞计数基本相同
血细胞比容(红细胞压积)	HCT 或 PCV	男 0.39～0.51 女 0.33～0.46	HCT↑:见于脱水浓缩,大面积烧伤,严重呕吐、腹泻,尿崩症等;HCT↓:见于各种贫血、水中毒、妊娠
红细胞平均体积	MCV	80～100fl	MCV、MCH、MCHC 是诊断贫血的三项筛选指标
平均细胞血红蛋白	MCH	27～32pg	
平均细胞血红蛋白浓度	MCHC	320～360g/L	
网织红细胞计数	Ret·c	成人 0.5%～1.5%	Ret·c↑:见于各种增生性贫血;Ret·c↓:见于肾脏疾病、分内泌疾病、溶血性贫血并发再生障碍危象、再生障碍性贫血等
血小板计数	PLT	(100～300)×10^9/L	增多:见于急性失血、溶血、真性红细胞增多症、原发性血小板增多、慢性粒细胞白血病、脾切除术后(2 个月内)、急性风湿热、类风湿关节炎、溃疡性结肠炎、恶性肿瘤、大手术后(2 周内)等。减少:见于①遗传性疾病;②获得性疾病,免疫性血小板减少性紫癜、系统性红斑狼疮、各种贫血,以及脾、肾、肝、心脏疾患。另有阿司匹林、抗生素药物过敏等

续表

检验项目	英文缩写	正常值范围	临床意义
白细胞计数	WBC	成人(4～10)×10^9/L 儿童(5～12)×10^9/L 新生儿(15～20)×10^9/L	WBC 增多:见于若干种细菌感染所引起的炎症,以及大面积烧伤、尿毒症、传染性单核细胞增多症、传染性淋巴细胞增多症、百日咳、血吸虫病、肺吸虫病、白血病、类白血病、恶性肿瘤、组织坏死、各种过敏、手术后、尤以脾切除后为甚等;WBC 减少:见于感冒、麻疹、伤寒、副伤寒、疟疾、斑疹伤寒、回归热、粟粒性结核、严重感染、败血症、恶性贫血、再生障碍性贫血、阵发性夜间血红蛋白尿症、脾功能亢进、急性粒细胞减少症、肿瘤化疗、射线照射、激素治疗以及多种药物如解热镇痛药、抗生素、抗肿瘤药、抗癫痫药、抗甲状腺药、抗疟药、抗结核药、抗糖尿病药物等;生理性增多:见于新生儿、妊娠期、分娩期、月经期、餐后剧烈运动后,冷水浴后、日光浴、紫外线照射、神经过度紧张、恐惧、恶心、呕吐
白细胞分类计数	WBC、DC	中性粒细胞 杆状核 1%～5% 分叶核 50%～70%	增多:见于急性和化脓性感染(疖痈、脓肿、肺炎、阑尾炎、丹毒、败血症、内脏穿孔、猩红热等),各种中毒(酸中毒、尿毒症、铅中毒、汞中毒等),组织损伤、恶性肿瘤、急性大出血、急性溶血等;减少:见于伤寒、副伤寒、麻疹、流感等传染病,以及化疗、放疗。某些血液病(再生障碍性贫血、粒细胞缺乏症、骨髓增殖异常综合征)、脾功能亢进、自身免疫性疾病等
		嗜酸性粒细胞 0.5%～5.0%	增多:见于过敏性疾病、皮肤病、寄生虫病、某些血液病、射线照射后、脾切除术后、传染病恢复期等;减少:见于伤寒、副伤寒,以及应用糖皮质激素、促肾上腺皮质激素等
		嗜碱性粒细胞 0～1%	增多:见于慢性粒细胞白血病、嗜碱性粒细胞白血病、霍奇金病、脾切除术后等
		淋巴细胞 20%～40%	增多:见于某些传染病(百日咳、传染性单核细胞增多症、传染性淋巴细胞增多症、水痘、麻疹、风疹、流行性腮腺炎、病毒性肝炎、淋巴细胞白血病和淋巴瘤等); 减少:见于多传染病的急性期、放射病、免疫缺陷病等
		单核细胞 3%～8%	增多:见于结核病、伤寒、感染性心内膜炎、疟疾、单核细胞白血病、黑热病及传染病的恢复期等

续表

检验项目	英文缩写	正常值范围	临床意义
凝血酶原时间	PT	12～16秒	凝血酶原时间是检查外源性凝血因子的一种过筛试验，是用来证实先天性或获得性纤维蛋白原、凝血酶原和凝血因子Ⅴ、Ⅶ、Ⅹ的缺陷或抑制物的存在，同时用于监测口服抗凝剂的用量。延长：见于先天性因子Ⅱ、Ⅴ、Ⅶ、Ⅹ缺乏症和低（无）纤维蛋白原血症；获得性见于DIC、原发性纤溶症、维生素K缺乏、肝脏疾病；血液循环中有抗凝物质如口服抗凝剂肝素和FDP以及抗因子Ⅱ、Ⅴ、Ⅶ、Ⅹ的抗体。缩短：见于先天性因子Ⅴ增多症、口服避孕药、高凝状态和血栓性疾病
国际标准化比值	INR	0.8～1.5	INR是患者凝血酶原时间与正常对照凝血酶原时间之比的ISI次方（ISI：国际敏感度指数，试剂出厂时由厂家标定的）。目前国际上强调用INR来监测口服抗凝剂的用量，是一种较好的表达方式。世界卫生组织（WHO）规定应用口服抗凝剂时INR的允许范围如下：预防静脉血栓形成非髋部外科手术前1.5～2.5；髋部外科手术前2.0～3.0；深静脉血栓形成2.0～3.0；治疗肺梗死2.0～4.0；预防动脉血栓形成3.0～4.0；人工瓣膜手术3.0～4.0
凝血活酶时间	APTT	24～36秒	活化部分凝血活酶时间（APTT）是检查内源性凝血因子的一种过筛试验，是用来证实先天性或获得性凝血因子Ⅷ、Ⅸ、Ⅺ的缺陷或是否存在它们相应的抑制物，同时APTT也可用来检查凝血因子Ⅻ、激肽释放酶原和高分子量激肽释放酶原是否缺乏。由于APTT的高度敏感性和肝素的作用途径主要是内源性凝血途径，所以APTT成为监测普通肝素的首选指标。延长：见于①因子Ⅷ、Ⅸ和Ⅺ血浆水平减低，如血友病甲、乙；因子Ⅷ减少还见于部分血管性假血友病患者。②严重的凝血酶原（因子Ⅱ）、Ⅴ、Ⅹ和纤维蛋白原缺乏，如肝脏疾病、阻塞性黄疸、新生儿出血症、肠道灭菌综合征、吸收不良综合征、口服抗凝剂、应用肝素及低（无）纤维蛋白原血症。③纤溶活力增强，如继发性、原发性纤溶以及血液循环中有纤维蛋白（原）降解物（FDP）。④血液循环中有抗凝物质，如抗因子Ⅷ或Ⅸ抗体，SLE等。缩短：见于①高凝状态，如DIC的高凝血期，促凝物质进入血流以及凝血因子的活性增高等；②血栓性疾病，如心肌梗死、不稳定型心绞痛、脑血管病变、糖尿病伴血管病变、肺梗死、深静脉血栓形成、妊娠高血压综合征和肾病综合征等

续表

检验项目	英文缩写	正常值范围	临床意义
纤维蛋白原	FIB	2～4g/L	FIB增高除了生理情况下的应激反应和妊娠晚期外，主要出现在急性感染、烧伤、动脉粥样硬化、急性心肌梗死、自身免疫性疾病、多发性骨髓瘤、糖尿病、妊娠高血压综合征及急性肾炎、尿毒症等；FIB减少主要见于DIC、原发性纤溶亢进、重症肝炎、肝硬化和溶栓治疗时。凝血酶原时间、活化部分凝血活酶时间、纤维蛋白原三者同时检测已被临床用于筛查患者的凝血机制是否正常，特别是心胸外科、骨科、妇产科等手术前检查患者的凝血功能尤为重要
凝血酶时间测定	TT	11～15秒	凝血酶时间延长：见于肝素增多或类肝素抗凝物质存在，如SLE、肝病、肾病等，低(无)纤维蛋白血症，异常纤维蛋白原血症，纤维蛋白原降解产物(FDP)增多，如DIC、原发性纤溶等；凝血酶时间缩短：见于血标本有微小凝块或钙离子存在时
一氧化碳试验		阴性	出现阳性应立即报告，从速抢救
红细胞沉降率	ESR	男＜15mm/h 女＜20mm/h	增块：见于①生理性、运动、月经期、妊娠3个月以上(直至分娩后3周)、60岁以上高龄；②病理性：各种炎症，风湿热活动期、结核活动期、组织损伤及坏死持续2～3周，心肌梗死发病1周左右，恶性肿瘤，其他各种高球蛋白血症，稀血症(贫血)，高胆固醇血症。减低：主要见于红细胞增多症、血红蛋白病、低纤维蛋白原血症、遗传性球形红细胞增多症、小红细胞低色素性贫血、充血性心功能不全、恶病质、抗感染药物治疗
尿比重	SG	1.003～1.030，晨尿＞1.020；24小时尿为1.015～1.025；婴儿1.002～1.006	尿比重增高(＞1.025)为浓缩尿，见于急性肾炎、肾病、心功能不全、高热、脱水、休克及未控制的糖尿病；尿比重减低(＜1.005)为低渗尿，见于尿毒症、原发性或心源性尿崩症、慢性肾衰竭、恶性高血压。尿液含放射线造影剂时可使尿比重＞1.050
酸碱反应	pH	4.5～8；多数pH约为6；夜间尿较昼间尿为酸	尿液pH升高见于进食大量植物性食品，尤其是柑橘类水果，无缺钾的代谢性碱中毒，持续呕吐，呼吸性碱中毒，尿路感染，餐后，肾小管酸中毒等；尿液pH减低见于进食大量动物性食品、缺钾性代谢性碱中毒、呼吸性酸中毒、饥饿、严重腹泻
尿蛋白质定性	Pro	阴性(－)	如化验报告出现尿蛋白为+～++++者为蛋白尿。尿蛋白除功能性体位之外，病理性蛋白尿是肾脏疾病的一个早期而易被忽视的指标。许多药物可使尿蛋白出现阳性

续表

检验项目	英文缩写	正常值范围	临床意义
尿酮体定性	KET	阴性(－)	增加:见于糖尿病、酮酸症、丙醇或乙醇中毒、饥饿、禁食、脱水等
尿潜血试验	BLO	阴性(－)	参考尿沉渣红细胞
尿胆素	URB	阴性或弱阳性	增加:见于肝细胞性黄疸、阻塞性黄疸;在肝炎期,尿胆红素阳性可早于黄疸出现
尿胆原	URO UBG	健康人尿胆原含量为(＋)或＜1:20或＜4.0Ehrlicho/L	增加:见于血管内溶血性贫血、组织内出血、肝细胞损伤、胆管部分阻塞并伴发胆管感染、缺氧、铅中毒、恶性贫血;减少:见于胆管阻塞、广泛肝细胞损伤、肾功能不全、酸性尿
尿沉渣镜检: 红细胞	RBC	0～3/HP	增多:常见于泌尿系统结石、结核、肿瘤、肾炎及创伤,亦见于邻近器官的疾病,如前列腺炎症或肿瘤、直肠肿瘤、子宫肿瘤累及泌尿道时。此外,感染性疾病如流行性出血热、感染性心内膜炎,血液病如过敏性紫癜、白血病、血友病等亦可在尿中出现较多的红细胞
白细胞	WBC	0～5/HP	白细胞增多大部分为脓细胞,常见于肾盂肾炎、膀胱炎、尿道炎、肾结核、肾肿瘤等。妇女可因白带中混入尿液而致白细胞增多
上皮细胞			少量出现无临床意义
管型			出现管型结合临床

二、生化检查

检验项目	英文缩写	正常值范围	临床意义
钾	K^+	血清钾 3.5～5.5mmol/L 尿钾 25～125mmol/24h	高钾:见于①肾脏疾患;②高钾饮食、输注过多的含钾液体;③挤压伤、溶血、组织缺氧、酸中毒、糖尿病、胰岛素缺乏、洋地黄中毒、先天性高钾性周期性瘫痪。低钾:见于①急性肾衰竭多尿期、醛固酮增多症、药物作用、呕吐、腹泻、胃肠引流;②低钾饮食、乙醇中毒、吸收不良、久不进食;③碱中毒、糖尿病酸中毒治疗恢复期、低钾性周期性瘫痪、心功能不全、肾性水肿、输注无钾液体过多。尿钾增多:见于使用利尿药、原发性醛固酮增多症

续表

检验项目	英文缩写	正常值范围	临床意义
钠	Na^+	血清钠 135～145mmol/L 尿钠 130～260mmol/L	高钠血症：见于①水摄入不足；②水丢失过多；③内分泌疾病。低钠血症：见于①慢性肾功能不全合并酸中毒、利尿药、呕吐、腹泻、汗多、严重烧伤、创伤；②心力衰竭、肝硬化、急慢性肾功能不全少尿期；③尿崩症、低醛固酮血症、肾上腺皮质功能减退；④酸中毒。尿钠测定常用于失水的鉴别诊断
氯	Cl^-	血清氯 96～106mmol/L 尿氯 110～125mmol/L	血氯增高：见于代谢性酸中毒；血氯减退：见于代谢性碱中毒，单纯低氯只见于持续呕吐或抽取大量胃液。尿氯增高：见于连续服用氯化钠或氯化钾后
钙	Ca^{2+}	血清钙 成人2.1～2.8mmol/L 儿童2.25～3.0mmol/L 尿钙25～7.5mmol/24h	增多：见于甲状旁腺功能亢进、多发性骨髓瘤大量应用维生素D治疗；降低：见于原发性或继发性甲状旁腺功能低下、慢性肾功能不全及严重肝病、佝偻病与婴儿低钙惊厥、手足搐搦及骨软化症、长期低钙饮食或吸收不良
磷	P^{3+}	血清磷 成人0.80～1.6mmol/L 儿童1.45～2.1mmol/L 尿磷 9.7～42mmol/24h	血磷增高：见于原发性或继发性甲状旁腺功能减退症、慢性肾功能不全、维生素D摄取过量、多发性骨髓瘤、骨折愈合期；血磷减低：见于甲状旁腺功能亢进、肾小管变性病变、佝偻病或软骨病、长期腹泻、吸收不良以及体内糖利用增加需大量磷酸盐参加磷酸代谢；尿磷增高：见于甲状旁腺功能亢进、碱中毒和甲状旁腺素治疗后纤维性囊性骨炎；尿磷减低：见于甲状旁腺功能减退、伴有酸中毒的肾功能不全
镁	Mg^{2+}	血清镁 儿童 0.5～0.9mmol/L 成人 0.67～1.03mmol/L 尿镁 0.98～10.49mmol/24h	增高：见于急、慢性肾衰竭，甲状腺功能减退，甲状旁腺功能减退，多发性骨髓瘤，肾上腺皮质功能减退和严重脱水，糖尿病昏迷等；降低：见于摄入不足、丢失过多、内分泌疾病

续表

检验项目	英文缩写	正常值范围	临床意义
血糖	GLU	3.90～6.10mmol/L	增高：见于糖尿病、垂体前叶功能亢进、肾上腺皮质功能亢进、甲状腺功能亢进、嗜铬细胞瘤、胰岛细胞瘤等，以及颅外伤、颅内出血、脑膜炎、呕吐、腹泻、高热等。生理性增高：见于如餐后1～2小时、注射葡萄糖后、情绪紧张等。低血糖：见于①饥饿和剧烈运动后、注射胰岛素或口服降糖药后；②胰岛B细胞瘤，脑垂体、肾上腺皮质、甲状腺功能减退，长期营养不良，肝炎肝坏死等
尿素氮	BUN	3.20～7.00mmol/L	增高：见于各种肾脏疾病
肌酐	Cr	53.0～106.00μmol/L	增高：见于肾脏疾病
总胆红素	T-BIL	0～18.8μmol/L	总胆红素增高：见于肝细胞损害、肝内和肝外胆管阻塞、溶血病、新生儿溶血性黄疸
结合胆红素	D-BIL	0～6.84μmol/L	参考总胆红素
总蛋白	TP	60～80g/L	血清总蛋白增加：见于①脱水，如水分摄入不足、下痢、呕吐、糖尿病酸中毒，肠梗阻或穿孔，灼伤，创伤性休克，急性传染病等；②多发性骨髓瘤、单核细胞白血病；③结核、梅毒、血液原虫病等。血清总蛋白降低：见于①出血、溃疡、蛋白尿等；②营养失调、低蛋白饮食、维生素缺乏症、恶性肿瘤、恶性贫血、糖尿病、妊娠毒血症等
血清白蛋白	ALB	35.0～55.0 g/L	与血清总蛋白测定基本相同
γ-谷氨酰基转移酶	GGT	(γ-GT)＜50U/L	明显增高：见于肝癌、阻塞性黄疸、晚期肝硬化、胰头癌；轻至中度增高：见于传染性肝炎、肝硬化、胰腺炎，以及酗酒、药物等所致
胆固醇	CHO CHO	0～5.18mmol/L ＜200	①用于高脂蛋白血症与异常脂蛋白血症的诊断、分析；②用于脑血管疾病危险因素的判断
淀粉酶	AMS	血清0～220U/L 尿＜1000U/L	增多：见于急性胰腺炎、流行性腮腺炎；减低：见于严重肝病（血清、尿淀粉酶同时降低）

三、肝炎标志物检查

HBsAg	HBsAb	HBeAg	HBeAb	HBcAb	Pre-S1Ag	HBcAb-IgM	简要意义
乙型肝炎表面抗原	乙型肝炎表面抗体	乙型肝炎e抗原	乙型肝炎e抗体	乙型肝炎核心抗体	乙肝病毒前S1抗原	乙型肝炎核心抗体-免疫球蛋白M型抗体	HBsAg是乙肝病毒标志物，表示患有乙肝；HBeAg、Pre-S1Ag、HBcAb、HBcAb-IgM表示乙肝病毒复制活跃，传染性强；HBsAb、HBeAb表示机体产生免疫力抵抗病毒，趋于恢复
+	−	−	−	−	−	−	慢性表面抗原携带；急性乙肝病毒感染潜伏期后期
+	−	+	−	−	+	−	急性乙肝早期，传染性强
+	−	+	−	+	+	+	急、慢性乙肝，传染性强
+	−	−	−	+	−	+	急、慢性乙肝，具传染性
+	−	−	+	+	−	−	急、慢性乙肝，传染性弱
+	−	−	+	+	+	−	急、慢性乙肝，传染性强，乙型肝炎e抗原变异
−	−	−	−	+	−	−	乙肝核心抗体隐性携带，有乙肝既往感染史
−	−	−	+	+	−	−	急性乙肝恢复期或既往有感染史
−	+	−	+	+	−	−	乙肝恢复期，具备免疫力
−	+	−	−	−	−	−	接种疫苗，乙肝恢复，具备免疫力
+	−	−	+	−	−	−	慢性乙肝表面抗原携带者，易转阴
+	−	+	+	+	+	−	急性乙肝趋于恢复，慢性表面抗原携带
+	−	−	+	−	−	−	乙肝感染后已恢复

药名索引

1,25-双羟维生素 D_3(骨化三醇) 446
1α-羟基维生素 D_3(α-骨化醇) 446
ω-3 脂肪酸 429
5-氨基水杨酸 277
5-单硝酸异山梨酯 165,166,178
CsA 316
GLP-1 受体激动剂 393
H_2 受体拮抗药 256
SK 173
UFH 174,175,182
UK 173
α-骨化醇 446
α-糖苷酶抑制剂 393

A

阿巴西普 641
阿苯达唑 120
阿达木单抗 282,621,641
阿格列汀 400
阿加曲班 302,342,503
阿卡波糖 158,399
阿立哌唑 566,567
阿利吉仑 144
阿仑膦酸钠 445
阿罗洛尔 143,164
阿洛司琼 295,296
阿米洛利 152,154,155,455
阿米替林 294,295,577
阿莫地喹 106
阿莫沙平 580
阿普唑仑 158,600
阿司匹林 174,304,503
阿替洛尔 133,143,147,164
阿替普酶 173,302
阿托伐醌/氯胍 106
阿托伐他汀 171,179,180
阿托品 270
阿昔单抗 172,174
阿昔莫司 428
埃索美拉唑 185,252
埃替非巴肽 170,173,174
艾塞那肽 400
艾司洛尔 133,164,175
艾司西酞普兰 578
艾司唑仑 600
安非他酮 579
氨苯蝶啶 152,154,155,455
氨苯砜 106
氨茶碱 197
氨磺必利 566,567
氨基己酸 346,520
氨甲苯酸 300,520
氨氯地平 134,142,166,167
氨肽素 304
氨溴索 197
胺碘酮 135,181
奥氮平 566,567
奥卡西平 528,530
奥美拉唑 185,252
奥美沙坦 144,154
奥曲肽 289,290
奥沙拉秦 277,280
奥沙西泮 600

B

巴柳氮 280
巴氯芬 270
巴曲酶 504
胞磷胆碱 504
胞磷胆碱钠 498
贝胆碱 270
贝那普利 133,143,147,153,168
倍他洛尔 143
倍他米松 619
倍他司汀 498
本芴醇 106
苯巴比妥 498,528,530
苯丙哌林 196

苯丙酸诺龙 446
苯海拉明 156
苯海索 498,543
苯妥英 158
苯妥英钠 135,498,528,530
苯溴马隆 420
苯乙双胍 405
苯扎贝特 428,430
苯佐那酯 196
比伐卢定 171,183,301,342
比索洛尔 143,155,156,164,165,177
吡贝地尔 543
吡格列酮 399
吡喹酮 120,128
吡罗昔康 617
吡嗪酰胺 200
苄丝肼 498
别嘌醇 419
丙谷胺 253,261
丙磺舒 154,420
丙米嗪 295,577
丙酸氟替卡松 199
丙酸睾酮 316,530
丙戊酸钠 498,528
丙戊酸盐 589
伯胺喹 106
布比卡因 154
布地奈德 199,278
布地奈德福莫特罗粉吸入剂 199
布洛芬 617
布美他尼 152,454

C

茶碱 197
长春新碱 330,336
长效胰岛素 400
超短效胰岛素 400
重组人白介素-11 300
重组人促红素-β 323
重组人促红素 303,476
重组人促红素注射液 320
重组人促红细胞生成素 321
重组人粒系集落刺激因子 316
重组人粒细胞刺激因子 323,326,327
重组人血小板生成素 300
重组水蛭素 342
重组组织型纤溶酶原激活物 503
垂体后叶素 288
醋丁洛尔 164

D

达比加群酯 302
达肝素 182
达肝素钠 301
达那肝素 342
达那唑 316
单硝酸异山梨酯 290
低分子量肝素 301,345,631
地巴唑 134
地尔硫䓬 135,142,181
地伐西派 270
地高辛 156,157,158
地塞米松 199,324,326,619
地西泮 158,600
丁基苯酞 504
丁螺环酮 601
毒毛花苷K 158
度洛西汀 578
度他雄胺 489
短效胰岛素 400
对乙酰氨基酚 176
多巴丝肼 543
多奈哌齐 552
多潘立酮 253,263
多塞平 577
多沙唑嗪 134,144
多索茶碱 197
多糖铁复合物 307

E

厄贝沙坦 134,143,154
厄多司坦 197
恩托卡朋 544
二丙酸倍氯米松 199
二氮嗪 134
二甲双胍 398,405

二肽基肽酶Ⅳ(DPP-Ⅳ)抑制剂　393

F

法莫替丁　252,261
非布司他　420
非布索坦　419
非洛地平　134,142,166,167
非那雄胺　489
非诺贝特　420,428,430
非甾体抗炎药　254,617,628
酚磺乙胺　521
奋乃静　565,567
呋塞米　133,143,151,420,454
伏格列波糖　399
氟伐他汀　134,171,430
氟奋乃静癸酸酯　566
氟伏沙明　578
氟桂利嗪　498
氟卡尼　135
氟康唑　181
氟哌啶醇　565,567
氟哌啶醇癸酸脂　566
氟西汀　156,577
福尔可定　196
福莫特罗吸入剂　197
福辛普利　133,143,153,168
辅舒酮定量气雾剂　249
复方地芬诺酯　277
富马酸亚铁　307,321

G

钙剂　446,447
甘露醇　455,498,504
甘油果糖　504
肝素　301
肝素钙　301
肝素钠　301,503
格列本脲　398
格列吡嗪　398
格列喹酮　398,402
格列美脲　398,399
格列齐特　398,399
鲑鱼降钙素　445

H

蒿甲醚　106
红霉素　158,181,270
琥珀酸氢化可的松　199
琥珀酸亚铁　307
华法林　176,301,503
环孢素　456,620,629
环丙贝特　430
环丙沙星　156,279,289
环磷酰胺　330,456,620,629
环戊氯噻嗪　152
磺胺嘧啶　106
磺达肝癸钠　174,302,342
磺脲类胰岛素促泌剂　393
活性维生素 D_3　476

J

肌苷　304
吉非贝齐　181,428,430
加巴喷丁　528,530,590
加兰他敏　553
加压素　288
甲氨蝶呤　279,620,628,640,657
甲氟喹　106
甲钴胺　303
甲钴胺片　312
甲钴胺注射液　312
甲泼尼龙　199,456,619
甲泼尼龙琥珀酸钠　332,346
甲氧氯普胺　253,263
降纤酶　504
胶体次枸橼酸铋　257,262
金刚烷胺　498,543
金诺芬　641
肼屈嗪　134,144
枸橼酸铋　262
枸橼酸铋钾　257

K

卡巴拉汀　552
卡马西平　181,498,528,589
卡托普利　143,153,154,168

卡维地洛　133,143,164
卡左双多巴　543
坎地沙坦　144,154
坎地沙坦酯　134
抗 Rh(D)免疫球蛋白　330
抗人 T 淋巴细胞免疫球蛋白　316
考来替泊　429,430
考来烯胺　296,429,430
可待因　196
可的松　619
可乐定　134,144
克拉霉素　181
奎尼丁　135,158
喹硫平　566,567

L

拉贝洛尔　143,164
拉莫三嗪　528,530,590
拉西地平　142,166,167
来氟米特　620,640
来匹卢定　342
赖诺普利　133,143,153,168
兰索拉唑　252
劳拉西泮　600
乐卡地平　142
雷贝拉唑　252
雷公藤总苷　621
雷米普利　143,153,168
雷尼替丁　252,257,261
雷沙吉兰　544
锂剂　154,155
利多卡因　135,156
利伐沙班　302
利福布汀　156,200
利福喷丁　156,200
利福平　156,181,200
利格列汀　400
利可君　326
利拉鲁肽　400
利培酮　566,567
利托那韦　156
利妥昔单抗　324,621,631
利血平　144
链激酶　173,174,302
硫利达嗪　565
硫双二氯酚　120
硫酸镁　134
硫酸亚铁　307,309,324
硫糖铝　253
硫唑嘌呤　154,278,330,628,641
柳氮磺吡啶　277,280,640,657
六氯对二甲苯　120
铝碳酸镁　253,256
氯吡格雷　168,174,503
氯丙嗪　565,567
氯氮平　566,567
氯谷胺　270
氯喹　105
氯米帕明　577
氯噻酮　142,152
氯沙坦　133,154,420
氯硝西泮　600
罗非昔布　618
罗格列酮　399
罗沙替丁　261
螺内酯　133,420,455
洛贝林　498
洛伐他丁　134,171,430
洛哌丁胺　295

M

吗啡　172
吗氯贝胺　577
吗替麦考酚酯　456
麦角胺咖啡因　498
鳗鱼降钙素　445
毛花苷丙　158
霉酚酸酯　629
美伐他汀　134
美金刚　553
美沙拉秦　277,280
美托洛尔　133,143,165,175,177
美西律　135
蒙脱石散　295
孟鲁司特　198,199
咪达普利　143

米安色林 579
米氮平 579
米格列醇 399
米格列奈 399
米那普仑 578
米诺地尔 144
米索前列醇 257,262
莫吉司坦 196
莫沙必利 253,263,270,295

N

那屈肝素 182
那格列奈 399
那可丁 196
那曲肝素钙 301
奈法唑酮 579
萘丁美酮 618
尼卡地平 142
尼可地尔 164,167
尼可刹米 498
尼莫地平 134,498,504,521
尼群地平 134,142
尼扎替丁 253,257,261
尿激酶 173,302,503

P

帕利哌酮 566
帕罗西汀 156,577
哌仑西平 253,261,270
哌替啶 172
哌唑嗪 134,144
泮托拉唑 252
培哚普利 143,153,168
喷托维林 196
匹伐他汀 134,179,180,181
匹维溴铵 277,295
泼尼松 199,619,628
泼尼松龙 199,456,619
葡萄糖酸亚铁 307,310
普伐他汀 134,171,430
普拉格雷 168,170,184
普拉克索 543
普鲁卡因胺 135
普罗布考 429,430
普罗帕酮 135,156
普萘洛尔 133,143,164
普瑞凯希 420
普通肝素 170,345

Q

齐拉西酮 566,567
前列环素衍生物 253
茜草双酯 327
羟氯喹 156,628,640
羟乙基淀粉 305,504
青蒿琥酯 106
青蒿素 105
青霉胺 640
青藤碱 621
氢化可的松 199,326,619
氢氯噻嗪 133,142,148,152,455
氢氧化铝 182,253,256
氢氧化镁 182
秋水仙碱 176,418
曲安西龙 619
曲克芦丁 305
曲马唑嗪 134
曲美他嗪 164
曲唑酮 579
去铁胺 317
醛固酮 157

R

人免疫球蛋白 326,330,332
人尿激肽原酶 504
人血白蛋白 306
乳果糖 295
瑞波西汀 578
瑞格列奈 399,402
瑞莫必利 567
瑞舒伐他汀 134,171,430
瑞替普酶 173

S

塞来昔布 618
噻萘普汀 580
噻托溴铵 197

赛妥珠单抗 282
噻唑烷二酮类胰岛素增敏剂 393
三氟拉嗪 565
三氯苯达唑 120
沙丁胺醇 197
沙格列汀 400
沙利度胺 628,657
沙美特罗替卡松粉吸入剂 199
沙美特罗吸入剂 197
鲨肝醇 304,327
舍曲林 577
神经节苷脂 504
生长抑素 288,289,290
圣约翰草 158
十一酸睾酮 316
石杉碱甲 498,552
舒必利 565
舒林酸 618
双八面蒙脱石 277
双胍类 393
双氯芬酸 617
双嘧达莫 171,305
双歧杆菌乳剂 295
司来吉兰 544
司坦唑醇 318
羟甲司坦 197

T

他克莫司 280,456,620
坦度螺酮 601
坦唑醇 316
碳酸锂 589
碳酸氢钠 256
糖皮质激素 629,642
特布他林 197
特拉唑嗪 134,144
特利加压素 288
替格瑞洛 168,170,184
替加色罗 270,295
替罗非班 170,173,174,305
替米沙坦 134,143
替奈普酶 173
同化激素 445
托吡酯 528,530,590
托卡朋 544
托拉塞米 152,454
托珠单抗 642
脱氧核苷酸 326

W

维格列汀 400
维拉帕米 134,142,167,181
维生素 B_{12} 303,311,320
维生素 B_4 327
维生素 B_6 327
维生素 C 312
维生素 D 446,447
维生素 K_1 300
维生素 K_2 446
文拉法辛 578
五氟利多 565

X

西格列汀 400
西拉普利 143
西立伐他汀 134
西洛他唑 304
西咪替丁 156,257,261
西沙必利 270,295
西酞普兰 578
稀化黏素 197
纤维素 295
硝苯地平 134,142,166,295
硝普钠 134
硝酸甘油 134,165,172,178,289,290
硝酸异山梨酯 165,166,178,290
硝酸酯 172,177
缬沙坦 133,143,154
辛伐他汀 134,171,430
新斯的明 498
溴吡斯的明 498
溴化赛米托品 295
溴己新 197
血凝酶 300

Y

亚硫酸氢钠甲萘醌 299

亚叶酸钙 312
烟酸 428
氧化镁 253,256
叶酸 303,311,318
伊伐布雷定 158,167
伊贝沙坦 147
伊曲康唑 158,181
伊托必利 270
依达拉奉 504
依伐布雷定 164
依立雄胺 489
依那普利 133,143,153,168
依那西普 621,641
依诺肝素 170,174,182,339
依诺肝素钠 301
依普利酮 143,156,157
依他尼酸 152,420
依折麦布 427,429,430
胰岛素 398,405,446
乙胺嘧啶 106
乙琥胺 530
乙酰半胱氨酸 197
乙酰唑胺 420
异丙托溴铵 197
异丁司特 198
异烟肼 200
吲达帕胺 133,142,152
吲哚洛尔 164
吲哚美辛 154,617
英夫利昔单抗 278,282,621,641
右美沙芬 196
右旋糖酐40 305
右旋糖酐 504
右旋糖酐铁 307
愈创木酚甘油醚 196
预混胰岛素 400

Z

扎鲁司特 198,199
蔗糖铁 308
中效胰岛素 400
组胺 H_2 受体拮抗剂 252
左旋氨氯地平 134,142
左旋多巴 498
左乙拉西坦 528,531
佐替平 567

疾病名索引

1 型糖尿病　398,400,402
2 型糖尿病　398,399,400,401,402,409,410,417
IgA 肾病　468
ST 段抬高型心肌梗死　161

A

阿尔茨海默病　551
阿米巴病　101

B

白细胞减少症　325,327
不稳定型心绞痛　160

C

肠易激综合征　292
陈旧性心肌梗死　160

D

代谢综合征　137
癫痫　290,525
动脉瘤性蛛网膜下腔出血　519

F

非 ST 段抬高型心肌梗死　160
非糜烂性反流病　266
非 ST 抬高的 ACS　163
非重型再生障碍性贫血　315
肥胖症　392
肺吸虫病　101
风湿性疾病　615

G

肝素诱导的血小板减少症　340
高尿酸血症　392
高血压　403
高血压危象　139
高脂蛋白血症　424
骨质疏松　393
冠心病　160,403,430
冠状动脉粥样硬化性心脏病　160

H

喉炎　201
缓进型高血压　138
混合型高脂血症　430

J

急进型高血压　139
急性病毒性咽炎　201
急性冠状动脉综合征　160
急性疱疹性咽峡炎　201
急性上呼吸道感染　200
急性心衰　149
急性咽扁桃体炎　201
急性咽结膜炎　201
继发性高血压　136
继发性帕金森综合征　542
寄生虫病　101
甲状腺功能异常性疾病　392
焦虑障碍　597
精神分裂症　561
精神疾病　493
精神障碍　559
局灶节段性肾小球硬化　470
巨幼细胞贫血　311

K

克罗恩病　274
溃疡性结肠炎　274

L

类风湿关节炎　635
粒细胞缺乏症　325
良性前列腺增生　451
临界高胆固醇血症　425

M

慢性病性贫血　319

慢性肾衰竭 451,472
慢性肾小球肾炎 466
慢性肾脏病 451
慢性稳定型心绞痛 160,161,163,164
慢性心肌缺血综合征 160
慢性心衰 149
门静脉高压症 286
弥散性血管内凝血 343,346
糜烂性食管炎 266
免疫性血小板减少性紫癜 329
膜性肾病 469
膜增生性肾炎 470

N

脑血管疾病 500
疟疾 101

P

帕金森病 541
帕金森叠加综合征 542
偏头痛 290
普通感冒 201

Q

器质性精神障碍 605
强直性脊柱炎 654
轻度高胆固醇血症 425
全心衰竭 149
缺铁性贫血 306,309,310
缺血性脑卒中 501
缺血性心肌病 160
缺血性心脏病 160

S

神经系统疾病 493
肾病综合征 453
肾性贫血 321
十二指肠溃疡 254
食管胃底静脉曲张出血 286
收缩性心力衰竭 149
舒张性心力衰竭 149
睡眠障碍 609
丝虫病 101

T

糖尿病 393,394,426,427
特发性癫痫 526
特发性血小板减少性紫癜 329,332
痛风 393,415,421

W

胃溃疡 254
胃食管反流病 266
无症状性心肌缺血 163

X

系膜增生性肾炎 468
系统性红斑狼疮 621
系统性硬化症 646
消化性溃疡 254
心功能不全 290
心肌梗死 161
心绞痛 161
心境障碍 574
心力衰竭 148
心源性哮喘 150
心脏病 403
性病 272
血栓性血小板减少性紫癜 334,336
血吸虫病 101
血脂异常症 393
荨麻疹 290

Y

炎症性肠病 274
药源性溶血性贫血 322,324
药源性血小板减少症 337,339
叶酸缺乏性贫血 313
抑郁症 574
隐匿性冠心病 160
隐匿性心肌缺血 163
隐源性癫痫 526
右心衰竭 149,150
原发性高血压 135,136
原发性帕金森病 542
原发性蛛网下腔出血 519

Z

再生障碍性贫血　318
躁狂症　587
症状性癫痫　526
症状性高血压　136
支气管哮喘　206
中性粒细胞减少　325
终末期肾病　451
重度高胆固醇血症　425
重型再生障碍性贫血　315
蛛网膜下腔出血　519
紫癜　329
左心衰竭　149,150

68